中医临床必读丛书

景岳全书

上册

明·张介宾　著
李继明　王大淳
王小平　薛　红
戴文娟　赵加强
周新颖
整理

人民卫生出版社

图书在版编目（CIP）数据

景岳全书．上册/明·张介宾著　李继明等整理．
—北京：人民卫生出版社，2007.9
（中医临床必读丛书）
ISBN 978-7-117-08669-1

Ⅰ．景…　Ⅱ．①张…　②李…　Ⅲ．中国医药学-中国-明代　Ⅳ．R2-52

中国版本图书馆 CIP 数据核字（2007）第 057939 号

中医临床必读丛书

景　岳　全　书

（上册）

著　　者：明·张介宾
整　　理：李继明　等
出版发行：人民卫生出版社（中继线 010-59780011）
地　　址：北京市朝阳区潘家园南里 19 号
邮　　编：100021
E - mail：pmph @ pmph. com
购书热线：010-59787592　010-59787584　010-65264830
印　　刷：北京虎彩文化传播有限公司
经　　销：新华书店
开　　本：850×1168　1/32　　**印张**：27.25
字　　数：683 千字
版　　次：2007 年 9 月第 1 版　2023 年 11 月第 1 版第 19 次印刷
标准书号：ISBN 978-7-117-08669-1/R·8670
定　　价：49.00 元（上、下册总定价：106.00 元）
打击盗版举报电话：010-59787491　E-mail：WQ @ pmph. com
（凡属印装质量问题请与本社市场营销中心联系退换）

出版者的话

中医要发展创新，提高临床疗效是必由之路。而提高临床疗效的捷径，就是继承前人宝贵的诊疗理论和丰富的临床经验。古今大凡著名医家，无不是在熟读古籍，继承前人经验的基础上而成为一代宗师的。厚积薄发，由博返约，是读书成才的必然过程。步入21世纪，中医的发展与创新仍然离不开继承，而继承的第一步必须是熟读中医古籍，奠定基础。这好比万丈高楼，筑基必坚；参天大树，扎根必深。

为了在新世纪进一步发展中医，提高中医临床疗效水平，针对目前中医现状，国家中医药管理局启动了“优秀中医临床人才研修项目”。该计划首批精选培养名中医200名左右，期望在新世纪再培养一大批中医临床大家，为我国人民的医疗保健再做贡献。做临床，必读古籍；做名医，更需要熟悉古籍并能灵活应用。为了适应中医临床人才培养计划，我们从“优秀中医临床人才研修项目”必读书目中先期精选了中医各科必读的70余种整理后已相继出版发行，应广大读者要求，经全国著名中医专家王永炎、余瀛鳌等推荐和论证，续增34种，使《中医临床必读丛书》的出版渐臻完备。本丛书共105种，所选精当，涵盖面广，多为历代医家推崇，尊为必读经典著作，在中医学发展的长河中，占有重要的学术地位。

本次整理突出了以下特点：①力求原文准确，每种医籍均由各科专家遴选精善底本，加以严谨校勘，为读者提供精确的原文。②原则上只收原文，不作校记和注释，旨在使读者在研习之中渐得旨趣，体悟真谛。③每书撰写了导读，介绍该书的作者生平、成书背景、学术特点，及对临床的指导意义以及如何学习运用等内容，提要钩玄，以启迪读者。为便于读者检索，书后附以索引。

期望本丛书的出版，能真正起到读古籍，筑根基，做临床，提疗效的作用，有助于中医临床人才的培养和成长，以推动我国中医药事业的发展与创新。

一、经典著作

《灵枢经》
《黄帝内经素问》
《伤寒论》
《金匮要略》
《温病条辨》
《温热经纬》

二、诊断类著作

《脉经》
《诊家枢要》
《濒湖脉学》

三、通用著作

《中藏经》
《伤寒总病论》
《素问玄机原病式》
《三因极一病证方论》
《素问病机气宜保命集》
《内外伤辨惑论》
《儒门事亲》
《脾胃论》
《兰室秘藏》
《格致余论》
《丹溪心法》
《景岳全书》
《医贯》
《理虚元鉴》
《明医杂著》
《万病回春》
《慎柔五书》
《内经知要》
《医宗金鉴》
《石室秘录》
《医学源流论》
《兰台轨范》
《杂病源流犀烛》
《古今医案按》
《笔花医镜》
《类证治裁》
《医林改错》

《血证论》
《名医类案》
《医学衷中参西录》
《丁甘仁医案》

四、各科著作

（一）内科

《金匮钩玄》
《秘传证治要诀及类方》
《医宗必读》
《医学心悟》
《证治汇补》
《医门法律》
《张氏医通》
《张聿青医案》
《临证指南医案》
《症因脉治》
《医学入门》
《先醒斋医学广笔记》
《温疫论》
《温热论》
《湿热论》
《串雅内外编》
《医醇賸义》
《时病论》

（二）外科

《外科精义》
《外科发挥》
《外科正宗》
《外科证治全生集》
《疡科心得集》

（三）妇科

《经效产宝》
《妇人大全良方》
《女科经纶》
《傅青主女科》
《竹林寺女科秘传》
《济阴纲目》
《女科辑要》

（四）儿科

《小儿药证直诀》
《活幼心书》
《幼科发挥》
《幼幼集成》

（五）眼科

《秘传眼科龙木论》
《审视瑶函》
《银海精微》
《目经大成》
《眼科金镜》

（六）耳鼻喉科

《重楼玉钥》
《口齿类要》
《喉科秘诀》

（七）针灸科

《针灸甲乙经》
《针灸资生经》
《针经摘英集》
《针灸大成》
《针灸聚英》

（八）骨伤科

《永类钤方》

《仙授理伤续断秘方》

《世医得效方》

《正体类要》

《伤科汇纂》

《厘正按摩要术》

（九）养生

《寿亲养老新书》

《遵生八笺》

《老老恒言》

五、方药类著作

《太平惠民和剂局方》

《医方考》

《本草原始》

《医方集解》

《本草备要》

《得配本草》

《成方切用》

《时方妙用》

《验方新编》

人民卫生出版社

2007年3月

序

中医药学是具有中国特色的生命科学，是科学与人文融合得比较好的学科，在人才培养方面，只要遵循中医药学自身发展的规律，只要把中医理论知识的深厚积淀与临床经验的活用有机的结合起来，就能培养出优秀的中医临床人才。

近百余年西学东渐，再加上当今市场经济价值取向的作用，使得一些中医师诊治疾病，常以西药打头阵，中药作陪衬，不论病情是否需要，一概是中药加西药。更有甚者不切脉、不辨证，凡遇炎症均以解毒消炎处理，如此失去了中医理论对诊疗实践的指导，则不可能培养出合格的中医临床人才。对此，中医学界许多有识之士颇感忧虑而痛心疾首。中医中药人才的培养，从国家社会的需求出发，应该在多种模式多个层面展开。当务之急是创造良好的育人环境。要倡导求真求异，学术民主的学风。国家中医药管理局设立了培育名医的研修项目，首先是参师襄诊，拜名师制订好读书计划，因人因材施教，务求实效。论其共性则需重视“悟性”的提高，医理与易理相通，重视易经相关理论的学习；还有文献学、逻辑学，生命科学原理与生物信息学等知识的学习运用。“悟性”主要体现在联系临床，提高思想思考思辩的能力，破解疑难病例获取疗效。再者是熟读一本临证案头书，研修项目精选的书目可以任选，作为读经典医籍研修晋阶保底的基本功。第二是诊疗环境，我建议城市与乡村、医院与诊所、病房与门诊可以兼顾，总以多临证多研讨为主。若参师三五位以上，年诊千例以上，必有上乘学问。第三是求真务实，“读经典做临床”关键在“做”字上苦下功夫，敢于置疑而后验证、诠释进而创新，诠证创新自然寓于继承之中。

中医治学当溯本求源，古为今用，继承是基础，创新是归宿，认真继承中医经典理论与临床诊疗经验，做到中医不能丢，进而才是中医现代化的实施。厚积薄发、厚今薄古为治学常理。所谓勤求古训、融汇新知，即是运用科学的临床思维方法，将理论与实践紧密联系，以显著的疗效、诠释、求证前贤的理论，寓继承之中求创新发展，从理论层面阐发古人前贤之未备，以推进中医学科的进步。

综观古往今来贤哲名医均是熟谙经典，勤于临证，发遑古义，创立新说者。通常所言的“学术思想”应是高层次的成就，是锲而不舍长期坚持“读经典做临床”在取得若干鲜活的诊疗经验的基础上，应是学术闪光点凝聚提炼出的精华。笔者以弘扬中医学学科的学术思想为己任而决不敢言自己有什么学术思想，因为学术思想一定要具备有创新思维与创新成果，当然是在继承为基础上的创新；学术思想必有理论内涵指导临床实践，能以提高防治水平；再者学术思想不应是一病一证一法一方的诊治经验与心得体会。如金元大家刘完素著有《素问玄机原病式》，自述“法之与术，悉出《内经》之玄机”，于刻苦钻研运气学说之后，倡“六气皆从火化”，阐发火热病证脉治，创立脏腑六气病机、玄府气液理论。其学术思想至今仍能指导温热、瘟疫的防治。非典型传染性肺炎(SARS)流行时，运用玄府气液理论分析证候病机，确立治则治法，遣药组方获取疗效，应对突发公共卫生事件造福群众。毋庸置疑刘完素是“读经典做临床”的楷模，而学习历史，凡成中医大家名师者基本如此，即使当今名医具有卓越学术思想者，亦无例外，因为经典医籍所提供的科学原理至今仍是维护健康防治疾病的准则，至今仍葆其青春，因此“读经典做临床”具有重要的现实意义。

值得指出，培养临床中坚骨干人才，造就学科领军人物是当务之急。在需要强化“读经典做临床”的同时，以唯物主义史观学习易经易道易图，与文、史、哲，逻辑学交叉渗透融合，提高“悟性”指导诊疗工作。面对新世纪东学西渐是另一股潮流，国外学者研究老聃、孔丘、朱熹、沈括之学，以应对技术高速发展与理论相对滞后的矛盾日趋突出的现状。譬如老聃是中国宇宙论的开拓者，惠施则注重宇宙中一般事物的观察。他解释宇宙为总包一切之“大一”与极微无内之“小一”构成，大而无外小而无内，大一寓有小一，小一中又涵有大一，两者相兼容而为用。如此见解不仅对中医学术研究具有指导作用，对宏观生物学与分子生物学的链接，纳入到系统复杂科学的领域至关重要。近日有学者撰文讨论自我感受的主观症状对医学的贡献和医师参照的意义；有学者从分子水平寻求直接调节整体功能的物质，而突破靶细胞的发病机制；有医生运用助阳化气，通利小便的方药能同时改善胃肠症状治疗幽门螺杆菌引起的胃炎，还有医生使用中成药治疗老年良性前列腺增生，运用非线性方法，优化观察指标，不把增生前列腺的直径作为惟一的“金”指标，用综合量表评价疗效而获得认许，这就是中医的思维，要坚定地走中国人自己的路。

人民卫生出版社为了落实国家中医药管理局设立的培育名医的研修项目，先从研修项目中精选70余种陆续刊行，为进一步扩大视野，续增的品种也是备受历代医家推崇的中医经典著作，为我们学习提供了便利条件，只要我们“博学之，审问之，慎思之，明辩之，笃行之”，就会学有所得、学有所长、学有所进、学有所成。治经典之学要落脚临床，实实在在去“做”，切忌坐而论道，应端正学风，尊重参师，教学相长，使自己成为中医界骨干人才。名医不是自封的，需要同行认可，而社会认可更为重要。让我们互相勉励，为中国中医名医战略实施取得实效多做有益的工作。

王永炎

2007年3月5日

导读

《景岳全书》是一本大型的综合性中医著作，自问世以来，反复刊刻，广为流传，备受推崇。后世许多医家都把它作为学习中医知识的重要读本，同时也把它作为临床实用的治病指南。时至今日，《景岳全书》无论是在学术上还是在指导临床上，仍然具有十分重要的参考价值。

一、《景岳全书》与作者

张景岳（1563～1640），名介宾，字会卿，号景岳，别号通一子。浙江绍兴人。14岁时跟随其父张寿峰游于京师，从京师名医金英（梦石）学医，尽得其传。他广览群书，于天文、地理、兵法、象数、堪舆、音律等无不通晓。黄宗羲《张景岳传》称："是以为人治病，沉思病原，单方重剂，莫不应手霍然。一时谒病者辐辏其门，沿边大帅，皆遣金弊至之。"58岁时回故里定居，专心著述。几乎是在他生命的最后时刻，终于完成了记录他从事研究中医的学术成果和治病经验的《景岳全书》。书成后不久，张景岳即与世长辞。60年后，即清康熙三十九年（1700年），书稿由张景岳的外孙林日蔚带到广东，由时任广东布政使的鲁超主持刊刻，全书才得以问世。

《景岳全书》共64卷，100余万字，包括传忠录、脉神章、伤寒典、杂证谟、妇人规、小儿则、痘疹诠、外科钤、本草正、新方八阵、古方八阵以及妇人、小儿、痘疹、外科古方等部分。将中医基本理论、诊断辨证、内妇儿外各科临床、治法方剂、本草药性等内容囊括无遗，全面而精详，切合临床应用。加上全书体例严密，文笔流畅，所以一经问世，便大受欢迎。历史上反复刊刻，使现存《景岳全书》的不同版本达40余种，可见其流传之广泛，影响之深远。除初刊本外，《景岳全书》的主要版本有：康熙四十九年（1710年）贾棠校刻本，康熙五十二年（1713年）查礼南校刻本（1958年上海卫生出版社即据查本影印发行），1991年人民卫生出版社校注本等。

二、主要学术特点及对临床的指导意义

《景岳全书》所体现的学术思想十分丰富，既对中医固有的学术进行了较全面地总结，又提出了许多新的见解。无论是论述前人的学术思想还是张景岳自己的见解，都是紧紧围绕治疗疾病这一主题，因而具有指导临床的重要意义。

1. 强调阳气的重要性，注重温补

张景岳在学术上的主要特点之一是反复强调人体正气的重要性，在阴阳两个方面更加重视人体的阳气。他针对朱丹溪“阳常有余，阴常不足”之说，提出了“阳非有余，阴亦不足”的论点，并在《景岳全书》中设专篇进行了讨论。在他的《内经附翼·大宝论》中也有对阳气重要性的专门论述，可参见。他认为：“难得而易失者，惟此阳气，既失而难复者，亦惟此阳气。”“阳主生，阴主杀，凡阳气不充，则生意不广……凡万物之生由乎阳，非阳能死物也，阳来则生，阳去则死矣。”这一思想对临床的指导意义就在于要善于运用扶正补虚的方法来治疗疾病，而在具体使用补法时又要注重温补。张景岳说：“虚实之治，大抵实能受寒，虚能受热，所以补必兼温，泻必兼凉。”“虚弱者，理宜温之补之，补乃可用于常”。所以，补

法是治疗疾病最重要的方法之一。运用补法的原则有两条：其一，只要是无实证可据，就可以兼用补法；其二，只要是无热证可据，就可以兼用温法。景岳在运用前人补益方剂的基础上，依据自己的学术见解和临证经验，创制了如温补元阴元阳的左归饮、右归饮、左归丸、右归丸，温补五脏气血的五福饮，温补精血的大营煎，升阳举陷的举元煎等著名的温补方剂。这些方剂，至今仍为临床所常用，并往往能取得良好的疗效。

2. 重视命门水火，善补元阴元阳

张景岳的命门学说是阴阳五行、精气学说和命门理论的有机结合。他认为命门即生命之源。命门为真阴之脏，命门所藏的元精为“阴中之水”，元精所化的元气为“阴中之火”，命门藏精化气，兼俱水火。而命门水火是脏腑的化源，命门元阴元阳的亏损是脏腑阴阳病变的根本。景岳善于调整阴阳，其“阴中求阳”、“阳中求阴”的阴阳互济理论与治疗大法，一直为后世医家所推崇。景岳根据其“阴以阳为主”、“阳以阴为基”，“阴阳之气，本同一体”的理论，创立了“扶阳不忘补阴，补阴不离扶阳”的立方用药大法。正如他所言：“善补阳者，必于阴中求阳，则阳得阴助，而生化无穷；善补阴者，必于阳中求阴，则阴得阳升，而源泉不竭”。“善治精者，能使精中生气”，“善治气者，能使气中生精”。“阴阳互根”的基本思想，贯穿于景岳辨证论治的全过程，并最终落实到方剂的组成之中。纵观景岳新方，凡补益剂，无一不体现出阴阳、水火、精气并补这一法则。如右归饮、右归丸，虽然目的在于温补元阳以治命门火衰，但仍然必用大量填精补水之药，以使阴阳相互滋生而生化无穷、源泉不竭。

3. 治病必求其本，用药贵在精一

景岳反复强调治病求本的重要性，他说：“万事皆有本，而治病之法，尤惟求本为首务。”所谓本，即是起病之因，不外乎虚实寒热表里。而疾病往往是复杂的，多有六者兼见，此时，“惟于虚实二字，总贯乎前之四者，尤为紧要当辨也。盖虚者本乎元气，实者由乎邪气。元气若虚，则虽有邪气不可攻，而邪不能解，则又有不得不攻者，此处最难下手。但当察其能胜攻与不能胜攻，或宜以攻为补，或宜以补为攻，而得其补泻于微甚可否之间，斯尽善矣。”景岳立法，总以固护人体生机为原则，遣方用药以准确辨证为依据。他说：“故凡施治之要，必须精一不杂，斯为至善。与其制补以消，孰若少用纯补以渐而进之为愈也；与其制攻以补，孰若微用纯攻自一而再之为愈也。”时人亦言其为人治病，“单方重剂，莫不应手霍然”。景岳论药贵精专，还含有在必要之时大剂用药的含义。他指出：“若安危在举动之间，即用药虽善，若无胆量勇敢而药不及病，亦犹杯水车薪……。”他说：“若新暴之病，虚实既得其真，即当以峻剂直攻其本，拔之甚易，若逗留畏缩，养成深固之势，则死生系之”。主张在病本既得的前提下，大胆用药，“但用一味为君，二三味为佐使，大剂进之，多多益善”。又说：“夫用多之道何在？在乎必赖其力，而料无害者，即放胆用之。性缓者可用数两，性急者亦可数钱。”如此量大力专之剂，也体现了景岳用治贵在精一的观点。

4. 敢于不循旧说，提出新知灼见

景岳通过对固有的中医理论和前人经验的全面考察，在许多方面都提出了具有重要学术意义与临床价值的新见解。如中风一证，古人皆以外风或内风立论，其治法以祛风为主。景岳继承和发展了河间、东垣、丹溪诸先贤关于中风的学说，明确提出在中风之外应立“非风”一名。既名非风，则与风邪无涉，“盖其形体之坏，神志之乱，皆根本伤败之病。”所以在治法上就应当以“培补元气”为主，发展了中医中风学说。余如对三消、肿胀、血证、湿证、痰饮等病的论述，都有许多新知灼见，极具参考价值。景岳不仅善于化裁古方，又常别具匠心，另辟蹊径，自创新方。在他的《新方八阵》中，有不少方剂都是取法于古方，并结合自家经验，加减而得。其化裁古方，不囿于古人窠臼，常常举一反三，别出新意。如左归饮（丸）、右归饮（丸），系由六味地黄丸、金匮肾气丸化裁而来。景岳继承了前人用地黄丸、肾气丸分治水火的学术思想，并认为“治水治火，皆从肾气，此正重在命门，而阳以阴为基也。”故左归饮（丸）、右归饮（丸）补阳不忘滋阴，养阴而不离扶阳。又因补益命门真阴，纯补尚嫌不足，岂可再用渗利，故于原方中去泽泻，使药力精专，取效更速。他提出了“补阴不利水，利水不补阴，而补阴之法不宜渗”的学术观点，使地黄丸、肾气丸的化裁别出新意。又如，四逆汤本为仲景回阳救逆之剂，对于兼有阴液内竭者，仲景又立四逆加人参汤。景岳以之为法，立四味回阳饮、六味回阳饮及四维散三方。东垣补中益气汤用于劳倦内伤，虚人感冒，景岳以山药、熟地易陈皮、黄芪，取名为补阴益气煎，用治阴虚外感之证。总之，《新方八阵》所列方剂，立法严谨，正如景岳所说“其中有心得焉，有经验焉，有补古之未备焉。”只要用之得当，疗效明显。

三、如何学习应用《景岳全书》

《景岳全书》部头大、内容丰富，要全面理解与掌握并不容易。所以，要学习和应用好《景岳全书》就必须有恒心和毅力，坚持不懈，必有收获。但读书也要讲究方法，如果方法得当，就能取得事半功倍的效果。在此为读者提出下面几点建议，以期对学习和应用《景岳全书》有所帮助。

1. 了解全书概况，把握全书结构 通过阅读全书序跋、凡例、目录等，概略了解全书的著书原由、写作经过、主要学术思想、内容、特点、价值等，把握全书的总体结构与著作体例，这是进一步学习和应用《景岳全书》的基础。因全书内容广泛，几乎涉及中医学所有领域。如果要通读一遍，需耗费大量的时间和精力，其益处自不必言，但即使是通读两三遍，也难以保证能够熟练运用全书内容去解决临床中遇到的各种问题。所以，首先需要的是了解全书的概况和熟悉全书的结构，然后根据需要，分清主次，有重点地学习全书的有关内容，以便更有效地解决实际问题。

2. 理论部分与临床部分并重，融会贯通全书的学术思想 中医理论与临床密不可分，只有系统地了解了中医理论，才能有效地指导临床实践；也只有通过不断地临床实践，才能加深对中医理论的理解。《景岳全书》正是理论与临床相结合的典范。全书各部分内容既相对独立，又相互联系，阅读学习时应前后参看。书中《传忠录》专门论述了中医基本理论，是中医学的核心，同时也反映了作者的基本医学思想。在学习这部分内容时，重点在于理解和领会中医的基本思想，掌握辨证方法。《脉神章》专门讲中医的脉学，介绍了各家脉法。因为脉诊是中医诊断的主要手段，阅读这部分内容，重点是在理解脉学理论的基础上了解脉与证的关系，掌握诊脉方法。同时，还应了解中医脉学发展的历史以及诸家脉法的异同。《伤寒典》专门论述了中医外感热病的病因病理、诊断辨证及治法方药，将《内经》《伤寒论》及后世诸家对伤寒病的认识融会在一起，为我们学习和掌握伤寒病的理论和临床提供了极大方便。《杂证谟》是全书分量最重的部分，它简直就是一部“中医内科全书”。其编排体例是以病为纲，病名之下大略列“经义”、“论证”、“论治”、“述古”、“辨古”、“列方”等项，各病种下所列内容多寡不同。学习这部分内容时，不能贪多求快，应结合临床，反复参看，准确地掌握每一病种的诊断辨证和理法方药。

妇人、小儿、麻疹、痘疹、外科等部分的学习方法与《杂证谟》相似。本草与方剂内容可以采用先随意浏览，再根据需要进行查阅，在实际应用中逐步熟悉和掌握。

3. **广泛参考其他书籍，加深对景岳学术的理解** 中医学在长期的发展过程中形成了大量的专门文献，《景岳全书》仅仅是其中一种，所谓沧海之一粟。张景岳是在参考了以往大量文献的基础上，才写成了《景岳全书》。我们在学习本书各部分内容时，应当参考一些其他相关文献（包括张景岳本人的其他著作），以加深对景岳学术的理解。譬如，我们学习《传中录》中关于虚实寒热表里、标本、藏象等论述时，可适当参考《黄帝内经》的相关内容。学习命门等论述时，可适当参考《难经》、《医贯》等相关内容。学习“辨河间”、“辨丹溪”时，可参考《素问玄机原病式》、《格致余论》等相关内容。同时，还应参考景岳的《内经图翼》、《内经附翼》等。学习《伤寒典》应参考仲景《伤寒论》及后世注家。这样就能较为全面深入地弄明白中医的基本理论问题，也才能更深入地理解景岳的学术思想。

4. **结合临床，学以致用** 读书与临证是学习中医的两条必由之路，历史上有成就的医家无不是在充分汲取前人经验的基础上通过自身的临证实践，逐步达到一定的高度。我们学习《景岳全书》也应当采取读书与临证相结合的方法，将书本上景岳的学术与经验用于指导临床实践并在实践中进行检验，带着临证时遇到的问题从书中去寻找解决的方法，如此反复，就能不断提高我们的理论水平，丰富自己的临床经验。

李继明

2006 年 11 月

整理说明

《景岳全书》是明代著名医家张景岳穷毕生精力写成的医学巨著，在祖国医学的发展历程中占有重要地位，是我们学习中医理论和治病经验的重要参考书。为了满足广大中医学习者和中医工作者的需要，我们对《景岳全书》进行了认真整理，主要采用了以下整理原则和方法：

一、此次整理采用原书初刊本（鲁超刻本）为底本，以贾棠刻本、查礼南刻本为校本，对书中有疑义之处，择其善者而从之。

二、整理中对原书引文进行了大量他校，凡引文有明显错误之处均据原书予以改正。如“膝者脚之府”改为“膝者筋之府”，“肩髀”改为“肩胛”等。书中引用《内经》篇名有误的均据原书予以改正。

三、书中通假字、古今字予以保留，对异体字进行了规范。

四、全书采用简化字排印并加用标点符号。个别繁简字如“癥、症”等，因中医术语使用的习惯而予以保留。书中指前后关系的“右”全部改为“上”。

五、原书方剂名及药名后的序号使用较混乱，如“百一，百，一百一”等，均予以统一。

六、对原书药名进行了规范，如“班猫——斑蝥”等，另如“蓬术”、“钩藤钩”等则予以保留。

七、书后附方剂索引和病症名索引，以便查阅。

鲁 序

人身一小天地也。天地之气，不越阴阳。阴阳和，而后覆载得其清宁，渊岳得其渟峙，以至草木鸟兽咸若。《易》有之，山泽通气，水火不相射，是谓阴阳和之之谓也。所以《易》与天地准，故能弥纶天地之道，而余亦谓医与《易》准，故能神明阖辟之原。人之一身，五脏六腑，四肢百骸备矣，非气不生，非血不行。气血者，阴阳之属也。而医则阴中求阳，阳中求阴，循环无已，从逆得顺，从消得长，从虚得盈，分先后之天，审燥湿之宜，察刚柔之用。二气之说明，则表里虚实，无不洞然于中，斯酌古可以剂今，所谓神而明之，在乎其人，善《易》者，未尝不善医者也。

夫营卫调而后经络顺，阴阳错而后疾病生。轩岐具挽回造化之神功，而《灵枢》《素问》一书，犹日月经天，江河行地，后之人虽穷幽极渺，尚恐理解未明，用违其术。唯仲景张氏、立斋薛氏、丹溪朱氏、东垣李氏诸君，朗悟通神，能窥其奥，皆有著述，为医家指南，以名于淳于、越人之后。而《医宗》、《医录》、《医统》、《拔萃》、《宝镜》诸篇，亦足以羽翼《内经》者，犹之六经而外，诸子百家不可废也。但浩博泛滥，童年习之，皓首而不得其源。倘能探掇精华，不支不漏，灿若云汉，明若列星，俾人披其集而漱涤五脏，练精易形，有所宗旨，斯亦窥《易》简之奥，而具参赞之功者矣。

鲁　序

吾郡张会卿先生，名介宾，自号通一子，于书无所不窥，壮年好谈兵击剑，思有所用于世，筮《易》得天山之遁，遂决意石隐，避世壶中。精轩岐之道，而于生死疑难之际，审呼吸于毫芒，辨浮沉于影响，君臣佐使，无不析其源流，望闻问切，无不穷其窔奥。汇成《景岳全书》一集，列为八阵，中为九宫，前分门，后方剂，去陈言之糟粕，阐前哲之心思，合者参之，疑者剖之，略者补之，诚度世之津梁，卫生之宝诀也。

是书脍炙海内已久，余以不得一见为怅，适林汝晖侄倩携之来粤，如获拱璧。因谓儿辈曰：兹篇宏济之仁，不在良相下，岂一身一家之所敢私哉！特付剞劂，以公诸世，庶不没作者之苦心，而同于长桑禁方之授也夫。

会稽鲁超序

贾 序

人情莫不欲寿，恒讳疾而忌医。孰知延寿之方，非药石不为功；得病之由，多半服食不审。致庸医之误人，曰药之不如其勿药，是由因噎废食也。原夫天地生物，以好生为心，草木、金石、飞潜、溲渤之类，皆可已病，听其人之自取。古之圣人，又以天地之心为己心，著为《素问》、《难经》，定为君臣佐使方旨，待其人善用之。用之善，出为良医，药石方旨，惟吾所使，寿夭荣谢之数，自我操之，如执左券，皆稽古之力也。庸医反是，执古方，泥古法，罔然不知病所自起，为表为里，为虚为实，一旦杀人，不知自反，反归咎于食忌，洗其耻于方册，此不善学者之过也。故曰：肱三折而成良医，言有所试也。不三世不服其药，言有所受之也。假试之知而不行，受之传而不习，已先病矣。己之不暇，何暇于已人之病？是无怪乎忌医者之纷纷也。

越人张景岳，豪杰士也。先世以军功起家，食禄千户。结发读书，不呫呫章句。初学万人敌，得鱼腹八阵不传之秘。仗策游侠，往来燕冀间，慨然有封狼胥、勒燕然之想。榆林、碣石、凤城、鸭江，足迹几遍。投笔弃繻，绝塞失其天险；谈兵说剑，壮士逊其颜色。所遇数奇，未尝俯首求合也。由是落落难偶，浩然归里，肆力于轩岐之学，以养其亲。遇有危证，世医拱手，得其一匕，矍然起矣。常出其平生之技，著为医学全书，凡六十有四卷。语其徒曰：医之用药，犹用兵也。治病如治寇攘，知寇所在，精兵攻之，兵不血刃矣。故所著书，仿佛八阵遗意。古方，经也；新方，权也。经权互用，天下无难事矣。书既成，限于赀，未及流传而殁，遗草属诸外孙林君日蔚。蔚载与南游，初见赏于方伯鲁公，捐赀付梓。板成北去，得其书者，视为肘后之珍，世罕见之。予生平颇好稽古，犹专意于养生家言。是书诚养生之秘籍也，惜其流传不广，出俸翻刻，公诸宇内。善读其书者，庶免庸医误人之咎，讳疾忌医者，毋因噎而废食也可。

时康熙五十年岁次辛卯孟春两广运使瀛海贾棠题于羊城客舍之退思堂

范　序

我皇上御极五十年，惠政频施，仁风洋溢，民尽雍熙，物无夭札，固无藉于《灵枢》《素问》之书，而后臻斯世于寿域也。虽然，先文正公有言：不为良相，当为良医。乃知有圣君不可无良相，而良医之权又与良相等，医之一道，又岂可忽乎哉！自轩辕、岐伯而下，代有奇人，惟长沙张仲景为最著。厥后，或刘或李或朱，并能以良医名，然其得力处，不能不各循一己之见，犹儒者尊陆尊朱，异同之论，纷纷莫一。

越人张景岳，盖医而良者也。天分既高，师古复细，是能融会乎百家，而贯通乎诸子者。名其书曰全，其自负亦可知矣。他不具论，观其《逆数》一篇，逆者得阳，顺者得阴，降以升为主，此开阴阳之秘，盖医而仙者也。世有以仙为医，而尚不得谓之良哉？而或者曰：医，生道也；兵，杀机也。医以阵名，毋乃不伦乎？不知元气盛而外邪不能攻，亦由壁垒固而侵劫不能犯也。况兵之虚实成败，其机在于俄顷；而医之寒热攻补，其差不容于毫发，孰谓医与兵之不相通哉？若将不得人，是以兵与敌也；医不得人，是以人试药也，此又景岳以阵名篇之微意也。

是书为谦庵鲁方伯任粤时所刻，纸贵五都，求者不易。转运使贾君，明于顺逆之道，精于升降之理，济世情殷，重登梨枣。予于庚寅孟冬，奉天子命，带星就道，未获观其告竣。阅两月，贾君以札见示，《景岳全书》重刻已成，命予作序。余虽不敏，然以先文正公良医良相之意广之，安知昔日之张君足为良医，而异日之贾君不为良相，以佐我皇上万寿无疆之历服耶！故为数语以弁卷首。

闽浙制使沈阳范时崇撰

查　序

天地之道，不过曰阴与阳，二气之相宣，而万物于以发育。人固一物耳，皆秉是气以生，赋以成形，不能无所疵疠，而况物情之相感，物欲之相攻，此疾疢之所由兴，往往至于夭札而莫之拯。有古圣人者起，为斯民忧，调健顺之所宜，酌刚柔之所济，分疏寒暑燥湿之治理，而著之为经。至今读《灵枢》、《素问》诸篇，未尝不叹圣人之卫民生者远也。及览汉史方技传，若仓公、扁鹊之流，多传其治疾之神奇，而其方不著。洎仲景、立斋、丹溪、东垣辈出，多采其精微，勒为成书，以嬗后世。及诸家踵接，各祖所传，同途异趋，即有高识之士，览之茫无津涯，欲求其会归，卒未易得也。

越人张景岳者，少负经世才，晚专于医，能决诸家之旨要，乃著集六十有四卷，以集斯道之大成。其甥林汝晖携之至岭外，为鲁谦庵方伯所赏识，始为之梓行。凡言医之家，莫不奉为法守。后其板浸失，贾青南都运复刊之。寻挟以北归，其行未广。余族子礼南客粤，以其才鸣于时，而尚义强仁，有古烈士之概。慨是书之不广暨也，毅然倡其同志诸君，醵金以授梓人，锓板摹发。会余奉命典试，事竟，礼南从余游，出其书视余，请为弁首。余读其集分八阵，阵列诸科，科次以方，方征诸治，其义简，其法赅，其功用正而神，是为百氏之正轨。

而其究盈虚之理数，析顺逆之经权，则又与大《易》相参，而阴阳之道备是矣。学者苟得其体用，随宜而措施，则足以利济群黎，可无夭札之患。且今圣天子方臻仁寿，保合太和，至泽之涵濡，使天下咸登寿域，更得是书而广其术，行之四方，其于天地生物之心，圣人仁民之化，赞襄补益，厥用良多，而礼南诸君乐善之功，亦将与是集共传不朽。

癸巳科广东典试正主考翰林院编修查嗣瑮撰

林　跋

先外祖张景岳公，名介宾，字会卿。先世居四川绵竹县，明初以军功世授绍兴卫指挥，卜室郡城会稽之东。生颖异，读书不屑章句，韬钤轩岐之学，尤所淹贯。壮岁游燕冀间，从戎幕府，出榆关，履碣石，经凤城，渡鸭绿，居数年无所就。亲益老，家益贫，翻然而归。功名壮志，消磨殆尽。尽弃所学而肆力于轩岐，探隐研神，医日进，名日彰，时人比之仲景、东垣云。苦志编辑《内经》，穷年缕析，汇成《类经》若干卷问世，世奉为金匮玉函者久矣。《全书》者，博采前人之精义，考验心得之玄微，以自成一家之书。首《传忠录》，统论阴阳六气、先贤可否，凡三卷；次《脉神章》，择诸家珍要精髓，以测病情，凡二卷；著伤寒为《典》，杂证为《谟》，妇人为《规》，小儿为《则》，痘疹为《诠》，外科为《钤》，凡四十卷；采药味三百种，人参、附子、熟地、大黄为药中四维，更推参、地为良相，黄、附为良将，凡二卷；创药方，分八阵，曰补，曰和，曰寒，曰热，曰固，曰因，曰攻，曰散，名《新方八阵》，凡二卷；集古方，分八阵，名《古方八阵》，凡八卷；别辑妇人、小儿、痘疹、外科方，总皆出入古方八阵以神其用，凡四卷。共六十四卷，名《景岳全书》。是书也，继往开来，功岂小补哉！以兵法部署方略者，古人用药如用兵也。或云：公生平善韬钤，不得遂其幼学壮行之志，而寓意于医，以发泄其五花八门之奇。余曰：此盖有天焉，特老其才，救世而接医统之精传，造物之意，夫岂其微欤？是编成于晚年，力不能梓，授先君，先君复授日蔚。余何人斯，而能继先人之遗志哉？岁庚辰，携走粤东，告方伯鲁公。公曰：此济世慈航也！天下之宝，当与天下共之。捐俸付剞劂，阅数月工竣。不肖得慰藉先人，以慰先外祖于九原，先外祖可不朽矣。

外孙林日蔚跋

目录

目序 共计二十四集 六十四卷 每集俱列字号

上　　册

入集 …… 3
一卷 …… 3
传忠录目录 …… 1
传忠录上 …… 3
二卷 …… 33
传忠录中 …… 33

道集 …… 55
三卷 …… 55
传忠录下 …… 55
四卷 …… 83
脉神章上 …… 83
五卷 …… 93
脉神章中 …… 93
六卷 …… 111
脉神章下 …… 111

须集 …… 125
七卷 …… 125

伤寒典上 …………………………………… 125
八卷 ………………………………………… 164
伤寒典下 …………………………………… 164

从集 ………………………………………… 199
九卷 ………………………………………… 199
杂证谟目录 ………………………………… 199
十卷 ………………………………………… 213
杂证谟 ……………………………………… 213
诸风 ………………………………………… 213
十一卷 ……………………………………… 231
杂证谟 ……………………………………… 231
非风 ………………………………………… 231
厥逆 ………………………………………… 245
伤风 ………………………………………… 255
十二卷 ……………………………………… 258
杂证谟 ……………………………………… 258
风痹 ………………………………………… 258
汗证 ………………………………………… 265
痉证 ………………………………………… 271

性集 ………………………………………… 277
十三卷 ……………………………………… 277
杂证谟 ……………………………………… 277
瘟疫 ………………………………………… 277
十四卷 ……………………………………… 298
杂证谟 ……………………………………… 298

疟疾 …… 298
瘴气 …… 314
十五卷 …… 323
杂证谟 …… 323
寒热 …… 323
暑证 …… 337
火证 …… 344

理集 …… 354
十六卷 …… 354
杂证谟 …… 354
虚损 …… 354
劳倦内伤 …… 372
关格 …… 379
十七卷 …… 383
杂证谟 …… 383
饮食 …… 383
脾胃 …… 394
眩运 …… 406
十八卷 …… 412
杂证谟 …… 412
怔忡惊恐 …… 412
不寐 …… 416
三消干渴 …… 421

明集 …… 428
十九卷 …… 428

杂证谟 …… 428
咳嗽 …… 428
喘促 …… 439
呃逆 …… 446
郁证 …… 452
二十卷 …… 462
杂证谟 …… 462
呕吐 …… 462
霍乱 …… 474
恶心嗳气 …… 480
二十一卷 …… 484
杂证谟 …… 484
吞酸 …… 484
反胃 …… 490
噎膈 …… 494
嘈杂 …… 502

心集 …… 505
二十二卷 …… 505
杂证谟 …… 505
肿胀 …… 505
二十三卷 …… 521
杂证谟 …… 521
积聚 …… 521
痞满 …… 530
二十四卷 …… 536
杂证谟 …… 536

泄泻 …… 536
痢疾 …… 547
二十五卷 …… 562
杂证谟 …… 562
心腹痛 …… 562
胁痛 …… 576
腰痛 …… 582

必集 …… 588
二十六卷 …… 588
杂证谟 …… 588
头痛 …… 588
面病 …… 594
口舌 …… 599
二十七卷 …… 606
杂证谟 …… 606
眼目 …… 606
耳证 …… 619
鼻证 …… 626
二十八卷 …… 631
杂证谟 …… 631
声瘖 …… 631
咽喉 …… 637
齿牙 …… 644
二十九卷 …… 650
杂证谟 …… 650
遗精 …… 650

淋浊 …… 657
遗尿 …… 662

贯集 …… 667
三十卷 …… 667
杂证谟 …… 667
血证 …… 667
三十一卷 …… 691
杂证谟 …… 691
痰饮 …… 691
湿证 …… 705
黄疸 …… 711
三十二卷 …… 718
杂证谟 …… 718
脚气 …… 718
痿证 …… 727
阳痿 …… 731
三十三卷 …… 735
杂证谟 …… 735
疝气 …… 735
脱肛 …… 746

天集 …… 750
三十四卷 …… 750
杂证谟 …… 750
癫狂痴呆 …… 750
癃闭 …… 757

秘结 …… 763
诈病 …… 771
痨风 …… 773
三十五卷 …… 780
杂证谟 …… 780
诸虫 …… 780
诸毒附蛊毒 …… 786
三十六卷 …… 792
杂证谟 …… 792
诸气 …… 792
三十七卷 …… 816
杂证谟 …… 816
死生 …… 816

下　册

人集 …… 835
三十八卷 …… 835
妇人规上 …… 835
三十九卷 …… 866
妇人规下 …… 866

谟集 …… 915
四十卷 …… 915
小儿则上 …… 915
四十一卷 …… 939
小儿则下 …… 939
四十二卷 …… 959

麻诊诠目录谟集 …………………………… 957
麻疹诠 …………………………………… 959

烈集 ……………………………………… 979
四十三卷……………………………………… 979
痘疹诠 …………………………………… 979
痘疮上……………………………………… 979
四十四卷……………………………………… 997
痘疹诠 …………………………………… 997
痘疮中……………………………………… 997
四十五卷 ………………………………… 1036
痘疹诠……………………………………… 1036
痘疮下 …………………………………… 1036

圣集 ……………………………………… 1071
四十六卷 ………………………………… 1071
外科钤上………………………………… 1071
四十七卷 ………………………………… 1127
外科钤下………………………………… 1127

大集 ……………………………………… 1199
四十八卷 ………………………………… 1199
本草正上………………………………… 1199
四十九卷 ………………………………… 1237
本草正下………………………………… 1237

德集 ……………………………………… 1275

五十卷 …………………………………… 1275
新方八阵略引 ………………………… 1275
五十一卷 ………………………………… 1282
新方八阵………………………………… 1282

图集 ……………………………………… 1335
五十二卷 ………………………………… 1335
古方八阵目录…………………………… 1335
五十三卷 ………………………………… 1385
古方八阵………………………………… 1385
补阵 …………………………………… 1385

书集 ……………………………………… 1414
五十四卷 ………………………………… 1414
古方八阵………………………………… 1414
和阵 …………………………………… 1414

宇集 ……………………………………… 1480
五十五卷 ………………………………… 1480
古方八阵………………………………… 1480
攻阵 …………………………………… 1480
五十六卷 ………………………………… 1502
古方八阵………………………………… 1502
散阵 …………………………………… 1502
五十七卷 ………………………………… 1522
古方八阵………………………………… 1522
寒阵 …………………………………… 1522

宙集 …… 1551
五十八卷 …… 1551
古方八阵 …… 1551
热阵 …… 1551
五十九卷 …… 1585
古方八阵 …… 1585
固阵 …… 1585
六十卷 …… 1597
古方八阵 …… 1597
因阵 …… 1597

长集 …… 1644
六十一卷 …… 1644
妇人规古方 …… 1644
妇人 …… 1644
六十二卷 …… 1675
小儿则古方 …… 1675
小儿 …… 1675
六十三卷 …… 1699
痘疹诠古方 …… 1699
痘疹 …… 1699

春集 …… 1726
六十四卷 …… 1726
外科钤古方 …… 1726

方剂索引 …… 1801

传忠录目录入集

卷之一 / 3

传忠录上 / 3

明理一 / 3

阴阳篇二 / 4

六变辨三 / 6

表证篇四 / 6

里证篇五 / 10

虚实篇六 / 11

寒热篇七 / 15

寒热真假篇八 / 16

十问篇九 / 17

论治篇十 / 25

气味篇十一 / 32

卷之二 / 33

传忠录中 / 33

神气存亡论十二 / 33

君火相火论十三 / 34

先天后天论十四 / 35

标本论十五 / 36

求本论十六 / 37

治形论十七 / 38

藏象别论十八 / 39

天年论十九 / 40

中兴论又十九/43

逆数论二十 / 45

反佐论二一 / 46

升阳散火辨二二 / 48

夏月伏阴续论二三 / 49

阳不足再辨二四 / 51

小儿补肾论二五 / 53

卷之三 / 55

传忠录下 / 55

命门余义二六　共六条 / 55

误谬论二七 / 59

辨河间二八　共九条 / 60

辨丹溪二九　共九条 / 65
论时医三十　共二十一条 / 73
京师水火说三一 / 76
医非小道记三二 / 77
病家两要说三三　一忌浮言二知真医 / 78
保天吟三四 / 79

卷之一 入集

传忠录上

明理一

万事不能外乎理，而医之于理为尤切。散之则理为万象，会之则理归一心。夫医者，一心也；病者，万象也。举万病之多，则医道诚难，然而万病之病，不过各得一病耳。譬之北极者，医之一心也；万星者，病之万象也。欲以北极而对万星，则不胜其对；以北极而对一星，则自有一线之直，彼此相照，何得有差？故医之临证，必期以我之一心，洞病者之一本。以我之一，对彼之一，既得一真，万疑俱释，岂不甚易？一也者，理而已矣。苟吾心之理明，则阴者自阴，阳者自阳，焉能相混？阴阳既明，则表与里对，虚与实对，寒与热对。明此六变，明此阴阳，则天下之病固不能出此八者。是编也，列门为八，列方亦为八。盖古有兵法之八门，予有医家之八阵。一而八之，所以神变化，八而一之，所以溯渊源。故予于此录，首言明理，以统阴阳诸论，详中求备，用帅八门。夫兵系兴亡，医司性命，执中心学，孰先乎此？是即曰传中可也，曰传心亦可也。然传中传心，总无非为斯人斯世之谋耳，故复命为《传忠录》。

阴阳篇二

凡诊病施治，必须先审阴阳，乃为医道之纲领。阴阳无谬，治焉有差？医道虽繁，而可以一言蔽之者，曰阴阳而已。故证有阴阳，脉有阴阳，药有阴阳。以证而言，则表为阳，里为阴；气为阳，血为阴；动为阳，静为阴；多言者为阳，无声者为阴；喜明者为阳，欲暗者为阴。阳微者不能呼，阴微者不能吸；阳病者不能俯，阴病者不能仰。以脉而言，则浮大滑数之类皆阳也，沉微细涩之类皆阴也。以药而言，则升散者为阳，敛降者为阴；辛热者为阳，苦寒者为阴；行气分者为阳，行血分者为阴；性动而走者为阳，性静而守者为阴。此皆医中之大法。至于阴中复有阳，阳中复有阴，疑似之间，辨须的确。此而不识，极易差讹，是又最为紧要，然总不离于前之数者。但两气相兼，则此少彼多，其中便有变化，一皆以理测之，自有显然可见者。若阳有余而更施阳治，则阳愈炽而阴愈消；阳不足而用阴方，则阴愈盛而阳斯灭矣。设能明彻阴阳，则医理虽玄，思过半矣。

——道产阴阳，原同一气。火为水之主，水即火之源，水火原不相离也。何以见之？如水为阴，火为阳，象分冰炭，何谓同源？盖火性本热，使火中无水，其热必极，热极则亡阴，而万物焦枯矣；水性本寒，使水中无火，其寒必极，寒极则亡阳，而万物寂灭矣。此水火之气，果可呼吸相离乎？其在人身，是即元阴元阳，所谓先天之元气也。欲得先天，当思根柢。命门为受生之窍，为水火之家，此即先天之北阙也。舍此他求，如涉海问津矣，学者宜识之。

——凡人之阴阳，但知以气血、脏腑、寒热为言，此特后天有形之阴阳耳。至若先天无形之阴阳，则阳曰元阳，阴曰元阴。元阳者，即无形之火，以生以化，神机是也，性命系之，故亦曰元气；元阴者，即无形之水，以长以立，天癸是也，强弱系之，故亦曰元精。元精元气者，即化生精气之元神也。生气通天，惟赖乎此。《经》曰：得神者昌，失神者亡。即此之谓。今之人，多以后天劳欲戕及先天；今之医，只知有形邪气，不知无形元气。夫有形者，迹也，盛衰昭著，体认无难；无形者，神也，变幻倏忽，挽回非易。故《经》曰：粗守形，上守神。嗟呼！又安得有通神明而见无形者，与之共谈斯道哉。

——天地阴阳之道，本贵和平，则气令调而万物生，此造化生成之理也。然阳为生之本，阴实死之基，故道家曰：分阴未尽则不仙，分阳未尽则不死。华元化曰：得其阳者生，得其阴者死。故凡欲保生重命者，尤当爱惜阳气，此即以生以化之元神，不可忽也。曩自刘河间出，以暑火立论，专用寒凉，伐此阳气，其害已甚；赖东垣先生论脾胃之火必须温养，然尚未能尽斥一偏之谬；而丹溪复出，又立阴虚火动之论，制补阴、大补等丸，俱以黄柏、知母为君，寒凉之弊又复盛行。夫先受其害者，既去而不返；后习而用者，犹迷而不悟。嗟乎！法高一尺，魔高一丈，若二子者，谓非轩岐之魔乎？余深悼之，故直削于此，实冀夫尽洗积陋，以苏生命之厄，诚不得不然也。观者其谅之察之，勿以诽谤先辈为责也，幸甚！

——阴阳虚实。《经》曰：阳虚则外寒，阴虚则内热；阳盛则外热，阴盛则内寒。

——《经》曰：阳气有余，为身热无汗。此言表邪之实也。又曰：阴气有余，为多汗身寒。此言阳气之虚也。仲景曰：发热恶寒发于阳，无热恶寒发于阴。又曰：极寒反汗出，身必冷如冰。此与经旨义相上下。

——《经》曰：阴盛则阳病，阳盛则阴病；阳胜则热，阴盛则寒。

——阴根于阳，阳根于阴。凡病有不可正治者，当从阳以引阴，从阴以引阳，各求其属而衰之。如求汗于血，生气于精，从阳引阴也；又如引火归源，纳气归肾，从阴引阳也。此即水中取火，火中取水之义。

——阴之病也，来亦缓而去亦缓；阳之病也，来亦速而去亦速。阳生于热，热则舒缓；阴生于寒，寒则拳急。寒邪中于下，热邪中于上，饮食之邪中于中。

——考之《中藏经》曰：阳病则旦静，阴病则夜宁；阳虚则暮乱，阴虚则朝争。盖阳虚喜阳助，所以朝轻而暮重；阴虚喜阴助，所以朝重而暮轻，此言阴阳之虚也。若实邪之候，则与此相反。凡阳邪盛者，必朝重暮轻；阴邪盛者，必朝轻暮重。此阳逢阳王，阴得阴强也。其有或昼或夜，时作时止，不时而动者，以正气不能主持，则阴阳盛负，交相错乱，当以培养正气为主，则阴阳将自和矣。但或火或水，宜因虚实以求之。

六变辨 三

六变者，表里寒热虚实也。是即医中之关键。明此六者，万病皆指诸掌矣。以表言之，则风寒暑湿火燥感于外者是也；以里言之，则七情、劳欲、饮食伤于内者是也。寒者阴之类也，或为内寒，或为外寒，寒者多虚；热者阳之类也，或为内热，或为外热，热者多实。虚者，正气不足也，内出之病多不足；实者，邪气有余也，外入之病多有余。六者之详，条列如下。

表证篇 四

表证者，邪气之自外而入者也。凡风寒暑湿火燥，气有不正，皆是也。《经》曰：清风大来，燥之胜也，风木受邪，肝病生焉；热气大来，火之胜也，金燥受邪，肺病生焉；寒气大来，水之胜也，火热受邪，心病生焉；湿气大来，土之胜也，寒水受邪，肾病生焉；风气大来，木之胜也，土湿受邪，脾病生焉。又曰：冬伤于寒，春必病温。春伤于风，夏生飧泄。夏伤于暑，秋必痎疟。秋伤于湿，冬生咳嗽。又曰：风从其冲后来者为虚风，伤人者也，主杀主害者。凡此之类，皆言外来之邪。但邪有阴阳之辨，而所伤亦自不同。盖邪虽有六，化止阴阳。阳邪化热，热则伤气；阴邪化寒，寒则伤形。伤气者，气通于鼻，鼻通于脏，故凡外受暑热而病有发于中者，以热邪伤气也；伤形者，浅则皮毛，深则经络，故凡外受风寒而病为身热体痛者，以寒邪伤形也。《经》曰：寒则腠理闭，气不行，故气收矣；炅则腠理开，营卫通，汗大泄，故气泄矣。此六气阴阳之辨也。然而六邪之感于外者，又惟风寒为最。盖风为百病之长，寒为杀厉之气。人身内有脏腑，外有经络，凡邪气之客于形也，必先舍于皮毛。留而不去，乃入于孙络；留而不去，乃入于络脉；留而不去，乃入于经脉。然后内连五脏，散于肠胃，阴阳俱感，五脏乃伤，此邪气自外而内之次也。然邪气在表，必有表证，既见表证，则不可攻里，若误攻之，非惟无涉，且恐里虚，则邪气乘虚愈陷也。表证既明，则里证可因而解矣。故表证之辨，不可不为之先察。

——人身脏腑在内，经络在外，故脏腑为里，经络为表。在表者，经络各有六经，是为十二经脉。以十二经脉分阴阳，则六阳属腑为表，六阴属脏为里；以十二经脉分手足，则足经之脉长而且远，自上及下，遍络四体，故可按之以察周身之病；手经之脉短而且近，皆出入于足经之间，故凡诊伤寒外感者，则但言足经不言手经也。然而足之六经，又以三阳为表，三阴为里。而三阳之经，则又以太阳为阳中之表，以其脉行于背，背为阳也；阳明为阳中之里，以其脉行于腹，腹为阴也；少阳为半表半里，以其脉行于侧，三阳传遍而渐入三阴也。故凡欲察表证者，但当分前后左右，而以足三阳经为主。然三阳之中，则又惟太阳一经，包覆肩背，外为周身之纲维，内连五脏六腑之肓腧，此诸阳之主气，犹四通八达之衢也。故凡风寒之伤人，必多自太阳经始。

——足三阴之经皆自脚上腹，虽亦在肌表之间，然三阴主里，而凡风寒自表而入者，未有不由阳经而入阴分也。若不由阳经径入三阴者，即为直中阴经，必连脏矣。故阴经无可据之表证。

——寒邪在表者，必身热无汗，以邪闭皮毛也。

——寒邪客于经络，必身体疼痛，或拘急而酸者，以邪气乱营气，血脉不利也。

——寒邪在表而头痛者，有四经焉。足太阳脉挟于头顶，足阳明脉上至头维，足少阳脉上行两角，足厥阴脉上会于巅，皆能为头痛也。故惟太阴、少阴皆无头痛之证。

——寒邪在表多恶寒者，盖伤于此者必恶此，所谓伤食恶食，伤寒恶寒也。

——邪气在表，脉必紧数者，营气为邪所乱也。

——太阳经脉起目内眦，上顶巅，下项，挟脊行腰腘。故邪在太阳者，必恶寒发热而兼头项痛，腰脊强，或膝腨酸疼也。

——阳明经脉起自目下，循面鼻，行胸腹。故邪在阳明者，必发热微恶寒，而兼目痛鼻干不眠也。

——少阳为半表半里之经，其脉绕耳前后，由肩井下胁肋。故邪在少阳者，必发热而兼耳聋胁痛，口苦而呕，或往来寒热也。

以上皆三阳之表证，但见表证，则不可攻里。或发表，或微解，或温散，或凉散，或温中托里而为不散之散，或补阴助阳而为云蒸雨化之散。呜呼！意有在而言难尽也，惟慧者之心悟之。

——表证之脉。仲景曰：寸口脉浮而紧，浮则为风，紧则为寒，风则伤卫，寒则伤营，营卫俱病，骨节烦疼，当发其汗也。《脉经》注曰：风为阳，寒为阴；卫为阳，营为阴。风则伤阳，寒则伤阴，各从其类而伤也。故卫得风则热，营得寒则痛，营卫俱病，故致骨节烦疼，当发汗解表而愈。

——浮脉本为属表，此固然也。然有邪寒初感之甚者，拘束卫气，脉不能达，则必沉而兼紧。此但当以发热身痛等表证参合而察之，自可辨也。又若血虚动血者，脉必浮大；阴虚水亏者，脉必浮大；内火炽盛者，脉必浮大；关阴格阳者，脉必浮大。若此者，俱不可一概以浮为表论，必当以形气病气、有无外证参酌之。若本非表证，而误认为表，则杀人于反掌之间矣。

——外感寒邪，脉大者必病进，以邪气盛也。然必大而兼紧，方为病进。若先小而后大，及渐大渐缓者，此以阴转阳，为胃气渐至，将解之兆也。

——寒邪未解，脉息紧而无力者，无愈期也。何也？盖紧者，邪气也；力者，元气也，紧而无力，则邪气有余而元气不足也。元气不足，何以逐邪？临此证者，必能使元阳渐充，则脉渐有力，自小而大，自虚而实，渐至洪滑，则阳气渐达，表将解矣。若日见无力而紧数日进，则危亡之兆也。

——病必自表而入者，方得谓之表证；若由内以及外，便非表证矣。《经》曰：从内之外者调其内，从外之内者治其外。从内之外而盛于外者，先治其内而后治其外；从外之内而盛于内者，先治其外而后调其内。此内外先后之不可不知也。

——伤风、中风，虽皆有风之名，不可均作表证。盖伤风之病，风自外入者也，可散之温之而已，此表证也。中风之病，虽形证似风，实由内伤所致，本无外邪，故不可以表证论治，法具本条。

——发热之类，本为火证，但当分辨表里。凡邪气在表发热者，表热而里无热也，此因寒邪，治宜解散；邪气在里发热者，必里热先甚而后及于表也，此是火证，治宜清凉。凡此内外，皆可以邪热论也。若阴虚水亏而为骨蒸夜热者，此虚热也，又不可以邪热为例，惟壮水滋阴可以治之。

——湿燥二气，虽亦外邪之类，但湿有阴阳，燥亦有阴阳。湿从阴者为寒湿，湿从阳者为湿热；燥从阳者因于火，燥从阴者发于寒。热则伤阴，必连于脏；寒则伤阳，必连于经。此所以湿燥皆有表里，必须辨明而治之。

——湿证之辨，当辨表里。《经》曰：因于湿，首如裹。又曰：伤于湿者，下先受之。若道路冲风冒雨，或动作辛苦之人，汗湿沾衣，此皆湿从外入者也；若嗜好酒浆生冷，以致泄泻、黄疸、肿胀之类，此湿从内出者也。在上在外者，宜微从汗解；在下在里者，宜分利之。湿热者宜清宜利，寒湿者宜补脾温肾。

——燥证之辨，亦有表里。《经》曰：清气大来，燥之胜也，风木受邪，肝病生焉。此中风之属也。盖燥胜则阴虚，阴虚则血少，所以或为牵引，或为拘急，或为皮肤风消，或为脏腑干结。此燥从阳化，营气不足，而伤乎内者也。治当以养营补阴为主。若秋令太过，金气胜而风从之，则肺先受病，此伤风之属也。盖风寒外束，气应皮毛，故或为身热无汗，或为咳嗽喘满，或鼻塞声哑，或咽喉干燥。此燥以阴生，卫气受邪，而伤乎表者也。治当以轻扬温散之剂，暖肺去寒为主。

里证篇 五

里证者，病之在内在脏也。凡病自内生，则或因七情，或因劳倦，或因饮食所伤，或为酒色所困，皆为里证。以此言之，实属易见。第于内伤外感之间，疑似之际，若有不明，未免以表作里，以里作表，乃致大害，故当详辨也。

——身虽微热，而濈濈汗出不止，及无身体酸疼拘急，而脉不紧数者，此热非在表也。

——证似外感，不恶寒，反恶热，而绝无表证者，此热盛于内也。

——凡病表证，而小便清利者，知邪未入里也。

——表证已具，而饮食如故，胸腹无碍者，病不及里也；若见呕恶口苦，或心胸满闷不食，乃表邪传至胸中，渐入于里也；若烦躁不眠，干渴谵语，腹痛自利等证，皆邪入于里也；若腹胀喘满，大便结硬，潮热斑黄，脉滑而实者，此正阳明胃腑里实之证，可下之也。

——七情内伤，过于喜者，伤心而气散，心气散者，收之养之；过于怒者，伤肝而气逆，肝气逆者，平之抑之；过于思者，伤脾而气结，脾气结者，温之豁之；过于忧者，伤肺而气沉，肺气沉者，舒之举之；过于恐者，伤肾而气怯，肾气怯者，安之壮之。

——饮食内伤。气滞而积者，脾之实也，宜消之逐之；不能运化者，脾之虚也，宜暖之助之。

——酒湿伤阴，热而烦满者，湿热为病也，清之泄之；酒湿伤阳，腹痛泻利呕恶者，寒湿之病也，温之补之。

——劳倦伤脾者，脾主四肢也，须补其中气。

——色欲伤肾而阳虚无火者，兼培其气血；阴虚有火者，纯补其真阴。

——痰饮为患者，必有所本，求所从来，方为至治，若但治标，非良法也。详具本条。

——五脏受伤，本不易辨，但有诸中必形诸外，故肝病则目不能视而色青，心病则舌不能言而色赤，脾病则口不知味而色黄，肺病则鼻不闻香臭而色白，肾病则耳不能听而色黑。

虚实篇 六

虚实者，有余不足也。有表里之虚实，有脏腑之虚实，有阴阳之虚实。凡外入之病多有余，内出之病之不足。实言邪气实则当泻，虚言正气虚则当补。凡欲察虚实者，为欲知根本之如何，攻补之宜否耳。夫疾病之实，固为可虑，而元气之虚，虑尤甚焉。故凡诊病者，必当先察元气为主，而后求疾病。若实而误补，随可解救，虚而误攻，不可生矣。然总之虚实之要，莫逃乎脉。如脉之真有力真有神者，方是真实证；脉之似有力似有神者，便是假实证。矧脉之无力无神，以至全无力全无神者哉，临证者万勿忽此。

——表实者，或为发热，或为身痛，或为恶热掀衣，或为恶寒鼓栗。寒束于表者无汗，火盛于表者有疡。走注而红痛者，知营卫之有热；拘急而酸疼者，知经络之有寒。

——里实者，或为胀为痛，或为痞为坚，或为闭为结，或为喘为满，或懊恼不宁，或躁烦不眠。或气血积聚，结滞腹中不散，或寒邪热毒，深留脏腑之间。

——阳实者，为多热恶热；阴实者，为痛结而寒；气实者，气必喘促而声色壮厉；血实者，血必凝聚而且痛且坚。

——心实者，多火而多笑；肝实者，两胁少腹多有疼痛，且复多怒；脾实者，为胀满气闭，或为身重；肺实者，多上焦气逆，或为咳喘；肾实者，多下焦壅闭，或痛或胀，或热见于二便。

——表虚者，或为汗多，或为肉战，或为怯寒，或为目暗羞明，或为耳聋眩运，或肢体多见麻木，或举动不胜劳烦，或为毛槁而肌肉削，或为颜色憔悴而神气索然。

——里虚者，为心怯心跳，为惊惶，为神魂之不宁，为津液之不足，或为饥不能食，或为渴不喜冷，或为张目而视，或闻人声而惊。上虚则饮食不能运化，或多呕恶而气虚中满；下虚则二阴不能流利，或便尿失禁，肛门脱出，而泄泻遗精，在妇人则为血枯经闭，堕胎崩淋带浊等证。

——阳虚者，火虚也，为神气不足，为眼黑头眩，或多寒而畏寒；阴虚者，水亏也，为亡血失血，为戴阳，为骨蒸劳热；

气虚者，声音微而气短似喘；血虚者，肌肤干涩而筋脉拘挛。

——心虚者，阳虚而多悲；肝虚者，目𥆧𥆧无所见，或阴缩筋挛而善恐；脾虚者，为四肢不用，或饮食不化，腹多痞满而善忧；肺虚者，少气息微而皮毛燥涩；肾虚者，或为二阴不通，或为两便失禁，或多遗泄，或腰脊不可俯仰而骨酸痿厥。

——诸痛之可按者为虚，拒按者为实。

——胀满之虚实。仲景曰：腹满不减，减不足言，当下之；腹满时减，复如故，此为寒，当与温药。夫减不足言者，以中满之甚，无时或减，此实胀也，故当下之；腹满时减者，以腹中本无实邪，所以有时或减，既减而腹满如故者，以脾气虚寒而然，所以当与温药，温即兼言补也。

——《内经》诸篇皆惓惓以神气为言，夫神气者，元气也。元气完固，则精神昌盛，无待言也；若元气微虚，则神气微去；元气大虚，则神气全去，神去则机息矣，可不畏哉？《脉要精微论》曰：夫精明者，所以视万物，别黑白，审长短。以长为短，以白为黑，如是则精衰矣。言而微，终日乃复言者，此气夺也；衣被不敛，言语善恶不避亲疏，此神明之乱也。仓廪不藏者，是门户不要也；水泉不止，是膀胱不藏也。得守者生，失守者死。夫五脏者，身之强也。头者，精明之府，头倾视深，精神将夺矣；背者，胸中之府，背曲肩垂，府将坏矣；腰者，肾之府，转摇不能，肾将惫矣；膝者，脚之府，屈伸不能，行则偻俯，骨将惫矣；骨者，髓之府，不能久立，行则振掉，骨将惫矣。得强则生，失强则死。此《内经》之言虚证也，当察其意。

——虚者宜补，实者宜泻，此易知也。而不知实中复有虚，虚中复有实，故每以至虚之病，反见盛势，大实之病，反有羸状，此不可不辨也。如病起七情，或饥饱劳倦，或酒色所伤，或先天不足，及其既病，则每多身热便闭，戴阳胀满，虚狂假斑等证，似为有余之病，而其因实由不足。医不察因，从而泻之，必枉死矣。又如外感之邪未除，而留伏于经络；食饮之滞不消，而积聚于脏腑；或郁结逆气有不可散，或顽痰瘀血有所留藏，病久致羸，似乎不足。不知病本未除，还当治本，若误用补，必益其病矣。此所谓无实实，无虚虚，损不足而益有余，如此死者，医杀之耳。

附：华元化《虚实大要论》曰：病有脏虚脏实，腑虚腑实，上虚上实，下虚下实，状各不同，宜深消息。肠鸣气走，足冷手寒，食不入胃，吐逆无时，皮毛憔悴，肌肉皱皴，耳目昏塞，语声破散，行步喘促，精神不收，此五脏之虚也。诊其脉，举指而滑，按之而微，看在何部，以断其脏也。又，按之沉、小、微、弱、短、涩、软、濡，俱为脏虚也。饮食过多，大小便难，胸膈满闷，肢节疼痛，身体沉重，头目闷眩，唇口肿胀，咽喉闭塞，肠中气急，皮肉不仁，暴生喘乏，偶作寒热，疮疽并起，悲喜时来，或自痿弱，或自高强，气不舒畅，血不流通，此脏之实也。诊其脉，举按俱盛者，实也。又长浮数疾洪紧弦大，俱曰实也。看在何经，而断其脏也。头疼目赤，皮热骨寒，手足舒缓，血气壅塞，丹瘤更生，咽喉肿痛，轻按之痛，重按之快，食饮如故，曰腑实也。诊其脉，浮而实大者是也。皮肤搔痒，肌肉膜胀，食饮不化，大便滑而不止。诊其脉，轻手按之得滑，重手按之得平，此乃腑虚也。看在何经，而正其时也。胸膈痞满，头目碎痛，饮食不下，脑项昏重，咽喉不利，涕唾稠粘，诊其脉，左右寸口沉结实大者，上实也；颊赤心忪，举动颤栗，语声嘶嗄，唇焦口干，喘乏无力，面少颜色，颐颔肿满，诊其左右寸脉弱而微者，上虚也。大小便难，饮食如故，腰脚沉重，脐腹疼痛，诊其左右尺中脉伏而涩者，下实也；大小便难，饮食进退，腰脚沉重，如坐水中，行步艰难，气上奔冲，梦寐危险，诊其左右尺中脉滑而涩者，下虚也。病人脉微涩短小，俱属下虚也。

——本篇虚实证有未尽者，俱详载虚损门，当互察之。

寒热篇七

寒热者，阴阳之化也。阴不足则阳乘之，其变为热；阳不足则阴乘之，其变为寒。故阴胜则阳病，阴胜为寒也；阳胜则阴病，阳胜为热也。热极则生寒，因热之甚也；寒极则生热，因寒之甚也。阳虚则外寒，寒必伤阳也；阴虚则内热，热必伤阴也。阳盛则外热，阳归阳分也；阴盛则内寒，阴归阴分也。寒则伤形，形言表也；热则伤气，气言里也。故火王之时，阳有余而热病生；水王之令，阳不足而寒病起。人事之病由于内，气交之病由于外。寒热之表里当知，寒热之虚实亦不可不辨。

——热在表者，为发热头痛，为丹肿斑黄，为揭去衣被，为诸痛疮疡。

——热在里者，为瞀闷胀满，为烦渴喘结，或气急叫吼，或躁扰狂越。

——热在上者，为头痛目赤，为喉疮牙痛，为诸逆冲上，为喜冷舌黑。

——热在下者，为腰足肿痛，为二便秘涩，或热痛遗精，或溲混便赤。

——寒在表者，为憎寒，为身冷，为浮肿，为容颜青惨，为四肢寒厥。

——寒在里者，为冷咽肠鸣，为恶心呕吐，为心腹疼痛，为恶寒喜热。

——寒在上者，为吞酸，为膈噎，为饮食不化，为嗳腐胀哕。

——寒在下者，为清浊不分，为鹜溏痛泄，为阳痿，为遗尿，为膝寒足冷。

——病人身大热，反欲得近衣者，热在皮肤，寒在骨髓也；身大寒，反不欲近衣者，热在皮肤，热在骨髓也。此表证之辨。若内热之甚者，亦每多畏寒，此当以脉证参合察之。

——真寒之脉，必迟弱无神；真热之脉，必滑实有力。

——阳脏之人多热，阴脏之人多寒。阳脏者，必平生喜冷畏热，即朝夕食冷，一无所病，此其阳之有余也；阴脏者，一犯寒凉，则脾肾必伤，此其阳之不足也。第阳强者少，十惟二三；阳弱者多，十常五六。然恃强者多反病，畏弱者多安宁。若或见彼之强而忌我之弱，则与侏儒观场、丑妇效颦者无异矣。

寒热真假篇 八

寒热有真假者，阴证似阳，阳证似阴也。盖阴极反能躁热，乃内寒而外热，即真寒假热也；阳极反能寒厥，乃内热而外寒，即真热假寒也。假热者最忌寒凉，假寒者最忌温热。察此之法，当专以脉之虚实强弱为主。

——假热者，水极似火也。凡病伤寒，或患杂证，有其素禀虚寒，偶感邪气而然者，有过于劳倦而致者，有过于酒色而致者，有过于七情而致者，有原非火证，以误服寒凉而致者。凡真热本发热，而假热亦发热，其证则亦为面赤躁烦，亦为大便不通，小便赤涩，或为气促，咽喉肿痛，或为发热，脉见紧数等证。昧者见之，便认为热，妄投寒凉，下咽必毙。不知身虽有热，而里寒格阳，或虚阳不敛者，多有此证。但其内证，则口虽干渴，必不喜冷，即喜冷者，饮亦不多，或大便不实，或先硬后溏，或小水清频，或阴枯黄赤，或气短懒言，或色黯神倦，或起倒如狂，而禁之则止，自与登高骂詈者不同，此虚狂也；或斑如蚊迹而浅红细碎，自与紫赤热极者不同，此假斑也。凡假热之脉，必沉细迟弱，或虽浮大紧数而无力无神。此乃热在皮肤，寒在脏腑，所谓恶热非热，实阴证也。凡见此内颓内困等证，而但知攻邪，则无有不死。急当以四逆、八味、理阴煎、回阳饮之类，倍加附子填补真阳，以引火归源，但使元气渐复，则热必退藏，而病自愈。所谓火就燥者，即此义也。故凡见身热脉数，按之不鼓击者，此皆阴盛格阳，即非热也。仲景治少阴证面赤者，以四逆汤加葱白主之。东垣曰：面赤目赤，烦躁引饮，脉七八至，按之则散者，此无根之火也，以姜附汤加人参主之。《外台秘要》曰：阴盛发躁，名曰阴躁，欲坐井中，宜以热药治之。

——假寒者，火极似水也。凡伤寒热甚，失于汗下，以致阳邪亢极，郁伏于内，则邪自阳经传入阴分，故为身热发厥，神气昏沉，或时畏寒，状若阴证。凡真寒本畏寒，而假寒亦畏寒，此热深厥亦深，热极反兼寒化也。大抵此证，必声壮气粗，形强有力，或唇焦舌黑，口渴饮冷，小便赤涩，大便秘结，或因多饮药水，以致下利纯清水，而其中仍有燥粪，及矢气极臭者，察其六脉必皆沉滑有力，此阳证也。凡内实者，宜三承气汤择而用之；潮热者，以大柴胡汤解而下之；内不实者，以白虎汤之类清之。若杂证之假寒者，亦或为畏寒，或为战栗，此以热极于内而寒侵于外，则寒热之气两不相投，因而寒栗，此皆寒在皮肤，热在骨髓，所谓恶寒非寒，明是热证。但察其内证，则或为喜冷，或为便结，或小水之热涩，或口臭而躁烦，察其脉必滑实有力。凡见此证，即当以凉膈、芩连之属助其阴而清其火，使内热既除，则外寒自伏。所谓水流湿者，亦此义也。故凡身寒厥冷，其脉滑数，按之鼓击于指下者，此阳极似阴，即非寒也。

——假寒误服热药，假热误服寒药等证，但以冷水少试之。假热者必不喜水，即有喜者，或服后见呕，便当以温热药解之；假寒者必多喜水，或服后反快而无所逆者，便当以寒凉药解之。

十问篇 九

一问寒热二问汗，三问头身四问便，五问饮食六问胸，七聋八渴俱当辨，九因脉色察阴阳，十从气味章神见。见定虽然事不难，也须明哲毋招怨。

上十问者，乃诊治之要领，临证之首务也。明此十问，则六变具存，而万病形情俱在吾目中矣。医之为难，难在不识病本而施误治耳。误则杀人，天道可畏；不误则济人，阴德无穷。学者欲明是道，必须先察此要，以定意见，以为阶梯，然后再采群书，广其知识，又何误焉？有能熟之胸中，运之掌上，非止为人，而为己不浅也，慎之宝之。

一问寒热

问寒热者，问内外之寒热，欲以辨其在表在里也。人伤于寒则病为热，故凡病身热脉紧，头疼体痛，拘急无汗，而且得于暂者，必外感也。盖寒邪在经，所以头痛身疼，邪闭皮毛，所以拘急发热。若素日无疾，而忽见脉证若是者，多因外感。盖寒邪非素所有，而突然若此，此表证也。若无表证而身热不解，多属内伤，然必有内证相应，合而察之，自得其真。

——凡身热经旬，或至月余不解，亦有仍属表证者。盖因初感寒邪，身热头痛，医不能辨，误认为火，辄用寒凉，以致邪不能散。或虽经解散而药未及病，以致留蓄在经，其病必外证多而里证少，此非里也，仍当解散。

——凡内证发热者，多属阴虚，或因积热，然必有内证相应，而其来也渐。盖阴虚者必伤精，伤精者必连脏。故其在上而连肺者，必喘急咳嗽；在中而连脾者，或妨饮食，或生懊恼，或为躁烦焦渴；在下而连肾者，或精血遗淋，或二便失节，然必倏热往来，时作时止，或气怯声微，是皆阴虚证也。

——凡怒气七情伤肝伤脏而为热者，总属真阴不足，所以邪火易炽，亦阴虚也。

——凡劳倦伤脾而发热者，以脾阴不足，故易于伤。伤则热生于肌肉之分，亦阴虚也。

——凡内伤积热者，在癥瘩必有形证，在气血必有明征，或九窍热于上下，或脏腑热于三焦。若果因实热，凡火伤在形体而无涉于真元者，则其形气声色脉候自然壮丽，无弗有可据而察者，此当以实火治之。

——凡寒证尤属显然，或外寒者，阳亏于表，或内寒者，火衰于中，诸如前证。但热者多实，而虚热者最不可误；寒者多虚，而实寒者间亦有之。此寒热之在表在里，不可不辨也。

二问汗

问汗者，亦以察表里也。凡表邪盛者必无汗，而有汗者，邪随汗去，已无表邪，此理之自然也。故有邪尽而汗者，身凉热退，此邪去也。有邪在经而汗在皮毛者，此非真汗也。有得汗后，邪虽稍减，而未得尽全者，犹有余邪，又不可因汗而必谓其无表邪也，须因脉证而详察之。

——凡温暑等证，有因邪而作汗者，有虽汗而邪未去者，皆表证也。总之，表邪未除者，在外则连经，故头身或有疼痛；在内则连脏，故胸膈或生躁烦。在表在里，有证可凭。或紧或数，有脉可辨。须察其真假虚实，孰微孰甚而治之。

——凡全非表证，则或有阳虚而汗者，须实其气；阴虚而汗者，须益其精。火盛而汗者，凉之自愈；过饮而汗者，清之可宁。此汗证之有阴阳表里，不可不察也。诸汗详证载伤寒门。

三问头身

问其头可察上下，问其身可察表里。头痛者，邪居阳分；身痛者，邪在诸经。前后左右，阴阳可辨；有热无热，内外可分。但属表邪，可散之而愈也。

——凡火盛于内为头痛者，必有内应之证，或在喉口，或在耳目，别无身热恶寒在表等候者，此热盛于上，病在里也。

察在何经，宜清宜降。高者抑之，此之谓也。若用轻扬散剂，则火必上升，而病愈甚矣。

——凡阴虚头痛者，举发无时，是因酒色过度，或遇劳苦，或逢情欲，其发则甚。此为里证，或精或气，非补不可也。

——凡头痛属里者，多因于火，此其常也。然亦有阴寒在上，阳虚不能上达而痛甚者。其证则恶寒呕恶，六脉沉微，或兼弦细，诸治不效，余以桂、附、参、熟之类而愈之，是头痛之有阳虚也。

——凡云头风者，此世俗之混名，然必有所因，须求其本，辨而治之。

——凡眩运者，或头重者，可因之以辨虚实。凡病中眩运，多因清阳不升，上虚而然。如丹溪云无痰不作运，殊非真确之论，但当兼形气、分久暂以察之。观《内经》曰：上虚则眩，上盛则热痛，其义可知。至于头重，尤属上虚。《经》曰：上气不足，脑为之不满，头为之苦倾。此之谓也。

——凡身痛之甚者，亦当察其表里以辨寒热。其若感寒作痛者，或上或下，原无定所，随散而愈，此表邪也。若有定处，而别无表证，乃痛痹之属。邪气虽亦在经，此当以里证视之，但有寒热之异耳。若因火盛者，或肌肤灼热，或红肿不消，或内生烦渴，必有热证相应，治宜以清以寒。若并无热候而疼痛不止，多属阴寒，以致血气凝滞而然。《经》曰：痛者寒气多也，有寒故痛也。必温其经，使血气流通，其邪自去矣。

——凡劳损病剧而忽加身痛之甚者，此阴虚之极，不能滋养筋骨而然。营气惫矣，无能为也。

四问便

二便为一身之门户，无论内伤外感，皆当察此，以辨其寒热虚实。盖前阴通膀胱之道，而其利与不利，热与不热，可察气化之强弱。凡患伤寒而小水利者，以太阳之气未剧，即吉兆也。后阴开大肠之门，而其通与不通，结与不结，可察阳明之实虚。凡大便热结而腹中坚满者，方属有余，通之可也。若新近得解而不甚干结，或旬日不解而全无胀意者，便非阳明实邪。观仲景曰：大便先硬后溏者不可攻。可见后溏者，虽有先硬，已非实热，矧夫纯溏而连日得后者，又可知也。若非真有坚燥痞满等证，则原非实邪，其不可攻也明矣。

——凡小便，人但见其黄，便谓是火，而不知人逢劳倦，小水即黄；焦思多虑，小水亦黄；泻痢不期，小水亦黄；酒色伤阴，小水亦黄。使非有或淋或痛，热证相兼，不可因黄便谓之火，余见逼枯汁而毙人者多矣。《经》曰：中气不足，溲便为之变，又可知也。若小水清利者，知里邪之未甚，而病亦不在气分，以津液由于气化，气病则小水不利也。小水渐利，则气化可知，最为吉兆。

——大便通水谷之海，肠胃之门户也；小便通血气之海，冲任水道之门户也。二便皆主于肾，本为元气之关，必真见实邪，方可议通议下，否则最宜详慎，不可误攻。使非真实而妄逐之，导去元气，则邪之在表者反乘虚而深陷，病因内困者必由泄而愈亏。所以凡病不足，慎勿强通。最喜者小便得气而自化，大便弥固者弥良。营卫既调，自将通达，即大肠秘结旬余，何虑之有？若滑泄不守，乃非虚弱者所宜，当首先为之防也。

五问饮食

问饮食者，一可察胃口之清浊，二可察脏腑之阴阳。病由外感而食不断者，知其邪未及脏，而恶食不思食者可知；病因内伤而食欲变常者，辨其味有喜恶，而爱冷爱热者可知。素欲温热者，知阴脏之宜暖；素好寒冷者，知阳脏之可清。或口腹之失节以致误伤，而一时之权变可因以辨。故饮食之性情所当详察，而药饵之宜否可因以推也。

——凡诸病得食稍安者，必是虚证；得食更甚者，或虚或实皆有之，当辨而治也。

六问胸

胸即膻中，上连心肺，下通脏腑。胸腹之病极多，难以尽悉。而临证必当问者，为欲辨其有邪无邪，及宜补宜泻也。夫凡胸腹胀满，则不可用补，而不胀不满，则不可用攻，此大法也。然痞与满不同，当分轻重。重者胀塞中满，此实邪也，不得不攻；轻者但不欲食，不知饥饱，似胀非胀，中空无物，乃痞气耳，非真满也。此或以邪陷胸中者有之，或脾虚不运者有之。病者不知其辨，但见胃气不升，饮食不进，问之亦曰饱闷，而实非真有胀满，此在疑虚疑实之间。若不察其真确，未免补泻倒施，必多致误，则为害不小。

——凡今人病虚证者极多，非补不可，但用补之法，不宜造次。欲察其可补不可补之机，则全在先察胸腹之宽否何如，然后以渐而进，如未及病，再为放胆用之，庶无所碍。此用补之大法也。

——凡势在危急，难容稍缓，亦必先问其胸宽者乃可骤进。若元气多虚而胸腹又胀，是必虚不受补之证，若强进补剂，非惟无益，适足以招谤耳。此胸腹之不可不察也。

七问聋

耳虽少阳之经，而实为肾脏之官，又为宗脉之所聚。问之非惟可辨虚实，亦且可知死生。凡人之久聋者，此一经之闭，无足为怪，惟是因病而聋者，不可不辨。其在《热论篇》则曰：伤寒三日，少阳受之，故为耳聋。此以寒邪在经，气闭而然。然以余所验，则未有不因气虚而然者。《素问》曰：精脱者耳聋。仲景曰：耳聋无闻者，阳气虚也。由此观之，则凡病是证，其属气虚者什九，气闭什一耳。

——聋有轻重，轻者病轻，重者病重。若随治渐轻，可察其病之渐退也，进则病亦进矣。若病至聋极，甚至绝然无闻者，此诚精脱之证。余经历者数人矣，皆至不治。

八问渴

问渴与不渴，可以察里证之寒热，而虚实之辨，亦从以见。凡内热之甚，则大渴喜冷，冰水不绝，而腹坚便结，脉实气壮者，此阳证也。

——凡口虽渴而喜热不喜冷者，此非火证，中寒可知。既非火证，何以作渴？则水亏故耳。

——凡病人问其渴否，则曰口渴。问其欲汤水否，则曰不欲。盖其内无邪火，所以不欲汤，真阴内亏，所以口无津液。此口干也，非口渴也，不可以干作渴治。

——凡阳邪虽盛，而真阴又虚者，不可因其火盛喜冷，便云实热。盖其内水不足，欲得外水以济，水涸精亏，真阴枯也，必兼脉证细察之。此而略差，死生立判。余尝治垂危最重伤寒有如此者，每以峻补之剂浸冷而服，或以冰水、参、熟等剂相间迭进，活人多矣。常人见之，咸以为奇，不知理当如是，何奇之有？然必其干渴燥结之甚者，乃可以参、附、凉水并进。若无实结，不可与水。

九因脉色辨阴阳

脉色者，血气之影也，形正则影正，形斜则影斜。病生于内，则脉色必见于外，故凡察病者，须先明脉色。但脉色之道，非数言可尽，欲得其要，则在乎阴阳虚实四者而已。四者无差，尽其善矣。第脉法之辨，以洪滑者为实为阳，微弱者为虚为阴，无待言也。然仲景曰：若脉浮大者，气实血虚也。陶节庵曰：不论脉之浮沉大小，但指下无力，重按全无，便是阴证。《内经》以脉大四倍以上为关格，皆属真虚，此滑大之未必为阳也。形色之辨，以红黄者为实热，青黑者为阴寒。而仲景云：面赤戴阳者为阴不足。此红赤之未必为实也。总之，求脉之道，当以有力无力辨阴阳，有神无神察虚实。和缓者，乃元气之来；强峻者，乃邪气之至。病值危险之际，但以此察元气之盛衰，邪正之进退，则死生关系，全在乎此。此理极微，谈非容易，姑道其要，以见凡欲诊病者，既得病因，又必须察脉色，辨声音，参合求之，则阴阳虚实方有真据。否则得此失彼，以非为是。医家之病，莫此为甚，不可忽也。诸所未尽，详后卷脉神章。

十从气味章神见

凡制方用药，乃医家开手作用第一要着，而胸中神见，必须发泄于此。使不知气味之用，必其药性未精，不能取效，何神之有？此中最有玄妙，勿谓其浅显易知，而弗加之意也。余少年时，每将用药，必逐件细尝，既得其理，所益无限。

——气味有阴阳。阴者降，阳者升；阴者静，阳者动；阴者柔，阳者刚；阴者怯，阳者勇；阴主精，阳主气。其于善恶喜恶，皆有妙用，不可不察。

——气味之升降。升者浮而散，降者沉而利；宜升者勿降，宜降者勿升。

——气味之动静。静者守而动者走，走者可行，守者可安。

——气味之刚柔。柔者纯而缓，刚者躁而急；纯者可和，躁者可劫；非刚不足以去暴，非柔不足以济刚。

——气味之勇怯。勇者直达病所，可赖出奇；怯者用以周全，藉其平妥。

——气味之主气者，有能为精之母；主精者，有能为气之根。或阴中之阳者，能动血中之气；或阳中之阴者，能顾气中之精。

——气味有善恶。善者赋性驯良，尽堪择用；恶者气味残狠，何必近之。

——气味有喜恶。有素性之喜恶，有一时之喜恶。喜者相宜，取效尤易；恶者见忌，不必强投。见定虽然事不难，也须明哲毋招怨。

明哲二字，为见机自保也。夫医患不明，明则治病何难哉？而所患者，在人情耳。人事之变，莫可名状，如我有独见，岂彼所知？使彼果知，当自为矣，何藉于我？而每有病临危剧，尚执浅见，从旁指示，曰某可用，某不可用。重之曰太过，轻之言不及，倘一不合意，将必有后言。是当见几之一也。有杂用不专者，朝王暮李，主见不定，即药已相投，而渠不之觉，忽惑人言，舍此慕彼。凡后至者，欲显己长，必谈前短，及其致败，反以嫁谗。是当见几之二也。有病入膏肓，势必难疗，而怜其苦求，勉为举手。当此之际，使非破格出奇，何以济急？倘出奇无功，徒骇人目，事后亦招浮议。是当见几之三也。其或有是非之场，争竞之所，幸灾乐祸，利害所居者，近之恐涉其患。是当见几之四也。有轻医重巫，可无可有，徒用医名，以尽人事。及尚有村鄙之夫，不以彼病为恳，反云为我作兴，吁！诚可叹也。此其相轻孰甚，是当见几之五也。有议论繁杂者，有亲识要功者，有内情不协者，有任性反复者，皆医中所最忌。是当见几之六也。凡此六者，俱当默识，而惟于缙绅之间，尤当加意，盖恐其不以为功而反以为罪，何从辩哉？此虽曰吾尽吾心，非不好生，然势有不我出者，不得不见几进止，此明哲之自治，所必不可少也。

论治篇十

凡看病施治，贵乎精一。盖天下之病，变态虽多，其本则一；天下之方，活法虽多，对证则一。故凡治病之道，必确知为寒，则竞散其寒；确知为热，则竟清其热，一拔其本，诸证尽除矣。故《内经》曰：治病必求其本。是以凡诊病者，必须先探病本，然后用药。若有未的，宁为少待，再加详察。既得其要，用一味二味便可拔之。即或深固，则五六七八味亦已多矣。然虽用至七八味，亦不过帮助之、导引之，而其意则一也，方为高手。

今之医者，凡遇一证，便若观海望洋，茫无定见，则势有不得不为杂乱而用广络原野之术。盖其意谓虚而补之，则恐补之为害，而复制之以消；意谓实而消之，又恐消之为害，而复制之以补。其有最可叹者，则每以不寒不热，兼补兼泻之剂，确然投之，极称稳当，此何以补其偏而救其弊乎？又有以治风治火治痰治食之剂兼而用之，甚称周备，此何以从其本而从其标乎？若此者，所谓以药治药尚未遑，又安望其及于病耶？即使偶愈，亦不知其补之之力，攻之之功也；使其不愈，亦不知其补之为害，消之为害也。是以白头圭匕，而庸庸没齿者，其咎在于无定见，而用治之不精也。使其病浅，犹无大害，若安危在举动之间，即用药虽善，若无胆量勇敢而药不及病，亦犹杯水车薪，尚恐弗济，矧可以执两端而药有妄投者，其害又将何如？耽误民生，皆此辈也，任医者不可不深察焉。

故凡施治之要，必须精一不杂，斯为至善。与其制补以消，孰若少用纯补以渐而进之为愈也；与其制攻以补，孰若微用纯攻自一而再之为愈也。故用补之法，贵乎先轻后重，务在成功；用攻之法，必须先缓后峻，及病则已。若用制不精，则补不可以治虚，攻不可以去实，鲜有不误人者矣。余为是言，知必有以为迂阔而议之者曰：古人用药每多至一二十味，何为精一？岂古人之不尔若耶？是不知相制相使之妙者也，是执一不通而不知东垣之法者也。余曰：夫相制者，制其毒也。譬欲用人奇异之才，而又虑其太过之害，故必预有以防其微，总欲得其中而已。然此特遇不得已之势，间一有之，初未有以显见寻常之法用得其贤，而复又自掣其肘者也。至若相佐相使，则恐其独力难成，而用以助之者，亦非为欲进退牵制而自相矛盾者也。观仲景之方，精简不杂，至多不过数味，圣贤之心，自可概见。若必不得已而用行中之补，补中之行，是亦势所当然。如《伤寒论》之小柴胡汤以人参、柴胡并用，陶氏之黄龙汤以大黄、人参并用，此正精专妙处，非若今医之混用也。能悟此理，方是真见中活泼工夫。至若东垣之方，有十余味及二十余味者，此其用多之道，诚自有意。学者欲效其法，必须总会其一方之味，总计其一方之性。如某者多，某者少，某者为专主，某者为佐使，合其气用，自成一局之性，使能会其一局之意，斯得东垣之心矣。若欲见头治头，见脚治脚，甚有执其三四端而一概混用，以冀夫侥幸者，尚敢曰我学东垣者哉？虽然，东垣之法非不善也，然余则宁师仲景，不敢宗东垣者，正恐未得其清，先得其隘，其失者岂止一方剂也哉！明者宜辨之。

——《内经》治法。岐伯曰：高者抑之，下者举之；温者清之，清者温之；散者收之，抑者散之；燥者润之，急者缓之；坚者软之，脆者坚之；衰者补之，强者泻之，佐以所利，和以所宜，各安其气，必清必静，则病气衰去，归其所宗。此治之大体。

岐伯曰：寒者热之，热者寒之，微者逆之，甚者从之，坚者削之，客者除之，劳者温之，结者散之，留者攻之，燥者濡之，急者缓之，散者收之，损者益之，溢者行之，惊者平之，上之下之，摩之浴之，薄者劫之，开者发之，适事为故。帝曰：何谓逆从？岐伯曰：逆者正治，从者反治，从少从多，观其事也。帝曰：反治何谓？岐伯曰：热因寒用，寒因热用，塞因塞用，通因通用，必伏其所主，而先其所因。其始则同，其终则异。

岐伯曰：病生于内者，先治其阴，后治其阳，反者益甚；病生于阳者，先治其外，后治其内，反者益甚。

——治病用药，本贵精专，尤宜勇敢。凡久远之病，则当要其终始，治从乎缓，此宜然也。若新暴之病，虚实既得其真，即当以峻剂直攻其本，拔之甚易。若逗留畏缩，养成深固之势，则死生系之，谁其非也？故凡真见里实，则以凉膈、承气；真见里虚，则以理中、十全。表虚则芪、术、建中，表实则麻黄、柴、桂之类。但用一味为君，二三味为佐使，大剂进之，多多益善。夫用多之道何在？在乎必赖其力而料无害者，即放胆用之，性缓者可用数两，性急者亦可数钱。若三五七分之说，亦不过点名具数，儿戏而已，解纷治剧之才，举动固如是乎。

——治病之则，当知邪正，当权重轻。凡治实者，譬如耘禾，禾中生稗，禾之贼也，有一去一，有二去二，耘之善者也；若有一去二，伤一禾矣，有二去四，伤二禾矣。若识禾不的，俱认为稗，而计图尽之，则无禾矣。此用攻之法，贵乎察得其真，不可过也。凡治虚者，譬之给饷，一人一升，十人一斗，日饷足矣；若百人一斗，千人一斛，而三军之众，又岂担石之粮所能活哉？一饷不继，将并前饷而弃之，而况于从中克减乎。此用补之法，贵乎轻重有度，难从简也。

——虚实之治。大抵实能受寒，虚能受热，所以补必兼温，泻必兼凉者，盖凉为秋气，阴主杀也，万物逢之，便无生长，欲补元气，故非所宜。凉且不利于补，寒者益可知矣。即有火盛气虚，宜补以凉者，亦不过因火暂用，火去即止，终非治虚之法也。又或有以苦寒之物，谓其能补阴者，则《内经》有曰：形不足者温之以气，精不足者补之以味。夫气味之相宜于人者，谓之曰补可也，未闻以味苦气劣而不相宜于人者，亦可谓之补也。虽《内经》有曰水位之主，其泻以咸，其补以苦等论，然此特以五行岁气之味据理而言耳。矧其又云麦、羊肉、杏、薤皆苦之类，是则苦而补者也。岂若大黄、黄柏之类，气味苦劣若此，而谓之能补，无是理也。尝闻之王应震曰：一点真阳寄坎宫，固根须用味甘温。甘温有益寒无补，堪笑庸医错用功。此一言蔽之也，不可不察。

——补泻之法。补亦治病，泻亦治病，但当知其要也。如以新暴之病而少壮者，乃可攻之泻之。攻但可用于暂，未有衰久之病而屡攻可以无害者，故攻不可以收缓功；延久之病而虚弱者，理宜温之补之。补乃可用于常，未有根本既伤而舍补可以复元者，故补不可以求速效。然犹有其要，则凡临证治病，不必论其有虚证无虚证，但无实证可据而为病者，便当兼补，以调营卫精血之气；亦不必论其有火证无火证，但无热证可据而为病者，便当兼温，以培命门脾胃之气。此补泻之要领，苟不知此，未有不至决裂败事者。

——治法有逆从，以寒热有假真也，此《内经》之旨也。《经》曰："逆者正治，从者反治。"夫以寒治热，以热治寒，此正治也，正即逆也；以热治热，以寒治寒，此反治也，反即从也。如以热药治寒病而寒不去者，是无火也，当治命门，以参、熟、桂、附之类，此王太仆所谓益火之源以消阴翳，是亦正治之法也；又如热药治寒病而寒不退，反用寒凉而愈者，此正假寒之病，以寒从治之法也；又如以寒药治热病而热不除者，是无水也，治当在肾，以六味丸之类，此王太仆所谓壮水之主以镇阳光，是亦正治之法也；又有寒药治热病而热不愈，反用参、姜、桂、附、八味丸之属而愈者，此即假热之病，以热从治之法也，亦所谓甘温除大热也。第今人之虚者多，实者少，故真寒假热之病为极多，而真热假寒之病则仅见耳。

——探病之法，不可不知。如当局临证，或虚实有难明，寒热有难辨，病在疑似之间，补泻之意未定者，即当先用此法。若疑其为虚，意欲用补而未决，则以轻浅消导之剂，纯用数味，先以探之，消而不投，即知为真虚矣；疑其为实，意欲用攻而未决，则以甘温纯补之剂，轻用数味，先以探之，补而觉滞，即知有实邪也。假寒者，略温之必见躁烦；假热者，略寒之必加呕恶。探得其情，意自定矣。《经》曰：有者求之，无者求之。又曰：假者反之。此之谓也。但用探之法，极宜精简，不可杂乱。精简则真伪立辨，杂乱则是非难凭。此疑似中之活法，必有不得已而用之可也。

——《医诊治法》有曰：见痰休治痰，见血休治血；无汗不发汗，有热莫攻热；喘生休耗气，精遗不涩泄，明得个中趣，方是医中杰。行医不识气，治病从何据？堪笑道中人，未到知音处。观其诗意，皆言不治之治，正《内经》求本之理耳，诚格言也。至于行医不识气，治病从何据一联，亦甚有理。夫天地之道，阳主气，先天也；阴成形，后天也。故凡上下之升降，寒热之往来，晦明之变易，风水之留行，无不因气以为动静，而人之于气，亦由是也。凡有余之病，由气之实；不足之病，因气之虚。如风寒积滞，痰饮瘀血之属，气不行则邪不除，此气之实也；虚劳遗漏，亡阳失血之属，气不固则元不复，此气之虚也。虽曰泻火，实所以降气也；虽曰补阴，实所以生气也。气聚则生，气散则死，此之谓也。所以病之生也，不离乎气，而医之治病也，亦不离乎气，但所贵者，在知气之虚实，及气所从生耳。近见有浅辈者，凡一临证，不曰内伤外感，则曰痰逆气滞。呵！呵！此医家八字诀也。有此八字，何必八阵，又何必端本澄源以求迂阔哉！第人受其害，恐不无可畏也。

附华氏治法

华元化论治疗曰：夫病有宜汤者，宜丸者，宜散者，宜下者，宜吐者，宜汗者，宜灸者，宜针者，宜补者，宜按摩者，宜导引者，宜蒸熨者，宜暖洗者，宜悦愉者，宜和暖者，宜水者，宜火者，种种之法，岂惟一也？若非良善精博，难为取效。庸下浅识，每致乱投，致使轻者令重，重者令死，举世皆然。

且汤可以涤荡脏腑，开通经络，调品阴阳，祛分邪恶，润泽枯朽，悦养皮肤，养气力，助困竭，莫离于汤也。丸可以逐风冷，破坚癥，消积聚，进饮食，舒营卫，定关窍，从缓以参合，无出于丸也。散者能驱散风邪暑湿之气，摅阴寒湿浊之毒，发散四肢之壅滞，除剪五脏之结伏，开肠和胃，行脉通经，莫过于散也。下则疏豁闭塞，补则益助虚乏，灸则起阴通阳，针则行营引卫，导引可逐客邪于关节，按摩可驱浮淫于肌肉，蒸熨辟冷，暖洗生阳，悦愉爽神，和缓安气。

若实而不下，则使人心腹胀满，烦乱鼓肿；若虚而不补，则使人气血消散，肌肉耗亡，精神脱失，志意皆迷；当汗而不汗，则使人毛孔闭塞，闷绝而终；合吐而不吐，则使人结胸上喘，水食不入而死；当灸而不灸，则使人冷气重凝，阴毒内聚，厥气上冲，分逐不散，以致消减；当针不针，则使人营卫不行，经络不利，邪渐胜真，冒昧而昏；宜导引而不导引，则使人邪侵关节，固结难通；宜按摩而不按摩，则使人淫归肌肉，久留不消；宜蒸熨而不蒸熨，则使人冷气潜伏，渐成痹厥；宜暖洗而不暖洗，则使人阳气不行，阴邪相害。

不当下而下，则使人开肠荡胃，洞泄不禁；不当汗而汗，则使人肌肉消绝，津液枯耗；不当吐而吐；则使人心神烦乱，脏腑奔冲；不当灸而灸，则使人重伤经络，内蓄火毒，反害中和，致不可救；不当针而针，则使人血气散失，机关细缩；不当导引而导引，则使人真气劳败，邪气妄行；不当按摩而按摩，则使人肌肉䐜胀，筋骨舒张；不当蒸熨而蒸熨，则使人阳气遍行，阴气内聚；不当暖洗而暖洗，则使人湿著皮肤，热生肌体；不当悦愉而悦愉，则使人气停意折，健忘伤志。

大凡治疗，要合其宜，脉状病候，少陈于后：凡脉不紧数，则勿发其汗；脉不实数，不可以下；心胸不闭，尺脉微弱，不可以吐；关节不急，营卫不壅，不可以针；阴气不盛，阳气不衰，勿灸；内无客邪，勿导引；外无淫气，勿按摩；皮肤不痹，勿蒸熨；肌肉不寒，勿暖洗；神不凝迷，勿愉悦；气不奔急，勿和缓。顺此者生，逆此者死耳。

气味篇 十一

药物众多，各一其性，宜否万殊，难以尽识，用者不得其要，未免多误。兼之本草所注，又皆概言其能，凡有一长，自难泯没。惟是孰为专主，孰为兼能，孰为利于此而不利于彼，孰者宜于补而不宜于攻，学者昧其真性，而惟按图以索骥，所以用多不效，益见用药之难矣。用药之道无他也，惟在精其气味，识其阴阳，则药味虽多，可得其要矣。

凡气味之辨，则诸气属阳，诸味属阴。气本乎天，气有四，曰寒热温凉是也；味本乎地，味有六，曰酸苦甘辛咸淡是也。温热者天之阳，寒凉者天之阴也；辛甘淡者地之阳，酸苦咸者地之阴也。阳主升而浮，阴主沉而降。辛主散，其行也横，故能解表；甘主缓，其行也上，故能补中；苦主泻，其行也下，故可去实；酸主收，其性也敛，故可治泄；淡主渗，其性也利，故可分清；咸主软，其性也沉，故可导滞。用纯气者，用其动而能行；用纯味者，用其静而能守。有气味兼用者，和合之妙，贵乎相成。有君臣相配者，宜否之机，最嫌相左。既曰合宜，尤当知忌，先避其害，后用其利，一味不投，众善俱弃。故欲表散者，须远酸寒；欲降下者，勿兼升散。阳旺者当知忌温，阳衰者沉寒毋犯。上实者忌升，下实者忌秘；上虚者忌降，下虚者忌泄。诸动者再动即散，诸静者再静即灭。甘勿施于中满，苦勿施于假热，辛勿施于热躁，咸勿施于伤血。酸木最能克土，脾气虚者少设。阳中还有阴象，阴中复有阳诀，使能烛此阴阳，则药理虽玄，岂难透彻。

五味所入。《内经》曰：五味入胃，各归所喜。故酸先入肝，苦先入心，甘先入脾，辛先入肺，咸先入肾。久而增气，物化之常也；气增而久，夭之由也。

景岳全书卷之一终

卷之二入集

传忠录中

神气存亡论 十二

《经》曰：得神者昌，失神者亡。善乎神之为义，此死生之本，不可不察也。以脉言之，则脉贵有神。脉法曰：脉中有力，即为有神。夫有力者，非强健之谓，谓中和之力也。大抵有力中不失和缓，柔软中不失有力，此方是脉中之神。若其不及，即微弱脱绝之无力也；若其太过，即弦强真脏之有力也。二者均属无神，皆危兆也。以形证言之，则目光精彩，言语清亮，神思不乱，肌肉不削，气息如常，大小便不脱。若此者，虽其脉有可疑，尚无足虑，以其形之神在也。若目暗睛迷，形羸色败，喘息异常，泄泻不止，或通身大肉已脱，或两手寻衣摸床，或无邪而言语失伦，或无病而虚空见鬼，或病胀满而补泻皆不可施，或病寒热而温凉皆不可用，或忽然暴病，即沉迷烦躁，昏不知人，或一时卒倒，即眼闭口开，手撒遗尿。若此者，虽其脉无凶候，必死无疑，以其形之神去也。

再以治法言之，凡药食入胃，所以能胜邪者，必赖胃气施布药力，始能温吐汗下以逐其邪。若邪气胜，胃气竭者，汤药纵下，胃气不能施化，虽有神丹，其将奈之何哉？所以有用寒不寒，用热不热者；有发其汗而表不应，行其滞而里不应者；

有虚不受补，实不可攻者；有药食不能下咽，或下咽即呕者。若此者，呼之不应，遣之不动，此以脏气元神尽去，无可得而使也，是又在脉证之外亦死无疑者。

虽然，脉证之神，若尽乎此，然有脉重证轻而知其可生者，有脉轻证重而知其必死者，此取证不取脉也；有证重脉轻而必其可生者，有证轻脉重而谓其必死者，此取脉不取证也。取舍疑似之间，自有一种玄妙。甚矣，神之难言也，能知神之缓急者，其即医之神者乎！

君火相火论 十三

余向释《内经》，于君火以明、相火以位之义，说固详矣，而似犹有未尽者。及见东垣云：相火者，下焦包络之火，元气之贼也。丹溪亦述而证之。予闻此说，尝掩口而笑，而觉其不察之甚也。由此兴感，因再绎之。

夫《内经》发明火义，而以君、相、明、位四字为目，此四字者，个个着实，是诚至道之纲领，有不可不阐扬其精义者。亦何以见之？盖君道惟神，其用在虚；相道惟力，其用在实。故君之能神者，以其明也；相之能力者，以其位也。明者明于上，为化育之元主；位者位于下，为神明之洪基。此君相相成之大道，而有此天不可无此地，有此君不可无此相也明矣，君相之义，岂泛言哉！

至若五运之分，各职其一，惟于火字独言君相，而他则不及者，何也？盖两间生气，总曰元气，元气惟阳为主，阳气惟火而已。第火之为用，其道最微，请以火象证之。如轻清而光焰于上者，火之明也；重实而温蓄于下者，火之位也。明即位之神，无明则神用无由以著；位即明之本，无位则光焰何从以生？故君火之变化于无穷，总赖此相火之栽根于有地，虽分之则一而二，而总之则二而一者也，此君火相火之辨。凡其为生化，为盛衰，为本末，重轻攸系，从可知矣。人生所赖者惟此，故《内经》特以为言。

然在《内经》，则但表其大义，原无分属之条，惟《刺禁论》曰：七节之傍，中有小心。此固稳然有相火所居之意，故后世诸家咸谓相火寄在命门，是固然矣。然以予之见，则见君相之义，无脏不有，又何以辨之？盖总言大体，则相火当在命门，谓根荄在下，为枝叶之本也。析言职守，则脏腑各有君相，谓志意所出，无不从乎形质也。故凡以心之神，肺之气，脾胃之仓廪，肝胆之谋勇，两肾之伎巧变化，亦总皆发见之神奇，使无其地，何以生此？使地有不厚，何以蓄此？此皆从位字发生，而五脏各有位，则五脏亦各有相，相强则君强，此相道之关系，从可知矣。故圣人特命此名，诚重之也。而后人指之为贼，抑何异耶！此万世之疑窦，故予不得不辨。

或曰：是若谬矣，第彼之指为贼者，亦有深意。盖谓人之情欲多有妄动，动则俱能起火，火盛致伤元气，即所谓元气之贼，如何不可？予曰：此固邪正分歧最当明辨者也。夫情欲之动，邪念也，邪念之火为邪气；君相之火，正气也，正气之蓄为元气。其在身家，譬之产业，贤者能守之，不肖者能荡之，罪与不罪，在子孙之废与不废，镃基何与焉？相火之义亦犹此耳。夫既以相称之。而竟以贼名之，其失圣人之意也远矣。且凡火之贼伤人者，非君相之真火，无论在内在外，皆邪火耳。邪火可言贼，相火不可言贼也。矧六贼之中，火惟居一，何二子独知畏火，其甚如是，而并昧邪正之大义，亦何谓耶？予闻其言，固知其之错认面目矣，不觉因而失笑。

先天后天论 十四

人生于地，悬命于天，此人之制命于天也；栽者培之，倾者覆之，此天之制命于人也。天本无二，而以此观之，则有天之天者，谓生我之天，生于无而由乎天也；有人之天者，谓成我之天，成于有而由乎我也。生者在前，成者在后，而先天后天之义，于斯见矣。故以人之禀赋言，则先天强厚者多寿，先天薄弱者多夭；后天培养者，寿者更寿，后天斫削者，夭者更夭。

若夫骨骼者，先天也；肌肉者，后天也。精神者，先天也；容貌者，后天也。颜色之有辨也，苍者寿而妖者夭，嫩中有苍者吉，苍中有嫩者凶。声音之有辨也，充者寿而怯者夭，虽细而长者吉，虽洪而促者凶。形体之有辨也，坚者寿而脆者夭，身虽羸瘦而动作能耐者吉，体虽强盛而精神易困者凶。动静有辨也，静者寿而躁者夭，性虽若急而急中有和者吉，阳虽若厚而阴中蕴薄者凶。至若少长之辨，初虽绵弱而渐长渐坚者，晚成之征也。气质之辨，少年华丽而易盈易满者，早凋之兆也。是故两天俱得其全者，耆艾无疑也；先后俱失其守者，夭促弗卜也。

若以人之作用言，则先天之强者不可恃，恃则并失其强矣；后天之弱者当知慎，慎则人能胜天矣。所谓慎者，慎情志可以保心神，慎寒暑可以保肺气，慎酒色可以保肝肾，慎劳倦饮食可以保脾胃。惟乐可以养生，欲乐者莫如为善；惟福可以保生，祈福者切勿欺天。但使表里无亏，则邪疾何由而犯，而两天之权不在我乎？故广成子曰：毋劳尔形，毋摇尔精，乃可以长生。至矣哉，两言尽之矣！勿以此为易而忽之。

标本论 十五

病有标本者，本为病之源，标为病之变。病本惟一，隐而难明；病变甚多，显而易见。故今之治病者，多有不知本末，而惟据目前，则最为斯道之大病。且近闻时医有云：急则治其标，缓则治其本。互相传诵，奉为格言，以为得其要矣。予闻此说而详察之，则本属不经而亦有可取。所谓不经者，谓以其治标治本对待为言，则或此或彼，乃可相参为用矣。若然，则《内经》曰治病必求其本，亦何谓耶？又《内经》说：夫阴阳、逆从、标本之为道也，小而大，浅而博，可以言一而知百病之为害也。以浅而知深，察近而知远，言标与本，易而勿及。又曰：先病而后逆者治其本，先逆而后病者治其本；先寒而后生病者治其本，先病而后生寒者治其本；先热而后生病者治其本，先病而后生热者治其本；先病而后泄者治其本，先泄而后生他病者治其本。先热而后生中满者治其标，先病而后生中满者治其标，先中满而后生烦心者治其本；小大不利治其标，小大利治其本；先小大不利而后生病者治其本。由此观之，则诸病皆当治本，而惟中满与小大不利两证当治标耳。盖中满则上焦不通，小大不利则下焦不通，此不得不为治标以开通道路，而为升降之所由，是则虽曰治标，而实亦所以治本也。自此以外，若以标本对待为言，则治标治本当相半矣，故予谓其为不经者此也。然亦谓其可取者，则在缓急二字，诚所当辨。然即中满及小大不利二证，亦各有缓急。盖急者不可从缓，缓者不可从急，此中亦自有标本之辨，万不可以误认而一概论也。今见时情，非但不知标本，而且不知缓急。不知标本，则但见其形，不见其情；不知缓急，则所急在病，而不知所急在命。故每致认标作本，认缓作急，而颠倒错乱，全失四者之大义。重命君子，不可不慎察于此。

求本论 十六

万事皆有本，而治病之法，尤惟求本为首务。所谓本者，惟一而无两也。盖或因外感者，本于表也；或因内伤者，本于里也；或病热者，本于火也；或病冷者，本于寒也；邪有余者，本于实也；正不足者，本于虚也。但察其因何而起，起病之因，便是病本。万病之本，只此表里寒热虚实六者而已。知此六者，则表有表证，里有里证，寒热虚实，无不皆然。六者相为对待，则冰炭不同，辨之亦异。凡初病不即治，及有误治不愈者，必致病变日多，无不皆从病本生出，最不可逐件猜摸，短觑目前。《经》曰：众脉不见，众凶弗闻，外内相得，无以形先。是诚求本之至要也，苟不知此，必庸流耳。故明者独知所因而直取其本，则所生诸病无不随本皆退矣。

至若六者之中，多有兼见而病者，则其中亦自有源有流，无弗可察。然惟于虚实二字，总贯乎前之四者，尤为紧要当辨也。盖虚者本乎元气，实者由乎邪气。元气若虚，则虽有邪气不可攻，而邪不能解，则又有不得不攻者，此处最难下手。但当察其能胜攻与不能胜攻，或宜以攻为补，或宜以补为攻，而得其补泻于微甚可否之间，斯尽善矣。且常见有偶感微疾者，病原不甚，斯时也，但知拔本，则一药可愈。而庸者值之，非痰曰痰，非火曰火，四路兜拿，茫无真见，而反遗其本。多致轻者日重，重者日危，而殃人祸人，总在不知本末耳。甚矣！医之贵神，神奚远哉！予故曰：医有慧眼，眼在局外，医有慧心，心在兆前。使果能洞能烛，知几知微，此而曰医，医云乎哉？他无所谓大医王矣。

治形论 十七

《老子》曰：吾所以有大患者，为吾有身，使吾无身，吾有何患？余则曰：吾所以有大乐者，为吾有形；使吾无形，吾有何乐？是可见人之所有者唯吾，吾之所赖者唯形耳，无形则无吾矣，谓非人身之首务哉。第形之为义，其义甚微，如言动视听，非此形乎？俊丑美恶，非此形乎？勇怯愚智，非此形乎？死生安否，非此形乎？人事之交，以形交也，功业之建，以形建也。此形之为义，从可知也。

奈人昧养形之道，不以情志伤其府舍之形，则以劳役伤其筋骨之形。内形伤则神气为之消靡，外形伤则肢体为之偏废，甚至肌肉尽削，其形可知。其形既败，其命可知。然则善养生者，可不先养此形，以为神明之宅；善治病者，可不先治此形，以为兴复之基乎？虽治形之法，非止一端，而形以阴言，实惟精血二字足以尽之。所以欲祛外邪，非从精血不能利而达；欲固中气，非从精血不能蓄而强。水中有真气，火中有真液，不从精血，何以使之降升？脾为五脏之根本，肾为五脏之化源，不从精血，何以使之灌溉？然则精血即形也，形即精血也，天一生水，水即形之祖也。故凡欲治病者，必以形体为主；欲治形者，必以精血为先，此实医家之大门路也。使能知此，则变化可以无方，神明自有莫测。

然用此之法，无逾药饵，而药饵之最切于此者，不过数味之间，其他如性有偏用者，惟堪佐使而已。亦犹饮食于人，凡可口者，孰无资益，求其纯正无损而最宜于胃气者，则惟谷食，类可见矣。或问余以所宜者，果属何物？余则难以显言之。盖善吾言者，必如醴如饴，而不善吾言者，必反借此为射的，以资口吻之基矣。余故不能显言之，姑发明此义，以俟有心者之自悟。

藏象别论 十八

藏象之义，余所类于经文者不啻详矣。然经有所未及，而同中有不同，及有先同后异者，俱不可以不辨也。夫人身之用，止此血气。虽五脏皆有气血，而其纲领，则肺出气也，肾纳气也，故肺为气之主，肾为气之本也。血者水谷之精也，源源而来，而实生化于脾，总统于心，藏受于肝，宣布于肺，施泄于肾，而灌溉一身。所谓气主嘘之，血主濡之，而血气为人之橐籥，是皆人之所同也。

若其同中之不同者，则脏气各有强弱，禀赋各有阴阳。脏气有强弱，则神志有辨也，颜色有辨也，声音有辨也，性情有辨也，筋骨有辨也，饮食有辨也，劳役有辨也，精血有辨也，勇怯有辨也，刚柔有辨也。强中强者，病其太过，弱中弱者，病其不及，因其外而察其内，无弗可知也。禀赋有阴阳，则或以阴脏喜温暖，而宜姜、桂之辛热；或以阳脏喜生冷，而宜芩、连之苦寒；或以平脏，热之则可阳，寒之则可阴也。有宜肥腻者，非润滑不可也；有宜清素者，惟膻腥是畏也。有气实不宜滞，有气虚不宜破者；有血实不宜涩，有血虚不宜泄者。有饮食之偏忌，有药饵之独碍者。有一脏之偏强，常致欺凌他脏者；有一脏之偏弱，每因受制多虞者。有素挟风邪者，必因多燥，多燥由于血也；有善病湿邪者，必因多寒，多寒由于气也。此固人人之有不同也。其有以一人之禀而先后之不同者，如以素禀阳刚而恃强无畏，纵嗜寒凉，及其久也，而阳气受伤，则阳变为阴矣；或以阴柔而素耽辛热，久之则阴日以涸，而阴变为阳矣。不惟饮食，情欲皆然。病有出入，朝暮变迁，满而更满，无不覆矣；损而又损，无不破矣。故曰："久而增气，物化之常也；气增而久，夭之由也。"此在经文固已明言之矣。

夫不变者，常也；不常者，变也。人之气质有常变，医之病治有常变。欲知常变，非明四诊之全者不可也。设欲以一隙之偏见，而应无穷之变机，吾知其遗害于人者多矣。故于此篇之义，尤不可以不深察。

天年论 十九

夫人之所受于天而得生者，本有全局，是即所谓天年也。余尝闻之岐伯曰：上古之人，其知道者，法于阴阳，和于术数，食饮有节，起居有常，不妄作劳，故能形与神俱，而尽终其天年，度百岁乃去。又尝闻之老子曰：生之徒，十有三；死之徒，十有三；民之生，动之死地，亦十有三。余因此言，乃知失天之畀而不得尽其全者有如是。然则后天之养，其为在人，何以养生家而不以此为首务乎！故常深慨于斯，而直穷其境，则若老氏所云十中之三者，盖亦言其约耳。而三之倍倍，则尤有不忍言者，兹请得而悉之。

夫人生于地，悬命于天，可由此而生，亦可由此而死。故凡天亦杀人，有如寒暑不时，灾荒荐至，或妖祥之横加，或百六之难避，是皆天刑之谓也。地亦杀人，则如旱潦无方，水火突至，或阴毒最以贼人，或危险多能困毙，是皆地杀之谓也。人亦杀人，如争斗伤残，刀兵屠戮，或嫁祸阴谋，或明欺强劫，是皆人祸之得也。凡此三者，十中约去其几。再若三者之外，则凡孽由自作而致不可活者，犹有六焉。何以见之？则如酒色财气，及功名之累，庸医之害皆是也。

有困于酒者，但知米汁之味甘，安思曲糵之性烈，能潜移祸福而人难避也，能大损寿元而人不知也。及其病也，或血败为水，而肌肉为其浸渍，则鼓胀是也；或湿邪侵土，而清浊苦于不分，则泻痢是也；或血不养筋，而弛纵拘挛，甚至眩晕卒倒，则中风是也；或水泛为涎，而满闷不食，甚至脾败呕喘，则痰饮是也。耽而不节，则精髓胡堪久醉，阴血日以散亡，未及中年，多见病变百出，而危于此者不知其几何人矣。

有困于色者，但图娇艳可爱，而不知倾国之说为何，伐命之说为何。故有因色而病者，则或成劳损，或染秽恶，或相思之失心，或郁结之尽命；有因色而死者，则或以窃窥，或以争夺，或以荡败无踪，或以惊吓丧胆。总之，好色之人必多淫溺，乐而忘返，安顾身家？孰知实少花多，岂成瑞物，德为色胜，非薄则邪，未有贪之恋之而不招殃致败。凡受色中之害者，吾又不知其几何人矣。

有困于财者，止知财能养命，岂识财能杀人。故鄙吝者，每以招尤；慢藏者，因多诲盗。奔波不已者，多竭其力；贪得无厌者，常忘其身。顾利不顾义，骨肉为之相残，聚敛尽膏血，贾怨所以致败。盖财本通神，不容朘剥，积则金精祟作，争则罄囊祸生。凡受利中之害者，又不知其几何人矣。

有困于气者，每恃血气之强，只喜人不负我，非骄矜则好胜。人心不平，争端遂起，事无大小，怨恨醉心。岂虞忿怒最损肝脾，而隔食气蛊，疼痛泄泻，厥逆暴脱等疾，犯者即危。又或争竞相倾，公庭遘讼，宁趋势利以卑污，甘受丑凌于奴隶；及被他人之苛辱，既不敢相抗于后，何若亲识之小忿，即涵容少逊于前，终身让路，不失一步，孰得孰失？孰知孰愚？甚至破家荡产，骨肉分离之害，纤须不忍，悔时迟矣。夫气本无形，有何涯际？相谅则无，偏执则有。历观往事，谁直谁非？使不能达观自策，则未免以我之躯，阴受人无申无诉之蚀，而自愚自毙者，又不知其几何人矣。

有困于功名者，谁不有飞腾之念？谁不有功业之期？第既达者，或多鼎足之虞；未济者，每遭盐车之厄。受灯窗寒苦之负，望眼徒穿者有之；忆荣枯今昔之异，热肠为裂者有之。甚至焦思切心，奔趋竭力，荣华杳然，泉壤遽及者有之。慨古伤今，凡受斯枉而湮没无闻，浩气受抑者，又不知其几何人矣。

有困于医者，凡疾苦之望医，犹凶荒之望岁，其恳其切，其念何如。第此中神理，微妙难言，使不有天人之学，绝伦之聪，则何以能闻于无声，见于无迹，直窥乎窈冥之乡，而必得其情乎？使必得其人而后可以言医，则医不易谈，盖可征矣。既难其人，则次乎此者，虽未知神，犹知形迹，此即今之上医也。然此医亦不易得，而舍此之外，则昧者居其八九。庸医多，则杀人亦多，每见其寒热倒施，虚实谬认，一匕之讹，吉凶随应。困者莫知其然，虽死不觉；明公鉴其多误，能无恻心？顾造化大权，本非凡庸所可窥弄；而性命重托，又岂浅辈所宜轻付耶！第彼非无自，盖自《原病式》以来，祖述相传，日以滋甚，醉者不醒，逝者无词，而黎元阴受此害者，盖不知若干若干人矣。而闻者未知其详，犹或未之信也。

由是乘除，则既有前三，又有后六，凡此淘汰之余，而得尽其天年者，果剩其几？吾故曰老氏言十之三者，盖亦言其约耳。兴言及此，诚可为人生之痛哭者也。然徒悲何益？曷亦为人之计乎，则惟上知者有可晓也。虽前之三者，或多出于莫测，则有可避者，有不可避者，即听之天，无不可也。然知者见于未然，而得天者天庇之，得地者地庇之，得人者人庇之。

得此三庇，即得生之道也；失此三庇，则失生之道也。人道于此，岂曰尽无其权乎！至于六杀之防，则全由乎我矣。酒杀可避，吾能不醉也；色杀可避，吾能不迷也；财杀可避，吾能不贪也；气杀可避，吾能看破不认真也；功名之杀可避，吾能素其行藏也；庸医之杀可避，吾能相知以豫也。夫如是而培以为善，存以无欺，守以不行险，戒以毋侥幸，则可全收其效矣。孔子曰：毋意，毋必，毋固，毋我。盖示人以无勉强也。广成子曰：毋劳尔形，毋摇尔精，乃可以长生。盖形言其外，精言其内，内外俱全，尽乎道矣。是皆古圣人垂念苍生，至真至极之良方也，可不佩乎？或曰：子言虽是，而实亦近迂，独不见有不识不知而偏跻上寿者，又何人力之足恃耶？余曰：此正所谓其知可及也，其愚不可及也。然予论诚迂矣，倘亦一蒙知者之相顾而咀之识之，或亦可为天年之一助否？

中兴论 又十九

试观天地之道，有盈有虚，有消有长，是以日中则昃，月盈则蚀，此即天运之循环，而天亦不能违者，故有先天之说也。先天有定数，君子知命，固当听乎天也；若后天之道，则参赞有权，人力居多矣。何以见之？第就国家之否泰，可证人身之寿夭。虽曰天步多艰，无成不败，然如商周汉晋唐宋相传，国运皆有中兴，人道岂无再振？消长一理，小大皆然，尝闻之康节先生云：一万里区宇，四千年兴亡，五百主肇位，七十国开疆。则此中人事不为不多也，而何以兴复仅见，止此数代，是亦由知道者少，而不知道者之多耳。彼知道者，既以得人，又以得天，得人即所以得天也；不知道者，既不知本，又不知末，既以失之，而终不知其所以失也。至若身命之谋，则举世之人孰不爱命，而每多耽误者，其不知道者亦犹是耳。欲明其道，可无言乎。然言而无证，则人多不信，故借此国运之征，用效遒人之铎。

试论国家之衰也，或以人心之离，或以财用之匮，或以兵戈之残伤，或以优柔之旷废。而人之亨否，无非一理。夫在国曰人心，在人曰神志，故曰：事其神者神去之，休其神者神居之。知生气之主在乎心，此元神之不可不养也。又在国曰财用，在人曰血气。气为阳，阳主神也；血为阴，阴主形也。血气若衰，则形神俱败，此营卫之毫厘当惜也。又在国曰兵戈，在人曰克伐。夫兵者，凶器也；克伐者，危事也。未有日加剥削而不致残伤元气者，此消耗之不可不慎也。又在国曰优柔，在人曰疑贰。今日云姑且，明日云将就，岂不佥云稳当，然致坐失机宜，变生倏忽，又焉知耽搁之大害，此当机之不可不断也。凡此数者，姑亦言其大约。

至若人之大数，则犹有先天后天之体用，而兴亡之应变，则来培来覆，亦莫非人之自为耳。何谓先天？如《内经》曰：人生十岁，血气始通，其气在下，故好走；二十，气血始盛，肌肉方长，故好趋；三十，五脏大定，血脉盛满，故好步；四十，脏腑经脉其盛已定，腠理始疏，故好坐；五十，肝气衰，故目不明；六十，心气衰，故好卧；七十，脾气衰；八十，肺气衰，故言善误；九十，肾气竭；百岁，五脏六腑皆虚，神气皆去，故形骸独居而终矣。此即先天之常度，是即所谓天年也。天畀之常，人人有之，其奈今时之人，自有知觉以来，恃其少壮，何所不为？人生之常度有限，而情欲无穷；精气之生息有限，而耗损无穷，因致戕此先天。而得全我之常度者，百中果见其几？残损有因，惟人自作，是即所谓后天也。然而所丧由人，而挽回之道，有不仍由人者乎？且此非逆天以强求，亦不过复吾之固有。得之则国运人运，皆可中兴，不有明哲，诚难语此；失之则落花流水，逝而罔觉，一衰即已，良可寒心。所以《易》重来复，正为此也。然求复之道，其道何居？盖在天在人，总在元气，但使元气无伤，何虞衰败？元气既损，贵在复之而已。

常见今人之病，亦惟元气有伤，而后邪气得以犯之，故曰：邪之所凑，其气必虚。此客主相持之理，从可知矣。凡虚邪之辨，如情志之消索，神主于心也；治节之不行，气主于肺也；筋力之疲困，血主于肝也；精髓之耗减，骨主于肾也；四肢之软弱，肌肉主于脾也。损其一浅，犹肤腠也；损其二深，犹经络也；损其三四，则连及脏腑矣。当其微也，使不知徙薪牖户，则将为江河，将寻斧柯，恐无及于事矣。故人于中年左右，当大为修理一番，则再振根基，尚余强半。敢云心得，历验已多，是固然矣。然而修理之说，亦岂易言？修国家，良臣不易；修身命，良医亦难。第观从古至今，数千年来，凡得医之全量者为谁？而今则曰：此医也，彼亦医也。又何良医之多也？医难言矣，其毋为良医之所惑。

逆数论 二十

予尝读《易》而闻诸夫子曰：数往者顺，知来者逆，是故《易》，逆数也。由是默会其理，而知天人之道得以无穷无息者，无非赖此逆数耳。何也？盖自太极初分，两仪以判，一动一静，阴阳见矣。阴阳之体为乾坤，阴阳之用为水火。乾坤定对待之交易，故一在上而一在下。水火荡流行之变易，故一主降而一主升。夫如是，斯得循环无已。总之而为天道，散之而为人道，而大《易》之义，所以无微不在也。姑无论其他，而但以性理明之，则总由变易之数。夫变易之数，即升降之数也。变易之所以无穷者，降以升为主，是即所谓逆数也。若无此逆，则有降无升，流而不返，而大道如环，何所赖乎？由是逆顺交变，则阳与阴对，热与寒对，升与降对，长与消对，进与退对，成与败对，勤与惰对，劳与逸对，善与恶对，生与死对，凡此一逆一顺，其变无穷。惟从逆者，从阳得生；从顺者，从阴得死。君如不信，第详考伏羲卦气之圆图，其义昭然可见也。观其阳盛之极，自夏至一阴初姤，由五、六、七、八，历巽、坎、艮、坤，天道从西右行，则阳气日降，万物日消者，此皆顺数也，顺则气去，即从阴得死之道也。幸而阴剥之极，自冬至一阳得复，由四、三、二、一，历震、离、兑、乾，天道从东左旋，则阳气日升，万物日盛者，此皆逆数也，逆则气来，即从阳得生之道也。此天道之征，固如是也。

若以人道言之，则人道本乎天道，天心即是人心。第天有阴霾，能蒙日月；人有愚昧，能胜聪明。故每多从顺者，喜其易也，喜其逸也；每多避逆者，畏其难也，畏其劳也。彼大人之见则不然，如尊贵莫若帝王，可以逸矣，可以纵矣，而尧舜之惟微惟危，顾何必谆谆乎在念？智慧莫若圣人，可无劳矣，可无畏矣，而孔子之戒慎恐惧，又何必卷卷乎在心？此无他，惟其代天功，立人极，总知夫顺不可从，从顺则流；逆不可舍，舍逆则退也。由此观之，乃知士而舍逆，则有屈而无伸；农而舍逆，则有种而无获；工而舍逆，则有粗而无精；商而舍逆，则有散而无聚。再由此而推广之，则凡曰修身齐家，凡曰治国平天下，进一步则日以就成，退一步则日以就败，有源有流，其可任其长逝而不思砥柱之良图乎？此人道之攸系，又如是矣。

然言天言人，总言乎生道也。而保生之道，莫先于医，医欲保生，其堪违阳道乎？其堪倍逆数乎？然医贵圆通，安容执滞？非曰尽不从阴也，从阴正以卫阳也；非曰尽不用顺也，用顺亦以成逆也。性命玄关，此为第一。独念有医名丕著之辈，犹然昧此，而妄言左道，留传至今，因致伤生遗害非浅也，谓非轩岐之魔不可也。嗟嗟！有心哉其谁乎？苟非其人，可与谈还悟道矣，傥亦以吾言为然不？

反佐论 二一

用药处方有反佐之道者，此轩岐之法旨，治病之微权，有不可不明者。奈何后世医家，每多假借以乱经常，不惟悖理于前，抑且遗害于后，是不可不辨也。观《内经》之论治曰：奇之不去则偶之，偶之不去则反佐以取之。所谓寒热温凉，反从其病也。此其义，盖言病有微甚，亦有真假，先从奇偶以正治，正治不愈，然后用反佐以取之，此不得不然而然也。又《经》曰：微者逆之，甚者从之。又曰：逆者正治，从者反治。此谓以寒治热，以热治寒，逆其病者，谓之正治；以寒治寒，以热治热，从其病者，谓之反治。如以热治寒而寒拒热，则反佐以寒而入之；以寒治热而热拒寒，则反佐以热而入之。是皆反佐之义，亦不得不然而然也。又《经》曰：热因寒用，寒因热用。王太仆注曰：热因寒用者，如大寒内结，当治以热，然寒甚格热，热不得前，则以热药冷服，下嗌之后，冷体既消，热性便发，情且不违，而致大益，此热因寒用之法也；寒因热用者，如大热在中，以寒攻治则不入，以热攻治则病增，乃以寒药热服，入腹之后，热气既消，寒性遂行，情且协和，而病以减，此寒因热用之法也。凡此数者，皆《内经》反佐之义。此外，如仲景治少阴之利，初用白通汤，正治也；继因有烦而用白通加猪胆汁汤，反佐也。其治霍乱吐痢，脉微欲绝者，初用四逆汤，正治也；继因汗出小烦，而用通脉四逆加猪胆汁汤，反佐也。又如薛立斋治韩州同之劳热，余尝治王蓬雀之喉痹，皆其法也。

若今诸家之所谓反佐者则不然，姑即时尚者道其一二以见之。如近代之所宗所法者，谓非丹溪之书乎？观丹溪之治吞酸证，必以炒黄连为君，而以吴茱萸佐之；其治心腹痛证，谓宜倍加山栀子，而以炒干姜佐之，凡此之类，余不解也。夫既谓其热，寒之可也，而何以复用干姜、茱萸？既谓其寒，热之可也，而何以复用黄连、栀子？使其病轻而藉以行散，即或见效，岂曰尽无理？使其病重，人则但见何以日甚，而不知犯寒犯热，自相矛盾，一左一右，动皆掣肘，能无误乎？矧作用如此，则其效与不效，必其莫知所因，而宜热宜寒，亦必从违奚辨。此其见有不真，故持两可，最是医家大病，所当自反而切戒者也。或曰：以热导寒，以寒导热，此理得《内经》反佐之法。人服其善，子言其非，何其左也？余曰：此法最微，此用最妙，子亦愿闻其详乎？当为再悉之。夫反佐之法，即病治之权也。儒者有经权，医者亦经权。经者，日用之常经，用经者，理之正也；权者，制宜之权变，用权者，事之暂也。此经权之用，各有所宜，诚于理势有不得不然，而难容假借者也。药中反佐之法，其亦用权之道，必于正经之外，方有权宜，亦因不得不然而但宜于暂耳，岂果随病处方，即宜用乎？然则何者宜反，何者不宜反？盖正治不效者，宜反也；病能格药者，宜反也；火极似水者，宜反也；寒极反热者，宜反也。真以应真，假以应假，正反之道，妙用有如此也。设无格拒假证，自当正治，何以反为？不当权而用权，则悖理反常；不当反而佐反，则致邪失正，是乌可以混用耶？常观轩岐之反佐，为创经权之道也；后世之反佐，徒开杂乱之门也。至其变也，则泾渭不分者以之，模糊疑似者以之，寒热并用者以之，攻补兼施者以之，甚至广络妄投，十寒一曝，无所不谬，皆相借口。此而不辨，医乎难矣。于戏！斯道失真，其来已久，安得愿闻精一者，与谈求本之道哉！是不能无望于后人也，因笔识其愚昧。以上仲景治法载《伤寒论》，薛立斋治韩州同案在虚损门，余治王蓬雀案在喉痹门。

升阳散火辨 二二

凡治火之法，有曰升阳散火者，有曰滋阴降火者。夫火一也，而曰升曰降，皆堪治火。然升则从阳，降则从阴，而升降混用，能无悖乎？抑何者宜升，何者宜降，而用有辨乎？此千古之疑窦，亦千古之两端，而未闻有达之者。夫火之为病，有发于阴者，有发于阳者。发于阴者，火自内生者也；发于阳者，火自外致者也。自内生者，为五内之火，宜清宜降者也；自外致者，为风热之火，宜散宜升者也。今人凡见火证，无分表里，必曰木火同气，动辄称为风热，多用升阳散火之法。呜呼！此似近理，孰得非之？而不知至理所在，无容混也。

夫风热之义，其说有二：有因风而受热者，有因热而生风者。因风生热者，以风寒外闭而火郁于中，此外感阳分之火，风为本而火为标也；因热生风者，以热极伤阴而火达于外，此内伤阴分之火，火为本而风为标也。《经》曰：治病必求其本。可见外感之火，当先治风，风散而火自息，宜升散不宜清降；内生之火，当先治火，火灭而风自清，宜清降不宜升散。若反而为之，则外感之邪得清降而闭固愈甚，内生之火得升散而燔燎何当。此其内因外因，自有脉证可详辨也。

余阅方书，所见头目、口齿、咽喉、脏腑阴火等证，悉云风热，多以升降并用，从逆兼施，独不虑升者碍降，降者碍升乎？从者忌逆，逆者忌从乎？《经》曰：高者抑之，下者举之，寒者热之，热者寒之。又曰：病生于内者，先治其阴，后治其阳，反者益甚；病生于阳者，先治其外，后治其内，反者益甚。此自不易之正理。故余之立方处治，宜抑者则直从乎降，宜举者则直从乎升，所以见效速而绝无耽延之患，亦不过见之真而取之捷耳。若今人之轻病致重，重病致危，而经年累月，日深日甚，以致不救者，谓非两端之误之也乎？明者于此，最当辨也。

夏月伏阴续论 二三

夏月伏阴在内，此本天地间阴阳消长之正理，顾丹溪特为此论而反乖其义，因以致疑于人。其谓何也？观其所论曰：人与天地同一橐籥。子月一阳生，阳初动也；寅月三阳生，阳初出于地也，此气之升也；巳月六阳生，阳尽出于上矣，此气之浮也。人之腹属地，气于此时，浮于肌表，散于皮毛，腹中虚矣。世言夏月伏阴在内，此阴字有虚之义，若作阴凉看，其误甚矣。且其时阳浮地上，燔灼焚燎，流金烁石，何阴冷之有？

若于夏月火令之时妄投温热，宁免实实虚虚之患乎？此丹溪之言虚，是固然矣。若以阴凉二字为误，而夏月禁用温热，此则余所不服也。

何以见之？夫天地之道，惟此阴阳；阴阳之变，惟此消长。故一来则一往，一升则一降，而造化之机，正互藏为用者也。《经》曰：阴主寒，阳主热。又曰：气实者热也，气虚者寒也。此本阴阳之常性也。今既云夏月之阳尽浮于外，则阴伏于内矣，阴盛则阳衰也，非寒而何？阳浮于外，则气虚于中矣，气虚即阳虚也，非寒而何？此固不易之理也。然而尤有显然者，则在井泉之水，当三冬之寒冽，而井泉则温，盛夏之炎蒸，而泉源则冷，此非外寒内热，外热内寒之明验乎？此又岁岁皆然，主气之常候也。至若主气之外，又有客气，而天以五周，地以六备，寒喧递迁，气更应异。如伏明之纪，寒清数举；卑监之纪，风寒并兴；坚成之纪，阳气随阴治化；流衍之纪，寒司物化，天地严凝。太阳司天，寒气下临，寒清时举；太阴司天，地乃藏阴，大寒且至等义，是无论冬夏，皆有非时之气以动为民病者也，又岂因夏月之火令，遂可谓之无寒而禁用温热乎！且伏阴之义，本以阴阳对待，寒热为言，若但以阴字为虚，则夏月伏阴，宜多虚证，冬月伏阳，即无虚矣，岂其然乎？又若夏月宜禁温热，则冬月宜禁寒凉，无待言也。今见四时之病，盛夏每多吐泻，深冬偏见疮疹，诸如此类，岂非冬多内热，夏多中寒乎？总之，夏有热证，亦有寒证，冬有实证，亦有虚证，虽从时从证，贵乎因病制宜。然夏月伏阴之义，此实天人之同气，疾病之玄机，有必不可不察而忽之者也。今若丹溪之论，则于理反悖，而何切于用？即无此论，亦何不可？

近见徐东皋亦述丹溪之说云：夏月无寒，世人不察，而用温热，为世通弊。若谓夏月伏阴，宜服温热，则冬月伏阳，宜服寒凉，然则孟子冬日饮汤，夏日饮冰，亦不足信欤？噫！此公都子之言也，不过借喻内外，原非用析阴阳，而徐氏曲引为证，独不思经文《易》义，傥相背乎？《内经》曰：阴中有阳，阳中有阴。曰：寒极生热，热极生寒。曰：重阴必阳，重阳必阴。曰：相火之下，水气承之；君火之下，阴精承之。曰：此皆阴阳表里内外雌雄相输应也，故以应天之阴阳也。又如《周易》之两仪，有阴必有阳也。两仪而四象，阴阳之中复有阴阳也。在泰之义，则曰内阳而外阴，君子道长，小人道消也；在否之义，则曰内阴而外阳，小人道长，君子道消也。由此观之，则丹溪之论，东皋之引证，皆吾之所不信也，故复为此续论。

阳不足再辨 二四

原天地阴阳之化生，实生民性命之根本，善把握补救之妙用，诚吾道代天之大权。使我于此而见理不真，则加冰用汤，反成戕贼，害有不可胜言者。予自初年，尝读朱丹溪《阳有余阴不足论》，未尝不服其高见；自吾渐立以来，则疑信相半矣；又自不惑以来，则始知其大谬矣。故予于《类经·求正录》中，附有《大宝论》一篇，正所以救其谬也。然常恐见浅言偏，遗殃后世，每怀疑惧，而望正高明者久矣。不意付梓数载，斧削无闻，见信明贤，庶窃自慰。

兹于丙子之夏，始得神交一友，传训数言，询其姓氏，知为三吴之李氏也。诵其《指南》，则曰：阳常有余，阴常不足，此自丹溪之确论，而兹张子乃反谓阳常不足，阴常有余，何至相反若此，而自是其是？岂矫强以自炫欤，抑别有所本欤？姑无劳口吻以辨其孰是孰非，第以人事证之，则是非立见矣。如人自有生以来，男必十六而精始通，女必十四而经始至。及其衰也，男精竭于八八，女血净于七七。凡精血既去而人犹赖以不死者，惟此气耳。夫气为阳，精血阴也。精血之来，既迟在气后，精血之去，又早在气先，可见精已无而气犹在，此非阴常不足，阳常有余之明验乎？以是知先贤之金石本非谬，而后学之轻妄何容易也。予闻此说，益增悲叹。悲之者，悲此言之易动人听，而无不击节称善也。紫可乱朱，莫此为甚。使不辨明，将令人长梦不醒，而性命所系非渺小，是可悲也。悲已而喜，喜之者，喜至道之精微，不经驳正，终不昭明，幸因其说，得启此端而得解此惑，是可喜也。今即李子之言以辨之。

如其以精为阴，以气为阳，本非诬也，第其所觑在眉睫，则未免错认面目，而呼张作李矣。不知精即水也，水即阳也。若以水火言，则水诚阴也，火诚阳也；若以化生言，则万物之生，其初皆水，先天后天，皆本于是，而水即阳之化也。何以见之？如水在五行则生于一天，水在六气则属乎太阳，此水之为阴否？又若精在人身，精盛则阳强，精衰则阳痿，此精之为阴否？再若养生家所重者惟曰纯阳，纯阳之阳，以精言也，精若渗漏，何阳之有，此又精之为阴否？又丹书云：分阳未尽则不死，分阴未尽则不仙。亦言仙必纯阳也，若据李子之说，则但尽泄其精，便成纯阳，学仙之法岂不易乎？诚可叹也！盖李子之见，但见阴阳之一窍，未见阴阳之全体。夫阴阳之道，以纲言之，则位育天地；以目言之，则缕析秋毫。至大至小，无往而非其化也。若以清浊对待言，则气为阳，精为阴，此亦阴阳之一目也。若以死生聚散言，则凡精血之生皆为阳气，得阳则生，失阳则死，此实性命之化源，阴阳之大纲也。

人之生也，譬诸草木。草木之初，其生苗也，继而生枝叶，再而生花实，及其衰也，花实落而枝叶存，以渐而凋也。此草木之盛衰有时，故曰生长化收藏，而候有不同也。人之生也，亦犹是耳，初而生婴孩，继而生精血，再而生子女，及其衰也，精血去而形犹存，以渐而终也，此人生之盛衰亦有其时，故曰生长壮老已，而年有不同也。然则自幼至老，凡在生者，无非生气为之主，而一生之生气，何莫非阳气为之主，而但有初中之异耳。若以人之精至为阴至，岂花果之成，亦草木之阴至耶？而枝叶未凋，即草木之阳在耶？且阳气在人，即人人百岁，亦不过得分内之天年，而今见百人之中，凡尽天年而终者果得其几？此其夭而不及者，皆非生气之不及耶，而何以见阳之有余也？阳强则寿，阳衰则夭，又何以见阳之有余也？难得而易失者，惟此阳气；既失而难复者，亦惟此阳气，又何以见阳之有余也？观《天年篇》曰：人生百岁，五脏皆虚，神气皆去，形骸独居而终矣。夫形，阴也，神气，阳也。神气去而形犹存，此正阳常不足之结局也，而可谓阳常有余乎？

至若精气之阴阳，有可分言者，有不可分言者。可分者，如前云清浊对待之谓也；不可分者，如修炼家以精气神为三宝。盖先天之气，由神以化气化精；后天之气，由精以化气化神。是三者之化生，互以为根，本同一气，此所以为不可分也。故有善治精者，能使精中生气；善治气者，能使气中生精，此自有可分不可分之妙用也。再若寒热之阴阳，则不可不分。盖寒性如冰，热性如炭，冰炭不谋，奚堪妄用？予故曰：精气之阴阳有不可离，寒热之阴阳有不可混，此医家最切之法言也。且精血之阴阳，言禀赋之元气也；寒热之阴阳，言病治之药饵也。今欲以不足之元阳，认作有余而云火，则相习以苦寒之劣物，用为补剂以滋阴。嗟！嗟！牛山有限之生气，果能堪此无穷之阴剥否？哑子吃黄连，无容伸诉者，四百年于兹矣。夫以有望之丹溪言且若此，而矧其他乎？古人云：非圣之书不可读，此其尤甚者也。

然天地阴阳之道，本自和平，一有不平，则灾害至矣。而余谓阳常不足，岂亦非一偏之见乎？盖以丹溪补阴之说谬，故不得不为此反言，以救万世之生气。夫人之所重者，惟此有生，而何以能生，惟此阳气，无阳则无生矣。然则欲有生者，可不以此阳气为宝？即日虑其亏，亦非过也。而余谓阳常不足者，盖亦惜春之杞人耳。苟诚见左，仍望明贤再驳。

小儿补肾论 二五

观王节斋曰：小儿无补肾法。盖小儿禀父精而生，男至十六而肾始充满，既满之后，妄用亏损，则可用药补之。若受胎之时，禀之不足则无可补，禀之原足，又何待于补耶？呜呼，此言之谬，谬亦甚矣！夫二五之精，妙合而凝，精合而形始成，此形即精也，精即形也，治精即所以治形，治形即所以治精也。第时有初中，则精有衰盛。故小儿于初生之时，形体虽成而精气未裕，所以女必十四，男必十六，而后天癸至。天癸既至，精之将盛也；天癸未至，精之未盛也。兹以其未盛而遽谓其无精也可乎？且精以至阴之液，本于十二脏之生化，不过藏之于肾，原非独出于肾也。观《上古天真论》曰：肾者主水，受五脏六腑之精而藏之。此精之所源，其不止于肾也可知矣。王节斋止知在肾，而不知在五脏。若谓肾精未泄不必补肾，则五脏之精，其有禀赋之亏、人事之伤者，岂因其未泄而总皆不必补耶？夫小儿之精气未盛，后天之阴不足也；父母之多欲水亏，先天之阴不足也。阴虚不知治本，又何藉于人为以调其元、赞其化乎？此本原之理，有当深察者如此。

再以小儿之病气论之，凡小儿之病最多者，惟惊风之属。而惊风之作，则必见反张戴眼、斜视抽搐等证，此其为故，总由筋急而然。盖血不养筋，所以筋急；真阴亏损，所以血虚，此非水衰之明验乎？夫肾主五液，而谓血不属肾，吾不信也。肝肾之病同一治，今筋病如此，而欲舍肾水以滋肝木，吾亦不信也。且太阳、少阴相为表里，其经行于脊背而为目之上网，今以反折戴眼之证偏多见于小儿，而谓非水脏阴虚之病，吾更不信也。矧以阳邪亢极，阴竭则危，脏气受伤，肾穷则死，此天根生息之基，尤于小儿为最切。然则小儿之病，其所关于肾气者非眇，而顾可谓小儿无补肾法耶？决不信！决不信！

景岳全书卷之二终

卷之三 道集

传忠录下

命门余义 二六　共六条

命门之义，《内经》本无，惟越人云：肾有两者，非皆肾也。左者为肾，右者为命门。命门者，诸神精之所舍，原气之所系，男子以藏精，女子以系胞也。余以其义有未尽，且有可疑，故著有《三焦包络命门辨》，附梓《类经》之末，似已尽其概矣。然而犹有未尽者，恐不足以醒悟后人，兹因再悉其蕴，条列于下。

——命门为精血之海，脾胃为水谷之海，均为五脏六腑之本。然命门为元气之根，为水火之宅，五脏之阴气非此不能滋，五脏之阳气非此不能发。而脾胃以中州之土，非火不能生，然必春气始于下，则三阳从地起，而后万物得以化生。岂非命门之阳气在下，正为脾胃之母乎？吾故曰：脾胃为灌注之本，得后天之气也；命门为化生之源，得先天之气也。此其中固有本末之先后。观东垣曰：补肾不若补脾。许知可曰：补脾不若补肾。此二子之说，亦各有所谓，固不待辨而可明矣。

——命门有火候，即元阳之谓也，即生物之火也。然禀赋有强弱，则元阳有盛衰；阴阳有胜负，则病治有微甚，此火候之所以宜辨也。兹姑以大纲言之，则一阳之元气，必自下而升，而三焦之普濩，乃各见其候。盖下焦之候如地土，化生之本也；中焦之候如灶釜，水谷之炉也；上焦之候如太虚，神明之宇也。下焦如地土者，地土有肥瘠而出产异，山川有厚薄而藏蓄异。聚散操权，总由阳气。人于此也，得一分即有一分之用，失一分则有一分之亏。而凡寿夭生育及勇怯精血病治之基，无不由此元阳之足与不足，以为消长盈缩之主，此下焦火候之谓也。中焦如灶釜者，凡饮食之滋，本于水谷，食强则体壮，食少则身衰，正以胃中阳气，其热如釜，使不其然，则何以朝食午即化，午食申即化，而釜化之速不过如此。观灶釜之少一炬则迟化一顷，增一炬则速化一时，火力不到，则全然不化，即其证也。故脾胃之化与不化，及饮食之能与不能，亦总由阳明之气有强与不强，而阴寒之邪有犯与不犯耳。及其病也，则渐痞渐胀，或隔或呕，或十化其三五，或膨聚而不消，或吞酸嗳腐而食气不变，或腹疼肚痛而终日不饿，或清浊不分，或完谷不化。盖化则无不运行，不化则无不留滞；运行则为气为血，留滞则为积为痰。此其故，谓非胃气之不健乎？而何以不健，谓非火候之无力乎？今见治痞治胀，及治吞酸嗳腐等证，无论是热非热，动辄呼为胃火，余烬其几，尚能堪否？此中焦火候之谓也。上焦如太虚者，凡变化必着于神明，而神明必根于阳气。盖此火生气，则无气不至；此火化神，则无神不灵。阳之在下则温暖，故曰相火以位；阳之在上则昭明，故曰君火以明。是以阳长则阴消，而离照当空，故五官治而万类盛；阳衰则阴胜，而阳为阴抑，故聪明夺而神气减。而凡人之声色动定及智愚贤不肖之有不齐者，何非阳德为之用？此上焦火候之谓也。此以三焦论火候，则各有所司，而何以皆归之命门？不知水中之火，乃先天真一之气，藏于坎中。此气自下而上，与后天胃气相接而化，此实生生之本也。是以花萼之荣在根柢，灶釜之用在柴薪，使真阳不发于渊源，则总属无根之火矣。火而无根，即病气也，非元气也。故《易》以雷在地下而为复，可见火之标在上，而火之本则在下。且火知就燥，性极畏寒，若使命门阴胜，则元阳畏避，而龙火无藏身之地，故致游散不归，而为烦热格阳等病。凡善治此者，惟从其性，但使阳和之气直入坎中，据其窟宅而招之诱之，则相求同气，而虚阳无不归原矣。故曰甘温除火热，正此之谓也。奈何昧者不明此理，多以虚阳作实热，不思温养此火，而但知寒凉可以灭火，安望其尚留生意而不使之速死耶！此实医家第一活人大义，既从斯道，不可不先明斯理。倘三焦有客热邪火，皆凡火耳，固不得不除，而除火何难，是本非正气火候之谓也。学者于此，当深明邪正二字，则得治生之要矣。

命门有生气，即乾元不息之几也，无生则息矣。盖阳主动，阴主静；阳主升，阴主降。惟动惟升，所以阳得生气；惟静惟降，所以阴得死气。故乾元之气，始于下而盛于上，升则向生也；坤元之气，始于上而盛于下，降则向死也。故阳生子中而前升后降，阴生午中而前降后升。此阴阳之歧，相间不过如毛发，及其竟也，则谬以千里，而死生之柄，实惟此毫厘升降之机耳。又如水暖则化气，化气则升无不生也；水寒则成冰，成冰则降无不死也。故肾气独沉，则奉生者少，即此生气之理也。至若人之生气，则无所不在，亦无所不当察。如脏腑有生气，颜色有生气，声音有生气，脉息有生气，七窍有生气，四肢有生气，二便有生气。生气即神气，神自形生，何不可辨？衰者速培，犹恐不生，尚堪伐乎？而况其甚者乎！故明师察此，必知孰者已亏，孰者犹可，孰者能益生气，孰者能损生气，孰者宜先攻病气以保生气，孰者宜先固生气以御病气。务思病气虽如此，生气将如何；见在虽如此，日后将如何。使不有原始要终之明，则皆寸光之流耳。

虽然，此徒以斯道为言也，而斯道之外，犹有说焉。夫生气者，少阳之气也；少阳之气，有进无退之气也。此气何来？无非来自根本；此气何用？此中尤有玄真。盖人生所贵，惟斯气耳，而出入之权在呼吸，斯气数之宝藏也。河车之济在辘轳，实转运之神机也。其进其退，其得其失，总在生息之间，而彭殇之途于斯判矣。经曰：得神者昌，失神者亡。即此生气之谓也。予见遭剥于是者不可胜纪，故特明其义于此。

——命门有门户，为一身巩固之关也。经曰：仓廪不藏者，是门户不要也；水泉不止者，是膀胱不藏也。得守者生，失守者死。又曰：肾者，胃之关也。关门不利，故聚水而从其类也。又曰：北方黑色，入通于肾，开窍于二阴。是可见北门之主，总在乎肾，而肾之政令，则总在乎命门。盖命门为北辰之枢，司阴阳柄，阴阳和则出入有常，阴阳病则启闭无序。故有为癃闭不通者，以阴竭水枯，干涸之不行也；有为滑泄不禁者，以阳虚火败，收摄之无主也。阴精既竭，非壮水则必不能行；阳气既虚，非益火则必不能固，此固其法也。然精无气不行，气无水不化，此其中又有可分不可分之妙用，亦在乎慧者之神悟，有非可以笔楮尽者。

——命门有阴虚，以邪火之偏胜也。邪火之偏胜，缘真水之不足也。故其为病，则或为烦渴，或为骨蒸，或为咳血吐血，或为淋浊遗泄。此虽明是火证，而本非邪热实热之比。盖实热之火其来暴，而必有感触之故；虚热之火其来徐，而必有积损之因，此虚火实火之大有不同也。凡治火者，实热之火可以寒胜，可以水折，所谓热者寒之也。虚热之火不可以寒胜，所谓劳者温之也。何也？盖虚火因其无水，只当补水以配火，则阴阳得平而病自可愈。若欲去火以复水，则既亏之水未必可复，而并火去之，岂不阴阳两败乎？且苦寒之物，绝无升腾之生气，而欲其补虚，无是理也。故予之治此，必以甘平之剂，专补真阴，此虽未必即愈，自可无害。然后察其可乘，或暂一清解，或渐加温润，必使生气渐来，庶乎脾可健则热可退，肺渐润则嗽渐宁，方是渐复之佳兆，多有得生者。若但知知、柏为补阴，则愈败其肾，而致泄泻食减，必速其殆矣。

误谬论 二七

《经》曰：揆度奇恒，道在于一，得一之精，以知死生。此即斯道中精一执中之训也。凡天人之学，总无出此。矧医之为道，性命判于呼吸，祸福决自指端，此于人生关系，较之他事为尤切也。以此重任，使不有此见此识，诚不可猜摸尝试以误生灵。矧立法垂训，尤难苟且。倘一言失当，则遗祸无穷；一剂妄投，则害人不浅，此误之不容不正也。

宾自从斯道，常稽往古，所见轩岐之下，凡明良继出，何代无之？然必欲求其得中者，则舍《灵》、《素》之外，似亦不多其人。盖窃见相传方论，每多失经意、背经旨、断章取义，假借数语以饰一偏之诡说者，比比其然。此总属意见有不到，至理有未明，故各逞胸臆，用示已长，致令斯道失中，大违精一之义。此则医之于人，亦何赖焉！是岂知道本一源，理无二致。自一源而万变，则万变仍归于一；自二致而错乱，则错乱遂其为两。故言外有理，理外亦有言。如理有在而言不能达者，此言外之理也；有可以言而不可以行者，此理外之言也。然理外岂别有言乎？第以疑似之间，加之便佞，则真为伪夺，而道傍之筑，从来有矣。如古之杨墨异端，今之传奇小说，谓皆非理外之言乎？言可假借，则是非乱而强辩出，由是贤者固执，愚者亦固执。如择善固执，则精一之谓，君子时中，则执中之谓，此贤者之固执也。其有言伪而辩，行僻而坚，必不知反，必不可移者，此愚者之固执也。执中者见事之舛，则不得不言，以利害所关，不容已也；邪僻者见人之长，则反诋其短，以鄙陋不伸，不肯已也。千古来是非邪正，每为此害，矧以惟类知类，而当局者亦难其人耳。然此辈虽云偏拗，犹知傍理，自非曳白者所能。其奈此中尚有全不知脉络，而止识皮毛者，亦且嚣嚣，偏能宜俗，是不过见热则用寒，见寒则用热，见外感则云发散，见胀满则云消导，若然者，谁不得而知之？

设医止于是，则贱子庸夫皆堪师范，又何明哲之足贵乎？嗟！嗟！朱紫难辨，类多如此。

予因溯源稽古，即自金元以来为当世之所宗范者，无如河间、丹溪矣，而且各执偏见，左说盛行，遂致医道失中者，迄今四百余年矣。每一经目，殊深扼腕，使不速为救正，其流弊将无穷也。兹姑撮其数条，以见倍理之谈，其有不可信者类如此，庶乎使人警悟，易辙无难。倘得少补于将来，则避讳之罪，亦甘为后人而受之矣。

辨河间 二八 共九条

刘河间《原病式》所列病机，原出自《内经·至真要大论》，盖本论详言五运六气盛衰胜复之理，而以病机一十九条总于篇末，且曰：有者求之，无者求之，盛者泻之，虚者补之，令其调达，而致和平。是可见所言病机，亦不过挈运气之大纲，而此中有无之求，虚实之异，最当探察，总惟以和平为贵。故《五常政大论》又详言五运三气之辨，则火之平气曰升明，火之太过曰赫曦，火之不及曰伏明。此虚火实火之辨，则有如冰炭之异，而《内经》不偏不倚之道，固已详明若是。奈河间不能通察本经全旨，遂单采十九条中一七六字，演为二七七字，不辨虚实，不察盛衰，悉以实火言病，著为《原病式》以讫于今。夫实火为病故为可畏，而虚火之病犹为可畏。实火固宜寒凉，去之本不难也；虚火最忌寒凉，若妄用之，无不致死。矧今人之虚火者多，实火者少，岂皆属有余之病，顾可概言为火乎？历观唐宋以前，原未尝偏僻若此。继自《原病式》出，而丹溪得之定城，遂目为至宝，因续著《局方发挥》及阳常有余等论；即如东垣之明，亦因之而曰火与元气不两立。此后如王节斋、戴原礼辈，则祖述相传，遍及海内。凡今之医流，则无非刘朱之徒，动辄言火，莫可解救，多致伐人生气，败人元阳，杀人于冥冥之中而莫之觉也，诚可悲矣！即间有一二特达，明知其非而惜人阳气，则必有引河间之说而群吠之者矣，何从辨哉？矧《病机》为后学之指南，既入其门，则如梦不醒，更可畏也。医道之坏，莫此为甚。此误谬之源，不可不察，故直笔于此，并再辨其略于下。

——河间论吐酸曰：酸者，肝木之味也，由火盛制金，不能平木，则肝木自甚，故为酸也。而俗医主于温和脾胃，岂知经言人之伤于寒也，则为病热云云。

宾谓吐酸吞酸等证，总由停积不化而然。而停积不化，又总由脾胃不健而然。脾土既不能化，非温脾健胃不可也，而尚可认为火盛耶？且妄引经文为证，其谬孰甚？本证别有详辨，具载吞酸门，所当互阅。

——河间论泻痢曰：泻白为寒，青红黄赤黑皆为热也。大法：泻利小便清白不涩为寒，赤色者为热。又完谷不化而色不变，吐利腥秽，澄澈清冷，小便清白不涩，身凉不渴，脉迟细而微者，寒证也；谷虽不化而色变非白，烦渴，小便赤黄而或涩者，热证也。凡谷消化者，无问色及他证便为热也。寒泻而谷消化者，未之有也。或火主疾速，而热盛则传化失常，谷不能化而飧泄者，亦有之矣。又曰：痢为热，热甚于肠胃，怫热郁结而成，或言下痢白为寒者，误也。若果为寒，则不能消谷，何由反化为脓也？如世之谷肉果菜，湿热甚则自然腐烂化为浊水，故食于腹中，感人湿热邪气，则自然溃发，化为脓血也。

据河间此说，似是而非，误人不浅。夫泻白为寒，人皆知也，而青挟肝邪，脾虚者有之，岂热证乎？红因损脏，阴络伤者有之，岂尽热乎？正黄色浅，食半化者有之，岂热证乎？黑为水色，元阳衰者有之，岂热证乎？若此者皆谓之热，大不通矣。且凡泻痢者，水走大肠，小水多涩，水枯液涸，便尿多黄，此黄涩之证未必皆由热也。亡液者渴，亡阴者烦，此烦渴之证未必尽为热也。至如完谷不化，澄澈清冷，诚大寒矣，然人偶有寒邪伤脏，或偶以生冷犯脾，稍失温和即病泻痢者，此本受寒，然未必即大寒证也。且凡脾胃初伤，阳气犹在，何能卒至清冷，遂成完谷不化？若必待清冷不化始云为寒，则阳已大败，又岂无渐寒而遽至若是哉？夫渐寒者，即寒证也。此等证候，犯者极多，若作热治，必用寒凉。夫既以生冷伤于前，复以寒凉败于后，乃至冰坚于霜，而遭其厄者，皆此论之杀之也。再观其前条，则犹云泻白为寒也；观其后条，则又云或言下痢白为寒者误也，然则凡治此者，舍清凉之外，则必无寒证矣。谬甚谬甚！又若寒则不能消谷，及谷化为脓之说，则尤为不妥。夫饮食有时，本当速化，此自胃气之常，人皆赖之以为生也。若化觉稍迟，便是阳虚之病，又何待不能消谷而始为寒乎？矧以所下脓垢，原非谷之所化。盖饮食入胃，凡其神化而归于营卫者，乃为膏血，其不能化而留于肠胃者，惟糟粕耳。此其为精为秽，本自殊途，是以糟粕不能化脓，从可知矣。且垢亦非脓，而实肠脏之脂膏也。何以知之？近有偶病而服硝黄等药者，随泻而下，必有如脓之垢。又或偶患泄泻者，于一二日间，即有此垢，岂热化之脓，其速有如此乎？又如久痢不已，或经年累月不能痊可，而每日所下皆有脓垢者，岂热化之脓，可以久延如此乎？此其非脓也明矣。既知非脓，安得皆云为热？此盖以肠脏受伤，而致膏脂不固，随剥随下，所以如此。若不为之安养脏气，而再用寒凉以治其热，则未有不脏气日败，而必至于死。故今之治痢多危者，率受此害，最当察也。

——河间曰：假如下痢赤白，俗言寒热相兼，其说尤误。岂知水火阴阳寒热者，犹权衡也，一高必一下，一盛必一衰，岂能寒热俱甚于肠胃而同为痢乎？如热生疮疡而出白脓者，岂可以白为寒欤？由其在皮肤之分，属肺金，故色白也；在血脉之分，属心火，故为血疖也；在肌肉，属脾土，故作黄脓；在筋部，属肝木，故脓色带苍；深至骨，属肾水，故紫黑血出也。各随五脏之部而见五色，是谓标也，本则一出于热，但分深浅而以。大法下迫窘痛，后重里急，小便赤涩，皆属燥热，而下痢白者必多有之，然则为热明矣。

据此说，以五色分五脏，其理颇通，若谓本则一出于热，则大不通矣。且五脏之分五色之证，则犹有精义。余因其说，并为悉之。夫泻出于脏，无不本于脾胃。脾胃之伤，以五气皆能犯之。故凡其兼赤者，则脾心证也；兼青者，脾肝证也；兼白者，脾肺证也；兼黑者，脾肾证也；正黄者，本脏证也。若以脾兼心，火乘土也，其土多热，言火可也。以脾兼肝，土受克也，其土多败，非火也；以脾兼肾，水反克也，其土多寒，非火也；以脾兼肺，母气泄也，其土多虚，非火也；本脏自病，脾受伤也，其土多湿，非火也。此兼证之盛衰，其逆顺有如此。且凡脾肾之强者有实热，脾肾之弱者皆虚寒，此脏气之可辨也。矧火本热也，而尚有虚火实火之异；风本阳也，而亦有风热风寒之异；土本乎中气也，而亦有湿热寒湿之异。至于金之寒，水之冷，同归西北之化，则其寒多热少，理所必致，岂可谓五脏之痢，本则一出于热乎？因致寒证之含冤者，此言之不得辞其责也。又赤白义详后丹溪条中。

——河间曰：夫治诸痢者，莫若于辛苦寒药治之，或微加辛热佐之则可。盖辛热能发散开通郁结，苦能燥湿，寒能胜热，使气宣平而已，如钱氏香连丸之类是也。故治诸痢者，黄连、黄柏为君，以至苦大寒，正主湿热之病。

据河间此说，最为治痢之害，又观其所著《药性》，则曰诸苦寒药多泄，惟黄连、黄柏性冷而燥。故自丹溪而后，相传至今，凡治痢者，举世悉用寒凉，皆此说之误也。毋论其他，姑以苦能燥湿一言辨之，则河间之见大左矣。夫五味之理悉出《内经》，《内经》有曰以苦燥之者，盖言苦之燥者也。河间不能详察，便谓是苦皆燥，而不知《内经》之言苦者，其性有二，其用有六。如曰火生苦；曰其类火，其味苦；曰少阳在泉为苦化，少阴在泉为苦化；曰湿淫于内，治以苦热；燥淫于内，治以苦温。是皆言苦之阳也。曰酸苦涌泄为阴；曰湿司于地，热反胜之，治以苦冷；曰湿化于天，热反胜之，治以苦寒。是皆言苦之阴也。此其言性之二也。又曰：以苦发之，以苦燥之，以苦温之，以苦坚之，以苦泄之，以苦下之，此其言用之六也。盖苦之发者，麻黄、白芷、升麻、柴胡之属也；苦之燥者，苍术、白术、木香、补骨脂之属也；苦之温者，人参、附子、干姜、肉桂、吴茱萸、肉豆蔻、秦椒之属也；苦之坚者，续断、地榆、五味、诃子之属也；苦之泄者，栀、柏、芩、连、木通、胆草之属也；苦之下者，大黄、芒硝之属也。夫气化之道，惟阳则燥，惟阴则湿，此不易之理也。岂以沉阴下降有如黄连、黄柏之属者，以至苦大寒之性而犹谓其能燥，有是理乎？是但知苦燥之一言，而不察苦发、苦温、苦坚、苦泄、苦下之五者，抑又何也？凡医中之讹，每有云其然而不知其所以然者，类如此。因致后人治痢，多不分寒热虚实，动以河间之法，及其将危，犹云血色如此，何敢用温？腹痛如此，何敢用补？死而无悟，深可哀也。谁之咎与？谁之咎与？

——河间肿胀条云：肿胀者，热胜则胕肿，如六月湿热太甚而庶物隆盛，则水肿之义明可见矣。

据此说，岂其然乎？夫肿胀发病，因热者固有之，而因寒者尤不少。盖因热者，以湿热之壅，而阴道有不利也；因寒者，以寒湿之滞，而阳气有不化也。故经曰：脏寒生满病。又曰：胃中寒则胀满。是皆轩岐之言也。由此观之，岂胀皆热病耶？且庶物隆盛，乃太和之阳化。以此拟形质之强壮则可，以此拟胕肿之病象，拟亦左矣。

——河间曰：战栗动摇，火之象也。栗，寒栗也。或言寒战为脾寒者，未明变化之道也。此由心火热甚，亢极而战，反兼水化制之，故寒栗也。然寒栗者，由火甚似水，实非兼以寒气也。

据此说，则凡见寒战皆为火证，而何以经曰：阴胜则为寒。又曰：阳虚畏外寒。又曰：阳虚而阴盛，外无气，故先寒栗也。又曰：阳明虚则寒栗鼓颔也。凡此者皆属经言，而河间悉言为火，其然否可知也。

——河间曰：惊者，心卒动而不宁也。所谓恐则喜惊者，恐则伤肾而水衰，心火自甚，故喜惊也。

据此所云，恐则喜惊，恐则伤肾，然经曰：肝气虚则恐。又曰；恐则气下，惊则气乱。夫肝气既虚，肾气既伤，而复见气下气乱，无非阳气受伤之病。阳气既伤，则何由心火遽甚，而惊则皆由火也？即曰恐则伤肾，不能滋养肝木，而肝虚则惊，又何不可？且肾水独衰者有之，岂必水衰即火盛也？今常见惊恐之人，必阳痿遗溺，其虚可知。然因火入心而惊者，固亦有之，未有因恐而惊者，皆可指为火证，则倍理甚矣。

——河间曰：虚妄者，以心火热甚，则肾水衰而志不精一，故神志失常，如见鬼神。或以鬼神为阴，而见之则为阴极脱阳而无阳气者，此妄意之言也。

据此一说，则凡以神魂失守而妄见妄言者，俱是火证，亦不然也。夫邪火盛而阳狂见鬼者固然有之，又岂无阳气太虚而阴邪为鬼者乎？《难经》曰：脱阴者目盲，脱阳者见鬼。华元化曰：得其阳者生，得其阴者死。

辨丹溪 二九　共九条

尝见朱丹溪《阳常有余阴常不足论》，谓人生之气常有余，血常不足，而专以抑火为言，且妄引《内经》阳道实，阴道虚，及至阴虚，天气绝，至阳盛，地气不足等文，强以为证，此诚大倍经旨，大伐生机之谬谈也。何也？盖人得天地之气以有生，而有生之气，即阳气也，无阳则无生矣。故凡自生而长，自长而壮，无非阳气为之主，而精血皆其化生也。是以阳盛则精血盛，生气盛也；阳衰则精血衰，生气衰也。故经曰：

中焦受气取汁，变化而赤，是谓血。是岂非血生于气乎？丹溪但知精血皆属阴，故曰阴常不足，而不知所以生精血者先由此阳气。倘精血之不足，又安能阳气之有余？由此虑之，何不曰难成易亏之阳气，而反曰难成易亏之阴气，是何异但知有母而不知有父者乎？故其所立补阴等方，谓其能补阴也，然知、柏止堪降火，安能补阴？若任用之，则戕伐生气而阴以愈亡，以此补阴，谬亦甚矣。及察其引证经文，则何其谬诞。若经曰：阳者，天气也，主外；阴者，地气也，主内。故阳道实，阴道虚。此《太阴阳明论》言脾之与胃生病有异，以阳明主表，太阴主里，凡犯贼风虚邪者，阳受之，阳受之则入六腑，而外邪在表，邪必有余，故曰阳道实也；食饮不节，起居不时者，阴受之，阴受之则入五脏，而内伤脏气，脏必受亏，故曰阴道虚也。此本经以阳主外阴主内，而言阳病多实、阴病多虚有如此，岂以天地和平之阴阳，而谓其阳常有余、阴常不足乎？勉强引证，此一谬也。又经曰：至阴虚，天气绝；至阳盛，地气不足。此《方盛衰论》言阴阳否隔之为病，谓阴虚于下则不升，下不升则上亦不降，是至阴虚，天气绝也；阳亢于上则不降，上不降则下亦不升，是至阳盛，地气不足也。此本以上下不交者为言，亦非阳常有余、阴常不足之谓也。且下二句犹或似之，而上二句云至阴虚，天气绝，则何以为解？此更谬也。以丹溪之通博，而胡为妄引若此，抑为偏执所囿而忘其矫强乎？余陋不自觉，而念切在道，故不能为丹溪讳而摘正于此，犹俟高明之评教。

——丹溪《相火论》曰：五行各一其性，惟火有二，曰君火，人火也；曰相火，天火也。火内阴而外阳，主乎动者也，故凡动皆属火。天主生物，故恒于动，人有此生，亦恒于动，其所以恒于动者，皆相火之所为也。故人自有知之后，五志之火为物所感，不能不动，为之动者，即《内经》五火也。相火易起，五性厥阳之火相扇而妄动矣。火起于妄，变化莫测，无时不有，煎熬真阴，阴虚则病，阴绝则死。

据丹溪此论，则无非阐扬火病而崇其补阴之说也。第于此而浅视之，则若或近理，故易动人。于此而深味之，则意识皆幻，大是误人。余请精绎其义，用解后人之惑何如？盖自一元初肇，两仪继之，则动静于斯乎见，而阳主动，阴主静也。自两仪奠位，而五行布之，则气质各有所主，而火主热，水主寒也。此两仪动静，为五行之先天，先天者，性道也；五行寒热，为两仪之后天，后天者，变体也。先后之理，有可混言者，有不可混言者。其可混者，如火本属阳，即言火为动，若为不可也；其不可混者，以阳为元气之大主，火为病气之变见，而动乃阳之性道，安得以性道为病变，而言凡动皆属火也。即自天人论之，则曰天行健，岂天动即火乎？又曰君子以自强不息，岂人动即火乎？使天无此动则生机息，人无此动则性命去，又何可以火言动乎？若谓之火，则火必宜去，而性亦可去乎？若谓凡动皆属火，则岂必其不动而后可乎？夫以阳作火，词若相似，而理则大倍矣。故在丹溪则曰：阴虚则病，阴绝则死。余则曰：阳虚则病，阳脱则死。此几微疑似中，有毫厘千里之异，临歧者不可不详察也。或曰：子言虽是，第未达丹溪之意耳。如曰五脏各有火，五志激之，其火随起，以致真阴伤，阴绝则死者，岂非因动生火乎？予曰：此或因情欲之思动火者，止有一证，如欲念不遂，或纵欲太过，致动相火而为劳为瘵者，诚有之也。此外而五志之动皆能生火，则不然也。夫所谓五志者，喜怒思忧恐也。经曰：喜伤心，怒伤肝，思伤脾，忧伤肺，恐伤肾。五脏既受此伤，则五火何由而起？又曰：喜则气散，怒则气逆，忧则气闭，思则气结，恐则气下。此五者之性为物所感，不能不动，动则耗伤元气，元气既耗如此，则火又何由而起？故经曰：五脏者，主藏精者也，不可伤，伤则失守而阴虚，阴虚则无气，无气则死矣。是可见脏不可伤，气亦不可伤，未闻伤即为火也。既云为火，必有火证，使无火证，而但以动字敷衍其说，是何异捉影为形，而天下事又何不可马鹿其间乎。且常见五志所伤之人，伤极必生战栗，是盖以元阳不固，神气失守而然。倘遇河间为之和，则又必为战栗皆生于火矣。孰是孰非，其几如此，能不为生民痛哉！

——丹溪《局方发挥》曰：相火之外，又有脏腑厥阳之火，五志之动，各有火起。相火者，此经所谓一水不胜二火之火，出于天造；厥阳者，此经所谓一水不胜五火之火，出于人欲。气之升也，随火炎上，升而不降，孰能御之？

原经文五火之说，乃《解精微论》中言厥病之目无所见也。谓其阳并于上，阴并于下，阴阳不交，所以为厥。厥者，逆也。由其阳逆于上则火不降，阴逆于下则水不升，水既不升，火又不降，而目以一阴之微精，不胜五脏之阳逆，此单言厥逆之为病也如此，岂言火有五而水止一乎？又按二火之说，乃《逆调论》言人有身寒之甚而反不战栗者，名为骨痹。谓其人肾气素胜，以水为事，则肾脂枯而髓不能满，故寒甚至骨也。又以肝为一阳，心为二阳，二脏皆有伏火，则一水不胜二火，所以身虽寒而不冻栗。此单言骨痹之为病也如此，又岂阳常有余之谓乎？若以五火二火尽可引为火证，则如《示从容论》中有云二火不胜三水者，又将何以解之，而何独不引为言耶？试以此问丹溪，其将何以答予。

——丹溪曰：气有余便是火。又曰：五脏各有火，五志激之，其火随起。若诸寒为病，必须身犯寒气，口得寒物，乃为病寒。非若诸火，病自内作，所以气之病寒者，十无一二。

予味丹溪此言，不能不掩卷叹息，岂必气之病寒者十无一二耶？夫气本属阳，阳实者固能热，阳虚者独不能寒乎？故经曰：气实者热也，气虚者寒也。又经曰：血气者，喜温而恶寒，寒则泣不能流，温则消而去之。则其义有可知矣。且今人之气实与气虚者，孰为多寡，则寒热又可知矣。然而何以证之？如心气虚则神有不明，肺气虚则治节有不行，脾气虚则食饮不能健，肝气虚则魂怯而不宁，肾气虚则阳道衰而精少志屈，胃气虚则仓廪匮而并及诸经，三焦虚则上中下俱失其职，命门虚则精气神总属无根。凡此者，何非气虚之类？气虚即阳虚，阳虚则五内不暖而无寒生寒，所以多阳衰羸败之病。若必待寒气寒食而始为寒证，则将置此辈于何地？夫病之所贵于医者，贵其能识生气，是诚医家最大关系，而丹溪全不之察，故无怪其曰：气有余便是火，而余反之曰：气不足便是寒。使其闻余之说，尚不知以为然否。

——丹溪《格致余论》曰：六气之中，湿热为病，十居八九。

据此说，湿热为病十居八九，则无怪乎寒凉之药，亦宜八九矣。此亦大谬之言也。夫阴阳之道，本若权衡，寒往暑来，无胜不复，若偏热如此，则气候乱而天道乖矣。故轩辕帝曰：其德化政令之动静损益皆何如？岐伯曰：夫德化政令灾变不能相加也，胜复盛衰不能相多也，往来大小不能相过也，用之升降不能相无也，各从其动而复之耳。此《气交变大论》之文，岂亦其不足信乎！

——丹溪《夏月伏阴论》曰：若于夏月火令之时，妄投温热，宁免实实虚虚之患乎？或曰：巳月纯阳，于理或通，五月一阴，六月二阴，非阴冷而何？答曰：此阴之初动于地下也。四阳浮于地上，燔灼焚燎，流金烁石，何阴冷之有？

据此一说，则夏月止宜寒凉矣，而何以帝曰：服寒而反热，服热而反寒，其故何也？岐伯曰：治其王气，是以反也。然则丹溪止知治王气，而王气有不可治者，何以不知也？矧春夏之温热，秋冬之寒凉，此四时之主气也；而风寒暑湿火燥，此六周之客气也。故春夏有阴寒之令，秋冬有温热之时，所谓主气不足，客气胜也。所谓必先岁气，无伐天和，亦此谓也。岂丹溪止知有主气，而客气之循环胜复，又何以不知也？然此犹以气令言也。若人之血气阴阳，本自不同，病之表里寒热，岂皆如一？设以夏月得阴证而忌用温热，冬月得阳证而忌用寒凉，则其人能生乎？是丹溪止知时热宜凉，而舍时从证，又何以不知也？观其所论，止言夏月忌温热，不言冬月忌寒凉，何其畏火之见，主火之言，一至于此。

——丹溪《局方发挥》曰：经云暴注下迫，皆属于热。又曰：暴注属于火。又曰：下痢清白属于寒。夫热为君火之气，火为相火之气，寒为寒水之气，属火热者二，属水寒者一，故泻痢一证，似乎属热者多，属寒者少。详玩《局方》，专以热涩为用，若用于下痢清白而属寒者斯可矣。经所谓下迫者，即里急后重之谓也，其病属火，相火所为，其毒甚于热也，投以涩热，非杀之而何？

据此说，以二火一水言泻痢之由，殊未当也。夫《经》言暴注下迫皆属于热者，谓暴泻如注之下迫，非肠澼下痢之谓也。观《太阴阳明论》曰：阴受之则入五脏，下为飧泄，久为肠澼。然肠澼言久，岂同暴注而皆为热乎？且《内经》所言泻痢之证，寒者极多，今于《泄泻门》详列可考，何丹溪俱不引证，而独引二火之说，亦勉强矣。及遍考《内经》，则止有暴注下迫皆属于热一句，并无暴注属于火之文，即或以属火之年有言暴注者，然木金土水之年皆有此证，又何以独言火也？盖其意专在火，故借引经文以证其说，而不知经言二火者，本言六气之理也，岂以泻痢一证为二火乎？观之经曰长夏善病洞泄寒中，何不曰洞泄热中，其义可知，而丹溪何不察也？夫以泻痢为火者，本出河间，而丹溪宗之，故变为此说。戴原礼又宗丹溪，故云：痢虽有赤白二色，终无寒热之分，通作湿热治。自此说相传，遂致诸家方论，无不皆言湿热，而不知复有寒湿矣，其害孰甚？至若《局方》一书，虽云多用热涩，然于实热新邪，岂云皆用此法？观其所载太平丸、戊己丸、香连丸、薷苓汤之类，岂非以寒治热者耶？又若真人养脏汤、大已寒丸、胡椒理中汤之类，皆有可用之法，其中随证酌宜，顾在用之者何如耳，岂《局方》专以热涩为用，而可斥其非耶。且是书之行，乃宋神宗诏天下高医各以效方奏进而成者，此其中或过于粉饰者，料不能无，而真效之方必亦不少。第在丹溪之言火多者，谓热药能杀人，而余察其为寒多者，则但见寒药之杀人耳，明者其深察之。

——丹溪曰：痢赤属血，自小肠来；白属气，自大肠来，皆湿热为本。初得一二日间，元气未虚，必推荡之，此通因通用之法，大承气汤、调胃承气汤。下后看其气病血病而用药，气用参、术，血用四物。痢五日后不可下，脾胃气虚故也。壮实者亦可下。

据此说，以赤白言血气，而分属大肠小肠，其于五行之说则然，而于病情之真则凿矣。盖小肠为心之腑，宜其主血；大肠为肺之腑，宜其主气。然水谷气化于小肠，岂小肠之非气乎？或于粪前而见血，岂大肠之无血乎？观之经曰：血者，神气也。此非赤化于气乎？又曰：白血出者死。此非白亦为血乎？盖白者赤者，无不关乎血气，但其来浅者白，而来深者则赤也。故经曰：阳络伤则血外溢，血外溢则衄血；阴络伤则血内溢，血内溢则后血。此自至理，何其明显，而顾可以小肠大肠分血气哉？然此犹无碍，亦不必深为之辨也。至若初得一二日间，元气未虚，必推荡之，为通因通用法，则此说不可概言矣。盖此证有不宜下者，有必不可下者，岂以一二日间必可推荡耶？若病之可泻者，必其元气本强，积聚多实，则无论寒邪热邪，但得一推，则邪从泻去，而气本无伤，故可泻也。使无此元气，无此胀实，则无可言泻者矣。则强盛之人，随食随化，故饮食不易伤，泻痢不易犯，即有所犯，亦无不随病而随愈也。其有易病者，必其易伤者也，易伤者，必其本弱者也。所以凡患泻痢而有久延难愈者，必其弱者多，而强者少也。是以治宜推荡者，亦不过数十中之一二耳。且体弱之证，亦有不同，有微弱者，有次弱者，有大弱者，此其形气脉息，病因证候，是实是虚，自可明辨。凡见脾肾不足而致泻痢者，则始终皆不可下，若妄用之，则微者必甚，甚者必死，莫可解救。此推荡之不可轻用也，诚见其致误者不少矣。即在丹溪亦曰：余近年涉历，亦有大虚大寒者，不可不知。此丹溪晚年之一隙耳，而亦知前言之过否？

——丹溪《痢疾门·附录》曰：诸有积者，以肚热缠痛推之；诸有气者，以肚如蟹渤验之。究其受病之源，决之对病之剂，大要以散风邪，行滞气，开胃脘为先，不可遽用肉豆蔻、诃子、白术辈以补住寒邪，不可投米壳、龙骨辈以闭涩肠胃。邪得补而愈盛，故变证作，所以日夕淹延而不已也。

据此散风邪，行滞气，开胃脘三法，亦不过言其大概，固未尽也。至若补住寒邪之说，则大有不通，而且最易惑人，为害不浅。夫既受寒邪，即当辨其虚实。然实者必有实证，本不宜补，不宜补而补之，则随补随甚，即显见也，又何待乎变证？若因脏气受伤者，则无非虚证，即宜温补。盖温可以逐寒邪，补以健脾肾。脾肾既健，寒邪既去，则无不速愈，何反有补住之理？又何有变证之说？且温补之法，原不在米壳、龙骨之属，又岂止豆蔻、白术而已乎？若执补住之说而禁用之，则必致虚者日虚而变证百出矣。余所见者，惟寒凉变证之害，不可胜纪，或近则旬日，远则累月经年，终于殒命而后已，未闻有以温补变证而日夕淹延不已者。兹余年出古稀，涉历不少，凡遇人言，率多不分虚实，无不曰补住寒邪，无不曰邪得补而愈盛。正以信之者多，所以害之者甚，因致抱疾之辈，宁受寒凉而死，不愿温补而生。究其所由，实由乎此。嗟！嗟！一言关系，有如是乎！余切悲之，今但反其说曰：以寒遇寒，则留住寒邪；邪得寒而愈甚，理所必然。遭此害者多矣，因特表其义，谨以告诸惑者。

又总原刘、朱二家之说，无非偏执言火，故但见经文有火字，则必引以为证。凡如前列诸条，果亦有一言合经意者否？彼二子者既曰读经，何以不顾上下文，而单扯一句，便可著书妄言，岂谓后世之人都无目耶？抑举世可欺耶？抑性体之有未明耶？谬已甚矣，吾不得为之解也。自二子之说行，而轩岐之受诬亦久矣。何也？以后人之遭毒于亡阳者，必谓轩岐之诲之也。使轩岐再起而见之，能无眦裂而发竖乎？此时医受病之源，实河间创之，而丹溪成之。予为此论，盖一则为后人保生命，一则为轩岐正道统，一则为后生浅学，知识未广，凡初见彼书者，无不信为经训，多致终生受误，害可胜言！欲清其流，必澄其源，故单采二家之略，辨正于此，而有余未尽，诚难悉也。

论时医 三十　共二十一条

——时医治病，但知察标，不知察本，且常以标本借口，曰急则治其标，缓则治其本，是岂知《内经》必求其本之意？故但见其所急在病，而全不知所急在命，此其孰可缓也？孰当急也？孰为今日之当急，孰为明日之更当急也？缓急既不知，则每致彼此误认，尚何标本为言乎！

——中风证悉由内伤，本无外感。既无外感，必不可散。若过用治风等药，则轻者必重，重者必速死。

——伤寒关系全在虚实二字。实者易治，虚者难治，以其元气本虚，故邪不易解。若治挟虚伤寒，不知托散，而但知攻邪，愈攻则愈虚，愈虚则无有不死。若甚虚者，即微补且无益，而但以治标为主者必死。

——伤寒阳经与阳证不同。阳经者，邪在表也；阳证者，热在里也。若内无实热脉候，而以阳经作阳证，妄用寒凉治其火，因致外内合邪而不可解者，必死。

——痢疾之作，惟脾肾薄弱之人极易犯之。夫因热贪凉，致伤脏气，此人事之病，非天时之病也。今之治痢者，止知治天时之热，不知治人事之寒，何也？痢痢证多在秋深，斯时也，炎暑既消，固不可执言热毒。秋凉日至，又何堪妄用寒凉？凡若此者，既不知人事，又不知天时，失之远矣，害莫甚矣，当因予言而熟思之矣。

——小儿血气未充，亦如苗萼之柔嫩，一或伤残，无不凋谢，故平时最宜培植，不可妄行消导。其或果有食滞胀痛，则宜暂消；果有风寒发热，则宜暂散；果有实热痰火，则宜暂清，此不得不治其标也。舍此之外，如无暴急标病，而时见青黄羸瘦，或腹膨微热，溏泄困倦等证，则悉由脾肾不足，血气薄弱而然。而时医见此，无非曰食积痰火，而但知消导，尤尚清凉，日削日剥，则元气日损，再逢他疾，则无能支矣。此幼科时俗之大病，有不可不察者也。

——小儿痘疹发热，此其正候，盖不热则毒不能透。凡其蒸热之力，即元气之力，故自起至化，自收至靥，无不赖此热力为之主。是诚痘疹之用神，必不可少，亦不必疑者也。惟是热甚而毒甚者，则不得不清火以解其毒。然必有内热真火脉证，方可治以清凉，此不过数十中之一二耳。如无内热，而但有外热，此自痘家正候，必不可攻热以拔元气之力，以伤脾肾之源。奈近代痘科全不知此，但见发热，则无论虚实，开口止知解毒，动手只知寒凉，多致伤脾而饮食日减，及靥时泄泻而毙者，皆其类也。此误最多，不可不察。

——痘疮不起，如毒盛而不可起者，此自不救之证，不必治也。若别无危证而痘不起者，总由元气无力，但培气血，则无有不起。近见痘科凡逢此证，则多用毒药，如桑蚕、穿山甲之类，逼而出之。见者以为奇效，而不知起发非由根本，元气为毒所残，发泄太过，内必匮竭。以此误人，所当切省。

——妇人经脉滞逆，或过期不至，总由冲任不足而然。若不培养血气，而止知通经逐瘀，则血以日涸，而崩漏血枯等证无所不至矣。

——凡情欲致伤，多为吐血失血，及或时发热，此真阴受伤之病。若但知治火，而不知治阴，则阴日消亡而劳瘵反成矣。

——痰证必有所因，是痰本不能生病，而皆因病生痰也。若止知治痰，而不知所以生痰，则痰必愈甚，未有可消而去者也。

——膨满总由脾胃，脾胃虽虚，未必即胀，若但知消导，则中气愈虚，而胀必日甚矣。

——气滞隔塞，总属脾虚不运，故为留滞。若不养脾而但知破气，则气道日亏，而渐成噎膈等病。

——小水短赤，惟劳倦气虚及阴虚之人多有之，若以此类通作火治，而专用寒凉，则变病有不可测矣。

——脉虚证热，本非真火，若作热治，而肆用寒凉，则轻者必重，重者必死。

——病本大虚而治以微补，药不及病，本无济益，若疑为误而改用消伐则死。

——病有缓急，效有迟速，若以迟病而求速效，则未免易医，易医多则高明本少，庸浅极多，少不胜多，事必败矣。

——任医须择贤者，而于危急之际尤不可苟。若彼宵小之辈，惟妄炫己长，好翻人案，不幸遇之，多致淆惑是非，生命所系不浅。

——经曰：人迎盛坚者伤于寒，气口坚盛者伤于食。此本以阳明太阴之脉分言表里，而王叔和以左为人迎，右为气口，因致后人每以左脉辨外感，右脉辨内伤，岂左无内伤，而右无外感乎？谬甚！谬甚！

——经曰：病生于内者，先治其阴，后治其阳，反者益甚；病生于阳者，先治其外，后治其内，反者益甚。

——病人善服药者，闻其气，尝其味，便可觉宜否之优劣，固无待入腹而始知也。独悯乎无识无知者，但知见药服药，而不知药之为药，但知见医求医，而不知医之为医，亦可悲矣。

京师水火说 三一

水火者，养生之本，日用之物，用水火而不察其利病，则适足以伤人，而实人所不知也。故水品分差等，火性言优劣，固非欺我者也。姑无论其他，试以燕京之水火言之。凡水之佳者，得阳之气，流清而源远，气香而味甘；水之劣者，得阴之性，源近而流浊，气秽而味苦。而京师之水则有两种：曰甜水，曰苦水是也。即其甜者亦未甚佳，而其苦者乃为最劣。盖水之味苦者，以其多碱，试取墙间白霜，火之皆燃，水中所有，即此物也，即朴硝也。其性则五金八石皆能消化，因而命名曰硝。故善于推荡积滞，攻破癥坚，凡脾弱之人服之多泄，是所验也。使无其实，而朝夕用之以养生，吾恐人之脏腑，有更非五金八石之可比，其为潜消暗耗，剥人元气于罔觉之中，大有可畏者。或曰：未必然，果若所云，则吾未见斯地之乏人，亦未见斯地之皆病，何子之过虑也？予曰：噫！此正所谓罔觉也。请以寿夭而纪其验，则水土清甘之处，人必多寿，而黄发儿齿者，比比皆然；水土苦劣之乡，暗折天年，而耄耋期颐者，目不多见。虽曰寿乡未必全寿，夭乡未必皆夭，若以强者而滋养得宜，岂不更寿？弱者而饮食不佳，岂不更夭？远者不能概知，第以京师较之吾乡，则其寿夭之殊，不无大有径庭矣。职此之由，谓非水土之使然欤？

又若火之良否，原自不同，故先王取用，四时有异。惟是京师用煤，必不可易。虽用煤之处颇多，而惟京师之煤，气性尤烈，故每熏人至死，岁岁有之，而人不能避者无他，亦以用之不得其法耳。夫京师地寒，房室用纸密糊，人睡火炕，煤多爇于室内，惟其房之最小而最密者，最善害人。其故何也？盖以水性流下，下而不泄，则自下满而上；火性炎上，上而不泄，则自上满而下。故凡煤毒中人者，多在夜半之后，其气渐满，下及人鼻，则闭绝呼吸，昧然长逝，良可慨悯。凡欲避其毒者，惟看房室最密之所，极为可虑，但于顶槅开留一窍，或于窗纸揭开数楞，则其气自透去，不能下满，乃可无虑矣。然总之窗隙不如顶槅，为其透气之速也。设有中其毒者，必气闭声挣，不能自醒，速当呼之，饮以凉水，立可解救。或速令仆地，使其鼻吸地气，亦可解救。然待其急而救疗，恐有迟误而无济于事，孰若预有以防之为愈也。此京师水火之害，举京师而言，则他处可以类推矣。凡宦游京国及客处异地者，不可不知此二说，以为自珍之本。

医非小道记 三二

予出中年，尝游东藩之野，遇异人焉。偶相问曰：子亦学医道耶？医道难矣，子其慎之。予曰：医虽小道，而性命是关，敢不知慎！敬当闻命。异人怒而叱曰：子非知医者也。既称性命是关，医岂小道云哉？夫性命之道，本乎太极，散于万殊。有性命然后三教立，有性命然后五伦生。故造化者，性命之炉冶也；道学者，性命之绳墨也；医药者，性命之赞育也。然而其义深，其旨博，故不有出人之智，不足以造达微妙；不有执中之明，不足以辨正毫厘。使能明医理之纲目，则治平之道如斯而已；能明医理之得失，则兴亡之机如斯而已；能明医理之缓急，则战守之法如斯而已；能明医理之趋舍，则出处之义如斯而已。洞理气于胸中，则变化可以指计；运阴阳于掌上，则隔垣可以目窥。修身心于至诚，实儒家之自治；洗业障于持戒，诚释道之良医。身心人己，理通于一。明于此者，必明于彼；善乎彼者，必善于斯。故曰：必有真人，而后有真知；必有真知，而后有真医。医之为道，岂易言哉！若夫寻方逐迹，龊龊庸庸，椒硫杀疥，葱薤散风，谁曰非医也？而缁衣黄冠，总称释道；矫言伪行，何非儒流？是泰山之与丘垤，河海之与行潦，固不可以同日语矣。又若阴阳不识，虚实误攻，心粗胆大，执拗偏庸，非徒无益而反害之之徒，殆又椒、硫、葱、薤之不若，小道之称，且不可当，又乌足与言医道哉！医道难矣，医道大矣，是诚神圣之首传，民命之先务矣。

吾子其毋以草木相渺，必期进于精神相贯之区，玄冥相通之际，照终始之后先，会结果之根蒂，斯于斯道也，其庶乎为有得矣。子其勉之！予闻是教，惭悚应诺，退而皇皇者数月，恐失其训，因笔记焉。

病家两要说 三三 一忌浮言 二知真医

医不贵能愈病，而贵于能愈难病；病不贵于能延医，而贵于能延真医。夫天下事，我能之，人亦能之，非难事也；天下病，我能愈之，人亦能愈之，非难病也。惟其事之难也，斯非常人之可知；病之难也，斯非常医所能疗。故必有非常之人，而后可为非常之事；必有非常之医，而后可疗非常之病。第以医之高下，殊有相悬，譬之升高者，上一层有一层之见，而下一层者不得而知之；行远者，进一步有一步之闻，而近一步者不得而知之。是以错节盘根，必求利器；阳春白雪，和者为谁？夫如是，是医之于医尚不能知，而矧夫非医者？昧真中之有假，执似是而实非。鼓事外之口吻，发言非难；挠反掌之安危，惑乱最易。使其言而是，则智者所见略同，精切者已算无遗策，固无待其言矣。言而非，则大隳任事之心，见几者宁袖手自珍，其为害岂小哉！斯时也，使主者不有定见，能无不被其惑而致误事者鲜矣。此浮言之当忌也。又若病家之要，虽在择医，然而择医非难也，而难于任医，任医非难也，而难于临事不惑，确有主持，而不致朱紫混淆者之为更难也。倘不知此而偏听浮议，广集群医，则骐骥不多得，何非冀北驽群？帷幄有神筹，几见圯桥杰竖？危急之际，奚堪庸妄之误投？疑似之秋，岂可纷纭之错乱？一着之谬，此生付之矣。以故议多者无成，医多者必败。多何以败之？君子不多也。欲辨此多，诚非易也。然而尤有不易者，则正在知医一节耳。

夫任医如任将，皆安危之所关。察之之方，岂无其道？第欲以慎重与否观其仁，而怯懦者实似之；颖悟与否观其智，而狡诈者实似之；果敢与否观其勇，而猛浪者实似之；浅深与否观其博，而强辩者实似之。执拗者若有定见，夸大者若有奇谋。熟读几篇，便见滔滔不竭；道闻数语，谓非凿凿有凭。不反者，临涯已晚；自是者，到老无能。执两端者，冀自然之天功；废四诊者，犹瞑行之瞎马。得稳当之名者，有耽搁之误；昧经权之妙者，无格致之明。有曰专门，决非通达。不明理性，何物圣神？又若以己之心度人之心者，诚接物之要道，其于医也，则不可谓人己气血之难符。三人有疑，从其二同者，为决断之妙方，其于医也，亦不可谓愚智寡多之非类。凡此之法，何非征医之道？而征医之难，于斯益见。然必有小大方圆全其才，仁圣工巧全其用，能会精神于相与之际，烛幽隐于玄冥之间者，斯足谓之真医，而可以当性命之任矣。惟是皮质之难窥，心口之难辨，守中者无言，怀玉者不炫，此知医之所以为难也。故非熟察于平时，不足以识其蕴蓄；不倾信于临事，不足以尽其所长。使必待渴而穿井，斗而铸兵，则仓卒之间，何所趋赖？一旦有急，不得已而付之庸劣之手，最非计之得者。子之所慎斋战疾，凡吾侪同有性命之虑者，其勿忽于是焉。

噫！惟是伯牙常有也，而钟期不常有；夷吾常有也，而鲍叔不常有。此所以相知之难，自古若之，诚不足为今日怪。倘亦有因余言而留意于未然者，又孰非不治已病治未病，不治已乱始未乱之明哲乎，惟好生者略察之。

保天吟 三四

一气先天名太极，太极生生是为易。易中造化分阴阳，分出阴阳运不息。刚柔相荡立乾坤，剥复夬姤群生植。禀得先天成后天，气血原来是真的。阴阳气固可长生，龙虎飞腾失家宅。造化盅人果几多，谁道些须亦当惜？顾惜天真有两端，人己机关宜辨格。自治但存毋勉强，庄生最乐无心得。为人须慎保天和，岐伯深明无伐克。伐克从来性命仇，勉强分明元气贼。肤切根源未了然，养气修真亦何益？漫将斯语等浮云，道在路旁人不识。余今著此《保天吟》，愿效痴东奉佳客。

景岳全书卷之三终

脉神章目录道集

卷之四 / 83

脉神章上 / 83

《内经》脉义 / 83

部位一 / 83

脉度二 / 83

三部九候三 / 84

七诊四 / 84

六经脉体五 / 85

四时脉体六 / 85

胃气七 / 86

六变八 / 87

内外上下九 / 88

脉色十 / 88

人迎气口十一 / 88

脉从病反十二 / 89

搏坚软散十三 / 89

寸口诸脉十四 / 89

诸脉证十五 / 90

病治易难十六 / 90

真脏脉十七 / 91

关格十八 / 92

孕脉十九 / 92

乳子脉二十 / 92

卷之五 / 93

脉神章中 / 93

通一子脉义 / 93

脉神一 / 93

部位解二 / 94

正脉十六部三 / 95

常变四 / 101

四诊五 / 101

独论六 / 102

上下来去至止又六 / 103

胃气解七 / 104

真辨八 / 105

从舍辨九 共三条 / 105

逆顺十 共五条 / 107

脉要歌十一 / 107

宜忌歌十二 / 109
死脉歌十三 / 110

卷之六 / 111
脉神章下 / 111
《难经》脉义 / 111
独取尺寸一 / 111
脉有轻重二 / 111
阴阳呼吸三 / 111
阴阳虚实四 / 112
脉分脏腑五 / 112
根本枝叶六 / 112
仲景脉义 / 112
辨脉法七 / 112
平脉法八 / 113
《金匮》脉法九 / 115
滑氏脉义 / 116
持脉十 / 116
表里虚实十一 / 116
脉贵有神十二 / 116
附诸家脉义 / 117
矫世惑脉辨十三 / 117
太素可采之句十四 / 120
太素大要十五 / 121

卷之四 道集

脉神章上

《内经》脉义

部位一　部位解见后章

《脉要精微论》曰：尺内两旁，则季胁也，尺外以候肾，尺里以候腹。中附上，左外以候肝，内以候膈；右外以候胃，内以候脾。上附上，右外以候肺，内以候胸中；左外以候心，内以候膻中。前以候前，后以候后。上竟上者，胸喉中事也；下竟下者，少腹腰股膝胫中事也。

脉度二

《五十营篇》曰：天周二十八宿，人经二十八脉，周身十六丈二尺，以应二十八宿。漏水下百刻以分昼夜。故人一呼，脉再动，气行三寸；一吸，脉亦再动，气行三寸；呼吸定息，气行六寸；十息，气行六尺；二百七十息，气行十六丈二尺，一周于身；五百四十息，气行再周于身；二千七百息，气行十周于身；一万三千五百息，气行五十周于身。水下百刻，日行二十八宿，漏水皆尽，脉终矣。故五十营备，得尽天地之寿，凡行八百一十丈也。

三部九候 三

《三部九候论》帝曰：愿闻天地之至数，合于人形血气，通决死生，为之奈何？岐伯曰：天地之至数，始于一，终于九焉。一者天，二者地，三者人，因而三之，三三为九，以应九野。故人有三部，部有三候，以决死生，以处百病，以调虚实，而除邪疾。帝曰：何谓三部？曰：有下部，有中部，有上部。部各有三候，三候者，有天，有地，有人也。上部天，两额之动脉；上部地，两颊之动脉；上部人，耳前之动脉。中部天，手太阴也；中部地，手阳明也；中部人，手少阴也。下部天，足厥阴也；下部地，足少阴也；下部人，足太阴也。故下部之候，天以候肝，地以候肾，人以候脾胃之气；中部之候，天以候肺，地以候胸中之气，人以候心；上部之候，天以候头角之气，地以候口齿之气，人以候耳目之气。帝曰：以候奈何？岐伯曰：必先度其形之肥瘦，以调其气之虚实，实则泻之，虚则补之。

按：寸口脉亦有三部九候。三部者，寸关尺也；九候者，三部中各有浮中沉也。察三部可知病之高下，如寸为阳，为上部，主头项以至心胸之分也；关为阴阳之中，为中部，主脐腹胠胁之分也；尺为阴，为下部，主腰足胫股之分也。三部中各有三候，三而三之，是为九候。如浮主皮肤，候表及府；中主肌肉，以候胃气；沉主筋骨，候里及脏。此皆诊家之枢要，当与本篇互相求察也。

七诊 四

《三部九候论》帝曰：何以知病之所在？岐伯曰：察九候，独小者病，独大者病，独疾者病，独迟者病，独热者病，独寒者病，独陷下者病。

详此独字，即医中精一之义，诊家纲领，莫切于此。今见诸家言脉，悉以六部浮沉，凿分虚实，顾不知病本何在。既无独见，焉得确真？故《宝命全形论》曰：众脉不见，众凶弗闻，外内相得，无以形先。是诚察病之秘旨。必知此义，方可言诊。外有《独论》在后中卷，当参阅之。

六经脉体 五

《平人气象论》曰：太阳脉至，洪大以长。少阳脉至，乍疏乍数，乍短乍长。阳明脉至，浮大而短。

《至真要大论》曰：厥阴之至，其脉弦。少阴之至，其脉钩。太阴之至，其脉沉。少阳之至，大而浮。阳明之至，短而涩。太阳之至，大而长。

按：此二篇之论，盖前言阴阳之盛衰，后分六气之专主，辞若稍异，义实相符。详具《类经·脉色类》第十四篇，所当兼阅。

四时脉体 六

《玉机真脏论》岐伯曰：春脉如弦。春脉者，肝也，东方木也，万物之所以始生也，故其气来，软弱轻虚而滑，端直以长，故曰弦，反此者病。帝曰：何如而反？岐伯曰：其气来实而强，此谓太过，病在外；其气来不实而微，此谓不及，病在中。夏脉如钩。夏脉者，心也，南方火也，万物之所以盛长也，故其气来盛去衰，故曰钩，反此者病。何如而反？曰：其气来盛去亦盛，此谓太过，病在外；其气来不盛，去反盛，此谓不及，病在中。秋脉如浮。秋脉者，肺也，西方金也，万物之所以收成也，故其气来，轻虚以浮，来急去散，故曰浮，反此者病。何如而反？曰：其气来毛而中央坚，两傍虚，此谓太过，病在外；其气来毛而微，此谓不及，病在中。冬脉如营。冬脉者，肾也，北方水也，万物之所以合藏也，故其气来沉以搏，故曰营，反此者病。何如而反？曰：其气来如弹石者，此谓太过，病在外；其去如数者，此谓不及，病在中。帝曰：四时之序，脾脉独何主？岐伯曰：脾脉者土也，孤脏以灌四者也。帝曰：脾之善恶可得见乎？曰：善者不可得见，恶者可见。其来如水之流者，此谓太过，病在外；如鸟之喙者，此谓不及，病在中。

按：本篇中外二字，乃指邪正为言也。盖邪气来于外，元气见于中。邪气之来皆有余，故太过，则病在外；元气之伤惟不足，故不及，则病在中也。又凡脾家有病，必有形见，故恶者可见。若其无病，则阴行灌濡，五脏攸赖，而莫知其然，故善者不可得见，是即所谓胃气也。

《玉机真脏论》曰：所谓逆四时者，春得肺脉，夏得肾脉，秋得心脉，冬得脾脉，其至皆悬绝沉涩者，命曰逆四时。未有脏形，于春夏而脉沉涩，秋冬而脉浮大，名曰逆四时也。

《宣明五气篇》曰：春得秋脉，夏得冬脉，长夏得春脉，秋得夏脉，冬得长夏脉，是谓五邪。皆同命，死不治。

胃气 七 又胃气解见后章

《玉机真脏论》曰：脉弱以滑，是有胃气，命曰易治。

《终始篇》曰：邪气来也紧而疾，谷气来也徐而和。

《平人气象论》曰：平人之常气禀于胃，胃者平人之常气也。人无胃气曰逆，逆者死。春胃微弦曰平，弦多胃少曰肝病，但弦无胃曰死；胃而有毛曰秋病，毛甚曰今病，脏真散于肝，肝藏筋膜之气也。夏胃微钩曰平，钩多胃少曰心病，但钩无胃曰死；胃而有石曰冬病，石甚曰今病，脏真通于心，心藏血脉之气也。长夏胃微软弱曰平，弱多胃少曰脾病，但代无胃曰死；软弱有石曰冬病，弱甚曰今病，脏真濡于脾，脾藏肌肉之气也。秋胃微毛曰平，毛多胃少曰肺病，但毛无胃曰死；毛而有弦曰春病，弦甚曰今病，脏真高于肺，以行营卫阴阳也。冬胃微石曰平，石多胃少曰肾病，但石无胃曰死；石而有钩曰夏病，钩甚曰今病，脏真下于肾，肾藏骨髓之气也。胃之大络，名曰虚里，贯膈络肺，出于左乳下，其动应衣，脉宗气也。盛喘数绝者，则病在中；结而横，有积矣；绝不至曰死。乳之下，其动应衣，宗气泄也。

详代脉之义，本以更代为言，如《宣明五气篇》曰脾脉代者，谓胃气随时而更，此四时之代也。《根结篇》曰五十动而不一代者，谓五脏受气之盛衰，此至数之代也。本篇曰但代无胃曰死者，谓代无真脏不死也。由此观之，则凡见忽大忽小、乍迟乍数，倏而更变不常者，均谓之代。自王叔和云：代脉来数中止，不能自还，脉代者死。自后以此相传，遂失代之真义。

《平人气象论》曰：人以水谷为本，故人绝水谷则死，脉无胃气亦死。所谓无胃气者，但得真脏脉，不得胃气也。所谓脉不得胃气者，肝不弦，肾不石也。

凡肝脉但弦，肾脉但石，名为真脏者，以其无胃气也。若肝当弦而不弦，肾当石而不石，总由谷气不至，亦以其无胃气也。此举肝肾而言，则五脏皆然。

六　变 八

《邪气脏腑病形篇》曰：诸急者多寒，缓者多热。大者多气少血，小者气血皆少。滑者阳气盛，微有热；涩者少血少气，微有寒。诸小者，阴阳形气俱不足，勿取以针，而调以甘药也。

按：本篇正文曰：涩者多血少气，微有寒。多血二字，乃传写之误也。观本篇下文曰：刺涩者，无令其血出，其为少血可知。仲景曰：涩者，营气不足，是亦少血之谓。

内外上下 九

《脉要精微论》曰：推而外之，内而不外，有心腹积也。推而内之，外而不内，身有热也。推而上之，上而不下，腰脚清也。推而下之，下而不上，头项痛也。

脉　色 十

《邪气脏腑病形篇》曰：见其色，知其病，命曰明；按其脉，知其病，命曰神；问其病，知其处，命曰工。夫色脉与尺之相应也，如桴鼓影响之不得相失也，此亦本末根叶之出候也，根死则叶枯矣。故知一则为工，知二则为神，知三则神且明矣。色青者，其脉弦也；赤者，其脉钩也；黄者，其脉代也；白者，其脉毛；黑者，其脉石。见其色而不得其脉，反得其相胜之脉，则死矣。得其相生之脉，则病已矣。

人迎气口 十一

《五色篇》雷公曰：病之益甚，与其方衰如何？黄帝曰：外内皆在焉。切其脉口，滑小紧以沉者，病益甚，在中；人迎气大紧以浮者，其病益甚，在外。其脉口浮滑者，病日进；人迎沉而滑者，病日损。其脉口滑以沉者，病日进，在内；其人迎脉滑盛以浮者，其病日进，在外。人迎盛坚者，伤于寒；气口盛坚者，伤于食。

详人迎本足阳明之经脉，在结喉两傍；气口乃手太阴之经脉，在两手寸口。人迎为腑脉，所以候表；气口为脏脉，所以候里。故曰：气口独为五脏主。此《内经》之旨也，所以后世但诊气口，不诊人迎。盖以脉气流经，经气归于肺，而肺朝百脉，故寸口为脉之大会，可决死生，而凡在表在里之病，但于寸口诸部皆可察也。自王叔和误以左手为人迎，右手为气口，且云左以候表，右以候里，岂左无里而右无表乎？讹传至今，其误甚矣。详又见后十六卷劳倦内伤门，及《类经·藏象类》第十一篇。

脉从病反 十二

《至真要大论》帝曰：脉从而病反者，其诊何如？岐伯曰：脉至而从，按之不鼓，诸阳皆然。帝曰：诸阴之反，其脉何如？曰：脉至而从，按之鼓甚而盛也。

脉至而从者，如阳证见阳脉，阴证见阴脉，是皆谓之从也。若阳证虽见阳脉，但按之不鼓，而指下无力，则脉虽浮大，便非真阳之候，不可误认为阳证，凡诸脉之似阳非阳者皆然也。或阴证虽见阴脉，但按之鼓甚而盛者，亦不得认为阴证。

搏坚软散 十三

《脉要精微论》曰：心脉搏坚而长，当病舌卷不能言；其软而散者，当消环自已。肺脉搏坚而长，色不青，当病坠若搏，因血在胁下，令人喘逆；其软而散，色泽者，当病溢饮。溢饮者，渴暴多饮，而易入肌皮肠胃之外也。胃脉搏坚而长，其色赤，当病折髀；其软而散者，当病食痹。脾脉搏坚而长，其色黄，当病少气；其软而散，色不泽者，当病脚胻肿，若水状也。肾脉搏坚而长，其色黄而赤者，当病折腰；其软而散者，当病少血，至令不复也。帝曰：诊得心脉而急，此为何病？岐伯曰：病名心疝。心为牡脏，小肠为之使，故少腹当有形也。帝曰：诊得胃脉何如？曰：胃脉实则胀，虚则泄。

寸口诸脉 十四

《平人气象论》曰：寸口之脉中手短者，曰头痛。寸口脉中手长者，曰足胫痛。寸口脉中手促上击者，曰肩背痛。寸口脉沉而坚者，曰病在中。寸口脉浮而盛者，曰病在外。寸口脉沉而弱，曰寒热及疝瘕、少腹痛。寸口脉沉而横，曰胁下有积，腹中有横积痛。寸口脉沉而喘，曰寒热。脉盛滑坚者，病在外。脉小实而坚者，病在内。脉小弱以涩，谓之久病。脉滑浮而疾者，谓之新病。脉急者，曰疝瘕、少腹痛。脉滑曰风，脉涩曰痹。缓而滑曰热中。盛而紧曰胀。臂多青脉曰脱血。尺脉缓涩，谓之解㑊。安卧脉盛，谓之脱血。尺涩脉滑，谓之多汗。尺寒脉细，谓之后泄。脉尺粗常热者，谓之热中。

诸脉证 十五

《脉要精微论》曰：夫脉者，血之府也。长则气治，短则气病，数则烦心，大则病进，上盛则气高，下盛则气胀，代则气衰，细则气少，涩则心痛。浑浑革至如涌泉，病进而色弊，绵绵其去如弦绝者死。粗大者，阴不足，阳有余，为热中也。来疾去徐，上实下虚，为厥巅疾；来徐去疾，上虚下实，为恶风也。故中恶风者，阳受气也。有脉俱沉细数者，少阴厥也。沉细数散者，寒热也。浮而散者，为眴仆。诸浮不躁者，皆在阳，则为热；其有躁者在手。诸细而沉者，皆在阴，则为骨痛；其有静者在足，数动一代者，病在阳之脉也，泄及便脓血。涩者，阳气有余也；滑者，阴气有余也。阳气有余，为身热无汗；阴气有余，为多汗身寒；阴阳有余，则无汗而寒。按之至骨，脉气少者，腰脊痛而身有痹也。

《阴阳别论》曰：阴阳虚，肠澼死。阳加于阴谓之汗。阴虚阳搏谓之崩。

病治易难 十六

《平人气象论》曰：风热而脉静，泄而脱血脉实，病在中脉虚，病在外脉涩坚者，皆难治，命曰反四时也。

《玉机真脏论》曰：凡治病，察其形气色泽，脉之盛衰，病之新故，乃治之，无后其时。形气相得，谓之可治；色泽以浮，谓之易已；脉从四时，谓之可治；脉弱以滑，是有胃气，命曰易治。形气相失，谓之难治。色夭不泽，谓之难已；脉实以坚，谓之益甚；脉逆四时，为不可治。必察四难而明告之。病热脉静，泄而脉大，脱血而脉实，病在中脉实坚，病在外脉不实坚者，皆难治。

按：此二篇之义，如前篇言病在中脉虚者为难治，后篇言病在中脉实坚者为难治；前言病在外脉涩坚者为难治，后言病在外脉不实坚者为难治，前后若乎相反，何也？盖实邪在中者，脉不宜虚；虚邪在中者，脉不宜实也。阳邪在表者，宜滑而软，不宜涩而坚；外邪方盛者，宜实而大，不宜虚而小也。此中各有精义，或者以其为误，是不达耳。

真脏脉 十七

《阴阳别论》曰：脉有阴阳，知阳者知阴，知阴者知阳。凡阳有五，五五二十五阳。所谓阴者，真脏也，见则为败，败必死也。所谓阳者，胃脘之阳也。别于阳者，知病处也。别于阴者，知死生之期。

《玉机真脏论》曰：真肝脉至，中外坚，如循刀刃责责然，如按琴瑟弦，色青白不泽，毛折乃死。真心脉至，坚而搏，如循薏苡子累累然，色赤黑不泽，毛折乃死。真肺脉至，大而虚，如以毛羽中人肤，色白赤不泽，毛折乃死。真肾脉至，搏而绝，如指弹石辟辟然，色黑黄不泽，毛折乃死。真脾脉至，弱而乍数乍疏，色黄青不泽，毛折乃死。诸真脏脉见者，皆死不治也。黄帝问曰：见真脏者死，何也？岐伯曰：五脏者，皆禀气于胃，胃者，五脏之本也；脏气者，不能自致于手太阴，必因于胃气，乃至于手太阴也。故邪气胜者，精气衰也；病甚者，胃气不能与之俱至于手太阴，故真脏之气独见。独见者，病胜脏也，故曰死。

按：此胃气即人之阳气，阳气衰则胃气弱，阳气败则胃气绝矣，此即生死之大本也。所谓凡阳有五者，即五脏之阳也。凡五脏之气，必互相灌濡，故五脏之中，必各兼五气，此所谓五五二十五阳也。是可见无往而非阳气，亦无往而非胃气，无胃气即真脏独见也，故曰死。

关格 十八

《六节藏象论》曰：人迎一盛，病在少阳，二盛病在太阳，三盛病在阳明，四盛以上为格阳。寸口一盛，病在厥阴，二盛病在少阴，三盛病在太阴，四盛以上为格阴。人迎与寸口俱盛四倍以上为关格，关格之脉羸，不能极于天地之精气则死矣。本篇脉证具载关格门，当详察之。

孕脉 十九

《平人气象论》曰：妇人手少阴脉动甚者，任子也。

《阴阳别论》曰：阴搏阳别，谓之有子。

《腹中论》帝曰：何以知怀子之且生也？岐伯曰：身有病而无邪脉也。本篇诸义，具详妇人门胎孕条中。

乳子脉 二十

《通评虚实论》帝曰：乳子而病热，脉悬小者何如？岐伯曰：手脚温则生，寒则死。帝曰：乳子中风热，喘鸣肩息者，脉如何？曰：喘鸣肩息者，脉实大也，缓则生，急则死。此条详义，具载小儿门。

景岳全书卷之四终

卷之五 道集

脉神章中

通一子脉义

脉神一

脉者，血气之神，邪正之鉴也。有诸中必形诸外，故血气盛者脉必盛，血气衰者脉必衰，无病者脉必正，有病者脉必乖。矧人之疾病，无过表里寒热虚实，只此六字，业已尽之。然六者之中，又惟虚实二字为最要。盖凡以表证、里证、寒证、热证，无不兼有虚实，既能知表里寒热，而复能以虚实二字决之，则千病万病，可以一贯矣。且治病之法，无逾攻补。用攻用补，无逾虚实。欲察虚实，无逾脉息。虽脉有二十四名，主病各异，然一脉能兼诸病，一病亦能兼诸脉，其中隐微，大有玄秘，正以诸脉中亦兼有虚实之变耳。言脉至此，有神存矣。倘不知要而泛焉求迹，则毫厘千里，必多迷误，故予特表此义。有如洪涛巨浪中，则在乎牢执柁干，而病值危难处，则在乎专辨虚实，虚实得真，则标本阴阳，万无一失。其或脉有疑似，又必兼证兼理，以察其孰客孰主，孰缓孰急，能知本末先后，是即神之至也矣。

部位解二

左寸　心部也，其候在心与心包络。得南方君火之气，脾土受生，肺金受制，其主神明清浊。

右寸　肺部也，其候在肺与膻中。得西方燥金之气，肾水受生，肝木受制，其主情志善恶。

上二部，所谓上以候上也，故凡头面、咽喉、口齿、颈项、肩背之疾，皆候于此。

左关　肝部也，其候在肝胆。得东方风木之气，心火受生，脾土受制，其主官禄贵贱。

右关　脾部也，其候在脾胃。得中央湿土之气，肺金受生，肾水受制，其主财帛厚薄。

上二部居中，所以候中焦也，故凡于胁肋腹背之疾，皆候于此。

左尺　肾部也，其候在肾与膀胱、大肠。得北方寒水之气，肝木受生，心火受制，其主阴气之寿元。

右尺　三焦部也，其候在肾与三焦、命门、小肠。得北方天一相火之气，脾土受生，肺金受制，其主阳气之寿元。

上二部，所谓下以候下也，故凡于腰腹、阴道及脚膝之病，皆候于此。

按：本经曰：上竟上者，胸喉中事；下竟下者，少腹腰股膝胫中事。所以脉之形见上者候上，下者候下，此自然之理也。自王叔和云：心与小肠合于左寸，肺与大肠合于右寸，以至后人遂有左心小肠，右肺大肠之说，其谬甚矣。夫小肠、大肠皆下部之腑，自当应于两尺。然脉之两尺，左为水位，乃真阴之舍也；右为火位，乃元阳之本也。小肠属火，而火居火位，故当配于下之右；大肠属金，而金水相从，故当配于下之左，此亦其当然也。但二肠连胃，气本一贯，故在《内经》亦不言其定处，而但曰大肠、小肠皆属于胃，是又于胃气中，总可察二肠之气也。然凡在下焦脏腑，无不各具阴阳，若欲察下部之阳者，当总在右尺；察下部之阴者，当总在左尺，则尽其要矣。或问曰：何以右尺为阳而属火？曰尺为蛇武之乡，而地之刚居西北，所以手脚之右强于左，是即左阴右阳之义也。此篇尚有详论，具载《类经·求正录》中，所当参阅。

正脉十六部 三 浮、沉、迟、数、洪、微、滑、涩、弦、芤、紧、缓、结、伏、虚、实

浮脉　举之有余，按之不足。浮脉为阳，凡洪大芤革之属，皆其类也。为中气虚，为阴不足，为风，为暑，为胀满，为不食，为表热，为喘急。浮大为伤风，浮紧为伤寒，浮滑为宿食，浮缓为湿滞，浮芤为失血，浮数为风热，浮洪为狂躁。虽曰浮为在表，然真正风寒外感者，脉反不浮，但其紧数而略兼浮者，便是表邪，其证必发热无汗，或身有酸疼，是其候也。若浮而兼缓，则非表邪矣。大都浮而有力有神者，为阳有余，阳有余则火必随之，或痰见于中，或气壅于上，可类推也。若浮而无力空豁者，为阴不足，阴不足则水亏之候，或血不营心，或精不化气，中虚可知也。若以此等为表证，则害莫大矣。其有浮大弦硬之极，甚至四倍以上者，《内经》谓之关格，此非有神之谓，乃真阴虚极而阳亢无根，大凶之兆也。凡脉见何部，当随其部而察其证，诸脉皆然。

沉脉　轻手不见，重取乃得。沉脉为阴，凡细小、隐伏、反关之属，皆其类也，为阳郁之候。为寒，为水，为气，为郁，为停饮，为癥瘕，为胀实，为厥逆，为洞泄。沉细为少气，为寒饮，为胃中冷，为腰脚痛，为痃癖。沉迟为痼冷，为精寒。沉滑为宿食，为伏痰。沉伏为霍乱，为胸腹痛。沉数为热。沉弦、沉紧为心腹痛，小肠痛。沉虽属里，然必察其有力无力，以辨虚实。沉而实者，多滞多气，故曰下手脉沉，便知是气。气停积滞者，宜消宜攻。沉而虚者，因阳不达，因气不

舒。阳虚气陷者，宜温宜补。其有寒邪外感，阳为阴蔽，脉见沉数而紧，及有头疼身热等证者，正属邪表，不得以沉为里也。

迟脉　不及四至者皆是也。迟为阴脉，凡代缓结涩之属，皆其相类，乃阴盛阳亏之候。为寒，为虚。浮而迟者内气虚，沉而迟者表气虚。迟在上，则气不化精，迟在下，则精不化气。气寒则不行，血寒则凝滞。若迟兼滑大者，多风痰顽痹之候；迟兼细小者，必真阳亏弱而然。或阴寒留蓄于中，则为泄为痛；或元气不营于表，则寒栗拘挛。大都脉来迟慢者，总由元气不充，不可妄施攻击。

数脉　五至六至以上，凡急疾紧促之属，皆其类也。为寒热，为虚劳，为外邪，为痈疡。滑数、洪数者多热，涩数、细数者多寒。暴数者多外邪，久数者必虚损。数脉有阴有阳，今后世相传，皆以数为热脉，及详考《内经》，则但曰：诸急者多寒，缓者多热，滑者阳气盛，微有热。曰：粗大者，阴不足，阳有余，为热中也。曰：缓而滑者曰热中。舍此之外，则并无以数言热者。而迟冷数热之说，乃始自《难经》云数则为热，迟则为寒。今举世所宗，皆此说也。不知数热之说，大有谬误，何以见之？盖自余历验以来，凡见内热伏火等证，脉反不数，而惟洪滑有力，如经文所言者是也。至如数脉之辨，大约有七，此义失真，以至相传遗害者，弗胜纪矣。兹列其要者如下，诸所未尽，可以类推。

——外邪有数脉。凡寒邪外感，脉必暴见紧数。然初感便数者，原未传经，热自何来？所以只宜温散。即或传经日久，但其数而滑实，方可言热。若数而无力者，到底仍是阴证，只宜温中。此外感之数，不可尽以为热也。若概用寒凉，无不杀人。

——虚损有数脉。凡患阳虚而数者，脉必数而无力，或兼细小，而证见虚寒。此则温之且不暇，尚堪作热治乎？又有阴虚之数者，脉必数而弦滑，虽有烦热诸证，亦宜慎用寒凉，若但清火，必至脾泄而败。且凡患虚损者，脉无不数，数脉之病，惟损最多，愈虚则愈数，愈数则愈危，岂数皆热病乎！若以虚数作热数，则万无不败者矣。

——疟疾有数脉。凡疟作之时，脉必紧数，疟止之时，脉必和缓，岂作即有火，而止则无火乎？且火在人身，无则无矣，有则无止时也。能作能止者，惟寒邪之进退耳，真火真热，则不然也。此疟疾之数，故不可尽以为热。

——痢疾有数脉。凡痢疾之作，率由寒湿内伤，脾肾俱损，所以脉数但兼弦涩细弱者，总皆虚数，非热数也，悉宜温补命门，百不失一。其有形证多火，年力强壮者，方可以热数论治。然必见洪滑实数之脉，方是其证。

——痈疡有数脉。凡脉数身无热而反恶寒，饮食如常者，或身有热而得汗不解者，即痈疽之候也。然疮疡之发，有阴有阳，可攻可补，亦不得尽以脉数者为热证。

——痘疹有数脉。以邪毒未达也，达则不数矣。此当以虚实大小分阴阳，亦不得以数为热脉。

——癥癖有数脉。凡胁腹之下有块如盘者，以积滞不行，脉必见数。若积久成疳，阳明壅滞，而致口臭、牙疳、发热等证者，乃宜清胃清火。如无火证，而脉见细数者，亦不得认以为热。

——胎孕有数脉。以冲任气阻，所以脉数，本非火也。此当以强弱分寒热，不可因其脉数，而执以黄芩为圣药。

按：以上数脉诸证，凡邪盛者多数脉，虚甚者尤多数脉，则其是热非热，从可知矣。

洪脉　大而实也，举按皆有余。洪脉为阳，凡浮芤实大之属，皆其类也。为血气燔灼，大热之候。浮洪为表热，沉洪为里热，为胀满，为烦渴，为狂躁，为斑疹，为头疼面热，为咽干喉痛，为口疮痈肿，为大小便不通，为动血，此阳实阴虚，气实血虚之候。若洪大至极，甚至四倍以上者，是即阴阳离绝，关格之脉也，不可治。

微脉　纤细无神，柔弱之极，是为阴脉。凡细小虚濡之属，皆其类也，乃血气俱虚之候。为畏寒，为恐惧，为怯弱，为少气，为中寒，为胀满，为呕哕，为泄泻，为虚汗，为食不化，为腰腹疼痛，为伤精失血，为眩运厥逆。此虽气血俱虚，而尤为元阳亏损，最是阴寒之候。

滑脉　往来流利，如盘走珠。凡洪大芤实之属，皆其类也，乃气实血壅之候。乃痰逆，为食滞，为呕吐，为满闷。滑大滑数为内热，上为心肺、头目、咽喉之热，下为小肠、膀胱、二便之热。妇人脉滑数而经断者为有孕。若平人脉滑而和缓，此自营卫充实之佳兆；若过于滑大，则为邪热之病。又凡病虚损者，多有弦滑之脉，此阴虚然也。泻痢者，亦多弦滑之脉，此脾肾受伤也，不得通以火论。

涩脉　往来艰涩，动不流利，如雨沾沙，如刀刮竹，言其象也。涩为阴脉，凡虚细微迟之属，皆其类也，为血气俱虚之候。为少气，为忧烦，为痹病，为拘挛，为麻木，为无汗，为脾寒少食，为胃寒多呕，为二便违和，为四肢厥冷。男子为伤精，女子为失血，为不孕，为经脉不调。凡脉见涩滞者，多由七情不遂，营卫耗伤，血无以充，气无以畅。其在上则有上焦之不舒，在下则有下焦之不运，在表则有筋骨之疲劳，在里则有精神之短少。凡此总属阳虚，诸家言气多血少，岂以脉之不利，犹有气多者乎？

弦脉　按之不移，硬如弓弦。凡滑大坚搏之属，皆其类也。为阳中伏阴，血气不和，为气逆，为邪胜，为肝强，为脾弱，为痰饮，为宿食，为积聚，为胀满，为虚劳，为疼痛，为拘急，为疟痢，为疝痹，为胸胁痛。《疮疽论》曰：弦洪相搏，外紧内热，欲发疮疽也。弦从木化，气通乎肝，可以阴，亦可以阳。但其弦大兼滑者，便是阳邪；弦紧兼细者，便是阴邪。

凡脏腑间胃气所及，则五脏俱安，肝邪所侵，则五脏俱病。何也？盖木之滋生在水，培养在土。若木气过强，则水因食耗，土为克伤；水耗则肾亏，土伤则胃损。肾为精血之本，胃为水谷之本，根本受伤，生气败矣，所以木不宜强也。矧人无胃气曰死，故脉见和缓者吉，指下弦强者凶。盖肝邪与胃气不和，缓与弦强相左，弦甚者土必败，诸病见此，总非佳兆。

芤脉　浮大中空，按如葱管。芤为阳脉，凡浮豁弦洪之属，皆相类也，为孤阳脱阴之候。为失血脱血，为气无所归，为阳无所附，为阴虚发热，为头晕目眩，为惊悸怔忡，为喘急盗汗。芤虽阳脉，而阳实无根，总属大虚之候。

紧脉　急疾有力，坚搏抗指，有转索之状，凡弦数之属，皆相类也。紧脉阴多阳少，乃阴邪激搏之候，主为痛为寒。紧数在表，为伤寒发热，为浑身筋骨疼痛，为头痛项强，为咳嗽鼻塞，为瘴为疟。沉紧在里，为心胁疼痛，为胸腹胀满，为中寒逆冷，为吐逆出食，为风痫反张，为痃癖，为泻痢，为阴疝。在妇人为气逆经滞，在小儿为惊风抽搐。

缓脉　和缓不紧也。缓脉有阴有阳，其义有三：凡从容和缓，浮沉得中者，此自平人之正脉；若缓而滑大者多实热，如《内经》所言者是也；缓而迟细者多虚寒，即诸家所言者是也。然实热者，必缓大有力，多为烦热，为口臭，为腹满，为痈疡，为二便不利，或伤寒温疟初愈，而余热未清者，多有此脉。若虚寒者，必缓而迟细，为阳虚，为畏寒，为气怯，为疼痛，为眩晕，为痹弱，为痿厥，为怔忡健忘，为食饮不化，为骛溏飧泄，为精寒肾冷，为小便频数。女人为经迟血少，为失血下血。凡诸疮毒外证，及中风产后，但得脉缓者皆易愈。

结脉　脉来忽止，止而复起，总谓之结。旧以数来一止为促，促者为热，为阳极；缓来一止为结，结者为寒，为阴极。通谓其为气为血，为食为痰，为积聚，为癥瘕，为七情郁结。浮结为寒邪在经，沉结为积聚在内，此固结促之旧说矣。然以予之验，则促类数也，未必热；结类缓也，未必寒，但见中止者，总是结脉。多由血气渐衰，精力不继，所以断而复续，续而复断。常见久病者多有之，虚劳者多有之，或误用攻击消伐者亦有之。但缓而结者为阳虚，数而结者为阴虚。缓者犹可，数者更剧。此可以结之微甚，察元气之消长，最显最切者也。至如留滞郁结等病，本亦此脉之证应，然必其形强气实，而举按有力，此多因郁滞者也。又有无病而一生脉结者，此其素禀之异常，无足怪也。舍此之外，凡病有不退，而渐见脉结者，此必气血衰残，首尾不继之候，速宜培本，不得妄认为留滞。

伏脉　如有如无，附骨乃见。此阴阳潜伏，阻隔闭塞之候。或火闭而伏，或寒闭而伏，或气闭而伏。为痛极，为霍乱，为疝瘕，为闭结，为气逆，为食滞，为忿怒，为厥逆、水气。凡伏脉之见，虽与沉微细脱者相类，而实有不同也。盖脉之伏者，以其本有如无，而一时隐蔽不见耳。此有胸腹痛剧而伏者，有气逆于经，脉道不通而伏者，有偶因气脱不相接续而伏者，然此必暴病暴逆者乃有之，调其气而脉自复矣。若此数种之外，其有积困延绵，脉本细微而渐至隐伏者，此自残烬将绝之兆，安得尚有所伏？常见庸人诊此，无论久暂虚实，动称脉伏，而破气导痰等剂，犹然任意，此恐其就道稽迟，而复行催牒耳。闻见略具，谅不至此。

虚脉　正气虚也，无力也，无神也。有阴有阳，浮而无力为血虚，沉而无力为气虚，数而无力为阴虚，迟而无力为阳虚。虽曰微濡迟涩之属，皆为虚类，然而无论诸脉，但见指下无神者，总是虚脉。《内经》曰：按之不鼓，诸阳皆然，即此谓也。故凡洪大无神者，即阴虚也。细小无神者，即阳虚也。阴虚则金水亏残，龙雷易炽，而五液神魂之病生焉。或盗汗遗精，或上下失血，或惊忡不宁，或咳喘劳热。阳虚则火土受伤，真气日损，而君相化源之病生焉。或头目昏眩，或膈塞胀满，或呕恶亡阳，或泻痢疼痛。救阴者，壮水之主；救阳者，益火之源。渐长则生，渐消则死。虚而不补，元气将何以复？此实死生之关也。医不识此，尚何望其他焉？

实脉　邪气实也，举按皆强，鼓动有力。实脉有阴有阳，凡弦洪紧滑之属，皆相类也，为三焦壅滞之候。表邪实者，浮大有力，以风寒暑湿外感于经，为伤寒瘴疟，为发热头痛，鼻塞头肿，为筋骨肢体酸疼，痈毒等证。里邪实者，沉实有力，因饮食七情内伤于脏，为胀满，为闭结，为癥瘕，为瘀血，为痰饮，为腹痛，为喘呕咳逆等证。火邪实者，洪滑有力，为诸实热等证。寒邪实者，沉弦有力，为诸痛滞等证。凡其在气在血，脉有兼见者，当以类求。然实脉有真假，真实者易知，假实者易误。故必问其所因，而兼察形证，必得其神，方是高手。

常　变四

持脉之道，须明常变。凡众人之脉，有素大素小，素阴素阳者，此其赋自先天，各成一局也。邪变之脉，有倏缓倏疾，乍进乍退者，此其病之骤至，脉随气见也。故凡诊脉者，必须先识脏脉，而后可以察病脉；先识常脉，而后可以察变脉。于常脉中可察人之器局寿夭，于变脉中可察人之疾病吉凶，诊家大要，当先识此。

四　诊五

诊病之法，固莫妙于脉，然有病脉相符者，有脉病相左者，此中大有玄理。故凡值疑似难明处，必须用四诊之法，详问其病由，兼辨其声色，但于本末先后中，正之以理，斯得其真。若不察此，而但谓一诊可凭，信手乱治，亦岂知脉证最多真假，见有不确，安能无误？且常诊者，知之犹易，初诊者，决之甚难，此四诊之所以不可忽也。故《难经》以切居四诊之末，其意深矣。陶节庵亦曰：问病以知其外，察脉以知其内，全在活法二字。乃临证切脉之要诀也，此义惟汪石山言之最详，并附于后卷。

独　论 六

脉义之见于诸家者，六经有序也，藏象有位也，三部九候有则也。昭然若此，非不既详且备矣。及临证用之，则犹如望洋，莫测其孰为要津，孰为彼岸。予于初年，亦尝为此所迷者盖屡屡矣。今而熟察其故，乃知临歧忘羊，患在不得其独耳。兹姑以部位言之，则无不曰心肝肾居左之三部，肺脾命居右之三部，而按部以索脏，按脏以索病，咸谓病无遁情矣。故索部位者，审之寸，则似乎病在心肺也；审之关，则似乎病在肝脾也；审之尺，又似乎病在两肾也。既无无脉之部，又无无病之脉，而病果安在哉？孰是孰非，此难言也。再察其病情，则有如头痛者，一证耳，病本在上，两寸其应也。若以经脏言之，则少阳、阳明之痛，不应在两关乎？太阳之痛，不应在左尺乎？上下无分，此难言也。又如淋遗，一证耳，病本在下，尺中所主也。若气有不摄，病在右寸矣；神有不固，病在左寸矣。源流无辨，此难言也。诸如此类，百病皆然。使必欲以部位言，则上下相关，有不可泥也。使必欲以经脏言，则承制相移，有不可执也。言难尽意，绘难尽神，无弗然矣。是可见诸家之所胪列者，亦不过描摸影响，言此失彼，而十不得一，第觉其愈多愈繁，愈繁愈失，而迷津愈甚矣。故善为脉者，贵在察神，不在察形。察形者，形千形万，不得其要；察神者，惟一惟精，独见其真也。

独之为义，有部位之独也，有脏气之独也，有脉体之独也。部位之独者，谓诸部无恙，惟此稍乖，乖处藏奸，此其独也。脏气之独者，不得以部位为拘也，如诸见洪者，皆是心脉，诸见弦者，皆是肝脉，肺之浮，脾之缓，肾之石；五脏之中，各有五脉，五脉互见，独乖者病。乖而强者，即本脏之有余；乖而弱者，即本脏之不足，此脏气之独也。脉体之独者，如经所云：独小者病，独大者病，独疾者病，独迟者病，独热者病，独寒者病，独陷下者病，此脉体之独也。总此三者，独义见矣。夫既谓之独，何以有三？而不知三者之独，亦总归于独小、独大、独疾、独迟之类，但得其一，而即见病之本矣。故经曰：得一之精，以知死生。又曰：知其要者，一言而终，不知其要，则流散无穷，正此之谓也。

虽然，然独不易言也，亦不难言也。独之为德，为群疑之主也，为万象之源也。其体至圆，其用至活也。欲得之者，犹纵目于泰山之顶，则显者显，隐者隐，固若易中有难也；犹认针于沧海之中，则左之左，右之右，还觉难中有易也。然不有无岐之目，无二之心，诚不足以因彼之独，而成我之独也。故曰独不难知也，而惟恐知独者之难其人也。独自有真也，而又恐伪辩者假借以文其僻也。真独者，兼善成于独善；伪独者，毒己由于独人。独之与毒，音虽若同，而利害则天渊矣。故并及之，以识防于此。

上下来去至止 又六

上下来去至止，此六字者，深得诊家之要，乃滑伯仁所创言者。第滑氏之说，未尽其蕴，此中犹有精义，余并续而悉之。盖此六字之中，具有三候之法。如初诊之先，即当详审上下。上下之义，有升降焉，有阴阳焉，有藏象焉，有补泻焉。上下昭然，则证治条分而经济自见，此初候之不可不明也。及诊治之后，即当详察来去。来去之义，或指下之和气未来，形证之乖气未去，此进退可别矣。或何者为邪气渐去，何者为生气渐来，此消长有征矣。来去若明，则吉凶可辨，而权衡在我，此中候之不可不察也。再统初中之全局，独当详见至止。至止之义，即凡一举一动，当料其势所必至，一闻一见，当思其何所底止，知始知终，庶乎近神矣，此末候之不可不察也。

凡此六字之义，其真诊家之纲领乎。故余续之如此，并附滑氏原论于后。滑氏曰：察脉须识上下来去至止六字，不明此六字，则阴阳虚实不别也。上者为阳，来者为阳，至者为阳；下者为阴，去者为阴，止者为阴也。上者，自尺部上于寸口，阳生于阴也。下者，自寸口下于尺部，阴生于阳也。来者，自骨肉之分而出于皮肤之际，气之升也。去者，自皮肤之际而还于骨肉之分，气之降也。应曰至，息曰止也。

胃气解 七

凡诊脉须知胃气，如经曰：人以水谷为本，故人绝水谷则死，脉无胃气亦死。又曰：脉弱以滑，是有胃气。又曰：邪气来也紧而疾，谷气来也徐而和。又曰：五味入口，藏于胃，以养五脏气。是以五脏六腑之气味，皆出于胃，而变见于气口。是可见谷气即胃气，胃气即元气也。夫元气之来，力和而缓；邪气之至，力强而峻。高阳生曰：阿阿软若春杨柳，此是脾家脉四季，即胃气之谓也。故凡诊脉者，无论浮沉迟数，虽值诸病叠见，而但于邪脉中，得兼软滑徐和之象者，便是五脏中俱有胃气，病必无害也。何也？盖胃气者，正气也；病气者，邪气也，夫邪正不两立，一胜则一负。凡邪气胜则正气败，正气至则邪气退矣。若欲察病之进退吉凶者，但当以胃气为主。

察之之法，如今日尚和缓，明日更弦急，知邪气之愈进，邪愈进则病愈甚矣；今日甚弦急，明日稍和缓，知胃气之渐至，胃气至则病渐轻矣。即如顷刻之间，初急后缓者，胃气之来也；初缓后急者，胃气之去也。此察邪正进退之法也。至于死生之兆，亦惟以胃气为主。夫胃气中和，王于四季，故春脉微弦而和缓，夏脉微钩而和缓，秋脉微毛而和缓，冬脉微石而和缓，此胃气之常，即平人之脉也。若脉无胃气，即名真脏。脉见真脏，何以当死？盖人有元气，出自先天，即天气也，为精神之父。人有胃气，出乎后天，即地气也，为血气之母。其在后天，必本先天为主持；在先天，必赖后天为滋养。无所本者死，无所养者亦死。何从验之？如但弦、但钩、但毛、但石之类，皆真脏也，此以孤脏之气独见，而胃气不能相及，故当死也。且脾胃属土，脉本和缓，土惟畏木，脉则弦强。凡脉见弦急者，此为土败木贼，大非佳兆。若弦急之微者，尚可救疗，弦急之甚者，胃气其穷矣。

真　辨　八

据《脉法》所言，凡浮为在表，沉为在里，数为多热，迟为多寒，弦强为实，微细为虚，是固然矣。然疑似中尤有真辨，必其关系非小，不可不察也。如浮虽属表，而凡阴虚血少，中气亏损者，必浮而无力，是浮不可以概言表。沉虽属里，而凡表邪初感之深者，寒束皮毛，脉不能达，其必沉紧，是沉不可以概言里。数为热，而真热者未必数，凡虚损之证，阴阳俱困，气血张皇，虚甚者数必甚，是数不可以概言热。迟虽为寒，凡伤寒初退，余热未清，脉多迟滑，是迟不可以概言寒。弦强类实，而真阴胃气大亏，及阴阳关格等证，脉必豁大而弦健，是弦不可以概言实。微细类虚，而凡痛极气闭，营卫壅滞不通者，脉必伏匿，是伏不可以概言虚。由此推之，则不止是也，凡诸脉中皆有疑似，皆有真辨。诊能及此，其必得鸢鱼之学者乎。不易言也！不易言也！

舍从辨　九　共三条

凡治病之法，有当舍证从脉者，有当舍脉从证者，何也？盖证有真假，脉亦有真假，凡见脉证有不相合者，则必有一真一假隐乎其中矣。故有以阳证见阴脉者，有以阴证见阳脉者，有以虚证见实脉者，有以实证见虚脉者。此阴彼阳，此虚彼实，将何从乎？病而遇此，最难下手，最易差错，不有真见，必致杀人。矧今人只知见在，不识隐微，凡遇证之实而脉之虚者，必直攻其证，而忘其脉之真虚也；或遇脉之弦大而证之虚者，亦必直攻其脉，而忘其证之无实也。此其故，正以似虚似实，疑本难明，当舍当从，孰知其要。医有迷途，莫此为甚，余尝熟察之矣。大都证实脉虚者，必其证为假实也；脉实证虚者，必其脉为假实也。何以见之？如外虽烦热，而脉见微弱者，必火虚也；腹虽胀满，而脉见微弱者，必胃虚也，虚火虚胀，其堪攻乎？此宜从脉之虚，不从证之实也。其有本无烦热，而脉见洪数者，非火邪也；本无胀滞，而脉见弦强者，非内实也，无热无胀，其堪泻乎？此宜从证之虚，不从脉之实也。凡此之类，但言假实，不言假虚，果何意也？盖实有假实，虚无假虚。假实者，病多变幻，此其所以有假也；假虚者，亏损既露，此其所以无假也。大凡脉证不合者，中必有奸，必先察其虚以求根本，庶乎无误，此诚不易之要法也。

——真实假虚之候，非曰必无，如寒邪内伤，或食停气滞，而心腹急痛，以致脉道沉伏，或促或结一证，此以邪闭经络而然，脉虽若虚，而必有痛胀等证可据者，是诚假虚之脉，本非虚也。又若四肢厥逆，或恶风怯寒，而脉见滑数一证，此由热极生寒，外虽若虚，而内有烦热便结等证可据者，是诚假虚之病，本非虚也。大抵假虚之证，只此二条。若有是实脉，而无是实证，即假实脉也；有是实证，而无是实脉，即假实证也。知假知真，即知所从舍矣。近见有治伤寒者，每以阴脉作伏脉，不知伏脉之体，虽细虽微，亦必隐隐有力，亦必明明有证，岂容任意胡猜，以草菅人命哉！仁者必不然也。

——又有从脉从证之法，乃以病有轻重为言也。如病本轻浅，别无危候者，但因见在以治其标，自无不可，此从证也。若病关脏气，稍见疑难，则必须详辨虚实，凭脉下药，方为切当。所以轻者从证，十惟一二；重者从脉，十当八九，此脉之关系非浅也。虽曰脉有真假，而实由人见之不真耳，脉亦何从假哉！

逆顺 十 共五条

凡内出不足之证，忌见阳脉，如浮洪紧数之类是也。外入有余之病，忌见阴脉，如沉细微弱之类是也。如此之脉，最不易治。

——凡有余之病，脉宜有力有神，如微涩细弱而不应手者，逆之兆也。凡不足之病，脉宜和缓柔软，若洪大搏击，逆也。

——凡暴病脉来浮洪数实者为顺，久病脉来微缓软弱者为顺。若新病而沉微细弱，久病而浮洪数实者，皆为逆也。凡脉证贵乎相合，设若证有余而脉不足，脉有余而证不足，轻者亦必延绵，重者即危亡之兆。

——经曰：脉小以涩，谓之久病，脉浮而滑，谓之新病。故有余之病，忌见阴脉；不足之病，忌见阳脉。久病忌见数脉，新暴之病而见形脱脉，脱者死。

——凡元气虚败之证，脉有微极欲绝者，若用回阳救本等药，脉气徐徐渐出渐复者，乃为佳兆；若陡然暴出，忽如复元者，此假复也，必于周日之后，复脱如故，是必不治之证。若全无渐复生意者，自不必治。若各部皆脱，而惟胃脉独存者，犹可冀其万一。

脉要歌 十一 从《权舆》改正

脉有三部，部有三候，逐部先寻，次宜总究。左寸心经火位，脉宜流利洪强；左关肝胆，弦而且长；尺部膀胱，沉静弥良。右寸肺金之主，轻浮充畅为宗；脾胃居于关部，和缓胃气常充；右尺三焦连命，沉滑而实则隆。四时相代，脉状靡同。秋微毛而冬石，春则弦而夏洪。滑而微浮者肺恙，弦中兼细者脾殃。心病则血衰脉小，肝证则脉弦且长。大而兼紧，肾疾奚康？寸口多弦，头面何曾舒泰？关前若紧，胸中定是癥殃。急则风上攻而头痛，缓则皮顽痹而不昌。微是厥逆之阴，数为亏损之阳。滑则痰涎而胸膈气壅，涩缘血少而背膊疼伤。沉是背心之气，洪乃胸胁之妨。若夫关中，缓则饮食必少，滑实胃火煎熬，小弱胃寒逆冷，细微食少膨胀。卫之虚者涩候，气之滞者沉当。左关微涩兮血少，右关弦急兮过劳。洪实者血结之瘀，迟紧者脾冷之殃。至如尺内，洪大则阴虚可凭，或微或涩，便浊遗精。弦者腹痛，伏者食停。滑兮小腹急胀，妇则病在月经。涩兮呕逆翻胃，弦强阴疝血崩。紧兮小腹作痛，沉微必主腰疼。紧促形于寸，此气满于心胸；紧弦见于关，斯痛攻乎腹胁。两寸滑数兮，呕逆上奔；两关滑数兮，蛔虫内啮。心胸留饮，寸口沉潜；脐腹成癥，关中促结。左关弦紧兮，缘筋脉之拘挛；右关沉滑兮，因食积之作孽。

脉有浮沉迟数，诊有提纲大端。浮而无力为虚，有力为邪所搏。浮大伤风兮浮紧伤寒，浮数虚热兮浮缓风涎。沉缓滑大兮多热，沉迟紧细兮多寒。沉健须知积滞，沉弦气病淹淹。沉迟有力，疼痛使然。迟弦数弦兮，疟寒疟热之辨。迟滑洪滑兮，胃冷胃温之衍。数而有痛，恐发疮疡；若兼洪滑，热甚宜凉。阴数阴虚必发热，阳数阳强多汗黄。

脉有七情之伤，而为九气之列。怒伤于肝者，其脉促而气上冲；惊伤于胆者，其气乱而脉动掣。过于喜者伤于心，故脉散而气缓；过于思者伤于脾，故脉短而气结。忧伤于肺兮，脉必涩而气沉。恐伤于肾兮，脉当沉而气怯。若脉促而人气消，因悲伤而心系挈。伤于寒者脉迟，其为人也气收；伤于热者脉数，其为人也气泄。

脉体须明，脉证须彻。浮为虚而表显，沉乃实而里决。滑是多痰，芤因失血。濡散总因虚而冷汗，弦紧其为寒而痛切。洪则躁烦，迟为冷别。缓则风而顽木，实则胀而秘结。涩兮血少而寒，长兮痫而又热。短小元阳必病，坚强患乎满急。伏因痛痹伏藏，细弱真元内伤。结促惟虚断续，代云变易不常。紧急或缘泻痢，紧弦癥痞相妨。数则心烦，大则病进。上盛则气高，下盛则气胀。大是血虚之候，细为气少之恙。浮洪则外证推测，沉弦为内疾斟量。阳芤兮吐衄立至，阴芤兮下血须防。盛滑则外疼可别，实紧则内痛多伤。弱小涩弦为久病，滑浮数疾是新殃。沉而弦紧，痃癖内痛；脉来缓滑，胃热宜凉。长而滑大者酒病，浮而缓豁者湿伤。坚而疾者为癫，迟而伏者必厥。洪大而疾则发狂，紧滑而细为呕哕。脉洪而疾兮，因热结以成痈；脉微而涩兮，必崩中而脱血。阴阳皆涩数，知溲屎之艰难；尺寸俱虚微，晓精血之耗竭。

脉见危机者死，只因指下无神。不问何候，有力为神，按之则隐，可见无根。盖元气之来，力和而缓；邪气之至，力强而峻。弹石硬来即去，解索散乱无绪，屋漏半日而落，雀啄三五而住，鱼翔似有如无，虾游进退难遇。更有鬼贼，虽如平类，土败于木，真弦可畏，是亦危机，因无胃气。诸逢此者，见几当避。

宜忌歌 十二

伤寒病热兮，洪大易治而沉细难医；伤风咳嗽兮，浮濡可攻而沉牢当避。肿胀宜浮大，颠狂忌虚细。下血下痢兮，浮洪可恶；消渴消中兮，实大者利。霍乱喜浮大而畏微迟，头疼爱浮滑而嫌短涩。肠癖脏毒兮，不怕沉微；风痹脚痿兮，偏嫌数急。身体中风，缓滑则生；腹心作痛，沉细则良。喘急浮洪者危，咳血沉弱者康。脉细软而不弦洪，知不死于中恶；脉微小而不数急，料无忧于金疮。吐血鼻衄兮，吾不喜其实大；跌扑损伤兮，吾则畏其坚强。痢疾身热而脉洪，其灾可恶；湿病体烦而脉细，此患难当。水泻脉大者可怪，亡血脉实者不祥。病在中兮脉虚为害，病在外兮脉涩为殃。腹中积久而脉虚者死，身表热甚而脉静者亡。

死脉歌 十三 出《权舆》

雀啄连来三五啄，屋漏半日一点落，鱼翔似有又如无，虾游静中忽一跃，弹石硬来寻即散，搭指散乱为解索，寄语医家仔细看，六脉一见休下药。

景岳全书卷之五终

卷之六 道集

脉神章 下

《难经》脉义

独取尺寸 一

一难曰：十二经皆有动脉，独取寸口以决五脏六腑死生吉凶之法，何谓也？然，寸口者，脉之大会，手太阴之脉动也。二难曰：脉有尺寸，何谓也？从关至尺是尺内，阴之所治也；从关至鱼际是寸口内，阳之所治也。故分寸为尺，分尺为寸。

脉有轻重 二

五难曰：脉有轻重何谓也？然，初持脉如三菽之重，与皮毛相得者，肺部也。如六菽之重，与血脉相得者，心部也。如九菽之重，与肌肉相得者，脾部也。如十二菽之重，与筋平者，肝部也。按之至骨，举指来疾者，肾部也。故曰轻重也。

阴阳呼吸 三

四难曰：脉有阴阳之法，何谓也？然，呼出心与肺，吸入肾与肝，呼吸之间，脾受谷味也，其脉在中。浮者阳也，沉者阴也，故曰阴阳也。心肺俱浮，何以别之？然，浮而大散者心也，浮而短涩者肺也。肾肝俱沉，何以别之？然，牢而长者肝也，按之濡，举指来实者肾也。脾者中州，故其脉在中，是阴阳之法也。

阴阳虚实 四

六难曰：脉有阴盛阳虚，阳盛阴虚，何谓也？然，浮之损小，沉大实大，故曰阴盛阳虚；沉之损小，浮之实大，故曰阳盛阴虚，是阴阳虚实之盛也。

脉分脏腑 五

九难曰：何以别知脏腑之病耶？然，数者腑也，迟者脏也。数则为热，迟则为寒。诸阳为热，诸阴为寒，故以别知脏腑之病也。

根本枝叶 六

十四难曰：上部有脉，下部无脉，其人当吐，不吐者死。上部无脉，下部有脉，虽困无能为害。所以然者，人之有尺，譬如树之有根，枝叶虽枯槁，根本将自生。脉有根本，人有元气，故知不死。

仲景脉义

辨脉法 七

问曰：脉有阴阳，何谓也？答曰：凡脉浮大数动滑，此名阳也；沉涩弱弦微，此名阴也。阴病见阳脉者生，阳病见阴脉者死。

寸口脉微，名曰阳不足，阴气上入阳中，则洒淅恶寒也。

尺脉弱，名曰阴不足，阳气下陷入阴中，则发热也。阳脉浮阴脉弱者，则血虚，血虚则筋急也。

寸口脉浮而紧，浮则为风，紧则为寒，风则伤卫，寒则伤荣，荣卫俱病，骨节烦疼，当发其汗也。

夏月盛热，欲着覆衣，冬月盛寒，欲裸其身，所以然者，阳微则恶寒，阴弱则发热。

寸口脉浮大，而医反下之，此为大逆。浮则无血，大则为寒，寒气相搏，则为肠鸣。医乃不知而反饮冷水，令汗大出，水得寒气，冷必相搏，其人即噎。

诸脉浮数，当发热而反洒淅恶寒，若有痛处，饮食如常者，当发其痈。脉数不时，则生恶疮也。

平脉法 八

师曰：脉有三部，道之根源，荣卫流行，不失衡铨。肾沉心洪，肺浮肝弦，此自经常，不失铢分。出入升降，刻漏周旋，水下二刻，一周循环，当复寸口，虚实见焉。变化相乘，阴阳相干。风则浮虚，寒则牢坚，沉潜水滀，支饮急弦，动则为痛，数则热烦，设有不应，知变所缘。三部不同，病各异端，太过可怪，不及亦然。邪不空见，中必有奸，审察表里，三焦别焉。知其所舍，消息诊看，料度脏腑，独见若神，为子条记，传与贤人。

师曰：呼吸者，脉之头也。初持脉，来疾去尺，此出疾入迟，名曰内虚外实也。初持脉，来迟去疾，此出迟入疾，名曰内实外虚也。

师持脉，病人欠者，无病也。脉之呻者，病也。言迟者，风也。摇头言者，里痛也。行迟者，表强也。坐而伏者，短气也。坐而下一脚者，腰痛也。里实护腹如怀卵物者，心痛也。

问曰：人病恐怖者，其脉何状？曰：脉形如循丝累累然，其面白脱色也。人愧者，其何类？曰：脉浮而面色乍白乍赤也。

问曰：脉有残贼，何谓也？曰：脉有弦紧浮滑沉涩，此六者名为残贼，能为诸脉作病也。

问曰：脉有灾怪，何谓也？曰：假令人病，脉得太阳，与形证相应，因为作汤，比还服汤如食顷，病人乃大吐，若下痢，腹中痛。师曰：我前来不见此证，今乃变异，是名灾怪。又问曰：何缘作此吐痢？答曰：或有旧时服药，今乃发作，故名灾怪耳。

肥人责浮，瘦人责沉。肥人当沉今反浮，瘦人当浮今反沉，故责之。

寸脉下不至关为阳绝，尺脉上不至关为阴绝，此皆不治，决死也。若计其余命死生之期，期以月节克之也。

脉病人不病，号曰行尸，以列生气，卒眩仆不识人者，短命则死。人病脉不病，名曰内虚，以无谷神，虽困无苦。

问曰：紧脉从何而来？曰：假令亡汗若吐，以肺里寒，故令脉紧也。假令咳者，坐饮冷水，故令脉紧也。

寸口脉缓而迟，缓则阳气长，其色鲜，其颜光，其声商，毛发长。迟则阴气盛，骨髓生，血满，肌肉紧薄鲜硬。阴阳相抱，营卫俱行，刚柔相搏，名曰强也。

寸口脉浮而大，浮为虚，大为实，在尺为关，在寸为格，关则不得小便，格则吐逆。

寸口脉弱而迟，弱者卫气微，迟者营中寒。营为血，血寒则发热。卫为气，气微者心内饥，饥而虚满，不能食也。

寸口脉弱而缓，弱者阳气不足，缓者胃气有余，噫而吞酸，食卒不下，气填于膈上也。

寸口脉微而涩，微者卫气不行，涩者营气不足。营卫不能相将，三焦无所仰，身体痹不仁。营气不足则烦疼，口难言。卫气虚则恶寒，数欠。三焦不归其部，上焦不归者，噫而酢吞，中焦不归者，不能消谷引食，下焦不归者则遗溲。酢，古醋字。

寸口脉微而涩，微者卫气衰，涩者营气不足。卫气衰面色黄，营气不足面色青，营为根，卫为叶，营卫俱微则根叶枯槁，而寒栗、咳逆、吐腥、吐涎沫也。

寸口脉微，尺脉紧，其人虚损多汗，知阴常在，绝不见阳也。

寸口诸微亡阳，诸濡亡血，诸弱发热，诸紧为寒。诸乘寒者则为厥，郁冒不仁，以胃无谷气，脾涩不通，口急不能言，战而栗也。

问曰：何以知乘腑？何以知乘脏？曰：诸阳浮数为乘腑，诸阴迟涩为乘脏。

《金匮》脉法 九

问曰：寸口脉沉大而滑，沉则为实，滑则为气，实气相搏，气血入脏却死，入腑即愈，此谓卒厥，何谓也？师曰：唇口青，身冷，为入脏即死；身和，汗自出，为入腑即愈。

问曰：脉脱入脏即死，入腑即愈，何谓也？师曰：非为一病，百病皆然。譬如浸淫疮，从口起流向四肢者可治，从四肢流来入口者不可治。病在外者可治，入里者即死。

五邪中人，各有法度，风中于前，寒中于暮，湿伤于下，雾伤于上。风令脉浮，寒令脉急。雾伤皮腠，湿流关节，食伤脾胃，极寒伤经，极热伤络。

夫男子平人，脉大为劳，极虚亦为劳。男子脉浮弱而涩为无子，精气清冷。脉得诸芤动微紧，男子失精，女子梦交。

男子平人，脉虚弱细微者，喜盗汗也。脉沉小迟名脱气，其人疾行则喘喝，手足逆寒，腹满，甚则溏泄，食不消化也。脉弦而大，弦则为减，大则为芤，减则为寒，芤则为虚，虚寒相搏，此名为革。妇人则半产漏下，男子则亡血失精。

滑氏脉义

持脉 十

凡诊脉，先须识时脉、胃脉与脏腑平脉，然后及于病脉。时脉谓春三月六部中俱带弦，夏三月俱带洪，秋三月俱带浮，冬三月俱带沉。胃脉谓中按得之，脉见和缓。凡人脏腑、胃脉既平，又应时脉，乃无病者也，反此为病。

持脉之要有三，曰举，曰按，曰寻。轻手循之曰举，重手取之曰按，不轻不重，委曲求之曰寻。初持脉，轻手候之，脉见皮肤之间者，阳也，腑也，亦心肺之应也。重手得之，脉附于肉下者，阴也，脏也，亦肝肾之应也。不轻不重，中而取之，其脉应于血肉之间者，阴阳相适，中和之应，脾胃之候也。若委曲寻之而若隐若见，则阴阳伏匿之脉也。

表里虚实 十一

明脉须辨表里虚实四字。表，阳也，腑也，凡六淫之邪袭于经络而未入胃腑及脏者，皆属于表也。里，阴也，脏也，凡七情之气郁于心腹之内，不能散越，及饮食之伤留于腑脏之间不能通泄，皆属于里也。虚者，元气之自虚，精神耗散，气力衰竭也。实者，邪气之实，由正气之本虚，邪得乘之，非元气之自实也。故虚者补其正气，实者写其邪气。经曰：邪气盛则实，精气夺则虚，此大法也。

脉贵有神 十二

东垣曰：不病之脉，不求其神而神无不在也。有病之脉，则当求其神之有无，谓如六数七极，热也，脉中有力，即有神矣，当泄其热。三迟二败，寒也，脉中有力，即有神矣，当去其寒。若数极迟败中不复有力，为无神也，将何所恃耶？苟不知此而泄之去之，神将何以依而为主？故《经》曰：脉者，血气之先，气血者，人之神也。善夫！

附诸家脉义

矫世惑脉辨 十三 汪石山

夫脉者，本乎营与卫也，而营行脉之中，卫行于脉之外，苟脏腑和平，营卫调畅，则脉无形状之可议矣。或者六淫外袭，七情内伤，则脏腑不和，营卫乖谬，而二十四脉之名状层出而叠见矣。是故风寒暑湿燥火，此六淫也，外伤六淫之脉，则浮为风，紧为寒，虚为暑，细为湿，数为燥，洪为火，此皆可以脉而别其外感之邪也。喜怒忧思悲恐惊者，此七情也，内伤七情之脉，喜则伤心而脉缓，怒则伤肝而脉急，恐则伤肾而脉沉，悲则气消而脉短，惊则气乱而脉动，此皆可以脉而辨其内伤之病也。然此特举其常，而以脉病相应者为言也。

若论其变，则有脉搏不应病，病不应脉，变出百端，而难一一尽凭乎脉者矣。试举一二言之，如张仲景云：脉浮大，邪在表，为可汗。若脉浮大，心下硬，有热，属脏者，攻之，不令发汗，此又非浮为表邪可汗之脉也。又云：促脉为阳盛，宜用葛根黄芩黄连汤。若脉促厥冷为虚脱，非灸非温不可，此又非浮为阳盛之脉也。又曰：迟脉为寒，沉脉为里。若阳明脉迟，不恶寒，身体濈濈汗出，则用大承气，此又非诸迟为寒之脉矣。少阴病，始得之，反发热而脉沉，宜麻黄细辛汤汗之，此又非沉为在里之脉矣。凡此皆脉难尽凭之明验也。若只凭脉而不问证，未免以寒为热，以表为里，以阴为阳，颠倒错乱，而夭人寿者多矣。是以古人治病，不专于脉，而必兼于审证，良有以也。

奈何世人不明乎此，往往有病讳而不言，惟以诊脉而试医之能否，脉之而所言偶中，便视为良医而倾心付托，其于病之根源，一无所告，药之宜否，亦无所审，唯束手听命于医，因循遂至于死，尚亦不悟，深可悲矣。彼庸俗之人，素不嗜学，固无足怪。奈近世士大夫家，亦未免狃于此习，是又大可笑也。夫定静安虑，格物致知，乃《大学》首章第一义，而虑者，谓虑事精详，格物者，谓穷致事物之理，致知者，谓推极吾之所知。凡此数事，学者必尝究心于此矣。先正又言，为人子者不可不知医，病卧于床，委之庸医，比之不慈不孝。夫望闻问切，医家大节目也，苟于临病之际，惟以切而知之为能，其余三事，一切置而不讲，岂得谓知医乎？岂得为处事精详乎？岂得为穷致事物之理而推极吾之所知乎？

且医之良，亦不专于善诊一节，凡动静有常，举止不妄，存心忠厚，发言纯笃，察病详审，处方精专，兼此数者，庶可谓之良矣。虽据脉言证，或有少差，然一脉所主非一病，故所言未必尽中也。若以此而遂弃之，所谓以二卵而弃干城之将，乌可与智者道哉。姑以浮脉言之，《脉经》云：浮为风，为虚，为气，为呕，为厥，为痞，为胀，为满不食，为热，为内结等类，所主不下数十余病，假使诊得浮脉，彼将断其为何病耶？苟不兼之以望闻问，而欲的知其为何病，吾为戛戛乎其难矣。古人以切居望闻问之后，则于望闻问之间，已得其病情矣，不过再诊其脉，看病应与不应也。若脉与病应，则吉而易医，脉与病反，则凶而难治，以脉参病，意盖如此，曷以诊脉知病为贵哉。夫《脉经》一书，拳拳示人以诊法，而开卷入首便言观形察色，彼此参伍以决死生，可见望闻问切，医之不可缺一也。噫！世称善脉莫过叔和，尚有待于彼此参伍，况下于叔和者乎！故专以切脉言病，必不能不至于误也，安得为医之良？

抑不特此，世人又有以《太素脉》而言人贵贱穷通者，此又妄之甚也。予尝考其义矣，夫太者，始也，初也，如太极、太乙之太。素者，质也，本也，如绘事后素之素。此盖言始初本质之脉也。此果何脉耶？则必指元气而言也。东垣曰：元气者，胃气之别名。胃气之脉，蔡西山所谓不长不短，不疏不数，不大不小，应手中和，意思欣欣，难以名状者是也。无病之人，皆得此脉，以此脉而察人之有病无病则可，以此脉而察人之富贵贫贱则不可。何也？胃气之脉，难以形容，莫能名状，将何以为贵贱穷通之诊乎？窃观其书，名虽太素，而其中论述，略无一言及于太素之义，所作歌括，率多俚语，全无理趣。原其初意，不过托此以为徼利之媒，后世不察，遂相传习，莫有能辨其非者。又或为之语曰：太素云者，指贵贱穷通禀于有生之初而言也，然脉可以察而知之，非谓脉名太素也。予曰：固也，然则太素之所诊者，必不出于二十四脉之外矣。夫二十四脉皆主病，言一脉见则主一病，贫贱富贵何从而察之哉？假如浮脉，其诊为风，使太素家诊之，将言其为风耶？抑言其为贵贱穷通耶？二者不可得兼，若言其为风，则其所知亦不过病也。若遗其病而言其为贵贱穷通，则近而病诸身者尚不能知，安得谓之太素？则远而违诸身者必不能知之也。盖贵贱穷通，身外之事，与身之血气了不相干，安得以脉而知之乎？况脉之变见无常，而天之寒暑不一，故四时各异其脉，必不能久而不变，是以今日诊得是脉，明日诊之而或非，春间诊得是脉，至夏按之而或否。彼太素者，以片时之寻按而断一生之休咎，殆必无是理。然纵使臆则屡中，亦是捕风捉影，仿佛形容，安有一定之见哉？噫，以脉察病尚未不知病之的，而犹待乎望闻问，况能知其他乎？且脉兆于岐黄，演于秦越，而详于叔和，遍考《素》、《难》、《脉经》，并无一字言及此者，非隐之也，殆必有不可诬者耳。巢氏曰：太素者，善于相法，特假太素以神其术耳。诚哉言也，足以破天后世之惑矣。又有善伺察者，以言恬人，阴得其实，故于诊按之际，肆言而为欺妄，是又下此一等，无足论也。

虽然，人禀天地之气以生，不能无清浊纯驳之殊，禀之清者，血气清而脉来亦清，清则脉形圆净，至数分明。吾诊乎此，但知其主富贵而已。若曰何年登科，何年升授，何年招财，何年得子，吾皆不得而知矣。禀之浊者，血气浊而脉来亦浊，浊则脉形不清，至数混乱。吾诊此者，但知其主贫贱而已。若曰某时招悔，某时破财，某时损妻，某时克子，吾亦莫得而知矣。又有形浊而脉清者，此谓浊中之清。质清而脉浊者，此谓清中之浊。又有形不甚清，脉不甚浊，但浮沉各得其位，大小不失其等，亦主平稳而无大得丧也。其他言有所未尽，义有所未备，学者可以类推，是则吾之所谓知人者，一本于理而已矣，岂敢妄为之说以欺人哉。噫，予所以著为是论者，盖以世之有言《太素脉》者，靡不翕然称美，不惟不能以理析，又从而延誉于人，纵使其言有谬，又必阴与之委曲影射，此所谓误已而误人者也，果何益之有哉？又有迎医服药者，不惟不先言其所苦，甚至再三询叩，终于默默。至有隐疾而困医者，医固为其所困，不思身亦为医所困矣。此皆世之通患，人所共有，故予不得不详论之，以致夫丁宁之意，俾聋瞽者或有所开发焉。孟子曰：予岂好辨哉，予不得已也。

太素可采之句 十四 吴昆

太素之说，固为不经，然其间亦有可采者。如曰：脉形圆净，至数分明，谓之清；脉形散涩，至数模糊，谓之浊。质清脉清，富贵而多善，质浊脉浊，贫贱而多忧。质清脉浊，此为清中之浊，外富贵而内贫贱，失意处多，得意处少也。质浊脉清，此谓浊中之清，外贫贱而内富贵得意处多，失意处少也。若清不甚清，浊不甚浊，其得失相半，而无大得丧也。富贵而寿，脉清而长，贫贱而夭，脉浊而促。清而促者，富贵而夭，浊而长者，贫贱而寿。此皆太素可采之句也。然亦不能外乎《风鉴》，故业太素者，不必师太素，但师《风鉴》，《风鉴》精而太素之说自神矣。至其甚者，索隐行怪，无所不至，是又巫家之教耳。孔子曰：攻乎异端，斯害也已矣，正士岂为之？

太素大要 十五 彭用光

论贵贱，切脉之清浊，论穷通，切脉之滑涩，论寿夭以浮沉，论时运以衰旺，论吉凶以缓急，亦皆仿佛《灵枢》虚实攻补，法天法地法人之奥旨。凡人两手清微如无脉者，此纯阴脉，主贵；有两手俱洪大者，此纯阳脉，主贵。

景岳全书卷之六终

伤寒典目录须集

卷之七 / 125

伤寒典上 / 125

经义一 / 125

伤寒总名二 / 125

初诊伤寒法三 / 125

论脉四 / 126

风寒辨五 / 128

伤寒三证六 / 129

六经证七 / 129

传经辨八 附合病并病义 / 131

阳证阴证辨九 / 132

三阳阳明证十 / 134

两感十一 / 135

表里辨十二 / 135

寒热辨十三 / 136

论汗十四 / 136

论吐十五 / 141

论下十六 / 142

看目十七 / 145

舌色辨十八 / 145

饮水十九 / 147

三阳阴证辨二十 / 148

再论阴证阳证及李子建《伤寒十劝》之害二一 / 149

论伤寒古法二二 / 152

论十法通变二三 / 153

麻黄桂枝辨二四 / 153

论今时皆合病并病二五 / 155

治法二六 / 156

论虚邪治法二七 / 158

补中亦能散表二八 / 159

寒中亦能散表二九 / 159

伤寒三表法三十 / 159

伤寒无补法辨三一 / 160

病宜速治三二 / 163

卷之八 / 164

伤寒典下 / 164

温病暑病三三 / 164

发斑三四 / 165

发黄三五 / 166

发狂三六 / 167

风湿三七 / 168

结胸三八 / 169

阴厥阳厥三九 附脏厥蛔厥 / 171

谵语郑声四十 / 173

衄血四一 / 174

蓄血四二 / 175

热入血室四三 / 176

胸胁腹满四四 / 176

呕吐哕证四五 / 177

劳力感寒四六 / 178

虚证四七 / 178

动气四八 / 179

战汗四九 / 180

头汗五十 / 181

吐蛔五一 / 182

腹痛五二 / 182

下利五三 / 183

协热下利五四 / 185

小便五五 / 185

死证五六 / 186

伤寒逆证赋五七 / 187

伤寒治例五八 / 188

卷之七 须集

伤 寒 典 上

经 义 一

《水热穴论》帝曰：人伤于寒而传为热，何也？岐伯曰：夫寒盛则生热也。

《内经》伤寒诸义及诸治法之未备者，俱补载瘟疫门，所当参阅。

伤寒总名 二

黄帝曰：今夫热病者，皆伤寒之类也。又曰：凡病伤寒而成温者，先夏至日为病温，后夏至日为病暑。此皆《内经》之明言也。故凡病温病热而因于外感者，皆本于寒，即今医家皆谓之为伤寒，理宜然也。近或有以温病热病谓非真伤寒者，在未达其义耳。

初诊伤寒法 三

凡初诊伤寒者，以其寒从外入，伤于表也。寒邪自外而入，必由浅渐深，故先自皮毛，次入经络。又次入筋骨，而后及于脏腑，则病日甚矣。故凡病伤寒者，初必发热，憎寒无汗，以邪闭皮毛，病在卫也。渐至筋脉拘急，头背骨节疼痛，以邪入经络，病在营也。夫人之卫行脉外，营行脉中，今以寒邪居之，则血气混淆，经络壅滞，故外证若此，此即所谓伤寒证也。自此而渐至呕吐、不食、胀满等证，则由外入内，由经入腑，皆可因证而察其表里矣。若或肌表无热，亦不憎寒，身无疼痛，脉不紧数者，此其邪不在表，病必属里。凡察伤寒，此其法也。

论脉 四

伤寒之邪，实无定体，或入阳经气分，则太阳为首，或入阴经精分，则少阴为先。其脉以浮紧而有力无力，可知表之虚实；沉紧而有力无力，可知里之虚实；中而有力无力，可知阴阳之凶吉。诊之之法，当问证以知其外，察脉以知其内，先病为本，后病为标。能参合脉证，而知缓急先后者，乃为上工。

——诊法曰：浮脉为在表。故凡脉见浮紧而数者，即表邪也。再加以头项痛，腰脊强等证，此即太阳经病，当求本经轻重而解散之。

——脉见洪长有力，而外兼阳明证者，即阳明在经之邪也，宜求本经之寒热以散之。

——脉见弦数，而兼少阳之证者，即少阳经半表半里之病，宜和解而散之。

——沉脉为在里，病属三阴，详具后六经证辨中，但沉数有力，是即热邪传里也，若表证深入，而内见大满大实，阳邪热结等证，治当从下也。

——沉紧无力，而外无大热，内无烦渴等病，此阴证也。若或畏寒烦冷，及呕吐、腹痛、泻痢者，此即阴寒直中，治宜温中也。

——脉大者为病进，大因邪气胜，病日甚也；脉渐缓者为邪退，缓则胃气至，病将愈也。此以大为病进，固其然也，然亦有宜大不宜大者，又当详辨。如脉体本大，再加洪数，此则病进之脉，不可当也。如脉体本小，因服药后而渐见滑大有力者，此自阴转阳，必将汗解，乃为吉兆。盖脉至不鼓者，由气虚而然，无阳岂能作汗也。后论汗条中有案，当并阅之。

仲景《伤寒论》曰：脉有阴阳者，何谓也？曰：凡脉浮大数动滑，皆阳也；沉涩弱弦微，皆阴也。诸脉浮数，而发热恶寒，身痛不欲饮食者，伤寒也。若洒淅恶寒，饮食如常，而痛偏一处者，必血气壅遏不通成痈脓也。寸口脉浮为在表，沉为在里，数为在腑，迟为在脏。寸关尺三部，浮沉、大小、迟数同等，虽有寒热不解者，此脉阴阳为和平，虽剧必愈。其脉浮而汗出如流珠者，阳气衰也。脉瞥瞥如羹上珠者，阳气微也。脉萦萦如蜘蛛丝者，阳气衰也。脉绵绵如泻漆之绝者，亡其血也。其脉沉者，荣气微也。若脉浮大者，气实血虚也。脉微缓者，为欲愈也。阳脉浮，阴脉弱者，为血虚，血虚则筋急也。脉微弱而恶寒者，此阴阳俱虚不可更发汗、更吐、更下也。阴证无脉，温之而脉微续者生，暴出者死。阴病见阳脉者生，阳病见阴脉者死。

论曰：寸脉微，名曰阳不足，阴气上入于阳中，则洒淅恶寒也；尺脉微，名曰阴不足，阳气下陷入阴中，则发热也。寸口脉微而涩，微者卫气不行，涩者荣气不足。卫气衰，面色黄，荣气不足，面色青。荣为根，卫为叶，荣卫俱微，则根叶枯槁，而寒栗、咳逆、唾腥、吐涎沫也。

论曰：紧脉从何而来？曰：假令亡汗若吐，以肺里寒，故令脉紧也。假令咳者，坐饮冷水，故令脉紧也；假令下利，以胃中虚冷，故令脉紧也。按：此言紧者，即弦搏不软之谓，盖单言其紧，而无滑数之意，乃阳明胃气受伤之脉，故主为阴寒之证。若紧而兼数，则必以外邪所致。

愚按：浮为在表，沉为在里，此古今相传之法也。然沉脉亦有表证，此阴实阳虚，寒胜者然也；浮脉亦有里证，此阳实阴虚，水亏者然也。故凡欲察表邪者，不宜单据浮沉，只当以紧数与否为辨，方为的确。盖寒邪在表，脉皆紧数，紧数甚者邪亦甚，紧数微者邪亦微。紧数浮洪有力者，邪在阳分，即阳证也；紧数浮沉无力者，邪在阴分，即阴证也。以紧数之脉而兼见表证者，其为外感无疑，即当治从解散。然内伤之脉，亦有紧数者，但内伤之紧，其来有渐，外感之紧，发于陡然，以此辨之，最为切当。其有似紧非紧，但较之平昔，稍见滑疾而不甚者，亦有外感之证，此其邪之轻者，或以初感而未甚者，亦多见此脉，是又不可不兼证而察之也。若其和缓而全无紧疾之意，则脉虽浮大，自非外邪之证。

按：陶节庵曰：夫脉浮当汗，脉沉当下，固其宜也。然其脉虽浮，亦有可下者，谓邪热入腑，大便难也。设使大便不难，岂敢下乎？其脉虽沉，亦有可汗者，谓少阴病，身有热也，设使身不发热，岂敢汗乎？若此之说，可见沉有表，而浮亦有里也。

风寒辨 五

凡病伤寒者，本由寒气所伤，而风即寒之帅也。第以风寒分气令，则风主春而东，寒主冬而北；以风寒分微甚，则风属阳而浅，寒属阴而深。然风送寒来，寒随风入，透骨侵肌，本为同气，故凡寒之浅者，即为伤风；风之深者，即为伤寒；而不浅不深，半正半邪之间者，即为疟疾；其有留于经络，而肢体疼痛者，则为风痹。然则伤风也、伤寒也、疟疾、风痹也，皆风寒之所为也。观《灵枢·九宫八风篇》及《岁露论》所载，俱甚言虚邪贼风之为害，《口问篇》言风成为寒热，此皆指风为寒邪也。即如冬伤于寒者，宜乎其为伤寒也，若春夏秋三时之感冒，则孰非因寒，亦孰非因风而入之。故仲景曰：凡伤寒之病，多从风寒得之，始因表中风寒，入里则不消矣，未有温覆而当不消散者，岂非风寒本为同气乎？《内经》曰：谨候虚风而避之。故圣人日避虚邪之道，如避矢石然，邪弗能害，此之谓也，此杜渐防微之道也。

伤寒三证 六

夫伤寒为病，盖由冬令严寒，以水冰地裂之时，最多杀厉之气，人触犯之而即时病者，是为正伤寒，此即阴寒直中之证也。然惟流离穷困之世多有之，若时当治平，民安饱暖，则直中之病少见，此伤寒之一也。其有冬时感寒，不即病者，寒毒藏于营卫之间，至春夏时，又遇风寒，则邪气应时而动，故在春则为温病，在夏则为暑病，是以辛苦之人，春夏多温热病者，皆由冬时触寒所伤，故随气传变，本非即病正伤寒之属，所当因其寒热而随证调治之，此伤寒之二也。又有时行之气者，如春时应暖而反寒，夏时应热而反凉，秋时应凉而反热，冬时应寒而反温，此非其时而有其气，是以一岁之中，长幼之病多相似者，是即时行之病，感冒虚风不正之气，随感随发，凡禀弱而不慎起居多劳倦者多犯之，此伤寒之三也。凡此三者，皆伤寒之属，第其病有不同，治有深浅，苟不能辨，则必致误人。

六经证 七

太阳经病，头项痛，腰脊强，发热恶寒，身体痛，无汗，脉浮紧。以太阳经脉由脊背连风府，故为此证，此三阳之表也。

阳明经病，为身热，目疼，鼻干，不眠，脉洪而长。以阳明主肌肉，其脉挟鼻络于目，故为此证，此三阳之里也。

少阳经病，为胸胁痛，耳聋，寒热，呕而口苦，咽干目眩，脉弦而数。以少阳之脉循胁肋，终于耳，故为此证。此二阳三阴之间也，由此渐入三阴，故为半表半里之经。

太阴经病，为腹满而吐，食不下，嗌干，手足自温，或自利腹痛不渴，脉沉而细。以太阴之脉布胃中，络于嗌，故为此证。

少阴经病，为舌干口燥，或自利而渴，或欲吐不吐，或引衣蜷卧，心烦，但欲寐，其脉沉。以少阴之脉贯肾络于肺，系舌本，故为此证。

厥阴经病，为烦满囊缩，或气上撞心，心中疼热，消渴，饥而不欲食，食即吐蛔，下之利不止，脉沉而弦。以厥阴之脉循阴器而络于肝，故为此证。

成无己曰：热邪自太阳传至太阴，则腹满而嗌干，未成渴也；传至少阴，则口燥舌干而渴，未成消也；传至厥阴而成消渴者，热甚能消水故也。凡饮水多而小便少者，谓之消渴。肝居下部，而邪居之，则木火相犯，所以邪上撞心。木邪乘土，则脾气受伤，所以饥不欲食，食即吐蛔。脾土既伤，而往下之，由脾气愈虚，所以痢不止。

正阳明腑病者，由表而传里，由经而入腑也。邪气既深，故为潮热自汗，谵语发渴，不恶寒，反恶热，揭去衣被，扬手掷足，或发斑黄狂乱，五六日不大便，脉滑而实。此实热已传于内，乃可下之。若其脉弱无神，或内无痞满实坚等证，又不可妄行攻下。

仲景曰：尺寸俱浮者，太阳受病也，当一二日发；尺寸俱长者，阳明受病者，当二三日发；尺寸俱弦者，少阳受病也，当三四日发。此三阳皆受病，未入于腑者，可汗而已。尺寸俱沉细者，太阴受病也，当四五日发；尺寸俱沉者，少阴受病也，当五六日发；尺寸俱微缓者，厥阴受病也，当六七日发。此三阴俱受病，已入于腑者，可下而已。

成无己注曰：三阳受邪，为病在表，法当汗解，然三阳亦有便入腑者，入腑则宜下，故云未入于腑者，可汗而已；三阴受邪，为病在里，于法当下，然三阴亦有在经者，在经则宜汗，故云已入于腑者，可下而已。

太阳证似少阴者，以其发热恶寒，而脉反沉也；少阴证似太阳者，以其恶寒脉沉，而反发热也。仲景曰：太阳病，发热头痛，脉反沉，身体疼痛，若不瘥者，当救其里，宜四逆汤；少阴病，始得之，反发热，脉沉者，宜麻黄附子细辛汤。

按：此二证谓病在太阳，其脉当浮，而反沉者，因正气衰弱，里虚而然，故当用四逆汤，此里虚不得不救也；病在少阴，证当无热，而反热者，因寒邪在表，犹未传里，故当用麻黄附子细辛汤，此表邪不得不散也。此二证者，均属脉沉发热，但其有头疼，故为太阳病，无头疼，故为少阴病。第在少阴而反发热者，以表邪浮浅，可以汗解，其反犹轻；在太阳而反脉沉者，以正气衰微，难施汗下，其反为重。由此观之，可见阳经有当温里者，故以生附配干姜，补中自有散意；阴经有当发表者，故以熟附配麻黄，发中亦有补焉。此仲景求本之治，其他从可知矣。

传经辨 八 附合病并病义

伤寒传变，不可以日数为拘，亦不可以次序为拘。如《内经》言一日太阳，二日阳明，三日少阳之类，盖言传经之大概，非谓凡患伤寒者，必皆如此也。盖寒邪中人，本无定体，观陶节庵曰：风寒之初中人也无常，或入于阴，或入于阳，非但始太阳、终厥阴也。或自太阳始，日传一经，六日至厥阴，邪气衰不传而愈者，亦有不罢再传者，或有间经而传者，或有传至二三经而止者，或有始终只在一经者，或有越经而传者，或有自少阳、阳明而入者，或有初入太阳，不作郁热，便入少阴而成真阴证者。所以凡治伤寒，不可拘泥，但见太阳证，曰合病者，两经或三经齐病，不传者为合病。并病者，一经先病未尽，又过一经者，为并病。所以有太阳阳明合病，有太阳少阳合病，有阳明少阳合病，有三阳合病。三阳若与三阴合病，即是两感，所以三阴无合并例也。即仲景亦曰：日数虽多，但见表证而脉浮紧者，犹宜汗之；日数虽少，但见里证而脉沉实者，犹宜下之，诚为不易之论。故不可执定日数，谓一二日宜发表，三四日宜和解，五六日即宜下，若或不知通变，因致误人者多矣。故必真知其表邪未解，则当汗之；真知其胃邪已实，方可下之；真知其阴寒邪胜，自宜温之；真知其邪实正虚，客主不敌，必须补之。但能因机察变，原始要终而纤悉无遗者，方是活人高手。

仲景曰：伤寒一日，太阳受之，脉若静者为不传；颇欲吐，若躁烦，脉数急者，为传也。伤寒六七日，无大热，其人躁烦者，此为阳去入阴故也。伤寒二三日，阳明、少阳证不见者，为不传也。伤寒三日，三阳为尽，三阴当受邪，其人反能食而不呕，此为三阴不受邪也。

阳证阴证辨 九

凡治伤寒，须先辨阳证阴证。若病自三阳不能解散而传入三阴，则寒郁为热，因成阳证。盖其初病，必发热头痛，脉浮紧，无汗，以渐而深，乃入阴经。此邪自阳分传来，愈深则愈热，虽在阴经，亦阳证也，其脉必沉实有力，其证必烦热炽盛，此当攻里，或消或下，随宜而用。若内不有热，安得谓之阳证乎？若初起本无发热头痛等证，原不由阳经所传，而径入阴分者，其证或厥冷，或呕吐，或腹痛泻利，或畏寒不渴，或脉来沉弱无力，此皆元阳元气之不足，乃为真正阴证。经曰：发热恶寒发于阳，无热恶寒发于阴。此以传经不传经而论阴阳也。阴阳之治，又当辨其虚实如下：

——治伤寒，凡阳证宜凉宜泻，阴证宜补宜温，此大法也。第以经脏言阴阳，则阴中本有阳证，此传经之热邪也；以脉证言阴阳，则阳中最多阴证，此似阳之虚邪也。惟阴中之阳者易辨，而阳中之阴者为难知耳。如发热狂躁，口渴心烦，喜冷，饮水无度，大便硬，小便赤，喉痛口疮，声粗气急，脉来滑实有力者，此真阳证也。其有身虽热，而脉来微弱无力者，此虽外证似阳，实非阳证。观陶节庵曰：凡发热面赤烦躁，揭去衣被，唇口赤裂，言语善恶不避亲疏，虚狂假斑，脉大者，人皆不识，认作阳证，殊不知阴证不分热与不热，须凭脉下药，至为切当。不问脉之浮沉大小，但指下无力，重按全无，便是阴脉，不可与凉药，服之必死，急与五积散通解表里之寒，甚者必须加姜附以温之。又曰：病自阳分传入三阴者，俱是脉沉，妙在指下有力无力中分，有力者为阳为实为热，无力者为阴为虚为寒，此节庵出人之见也。然以余观之，大都似阳非阳之证，不必谓其外热、烦躁、微渴、戴阳之类，即皆为阴证也，但见其元阳不足，而气虚于中，虽有外热，即假热耳，设用清凉消耗，则中气愈败，中气既败，则邪气愈强，其能生乎？故凡遇此等证候，必当先其所急。人知所急在病，而不知所急在命，元气忽去，疾如绝弦，呼吸变生，挽无及矣。治例另列后卷。

——伤寒纲领，惟阴阳为最，此而有误，必致杀人。然有纯阳证，有纯阴证，是当定见分治也。又有阴阳相半证，如寒之即阴胜，热之即阳胜，或今日见阴，而明日见阳者有之，今日见阳，而明日变阴者亦有之，其在常人最多此证，盘珠胶柱，惟明哲者之能辨也。然以阴变阳者多吉，以阳变阴者多凶，是又不可不察。

凡病人开目喜明，欲见人，多谈者属阳；闭目喜暗，不欲见人，懒言者属阴。

论曰：夫阳盛阴虚，汗之则死，下之则愈；阳虚阴盛，汗之则愈，下之则死。又曰：桂枝下咽，阳盛则毙；承气入胃，阴盛以亡。按：此阴阳二字，乃以寒热为言也。阳盛阴虚，言内热有余，而外寒不甚也。夫邪必入腑，然后作热，热实于内，即阳盛也，故再用温热以汗之则死矣。阳虚阴盛，言寒邪有余，而蓄热未深也。夫邪中于表，必因风寒，寒束于外，即阴盛也，故妄用沉寒以下之则死矣。所以阳盛者用桂枝则毙，阴盛者用承气则亡。

三阳阳明证 十

仲景曰：病有太阳阳明，有正阳阳明，有少阳阳明，何谓也？答曰：太阳阳明者，脾约是也；正阳阳明者，胃家实是也；少阳阳明者，发汗、利小便，胃中燥烦实，大便难是也。问曰：何缘得阳明病？答曰：太阳病发汗，若下，若利小便，此亡津液，胃中干燥，因转属阳明，内实，大便难，此名阳明也。问曰：阳明病外证云何？答曰；身热汗自出，不恶寒反恶热也。

按：此三阳阳明之证，皆自经传腑，胃家之实证也。曰太阳阳明者，邪自太阳传入于胃，其名脾约，以其小便数，大便硬也；正阳阳明者，邪自阳明本经传入于腑，而邪实于胃也；少阳阳明者，邪自少阳传入于胃也。胃为腑者，犹府库之府，府之为言聚也。以胃本属土，为万物所归，邪入于胃，则无所复传，郁而为热，此由耗亡津液，胃中干燥，或三阳热邪不解，自经而腑，热结所成，故邪入阳明胃腑者，谓之实邪。土气为邪，王于未申，所以日晡潮热者，属阳明也。论曰：潮热者实也，是为可下之证。又曰：潮热者，此外欲解也，可攻其里焉。又曰：其热不潮，不可与承气。此潮热属胃可知也。然潮热虽为可攻，若脉浮而紧，或小便难，大便溏，身热无汗，此热邪未全入腑，犹属表证，仍当和解。若邪热在表而妄攻之，则祸不旋踵矣。

成无己曰：胃为水谷之海，主养四傍，故四傍有病，皆能传入于胃，入胃则更不复传。如太阳病传之入胃，则不更传阳明；阳明病传之入胃，则不更传少阳，少阳病传之入胃，则不更传三阴也。

两感 十一

病两感于寒者，一日则太阳与少阴表里俱病，凡头痛发热恶寒者邪在表，口干而渴者邪在里；二日则阳明与太阳表里俱病，身热目痛、鼻干不眠的邪在表，腹满不欲食的邪在里；三日则少阳与厥阴表里俱病，耳聋胁痛、寒热而呕者邪在表，烦满囊缩而厥、水浆不入者邪在里。凡两感者，或三日，或六日，营卫不行，脏腑不通，昏不知人，胃气乃尽，故当死也。若此两感，虽为危证，然不忍坐视，其于拯溺救焚之计所不可免，但当细察其证，亦自有缓急可辨。若三阳之头痛身热，耳聋胁痛，恶寒而呕，此在表者，不得不解于外；其三阴之腹满口渴，囊缩谵语，此在里者，不得不和其中。若其邪自外入，而外甚于里者，必当以外为主治，而兼调其内。若其邪因虚袭，而元气不支者，速宜单顾根本，不可攻邪，但使元阳不败，则强敌亦将自解，其庶几乎有可望也。此证变态非常，故不可凿言方治。

按：门人钱祯曰：两感者，本表里之同病，似若皆以外感为言也，而实有未必尽然者，正以外内俱伤，便是两感。今见有少阴先溃于内，而太阳继之于外者，即纵情肆欲之两感也；太阴受伤于里，而阳明重感于表者，即劳倦竭力，饮食不调之两感也；厥阴气逆于脏，少阳复病于腑者，即七情不慎，疲筋败血之两感也。人知两感为伤寒，而不知伤寒之两感，内外俱困，病斯剧矣。但伤有重轻，医有知不知，则死生系之。或谓两感，证之不多见者，盖亦见之不广，而义有未达耳。其于治法，亦在乎知其由而救其本也。此言最切此病，诚发人之未发，深足指迷，不可不录。

表里辨 十二

阳邪在表则表热，阴邪在表则表寒；阳邪在里则里热，阴邪在里则里寒；邪在半表半里之间而无定处，则往来寒热。邪在表则心腹不满，邪在里则心腹胀痛；邪在表则呻吟不安，邪在里则躁烦闷乱；邪在表则能食，邪在里则不能食。不欲食者，邪在于表里之间，未至于不能食也。邪在表则不烦不呕，邪在里则烦满而呕。凡初见心烦喜呕，及胸脯渐生痞闷者，邪在表方传里也，不可攻下。凡病本在表，外证悉具，而脉反沉微者，以元阳不足，不能外达也，但当救里，以助阳散寒为上策。前卷传忠录中有辨，当互阅之。

寒热辨 十三

邪气在表发热的，表热里不热也，宜温散之；邪气在里发热者，里热甚而达于外也，宜清之。

阳不足，则阴气上入阳中而为恶寒，阴胜则寒也，宜温之；阴不足，则阳气陷入阴中而为发热，阳胜则热也，宜清之。

寒热往来者，阴阳相争，阴胜则寒，阳胜则热也。盖热为阳，寒为阴，表为阳，里为阴，邪之客于表者为寒，邪与阳相争则为寒栗；邪之传于里者为热，邪与阴相争则为热躁；其邪在半表半里之间者，外与阳争则为寒，内与阴争则为热，或表或里，或出或入，是以寒热往来，此半表半里之证也。故凡寒胜者必多寒，热胜者必多热，但审其寒热之势，则可知邪气之浅深也。

经曰：阳微则恶寒，阴弱则发热。

仲景曰：发热恶寒者，发于阳也；无热恶寒者，发于阴也。

论汗 十四

仲景论曰：寸口脉浮而紧，浮则为风，紧则为寒，风则伤卫，寒则伤荣，荣卫俱病，骨节烦疼，当发其汗也。

曰：三阳皆受病，未入于府者，可汗而已。详见前六经证中。

曰：太阳病，脉浮紧，无汗发热，身疼痛，八九日不解，表证仍在者，此当发其汗。案：此一证，虽以太阳经为言，然阳明、少阳日久不解者，亦仍当汗散，但太阳为三阳之表而主通身之外证，故特举太阳为言也。

曰：太阳病，头痛发热，身疼腰痛，骨节疼痛，恶风无汗而喘者，麻黄汤主之。

曰：脉浮而数者，可发汗，宜麻黄汤主之。

曰：太阳与阳明合病，喘而胸满者，邪在表也，不可下，宜麻黄汤主之。

曰：阳明病，脉浮，无汗而喘者，发汗则愈，宜麻黄汤主之。

曰：太阳病，项背强几几，无汗恶风者，宜葛根汤主之。

曰：太阳与阳明合病者，必自下利，葛根汤主之。

曰：太阳中风，脉浮紧，发热恶寒，身疼痛，不汗出而烦躁者，大青龙汤主之。

曰：太阳病，发热汗出，恶风脉缓者，名为中风。太阳病，头痛发热，汗出恶风者，桂枝汤主之。

曰：太阳病，外证未解，脉浮弱者，当以汗解，宜桂枝汤。

曰：太阳病，脉迟，汗出多，微恶寒者，表证未解也，可发汗，宜桂枝汤。

曰：病如疟状，日晡所发热者，属阳明也。脉浮虚者，当发汗，宜桂枝汤。

曰：太阴病，脉浮者，可发汗，宜桂枝汤。

曰：厥阴证，有下利，腹胀满，身体疼痛者，先温其里，乃攻其表，温里四逆汤，攻表桂枝汤。

曰：下利后，身疼痛，清便自调者，急当救表，宜桂枝汤发汗。案：此以身疼痛者为表证，故当散之。

曰：伤寒发汗解，半日许复烦，脉浮数者，可更发汗，宜桂枝汤主之。

曰：少阴病，始得之，反发热，脉沉者，麻黄附子细辛汤主之。

按：此证脉虽沉而身反热者，正乃阴经之表证也，故宜用此温散。

曰：太阳病不解，转入少阳，胁下硬满，干呕不能食，往来寒热，脉沉紧者，与小柴胡汤。

曰：呕而发热者，小柴胡汤主之。

曰：阳明病，发潮热，大便溏，小便自可，胸胁满者，小柴胡汤主之。

曰：阴证不得有汗，今头汗出，故知非少阴也，可与小柴胡汤。

曰：二阳并病，太阳初得病时，发其汗，汗出不彻，因转属阳明，续自微汗出，不恶寒。若太阳病证不罢者，不可下，下之为逆，如此可小发汗。

按：仲景表汗之条，缕悉尚多，今但述其切要者，凡二十四证，以见其宜否之法，而大意可得也。第其所用汗剂，不曰麻黄，则曰桂枝，此寒邪初感，温散之妙法也。今后人以麻黄、桂枝为异物而不敢用，而复有强为之释者，谓此在仲景乃为隆冬直中阴寒者设耳，而不知四时阴胜之邪，皆最宜者也。呜呼，仲景之下，再无仲景，可见医中之品矣。

——各经表证，凡有汗出不彻者，皆未足言汗。盖邪未尽去，其人必身热不退，而仍觉躁烦，或四体酸疼，坐卧有不安者，以汗出不彻故也。何从知之？但诊其脉紧不退，及热时干燥无汗者，即其证也，仍宜汗之。如果汗透避而热仍不退，或汗后身热愈甚者：是即所谓阴阳交、魂魄离，大凶之兆也。

——凡汗之不彻者，其故有三：如邪在经络筋骨，而汗出皮毛者，此邪深汗浅，卫解而营不解，一不彻也；或以十分之邪，而去五分之汗，此邪重汗轻，二不彻也；或寒邪方去，犹未清楚，遽起露风，而因虚复感，此新旧相踵，三不彻也。凡遇此者，当辨其详，而因微甚以再汗之。

——凡既愈复热者，其故有四：或以邪气方散，胃气未清，因而过食者，是为食复，此其一也；或以表邪方解，原不甚虚，有过慎者，辄加温补，是误补而复，此其二也。若此二者，所谓食入于阴，长气于阳，以致胃气复闭，阳邪复聚而然，表邪既复，仍宜汗也。又或有以新病方瘳，不能调摄，或营伤脾阴，因而复热者，是名劳复，此其三也；或不慎房室，因而再感者，是名女劳复，此其四也。若此二者，所谓阴虚者阳必凑之而然，此则或从补，或从汗，当因变制宜，权其缓急，而治分虚实也。

《论》曰：伤寒差后，更发热者，小柴胡汤主之。脉浮者，宜汗解之；脉沉实者，宜下解之。

——取汗之法，当取于自然，不宜急暴，但服以汤剂，盖令温暖，使得津津微汗，稍令久之，则手足俱周，遍身通达，邪无不散矣。若一时逼之，致使如淋如洗，则急遽间卫气已达，而营气未周。反有不到之处，且恐大伤元气，非善法也。余尝见有子病者，其父母爱惜之甚，欲其速愈，且当温暖之令，覆以重被，犹恐不足，而以身压其上，子因热极呼叫，其父母曰：犹未也，须再出些方好。及许久放起，竟致亡阳而毙之。是但知汗出何妨，而不知汗之杀人，此强发之鉴也。又有邪本不甚，或挟虚、年衰感邪等证，医不能察，但知表证宜解，而发散太过；或误散无效，而屡散不已，因而即被其害者有之；或邪气虽去，遂致胃气大伤，不有饮食，而羸惫不振者有之，此过汗之戒也。凡发汗太过，一时将致亡阳，或身寒而栗，或气脱昏沉等候，速宜煎独参汤一两许饮之，或甚者以四味回阳饮速为挽回，庶可保全，否则恐致不救。

——脉有忌汗者，如《伤寒论》曰：太阳病，发热恶寒，热多寒少，脉微弱者，此无阳也，不可发汗。弦为阳运，微为阴寒，上实下虚，意欲得温。微弦为虚，不可发汗，发汗则寒栗，不能自还。伤寒四五日，脉沉而喘满，沉为在里，不可汗。汗亡津液，必大便难而谵语。少阴病，脉微，不可发汗，以亡阳故也。伤寒，脉微而恶寒者，此阴阳俱虚，不可更发汗，更吐下也。尺脉弱而无力者，切不可汗下。尺中迟者，不可发汗，以荣气不足，血少故也。

景岳子曰：按以上忌汗诸脉，可见仲景大意。故凡治伤寒，但见脉息微弱及沉细无力者，皆不可任意发汗。然欲去外邪，非汗不可，而仲景云脉微弱者不可发汗，夫脉弱非阳，既不可用寒凉，而寒邪在表，又不可用攻下，然则舍汗之外，又将何法以治此表邪乎？不知温中即可以散寒，而强主即可以逐寇，此仲景之意，岂不尽露于言表，而明悟者当心会之矣。且凡病外感而脉见微弱者，其汗最不易出，其邪最不易解，何也？正以元气不能托送，即发亦无汗，邪不能解，则愈发愈虚，而危亡立至矣。夫汗本乎血，由乎营也；营本乎气，由乎中也。未有中气虚而营能盛者，未有营气虚而汗能达者。脉即营之外候，脉既微弱，元气可知，元气愈虚，邪愈不解，所以阳证最嫌阴脉，正为此也。故治此者，但遇脉息微弱，正不胜邪等证，必须速固根本，以杜深入，专助中气，以托外邪，必使真元渐充，则脉必渐盛，自微细而至滑大，自无力而至有神，务令阴脉转为阳脉，阴证转为阳证。斯时也，元气渐充，方是正复邪退，将汗将解之佳兆。故凡治表邪之法，有宜发散者，有宜和解者，有宜调补营卫者。如果邪实而无汗，则发散为宜；有汗而热不除，则和解为宜；元气虚而邪不能退，则专救根本，以待其自解自汗为宜。此逐邪三昧，万全之法也。今有庸流，但见其外，不见其内，每不论证之阴阳，脉之虚实，但知寒凉可以退热，但知发散可以解表，不知元阳一败，则土崩瓦解，立见溃矣。反掌杀人，而终身不悟，是真下愚不移者也。若而人者，亦可谓之医乎？

——证有忌汗者，如《伤寒论》曰：当汗者，下之为逆；当下者，汗之为逆。下利清谷，不可攻表，汗出必胀满，以重亡津液故也；汗家不可发汗；阳虚不得重发汗；衄家不可发汗；亡血家不可发汗；淋家不可发汗，发汗必便血；咽喉干燥者，不可发汗；咽中闭塞，不可发汗，发汗则吐血，气欲绝；身重心悸者，不可发汗；疮家虽身疼痛，不可发汗，发汗则痓；咳而小便利，若失小便者，不可发汗，汗出则四肢厥逆冷；诸动气不可发汗。动气义详后论下。

论吐 十五

仲景曰：病人手足厥冷，脉乍紧者，邪结在胸中，心中满而烦，饥不能食者，病在胸中，当吐之，宜瓜蒂散；病人手足厥冷，脉乍结，以客气在胸中，心下满而烦，饮食不能入者，病在胸中，当吐之。

曰：病如桂枝证，头不痛，项不强，寸脉微浮，胸中痞硬，气上冲咽喉，不得息者，此为胸有寒也，当吐之，宜瓜蒂散。少阴病，饮食入口则吐，心中温温欲吐，复不能吐，始得之，手足寒，脉弦迟者，此胸中实，不可下也，当吐之。若膈上有寒饮，干呕者，不可吐也，急温之，宜四逆汤。

按：此二节，前节言胸有寒者，谓寒邪也，所以当吐；后节言膈上有寒饮，干呕者，谓中寒也，所以宜温。然则前节之言寒者，言寒邪之实，后节之言寒者，言胃气之虚，均谓之寒，而有虚实之异。实者宜吐，吐则散也；虚而吐之，则胃气愈虚，病必更甚矣。此等要处，最当详察。

曰：病胸上诸实，胸中郁郁而痛，不能食，欲使人按之，而反有涎唾，下利日十余行，其脉反迟，而寸脉微滑，此可吐之，吐之利则止。

曰：太阳病，吐之，但太阳病当恶寒，今反不恶寒，不欲近衣者，此为吐之内烦也。

按：此以太阳证有不当吐而吐者，必邪热乘虚入胃，故致内烦也。

——宿食在上脘者，当吐之。

——凡用吐药，中病即止，不必尽剂也。

——寸脉弱而无力者，切忌用吐。

论下 十六

《论》曰：三阴皆受病，已入于腑者，可下而已。此详义见前六经证。

曰：脉浮而大，心下反硬，有热属藏者，攻之，不令发汗。

按：此以心下硬而热在藏，即脉虽浮大者，病亦属里，故不宜发汗，而当攻内也。

曰：伤寒不大便六七日，头痛有热者，与承气汤。

按：此以阳明内热而为头痛也，故可攻之。

曰：阳明病，外已解而潮热者，可攻里也，手足濈然而汗出者，此大便已硬也，大承气汤主之。若汗虽多，而微发热恶寒者，表未解也，其热不潮，未可与承气。

曰：阳明病，胃中有燥屎者，可攻之。病人不大便五六日，绕脐痛，烦躁，发作有时者，此有燥屎也。

曰：汗出谵语者，以有燥屎在胃中，此为风也，须下之，宜大承气汤。

曰：阳明病，发热汗多者，热在里也，急下之，宜大承气汤。

曰：阳明病，发汗不解，腹满痛者，邪在里也，急下之，宜大承气汤。

曰：病腹中满痛者，此为实也，当下之。

曰：腹满不减，减不足言，当下之，宜大承气汤。

曰：伤寒六七日，结胸热实，脉沉而紧，心下痛，按之石硬者，或心下至少腹硬满而痛不可近者，大陷胸汤主之。

曰：阳明少阳合病，脉滑而数者，有宿食也，当下之，宜大承气汤。

按：此一条必须兼脉证而察之，盖伤寒之脉滑数者多，若无胀痛等证，未必即为宿食，故不可单据滑数之脉，便认作可攻之证。

曰：若表已解而内不消，非大满，犹生寒热，则病不除也。

按：此一条言若非大满，而犹生寒热者，是表病犹不除也，尚不可下。

曰：若表已解而内不消，大满大实坚，有燥屎，自可徐下之，虽四五日不能为祸也。若不宜下而便攻之，内虚热入，协热遂利，烦躁诸变，不可胜数，轻者困笃，重者必死矣。

按：此一条言外无表证，内有坚满，然后可下，正以见下不宜轻，轻下者，为祸不小也。

曰：太阳病，热结膀胱，其人如狂，血自下，下者愈。若表未解者，不可攻，当先解表。表已解，但少腹急结者，乃可攻之，宜桃仁承气汤。

——凡伤寒当下者，不宜用丸药，以丸药不能涤荡热邪，而但能损正气也。又凡治伤寒热邪传里者，服下药后，仍用盐炒麸皮一升许，将绢包于病人腹上，款款熨之，使药气得热则行，大便必易通也。

——脉有忌下者，如《伤寒论》曰：伤寒脉微而恶寒者，此阴阳俱虚，不可更发汗，更吐，更下也。寸口脉浮大，而医反下之，此为大逆。关脉弱，胃气虚有热，不可大攻之，热去则寒起。尺脉涩弱无力者，不可下。大便硬者当下之，设脉迟缓者不可下，里气不实也。脉虚细者不可下。脉浮者不可下。

脉濡而弱，弱反在关，濡反在巅，弦反在上，微反在下。弦为阳运，微为阴寒，上实下虚，意欲得温。微弦为虚，虚者不宜下也。脉浮而大，浮为气实，大为血虚，血虚为无阴，孤阳独下阴部者，医以为热，而复用毒药攻其胃，此为重虚，客阳去有期，必下如污泥而死。脉濡而紧，濡则阳气微，紧则荣中寒。阳微卫中风，发热而恶寒；荣紧胃气冷，微呕心内烦。医谓有大热，解肌而发汗；亡阳虚烦躁，心下苦痞坚。表里俱虚竭，卒起而头眩；客热在皮肤，怅烦不得眠。不知胃气冷？紧寒在关元；当温反下之，安可复追还。脉久数者，非外邪也，不可下之。脉细数者，非实邪也，不可下。结胸证，其脉浮大者，邪未入府也，不可下，下之则死。大抵伤寒最宜慎下，若脉息无力及表证未罢者，不可乱投汤剂，下之为逆。

——证有忌下者，如太阳病外证未解，不可下，下之为逆；太阳与阳明合病，喘而胸满者，邪在表也，不可下；阳明病，若微发热恶寒者，表未解也，不可下；阳明病，潮热，大便初硬后溏者，不可攻；阳明病，腹微满，初头硬，后必溏者，非实热也，不可攻之；阳明病，其热不潮者，未可与承气汤。阳明病，虽有潮热，而大便不硬者，不可与承气汤；不转失气者，其内不坚，慎不可攻也；阳明病，心下硬满者，不可攻，攻之利遂不止者死；硬在心下者，其邪在胸膈，犹未入腑也，故不可攻；脏结无阳证，不往来寒热，其人反静，舌上胎滑者，不可攻也；病欲吐者，不可下；呕多，虽有阳明证，不可攻之。此呕多者，病在上焦，病在上而攻其下，取败之道也。阳明病，若汗多，微发热恶寒者，外未解也，其热不潮，未可与承气汤；湿家下之，额上汗出，微喘，小便不利者死，下利不止亦死；阳明病，不能食，攻其热必哕，所以然者，胃中虚冷故也。以其人本虚，故攻其热必秽。阴强无阳者，虽其大便坚硬，亦不可下，下之则清谷腹满；阴阳俱虚，恶水者，若下之，则里冷，不嗜食，大便完谷出；阳微者不可下，下之则心下痞硬；恶寒者，不可下；小便清利者，火不盛也，不可下；诸四逆厥者，不可下；咽中闭塞者不可下；发汗多，亡阳谵语者不可下；诸虚者不可下，下之则阳虚而生寒。仲景曰：极寒反汗出，身必冷如冰，其有眼睛不慧，语言不休，口虽欲言，舌不得前者皆死。阴虚水亏，虚烦虚躁者不可下，重亡其阴，万无生理矣。

看目 十七

夫治伤寒须观两目，或赤或黄，赤者为阳证，若兼六脉洪大有力，或躁而渴者，其热必甚，轻则三黄石膏汤，重则大承气之类主之。

——凡目色清白，而无昏冒闪烁之意者，多非火证，不可轻用寒凉。

——眼眵多结者，必因有火。盖凡有火之候，目必多液，液干而凝，所以为眵，即如肺热甚则鼻涕出，是亦目液之类也。

——目睛上视者，谓之戴眼。此属足太阳经之证。盖太阳为目之上网，而与少阴为表里，少阴之肾气大亏，则太阳之阴虚血少，故其筋脉燥急，牵引而上。若直视不转者，尤为凶候。欲治此者，速当以培阴养血为主。今人不知，皆云为风，若用风药，则阴愈虚、血愈燥矣，其有不颠覆者，未之有也。

舌色辨 十八

舌为心之官，本红而泽，凡伤寒三四日已后，舌上有苔，必自润而燥，自滑而涩，由白而黄，由黄而黑，甚至焦干，或生芒刺，是皆邪热内传，由浅入深之证也。故凡邪气在表，舌则无苔，及其传里，则津液干燥而舌苔生矣。若邪犹未深，其在半表半里之间，或邪气客于胸中者，其苔不黑不涩，止宜小柴胡之属以和之。若阳邪传里，胃中有热，则舌苔不滑而涩，宜栀子豉汤之属以清之。若烦躁，欲饮水数升者，白虎加人参汤之类主之。大都舌上黄苔而焦涩者，胃腑有邪热也，或清之，或微下之。《金匮要略》曰：舌黄未下者，下之黄自去。然必大便燥实，脉沉有力而大渴者，方可下之。若微渴而脉不实，便不坚，苔不干燥芒刺者，不可下也。其有舌上黑苔而生芒刺者，则热更深矣，宜凉膈散、承气汤、大柴胡之属，酌宜下之。若苔色虽黑滑而不涩者，便非实邪，亦非火证，非惟不可下，且不可清也。此辨舌之概，虽云若此，然犹有不可概论者，仍宜详察如下。

按：伤寒诸书皆云：心为君主之官，开窍于舌。心主火，肾主水，黑为水色，而见于心部，是为鬼贼相刑，故知必死。此虽据理之谈，然实有未然者。夫五行相制，难免无克，此其所以为病，岂因克为病，便为必死？第当察其根本何如也。如黑色连地，而灰黯无神，此其本原已败，死无疑矣。若舌心焦黑，而质地红活，未必皆为死证。阳实者清其胃火，火退自愈，何虑之有？其有元气大损，而阴邪独见者，其色亦黄黑；真水涸竭者，其舌亦干焦，此肾中水火俱亏，原非实热之证。欲辨此者，但察其形气脉色，自有虚实可辨；而从补从清，反如冰炭矣。故凡以焦黑干涩者，尚有非实非火之证。再若青黑少神而润滑不燥者，则无非水乘火位，虚寒证也。若认此为火，而苦寒一投，则余烬随灭矣。故凡见此者，但当详求脉证，以虚实为主，不可因其焦黑，而执言清火也。伤寒固尔，诸证亦然。

新按：余在燕都，尝治一王生，患阴虚伤寒，年出三旬，而舌黑之甚，其芒刺干裂，焦黑如炭，身热便结，大渴喜冷，而脉则无力，神则昏沉。群医谓阳证阴脉，必死无疑。余察其形气未脱，遂以甘温壮水等药，大剂进之，以救其本，仍间用凉水以滋其标。盖水为天一之精，凉能解热，甘可助阴，非若苦寒伤气者之比，故于津液干燥，阴虚便结，而热渴火盛之证，亦所不忌。由是水药并进，前后凡用人参、熟地辈各一二斤，附子、肉桂各数两，冷水亦一二斗，然后诸证渐退，饮食渐进，神气俱复矣。但察其舌黑，则分毫不减，余甚疑之，莫得其解。再后数日，忽舌上脱一黑壳，而内则新肉烁然，始知其肤腠焦枯，死而后活，使非大为滋补，安望再生？若此一证，特举其甚者纪之。此外，凡舌黑用补而得以保全者，盖不可枚举矣。所以凡诊伤寒者，当以舌色辨表里，以舌色辨寒热，皆不可不知也。若以舌色辨虚实，则不能无误，盖实固能黑，以火盛而焦也；虚亦能黑，以水亏而枯也。若以舌黄、舌黑，悉认为实热，则阴虚之证，万无一生矣。

古按：《金镜录》曰：舌见全黑色，水克火明矣，患此者百无一治，治者审之。薛立斋曰：余在留都时，地官主事郑汝东妹婿患伤寒得此舌，院内医士曾禧曰：当用附子理中汤，人咸惊骇而止。及其困甚治棺，曾与其邻复往视之，谓用前药犹有生意。其家既待以死，拚而从之，数剂而愈。大抵舌黑之证，有火极似水者；即杜学士所谓薪为黑炭之意也，宜凉膈散之类以泻其阳；有水来克火者，即曾医士所疗者是也，宜理中汤以消阴霾。又须以老生姜切平，擦其舌，色稍退者可治，坚不退者不可治。

又按：弘治辛酉，金台姜萝辉患伤寒，亦得此舌，手足厥冷，呃逆不止，众医犹作火治，几致危殆，判院吴仁斋用附子理中汤而愈。夫医之为道，有是病必用是药，附子疗寒，其效可数，奈何世皆以为必不可用之药，宁视人之死而不救，不亦哀哉！凡用药得宜，效应不异，不可便谓为百无一治而弃之也。

饮水 十九

凡伤寒饮水，因内水消竭，欲得外水自救，若大渴欲饮一升，止可与一碗，常令不足，不可太过。若恣饮过量，使水停心下，则为水结胸，留于胃则为噎、为哕，溢于皮肤则为肿，蓄于下焦则为癃，渗于肠间则为利下，皆饮水太多之过也。又不可不与，又不可强与，故曰：若还不与非其治，强饮须教别病生也。

凡阳明病口燥，但欲漱水而不欲咽者，以热在经，而里无热也，必将为衄，不可与凉药。

按：饮水一证，本以内热极而阳毒甚者最其相宜，若似乎止宜实邪，不宜于虚邪也，而不知虚证亦有不同。如阳虚无火者，其不宜水无待言也，其有阴虚火盛者，元气既弱，精血又枯，多见舌裂唇焦，大渴喜冷，三焦如焚，二便闭结等证，使非藉天一之精，何以济燃眉之急？故先宜以冰水解其标，而继以甘温培其本，水药兼进，无不可也。其有内真寒，外假热，阴盛格阳等证，察其元气，则非用甘温必不足以挽回，察其喉舌，则些微辛热又不可以近口。有如是者，则但将甘温大补之剂，或单用人参煎成汤液，用水浸极冷而饮之，此以假冷之味，解上焦之假热，而真温之性，复下焦之真阳，是非用水而实亦用水之意，余用此活人多矣，诚妙之甚者也。惟是假热之证，则证虽热而脉则微，口虽渴而便则不闭者，此而欲水，必不可与，若误犯之，则其败泄元阳，为害不小，有不可不慎也。

三阳阴证辨 二十

足太阳膀胱经病，凡发热头痛，腰脊强，肩背痛，脉浮紧者，是皆太阳证也。若肩背畏寒，恶心欲呕，或眼目无神，不欲见人，喜暗畏明，眼眶酸涩，或喜向壁卧，或戴眼上视，或头倾身痛，甚或颜色清白，隐见青黑，或丹田无力，息短声微，气促而喘，或咽中闭塞，或角弓发痉，或小水清白，或失小便，或小便短赤而内不喜冷，凡脉见浮空无力，或沉紧细弱者，皆太阳合少阴之阴证也。足阳明胃经之病，凡发热，头目痛，不得眠，脉长而数者，本皆阳明证也。若面鼻恶寒，面色清白，或鼻尖冷，口气不热，或唇口青白微黑，或气短声微，鼻息不长，懒于言语，或戴阳面赤，昏沉困倦多眠，或烦躁，面赤身热，虚狂假斑，脉反微细无力，或身虽发热，反欲得衣，或口渴不欲饮水，并水浆不入，或恶寒寒栗，恶心呕逆，或肉瞤心悸，或动气见于胸腹，或四肢无力，身重懒于举动，或手足自冷，或肌肉之间以手按之，殊无大热，或大便不实，自利腹痛，凡脉见浮长无力，或短细结促者，皆阳明合太阴之阴证也。足少阳胆经之病，凡发热，头耳牵痛，胁肋痛，往来寒热，脉见弦数者，本皆少阳证也。若身虽微热，而时作时止，时多畏寒，或耳聋，或头运，或眼目羞涩，或多惊怯恐畏，或呕苦吐酸，或恶心喜暖，或爪青筋急囊缩，或厥逆下利，肠鸣小腹痛，凡脉见弦数无力，而沉细微弱者，皆少阳合厥阴之阴证也。以上乃三阳经之阴证。阴证者，即阳虚之证也，皆大忌寒凉克伐之药，妄用即死。余恐将来复有如李子建之流者，故特揭而出之，用为提醒后人之鉴云。

再论阴证阳证及李子建《伤寒十劝》之害 二一

天地间死生消长之道，惟阴阳二气尽之，而人力挽回之权，亦惟阴阳二字尽之，至于伤寒一证，则尤切于此，不可忽也。第伤寒之阴证阳证，其义有二。所谓二者，曰经有阴阳，证有阴阳也。经有阴阳，则三阳为阳证，三阴为阴证；证有阴阳，则实热为阳证，虚寒为阴证。凡经之阴阳，则有寒有热，故阳经亦有阴证，阴经亦有阳证；证之阴阳，则有假有真，故发热亦有阴证，厥逆亦有阳证。此经自经而证自证，乃伤寒中最要之纲领，不可混也。而今之医流，多不明此，故每致混指阴阳，肆行克伐，杀人于反掌之间，而终身不悟，深为可慨。原其由然，非无所本，盖本于李子建之《伤寒十劝》。十劝之中，惟八劝曰：病已在里，不可发汗；九劝曰：饮水不可过多；十劝曰：病后当忌饮食房劳。凡此三者，皆为得理，然亦人皆知之，无待其为劝矣。此外七劝，则悉忌温补。

如一劝云：伤寒头痛及身热，便是阳证，不可服热药。若此一说，乃悉以阳经之表病，认为内热之阳证，治以寒凉，必杀人矣。观仲景治太阳经伤寒，头痛发热无汗者，用麻黄汤；头痛发热，汗出恶风者，用桂枝汤；太阳病，发热头痛，脉反沉，身体疼痛者，当救其里；用四逆汤；阳明病，脉浮，无汗而喘者，出汗期愈，宜麻黄汤。凡此之类，岂非皆用热药，以治阳经之疼痛发热乎？且凡寒邪之感人，必先入三阳之表，所以为头疼发热等证，使于此时，能用温散，则浅而且易。故岐伯曰：发表不远热，是诚神圣传心之旨，惟仲景知之，故能用温散如此，是岂果阳经之病，便是阳证耶？经证不明，而戒用温热，最妄之谈，此其一也。

又二劝曰：伤寒必须直攻毒气，不可补益。若据此说，则凡是伤寒，尽皆实证，而必无虚证矣，何岐伯曰：邪之所凑，其气必虚。又曰：寒则真气去，去则虚，虚则寒搏于皮肤之间。又观仲景论伤寒之虚证虚脉及不可汗吐下者，凡百十余条。此外如东垣、丹溪、陶节庵辈，所用补中益气、回阳返本、温经益元等汤，则其宜否温补，概可知矣。矧今之人，凡以劳倦七情，色欲过度，及天禀薄弱之流，十居七八。使以此辈一旦因虚感邪，若但知直攻毒气，而不顾元阳，则寇未逐而主先伤，鼠未投而器先破，顾可直攻无忌乎？凡受斯害，死者多矣，妄谈之甚，此其二也。

又三劝曰：伤寒不思饮食，不可服温脾药。据此一说，则凡见伤寒不食者，皆是实热证，而何以仲景有曰：阳明病，不能食，攻其热必哕，所以然者，胃中虚冷故也。又曰：病人脉数，数为热，当消谷引饮，而反吐者，以其发汗，令阳气微，膈气虚，脉乃数也。数为客热，不能消谷，以胃中虚冷故也。又曰：食谷欲呕者，属阳明也，吴茱萸汤主之。若此之类，岂非皆寒证之宜温者耶？但伤寒之热证固不能食，而寒证之不食者尤多，以中寒而不温脾，则元阳必脱而死矣。此妄谈之三也。

又四劝曰：伤寒腹痛，亦有热证，不可轻服温暖药。据所云亦有热证，则寒证居多矣，寒痛既多，则何不曰不可轻服寒凉药，而特以温暖为禁者，何也？独不见仲景之治腹痛，有用真武汤者，有用通脉四逆汤者，有用四逆散加附子者。有曰手足厥冷，小腹满，按之痛者，此冷结膀胱关元也。使以此证而亦忌温暖，则寒在阴分，能无毙乎？此妄谈之四也。

再如五劝之伤寒自利，不可例服补药、暖药、止泻药，六劝之禁用艾火，七劝之手足厥冷，不可例作阴证等说，总属禁热之谈，余亦不屑与之多辨，第拓取圣贤成法，明哲格言，再悉于此，有救将来，是诚今日之急务也。因详考仲景《伤寒论》，见其所列三百九七法，而脉证之虚寒者，一百有余；百十三方，而用人参者二十，用桂附者五十有余。又东垣曰：实火宜泻，虚火宜补。又薛立斋曰：大凡元气虚弱而发热者，皆内真寒而外假热也。凡若此者，岂皆余之杜撰耶？岂子建诸人一无所见耶？若无所见，胡可妄言？若有所见，胡敢妄言？今观彼《十劝》之中，凡禁用温补者，居其八九，而绝无一言戒及寒凉，果何意哉？因致末学认为圣经，遂悉以阴证作阳证，悉以虚证作实证，但知凉泻之一长，尽忘虚寒之大害。夫生民元气足者其几，能堪此潜消暗剥之大盗乎？磋！磋！何物非才，敢言《十劝》，既不能搜罗训典，明析阴阳，又不能揣摩实虚，原终要始，总弗求阳德之亨，全不识冰霜之至。后学者多被所愚，致造终身之孽，无辜者阴受其戮，讵思冤魄可怜。余言及此，能不转慈悲为愤怒，借笔削为箴规，独思深诋先辈，岂出本心，亦以目击多艰，难胜呜咽，实亦有为而云然。盖以久感之余，复有所触，适一契姻，向以中年过劳，因患劳倦发热，余为速救其本，已将复元，忽遭子建之徒，坚执《十劝》以相抗，昧者见其发热，反为左袒，不数剂而遂以有生之徒，置之死地。因并往日见闻，倍加伤惨，诚可痛可恨也。子建、子建，吾知多冤之积于尔者久矣，故悉此论，以解尔此后之冤孽，尔若有知，尚知感否。

论伤寒古法 二二

凡伤寒治法，必当先知经络次序，如一日在太阳，则为发寒、头痛等证；二日在阳明，则为目痛、鼻干、不眠等证；三日在少阳，则为耳聋、胁痛、寒热、口苦等证；四日在太阴，则为腹满自利等证；五日在少阴，则为舌干口燥等证；六日在厥阴，则为烦满囊缩等证，此伤寒传经之大概也。然病有不同，证有多变，故不可以一定之法。凿凿为拘。今人有不知察变者，每按日按经，执方求治，则证多不合，益见其难矣。即如发热、无汗、头痛者，宜于发汗，本太阳经之证治也。然仲景曰：阳明病外证云何？曰：身热，汗自出，不恶寒，反恶热，此阳明之发热也；曰：阳明病，反无汗而小便利，呕而咳，手足厥者，必苦头痛，此阳明之无汗头痛也；曰：伤寒，脉弦细，头痛发热者，属少阳，此少阳之头痛发热也。凡三阳皆为表证，而惟少阳则曰半表半里，不可发汗。然法曰：尺寸俱浮者，太阳受病也；尺寸俱长者，阳明受病也；尺寸俱弦者，少阳受病也，此三经皆受病，未入于府者，可汗而已，岂非少阳亦所当汗乎？此三阳之治，宜乎若此。至于三阴，则亦有若此者，如曰：太阴病，脉浮者，可发汗，宜桂枝汤；曰：少阴病，始得之，反发热，脉沉者，宜麻黄附子细辛汤；曰：厥阴证，下利，腹胀满，身体疼痛者，先温其里，乃攻其表，温里四逆汤，攻表桂枝汤。凡此皆三阴之发热，三阴之当汗者也。至于下证，则惟独少阳为半表半里之经，若下之，恐邪气乘虚内陷，故不可攻，其他五经，皆有下证。由此观之，则三阳何尝无里证，三阴何尝无表证？故善治者，但见表邪未解，即当解表，若表证未解，不可攻里也；但见里证已具，即当攻里，若里证未实，尚宜和解也。或汗或和或下，但当随证缓急而用得其宜，即古今画一之法也。

论十法通变 二三

凡用药处方，最宜通变，不可执滞。观仲景以麻黄汤治太阳经发热头痛，脉浮无汗之伤寒，而阳明病脉浮无汗而喘者亦用之；太阳与阳明合病，喘而胸满者亦用之，此麻黄汤之通变也。又如桂枝汤，本治太阳经发热汗出之中风，而阳明病如疟状，日晡发热，脉浮虚，宜发汗者亦用之；太阳病外证未解，脉浮弱，当以汗解者亦用之；太阴病，脉浮，可发汗者亦用之；厥阴证下利，腹胀满，身疼痛，宜攻表者亦用之，此桂枝汤之通变也。又如小柴胡汤，本治少阳经胁痛干呕，往来寒热之伤寒，而阳明病潮热胸胁满者亦用之；阳明中风，脉弦浮大，腹满胁痛，不得汗，身面悉黄，潮热等证亦用之；妇人中风，续得寒热，经水适断，热入血室如疟状者亦用之，此小柴胡之通变也。由此观之，可见仲景之意，初未尝逐经执方，而立方之意，多有言不能悉者，正神不可以言传也。所以有此法，未必有此证，有此证，未必有此方。即仲景再生，而欲尽踵其成法，吾知其未必皆相合；即仲景复言，而欲尽吐其新方，吾知其未必无短长。吁戏！方乌足以尽变，变胡可以定方，但使学者能会仲景之意，则亦今之仲景也，又何必以仲景之方为拘泥哉？余故曰：用药处方，最宜通变，不当执滞也。虽然，此通变二字，盖为不能通变者设，而不知斯道之理，又自有一定不易之要焉。苟不知要，而强借通变为谈柄，则胡猜乱道，何非经权，反大失通变之旨矣。

麻黄桂枝辨 二四

按：《伤寒论》曰：太阳病，头痛，发热，恶寒，体痛，呕逆，脉阴阳俱紧，无汗而喘者，名为伤寒，麻黄汤主之。曰：太阳病，头痛，发热，汗出，恶风，脉缓者，名为中风，桂枝汤主之。此以无汗脉紧者为伤寒，故用麻黄汤；有汗脉缓者为中风，故用桂枝汤，是其辨也。又论曰：桂枝本为解肌，若其人脉浮紧，发热汗不出者，不可与也，常须识此，勿令误也。然何以又曰：太阳病外证未解，脉浮弱者，当以汗解，宜桂枝汤。阳明病，日晡所发热，脉虚浮者，宜发汗，发汗宜桂枝汤，是岂桂枝为止汗者耶？但麻黄汤无芍药，而用麻黄，桂枝汤无麻黄而用芍药，盖桂枝性散，芍药性敛，以芍药从桂枝则桂枝不峻，以桂枝从芍药则芍药不寒。然以芍药之懦，终不胜桂枝之勇，且芍药能滋调营气，适足为桂枝取汗之助，故桂枝汤亦是散剂，但麻黄汤峻，而桂枝汤缓耳。故凡寒邪深固者，恐服桂枝不能解表，则反以助热，所以脉紧无汗者，宜麻黄不宜桂枝；若脉浮缓有汗，或浮弱者，以其风邪尚浅，宜桂枝不宜麻黄也。此麻黄汤为发表之第一，而桂枝汤则解表之次者也。今时医不能察此，但闻汗不出者，不可与桂枝，便谓桂枝能止汗，误亦甚矣，而不知止汗在芍药不在桂枝也。但桂枝性温，能强卫气，如《内经》曰：阴气有余，为多汗身寒。仲景曰：极寒反汗出者，此亡阳而汗也，助阳乃可以止汗，则正宜用桂枝矣。又《伤寒论》以太阳病无汗脉紧者为伤寒，汗出脉缓者为中风，此风寒之辨也。然大青龙汤证治曰：太阳中风，脉浮紧，发热恶寒，身疼痛，不汗出而烦躁者，大青龙汤主之。是岂非太阳中风亦有脉紧无汗者耶？可见风之与寒，本不相远，但风邪浅而寒邪深耳，浅属阳而深属阴耳。且近见外感寒邪者，率皆伤寒发热脉紧无汗等证，至于中风一证，谓其脉缓有汗，而复发热者，其病本不多见，即有之，亦必外因者少而内因者多也。倘学者以风寒二字及麻黄桂枝二汤，必欲分其阴阳同异而执以为辞，则失之远矣。本门前卷有风寒辨，宜并察之。

论今时皆合病并病 二五

余究心《伤寒》已久，初见合病并病之说，殊有不明，而今始悉之。夫所谓合病者，乃二阳、三阳同病，病之相合者也；并病者，如太阳先病不解，又并入阳明、少阳之类也。观仲景曰：二阳并病，太阳初得病时，发其汗，汗先出不彻，因转属阳明。若太阳病证不罢者，不可下。

按：此云转属阳明，则自太阳而来可知也，云太阳病证不罢，则二经皆病可知也。凡并病者，由浅而深，由此而彼，势使之必然也。此合病并病之义，而不知者皆以此为罕见之证，又岂知今时之病，则皆合病并病耳。何以见之？盖自余临证以来，凡诊伤寒，初未见有单经挨次相传者，亦未见有表证悉罢，止存里证者，若欲依经如式求证，亦未见有如式之病而方治可相符者，所以令人致疑，愈难下手，是不知合病并病之义耳。今列其大略如下：

——合病者，乃两经三经同病也。如初起发热恶寒头痛者，此太阳之证，而更兼不眠，即太阳阳明合病也；若兼呕恶，即太阳少阳合病也。若发热不眠呕恶者，即阳明少阳合病也。若三者俱全，便是三阳合病。三阳合病者，其病必甚。

——三阳与三阴本无合病，盖三阳为表，三阴为里，若表里同病，即两感也。故凡有阴阳俱病者，必以渐相传而至，皆并病耳，此亦势所必至，非合病、两感之谓。

——并病与合病不同，合病者，彼此齐病也；并病者，一经先病，然后渐及他经而皆病也。如太阳先病，发热头痛，而后见目痛、鼻干不眠等证者，此太阳并于阳明也；或后见耳聋胁痛，呕而口苦等证者，此太阳并于少阳也；或后见腹满嗌干等证者，此太阳并于太阴也；或后见舌干口燥等证者，此太阳并于少阴也；或后见烦满囊缩等证者，此太阳并于厥阴也。若阳明并于三阴者，必鼻干不眠而兼三阴之证；少阳并于三阴者，必耳聋呕苦而兼三阴之证。阴证虽见于里，而阳证仍留于表，故谓之并。凡患伤寒，而始终热有不退者，皆表邪之未解耳，但得正汗一透，则表里皆愈，岂非阴阳相并之病乎？今之伤寒率多并病，若明此理，则自有头绪矣。治此之法，凡并病在三阳者，自当解三阳之表，如邪在太阳者，当知为阳中之表，治宜轻清；邪在阳明者，当知为阳中之里，治宜厚重；邪在少阳者，当知为阳中之枢，治宜和解。此虽解表之大法，然余仍有心法，详载新方八略中。故或宜温散，或宜凉散，或宜平散，或宜补中而散，是又于阴阳交错之理有不可不参合而酌用者，皆治表之法也。至于病入三阴，本为在里，如太阴为阴中之阳，治宜微温；少阴为阴中之枢，治宜半温；厥阴为阴中之阴，治宜大温，此阴证之治略也。然病虽在阴，而有兼三阳之并病者，或其邪热已甚，则自宜清火；或其表尚未解，则仍当散邪。盖邪自外入，则外为病本，拔去其本，则里病自无不愈者，此所以解表即能和中也。若表邪不甚，而里证为急，又当先救其里，盖表里之气，本自相关，惟表不解，所以里病日增，惟里不和，所以表邪不散，此所以治里亦能解表也。但宜表宜里，或此或彼之间，则自有缓急先后一定不易之道，而非可以疑似出入者，要在乎知病之薮，而独见其必胜之机耳，此又阴阳并病之治略也。惟是病既在阴，必关于脏，脏气为人之根本而死生系之。故凡诊阴证者，必当细察其虚实，而补泻寒热，弗至倒施，则今时之治要，莫切乎此矣。

治法 二六

凡治伤寒，不必拘于日数，但见表证，即当治表，但见里证，即当治里，因证辨经，随经施治，乃为良法。若表邪未解，即日数虽多，但有表证而脉见紧数者，仍当解散，不可攻里也；若表邪已轻，即日数虽少，但有里证而脉见沉实者；即当攻里，不可发表也。然此二者，一曰发表，一曰攻里，皆以邪实者为言也。其有脉气不足，形气不足者，则不可言发言攻，而当从乎补矣。但补有轻重，或宜兼补，或宜全补，则在乎明而慧者之用之如法耳。

——伤寒但见发热恶寒，脉紧数，无汗，头项痛，腰脊强，或肢体酸软者，便是表证，不拘日数多寡，即当解散，但于阴阳虚实，不可不预辨也，而于后开汗散方中择宜用之。

——伤寒但见往来寒热，胁痛，口苦而呕，或渐觉耳聋，脉见弦数者，即少阳经半表半里之证，治宜和解，以新方诸柴胡饮及小柴胡汤之类，酌宜用之。然少阳之治有三禁，曰不可汗、吐、下也。

——伤寒如头痛、发热、恶寒表证之类悉除，反见怕热、躁渴谵语、揭去衣被、扬手掷足、斑黄发狂，或潮热自汗、大便不通、小便短赤，或胸腹胀满疼痛，或上气喘促，脉实有力者，即是传里之热证，不拘日数多少，即当清里。如果实邪内结，不得宣通，此必大为涤荡，庶使里通而表亦通也。然必其胸腹胀满，肠胃燥结，而大满大实坚者，乃可攻之。故法曰：痞满燥实坚，五者具而后可下。又曰：下不嫌迟。盖恐内不实而误攻之，则必致不救矣。

——凡治伤寒，如时寒火衰，内无热邪而表不解者，宜以辛温热剂散之；时热火盛而表不解者，宜以辛甘凉剂散之；时气皆平而表不解者，宜以辛甘平剂散之，此解散之要法也。盖人在气交之中，随气而化，天地之气寒则宜辛热，天地之气热则宜辛凉。经文既以冬为伤寒，春为温病，夏为暑病，名既因时而易，则方亦不容不随时而更也。第以凉散之法，当知所辨，必其表里俱有热证，方可兼用清凉；若身表虽热，而内无热证者，此以表邪未解，因寒而为热也，不可妄用凉药。盖恐表寒未除，而内寒复至，以寒遇寒，则凝结不解，必将愈甚。经曰：发表不远热，正此之谓也。且舍时从证，尤为治伤寒紧要之法，此又不可不知常变。

——凡暑热盛行，瘟疫大起，焦渴斑黄，脏腑如火，此则或用寒肃，以清其里，或用寒散，以救其表，但当察表里而酌缓急之宜也。

论虚邪治法 二七

凡伤寒治法，在表者宜散，在里者宜攻，此大则也。然伤寒死生之机，则全在虚实二字。夫邪之所凑，其气必虚，故伤寒为患，多系乘虚而入者。时医不察虚实，但见伤寒，则动曰伤寒无补法，任意攻邪，殊不知可攻而愈者，原非虚证，正既不虚，邪自不能害之，及其经尽气复，自然病退，故治之亦愈，不治亦愈，此实邪之无足虑也。惟是挟虚伤寒，则最为可畏，使不知固本御侮之策，而肆意攻邪，但施孤注，则凡攻散之剂，未有不先入于胃而后达于经，邪气未相及而胃气先被伤矣，即不尽脱，能无更虚？元气更虚，邪将更入，虚而再攻，不死何待？是以凡患伤寒而死者，必由元气之先败，此则举世之通弊也。故凡临证者，但见脉弱无神、耳聋手颤、神倦气怯、畏寒喜暗、言语轻微、颜色青白、诸形证不足等候，便当思顾元气。若形气本虚，而过散其表，必至亡阳；脏气本虚而误攻其内，必至亡阴，犯者必死。即如元气半虚而邪方盛者，亦当权其轻重而兼补以散，庶得其宜。若元气大虚，则邪气虽盛，亦不可攻，必当详察阴阳，峻补中气。如平居偶感阴寒，邪未深入，但见发热身痛，脉数不洪，内无火证，素禀不足者，即当用理阴煎加柴胡，或加麻黄，连进一二服，其效如神，此常用第一方也。此外诸证，如虚在阳分，则当以四柴胡饮、补中益气汤，或八珍汤、理中汤、温胃饮之类，此温中自能发散之治也。若虚在阴分，而液涸水亏，不能作汗，则当用补阴益气煎、三柴胡饮，或三阴煎、左归饮之类，此壮水制阳，精化为气之治也。若阴盛格阳，真寒假热者，则当以大补元煎、右归饮、崔氏八味丸料之类，此引火归原之治也。其有阴盛阳衰之证，身虽发热，而畏寒不已，或呕恶，或泄泻，或背凉如水，或手足厥冷，是皆阳虚之极，必用大温中饮，或理阴煎，不可疑也。若果邪火热甚而水枯干涸者，或用凉水渐解其热。表未解而固闭者，或兼微解，渐去其寒。若邪实正虚，原有主客不敌之势，使但能保定根本，不令决裂，则邪将不战而自解。此中大有玄妙，余常藉此而存活者，五十年来若干人矣，谨书之以为普济者之则。

补中亦能散表 二八

夫补者所以补中，何以亦能散表？盖阳虚者，即气虚也，气虚于中，安能达表？非补其气，肌能解乎？凡脉之微弱无力，或两寸短小而多寒者，即其证也，此阳虚伤寒也。阴虚者，即血虚也，血虚于里，安能化液？非补其精，汗能生乎？凡脉之浮芤不实，或两尺无根而多热者，即其证也，此阴虚伤寒也。然补则补矣，仍当酌其剂量，譬之饮酒者，能饮一勺，而与一升，宜乎其至于困也？使能饮一斗，而与一合，其真蚍蜉之撼大树耳。

寒中亦能散表 二九

夫寒中者所以清火，何以亦能散表？盖阳亢阴衰者，即水亏火盛也，水涸于经，安能作汗？譬之干锅赤裂，润自何来？但加以水，则郁蒸沛然，而气化四达，夫汗自水生，亦犹是也，如前论言补阳补阴者，宜助精气也。此论言以水济火者，宜用寒凉也。盖补者，补中之不足；济者，制火之有余，凡此均能解表，其功若一。而宜寒宜暖，其用不侔，是有不可不辨。

伤寒三表法 三十

伤寒者，危病也；治伤寒者，难事也。所以难者，亦惟其理有不明，而不得其要耳。所谓要者，亦惟正气、邪气二者之辨而已，使能知正气之虚实，邪气之浅深，则尽之矣。夫寒邪外感，无非由表而入里，由表而入者，亦必由表而出之，故凡患伤寒者，必须得汗而后解。但正胜邪者，邪入必浅，此元气之强者也；邪胜正者，其入必深，此元气之弱者也。邪有浅深，则表散有异；正有虚实，则攻补有异，此三表之法所不容不道也。何为三表？盖邪浅者，逐之于藩篱，散在皮毛也；渐深者，逐之于户牖，散在筋骨也；深入者，逐之于堂室，散在脏腑也。故浅而实者宜直散，直散者，宜逐之无难也。虚而深者宜托散，托散者，但强其主而邪无不散也。今姑举其略：如麻黄汤、桂枝汤、参苏饮、羌活汤、麻桂饮之类，皆单逐外邪，肌表之散剂也。又如小柴胡汤、补中益气汤、三柴胡饮、四柴胡饮之类，皆兼顾邪正，经络之散剂也。再如理阴煎、大温中饮、六味回阳饮、十全大补汤之类，皆建中逐邪，脏腑之散剂也。呜呼！以散药而散于肌表经络者，谁不知之，惟散于脏腑则知者少矣；以散为散者，谁不知之，惟不散之散，则玄之又玄矣。余因古人之未及，故特吐其散邪之精义有如此。

伤寒无补法辨 三一

按：伤寒一证，惟元气虚者为最重，虚而不补，何以挽回？奈何近代医流，咸谓伤寒无补法。此一言者，古无是说，而今之庸辈，动以为言，遂致老幼相传，确然深信，其为害也，不可胜纪。兹第以一岁之事言之，如万历乙巳岁，都下瘟疫盛行，凡涉年衰及内伤不足者，余即用大温大补兼散之剂，得以全活者数十余人，使此辈不幸而遭庸手，则万无一免者矣。即余一人，于一年之中，所遇若此，其如岁月之长，海宇之广，凡为无补所杀者，固可胜量哉！

余痛夫枉者之非命，因遍求经传，则并无伤寒无补法之例。必求其由，则推陶节庵有云：伤寒汗吐下后，不可便用参芪大补，使邪气得补，而热愈盛，所谓治伤寒无补法也。此一说者，盖亦本于孙真人之言，云服承气汤得痢瘥，慎不中补也。此其意谓因攻而愈者，本为实邪，故不宜妄用补药，复助其邪耳，初非谓虚证亦不宜补也。此外则有最庸最拙，为万世之害者，莫如李子建之《伤寒十劝》，今后世谬传，实基于此，故余于前论直叱其非，并详考仲景《伤寒论》及诸贤之成法，以申明其义焉。矧今人之患伤寒者，惟劳倦内伤、七情挟虚之类，十居七八，传诵伤寒无补者，十有八九，以挟虚之七八，当无补之八九，果能堪乎？而不知以直攻而死者，皆挟虚之辈也。此在众人，则以传闻之讹，无怪其生疑畏。至若名列医家，而亦曰伤寒无补法，何其庸妄无知，毫不自反，误人非浅，诚可丑可恨者也！其有尤甚者，则本来无术，偏能惑人，但逢时病，则必曰：寒邪未散，何可用补？若将邪气补住，譬之关门赶贼。若此一言，又不知出自何典，乱道异端，尤可恨也！此外又有一辈，曰：若据此脉证，诚然虚矣，本当从补，但其邪气未净，犹宜缓之，姑俟清楚方可用也。是岂知正不能复，则邪必日深，焉能清楚？元阳不支，则变生呼吸，安可再迟？此不知死活之流也。又有一辈，曰：此本虚证，如何不补，速当用人参七八分，但以青、陈之类，监制用之，自然无害。是岂知有补之名，无补之实，些须儿戏，何济安危，而尚可以一消一补，自掣其肘乎？此不知轻重之徒也。即或有出奇言补者，亦必见势在垂危，然后曰：快补快补，夫马到临涯，收缰已晚，补而无济。必又曰：伤寒用参者无不死。是伤寒无补之说益坚，而众人之惑益不可破，虽有仪秦不能辨也。余目睹其受害于此者，盖不可胜纪矣，心切悲之，不得不辩。

夫伤寒之邪，本皆自外而入，而病有浅深轻重之不同者，亦总由主气之有强弱耳。故凡主强者，虽感亦轻，以邪气不能深入也；主弱者，虽轻必重，以中虚不能自固也。此其一表一里，邪正相为胜负，正胜则生，邪胜则死。倘以邪实正虚而不知固本，将何以望其不败乎？矧治虚治实，本自不同，补以治虚，非以治实，何为补住寒邪？补以补中，非以补外，何谓关门赶贼？即曰强寇登堂矣。凡主弱者，避之且不暇，尚敢关门乎？既能关门，主尚强也，贼闻主强，必然退遁，不遁即成擒矣，谓之捉贼，又何不可？夫病情人事，理则相同，未有正胜而邪不却者。故主进一分，则贼退一步，谓之内托，谓之逐邪，又何不可，而顾谓之关门耶？矧如仲景之用小柴胡汤，以人参柴胡并用，东垣之用补中益气汤，以参术升柴并用，盖一以散邪，一以固本，此自逐中有固，固中有逐，又岂皆补住、关门之谓乎？甚矣，一言之害，杀命无穷，庸医之庸，莫此为甚。余不能以口遍传，故特为此辩，使有能广余之说，以活人一命者，必胜念弥陀经多多矣。

徐东皋曰：汉张仲景着《伤寒论》，专以外伤为法，其中顾盼脾胃元气之秘，世医鲜有知之者。观其少阳证，小柴胡汤用人参，则防邪气之入三阴，或恐脾胃稍虚，邪乘而入，必用人参、甘草，固脾胃以充中气，是外伤未尝不内因也。即如理中汤、附子汤、黄连汤、炙甘草汤、吴茱萸汤、茯苓四逆汤、桂枝人参汤、人参败毒散、人参白虎汤、阳毒升麻汤、大建中汤等，未尝不用参术以治外感，可见仲景公之立方，神化莫测。或者谓外伤是其所长，而内伤非所知也，此诚不知公者也。何今世之医，不识元气之旨，惟见王纶《杂著》戒用人参之谬说，执泥不移，乐用苦寒，攻病之标，致误苍生，死于非命，抑何限耶！间有病家疑信相半，两弗之从，但不速其死耳，直以因循，俟其元气自尽，终莫之救而毙者，可谓知乎？况斯世斯时，人物剧繁，禀气益薄，兼之劳役名利之场，甚至蹈水火而不知恤，耽酒色以竭其真，不谓内伤元气，吾弗信也。观其杂病，稍用攻击而脾胃遂伤，甚则绝谷而死者，可以类推矣。

病宜速治 三二

凡人有感冒外邪者，当不时即治，速为调理，若犹豫隐忍，数日乃说，致使邪气入深，则难为力矣。惟小儿女子，则为尤甚。凡伤寒之病，皆自风寒得之，邪气在表，未有温覆而不消散者，若待入里，必致延久。一人不愈，而亲属之切近者，口就其气，气从鼻入，必将传染，此其病之微甚，亦在乎治之迟早耳。故凡作汤液，不可避晨夜，觉病须臾，即宜速治，则易愈矣。仲景曰：凡发汗温服汤药，其方虽言日三服。若病剧不解，当促之，可半日中尽三服，即速治之意也。其或药病稍见不投，但有所觉，便可改易。若其势重，当一日一夜，晬时观之，一剂未退，即当复进一剂，最难者不过三剂，必当汗解。其有汗不得出者，即凶候也。

景岳全书卷之七终

卷之八 须集

伤寒典 下

温病暑病 三三

温病暑病之作，本由冬时寒毒内藏，故至春发为温病，至夏发为暑病，此以寒毒所化，故总谓之伤寒。仲景曰：发热，不恶寒而渴者，温病也。暑病则尤甚矣。盖暑病者，即热病也，是虽与寒证不同，然亦因时而名，非谓其病必皆热也。此外如夏月中暑者，亦谓之暑病，则又非寒毒蓄留之证，在仲景则名之为中暍。义详《暑证门》，所当参阅。

——温病暑病之治，宜从凉散，固其然也，然必表里俱有热证，方可治用清凉。若值四时寒邪客胜，感冒不正之气，表邪未解，虽外热如火，而内无热证可据者，不得以温暑之名，执以为热而概用凉药。

——冬有非时之暖，或君相客热之令而病热者，名曰冬温。此与冬月正伤寒大异，法宜凉解，此舍时从证也。若夏月有寒者，其宜温亦然。

《素问·刺志论》曰：气盛身寒，得之伤寒；气虚身热，得之伤暑。《伤寒论》曰：脉盛身寒，得之伤寒；脉虚身热，得之伤暑。此二论之言伤寒伤暑者，非即温病暑病之谓，盖单指夏月感触时气者，所当辨其为寒为暑，而寒则宜温，暑则宜清也。身寒者，言受寒憎寒；身热者，言受热发热，非曰身冷者方是伤寒，身热者乃是伤暑也。但此二论，则一曰气盛气虚，一曰脉盛脉虚，词若异而理则一也。故凡察气者，当在形色，察脉者，当在本元，合而观之，则见理精矣。

发斑 三四

发斑证，轻则如痧子，重则如锦纹。其致此之由，虽分数种，然总由寒毒不解而然。如当汗不汗，则表邪不解；当下不下，则里邪不解；当清不清，则火盛不解；当补不补，则无力不解。或下之太早，则邪陷不解；或以阳证误用温补，则阳亢不解；或以阴证误用寒凉，则阴凝不解。凡邪毒不解，则直入阴分，郁而成热，乃致液涸血枯，斑见肌表，此实毒邪固结，营卫俱剧之证也。但斑有微甚，势有重轻，轻者细如蚊迹，或先红而后黄；重者成粒成片，或先红而后赤。轻者只在四肢，重者乃见胸腹；轻者色淡而隐，重者色紫而显。若见黑斑，或大便自利，或短气，或二便不通，则十死九矣。凡病伤寒，而汗下温清俱不能解，及足冷耳聋，烦闷咳呕者，便是发斑之候。

——成无己曰：大热则伤血，热不散，里实表虚，热邪乘虚出于皮肤而为斑也，慎不可发汗，若汗之，重令开泄，更增斑烂也。自后诸家所述，皆同此说，予则以为不然。盖凡伤寒之邪，本自外而入，深入不解，则又自内而出，此其表里相乘，势所必至，原非表虚证也，但使内外通达，则邪必由表而解矣。即如犀角地黄汤，乃治斑之要药，人知此汤但能凉血清毒，而不知此汤善于解表散邪，若用之得宜，则必通身大汗，热邪顿解，何为不可汗耶？由此言之，则凡脉数无汗，表证俱在者，必须仍从解散。

——凡治发斑，须察表里。如瘟疫不解，热入血室，舌焦、烦热发斑者，犀角地黄汤；内外俱热，阳明狂躁，大渴发斑者，白虎汤，或加人参；阳毒赤斑，狂言见血者，阳毒升麻汤；疫疠发斑，大热而燥者，三黄石膏汤；火郁于经，寒邪不解，脉仍滑数而发斑者，一柴胡饮；阳明外邪，阳毒不解者，升麻汤；脾肾本虚，外邪不解而发斑者，五柴胡饮；阳明表邪不解，温热发斑者，柴胡白虎煎；温热毒盛，咽痛发斑者，玄参升麻汤；阴虚水亏，血热发斑者，玉女煎；阴虚血燥，大热大渴发斑者，归葛饮；内虚外实，阴盛格阳发斑者，大温中饮；太阳阳明恶热，大便秘结，邪毒在腑发斑者，调胃承气汤。

——凡本非阳证，妄用寒凉者，每令泄泻，邪陷不解，予常用大温中饮、理阴煎之类，解寒托邪，始得大汗，汗后邪达，多有见赤斑风饼随汗而出，随出随没，顷刻即愈，活者多人矣。凡寒毒为斑，即此可见，使内托无力，则此毒终无出期，日深日甚，难乎免矣。此理甚微，不可不察。

发黄 三五

凡发黄黄疸等证，多由湿热。如小水不利，或黄或赤，或小腹胀满不痛，或大便实而渴甚，脉来沉实有力，皆湿热之证。轻则茵陈五苓散，重则茵陈汤，分利小便，清血泻火，则黄自退矣。然黄有阴证及诸治法，俱详黄疸门，宜参用之。

仲景曰：太阳病，脉浮而动数，头痛发热，微盗汗出，而反恶寒者，表未解也，医反下之，则为结胸；若不结胸，但头汗出，小便不利，身必发黄也。曰：阳明病，无汗，小便不利，心中懊憹者，身必发黄。阳明病，发热汗出者，此为热越，不能发黄也。但头汗出，身无汗，际颈而还，小便不利，渴饮水浆者，此为瘀热在里，身必发黄，茵陈蒿汤主之。曰：伤寒，脉浮而缓，手足自温者，系在太阴，身当发黄。若小便自利者，不能发黄，至七八日大便硬者，为阳明病也。曰：伤寒，发汗已，身目为黄，所以然者，以寒湿在里不解故也。以为不可下也，于寒湿中求之。伤寒身黄发热者，栀子柏皮汤主之。

孙真人曰：黄疸脉浮者，当以汗解之，宜桂枝加黄芪汤。

发狂 三六

伤寒发狂，本阳明实热之病，然复有如狂证者，虽似狂而实非狂，此中虚实相反，最宜详辨，不可忽也。凡实热之狂，本属阳明，盖阳明为多气多血之经，阳邪传入胃腑，热结不解，因而发狂。《内经·阳明脉解篇》曰：胃者土也，故闻木音而惊者，土恶木也。其恶火者，热甚则恶火也。其恶人者，以阳明厥则喘而惋，惋则恶人也。其病甚则弃衣而走，登高而歌，或数日不食，或逾垣上屋者，以四肢为诸阳之本，阳盛则四肢实，实则能登高也。其弃衣而走者，以热盛于身也。其妄言骂詈，不避亲疏而歌者，以阳盛为邪也。又曰：阴不胜其阳，则脉流薄疾，并乃狂。又曰：邪入于阳则狂。是皆以阳明热邪上乘心肺，故令神志昏乱若此，此阳狂也。然伤寒病至发狂，是为邪热已极，使非峻逐火邪，则不能已。故但察其大便硬结，或腹满而坚，有可攻之证，则宜以大小承气，或凉膈散、六一顺气汤之类，下之可也。如无胀满实坚等证，而惟胃火致然者，则但以白虎汤、抽薪饮之类，泄去火邪，其病自愈。

——如狂证本非实热发狂，其证亦有轻重。如仲景曰：太阳病不解，热结膀胱，其人如狂。其外证不解者，尚未可攻，当先解外。外已解，但少腹急结者，乃可攻之，宜桃仁承气汤。又曰：太阳病，六七日，表证仍在，脉微而沉，反不结胸，其人如狂者，以热在下焦，少腹当硬满。小便自利者，下其血乃愈，抵当汤主之。

按：此二条，以太阳热邪不解，随经入腑，但未至发狂，故曰如狂。此以热搏血分，蓄聚下焦，故宜下也。

——近见伤寒家则别有如狂之证，古人所未及言者。盖或由失志而病，其病在心也；或由悲忧而病，其病在肺也；或由失精而病，其病在肾也；或由劳倦思虑而病，其病在肝脾也。此其本病已伤于内，而寒邪复感于外，则病必随邪而起矣。其证如狂，亦所谓虚狂也。而虚狂之证，必外无黄赤之色、刚暴之气，内无胸腹之结、滑实之脉，虽或不时躁扰，而禁之则止，口多妄诞，而声息不壮；或眼见虚空，或惊惶不定，察其上则口无焦渴，察其下则便无硬结，是皆精气受伤，神魂不守之证。此与阳极为狂者，反如冰炭，而时医不能察，但见错乱，便谓阳狂，妄行攻泻，必致杀人。凡治此者，须辨阴阳。其有虚而挟邪者，邪在阳分则宜补中益气汤之类，邪在阴分则宜补阴益气煎之类。虚而无邪者，在阳分，则宜四君、八珍、十全大补汤、大补元煎之类；在阴分，则宜四物、六味、左归饮、一阴煎之类。阴虚挟火者，宜加减一阴煎、二阴煎之类；阳虚挟寒者，宜理中汤、回阳饮、八味汤、右归饮之类。此方治之宜，大略如此，而变证之异，则有言不能传者，能知意在言表，则知所未言矣。

——凡身有微热，或面赤戴阳，或烦躁不宁，欲坐卧于泥水中，然脉则微弱无力，此阴证似阳也，名为阴躁。盖以阳虚于下，则气不归原，故浮散于上，而发躁如狂。速当温补其下，命门暖则火有所归，而病当自愈。若医不识此而误用寒凉者，必死。

——发狂，下利谵语者，不治。狂言，反目直视者，为肾绝，死。汗出后辄复热，狂言不食者，死。

风湿 三七

仲景论曰：太阳病，关节疼痛而烦，脉沉而细者，此名湿痹。其人小便不利，大便反快，但当利其小便。曰：湿家之为病，一身尽痛，发热，身色如熏黄。湿家，其人但头汗出，背强，欲得被覆向火。若下之早则哕，胸满，小便不利，舌上如胎者，以丹田有热，胸中有寒，渴欲得水而不能饮，口燥烦也。湿家下之，额上汗出，微喘，小便不利者死，利下不止者亦死。

《论》曰：风湿相搏，一身尽疼痛，法当汗出而解，值天阴雨不止，医云此可发汗，汗之病不愈者，何也？曰：发其汗，汗大出者，但风气去，湿气在，是故不愈也。若治风湿者，发其汗，但微微似欲汗出者，风湿俱去也。湿家，病身上疼痛，发热面黄而喘，头痛鼻塞而烦，其脉大，自能饮食，腹中和无病，病在头中寒湿，故鼻塞，内药鼻中则愈。病者一身尽疼，发热日晡所剧者，此名风湿，此病伤于汗出当风，或久伤取冷所致也。

《论》曰：伤寒八九日，风湿相搏，身体疼烦，不能自转侧，不呕不渴，脉浮虚而涩者，桂枝附子汤主之。若其人大便硬，小便自利者，桂枝汤去桂加白术主之。风湿相搏，骨节烦疼，掣痛不得屈伸，近之则痛剧，汗出短气，小便不利，恶风不欲去衣，或身微肿者，甘草附子汤主之。

结胸 三八

仲景曰：病有结胸，其状何如？答曰：按之痛，寸脉浮，关脉沉，名曰结胸也。曰：病发于阳而反下之，热入因作结胸；病发于阴而反下之，因作痞。所以成结胸者，以下之太早故也。曰：结胸，脉浮大者不可下，下之即死。曰：结胸证悉具，烦躁者亦死。

《论》曰：太阳病，脉浮而动数，头痛发热，微盗汗出，而反恶寒者，表未解也，医反下之，胃中空虚，阳气内陷，心下因硬，而为结胸，大陷胸汤主之。曰：太阳病，重发汗而复下之，不大便五六日，舌上燥而渴，日晡所小有潮热，从心下到少腹硬满而痛不可近者，大陷胸汤主之。

按：此二条，皆言太阳表证未解，因误下之而成结胸也。

《论》曰：伤寒五六日，呕而发热者，此柴胡汤证具，而以他药下之，其柴胡证仍在者，当复与柴胡汤，必蒸蒸而振，却发热汗出而解。若心下满而鞕痛者，此为结胸也，大陷胸汤主之。但满而不痛者，此为痞，柴胡不中与之，宜半夏泻心汤。

按：此一条以少阳表证未解，因误下之而为结胸也。

《论》曰：太阳少阳并病，而反下之，成结胸，心下硬，下利不止，水浆不入，其人烦心。

按：此一条，以太阳少阳并病，二经表邪未解，亦因误下而成结胸也。

《论》曰：阳明病，心下硬满者，不可攻之，攻之利遂不止者死，利止者愈。

按：此一条，谓阳明邪气入腑者，必腹满便结，今惟心下硬，以邪气尚浅，未全入腑，故不可攻。此虽非结胸，而实亦结胸之类，盖不由误下，而因阳明之邪渐深也。

《论》曰：伤寒六七日，结胸热实，脉沉而紧，心下痛，按之石硬者，大陷胸汤主之。

按：此一条，不云下早，而云热实，其于六七日，脉沉紧而心下硬痛者，此伤寒传里之实邪，有不因误下而成结胸者，乃伤寒之本病也。

愚按：结胸一证，观《伤寒论》所载，如前数条，凡太阳表邪未解而误下者，成结胸，少阳证亦然，太阳少阳并病者亦然，此不当下而误下之，以致脏气空虚，外邪乘虚内陷。结于胸膈之间，是皆因下而结者也。又曰：伤寒六七日，结胸热实，脉沉而紧，心下痛，按之石硬者，此不因下而邪实渐深，结聚于胸者也；然则结胸一证，有因误下而成者，有不因下而由于本病者。观近代伤寒诸书，云未经下者，非结胸也，岂不谬哉？

——结胸证，观仲景所言，惟太阳少阳二经误下者有之，而阳明一经独无言及者，何也？盖凡病入阳明，胃腑已实，故可下之而无害也。然又曰：阳明病，心下硬满者，不可攻之，攻之利不止者死。此岂非阳明在经表证，邪未入腑者，亦为不可下乎？不惟三阳为然，即三阴之证，其有发热恶寒，表邪未解者，切不可下，最当慎也。

——结胸证治之辨。凡心腹胀满硬痛，而手不可近者，方是结胸；若但满不痛者，此为痞满，非结胸也。凡痞满之证，乃表邪传至胸中，未入于腑，此其将入未入，犹兼乎表，是即半表半里之证，只宜小柴胡之属加入枳壳之类治之，或以本方对小陷胸汤亦妙。今余新方制有柴陈煎及一柴胡饮之类，皆可择而用之也。至于结胸之治，则仲景俱用大陷胸汤主之。然余之见，则惟伤寒本病，其有不因误下，而实邪传里，心下硬满，痛连小腹而不可近，或燥渴谵妄，大便硬，脉来沉实有力者，此皆大陷胸汤所正宜也。其于太阳少阳表邪未解，因下早而致结胸者，此其表邪犹在，若再用大陷胸汤，是既因误下而复下之。此则余所未敢。不若以痞满门诸法，酌其轻重而从乎双解，以缓治之；或外用罨法，以解散胸中实邪，此余之屡用获效而最稳最捷者也。罨法见新方因类第三十。

阴厥阳厥 三九 附脏厥蛔厥

厥有二证，曰阳厥，曰阴厥也。阳厥者，热厥也，必其先自三阳传入阴分，故其初起，必因头疼发热，自浅入深，然后及于三阴，变为四肢逆冷，或时乍温，其证必便结躁烦，谵语发渴、不恶寒、反恶热，脉沉有力。此以传经热证所化，外虽手足厥冷，内则因于热邪，阳证发厥，故为阳厥，乃阳极似阴也。其证由邪热内结，或伏阳失下之所致也。凡厥微则热亦微，宜四逆散之类；厥甚则热亦甚，宜承气汤之类也。阴厥者，寒厥也，初无三阳传经实热等证，而真寒直入三阴，则畏寒厥冷，腹痛吐泻，战栗不渴，脉沉无力者，此阴寒厥逆，独阴无阳也，故为阴厥。轻则理中汤，重则四逆、回阳等汤主之。

成无己曰：四逆者，四肢不温也。伤寒邪在三阳，则手足必热，传至太阴，手足自温，至少阴则邪热渐深，故四肢逆而不温也。及至厥阴，则手足厥冷，是又甚于逆，故用四逆散，以散其传阴之热证。

《论》曰：诸四逆厥者，不可下之，虚家亦然。成无己注曰：四逆者，四肢不温也；厥者，手足冷也，甚于四逆也。皆阳气少而阴气多，故不可下，虚家亦然。《金匮玉函》曰：虚者十补，勿一泻之。

《论》曰：凡厥者，阴阳气不相顺接，便为厥。厥者，手足逆冷是也。病者手足厥冷，言我不结胸，小腹满，按之痛者，此冷结在膀胱关元也。伤寒发热四日，厥反三日，复热四日，厥少热多，其病当愈。伤寒，厥四日热反三日，复厥五日，其病为进。寒多热少阳气退，故为进也。若厥而呕，胸胁烦满者，其后必便血。

《论》曰：少阴病，下利清谷，里寒外热，手足厥逆，脉微欲绝，身反不恶寒，其人面赤色，或腹痛，或干呕，或咽痛，或利止脉不出者，通脉四逆汤主之。伤寒脉促，手足厥逆者，可灸之。伤寒脉滑而厥者，里有热也，白虎汤主之。手足厥寒，脉细欲绝者，当归四逆汤主之。若其人内有久寒者，宜当归四逆加吴茱萸生姜汤主之。大汗出，热不去，内拘急，四肢疼，又下利厥逆而恶寒者，四逆汤主之。大汗，若大下利而厥逆者，四逆汤主之。病人手足厥冷，脉乍紧者，邪结在胸中，心中满而烦，饥不能食者，病在胸中，当须吐之，宜瓜蒂散。伤寒厥而心下悸者，宜先治水，当服茯苓甘草汤，却治其厥。不尔，水渍入胃，必作利也。下利清谷，里寒外热，汗出而厥者，通脉四逆汤主之。呕而脉弱，小便复利，身有微热，见厥者难治，四逆汤主之。

按：阳厥阴厥，其辨如前，此先哲之大法也。然愚则犹有所辨，如阴厥一证，既无阳证阳脉，而病寒若此，明是阴证，今人但曰中寒者，即其病也。然犯此者无几，知此者无难，治宜温中，无待辨也。惟是阳厥一证，则有不得不辨者。夫厥由三阳所传，是为阳厥，此固然矣，即以传经者言之，又岂尽无阴证乎？故凡病真阳不足者，即阳中之阴厥也；脉弱无神者，即阳中之阴厥也；攻伐清凉太过者，即阳中之阴厥也。四肢为诸阳之本，使非有热结、烦渴、胀实等证，而见厥逆者，皆由阳气不足也。成无己曰：大抵厥逆为阴所主，寒者多矣。又曰：厥为阴之盛也。故凡属挟虚伤寒，则虽自阳经传入者，是亦阳中之阴厥也。阴中之阴者宜温，阳中之阴者，果宜凉乎？学者勿谓其先有头疼发热，但自三阳传至者，便为阳厥，而寒因热用之，则为害不小矣。

——脏厥证。仲景曰：伤寒脉微而厥，至七八日肤冷，其人躁无暂安时者，此为脏厥。脏厥者死，阳气绝也。

——蛔厥证。仲景曰：蛔厥者，其人当吐蛔，今病者静，而复时烦，此为脏寒，蛔上入膈，故烦。须臾复止，得食而呕，又烦者，蛔闻食臭出，其人当自吐蛔。蛔厥者，乌梅丸主之。成无己曰：脏厥者死，阳气绝也。蛔厥虽厥而烦，吐蛔已则静，不若脏厥而躁无暂安时也。病人脏寒胃虚，故宜与乌梅丸温脏安虫。

谵语郑声 四十

论曰：实则谵语，虚则郑声，此虚实之有不同也。夫谵语郑声，总由神魂昏乱而语言不正，又何以分其虚实？但谵语者，狂妄之语也；郑声者，不正之声也。谵语为实，实者邪实也。如伤寒阳明实热，上乘于心，心为热冒，则神魂昏乱而谵妄不休者，此实邪也。实邪为病，其声必高，其气必壮，其脉必强，其色必厉，凡登高骂詈，狂呼躁扰之类皆是也。此之为病，有燥粪在胃而然者，有瘀血在脏而然者，有火盛热极而然者，有腹胀便秘、口疮咽烂而然者。察其果实，即当以三承气，或白虎汤、凉膈散之类治之。郑声为虚，虚者神虚也。如伤寒元神失守，为邪所乘，神志昏沉而错乱不正者，此虚邪也。虚邪为病，其声必低，其气必短，其脉必无力，其色必萎悴，凡其自言自语，喃喃不全，或见鬼怪，或惊恐不休，或问之不应、答之不知之类皆是也。此之为病，有因汗亡阳，因下亡阴而然者，有焦思抑郁，竭尽心气而然者；有劳力内伤，致损脾肾而然者；有日用消耗，暗残中气而然者。凡其或虽起倒，而遏之即止，终不若实邪之难制者，即虚邪也。察其果虚，最忌妄行攻伐，少有差谬，无不即死。治此者，速宜察其精气，辨其阴阳，舍其外证，救其根本，稍迟犹恐不及，而况于误治乎？甚至有自利身寒，或寻衣撮空，面壁啐啐者，尤为逆候。盖谵妄一证，最于虚损者不宜有之。故凡身有微热，脉见洪滑者生；心多烦躁，脉见微弱细急而逆冷者死。所以证逢虚损，而见有谵妄者，即大危之兆，不可不加之意也。

衄血 四一

杂病衄血，责热在里；伤寒衄血，责热在表。论曰：伤寒小便清者，知不在里，仍在表也，当发其汗；若头痛者，必衄，宜桂枝场。曰：伤寒脉浮紧，不发汗，因致衄者，麻黄汤主之。此以伤寒之衄，为其热不在里，在表而然也。然又论曰：衄家不可发汗。而何以复用桂枝、麻黄等汤？盖衄由乎阴者，以阴虚火动也，故不宜再汗以亡阴；衄由乎阳者，以表邪未解也，故当用桂枝、麻黄以发散。又论曰：太阳病，脉浮紧，发热，身无汗，自衄者愈。此以表邪欲解，不从汗而从血，俗人谓之红汗，所以衄后当愈也。由此观之，则有因衄而愈者，以经通而邪散也；有治衄仍当发散者，以邪之将解未解，而因散其余邪也。治衄之法，于斯可见。若寒气不甚，而用麻黄、桂枝，似属太刚，或易以柴葛之类，自无不可，用者其酌之。

《论》曰：阳明病，口燥但欲漱水不欲咽者，此必衄。盖阳明之脉络于口鼻，今其漱水不欲咽者，以热在经而里无热，故当鼻衄也。

——有动阴血者，又非衄血之谓。论曰：少阴病，但厥无汗而强发之，必动其血，未知从何道出，故或从口鼻，或从目出者，是名下厥上竭。此阴血也，乃为危证。

蓄血 四二

伤寒蓄血者，以热结在里，搏于血分，留瘀下焦而不行也。论曰：伤寒有热，少腹满，应小便不利，今反利者，为有血也。又曰：太阳病，身黄脉沉结，少腹硬，小便不利者，为无血也。小便自利，其人如狂者，血证谛也。大抵热蓄血分，留结下焦则生狂躁，论曰：热结膀胱，其人如狂者是也。然又有阳明证，其人喜忘，屎虽硬，而大便反快，其色黑者，是亦蓄血之证。故凡诊伤寒，但其少腹硬满而痛，便当问其小便，若小水自利者，知为蓄血之证，盖小水由于气化，病在血而不在气，故小便利而无恙也。血瘀于下者，血去则愈，其在仲景之法，则以抵当汤、抵当丸主之。愚谓但以承气之类，加桃仁、红花以逐之，或其兼虚者，以玉烛散之类下之，则蓄血自去，而病无不除矣。

成无己曰：伤寒衄者，以邪气不得发散，壅盛于经，逼迫于血，因而致衄也。蓄血者，下焦结聚，而不行不散也。血菀于上而吐血者，谓之薄厥，留瘀于下者，谓之蓄血。此由太阳经瘀热在里，搏蓄下焦所致。经曰：太阳病七八日，表证仍在，脉沉而微，反不结胸，其人如狂者，以热在下焦，少腹当硬满，小便自利者，下血乃愈。

热入血室 四三

论曰：阳明病，下血谵语者，此为热入血室，是兼男女而言也。曰：妇人中风，七八日，续得寒热，发作有时，经水适断者，此为热入血室，其血必结，故使如疟状，发作有时，小柴胡汤主之。曰：妇人中风，脉迟身凉，而证如结胸者，当刺期门。曰：妇人伤寒，经水适来，昼日了了，暮则谵语者，无犯胃气及上二焦，必自愈。

按：血室者，即卫任血海也，亦血分也。凡血分之病，有蓄血者，以血因热结而留蓄不行也；有热入血室者，以邪入血分而血乱不调也。故血蓄者，去之则愈；血乱者，调之则安。调之之法，则热者宜凉，陷者宜举，虚者宜滋，瘀者宜行，邪未散者宜解也。然此皆病在下焦，故曰无犯胃气及上二焦，必自愈，是又不可不察。

胸胁腹满 四四

凡邪气自表传里，必先入胸膈，以次渐从胁肋而后入胃，邪气入胃，乃为入腑，是以胸满者犹属表证，胁满则半表半里也。大抵胸胁满者，以邪气初入于里，气郁不行，所以生满，尚未停聚为实，故但从和解，以小柴胡之属则可愈矣。若果实邪在上，留滞不能散者，乃可吐之。华元化曰：四日在胸，吐之则愈。是因邪已收聚而未及散漫者，乃可吐也。在仲景用栀子豉汤，或瓜蒂散之属，栀子豉汤可吐客热，瓜蒂散可吐实痰。其或一时药有不便，余有吐法在新方攻阵中可以代之，或即以和解之药探而吐之，无不可也。

——腹满证，按华元化曰：伤寒一日在皮，二日在肤，三日在肌，四日在胸，五日在腹，六日在胃，入胃即为入腑，入腑即在腹也。若腹虽满而未甚者，犹是未全入腑，不可攻也。然腹满之证，有虚实也，有寒热也，不可一概皆以实论。观

《金匮要略》曰：腹满不减，减不足言，当下之。是不减者为实满也。又曰：腹满时减，复如故，此虚寒从下上也，当以温药和之。是或进或退，时或减而时复如故者，本非结聚实邪，此虚满也。大抵腹满之证，本属太阴，若是阳邪，则必咽干烦热，脉实有力；若是阴邪，则必腹满吐食，畏寒自利，脉息无神，可以辨之。实热者可清可攻，虚寒者宜温宜补也。

呕吐哕证 四五

呕者，有声无物；吐者，吐出食物也。呕者有寒有热，吐则皆因胃寒也。凡呕而发热烦闷者，邪热为呕也；呕而吞酸冷咽，涎沫沉沉者，寒邪为呕也。大抵伤寒表邪将传入里，里气相逆则为呕，是以半表半里之邪，其证多呕，若邪全在表，无是证也。凡邪在半表半里者，和之散之，气逆者顺之，有痰者降之，热者清之，寒者温之。《千金》云：呕家多服生姜，此是呕家圣药。然呕家虽有阳明证，不可攻之，盖其气逆在上，而邪未入腑，本非胃实证也。气逆于上而攻其下，下虚则逆气乘之，势必大危，若脉微弱者，乃为尤甚。

凡伤寒三阳传毕，三阴当受邪矣。若其人反能食而不呕，此为邪不入阴，是知邪之传里者，乃致为呕也。观干姜附子汤证治云：不呕不渴者，为里无热。十枣汤证治云：干呕，短气，汗出，不恶寒者，此表解里未和也。即此观之，则凡呕者，知为里证，而兼烦渴者，方为内热也。

仲景《论》曰：食谷欲呕者，属阳明也，吴茱萸汤主之。得汤反剧者，属上焦也。曰：少阴病，吐利，手足厥冷，烦躁欲死者，吴茱萸汤主之。

《论》曰：病人脉数，数为热，当消谷引饮，而反吐者，此以发汗，令阳气微，膈气虚，脉乃数也。数为客热，不能消谷，以胃中虚冷，故吐也。东垣曰：邪热不杀谷，故热邪在胃则不食。

《论》曰：阳明病不能食，攻其热必哕，所以然者，胃中虚冷故也。以其人本虚，故攻其热必哕。若胃中虚冷不能食者，饮水则哕。若膈上有寒饮，干呕者，不可吐也，急温之，宜四逆汤。

《论》曰：伤寒哕而腹满，视其前后，知何部不利，利之则愈。治哕诸法，详呃逆门。

劳力感寒 四六

凡因辛苦劳倦而病者，多有患头痛发热恶寒，或骨腿酸疼，或微渴，或无汗，或自汗，脉虽浮大而无力，亦多紧数，此劳力感寒之证，即东垣云内伤证也，宜补中益气汤，或补阴益气煎，及五福饮等剂为良，所谓温能除大热，即此类也。若或邪盛无汗，脉见洪数而当和解者，即当用新方散阵诸柴胡饮之类主之。

——凡劳力感寒一证，人皆以服役辛苦之人为言，而不知凡为名利所牵，有不自揣，以致竭尽心力而患伤寒者，皆其类也。故凡有形劳而神不劳者，劳之轻者也，若既劳其神，又劳其形，内外俱劳，则形神俱困，斯其甚矣。今人之病伤寒者，率多此类，轻者和解，治宜如前，重者速宜救本，当于后开培补诸方，择而用之，庶乎有济。倘不知其所致之由，而概施混治，但知攻邪，则未有不误人者矣。此即劳倦内伤之类，诸义俱详本门。

虚证 四七

仲景曰：阳微则恶寒，阳弱则发热，是寒热之有虚也。曰：其人本虚，是以发战，是战汗之皆因虚也。曰：耳聋无闻者，阳气虚也。曰：面赤戴阳者，阴不足也。曰：无阳不能作汗，必身冷而脉迟也。曰：客热不能杀谷，胃中虚冷也。曰：

病人脉数，数为热，当消谷引食，而反吐者，此以发汗，令阳气微，膈气虚，脉乃数也。数为客热，不能消谷，以胃中虚冷，故吐也。曰：虚则郑声，以言语乱而不正也。曰：身蜷恶寒而利，因冷气而为厥逆也。曰：尺中脉微，此里虚，须表里实，津液自和，便自汗出愈。曰：脉促厥冷者宜灸，以促脉有非因热也。曰：头疼呕吐之宜温，以头疼之有属阴也。曰：不利而利，发热汗出者；有阴无阳也。曰：少阴脉沉者，汗后热不去，而厥利恶寒者，皆宜急温也。曰：旧有微溏者，不可与栀子汤，以里虚而寒在下也。曰：阳明病，不能食，攻其热必哕，所以然者，胃中虚冷故也。饮之水亦哕也。曰；小便色白者，以下焦之虚寒也。曰：自利不渴者，以脏中之无火也。曰：邪中于阴者，必生内栗，因表气虚而里气不守也。曰：发汗过多，其人叉手自冒心，心下悸而欲得按者，亡其阳也。曰：发汗病不解而反恶寒者，虚故也。曰：脉阴阳俱紧，反汗出者，亡其阳也。

——诸脉有虚证，见前卷。

——忌汗下各有虚证，见前卷。

——表里五脏各有虚实，详卷一传忠录虚实辨中，俱当互阅。

动气 四八

《论》曰：诸动气者，不可发汗，亦不可下。

按：此动气一证，即筑筑然动于脐旁，及左乳之下曰虚里者，皆其联络者也。考之《难经》，则以脐之上下左右，分心肾肝肺四脏，而各列其证。在《伤寒论》所载亦详。成无己曰：动气者，脏气不治，正气内虚也。虽诸说如此，然皆未尽其要，所以今之医家，多不识此为何证，而且疑为未见此证也。余尝留心察此，所见极多，盖动气之在脐傍者，皆本于下焦之阴分，凡病关格劳损者，多有此证；而尤于瘦薄者易见之。其动之微者，则止于脐傍上下，其动之甚者，则连及虚里心胁，真若舂舂连续，而混身皆振动者。此以天一无根，故气不蓄脏，而鼓动于下，诚真阴不守，大虚之候也。何以验之？但察于呼吸饥饱之顷，可得其征。凡病此者，馁时则动甚，饱时则稍缓；呼出则动甚，吸入则稍缓；但虚甚者动必甚，虚微者动亦微，岂非虚实之明证乎？即在病者，虽常觉其振动，而无疼无痒，尚不知为何故，医家多不以为意，弗能详察，故不知为何病，此动气之不明也久矣。此动气之见于虚损者极多，而见于伤寒者亦不少也。精虚者既不可汗，阴虚者又不可下，仲景但言其禁而不言其治，然则动气之治，岂无法乎？独于霍乱条中云：脐上筑者，肾气动也，用理中丸去术加桂四两以治之。此其意在脾肾，概可知也。然余之治此，则惟直救真阴，以培根本，使其气有所归，无不获效。欲察虚实者，最不可忽此一证，《类经》虚里穴下有详注，当并考之。

战汗 四九

论曰：脉浮而紧，按之反芤，此为本虚，故当战而汗出也。其人本虚，是以发战，以其脉浮，故当汗出而解。若脉浮大而数，按之不芤，此本不虚，故其欲解，则但汗出而不发战也。

——战与栗异，战由乎外，栗由乎内也。凡伤寒欲解将汗之时，若其正气内实，邪不能与之争，则但汗出自不作战，所谓不战，应知体不虚也。若其人本虚，邪与正争，微者为振，甚则为战，正胜则战而汗解矣。故凡邪正之争于外者则为战，战其愈者也；邪正之争于内者则为栗，栗其甚者也。论曰：阴中于邪，必内栗也。夫战为正气将复，栗则邪气肆强，故伤寒六七日，有但栗不战，竟成寒逆者，多不可救。此以正气中虚，阴邪内盛，正不胜邪，而反为邪气所胜。凡遇此证，使非用大补温热之剂，及艾灼回阳等法，其他焉得而御之。

余尝治一衰翁，年逾七旬，陡患伤寒，初起即用温补，调理至十日之外，正气将复，忽尔作战，自旦至辰，不能得汗，寒栗危甚，告急于余，余用六味回阳饮，入人参一两，姜附各三钱，使之煎服。下咽少顷，即大汗如浴，时将及午，而浸汗不收，身冷如脱，鼻息几无，复以告余。余令以前药复煎与之。告者曰：先服此药，已大汗不堪，今又服此，尚堪再汗乎？余笑谓曰：此中有神，非尔所知也。急令再进，遂汗收神复，不旬日而起矣。呜呼！发汗用此，而收汗复用此，无怪乎人之疑之也。而不知汗之出与汗之收，皆元气为之枢机耳。故余纪此，欲人知阖辟之权，不在乎能放能收，而在乎所以主之者。

头汗 五十

头汗之证有二：一为邪热上壅，一为阳气内脱也。盖头为诸阳之会，凡伤寒遍身得汗者，谓之热越，若身无汗，则热不得越而上蒸阳分，故但头汗出也。治热蒸者，可清可散，甚者可下，在去其热而病自愈。至若气脱一证，则多以妄下伤阴，或克伐太过，或泄泻不止，以致阴竭于下，则阳脱于上，小水不通，而上见头汗，则大危矣。

《论》曰：伤寒五六日，头出汗，微恶寒，手足冷，心下满，口不欲食，大便难，脉细者，此为阳微结，乃半在里半在外也。脉虽沉紧，不得为少阴病，所以然者，阴不得有汗，今头汗出，故知非少阴也，可与小柴胡汤，得屎而解。曰：伤寒五六日，已发汗而复下之，胸胁满微结，小便不利，渴而不呕，但头汗出，往来寒热，心烦者，此为未解也，柴胡桂枝干姜汤主之。

《论》曰：伤寒十余日，但结胸无大热者，此为水结在胸胁也，但头汗出者，大陷胸汤主之。曰：阳明病，下血谵语者，此为热入血室，但头汗出者，刺期门，随其实而泻之，濈然汗出则愈。

《论》曰：太阳病，医反下之，若不结胸，但头汗出，余处无汗，际颈而还，小便不利，身必发黄也。曰：阳明病，但头汗出，小便不利，必发黄。

《论》曰：湿家下之，额上汗出，微喘，小便不利者死，若下利不止者亦死。

《脉经》曰：阳气上出，汗见于头者，盖阳脱也。

——头汗，脉紧数，有表邪当散者，宜小柴胡汤，或柴胡桂枝干姜汤，及新方诸柴胡饮，俱可酌用。若有火邪，脉洪滑，内多烦热，头汗，当清者，宜人参白虎汤、益元散之类主之。若水结胸，心下满，头汗出者，或大陷胸汤，或小半夏茯苓汤。若便结，腹胀疼痛，头汗者，宜承气汤。若诸虚泄泻，阳脱头汗者，宜速用独参汤，或大补元煎、六味回阳饮等，作急救之，庶可保全。

吐蛔 五一

凡治伤寒，若见吐蛔者，虽有大热，忌用凉药，犯之必死。盖胃中有寒，阳气弱极，则蛔逆而上，此大凶之兆也。急用炮姜理中汤一服，加乌梅二个，花椒一二十粒，服后待蛔定，然后以小柴胡或补中益气等剂，渐治其余。盖蛔闻酸则静，见苦则安也。仲景曰：病人有寒，复发汗，胃中冷，必吐蛔。蛔厥证见前三九。

腹痛 五二

陶节庵曰：伤寒腹痛有四，若绕脐硬痛，大便结实，烦渴者，皆属燥屎痛，急用寒药下之。因食积而痛者，治亦同。

——若小腹硬痛，小水自利，大便黑，身目黄者，属蓄血痛，亦用寒剂加行血药，下尽黑物自愈。

——凡伤寒腹中痛甚，但将凉水一盏，与病者饮而试之，若饮水后痛稍可者属热痛，当用凉药清之。以上三条，皆实热痛也，必脉来沉实有力，方是此证，若微弱者，仍当详审，从缓治之。

——若饮水愈加作痛，此为寒痛，当用温药和之。和之不已，而或四肢厥冷，呕吐泻利者，急用热药救之。但须详脉之有力无力，方为良法。

下利 五三

凡杂证下利，多责于寒，伤寒下利，有寒有热。盖热邪传里，则亦有下利之证，但寒利最多，热利则仅见耳。治者当辨寒热，若误用之，则为害最大。

仲景《论》曰：自利不渴者，属太阴，以其脏有寒故也，当温之，宜服四逆辈。少阴病二三日，至四五日，腹痛，小便不利，下利不止，便脓血者，桃花汤主之。少阴病，吐利，手足厥冷，烦躁欲死者，吴茱萸汤主之。少阴病，下利，白通汤主之。少阴病，二三日不已，至四五日，腹痛，小便不利，四肢沉重疼痛，自下利者，此为有水气，其人或咳，或小便利，或下利，或呕者，真武汤主之。少阴病，下利清谷，里寒外热，手足厥逆，脉微欲绝，身反不恶寒，其人面色赤，或腹痛，或干呕，或咽痛，或利止脉不出者，四逆汤主之。大汗出，热不去，内拘急，四肢疼，下利厥逆而恶寒者，四逆汤主之。下利清谷，不可攻表，汗出必胀满。

按：此诸论，乃皆言寒利之当温也。如所云手足厥逆，恶寒腹痛，脉微欲绝，下利清谷之类，此固阴寒之甚者也。其于疑似之间，则犹有真辨：凡伤寒下利由热邪者，必有烦躁大热，酷欲冷水等证，亦必有洪滑强盛数实等脉，如果表里俱热，方可作火证论治。若其脉虽数而无力，外虽身热而不恶热，内虽渴而不喜冷，此其内本不热而病为下利者，悉属虚寒，治宜四逆汤、理中汤、温胃饮、胃关煎、五苓散之类，酌用可也。或表里寒邪俱甚，则当以麻桂饮相兼用之为最妥。若以寒利作热利，妄用寒凉，再损胃气，则无有不死。

《论》曰：下利，腹胀满，身体疼痛者，先温其里，乃攻其表，温里四逆汤，攻表桂枝汤。

按：此一条，乃言表里俱病而下利者，虽有表证，所急在里，盖里有不实，则表邪愈陷，即欲表之，而中气无力，亦不能散。故凡见下利中虚者，速当先温其里，里实气强，则表邪自解，温中可以散寒，即此谓也。

《论》曰：热利下重者，白头翁汤主之。下利，脉数，欲饮水者，以有热故也，白头翁汤主之。少阴病，下利，六七日，咳而呕渴，心烦不得眠者，猪苓汤主之。

按：此三条，乃言热利之当清也。但既云脉数，又欲饮水，是诚热矣。然寒邪在表，脉无不数，但数而有力者为阳证，数而无力者即阴证矣。泻利亡津，无有不渴，但渴欲饮水，愈多愈快者为阳证。若口虽欲水，而腹不欲咽者，即非阳证矣。此外，如渴欲茶汤者，乃泻渴之当然也，不得悉认为热证。

——凡伤寒表邪未解，脉实滑数，喜冷气壮，内外俱热而下利者，宜柴苓煎主之。

《论》曰：少阴病，自利清水，色纯青。心下必痛，口干燥者，急下之，宜大承气汤。下利，三部脉皆平，案之心下硬者，急下之，宜大承气汤。下利谵语者，有燥屎也，宜小承气汤。

按：此三条，乃言下利之当攻者也。凡伤寒下利者，本非阳明实邪，不当谵语、今既谵语，故知有燥屎当去也。又若少阴下利，心下有痛有硬者，必有所积，故亦当下。

——凡自利家，身凉脉小者为顺，身热脉大者为逆。此以外无表证，而病之在脏者言也。下利，日十余行，脉反实者死。发热，下利至甚，厥不止者死。直视谵语，下利者死。下利无脉，手足厥冷，灸之不温，脉不还者死。少阴病，自利，烦躁不得卧寐者死。大抵下利一证，为脱气至急，五夺之中，惟此为甚。《金匮要略》曰：六腑气绝于外者，手足寒，五脏气绝于内者，利下不禁，脏气既脱，不能治也。

协热下利 五四

仲景曰：若不宜下而便攻之，内虚热入，协热遂利，烦躁，诸变不可胜数，轻者困笃，重者必死矣。太阳病二三日，不能卧，反下之，若利止，必作结胸。未止者，四日复下之，此作协热利也。太阳病，外证未除而数下之，遂协热而利，利下不止，心下痞硬，表里不解者，桂枝人参汤主之。阳明少阳合病，若脉数不解而下不止，必协热而便脓血也。

按：此四条乃皆言表证未除而误下之，因致外热未退。内复作利，故云协热下利，此一热字，乃言表热也，非言内热也。夫协者，协同之协，非挟藏之挟，即表里俱病之谓，故治此者，止有桂枝人参汤一方，其义显然可见。即如成无已《明理论》曰：表邪传里，里虚协热则利，乃亦以表邪为言也。奈何后学不明此义，止因协热二字，每每以表作里，以寒作热，但见作利者，无论表里虚实，即认为内热，便云协热下利。且近有不必误下，而妄用芩连治表热者，表证得寒，热愈不退，乃致下利，或脾胃素弱，逢寒即泄者，皆是此证。既见下利，盖云协热，其谬孰甚？独不观仲景桂枝人参汤，岂治内热之剂乎！寒热倒施，杀人多矣，予因特表于此。

小便 五五

凡伤寒小便清者，病不在里，仍在表也，当解表发汗。小便利者，病不在气分，而在血分，以小水由于气化也。

阳盛则欲衄，阴虚小便难。

凡病伤寒而小水利者多吉，以内邪不甚也。

仲景曰：阳明病，汗出多而渴者，不可与猪苓汤，以汗多必胃燥，故不可复利小水也。

《论》曰：湿家之为病，一身尽痛，发热，身色如熏黄，其人但头汗出，背强，欲得被覆向火，舌上如胎者，以丹田有热，胸中有寒，渴欲得水而不能饮，此湿痹之候。其人小便不利，大便反快者，但当利其小便。

凡伤寒表证未除，病在阳分者，不可即利小便。盖走其津液，取汗愈难，且恐大便干结也。

死证 五六

陶节庵曰：凡看伤寒，极要识各经中死证死脉，须一一理会过，免致临病疑惑。但见死证，便当以脉参之，如果有疑，切莫下药，虽至亲恳恳，亦不可治，倘有差失，咎将归于己矣。

——脉浮而洪，身汗如油喘而不休，水浆不入，形体不仁，乍静乍乱，此命绝也；汗出发润，喘而不休，此肺绝也；形如烟煤，直视摇头，此心绝也；唇吻色青，四肢振动，此肝绝也；环口黧黑，冷汗发黄，此脾绝也；溲便遗矢，狂言，反目直视，此肾绝也。

——少阴病，恶寒身蜷而利，手足逆冷者，不治。少阴病，吐利躁烦，四逆者死。少阴病，四逆身蜷，脉不至，不烦而躁者死。少阴病，六七日，息高者死。少阴病至五六日，自利，烦躁不得卧寐者死。少阴病，下利，厥逆无脉，服药后，脉微续者生，脉暴出者死。少阴病，但厥无汗而强发之，必动其血，未知从何道出，或从口鼻，或从目出，是名下厥上竭，为难治。

——阴病见阳脉者生，阳病见阴脉者死。脉纯弦者死。脉阴阳俱虚，热不止者死。脉阴阳俱盛，大汗出，热不解者死。手足逆冷，脉沉细，谵言妄语者死。脉证俱虚而见谵妄者死。

伤寒六七日，脉微，手足厥冷，烦躁，灸厥阴，厥不还者死。寸脉上不至关为阳绝，尺脉下不至关为阴绝，此皆不治，决死也。伤寒下利，日十余行，脉反实者死。

——伤寒病，胁下素有痞气，连于脐傍，痛引少腹入阴筋者，此名脏结，死。发热，下利厥逆，躁不得卧者死。发热，下利至甚，厥不止者死，直视谵语，喘满者死，下利者亦死。下利发热者亦死。发热而厥，七日，下利者难治。伤寒六七日，发热而利，汗出不止者死，有阴无阳故也。阳气前绝，阴气后绝者，阴证也，其人死后，身色必青；阴气前绝，阳气后绝者，阳证也，其人死后，身色必赤，腋下温，心下热也。

《金匮要略》曰：六腑气绝于外者，手足寒，五脏气绝于内者，利下不禁。盖伤寒发热，为邪气独甚，若下利至甚，厥不止，此以邪未解，而腑脏之气先绝，故死。

《灵枢·热病篇》曰：热病不可刺者有九：一曰汗不出，大颧发赤，哕者死。二曰泄而腹满甚者死。三曰目不明，热不已者死。四曰老人婴儿，热而腹满者死。五曰汗不出，呕下血者死。六曰舌本烂，热不已者死。七曰咳而衄，汗不出，出不至足者死。八曰髓热者死。九曰热而痉者死，腰折瘛疭齿噤龂也。

伤寒逆证赋 五七

伤寒难疗，逆证须知。阳病怕逢阴脉，谵语阴证非宜。乍疏乍数脉之忌，口张目陷舌如煤。干呕出气，骨节痛而呃逆弗已；发斑发黄，大便利而先赤后灰。霍扰躁烦，心下闷而喘胀；腹膨呃逆，下泄利而难溲。四肢厥逆，眼定腹疼如石；内外关格，头汗阳脱溲迟。头连胸痛四肢冷，声哑唇疮狐惑悲。七日已过复大热，喘逆上气脉散危。阴阳易，脉离经而外肾肿，手足挛拳加腹痛。阴阳交，大汗后而热愈甚，躁急狂言食更稀。厥利无脉，灸而不至者肾殆；唇青舌卷，耳聋囊缩者肝离。赤斑黑斑，救五而救一；寻衣撮空，两感者何疑。凡诸汗证，仍当备言：只在头面不遍身，鼻衄不止，口噤肉战多喘促，如油汗圆。当汗无汗，麻黄数剂不能通，尤嫌脉躁；汗后呕吐，水药不入证反剧，言乱目眩。湿家大汗必成痓，风湿与胆皆谵言。犯湿温，则身青面变，耳聋不语名中暍；发少阴，必九窍出血，下厥上竭奚能痓。动气脉迟弱皆忌，风湿和中湿不堪。其诸下利，尤宜细参：热厥利而汗难止，冷厥利而躁不眠；少阳阳明合病，脉弦者负；少阴吐泻无脉，拳厥躁烦。谵语直视而喘满，下利频数而脉坚。脏结者脐痛引阴，白胎下利；除中则厥逆而利，反能食焉。误下湿家之头汗，溲难便利喘加添。体如熏而摇头直视，心神已绝；唇吻青而四肢多汗，肝气不全。肾绝者，直视狂言而遗尿反目；肺绝者，喘无休歇而汗润发颠。虚汗发黄环口黑，非脾经之吉光；孤阳偏胜脉暴出，知阴绝之在先。此伤寒之逆候，勿侥幸以图全。

伤寒治例 五八

汗散类

温散诸方

麻黄汤散一　大温　凡太阳阳明伤寒而阴邪甚者宜此。

桂枝汤散九　大温　凡太阳中风兼寒有汗者宜此。

麻桂饮新散七　大温　凡伤寒初感，邪盛气实者，无论诸经四季，先宜用此。

二柴胡饮新散二　微温　凡邪感三阳，及三阳并病，寒胜者宜此主之。三阴初感者亦可用。

葛根汤散二九　大温　治冬月太阳经伤寒，项背强，无汗恶风者宜此。

五积散散三九　微温　凡感寒邪而阴胜于阳，外有表证，内有呕吐腹痛及寒湿客于经络，筋骨酸疼等证宜此。

十神汤散四十　微温　凡时气、风寒、瘟疫，发热憎寒，头疼咳嗽无汗，当温散者宜此。

麻黄附子细辛汤散三　大温　少阴伤寒，脉沉发热者宜此。

小青龙汤散八　大温　凡伤寒阴胜，表邪不解，及心下有水气，呕哕，咳嗽，发热，小腹满者宜此。

消风百解散散四六　微温　凡四时伤寒，头疼发热，及风寒咳嗽，鼻塞声重者宜此。

柴胡桂枝干姜汤散百十四　微温　伤寒汗下后，但头汗出，寒热往来，邪不解者宜此。

桂枝加黄芪汤散十　大温　黄疸脉浮，当以汗解者宜此。

凉散诸方

一柴胡饮新散一　微凉　凡六经初感，内外俱有热者宜此。

小柴胡汤散十九　微凉　凡邪在少阳，及三阳并病，但属半表半里，往来寒热兼呕者宜此。

九味羌活汤散四四　微凉　凡四时不正之气，风寒感冒，憎寒壮热，头疼身痛者宜此。

柴葛解肌汤散三一　微凉　凡足阳明证，发热脉洪者宜此。

升麻葛根汤散三十　微凉　阳明证具及小儿疫疠疮疹等证宜此。

归葛饮新散十三　次凉　凡阳明温暑，大热大渴，津枯不能作汗者宜此。

六神通解散寒十五　大凉　凡发热头痛，脉洪无汗，三阳伏火而表邪不解者宜此。

柴胡白虎煎新散十二　大寒　凡温病热极，表里不解者宜此。

柴平汤和二三三　微凉　凡温疟身痛，手足沉重，寒热者宜此。

柴芩煎新散十　大凉　凡表邪未解，内外俱热，泄泻不止者宜此。

大青龙汤散七　微寒　凡太阳中风，发热无汗而躁烦者宜此。

升麻汤散百十三　大寒　凡无汗而喘，烦渴发斑者宜此。

四逆散散二八　微凉　凡阳邪亢极，四肢厥逆者宜此。

平散诸方

三柴胡饮新散三　凡肝脾阴虚血少而偶感风寒者宜此。

正柴胡饮新散六　凡气血本无亏损而感冒寒邪者宜此。

柴陈煎新散九　凡感冒风寒，发热而兼咳嗽呕恶者宜此。

参苏饮散三四　凡四时感冒伤寒，头疼发热无汗，及咳嗽声重，往来潮热者宜此。

败毒散散三六　凡四时瘟疫、寒热，身体疼痛及烟瘴之气，或处卑湿脚气者宜此。

升阳散火汤散四一　凡胃虚血虚，因寒邪冷物抑遏阳气以致发热者，宜此发之。

加减小柴胡汤散二二　凡少阳经寒热往来，脉弦腹痛者宜此。

兼补兼散诸方

补中益气汤补三十　凡劳倦伤脾，中气不足，以致外感发热者宜此。

补阴益气煎新补十六　凡邪陷阴中，阴虚不能作汗，身热不退，或往来寒热者宜此。

三柴胡饮新散三　凡肝脾血分微虚而感外邪者宜此。

四柴胡饮新散四　凡脾肺气虚，或劳倦感寒发热者宜此。

五柴胡饮新散五　凡脾肾血气不足而感外邪发热者宜此。

理阴煎新热三　大温　凡真阴不足，或因劳倦感寒，阴虚假热，寒邪不解者，速宜用此。

大温中饮新散八　大温　凡中气虚寒感邪，发热无汗，表不能解者，速宜用此。

调中益气汤补三一　凡风寒湿热所伤，食少体重者宜此。

温中和中类

大温兼补诸方

人参理中汤热一　大温　治太阴即病自利，阴寒腹痛呕吐，中气虚寒，胀满厥逆，疟痢等证。

四逆汤热十四　大温　治伤寒阴证，自利脉沉，身痛而厥。

胃关煎新热九　大温　凡脾胃虚寒，泻利不止者宜此。

桂枝人参汤散十三　大温　伤寒表里不解，协热下利者宜此。

白通汤热百四五　大热　少阴下利者宜此。

桃花汤热百四六　微温　少阴下利脓血者宜此。

真武汤热百四二　大温　少阴伤寒腹痛，或呕或利者宜此。

回阳返本汤热四五　伤寒阴盛格阳，阴极发躁，脉弱无力者宜此。

四味回阳饮新热一　大温　阳脱气虚者宜此。

暖肝煎新热十五　大温　凡肝肾阴寒，小腹疼痛者宜此。

吴茱萸汤热百三七　大热　呕而胸满，吐涎头痛者宜此。

当归四逆汤热二十　微温　伤寒厥逆脉细，下利肠鸣者宜此。

茯苓甘草汤热七五　大温　水停心下，作悸作利者宜此。

甘草附子汤热三一　大热　风湿相搏者宜此。

桂枝附子汤热三十　大热　风湿相搏，筋骨疼痛者宜此。

干姜附子汤热三四　大热　瘴毒阴证，厥逆呕吐，自利汗出者宜此。

华佗救阳脱方热六二　治阴寒直中三阴证。

微温和中诸方

二陈汤和一　微温　凡风寒咳嗽，痰饮呕恶，脾胃不和者宜此。

六君子汤补五　微温　凡脾胃虚弱，或久患疟痢，或呕吐吞酸者宜此。

金水六君煎新和一　微温　凡阴虚受寒，咳呕喘促，吞酸痞满等证宜此。

平胃散和十七　微温　凡寒伤脾胃，心腹胀满，呕恶不思饮食，身体疼痛泻利者宜此。

藿香正气散和二十　微温　凡外感风寒，内停饮食，头疼寒热，吐泻胀满者宜此。

乌梅丸和三二三　微温　吐蛔，蛔厥者宜此。

清　理　类

清火诸方

抽薪饮新寒三　大寒　凡热邪内蓄之甚者宜此。

徙薪饮新寒四　次寒　凡热邪内蓄，将甚未甚者宜此。

黄连解毒汤寒一　大寒　凡热邪内盛，烦躁狂斑，口渴舌焦，喘满脉洪热甚者宜此。

白虎汤寒二　大寒　凡脉洪大渴，阳明热甚，或中暑虚烦等证宜此。

人参白虎汤寒三　大凉　凡赤斑口燥，烦躁暑热，脉洪大浮虚者宜此。

三黄石膏汤寒十一　大寒　凡疫瘟大热而躁者宜此。

一六甘露散新寒十五　大寒　阳明实热，烦躁斑黄等证宜此。

益元散寒百十二　次寒　凡中暑身热烦渴，小水不利者宜此。

玉女煎新寒十二　大寒　凡阴虚水亏，阳明火盛，烦渴内热者宜此。

阳毒升麻汤散百六十　大凉　凡阳毒赤斑，狂言失血者宜此。

竹叶石膏汤寒五　微寒　阳明汗多而渴，鼻衄喜水，暑热烦躁者宜此。

桂苓甘露饮寒八　微寒　凡伏暑发热烦躁，水道不利者宜此。

黄芩清肺饮寒三八　次寒　肺热小水不利，或便血者宜此。

大连翘饮寒七八　次寒　凡风热热毒，大小便不利，及疮毒丹瘤等证宜此。

普济消毒饮寒十三　大寒　凡疫疠大行，憎寒壮热，头肿目闭，喘渴，咽喉不利，俗名大头瘟、热毒等证宜此。

栀子柏皮汤寒二三　大寒　伤寒身黄，内外俱热者宜此。

白头翁汤寒百八四　大寒　治伤寒热利。

玄参升麻汤外四八　次寒　瘟疫颊腮肿痛，发斑、咽痛者宜此。

小陷胸汤寒十六　微凉　凡小结胸热邪胀满者宜此。

八正散寒百十五　大寒　凡心经蕴热，脏腑秘结，小便赤涩、血淋等证宜此。

解瘟疫热毒法寒二四

清血清便滋阴诸方

犀角地黄汤寒七九　微凉　凡热入血分，吐衄斑黄，及血热血燥，不能作汗，表不解者宜此。

二阴煎新补十　大凉　心经有热，狂笑、烦热、失血者宜此。

加减一阴煎新补九　大凉　凡水亏火盛，烦热动血者宜此。

五苓散和百八二　微温　凡暑热霍乱泄泻，小水不利，湿肿胀满者宜此。

导赤散寒百二二　微凉　心火小肠热秘，小水不利者宜此。

大分清饮新寒五　微寒　凡积热闭结，小水不通、热泻等证宜此。

小分清饮新和十　性平　凡小水不利，湿滞肿胀，泄泻者宜此。

猪苓汤和百八八　微凉　伤寒下后，发热，小便不利者宜此。

清胃诸方

大和中饮新和七　性平　凡邪结胃脘，气逆食滞者宜此。

小和中饮新和八　性平　胸膈胀满，呕恶气滞者宜此。

小半夏茯苓汤和九　微温　膈间有水，呕吐，心下痞者宜此。

半夏泻心汤寒二八　微凉　呕而肠鸣，心下痞者宜此。

吐　涌　类

独圣散攻百六　凡邪实上焦及痰涎积蓄者宜此。

茶调散攻百七　治同前。

吐剂新攻一　此有二法，便而且易，可随宜用之。

栀子豉汤寒二十　伤寒烦热懊憹，当吐者宜此。

攻　下　类

峻下诸方

大承气汤攻一　凡阳明、太阴伤寒，及各经实热内结者宜此。

小承气汤攻二　凡病在太阴，无表证，潮热脉实，狂言腹胀者宜此。

调胃承气汤攻三　凡太阳、阳明，不恶寒，反恶热、潮热，邪入腑者宜此。

桃仁承气汤攻四　凡伤寒蓄血证，小腹急痛，大便不通而黑者宜此。

大柴胡汤攻七　凡伤寒表证未除，里证又急，当汗下兼行者宜此。

大陷胸汤攻九　凡结胸胀痛连腹，手足不可近者宜此。

六一顺气汤攻八　凡伤寒热邪传里，便实口燥，狂斑潮热，腹胀酸痛等证，宜用此以代三承气汤。

凉膈散攻十九　凡三焦六经火邪内结不通者宜此。

百顺丸新攻六　凡三焦热秘，邪不解者宜此。

茵陈蒿汤攻三一　谷疸，发热身黄，便结者宜此。

罨结胸法新因三十

攻补兼用诸方

黄龙汤攻二一　凡伤寒热邪传里，当下而气血兼虚者宜此。

玉烛散攻二四　凡血虚有滞而热邪传里、腹胀作痛者宜此。

培　补　类

峻补诸方

大补元煎新补一　见元气大虚者，虽有寒邪，亦不可攻，必单培根本，正复邪将自散，或真寒假热等证皆宜用此。

大营煎新补十四　此大补元煎之次者也，酌宜用之。

三阴煎新补十一　凡三阴不足及风疟多汗，而正气不复，寒热不止者宜此。

六味回阳饮新热二　凡阴阳大虚，元气将脱者，非此不可。

八珍汤补十九　气血两虚者宜此。

十全大补汤补二十　凡气血两虚，恶寒发热，倦卧眩运，自汗诸虚者宜此。

大建中汤补二三　凡中气不足，厥逆呕吐，虚斑虚火，筋骨疼痛等证宜此。

独参汤补三五　凡气虚气脱，畏闻诸药气味及反胃呕吐垂危者，惟此为宜。

参附汤补三七　凡真阳不足，喘呕呃逆，腹痛厥冷气短者宜此。

参归汤补三八　凡心虚、血虚、盗汗等证宜此。

补阴诸方

一阴煎新补八　凡肾水真阴不足而虚火为邪者宜此。

小营煎新补十五　凡血少阴虚而无火者宜此。

左归饮新补二　凡命门真阴亏损，虽有寒邪不可攻者宜此。

右归饮新补三　凡命门阳衰，或阴盛格阳，感邪不可攻者宜此。

四物汤补八　凡阴虚营弱，病在血分者宜此。

生脉散补五六　凡热伤元气，口渴气短，烦躁倦怠汗出者宜此。

六味地黄丸补百二十　阴虚水亏发热等证宜此。

崔氏八味丸补一二一　凡阴盛格阳，火不归原及真阳虚败等证宜此。

补中诸方

四君子汤补一　凡脾胃虚弱，食少体瘦，疟痢劳倦等证宜此。

五君子煎新热六　凡脾胃气分虚弱而微寒当温者宜此。

五味异功散补四　凡脾胃虚寒，饮食少思，气逆腹满者宜此。

五福饮新补六　凡五脏气血俱虚者宜此为主。

温胃饮新热五　凡中寒呕吐吞酸者宜此。

养中煎新热四　凡中气虚寒，为呕为泄者宜此。

归脾汤补三二　凡脾虚健忘怔忡，少食困倦，痃痢等证宜此。

参苓白术散补五四　凡脾胃虚弱，吐泻食少等证宜此。

参术汤补四十　凡气虚颤掉，泄泻呕吐者宜此。

景岳全书卷之八终

卷之九从集杂证谟目录

卷之九 / 199

杂证谟目录 / 199

卷之十 / 213

诸风 / 213

经义 / 213

论古今中风之辨共三条 / 221

论中风属风 / 223

论河间中风说 / 223

论东垣中风说 / 224

论丹溪中风说 / 226

论真中风 / 227

论续命等汤 / 227

论治中风共三条 / 228

述古治权变 / 229

诸风论列方 / 229

论外备用方 / 229

卷之十一 / 231

非风 / 231

论正名共二条 / 231

论有邪无邪 / 232

论肝邪 / 232

论气虚 / 233

论痰之本 / 234

论经络痰邪 / 234

论治痰共四条 / 235

论寒热证共二条 / 236

论治血气共二条 / 237

非风诸证治法共十二条 / 237

论用药佐使 / 240

辨经脏诸证共五条 / 241

不治证 / 242

述古共二条 / 242

灸法 / 243

非风论列方 / 244

论外备用方 / 245

厥逆 / 245

经义并附释义 / 245

伤寒厥逆 / 250

论证 / 250

论治共七条 / 251
述古 / 253
厥逆论列方 / 254
论外备用方 / 254
伤风 / 255
经义 / 255
论证 / 255
论治 / 256
伤风论列方 / 257
论外备用方 / 257

卷之十二 / 258
风痹 / 258
经义 / 258
论证共二条 / 261
风痹治法共五条 / 262
历节风痛 / 263
风痹论列方 / 263
论外备用方 / 264
汗证 / 265
经义 / 265
论证共三条 / 267
汗出不治证 / 268
论治共八条 / 268
述古共二条 / 270
汗证论列方 / 270
论外备用方 / 271
痉证 / 271
经义 / 271
论证共六条 / 272
论治共八条 / 274
述古共二条 / 275
痉证论列方 / 275
论外备用方 / 276

卷之十三 / 277
瘟疫 / 277
经义 / 277
论证共二条 / 281
瘟疫脉候 / 282
治法六要 / 282
汗有六要五忌 / 282
汗散法共五条 / 283
补虚法共三条 / 285
温补法共二条 / 287
清利法共三条 / 288
吐法共二条 / 290
下法共二条 / 290
瘟疫热毒辨治共三条 / 291
大头瘟证治共三条 / 292
伤寒初感治法 / 293
伤寒饮食宜忌共二条 / 294
避疫法共二条 / 294
瘟疫论列方 / 295
论外备用方 / 297

卷之十四 / 298
疟疾 / 298

经义 / 298
论证共四条 / 301
论治共十二条 / 301
论汗 / 304
论标本 / 304
论厌疟 / 305
论截疟共四条 / 305
论似疟非疟 / 306
论温疟 / 307
论瘅疟 / 307
论瘴疟 / 307
述古共八条 / 308
辨古共四条 / 309
简易方 / 312
针灸法 / 312
疟疾论列方 / 312
论外备用方 / 313
瘴气 / 314
论证 / 314
瘴病所由 / 314
大梁李待诏《瘴疟论》/ 315
《指迷方·瘴疟论》新安王棐 / 316
岭表十说吴兴章杰 / 317
回头瘴说 / 319
治瘴续说 / 320
药宜预备 / 321
瘴病脉候 / 321
瘴病愈后将养法 / 321
瘴气论列方 / 321
论外备用方 / 322

卷之十五 / 323
寒热 / 323
经义 / 323
论证 / 330
论诸寒证治共五条 / 331
论诸热证治共四条 / 332
论寒热往来证治共三条 / 333
述古 / 335
寒热论列方 / 335
论外备用方 / 337
暑证 / 337
经义 / 337
论证共七条 / 338
论治共五条 / 339
论香薷饮 / 341
述古共八条 / 342
暑证论列方 / 343
论外备用方 / 344
火证 / 344
经义 / 344
论君火相火之病 / 346
论病机火证 / 347
论虚火共三条 / 348
论五志之火 / 349

论火证共三条 / 350
论治火共五条 / 351
述古 / 352
火证论列方 / 353
论外备用方 / 353

卷之十六 / 354
虚损 / 354
经义 / 354
论虚损病源共十一条 / 357
论证共四条 / 361
论脉共三条 / 363
辨爪 / 363
论治共七条 / 363
辨似损非损 / 366
虚损危候 / 367
述古共四条 / 367
附案 / 370
虚损论列方 / 371
论外备用方 / 371
劳倦内伤 / 372
经义 / 372
论证共五条 / 372
论治共四条 / 374
辨脉 / 375
述古共三条 / 376
劳倦论列方 / 378
论外备用方 / 379
关格 / 379
经义 / 379
论证共四条 / 380
论治共三条 / 382
关格论列方 / 382

卷之十七 / 383
饮食 / 383
经义 / 383
论证共五条 / 386
论治共十一条 / 387
论脾胃三方共三条 / 390
述古共四条 / 391
饮食论列方 / 393
论外备用方 / 394
脾胃 / 394
经义 / 394
论脾胃 / 399
论东垣《脾胃论》/ 401
论治脾胃 / 403
述古共二条 / 404
脾胃论列方 / 405
论外备用方 / 405
眩运 / 406
经义 / 406
论证共四条 / 407
论治共三条 / 409
述古 / 410
吐法新案 / 410
眩运论列方 / 410

论外备用方 / 411

卷之十八 / 412

怔忡惊恐 / 412

经义 / 412

论怔忡 / 413

论惊恐 / 414

论治共三条 / 414

怔忡论列方 / 415

论外备用方 / 415

不寐 / 416

经义 / 416

论证共三条 / 418

论治共二条 / 419

述古 / 420

不寐论列方 / 420

论外备用方 / 421

三消干渴 / 421

经义 / 421

论证共二条 / 422

论治共五条 / 423

述古共六条 / 424

下消不寐新案 / 426

三消论列方 / 426

论外备用方 / 427

卷之十九 / 428

咳嗽 / 428

经义 / 428

论证共四条 / 430

外感嗽证治共五条 / 432

内伤嗽证治共七条 / 433

辨古 / 435

述古共六条 / 436

灸法 / 437

咳嗽论列方 / 437

论外备用方 / 438

喘促 / 439

经义 / 439

论证 / 441

虚喘证治共七条 / 442

实喘证治共七条 / 443

述古共二条 / 444

灸法 / 445

喘促论列方 / 445

论外备用方 / 446

呃逆 / 446

经义 / 446

论证共三条 / 447

论治共九条 / 448

伤寒呃逆共六条 / 449

述古共三条 / 450

简易方 / 451

灸法 / 451

呃逆论列方 / 451

论外备用方 / 452

郁证 / 452

经义 / 452

论《内经》五郁之治 / 455
论脉 / 456
论情志三郁证治
共四条 / 457
诸郁滞治法 / 458
述古共二条 / 459
附案 / 460
郁证论列方 / 460
论外备用方 / 461

卷之二十 / 462
呕吐 / 462
经义 / 462
论证共四条 / 463
虚呕证治共三条 / 464
实呕证治共九条 / 465
吐蛔 / 466
治呕气味论 / 467
述古共五条 / 468
中寒毒吐泻胀满新案 / 469
胃火上冲呕吐新案 / 470
吐蛔新案 / 471
呕吐论列方 / 472
论外备用方 / 473
霍乱 / 474
经义 / 474
论证共三条 / 474
论治共七条 / 476
述古共三条 / 477
针灸法 / 478
霍乱论列方 / 479
论外备用方 / 479
恶心嗳气 / 480
经义 / 480
恶心证治 共三条/ 481
嗳气证治共三条 / 482
恶心论列方 / 482
论外备用方 / 483

卷之二十一 / 484
吞酸 / 484
经义 / 484
辨证共五条 / 484
论治共七条 / 488
述古 / 489
吞酸论列方 / 490
论外备用方 / 490
反胃 / 490
论证 / 490
论治共七条 / 491
述古共三条 / 492
简易方 / 493
灸法 / 493
反胃论列方 / 493
论外备用方 / 494
噎膈 / 494
经义 / 494
论证共四条 / 495

论治共七条 / 498
噎膈不治证 / 500
述古共五条 / 500
灸法 / 501
噎膈论列方 / 501
论外备用方 / 502
嘈杂 / 502
论证 / 502
论治共二条 / 503
嘈杂论列方 / 503

卷之二十二 / 505
肿胀 / 505
经义 / 505
论证共四条 / 508
肿胀危候 / 510
气分诸胀论治共八条 / 510
水肿论治凡七条 / 513
新案共二条 / 515
述古共五条 / 516
针灸法 / 518
肿胀论列方 / 519
论外备用方 / 520

卷之二十三 / 521
积聚 / 521
经义 / 521
论证共四条 / 523
论治共十一条 / 525
述古共六条 / 526
针灸法 / 528
积聚论列方 / 529
论外备用方 / 530
痞满 / 530
经义 / 530
论证 / 531
论治共四条 / 532
述古共三条 / 533
痞满论列方 / 534
论外备用方 / 535

卷之二十四 / 536
泄泻 / 536
经义 / 536
论证共三条 / 538
分利治法共二条 / 539
诸泄泻论治共九条 / 540
述古共六条 / 544
泄泻论列方 / 545
论外备用方 / 546
痢疾 / 547
经义 / 547
论证共二条 / 548
论泻痢虚实共三条 / 549
论泻痢寒热 / 549
论积垢 / 550
论五色 / 550
论腹痛 / 551

论里急后重 / 552
论大孔肿痛 / 552
论口渴 / 553
论小水 / 553
论阴阳疑似 / 554
论治共十条 / 555
述古共八条 / 557
附案共三条 / 559
痢疾论列方 / 560
论外备用方 / 560

卷之二十五 / 562
心腹痛 / 562
经义 / 562
论证共四条 / 565
论痛脉 / 567
论治共十五条 / 567
述古共二条 / 570
食停小腹新案 / 571
括沙新案 / 572
附案 / 573
简易方 / 573
腹痛灸法 / 574
心腹痛论列方 / 574
论外备用方 / 575
胁痛 / 576
经义 / 576
论证共三条 / 579
论治共三条 / 580
灸法 / 581
胁痛论列方 / 581
论外备用方 / 581
腰痛 / 582
经义 / 582
论证共三条 / 583
论治共七条 / 584
述古共三条 / 585
简易方 / 586
针灸法 / 586
腰痛论列方 / 586
论外备用方 / 587

卷之二十六 / 588
头痛 / 588
经义 / 588
论证共二条 / 589
论治共五条 / 590
述古共三条 / 591
简易方 / 593
灸法 / 593
头痛论列方 / 593
论外备用方 / 594
面病 / 594
经义 / 594
论证共三条 / 597
论治共三条 / 598
面病论列方 / 599
论外备用方 / 599

口舌 / 599
经义 / 599
论证共六条 / 601
论治共七条 / 603
针灸法 / 604
口舌论列方 / 604
论外备用方 / 605

卷之二十七 / 606
眼目 / 606
经义共三十一条 / 606
论证共四条 / 609
论治共六条 / 611
述古共七条 / 612
针灸法 / 618
明目论列方 / 618
论外备用方 / 619
耳证 / 619
经义 / 619
论证共三条 / 622
论治共五条 / 623
述古 / 625
简易方 / 625
灸法 / 625
耳证论列方 / 625
论外备用方 / 626
鼻证 / 626
经义 / 626
论证 / 627
论治共六条 / 628
灸法 / 629
鼻证论列方 / 629
论外备用方 / 630

卷之二十八 / 631
声瘖 / 631
经义 / 631
论证共二条 / 633
论治共七条 / 634
简易方 / 635
声瘖论列方 / 636
论外备用方 / 636
咽喉 / 637
经义 / 637
论证共三条 / 638
论治共九条 / 639
述古共二条 / 641
格阳喉痹新案 / 642
虚损喉癣新案 / 642
小儿吞钉新案 / 642
附案 / 643
咽喉论列方 / 643
论外备用方 / 644
齿牙 / 644
经义 / 644
论证共四条 / 645
论治共六条 / 646
述古共二条 / 647

附案 / 647

针灸法 / 647

齿牙论列方 / 648

论外备用方 / 649

卷之二十九 / 650

遗精 / 650

经义 / 650

论证共三条 / 652

论治共八条 / 653

述古五条 / 654

遗精论列方 / 655

论外备用方 / 656

淋浊 / 657

经义 / 657

论证共四条 / 657

论治共六条 / 659

述古共六条 / 660

淋浊论列方 / 661

论外备用方 / 662

遗尿 / 662

经义 / 662

论证共二条 / 663

论治共六条 / 663

述古 / 664

遗尿论列方 / 665

论外备用方 / 666

卷之三十 / 667

血证 / 667

经义 / 667

论证共四条 / 669

论治共八条 / 671

吐血论治共十三条以下凡诸见血者，皆当于此类求其义 / 674

吐血下血新案 / 677

吐血附案 / 678

吐血述古共三条 / 678

咳血论治共二条 / 679

咳血辨古 / 680

衄血论治共五条 / 681

衄血新案 / 682

齿衄舌血论治共五条 / 683

咯唾痰涎血论治共三条 / 684

咯血述古 / 684

尿血论治共五条 / 685

便血论治共十条 / 686

便血述古 / 688

血证论列方 / 688

论外备用方 / 690

卷之三十一 / 691

痰饮 / 691

经义 / 691

论证共六条 / 691

论治共七条 / 694

先君吐法记 / 697
述古论共八条 / 699
述古治共七条 / 700
痰饮论列方 / 703
论外备用方 / 704
湿证 / 705
经义 / 705
论证 / 707
论治共七条 / 708
述古共二条 / 709
湿证论列方 / 710
论外备用方 / 710
黄疸 / 711
经义 / 711
论证共七条 / 711
论治共五条 / 713
述古共五条 / 714
黄疸论列方 / 716
论外备用方 / 717

卷之三十二 / 718
脚气 / 718
经义 / 718
论证共五条 / 719
论治共八条 / 720
敷熨淋洗 / 722
禁忌共三条 / 723
述古 / 724
附案 / 724
针灸 / 725
脚气论列方 / 725
论外备用方 / 726
痿证 / 727
经义 / 727
论证共二条 / 728
论治共二条 / 729
述古共四条 / 729
痿证论列方 / 730
论外备用方 / 730
阳痿 / 731
经义 / 731
论证共三条 / 732
论治共三条 / 733
述古 / 733
简易方 / 734
阳痿论列方 / 734

卷之三十三 / 735
疝气 / 735
经义 / 735
论证共三条 / 737
论治共十一条 / 739
述古共八条 / 741
诸经治疝灸法 / 744
熨治法 / 745
疝论列方 / 745
论外备用方 / 746
脱肛 / 746

论证 / 746
论治 / 747
述古 / 747
简易方 / 748
灸脱肛法 / 748
脱肛论列方 / 748
论外备用方 / 749

卷之三十四 / 750
癫狂痴呆 / 750
经义 / 750
论证共二条 / 752
论治共五条 / 753
述古共四条 / 755
简易方 / 756
灸法 / 756
癫狂论列方 / 756
论外备用方 / 757
癃闭 / 757
经义 / 757
论证共三条 / 758
论治共七条 / 759
通闭方法 / 761
述古共三条 / 762
癃闭论列方 / 762
论外备用方 / 763
秘结 / 763
经义 / 763
论证共二条 / 764
论治共七条 / 765
述古共四条 / 767
阳结新案 / 769
阴结新案 / 769
秘结论列方 / 769
论外备用方 / 770
诈病 / 771
论证 / 771
新案共三条 / 771
疠风 / 773
经义 / 773
论证 / 774
述古论共三条 / 774
述古治法共八条 / 776
述古变证治法共三条 / 777
兼证治法 / 778
解诸毒 / 778
禁忌 / 778
疠风论列方 / 779
论外备用方 / 779

卷之三十五 / 780
诸虫 / 780
经义 / 780
论证共三条 / 781
论治共四条 / 781
蛔虫共五条 / 782
寸白虫共三条 / 783
小儿疳虫名曰疳慝 / 784

应声虫共二条 / 784
九虫 / 784
狐惑共二条 / 785
诸虫方 / 785
诸虫论列方 / 786
论外备用方 / 786
诸毒附蛊毒 / 786
论饮食诸毒 / 786
解一切饮食诸毒 / 787
解诸毒通用简易方 / 787
解一切虫兽毒 / 788
蛊毒共三条 / 788
验蛊毒法 / 789
蛊证 / 789
蛊脉 / 789
防蛊 / 789
知禁忌 / 790
反蛊及主法 / 790
治蛊大法有二 / 790
咒语破蛊法 / 790
灸蛊毒法 / 791
解一切中恶邪鬼祟毒 / 791
治蛊毒方 / 791

卷之三十六 / 792
诸气 / 792
经义 / 792
天地气一 / 792
阴阳气二 / 794
时气三 / 795
运气四 / 797
经气脏气五 / 801
脉气六 / 804
形气七 / 805
血气八 / 806
营卫气九 / 806
谷气十 / 807
气味十一 / 807
酒气十二 / 808
邪气十三 / 808
病气十四 / 809
治气十五 / 812
总论气理十六 / 813
论调气十七 / 813
述古十八，共二条 / 814

卷之三十七 / 816
死生 / 816
经义 / 816
寿夭一 / 816
神气死证二 / 818
阴阳死证三 / 818
脉色死证四 / 820
病传死期五 / 823
岁时死证六 / 824
诸经死证七 / 827
诸病死证八 / 828
伤寒死证九 / 830

误治死证十 / 831
痈疽死证十一 / 832
绝谷死证十二 / 832
乳子死证十三 / 832
述古十四 / 832

卷之十 从集

杂证谟

诸风

经义

《九宫八风篇》曰：太一常以冬至之日，居叶蛰之宫四十六日，明日居天留四十六日，明日居仓门四十六日，明日居阴洛四十五日，明日居天宫四十六日，明日居玄委四十六日，明日居仓果四十六日，明日居新洛四十五日，明日复居叶蛰之宫，日冬至矣。常如是无已，终而复始。太一移日，天必应之以风雨，以其日风雨则吉，岁美民安少病矣。先之则多风，后之则多旱。太一在冬至之日有变，占在君；太一在春分之日有变，占在相；太一在中宫之日有变，占在吏；太一在秋分之日有变，占在将；太一在夏至之日有变，占在百姓。所谓有变者，太一居五宫之日，病风折树木，扬砂石，各以其所主占贵贱，因视风所从来而占之。风从其所居之乡来为实风，主生，长养万物；从其冲后来为虚风，伤人者也，主杀主害者。谨候虚风而避之，故圣人日避虚邪之道，如避矢石然，邪弗能害，此之谓也。是故太一入徙，立于中宫，乃朝八风，以占吉凶也。风从南方来，名曰大弱风，其伤人也，内舍于心，外在于脉，气主热。风从西南方来，名曰谋风，其伤人也，内舍于脾，外在于肌，其气主为弱。风从西方来，名曰刚风，其伤人也，内舍于肺，外在于皮肤，其气主为燥。风从西北方来，名曰折风，其伤人也，内舍于小肠，外在于手太阳脉，脉绝则溢，脉闭则结不通，善暴死。风从北方来，名曰大刚风，其伤人也，内舍于肾，外在于骨与肩背之膂筋，其气主为寒也。风从东北方来，名曰凶风，其伤人也，内舍于大肠，外在于两胁腋骨下及肢节。风从东方来，名曰婴儿风，其伤人也，内舍于肝，外在于筋纽，其气主为身湿。风从东南方来，名曰弱风，其伤人也，内舍于胃，外在肌肉，其气主体重。此八风皆从其虚之乡来，乃能病人。三虚相搏，则为暴病卒死。两实一虚，病则为淋露寒热。犯其雨湿之地，则为痿。故圣人避风，如避矢石焉。其有三虚而偏中于邪风，则为击仆偏枯矣。

《岁露论》：黄帝问于少师曰：余闻四时八风之中人也，故有寒暑，寒则皮肤急而腠理闭，暑则皮肤缓而腠理开，贼风邪气因得以入乎？将必须八正虚邪，乃能伤人乎？少师答曰：不然。贼风邪气之中人也，不得以时。然必因其开也，其入深，其内极病，其病人也卒暴；因其闭也，其入浅以留，其病也徐以迟。帝曰：有寒温和适，腠理不开，然有卒病者，其故何也？少师曰：虽平居，其腠理开闭缓急，其故常有时也。人与天地相参也，与日月相应也。故月满则海水西盛，人血气积，肌肉充，皮肤致，毛发坚，腠理却，烟垢著。当是之时，虽遇贼风，其入浅不深。至其月郭空，则海水东盛，人气血虚，其卫气去，形独居，肌肉减，皮肤纵，腠理开，毛发残，焦理薄，烟垢落。当是之时，遇贼风则其入深，其病人也卒暴。帝曰：其有卒然暴死暴病者，何也？少师曰；三虚者，其死暴疾也；得三实者，邪不能伤人也。帝曰：愿闻三虚。曰：乘年之衰，逢月之空，失时之和，因为贼风所伤，是谓三虚。故论不知三虚，工反为粗。帝曰：愿闻三实。少师曰：逢年之盛，遇月之满，得时之和，虽有贼风邪气，不能危之也。帝曰：愿闻岁之所以皆同病者，何因而然？少师曰；此八正之候也。候此者，常以冬至之日，太一立于叶蛰之宫，其至也，天必应之以风雨者矣。风雨从南方来者，为虚风，贼伤人者也。其以夜半至也，万民皆卧而弗犯也，故其岁民少病。其以昼至者，万民懈惰而皆中于虚风，故万民多病。虚邪入客于骨而不发于外，至其立春，阳气大发，腠理开，因立春之日，风从西方来，万民又皆中于虚风，此两邪相搏，经气结代者矣。故逢其风而遇其雨者，命曰遇岁露焉。因岁之和而少贼风者，民少病而少死；岁多贼风邪气，寒温不和，则民多病而死矣。

《八正神明论》：帝曰：星辰八正何候？岐伯曰：星辰者，所以制日月之行也；八正者，所以候八风之虚邪，以时至者也。四时者，所以分春秋冬夏之气所在，以时调之也，八正之虚邪，而避之勿犯也。以身之虚，而逢天之虚，两虚相感，其气至骨，入则伤五脏。工候救之，弗能伤也。故曰：天忌不可不知也。虚邪者，八正之虚邪气也。正邪者，身形若用力汗出，腠理开，逢虚风，其中人也微，故莫知其情，莫见其形。

《阴阳应象大论》曰：风胜则动，热胜则肿，燥胜则干，寒胜则浮，湿胜则濡泻。冬伤于寒，春必温病；春伤于风，夏生飧泄。天气通于肺，地气通于嗌，风气通于肝，雷气通于心，谷气通于脾，雨气通于肾。阳之汗，以天地之雨名之；阳之气，以天地之疾风名之。邪风之至，疾如风雨，故善治者治皮毛，其次治肌肤，其次治筋脉，其次治六腑，其次治五脏。治五脏者，半死半生也。故天之邪气，感则害人五脏；水谷之寒热，感则害于六腑；地之湿气，感则害皮肉筋脉。东方生风，风生木，木生酸，酸生肝，肝生筋，筋生心。神在天为风，在地为木，在体为筋，在脏为肝，在色为苍，在音为角，在声为呼，在变动为握，在窍为目，在味为酸，在志为怒。风伤筋，燥胜风，风胜湿。

《风论》：黄帝问曰：风之伤人也，或为寒热，或为热中，或为寒中，或为疠风，或为偏枯，或为风也，其病各异，其名不同，或内至五脏六腑，不知其解，愿闻其说。岐伯对曰：风气藏于皮肤之间，内不得通，外不得泄。风者善行而数变，腠理开则洒然寒，闭则热而闷，其寒也则衰食饮，其热也则消肌肉，故使人怢栗而不能食，名曰寒热。风气与阳明入胃，循脉而上至目内眦，其人肥则风气不得外泄，则为热中而目黄；人瘦则外泄而寒，则为寒中而泣出。风气与太阳俱入，行诸脉俞，散于分肉之间，与卫气相干，其道不利，故使肌肉愤䐜而有疡，卫气有所凝而不行，故其肉有不仁也。疠者，有荣气热胕，其气不清，故使鼻柱坏而色败，皮肤疡溃，风寒客于脉而不去，名曰疠风，或名曰寒热。以春甲乙伤于风者为肝风，以夏丙丁伤于风者为心风，以季夏戊己伤于邪者为脾风，以秋庚辛中于邪者为肺风，以冬壬癸中于邪者为肾风。风中五脏六腑之俞，亦为脏腑之风，各入其门户所中，则为偏风。风气循风府而上，则为脑风。风入系头，则为目风眼寒。饮酒中风，则为漏风。入房汗出中风，则为内风。新沐中风，则为首风。久风入中，则为肠风飧泄。外在腠理，则为泄风。故风者百病之长也，至其变化，乃为他病也，无常方，然致有风气也。帝曰：五脏风之形状不同者何？愿闻诊及其病能。岐伯曰：肺风之状，多汗恶风，色皏然白，时咳短气，昼日则差，暮则甚，诊在眉上，其色白；心风之状，多汗恶风，焦绝，善怒吓，赤色，病甚则言不可快，诊在口，其色赤；肝风之状，多汗恶风，善悲，色微苍，嗌干善怒，时憎女子，诊在目下，其色青；脾风之状，多汗恶风，身体怠惰，四支不欲动，色薄微黄，不嗜食，诊在鼻上，其色黄；肾风之状，多汗恶风，面痝然浮肿，脊痛不能正立，其色炲，隐曲不利，诊在肌上，其色黑；胃风之状，颈多汗恶风，食饮不下，鬲塞不通，腹善满，失衣则䐜胀，食寒则泄，诊形瘦而腹大；首风之状，头面多汗恶风，当先风一日则病甚，头痛不可以出内，至其风日，则病少愈；漏风之状，或多汗，常不可单衣，食则汗出，甚则身汗，喘息恶风，衣常濡，口干善渴，不能劳事；泄风之状，多汗，汗出泄衣上，口中干上渍，其风不能劳事，身体尽痛则寒。

《玉机真脏论》曰：风者百病之长也，今风寒客于人，使人毫毛毕直，皮肤闭而为热，当是之时，可汗而发也。或痹不仁肿痛，当是之时，可汤熨及火灸刺而去之。弗治，病入舍于肺，名曰肺痹，发咳上气。弗治，肺即传而行之肝，名曰肝痹，一名曰厥，胁痛出食，当是之时，可按若刺耳。弗治，肝传之脾，病名曰脾风，发瘅，腹中热，烦心出黄，当此之时，可按可药可浴。弗治，脾传之肾，病名曰疝瘕，少腹冤热而痛，出白，一名曰蛊，当此之时，可按可药。弗治，肾传之心，病筋脉相引而急，病名曰瘛，当此之时，可灸可药。弗治，满十日，法当死。肾因传之心，心即复反传而行之肺，发寒热，法当三岁死。此病之次也。

《金匮真言论》：帝曰：天有八风，经有五风，何谓？岐曰：八风发邪，以为经风，触五脏；邪气发病，所谓得四时之胜者，春胜长夏，长夏胜冬，冬胜夏，夏胜秋，秋胜春，所谓四时之胜也。东风生于春，病在肝，俞在颈项；南风生于夏，病在心，俞在胸胁；西风生于秋，病在肺，俞在肩背；北风生于冬，病在肾，俞在腰股；中央为土，病在脾，俞在脊。故春气者病在头，夏气者病在脏，秋气者病在肩背，冬气者病在四肢。故春善病鼽衄，仲夏善病胸胁，长夏善病洞泄寒中，秋善病风疟，冬善病痹厥。夏暑汗不出者，秋成风疟。

《调经论》曰：风雨之伤人也，先客于皮肤，传入于孙脉，孙脉满则传入于络脉，络脉满则输于大经脉，血气与邪并客于分腠之间，其脉坚大，故曰实。实者外坚充满，不可按之，按之则痛。寒湿之中人也，皮肤不收，肌肉坚紧，荣血泣，卫气去，故曰虚。虚者聂辟气不足，按之则气足以温之，故快然而不痛。

《太阴阳明论》曰：故犯贼风虚邪者，阳受之，阳受之则入六腑，入六腑则身热不时卧，上为喘呼。故阳受风气，阴受湿气。故伤于风者，上先受之，伤于湿者，下先受之。

《生气通天论》曰：风者，百病之始也，清静则肉腠闭拒，虽有大风苛毒，弗之能害，此因时之序也。因于露风，乃生寒热。是以春伤于风，邪气留连，乃为洞泄。夏伤于暑，秋为痎疟。秋伤于湿，上逆而咳，发为痿厥。冬伤于寒，春必温病。四时之气，更伤五脏。

《百病始生篇》：帝曰：夫百病之始生也，皆生于风雨寒暑，清湿喜怒。三部之气，所伤异类，愿闻其会。岐伯曰：三部之气各不同，或起于阴，或起于阳，请言其方。喜怒不节则伤脏，伤脏则病起于阴也；清湿袭虚则病起于下；风寒袭虚则病起于上，是谓三部。至其淫泆，不可胜数。岐伯曰；风雨寒热，不得虚，邪不能独伤人。卒然逢疾风暴雨而不病者，盖无虚，故邪不能独伤人。此必因虚邪之风，与其身形，两虚相得，乃客其形。其中于虚邪也，因与天时，与其身形，参以虚实，大病乃成。气有定舍，因处为名，上下中外，分为三员。是故虚邪之中人也，始于皮肤，皮肤缓则腠理开，开则邪从毛发入，入则抵深，深则毛发立，毛发立则淅然，故皮肤痛。留而不去，则传舍于络脉，在络之时，痛于肌肉，其痛之时息，大经乃代。留而不去，传舍于经，在经之时，洒淅喜惊。留而不去，传舍于输，在输之时，六经不通，四肢则肢节痛，腰脊乃强。留而不去，传舍于伏冲之脉，在伏冲之时，体重身痛。留而不去，传舍于肠胃，在肠胃之时，贲响腹胀，多寒则肠鸣飧泄，食不化，多热则溏出糜。留而不去，传舍于肠胃之外，募原之间，留着于脉，稽留而不去，息而成积。邪气淫泆，不可胜论。帝曰：治之奈何？岐伯曰：察其所痛，以知其应，有余不足，当补则补，当泻则泻，毋逆天时，是谓至治。

《邪气脏腑病形篇》曰：诸阳之会，皆在于面。中人也方乘虚时及新用力，若饮食汗出，腠理开而中于邪。中于面则下阳明，中于项则下太阳，中于颊则下少阳，其中于膺背两胁，亦中其经。虚邪之中身也，洒淅动形。正邪之中人也微，先见于色，不知于身，若有若无，若亡若存，有形无形，莫知其情。

《刺节真邪论》曰：虚邪之中于人也，洒淅动形，起毫毛而发腠理。其入深，内搏于骨则为骨痹，搏于筋则为筋挛，搏于脉中，血闭不通则为痈。搏于肉与卫气相搏，阳胜者则为热，阴胜者则为寒，寒则真气去，去则虚，虚则寒。搏于皮肤之间，其气外发，腠理开，毫毛摇，气往来行，则为痒，留而不去则痹。卫气不行，则为不仁。虚邪偏客于身半，其入深，内居营卫，营卫稍衰，则真气去，邪气独留，发为偏枯。其邪气浅者，脉偏痛。虚邪之入于身也深，寒与热相搏，久留而内着，寒胜其热，则骨疼肉枯，热胜其寒，则烂肉腐肌为脓，内伤骨，内伤骨为骨蚀。

《脉要精微论》曰：风成为寒热。久风为飧泄。脉风成为疠。来徐去疾，上虚下实，为恶风也。故中恶风者，阳受气也。

《寿夭刚柔篇》曰：病在阳者命曰风，病在阴者命曰痹，阴阳俱病命曰风痹。风寒伤形，忧恐忿怒伤气。

《通评虚实论》曰：不从内，外中风之病，故瘦留著也。跖跛，风寒湿之病也。

《平人气象论》曰：面肿曰风。人一呼脉三动，一吸脉三动而躁，尺热曰病温，尺不热脉滑曰病风，脉涩曰痹。

《刺志论》曰：脉大血少者，脉有风气，水浆不入，此之谓也。

《阴阳别论》曰：二阳之病发心脾，其传为风消，其传为息贲者，死不治。二阳一阴发病，主惊骇，背痛，善噫，善欠，名曰风厥。三阳三阴发病，为偏枯痿易，四肢不举。

《五色篇》曰：黄赤为风，青黑为痛，白为寒。黄而膏润为脓，赤甚者为血，痛甚为挛，寒甚为皮不仁。

《评热病论》：帝曰：有病身热汗出烦满，烦满不为汗解，此为何病？岐伯曰：汗出而身热者风也，汗出而烦满不解者厥也，病名曰风厥。巨阳主气，故先受邪，少阴与其为表里也，得热则上从之，从之则厥也。帝曰：治之奈何？曰：表里刺之，饮之服汤。帝曰：劳风为病何如？岐伯曰：劳风法在肺下，其为病也，使人强上冥视，唾出若涕，恶风而振寒，此为劳风之病。帝曰：治之奈何？曰：以救俯仰。巨阳引精者三日，中年者五日，不精者七日，咳出青黄涕，其状如脓，大如弹丸，从口中若鼻中出，不出则伤肺，伤肺则死矣。

《病能论》：帝曰：有病身热解惰，汗出如浴，恶风少气，此为何病？岐伯曰：病名曰酒风。治之以泽泻、术各十分，麋衔五分，合以三指撮，为后饭。

《骨空论》曰：风从外入，令人振寒，汗出头痛，身重恶寒，治其风府，调其阴阳，不足则补，有余则泻。大风颈项痛，刺风府，风府在上椎。大风汗出，灸譩譆，譩譆在背下侠脊傍三寸所。

《四时气篇》曰：疠风者，素刺其肿上，已刺，以锐针针其处，按出其恶气，肿尽乃止。常食方食，无食他食。

《热病篇》曰：偏枯，身偏不用而痛，言不变，志不乱，病在分腠之间，巨针取之，益其不足，损其有余，乃可复也。痱之为病也，身无痛者，四肢不收，智乱不甚，其言微知，可治，甚则不能言，不可治也。病先起于阳，后起于阴者，先取其阳，后取其阴，浮而取之。风痉身反折，先取足太阳及腘中及血络出血；中有寒，取三里。

《至真要大论》曰：厥阴司天，其化以风。风气大来，木之胜也，土湿受邪，脾病生焉。诸风掉眩，皆属于肝。诸暴强直，皆属于风。

《气交变大论》曰：岁木太过，风气流行，脾土受邪。民病飧泄，食减体重，烦冤，肠鸣，腹支满，上应岁星。甚则忽忽善怒，眩冒巅疾。

《五常政大论》曰：厥阴司天，风气下临，脾气上从，而土且隆，黄起水乃眚，土用革，体重，肌肉萎，食减口爽，风行太虚，云物摇动，目转耳鸣。

《六元正纪大论》曰：厥阴所至，为风府，为璺启。厥阴所至，为风生，终为肃。木郁之发，太虚埃昏，云物以扰，大风乃起，发屋折木，木有变。故民病胃脘当心而痛，上支两胁，膈咽不通，食饮不下，甚则耳鸣眩转，目不识人，善暴僵仆。太虚苍埃，天山一色，或为浊色，黄黑郁若，横云不起，雨而乃发也，其气无常。长川草偃，柔叶呈阴，松吟高山，虎啸岩岫，怫之先兆也。

论古今中风之辨 共三条

夫风邪中人，本皆表证，考之《内经》所载诸风，皆指外邪为言，故并无神魂昏愦，直视僵仆，口眼歪斜，牙关紧急，语言蹇涩，失音烦乱，摇头吐沫，痰涎壅盛，半身不遂，瘫痪软弱，筋脉拘挛，抽搐瘛疭，遗尿失禁等说。可见此等证候，原非外感风邪，总由内伤血气也。夫风自外入者，必由浅而深，由渐而甚，自有表证。既有表证，方可治以疏散。而今之所谓中风者则不然，但见有卒倒昏迷、神魂失守之类，无论其有无表邪，有无寒热，及有无筋骨疼痛等证，便皆谓之中风，误亦甚矣。虽《热病篇》有偏枯一证，曰身偏不用而痛。此以痛痹为言，非今之所谓中风也。《阴阳别论》有曰：三阴三阳发病，为偏枯痿易，四肢不举。此以经病为言，亦非所谓风也。继自越人、仲景，亦皆以外感言风，初未尝以非风言风也。迨至汉末华元化所言五脏之风，则稍与《内经》不同，而始有吐沫，身直口噤，筋急，舌强不能言，手足不遂等说，然犹不甚相远。再自隋唐以来，则巢氏《病源》、孙氏《千金》等方，以至宋元诸家所列风证，日多日详，而是风非风始混乱莫辨而愈失其真矣。故余悉采其要，列证如前，凡《内经》所不言者，皆不得谓之风证。即或稍有相涉，亦必以四诊相参，必其真有外感实邪，方可以风论治，否则误人不小也。

——《难经》曰：伤寒有几，其脉有变否？然。伤寒有五，有中风，有伤寒，有湿温，有热病，有温病，其所苦各不同。

详此《难经》之云中风者，本五种伤寒之一。又仲景曰：太阳病，发热汗出，恶风脉缓者，名为中风。由此观之，可见《内经》之凡言中风者，本以外感寒邪为言也，岂后世以内伤属风等证悉认之为外感中风耶？

——仲景《要略》曰：夫风之为病，当半身不遂，或但臂不遂者，此为痹，脉微而数，中风使然。寸口脉浮而紧，紧则为寒，浮则为虚，寒虚相搏，邪在皮肤；浮者血虚，络脉空虚，贼邪不泻，或左或右，邪气反缓，正气即急，正气引邪，祸僻不遂。邪在于络，肌肤不仁；邪在于经，即重不胜；邪入于腑，即不识人；邪入于脏，舌即难言，口吐涎。

观仲景之论中风者如此。其所云半身不遂者，此为痹，乃指痛风之属为言，谓其由于风寒也。再如邪在皮肤，及在络在经入腑入脏者，此谓由浅而深，亦皆以外邪传变为言也。惟祸僻吐涎二证，在《内经》诸风并无言及，而仲景创言之，故自唐宋以来，则渐有中经、中血脉、中腑、中脏之说，而凡以内伤偏枯、气脱卒倒、厥逆等证，悉认为中风，而忘却真风面目矣。

论中风属风

风有真风、类风，不可不辨。凡风寒之中于外者，乃为风邪，如《九宫八风篇》之风占病候，《岁露论》之虚风实风，《金匮真言论》之四时风证，《风论》之脏腑中风，《玉机真脏论》之风痹、风瘫，《痹论》、《贼风篇》之风邪为痹，《疟论》、《岁露论》之疟生于风，《评热病论》之风厥、劳风，《骨空论》之大风，《热病篇》之风痉，《病能论》之酒风，《咳论》之感寒咳嗽，是皆外感风邪之病也。其有不由外感而亦名为风者，如病机所云：诸暴强直，皆属于风；诸风掉眩，皆属于肝之类，是皆属风而实非外中之风也。

何以见之？盖有所中者谓之中，无所中者谓之属。夫既无所中，何谓之属？此以五运之气，各有所主，如诸湿肿满，皆属于脾；诸寒收引，皆属于肾，是皆以所属为言，而风之属于肝者，即此谓也。盖肝为东方之脏，其藏血，其主风，肝病则血病而筋失所养，筋病则掉眩强直之类无所不至，而属风之证百出，此所谓皆属于肝，亦皆属于风也。夫中于风者，即真风也；属于风者，即木邪也。真风者，外感之表证也；属风者，内伤之里证也，即厥逆内夺之属也。

夫曰中曰属，此在《内经》固已显然各有所谓，即如年辰之属鼠属牛，岂即为牛为鼠乎？而后世不能明辨，遂致方论混传，表里误治，千古之弊，莫此为甚。第在《内经》则原无真中、类中之分，而王安道始有此论，予甚善之。第惜其辨有未尽，故复述之，以详其说。凡欲明此义者，但当于中风、属风、表证、里证四者之间，默而思之，当自见其真矣。

论河间中风说

河间《原病式》曰：凡人风病，多因热甚，而风燥者，为其兼化，以热为其主也。俗云风者，言末而忘其本也。所以中风瘫痪者，非谓肝木之风实甚而卒中之也，亦非外中于风尔。由乎将息失宜而心火暴甚，肾水虚衰，不能制之，则阴虚阳实而热气怫郁，心神昏冒，筋骨不用而卒倒无所知也。多因喜怒思悲恐五志有所过极而卒中者，皆为热甚故也。若病微则但僵仆，气血流通，筋脉不挛，缓者发过如故。或热气太甚，郁结壅滞，气血不能宣通，阴气暴绝，则阳气后竭而死。

据河间此论，谓非肝木之风，亦非外中之风，由乎将息失宜，此独得之见，诚然善矣，然皆谓为热甚，则不然也。凡将息失宜，五志过极，本属劳伤证也，而劳伤血气者，岂皆火证？又岂无阳虚病乎？经曰：喜怒伤气，寒暑伤形；暴怒伤阴，暴喜伤阳。夫伤阴者，水亏也，伤阳者，火虚也。以虚作火，鲜不危矣。

又河间曰：其中腑者，面加五色，有表证，脉浮而恶寒，拘急不仁，皆曰中腑也，其治多易；中脏者，唇吻不收，舌不转而失音，鼻不闻香臭，耳聋而眼瞀，大小便闭结，皆曰中脏也，其治多难。大抵中腑者多著四肢，中脏者多滞九窍。若风中腑者，先以加减续命汤，随证发其表。若忽中脏者，则大便多秘涩，宜以三化汤通其滞。表里证已定，别无他证，故以大药和治之。

据此云脉浮恶寒，拘急不仁等证，本皆伤寒之类也，何又名为中腑？唇不收，舌不转，失音耳聋等证，本皆厥夺之类也，何又名为中脏？自中脏中腑之说并列为言，而内伤外感之证，斯无辨而混乱矣。且续命汤、三化汤之属，但可以散风寒、攻实热，若所云将息失宜者，岂尚堪治之以此？

论东垣中风说

东垣《发明》曰：阳之气，以天地之疾风名之。此中风者，非外来风邪，乃本气自病也。凡人年逾四旬，气衰之际，或忧喜忿怒伤其气者，多有此疾，壮岁之时无有也；若肥甚者则间有之，亦是形盛气衰而如此耳。治法当和脏腑，通经络，便是治风也。

据东垣年逾四旬气衰之说，其发明病机，切中病情，诚出诸贤之表者，余深服之。然忧喜忿怒伤气者固有此疾，而酒色劳倦伤阴者尤多此疾。何以言之？盖气生于阳，形成于阴。余尝曰：察阳者察其衰与不衰，察阴者察其坏与不坏。夫阳衰则气去，故神志昏乱；阴亏则形坏，故肢体废弛，此衰坏之谓也。所以此病多在四旬之外，正以其渐伤渐败，而至此始见其非外感，而总由内伤可知也。今以气脱形坏之病，顾可谓之风热而散之攻之也否乎？

又东垣曰：中血脉则口眼歪，中腑则肢节废，中脏则性命危，三治各不同。中血脉者，外有六经之形证，则从小续命汤加减；中腑者内有便尿之阻格，宜三化汤等通利之；外无六经之形证，内无便尿之阻隔，宜养血通气，大秦艽汤、羌活愈风汤主之。

据东垣、河间之说，若有同者，若有异者。如云中腑中脏，本皆同也，而东垣又云中血脉，则稍异矣。又如续命汤，在河间则以治腑病，东垣则以治血脉；三化汤在河间用以治中脏，而东垣用以治中腑，则又异矣。此或因证施治，各有所宜，姑无论也。再如河间曰此非肝木之风，亦非外中于风，东垣亦曰非外来风邪，乃本气自病也。夫皆曰非风，而又皆曰中腑中脏，不知所中者为何物，则分明又指为风矣。夫既曰将息失宜，又曰气衰所致，本皆言其虚也，而治法皆用汗下，则分明又作实邪矣。此等名目混乱，泾渭不分，若曰是，若曰非，而含糊于可否之间，因致后学茫然莫知所宗，正以议论日多，不得其要，反滋千古疑窦，深可慨也。至若续命、三化等汤，恐亦非神衰形坏之人所能堪者。故凡读书稽古之士，宜加精究，勿谓古人之法如此，便可执而混用。

论丹溪中风说

丹溪曰：按《内经》以下，皆谓外中风邪，然地有南北之殊，不可一途而论，惟刘河间作将息失宜，水不制火者极是。由今言之，西北二方，亦有真为风所中者，但极少耳；东南之人，多是湿土生痰，痰生热，热生风耳。

据丹溪引《内经》以下皆谓外中风邪之说，不知《内经》之凡言风者，皆以外感为言，原非后世之所谓中风也，观《难经》五种伤寒之意可知矣。而丹溪之言，岂得《内经》之本意乎？至若东南之人，只是湿痰生热，热生风，此仍述河间热甚之说，而非风等证，岂皆热病？即云为痰，又岂无寒痰，而何以痰即生热，热即生风也？且非风则已，是风则南北俱有，若云东南寒少，未必杀人则可，而云风少则不可也。非痰则已，是痰亦南北俱有，若水土之外湿，东南虽多，而奶酪之内湿，则西北尤多也。虽痰之为物，本为湿动，然脾健则无，脾弱则有，而脾败则甚，是可见因病所以生痰，非因痰所以生病也。凡治失其本而欲望病愈者，未之有也。

又丹溪曰：半身不遂，大率多痰，在左属死血与无血，宜四物汤加桃仁、红花、竹沥、姜汁；在右属痰属气虚，宜二陈汤、四君子汤加竹沥、姜汁。

据丹溪此说，若乎近理，故人多信之，而不知其有不然也。夫人身血气，本不相离，焉得以左为血病，右为痰气耶？盖丹溪之意，以为肝属木而位左，肝主血也；肺属金而位右，肺主气也；脾属土而寄位西南，故亦在右，而脾主湿与痰也。然此以五行方位之序，言其理耳，岂曰西无木，东无金乎？且各经皆有左右，五脏皆有血气，即如胃之大络，乃出于左乳之下，则脾胃之气亦出于左，又岂左非脾，右非肝？左必血病，右必痰气乎？然则何以辨之？此惟《内经》以阴阳分血气，以左右言轻重，则至当也。经曰：左右者，阴阳之道路也。又曰：阴胜则阳病，阳胜则阴病。又曰：女子右为逆，左为从；男子左为逆，右为从。夫阳病者，即气病也，气本乎阳，而阴邪胜之则病也；阴病者，即血病也，血本乎阴，而阳邪胜之则病也。从者病轻，男病宜右，女病宜左也；逆者病重，男病畏左，女病畏右也。以此辨之，而再参以脉色，察其病因，则在气在血，或重或轻，斯得其真矣。若谓左必血病，右必痰气，则未免非痰治痰，非血治血，而诛伐无过，鲜不误矣。

论真中风

观刘宗厚《玉机微义》云：余尝居凉州，其地高阜，四时多风少雨，天气常寒，每见中风或暴死者有之，盖折风燥烈之甚也。时洪武乙亥秋八月，大风起自西北，时甘州城外路死者数人，余亦始悟经谓西北之折风伤人，至病暴死之旨不诬，丹溪之言有所本也。吁！医之不明运气、地理、造化、病机之微，而欲行通变之法者，难矣哉！

据此一说，是诚风之杀人也。然风气兼温，虽烈未必杀人，惟带寒威则杀人耳。矧以西北地寒，而塞风起于八月，则寒随风至，寒必彻骨。凡暴露之人，虽曰中风，而不知实中阴寒之毒也。此在强者固能支持，弱者焉得不死！然亦以所遇之异，故特纪。若此方是真中风邪，则亦百十年间始或仅遭一二，而此证之不多见者，从可知矣。此外如贼风虚邪之伤人，则岁岁有之，处处有之，是无非外感之病，未闻有因外感而卒然昏愦致死也。矧今人之所谓中风者，或于寂然无风之时，或于食饮严密之处，素无外感而忽然运仆，忽然偏废，此其是风非风，又可知矣。而尽以风治，其能堪哉？

论续命等汤

按历代相传治中风之方，皆以续命等汤为主，考其所自，则始于《金匮要略》附方中有《古今录验》续命汤，然此必宋时校正之所增，而非仲景本方也。此自隋唐以来，则孙氏《千金方》乃有小续命、大续命、西川续命、排风等汤，故后世宗之，无不以此为中风主治矣。夫续命汤以麻黄为君，而以姜、桂并用，本发散外邪之佳方也。至小续命、大续命、西川续命等汤，则复加黄芩以兼桂、附，虽曰相制，而水火冰炭，道本不同，即有神妙，终非余之心服者。其他无论，独怪乎河间、东垣、丹溪三子者，既于中风门皆言此病非风矣，而何于本门皆首列小续命汤，而附以加减之法曰：无汗恶寒，麻黄续命汤；有汗恶风无热，桂枝续命场；有汗身热不恶寒，白虎续命汤；有汗身热不恶风，葛根续命汤；无汗身凉，附子续命汤。若此诸法，但用治外感则可，用治内伤则不可，而三子之卷卷不舍者，皆此数方，又何前后之言不相应耶？再如大秦艽等汤，在《机要》、《发明》俱云：治中风外无六经之形证，内无便尿之阻隔，如是血弱不能养筋，宜养血而筋自荣，以大秦艽汤、羌活愈风汤主之。夫秦艽汤虽有补血之药，而寒散之剂居其半。夫既无六经之外邪，而用散何为也？既无阻隔之火邪，而用寒何为也？寒散既多，又果能养血气而壮筋骨乎？秦艽汤且不可，愈风汤则尤其不可者也，吾不知用此法者果出何意。

论治中风 共三条

凡治风之法，宜察浅深虚实及中经中脏之辨。盖中经者，邪在三阳，其病犹浅；中脏者，邪入三阴，其病则甚。若在浅不治，则渐入于深；在经不治，则渐入于脏，此浅深之谓也。又若正胜邪者，乃可直攻其邪；正不胜邪者，则必先顾其本，此虚实之谓也。倘不知此，则未有不致败者。

——大风大寒直中三阴致危者，必用《金匮》续命汤去石膏治之。若风寒在经，而头疼恶寒，拘急身痛者，宜麻黄汤、麻桂饮随证加减主之，甚者亦宜续命汤。若头疼有汗恶风者，宜桂枝汤，或五积散。若风邪在经，热多寒少，而为偏枯疼痛发热者，宜大秦艽汤主之，甚者愈风汤亦可。

——风寒诸病，无非外感证也。如轻浅在肺者，则为伤风；稍深在表里之间者，则为疟疾；留连经络者，则为寒热往来；遍传六经，彻内彻外者，则为伤寒、瘟疫；久留筋骨者，则为风痹、痛风，或为偏风；风热上壅者，则为大头时毒；风湿相搏者，则为大风、疠风；浮在肌肤者，则为斑疹、疮毒；感在岭南者，则为瘴气。凡此者皆外感风寒之病，俱有门类，方论具载各条。舍此之外，但无表证者，均不得指为风也。

述古治权变

许胤宗治唐柳太后病风，脉沉欲脱，云服汤药无及矣。即以黄芪、防风煮汤数十斛，置床下熏薄之。是夕果语，更药之而愈。

王克明治庐州王守道风噤不能语，以炽炭烧地热，洒以药汤，置病者于上，须臾小苏。若此二者，以病至垂危，药不能及，亦治风之权变也。

诸风论列方

麻黄汤散一

桂枝汤散九

麻桂饮新散七

愈风汤散五六

排风汤散百五

五积散散二九

续命汤散五一

小续命汤散五二

大续命汤散五三

大秦艽汤和二四五

论外备用方

二丹丸补一五六　养阴血

黄芪丸补一五五　虚风

八风散和二百四十　风邪上盛

省风汤和二三九　风痰

清心散和二四九　风痰

琥珀寿星丸和百十三　风痰

涤痰汤和二四八　风痰

四白丹和二五四　清气消风

顺风匀气散和二四二 行气疏风

薏苡仁汤和二四七 中风流注

虎骨散和二百五十 半身不遂

防风通圣散攻十六 风热便结

三化汤攻二九 邪实中焦

胃风汤散五七 虚风面肿

秦艽升麻汤散五五 阳明中风

地黄散散五八 阴虚中风

续命煮散散五四 补虚散风

十味锉散热四九 血弱身痛

养正丹热一八九 痰涎上壅

养血当归地黄汤和二四六 血少拘挛

景岳全书卷之十终

卷之十一 从集

杂 证 谟

非 风

论正名 共二条

非风一证，即时人所谓中风证也。此证多见卒倒，卒倒多由昏愦，本皆内伤积损颓败而然，原非外感风寒所致，而古今相传，咸以中风名之，其误甚矣。故余欲易去中风二字，而拟名类风，又欲拟名属风。然类风、属风，仍与风字相近，恐后人不解，仍尔模糊，故单用河间、东垣之意，竟以非风名之，庶乎使人易晓，而知其本非风证矣。

——凡诊诸病，必先宜正名。观《内经》诸篇所言风证，各有浅深、脏腑、虚实、寒热之不同，前义已详，本皆历历可考也。若今人之所谓中风者，则以《内经》之厥逆，悉指为风矣，延误至今，莫有辨者。虽丹溪云今世所谓风病，大率与痿证混同论治，此说固亦有之，然何不云误以厥逆为风也？惟近代徐东皋有云：痉厥类风，凡尸厥、痰厥、气厥、血厥、酒厥等证，皆与中风相类。此言若乎近之，而殊亦未善也。使果风厥相类，则凡临是证者，曰风可也，曰厥亦可也，疑似未决，将从风乎？将从厥乎？不知经所言者，风自风，厥自厥也。风之与厥，一表证也，一里证也，岂得谓之相类耶？奈何后人不能详察《经》义，而悉以厥证为风。既名为风，安得不从风治？既从风治，安得不用散风之药？以风药而散厥证，所散者非元气乎？因致真阴愈伤，真气愈失，是速其死矣。若知为厥，则原非外感，自与风字无涉，此名之不可不正，证之不可不辨也。但名得其正，又何至有误治之患！诸厥证义详后《厥逆》本门，当与此门通阅。

论有邪无邪

凡非风等证，在古人诸书，皆云气体虚弱，荣卫失调，则真气耗散，腠理不密，故邪气乘虚而入。此言感邪之由，岂不为善，然有邪无邪，则何可不辨。夫有邪者，即伤寒、疟、痹之属；无邪者，即非风衰败之属。有邪者，必或为寒热走注，或为肿痛偏枯，而神志依然无恙也；无邪者，本无痛苦寒热，而肢节忽废，精神言语倏尔变常也。有邪者，病由乎经，即风寒湿三气之外侵也；无邪者，病出乎脏，而精虚则气去，所以为眩晕卒倒，气去则神去，所以为昏愦无知也。有邪者，邪必乘虚而入，故当先扶正气，但通经逐邪之品不得不用以为佐；无邪者，救本不暇，尚可再为杂用以伤及正气乎！

论肝邪

凡五脏皆能致病，而风厥等证何以独重肝邪，且其急暴之若此也？盖人之所赖以生者，惟在胃气，以胃为水谷之本也。故经云：人无胃气曰死，脉无胃气亦死。夫肝邪者，即胃气之贼也，一胜一负，不相并立。凡此非风等证，其病为强直掉眩之类，皆肝邪风木之化也。其为四肢不用，痰涎壅盛者，皆胃败脾虚之候也。然虽曰东方之实，又岂果肝气之有余耶？正以五阳俱败，肝失所养，则肝从邪化，是曰肝邪。故在《阴阳类论》以肝脏为最下者，正谓其木能犯土，肝能犯胃也。然肝邪之见，本由脾肾之虚，使脾胃不虚，则肝木虽强。必无乘脾之患，使肾水不虚，则肝木得养，又何有强直之虞？所谓胃气者，即二十五阳也，非独指阳明为言也；所谓肾水者，即五脏六腑之精也，非独指少阴为言也。然则真阳败者真脏见，真阴败者亦真脏见，凡脉证之见真脏者，俱为危败之兆。所谓真脏者，即肝邪也，即无胃气也，此即非风、类风之病之大本也。

论气虚

凡非风卒倒等证，无非气脱而然。何也？盖人之生死，全由乎气，气聚则生，气散则死。凡病此者，多以素不能慎，或七情内伤，或酒色过度，先伤五脏之真阴，此致病之本也。再或内外劳伤，复有所触，以损一时之元气；或以年力衰迈，气血将离，则积损为颓，此发病之因也。盖其阴亏于前而阳伤于后，阴陷于下而阳乏于上，以致阴阳相失，精气不交，所以忽尔昏愦，卒然仆倒，此非阳气暴脱之候乎？故其为病而忽为汗出者，营卫之气脱也；或为遗尿者，命门之气脱也；或口开不合者，阳明经气之脱也；或口角流涎者，太阴脏气之脱也；或四肢瘫软者，肝脾之气败也；或昏倦无知，语言不出者，神败于心，精败于肾也。凡此皆冲任气脱，形神俱败而然，故必于中年之后，乃有此证。何今人见此，无不指为风痰而治从消散？不知风中于外，痰郁于中，皆实邪也，而实邪为病，何遽令人暴绝若此？且既绝如此，尚堪几多消散？而人不能悟，良可哀也。观东垣云：气衰者多有此疾，诚知要之言也。奈后人不明其说，但以东垣为主气，又岂知气之为义乎！故凡治卒倒昏沉等证，若无痰气阻塞，必须以大剂参、附峻补元气，以先其急，随用地黄、当归、甘杞之类，填补真阴，以培其本。盖精即气之根，气生于下，即向生之气也。经曰精化为气，即此之谓。舍是之外，他无实济之术矣。虽然，夫以养生失道而病令至此，败坏可知，犹望复全，诚非易也。第治得其法，犹可望其来复，若误治之，则何堪再误哉！

论痰之本

凡非风之多痰者，悉由中虚而然。夫痰即水也，其本在肾，其标在脾。在肾者，以水不归原，水泛为痰也；在脾者，以食饮不化，土不制水也。不观之强壮之人，任其多饮多食，则随食随化，未见其为痰也。惟是不能食者，反能生痰，此以脾虚不能化食，而食即为痰也。故凡病虚劳者，其痰必多，而病至垂危，其痰益甚，正以脾气愈虚，则全不能化，而水液尽为痰也。然则痰之与病，病由痰乎，痰由病乎，岂非痰必由于虚乎？可见天下之实痰无几，而痰之宜伐者亦无几。故治痰者，必当温脾强肾以治痰之本，使根本渐充，则痰将不治而自去矣。治痰诸法见后及详《痰饮》本门。

论经络痰邪

余尝闻之俗传云：痰在周身，为病莫测，凡瘫痪瘛疭、半身不遂等证，皆伏痰留滞而然。若此痰饮，岂非邪类？不去痰邪，病何由愈？余曰：汝知痰之所自乎？凡经络之痰，盖即津血之所化也，使果营卫和调，则津自津，血自血，何痰之有？惟是元阳亏损，神机耗败，则水中无气，而津凝血败，皆化为痰耳。此果痰也，果精血也？岂以精血之外，而别有所谓痰者耶？若谓痰在经络，非攻不去，则必并精血而尽去之，庶乎可也，否则安有独攻其痰，而津血自可无动乎？津血复伤，元气愈竭，随去随化，痰必愈甚，此所以治痰者痰不能尽，而所尽者惟元气也。矧复有本无痰气，而妄指为痰以误攻之者，又何其昧之甚也。故凡用治痰之药，如滚痰丸、清气化痰丸、搜风顺气丸之类，必其元气无伤，偶有壅滞，而或见微痰之不清者，乃可暂用分消，岂云无效？若病及元气，而但知治标，则未有不日用而日败者矣。

论治痰 共四条

治痰之法。凡非风初病而痰气不甚者，必不可猜其为痰而妄用痰药，此大戒也。若果痰涎壅盛，填塞胸膈，汤液俱不能入，则不得不先开其痰，以通药食之道。而开痰之法，惟吐为捷，如古方之独圣散、茶调散、稀涎散之属，皆吐痰之剂也。但恐元气太虚，不能当此峻利之物，或但用《新方》之吐法为妥。或用牛黄丸、抱龙丸之类，但使咽喉气通，能进汤饮即止，不可尽攻其痰，致令危困，则最所当慎。以故治痰之法，又必察其可攻与否，然后用之，斯无误也。若其眼直咬牙，肢体拘急，面赤，强劲有力者，虽见昏沉，亦为可治。先用粗箸之类，挖开其口，随以坚实笔杆捡住牙关，乃用淡淡姜盐汤徐徐灌之，然后以中食二指探入喉中，徐引其吐。若指不能入，则以鹅翎蘸汤代指探吐亦可。如是数次，得吐气通，必渐苏矣。然后酌宜可以进药，此治实痰壅滞之法也。

——若死证已具，而痰声漉漉于喉间者，吐亦无益，不必吐也。若痰气盛极而不能吐者，亦不治之证也。又凡形气大虚者，忌用吐法，是皆不可攻者也。

——凡形证已定而痰气不甚，则万勿治痰，但当调理气血，自可渐愈。如果痰涎未清，则治痰之法当分虚实。若气不甚虚，而或寒或湿生痰者，宜六安煎、二陈汤主之。因火为痰者，宜清膈饮及竹沥、童便；火甚者，抽薪饮主之。脾虚兼呕而多痰者，六君子汤，或五味异功散。阴气不足，多痰兼燥而咳者，金水六君煎。阴虚水泛为痰者，六味丸、八味丸酌而用之，或为汤亦妙。脾肾虚寒，不能运化而为痰者，不必兼治痰气，只宜温补根本。若中气虚者，理中汤或温胃饮。阴不足者，理阴煎之类最佳。

——薛立斋曰：若脾气亏损，痰客中焦，闭塞清道，以致四肢百骸发为诸病者，理宜壮脾气为主，兼佐以治痰，则中气健而痰涎自化，非补中益气、参术、二陈之类不能治，最忌行气化痰及倒仓之法。

论寒热证 共二条

凡非风口眼歪斜，有寒热之辨。在经曰：足阳明之筋，引缺盆及颊，卒口僻，急者目不合，热则筋纵，目不开。颊筋有寒则急引颊移口；有热则筋弛纵，缓不胜收，故僻。此经以病之寒热言筋之缓急也。然而血气无亏，则虽热未必缓，虽寒未必急，亦总由血气之衰可知也。尝见有引《内经》之意而曰：偏于左者，以左寒而右热；偏于右者，以右寒而左热，诚谬言也。不知偏左者，其急在左，而右本无恙也。偏右者亦然。故无论左右，凡其拘急之处，即血气所亏之处也。以药治者，左右皆宜从补；以艾治者，当随其急处而灸之。盖经脉既虚，须借艾火之温以行其气，气行则血行，故筋可舒而歪可正也。凡诸灸法，有言左灸右、右灸左者，此亦《内经·缪刺论》之法，从之亦无不可。至若经言寒热，则凡如唇缓流涎，声重，语迟含糊者，是皆纵缓之类。纵缓者多由乎热，而间亦有寒者，气虚故也。歪斜牵引，抽搐反张者，皆拘急之类；拘急者多由乎寒，而间亦有热者，血虚故也。盖经所言者，言理之常，余所言者，言病之变，亦无非理也。使读经不明理，必反害经意矣，故临此证者，不可不加之详审。

一非风瘛疭等证，亦有寒热之辨。观之经曰寒则反折筋急，热则筋弛纵不收，此固其常也。然寒热皆能拘急，亦皆能弛纵，此又不可不知。如寒而拘急者，以寒盛则血凝，血凝则滞涩，滞涩则拘急，此寒伤其营也；热而拘急者，以火盛则血燥，血燥则筋枯，筋枯则拘急，此热伤其营也。又若寒而弛纵者，以寒盛则气虚，气虚则不摄，不摄则弛纵，此寒伤其卫也；热而弛纵者，以热盛则筋软，筋软则不收，不收则弛纵，此热伤其卫也。以此辨之，岂不明析？且或寒或热，必有脉证可据，但宜因证而治之。若病无寒热，则当专治血气无疑矣。

论治血气 共二条

凡非风口眼歪斜，半身不遂，及四肢无力，掉摇拘挛之属，皆筋骨之病也。夫肝主筋，肾主骨，肝藏血，肾藏精，精血亏损，不能滋养百骸，故筋有缓急之病，骨有痿弱之病，总由精血败伤而然。即如树木之衰，一枝津液不到，即一枝枯槁，人之偏废亦犹是也。经曰：足得血而能步，掌得血而能握。今其偏废如此，岂非血气衰败之故乎？临川陈先生曰：医风先医血，血行风自灭。盖谓肝邪之见，本由肝血之虚，肝血虚则燥气乘之，而木从金化，风必随之，故治此者，只当养血以除燥，则真阴复而假风自散矣。若用风药，则风能胜湿，血必愈燥，大非宜也。

——偏枯拘急痿弱之类，本由阴虚，言之详矣。然血气本不相离，故阴中有气，阴中亦有血。何以辨之？夫血非气不行，气非血不化，凡血中无气，则病为纵缓废弛；气中无血，则病为抽掣拘挛。何也？盖气主动，无气则不能动，不能动则不能举矣；血主静，无血则不能静，不能静则不能舒矣。故筋缓者，当责其无气，筋急者，当责其无血。无血者宜三阴煎，或大营煎、小营煎之类主之；无气者宜五福饮、四君子汤、十全大补汤之类主之。其与痿证之不动，痛风之不静者，义稍不同，详列本门。

非风诸证治法 共十二条

凡非风证未有不因表里俱虚而病者也，外病者病在经，内病者病在脏。治此之法，只当以培补元气为主，若无兼证，亦不宜攻补兼施，徒致无益。盖其形体之坏，神志之乱，皆根本伤败之病，何邪之有？能复其元，则庶乎可望其愈。

——初病卒倒，危急不醒，但察其有无死证，如无死证，而形气不脱，又无痰气，但扶定掐其人中，自当渐醒，或以白汤、姜汤徐徐灌之，亦可待其苏醒，然后察证治之。若无痰无气，而息微色白，脉弱暴脱者，急以独参汤或淡姜汤灌之俱可。若其有痰甚者，以前治痰法吐之；其痰不甚，或以白汤调抱龙丸一丸，以暂开其痰；无痰声者不可用。若因气厥昏沉而气壅喘满，气闭不醒者，则用淡姜汤调苏合丸一丸，以暂开其气；若气不壅满者不可用。其有久之不醒，或牙关不能开者，则以半夏或牙皂、细辛之类为末，少许吹入鼻中，有嚏者可治，无嚏者不可治。或以皂荚为末，燃纸烧烟冲入鼻中亦可。

——人于中年之后，多有此证，其衰可知。经云人年四十而阴气自半，正以阴虚为言也。夫人生于阳而根于阴，根本衰则人必病，根本败则人必危矣。所谓根本者，即真阴也。人知阴虚惟一而不知阴虚有二：如阴中之水虚，则多热多燥而病在精血；阴中之火虚，则多寒多滞而病在神气。若水火俱伤，则形神俱弊，难为力矣。火虚者，宜大补元煎、右归饮、右归丸、八味地黄丸之类主之，庶可以益火之源；水虚者，宜左归饮、左归丸、六味地黄丸之类主之，庶可以壮水之主；若气血俱虚，速宜以大补元煎之类，悉力挽回，庶可疗也。凡多热多火者，忌辛温，如参、术、姜、桂之类，皆不宜轻用；多寒多湿者，忌清凉，如生地、芍药、麦冬、石斛之类，皆非所宜。若气虚卒倒，别无痰火气实等证，而或妄言中风，遂用牛黄丸、苏合丸之类再散其气，则不可救矣。

——非风有火盛而病者，即阳证也。火甚者，宜专治其火，以徙薪饮、抽薪饮、白虎汤之类酌而用之。火微者，宜兼补其阴，以一阴煎、二阴煎或加减一阴煎之类主之。凡治火之法，但使火去六七，即当调治其本。然阳盛者阴必病，故治热必从血分，甚者用苦寒，微者用甘凉，欲其从乎阴也。

——非风有寒盛而病者，即阴证也，专宜益火。寒微者，宜温胃饮、八味地黄丸之类主之。寒甚者，宜右归饮、回阳饮、理中汤、四逆汤之类主之。然寒胜者阳必病，故治寒之法，必从气分而从乎阳也。如阳脱寒甚者，仍宜灸关元、气海、神阙，以回其阳气。

——非风眩运，掉摇惑乱者，总由气虚于上而然。经曰：上气不足，脑为之不满，头为之苦倾，目为之苦眩。又曰：上虚则眩。此明训也。凡微觉此证，即当以五福饮之类培其中气；虚甚者，即宜用大补元煎或十全大补汤之类治之，否则，卒倒之渐所由至也。丹溪曰：无痰不作运。岂眩运者必皆痰证耶？此言最为不妥，别有详义，见眩运门。

——非风麻木不仁等证，因其血气不至，所以不知痛痒。盖气虚则麻，血虚则木，麻木不已，则偏枯痿废渐至日增，此魄虚之候也。经曰：痱之为病，身无痛者，四肢不收，智乱不甚，其言微知，可治，甚则不能言，不可治也。此即其类，而但有微甚之辨耳。又经曰：营气虚则不仁，卫气虚则不用，营卫俱虚则不仁且不用，肉如故也。人身与志不相有曰死。亦此类也。故凡遇此证，只宜培养血气，勿得误认为痰。

——夏月卒倒，忽患非风抽搐等证，此火克金、热伤气而然，即今人之所谓暑风也。气虚者宜用参、芪，或十味香薷饮亦可。若水不制火而多烦渴者，宜生脉散或人参竹叶石膏汤。若火独盛者，宜瓜水绿豆饮，或用芩、连之属，暂解其热。若单由伤气而无火者，宜独参汤或四君子汤。若伏阴在内，而阳虚气脱者，必用附子理中汤或六味回阳饮之类，放胆用之，勿谓夏月忌温热，此不达之言也。

——肥人多有非风之证，以肥人多气虚也。何以肥人反多气虚？盖人之形体，骨为君也，肉为臣也。肥人者，柔胜于刚，阴胜于阳者也。且肉以血成，总皆阴类，故肥人多有气虚之证。然肥人多湿多滞，故气道多有不利，若果痰气壅滞，则不得不先为清利，宜于前治痰之法随宜暂用。若无痰而气脱卒倒者，必宜四君、六君，或十全大补汤、大补元煎之类主之。

——非风烦热自汗，小水不利者，不可以药利之。盖津液外泄，小水必少，若再用渗利，则阴水愈竭，无以制火，而躁烦益甚，但使热退汗止，则小水自利也。况自汗者多属阳明之证，亦忌利小便，宜生脉散、一阴煎之类主之；火甚者，宜加减一阴煎。

——非风遗尿者，由肾气之虚脱也，最为危证，宜参、芪、归、术之类补之是矣。然必命门火衰，所以不能收摄，其有甚者，非加桂、附，终无济也。

——尸厥、酒厥、痰厥、气厥、血厥之属，今人皆谓之中风，而不知总属非风也，俱详后厥逆本门。

论用药佐使

凡非风而有兼证者，则通经佐使之法本不可废。盖其脉络不通，皆由血气，血气兼证，各有所因：如因于风者必闭郁，因于寒者必凝涩，因于热者必干涸，因于湿者必塞滞，因于虚者必不运行。诸如此者，皆能阻塞经络，此佐使之法所以亦有不同也。凡风闭者，宜散而通之，如麻黄、桂枝、柴胡、羌活、细辛、白芷之属是也；寒凝者，宜热而通之，如葱、椒、桂、附、干姜之属是也；热燥者，宜凉而通之，如芩、连、栀、柏、石膏、知母之属是也；湿滞者，宜温利而通之，如苍术、厚朴、茵陈、萆薢、五苓之属是也；血滞者，宜活而通之，如芎、归、牛膝、红花、桃仁、大黄、芒硝之属是也；气滞者，宜行而通之，如木香、香附、乌、沉、枳、藿之属是也；痰滞者，宜开而通之，如南星、半夏、牛黄、天竺黄、朱砂、海石、玄明粉之属是也；气血虚弱者，宜温补而通之，如参、芪、归、术、熟地、枸杞、杜仲、牛膝之属是也。凡此通经之法，若乎尽矣，然虚实之异犹当察焉。盖通实者，各从其类，使无实邪而妄用通药，则必伤元气，反为害矣。通虚者，则或阴或阳，尤当知其要也。如参、芪所以补气，而气虚之甚者，非姜、附之佐，必不能追散失之元阳；归、地所以补精血，而阴虚之极者，非桂、附之引，亦不能复无根之生气。寒邪在经，而客强主弱，非桂、附之勇则血脉不行，寒邪不去；痰湿在中而土寒水泛者，非姜、附之暖，则脾肾不健，痰湿不除。此通经之法，大都实者可用寒凉，虚者必宜温热也。但附子之性，刚勇而热，凡阴虚水亏而多热多燥者，自非所宜；若无燥热，但涉阳虚，而诸药有不及者，非此不能达也。古人云：附子与酒同功，义可知矣。今人谓附子有毒，多不敢用，不知制用得宜，何毒之有。此诚奇品，其毋忽之。

辨经脏诸证 共五条

凡非风等证，当辨其在经在脏。经病者轻浅可延，脏病者深重可畏；经病者病连肢体，脏病者败在神气。虽病在经者无不由中，而表里微甚则各有所主，此经脏之不可不辨也。然在经在脏，虽有不同，而曰阴曰阳，则无不本乎气血，但知气血之缓急，知阴阳之亏胜，则尽其善矣。若必曰某脏某经，必用某方某药，不知通变，多失其真。故凡凿执之谈，每有说得行不得者，正以心之所至，口不能宣也，必也知几知微，斯足称神悟之品。

——经病之轻证：皮毛枯涩，汗出，眩运，鼻塞者，肺之经病；血脉不荣，颜色憔悴者，心之经病；肌肉消瘦，浮肿不仁，肉瞤筋惕，四肢不用者，脾之经病；筋力疲困，拘急掉瘛，胁肋胀痛者，肝之经病；口眼歪斜者，足阳明及肝胆经病；骨弱无力，坐立不能者，肾之经病。

——经病之危证：皮腠冰冷，滑汗如油，畏寒之甚者，肺之经病；舌强不能言者，心肾经病；唇缓口开手撒者，脾之经病；眼瞀昏黑无见，筋痛之极者，肝肾经病；耳聋绝无闻，骨痛之极者，肾之经病；反张戴眼，腰脊如折者，膀胱经病。

——脏病之稍轻证：咳嗽微喘，短气，悲忧不已者，病在肺脏；言语无伦，神昏多笑，不寐者，病在心脏；腹满少食，吐涎呕恶，吞酸嗳气，谵语多思者，病在脾胃；胸胁气逆，多惊多怒者，病在肝胆；少腹疼痛，二便不调，动气上冲，阴痿，呻吟多恐者，病在肾脏。

——脏病之危证：气大急大喘，或气脱失声，色灰白或紫赤者，肺肾气绝；神脱色脱，昏沉不醒，色赤黑者，心脏气绝；痰涎壅极，吞吐不能，呃逆不止，腹胀之极，色青黑者，脾胃气绝；眼闭不开，急躁扰乱，懊恼囊缩，色青灰白者，肝脏气绝；声喑不出，寒厥不回，二便闭不能通，泄不能禁者，肾脏气绝。

不治证

凡非风口开眼闭，手撒遗尿，吐沫直视，声如鼾睡，昏沉不醒，肉脱筋痛之极，发直，摇头上窜，面赤如妆，或头重，面鼻山根青黑，汗缀如珠，痰声漉漉者，皆不治。

——非风之脉，迟缓可生，急数弦大者死。

述古 共二条 是皆风门论治，故列于此

华元化曰：风之厥，皆由中于四时不从之气，故为病焉。有瘾疹者，有偏枯者，有失音者，有历节者，有癫厥者，有疼痛者，有聋瞽者，有疮癞者，有胀满者，有喘乏者，有赤白者，有青黑者，有瘙痒者，有狂妄者，皆起于风也。其脉浮虚者，自虚而得之；实大者，自实而得之；弦紧者，汗出而得之；喘乏者，饮酒而得之；癫厥者，自劳而得之；手足不遂，语言謇失者，房中而得之；瘾疹者，自痹湿而得之；历节疼痛者，因醉犯房而得之；聋盲疮癞者，自五味饮食冒犯禁忌而得之。千端万状，莫离于五脏六腑而生矣。

薛立斋曰：前证若因肾虚阴火而肝燥者，宜用六味地黄

丸生肾水、滋肝血。若因怒动肝火而血耗者，用四物加柴、栀、丹皮、茯苓以清肝火、生肝血。若因脾经郁结而血耗者，用归脾、四物二汤以补脾气、生肝血。若脾气虚而痰滞者，用二陈加白术、柴胡，健脾以化痰。若因脾虚湿而风痰不利者，用二陈加南星、苍术、防风，胜湿以化痰。若脾经郁而滞者，用归脾汤加柴胡、半夏。若肾经败液为痰者，用六味丸。

灸　法

凡用灸法，必其元阳暴脱及营卫血气不调，欲收速效，惟艾火为良。然用火之法，惟阳虚多寒、经络凝滞者为宜。若火盛金衰，水亏多燥，脉数发热，咽干面赤，口渴便热等证，则不可妄加艾火。若误用之，必致血愈燥而热愈甚，是反速其危矣。

——凡灸法，头面上艾炷宜小不宜大，手足上乃可粗也。又须自上而下，不可先灸下后灸上。

灸非风卒厥危急等证：

神阙：用净盐炒干，纳于脐中今满，上加厚姜一片盖定，灸百壮至五百壮，愈多愈妙。姜焦则易之。或以川椒代盐。或用椒于下，上盖以盐，再盖以姜灸之，亦佳。

丹田、气海：二穴俱连命门，实为生气之海，经脉之本，灸之皆有大效。

灸非风连脏，气塞涎上，昏危不语等证：

百会、风池、大椎、肩井、曲池、间使、足三里。

灸口眼歪斜：

听会灸眼、客主人灸眼、颊车灸口、地仓灸口、承浆灸口、合谷。

灸手足不遂、偏枯等证：

百会、肩髃、曲池、风市、环跳、足三里、绝骨即悬钟。

华元化曰：心风者宜灸心俞，肺风者宜灸肺俞，脾风者宜灸脾俞，肝风者宜灸肝俞，肾风者宜灸肾俞。又治阳脱灸法，见热阵四六。

非风论列方

四君子汤补一
六君子汤补五
金水六君煎新和一
大补元煎新补一
五福饮新补六
五味异功散补四
大营煎新补十四
小营煎新补十五
十全大补汤补二十
四物汤补八
归脾汤补三二
补中益气汤补二十
一阴煎新补八
二阴煎新补十
加减一阴煎新补九
三阴煎新补十一
四逆汤热十四
十味香薷饮和一七一
独参汤补三五
生脉散补五六
六味回阳饮新热二
理中汤热一
理阴煎新热三
温胃饮新热五
左归饮新补二
右归饮新补三
六味丸补百二十
左归丸新补四
右归丸新补五
八味丸补一二一
二陈汤和一
六安煎新和二
白虎汤寒二
抽薪饮新寒三
徙薪饮新寒四
绿豆饮新寒十四
抱龙丸小八五
牛黄丸和三六五
苏合丸和三七一
吐法新攻一
独圣散攻百六
茶调散攻百七
稀涎散攻四三
人参竹叶石膏汤寒五

论外备用方

参附汤补三七
术附汤补四一
《神效》黄芪汤补四八 麻木
人参膏补一六三
地黄饮子补九九
青州白丸子和百十二 痰气
三生饮热九四 痰盛
愈风丹和二七四 血气受邪
易老天麻丸和二七五 血虚受邪
交加散和二五二 血虚经闭
三建汤热四十 阴厥
神应养真丹和三百十三 瘫痪
通关散因九八
续断丸和三百六 脚病
酒浸牛膝丸和三百八 腰脚无力
调元健步丸和三百十一 下步无力

厥 逆

经义 并附释义

《脉解篇》曰：内夺而厥，则为喑俳，此肾虚也，少阴不至者，厥也。

详本篇之言厥者，以其内夺，谓夺其五内之精气也。喑，声不能出也；俳，肢体偏废也。今人见此，必皆谓之中风，而不知由于内夺，由于肾虚。盖声出于肺而本乎肾，形强在血而本乎精，精气之本皆主于肾，故少阴不至则为厥。又《调经论》曰：志不足则厥。《本神篇》曰：肾气虚则厥。观此诸论，则非风之义可知矣。故凡治此者，当以前非风证治第三条等法主之。

《调经论》：岐伯曰：气之所并为血虚，血之所并为气虚。帝曰：人之所有者，血与气耳。今夫子乃言血并为虚，气并为虚，是无实乎？岐伯曰：有者为实，无者为虚。今血与气相失，故为虚焉。血与气并，则为实焉。血之与气并走于上，则为大厥，厥则暴死。气复反则生，不反则死。

气并为血虚，血并为气虚，此阴阳之偏败也。今其气血并走于上，则阴虚于下，而神气无根，是即阴阳相离之候，故致厥脱而暴死。复反者轻，不反者甚。此正时人所谓卒倒暴仆之中风，亦即痰火上壅之中风，而不知实由于下虚也。然上实者，假实也，其有甚者，亦宜稍为清理；下虚者，若无实邪可据，则速当峻补其下。

《阳明脉解篇》曰：厥逆连脏则死，连经则生。

观本篇之连经连脏，本以厥逆为言，何其明显平正。盖连经者病在肌表，故轻而生；连脏者病在根本，故重而死。既知此为厥逆，则凡卒倒暴仆等证，其非风也可知，而河间诸公，皆以中腑中脏为言，则是风非风始混乱而莫辨矣。

《大奇论》曰：脉至如喘，名曰暴厥。暴厥者，不知与人言。

《解精微论》曰：厥则目无所见。夫人厥则阳气并于上，阴气并于下。阳并于上，则火独光也；阴并于下，则足寒，足寒则胀也。

详此二论，云脉至如喘者，谓脉之急促如喘，此血气败乱之候，故致暴厥不言，即今人所谓中风不语之属也。云阳并于上，阴并于下，此即上热下寒，水火不交之候，故为目无所见，即中风昏眩之属也。不语者，责在肺肾；昏眩者，责在肝脾。暂见者，气复则生；阴败者，最危之候。俱当按法如前而救其本。

《癫狂篇》曰：厥逆为病也，足暴清，胸若将裂，肠若将以刀切之，烦而不能食，脉大小皆涩，暖取足少阴，清取足阳明；清则补之，温则泻之。

暴清，即暴冷也。若裂若切，谓其懊恼痛楚，莫可名状，此即所谓躁扰烦乱之中风也。有火者，多温热而脉洪大，宜清阴中之火；有痰者，多喘壅而脉滑实，宜开上焦之痰；无火无痰，多寒凉而脉涩弱，宜补其元气。凡证有若此而兼之昏乱不醒者，此真连脏之甚者也，多不可治。

《生气通天论》曰：阳气者，烦劳则张，精绝，辟积于夏，使人煎厥。阳气者，大怒则形气绝，而血菀于上，使人薄厥。

此云煎厥者，即热厥之类，其因烦劳而病积于夏，亦今云暑风之属也。若见抽搐痰涎卒倒者，当即以前暑风之法治之。薄厥者，急迫相薄之谓，因于大怒，即气厥、血厥之属，治法如后。

《通评虚实论》曰：凡治消瘅仆击，偏枯痿厥，气满发逆，肥贵人则膏粱之疾也。膈塞闭绝，上下不通，则暴忧之病也。暴厥而聋，偏塞闭不通，内气暴薄也。不从内，外中风之病，故瘦留着也。

详此膏粱之疾，即酒色之伤，脾肾之病也；暴忧之病，即悲忧伤肺之属也；内气暴薄，即郁怒伤肝之属也，凡此皆内伤之病。其有不从内，而外中于风者，则必留着经络，故为消瘦痛痹之病。是可见内伤外感之辨，其不可混言有如此。

《逆顺肥瘦篇》曰：夫冲脉者，五脏六腑之海也，五脏六腑皆禀焉。其上者，出于颃颡，渗诸阳，灌诸精。其下者，注少阴之大络，出于气街，循阴股内廉，入腘中，伏行骭骨内，下至内踝之后属而别。其下者，并于少阴之经，渗三阴。其前者，伏行出跗属，下循跗，入大指间，渗诸络而温肌肉。故别络结则跗上不动，不动则厥，厥则寒矣。

详此冲脉之义，则上自头，下自足，后自背，前自腹，凡五脏六腑，十二经脉，无所不禀，故称为五脏六腑十二经脉之海。夫海为百川之宗，凡诸经发源之处，即皆有会合之义，其于通身血气盛衰皆归乎此可知也。然冲脉起于胞中，即其经络之所，亦即其聚蓄之所，故称为血海，亦称为命门，此即所谓根本之宅也。若素纵情欲，以致精气之源伤败于此，则厥脱暴仆等病，亦因于此。不然，则何以忽然仆倒而神形俱败，表里俱残，全无知觉，一至于此，是岂一经一脏之病之所致欤？于此察之，则实由冲脉崩败必无疑矣。故凡治此者，欲舍根蒂而求其济，吾知其必无是理也。冲脉详义具《类经·经络类》第二十七篇注中。

《缪刺论》曰：邪客于手足少阴、太阴、足阳明之络，此五络皆会于耳中，上络左角。五络俱竭，令人身脉皆动，而形无知也，其状若尸，或曰尸厥。剃其左角之发方一寸，燔治，饮以美酒一杯，不能饮者灌之，立已。仍有刺法，详二十七卷耳证门

详此尸厥一证，乃外邪卒中之恶候。凡四时不正之气，及山魔土煞五尸魇魅之属皆是也。犯之者，忽然手足厥冷，肌肤寒栗，面目青黑，精神不守，或口噤妄言，痰涎壅塞，或头旋运倒，不省人事，即名飞尸卒厥，宜用针法，具见本经。若用艾灸，则无如秦承祖灸鬼法及华佗灸阳脱法为妙。凡用药之法，当知邪之所凑，必因气虚，故在本经即以左角之血余，用补五络之脱竭，其义可知。若此危急之际，非用参、附回阳等药，何以挽回？若果邪气壅盛，胸膈不清，则不得不先为开通，然后调理，宜不换金正气散、流气饮、葱姜汤、苏合丸之类酌而主之。

《方盛衰论》：雷公请问：气之多少，何者为逆？何者为从？帝曰：阳从左，阴从右，老从上，少从下。是以气多少，逆皆为厥。问曰：有余者厥耶？答曰：一上不下，寒厥到膝，少者秋冬死，老者秋冬生。气上不下，头痛巅疾，求阳不得，求阴不审，五部隔无征，若居旷野，若伏空室，绵绵乎属不满日。是以少阴之厥，令人妄梦，其极至迷。

此言气逆者，即为厥也。凡阴阳之气，阳从左而升，阴从右而降，故阳病者左为甚，阴病者右为甚，以升者不升，降者不降，而逆其升降之气也。又人之生气，必自下而升，故老人之气已衰于下，而从上者为顺；少壮之气，先盛于下，而从下

者为顺。若以老人而神衰于上，其所终之气可知；少壮而形衰于下，其所始之气可知，皆逆候也。及其为病而一上不下，此其根本已亏，故寒厥到膝。少年以阳气方盛，而阳衰若此，故秋冬当死。老人以阳气本衰，而畏寒其常，故秋冬无虑。凡此厥逆之病，谓其阳若非阳，谓其阴若非阴，五脏隔绝，无征可验，若不能终其日者，盖甚言其凋敝难为也。再若人之妄梦而有至迷乱错觉者，此以心肾不交而精神散越，故为厥逆，有至如此，亦总属少阴根本之病。

《厥论》：岐伯曰：阳气衰于下，则为阳厥；阴气衰于下，则为热厥。帝曰：热厥之为热也，必起于足下者何也？岐伯曰：阳气起于足五指之表，阴脉者集于足下，而聚于足心，故阳气胜则足下热也。帝曰：寒厥之为寒也，必从五指而上于膝者何也？曰：阴气起于五指之里，集于膝下而聚于膝上，故阴气胜则从五指至膝上寒，其寒也不从外，皆从内也。寒厥何失而然也？此人者质壮，以秋冬夺于所用，阳气衰不能渗营其经络，阳气日损，阴气独在，故手足为之寒也。热厥何如而然也？酒入于胃，则络脉满而经脉虚，阴气虚则阳气入，阳气入则胃不和，胃不和则精气竭，精气竭则不营其四支也。此人必数醉若饱以入房，气聚于脾中不得散，酒气与谷气相薄，热盛于中，故热遍于身，内热而尿赤也。夫酒气盛而慓悍，肾气日衰，阳气独胜，故手足为之热也。帝曰：厥或令人腹满，或令人暴不知人，或至半日远至一日乃知人者何也？岐伯曰：阴气盛于上则下虚，下虚则腹胀满；阳气盛于上，则下气重上而邪气逆，逆则阳气乱，阳气乱则不知人也。

《厥论》：帝曰：愿闻六经脉之厥状病能也。岐伯曰：巨阳之厥，则肿首头重，足不能行，发为眴仆，呕血善衄。阳明之厥，则癫疾欲走呼，腹满不得卧，面赤而热，妄见而妄言，喘咳身热，善惊衄呕血。少阳之厥，则暴聋颊肿而热，胁痛，胻不可以运，机关不利，腰不可以行，项不可以顾，发肠痈不可治，惊者死。太阴之厥，则腹满䐜胀，后不利，不饮食，食则呕，不得卧，胻急挛，心痛引腹。少阴之厥，则口干尿赤，腹满心痛，呕变，下泄清。厥阴之厥，则少腹肿痛，腹胀，泾溲不利，好卧屈膝，阴缩肿，胻内热，挛腰痛，虚满前闭，谵言。三阴俱厥，不得前后，使人手足寒，三日死。手太阴厥逆，虚满而咳，善呕沫。手心主、少阴厥逆，心痛引喉，身热，死不可治。手太阳厥逆，耳聋泣出，项不可以顾，腰不可以俯仰。手阳明、少阳厥逆，发喉痹，嗌肿，痓。

详本论之寒厥、热厥，虽皆以手足为言，而实以阴阳之败乱为言也。故寒厥言夺于所用，热厥言因于数醉，正以阴阳之气无不起于手足，故凡厥之将作，则寒热麻痹必先由手足而起，及其甚也，则变出百端，或五脏六腑各有其证如此。然则手足之厥，特其形见之征兆耳，而见微知着，自当因标而虑本也。

伤寒厥逆

仲景曰：伤寒一二日至四五日而厥者，必发热，前热者后必厥，厥深者热亦深，厥微者热亦微。厥应下之而反发汗者，必口伤烂赤。凡厥者，阴阳气不相顺接便为厥。厥者，手足逆冷是也。厥少热多，其病当愈。寒多热少，阳气退，其病为进也。

详此仲景之厥逆，颇与《内经》有异。盖以手足言之，在《内经》则有寒厥热厥之分，在仲景则单以逆冷者为厥。再以邪正言之，在《内经》则论在元气，故其变出百端，而在气在血俱有危证；在仲景则论在邪气，故单据手足，而所畏者则在阴进而阳退也。观成无己曰：厥为阴之盛也，义可知矣。诸伤寒厥逆等证，俱详具《伤寒门》。

论证

厥逆之证，危证也。盖厥者尽也，逆者乱也，即气血败乱之谓也，故《内经》特重而详言之。如云卒厥、暴厥者，皆厥逆之总名也；如云寒厥、热厥者，分厥逆之阴阳也；如云连经、连脏者，论厥逆之死生也。再若诸经脏腑之辨，亦既详矣。又近世犹有气厥、血厥、痰厥、酒厥、脏厥、蛔厥等证，亦无非本之经义。观《内经》诸论已极明显，奈何后人犹不能察，凡遇此证，则悉识之为中风，竟不知厥逆为何病，而通作风治，害孰甚焉！余深悲之，故于前《非风门》悉力辨正。至于治此之法，即当以前非风证治互相参用，正所以治厥逆也。其有未尽等证，仍列如后条。

论治 共七条

——寒厥热厥之治：凡寒厥者，必四肢清凉，脉沉微不数，或虽数而无力，或畏寒喜热，引衣自覆，或下利清谷，形证多惺惺。虽此类皆属寒证，然似热非热之证犹多，故凡以手足见厥而脉证俱无实热者，悉寒厥之无疑也。热厥者，必先多热证，脉沉滑而数，畏热喜冷，扬手掉足，或烦躁不宁，大便秘赤，形证多昏冒。凡治此二者，即当以非风门治寒治热之法主之。至若伤寒厥证，其阴其阳，亦当以此法为辨。但伤寒之厥，辨在邪气，故寒厥宜温，热厥可攻也。《内经》之厥，重在元气，故热厥当补阴，寒厥当补阳也。二者之治，不可不察。

——气厥之证有二，以气虚、气实皆能厥也。气虚卒倒者，必其形气索然，色清白，身微冷，脉微弱，此气脱证也，宜参、芪、归、术、地黄、枸杞、大补元煎之属，甚者，以回阳饮、独参汤之类主之。气实而厥者，其形气愤然勃然，脉沉弦而滑，胸膈喘满，此气逆证也。经曰：大怒则形气绝，而血菀于上，即此类也。治宜以排气饮，或四磨饮，或八味顺气散、苏合香丸之类，先顺其气，然后随其虚实而调理之。又若因怒伤气逆，气旋去而真气受损者，气本不实也；再若素多忧郁恐畏，而气怯气陷者，其虚尤可知也，若以此类而用行气开滞等剂则误矣。

——血厥之证有二，以血脱、血逆皆能也。血脱者，如大崩大吐，或产血尽脱，则气亦随之而脱，故致卒仆暴死，宜先掐人中或烧醋炭，以收其气，急用人参一二两煎汤灌之，但使气不尽脱，必渐生矣；然后因其寒热，徐为调理，此所谓血脱益气也。若不知此，而但用血分等药，则几微之气，忽尔散失，阴无所主，无生机矣。其或有用寒凉以止血者，必致败绝阳气，适足以速其死耳。血逆者，即经所云血之与气并走于上之谓，又曰大怒则形气绝而血菀于上之类也。夫血因气逆，必须先理其气，气行则血无不行也，宜通瘀煎或化肝煎之类主之，候血行气舒，然后随证调理。

——痰厥之证，凡一时痰涎壅塞，气闭昏愦，药食俱不能通，必先宜或吐或开以治其标，此不得不先救其急也。但觉痰气稍开，便当治其病本。如因火生痰者，宜清之降之；因风寒生痰者，宜散之温之；因湿生痰者，宜燥之利之；因脾虚生痰者，自宜补脾；因肾虚生痰者，自宜补肾，此痰之不必治也，但治其所以生痰而痰自清矣。然犹有不可治痰者，恐愈攻愈虚，而痰必愈甚也。诸治痰法，见前非风门治痰条中。

——酒厥之证，即经所云热厥之属也。又经云酒风者，亦此类也。凡纵饮无节之人，多有此病。方其气血正盛，力能胜之，不知酒害之何有，及其将衰，则酒之侮人，斯可畏耳。酒病极多，莫知所出，其为酒厥，则全似中风，轻者犹自知人，重者卒尔运倒，忽然昏愦，或躁烦，或不语，或痰涎如涌，或气喘发热，或咳嗽，或吐血，但察其大便干燥，脉实喜冷者，此湿热上壅之证，宜以抽薪饮之类，疾降其火；火之甚者，仍以梨浆饮、绿豆饮之属，更迭进之，以解其毒。此证大忌辛燥等物，务使湿热渐退，神气稍复，然后用补阴等剂，以善其后。其有大便不实，或无火证，而脉见缓弱者，则不宜清火，但以二陈汤、六君子汤，或金水六君煎之类主之。若因酒伤阴，以致脾肾两虚而为厥脱者，非速救本源终无济也。凡患此者，宜终身忌酒，勿使沾唇可也，若不知戒，再犯必难为矣。

——色厥之证有二：一曰暴脱，一曰动血也。凡色厥之暴脱者，必以其人本虚，偶因奇遇，而悉力勉为者有之，或因相慕日久，而纵竭情欲者亦有之，故于事后则气随精去，而暴脱不返。宜急掐人中，仍令阴人搂定，用口相对，务使暖气嘘通，以接其气，勿令放脱，以保其神，随速用独参汤灌之，或速灸气海数十壮，以复阳气，庶可挽回。第以临时慌张，焉知料理，故每致不救。然此以即病者言，所见诚不多也。其有不即病而病此者则甚多也，又何以言之？以其精去于频，而气脱于渐，故每于房欲二三日之后，方见此证，第因其病不在即，故不以此为病，兼之人多讳此，而不知中年之后，多有因此而病者，是皆所谓色厥也，奈时师不能察，而每以中风毙之耳。凡治此者，单宜培补命门，或水或火，当以《非风门》治法第三条者主之。又色厥之动血者，以其血气并走于上，亦血厥之属也，但与大怒血逆者不同，而治法亦有所异。盖此因欲火上炎，故血随气上，必其情欲动极而欲不能遂者有之，或借曲糵以强遏郁火者亦有之。其证则忽尔暴吐，或鼻衄不能禁止，或厥逆，或汗出，或气喘，或咳嗽，此皆以阴火上冲而然。凡治此者，必先制火以抑其势，宜清化饮、四阴煎，或加减一阴煎之类主之。其有阴竭于下，火不归源，别无烦热脉证而血厥不止垂危者，非镇阴煎必不能救，待其势定，然后因证酌治之。

——脏厥、蛔厥二证，皆伤寒证也，并见伤寒门。

述　古

华元化《阳厥论》曰：骤风暴热，云物飞扬，晨晦暮晴，夜炎昼冷，应寒不寒，当雨不雨，水竭土坏，时岁大旱，草木枯悴，江河之涸，此天地之阳厥也。暴壅塞，忽喘促，四肢不收，二腑不利，耳聋目盲，咽干口焦，喉舌生疮，鼻流清涕，颊赤心烦，头昏脑重，双睛似火，一身如烧，素不能者乍能，素不欲者乍欲，登高歌笑，弃衣奔走，狂言妄语，不辨亲疏，发躁无度，饮水不休，胸膈膨胀，腹胁满闷，背疽肉烂，烦溃消中，食不入胃，水不穿肠，骤肿暴满，叫呼昏冒，不省人事，疼痛不知去处，此人之阳厥也。阳厥之脉，举按有力者生，绝者死。

《阴厥论》曰：飞霜走雹，朝昏暮霭，云雨飘摇，风露寒冷，当热不热，未寒而寒，时气淋淫，泉生田野，山摧地裂，土坏河溢，月晦日昏，此天地之阴厥也。暴哑卒寒，一身拘急，四肢拳挛，唇青面黑，目直口噤，心腹满痛，头颔摇鼓，腰脚沉重，语言蹇涩，上吐下泻，左右不仁，大小便滑，吞吐酸绿，悲忧惨戚，喜怒无常者，此人之阴厥也。阴厥之脉，举指弱，按指大者生，举按俱绝者死。一身悉冷，额汗自出者亦死。阴厥之病，过三日勿治。

厥逆论列方

独参汤补二五
二陈汤和一
大补元煎新补一
排气饮新和六
六君子汤补五
金水六君煎新和一
镇阴煎新热十三
通瘀煎新因五
四阴煎新补十二
四磨饮和五二
六味回阳饮新热二
加减一阴煎新补九
清化饮新因十三
苏合香丸和三七一
化肝煎新寒十
八味顺气散和二四四
四味回阳饮新热一

论外备用方

星香汤和二四三 痰气厥
沉香桂附丸热百十一 厥冷
四逆汤热十四 寒厥
三建汤热四二 阴寒

姜附汤热三二 厥冷转筋
附子理中汤热二 虚寒
大已寒丸热百七十 中寒
养正丹热一八八 痰厥不降
四逆散散二八 热厥

伤风

经义

《骨空论》曰：风者百病之始也。风从外入，令人振寒，汗出头痛，身重恶寒，治在风府，调其阴阳，不足则补，有余则泻。

《阴阳应象大论》曰：邪风之至，疾如风雨。

《太阴阳明论》曰：阳受风气，阴受湿气。伤于风者，上先受之；伤于湿者，下先受之。

《岁露论》曰：贼风邪气，乘虚伤人。

《八正神明论》曰：正邪者，身形若用力汗出，腠理开，逢虚风，其中人也微，故莫如其情，莫见其形。

《平人气象论》曰：脉滑曰风。

《风论》曰：风气藏于皮肤之间，内不得通，外不得泄。风者善行而数变，腠理开则洒然寒，闭则热而闷，其寒也则衰饮食，其热也则消肌肉，故使人怢栗而不能食，名曰寒热。

《评热病论》曰：劳风法在肺下，其为病，使人强上冥视，唾出若涕，恶风而振寒，此为劳风之病。巨阳引精者三日，中年者五日，不精者七日，咳出清黄涕，其状如脓，大如弹丸，从口中若鼻中出，不出则伤肺，伤肺则死也。此节有说在咳嗽门。

论证

伤风之病，本由外感，但邪甚而深者，遍传经络，即为伤寒；邪轻而浅者，止犯皮毛，即为伤风。皮毛为肺之合而上通于鼻，故其在外则为鼻塞声重，甚者并连少阳、阳明之经，而或为头痛，或为憎寒发热；其在内则多为咳嗽，甚则邪实在肺而为痰为喘。有寒胜而受风者，身必无汗而多咳嗽，以阴邪闭郁皮毛也；有热胜而受风者，身必多汗，恶风而咳嗽，以阳邪开泄肌腠也。有气强者，虽见痰嗽，或五六日，或十余日，肺气疏则顽痰利，风邪渐散而愈也。有气弱者，邪不易解而痰嗽日甚，或延绵数月，风邪犹在，非用辛温，必不散也。有以衰老受邪，而不慎起居，则旧邪未去，新邪继之，多致终身受其累，此治之尤不易也。盖凡风邪伤人，必在肩后颈根，大杼、风门、肺俞之间，由兹达肺，最近最捷，按而酸处，即其径也。故凡气体薄弱，及中年以后血气渐衰者，邪必易犯，但知慎护此处，或昼坐则常令微暖，或夜卧则以衣帛之类密护其处，勿使微凉，则可免终身伤风咳嗽之患。此余身验切效之法，谨录之以告夫惜身同志者。

论 治

凡伤风咳嗽多痰，或喘急呕恶者，宜六安煎加减治之为最妙，二陈汤多加生姜亦可。若外感风寒，咳嗽多痰，喘急而阴虚血气不足，痰有不活，气有不充，则托送无力，邪不易解，宜金水六君煎，其效如神。若年衰胃弱者，尤宜用之。若伤风兼寒而咳嗽发热者，宜柴陈煎。若时行风邪在肺，咳嗽喘急多痰，而阴寒气甚，邪不易解者，宜小青龙汤，或消风百解散，或金沸草散。若伤风初感，寒热往来，涕唾稠粘，胸膈不快，咳嗽多痰者，参苏饮。若伤风头痛，鼻塞声重，咳嗽者，《局方》神术散，或川芎茶调散。若感风兼湿而头目不清，鼻塞声重者，宜冲和散。若风寒外闭，肢节烦疼，鼻塞声重而内多伏火者，《局方》羌活散。若太阳经伤风，发热，自汗，桂枝汤。

伤风论列方

六安煎新和二

二陈汤和一

金水六君煎新和一

参苏饮散三四

冲和散散八十

消风百解散散四六

桂枝汤散九

柴陈煎新散九

《局方》神术散散六一

小青龙汤散八

金沸草散散八一

《局方》羌活散散八六

川芎茶调散散六四

论外备用方

三拗汤散七八 鼻塞咳嗽

华盖散散七九 嗽

景岳全书卷之十一终

卷之十二 从集

杂证谟

风痹

经义

《痹论》曰：风寒湿三气杂至，合而为痹也。其风气胜者为行痹，寒气胜者为痛痹，湿气胜者为着痹。帝曰：其有五者何也？岐伯曰：以冬遇此为骨痹，以春遇此为筋痹，以夏遇此为脉痹，以至阴遇此为肌痹，以秋遇此为皮痹。帝曰：内舍五脏六腑，何气使然？岐伯曰：五脏皆有合，病久而不去者，内舍于其合也。故骨痹不已，复感于邪，内舍于肾；筋痹不已，复感于邪，内舍于肝；脉痹不已，复感于邪，内舍于心；肌痹不已，复感于邪，内舍于脾；皮痹不已，复感于邪，内舍于肺。所谓痹者，各以其时重感于风寒湿之气也。

《痹论》曰：凡痹之客五脏者，肺痹者，烦满喘而呕；心痹者，脉不通，烦则心下鼓，暴上气而喘，嗌干善噫，厥气上则恐；肝痹者，夜卧则惊，多饮数小便，上为引如怀；肾痹者，善胀，尻以代踵，脊以代头；脾痹者，四肢懈惰，发咳呕汁，上为大塞；肠痹者，数饮而出不得，中气喘争，时发飧泄。胞痹者，小腹膀胱按之内痛，若沃以汤，涩于小便，上为清涕。阴气者，静则神藏，躁则消亡，饮食自倍，肠胃乃伤。淫气喘息，痹聚在肺；淫气忧思，痹聚在心；淫气遗尿，痹聚在肾；淫气乏竭，痹聚在肝；淫气肌绝，痹聚在脾。诸痹不已，亦益内也。其风气胜者，其人易已也。

《痹论》帝曰：痹，其时有死者，或疼久者，或易已者，其故何也？岐伯曰：其入脏者死，其留连筋骨间者疼久，其留皮肤间者易已。帝曰：其客于六腑者何也？曰：此亦其食饮居处，为其病本也。六腑亦各有俞，风寒湿气中其俞，而食饮应之，循俞而入，各舍其腑也。帝曰：痹或痛，或不痛或不仁，或寒或热，或燥或湿，其故何也？曰：痛者，寒气多也，有寒故痛也。其不痛不仁者，病久入深，营卫之行涩，经络时疏，故不痛，皮肤不营，故为不仁。其寒者，阳气少，阴气多，与病相益，故寒也；其热者，阳气多，阴气少，病气胜，阳遭阴，故为痹热。其多汗而濡者，以其逢湿甚也，阳气少，阴气盛，两气相感，故汗出而濡也。帝曰：夫痹之为病，不痛何也？曰：痹在于骨则重，在于脉则血凝而不流，在于筋则屈不伸，在于肉则不仁，在于皮则寒，故具此五者，则不痛也。凡痹之类，逢寒则急，逢热则纵。帝曰：善。

《周痹篇》帝曰：愿闻众痹。岐伯曰：此各在其处，更发更止，更居更起，以右应左，以左应右，非能周也，更发更休也。刺此者，痛虽已止，必刺其处，勿令复起。帝曰：愿闻周痹何如？曰：周痹者，在于血脉之中，随脉以上，随脉以下，不能左右，各当其所。帝曰：刺此奈何？曰：痛从上下者，先刺其下以过之，后刺其上以脱之。痛从上下者，先刺其上以过之，后刺其下以脱之。帝曰：此痛安生？何因而有名？曰：风寒湿气客于外，分肉之间，迫切而为沫，沫得寒则聚，聚则排分肉而分裂也，分裂则痛，痛则神归之。神归之则热，热则痛解，痛解则厥，厥则他痹发，发则如是。此内不在脏，而外未发于皮，独居分肉之间，真气不能周，故命曰周痹。

《长刺节论》曰：病在筋，筋挛节痛，不可以行，名曰筋痹。病在肌肤，肌肤尽痛，名曰肌痹，伤于寒湿。病在骨，骨重不可举，骨髓酸痛，寒气至，名曰骨痹。

《寿夭刚柔篇》曰：病在阳者命曰风，病在阴者命曰痹，阴阳俱病命曰风痹。病有形而不痛者，阳之类也；无形而痛者，阴之类也。无形而痛者，其阳完而阴伤之也，急治其阴，无攻其阳；有形而不痛者，其阴完而阳伤之也，急治其阳，无攻其阴。阴阳俱动，乍有形，乍无形，加以烦心，命曰阴胜其阳，此谓不表不里，其形不久。

《五邪篇》曰：邪在肾，则病骨痛阴痹。阴痹者，按之而不得，腹胀腰痛，大便难，肩背颈项痛，时眩。取之涌泉、昆仑，视有血者尽取之。

《五脏生成篇》曰：卧出而风吹之，血凝于肤者为痹，凝于脉者为泣，凝于足者为厥。此三者，血行而不得反其空，故为痹厥也。

《脉要精微论》曰：按之至骨，脉气少者，腰脊痛而身有痹也。

《九针论》曰：八风伤人，内舍于骨解腰脊节腠理之间，为深痹也。故为治，针必长其身，锋其末，可以取深邪远痹。

《四时气篇》曰：着痹不去，久寒不已，卒取其三里。

《玉机真脏论》曰：风寒客于人，使人毫毛毕直，皮肤闭而为热，当是之时，可汗而发也。弗治，病入舍于肺，名曰肺痹，发咳上气。弗治，肺即传而行之肝，病名曰肝痹，一名曰厥，胁痛出食，当是之时，可按若刺耳。

《五脏生成篇》曰：赤脉之至也，喘而坚，诊曰有积气在中，时害于食，名曰心痹，得之外疾，思虑而心虚，故邪从之。白脉之至也，喘而浮，上虚下实，惊，有积气在胸中，喘而虚，名曰肺痹，寒热，得之醉而使内也。青脉之至也，长而左右弹，有积气在心下，支胠，名曰肝痹，得之寒湿，与疝同法，腰痛足清头痛。黄脉之至也，大而虚，有积气在腹中，有厥气，名曰厥疝，女子同法，得之疾使四肢，汗出当风。黑脉之至也，上坚而大，有积气在小腹与阴，名曰肾痹，得之沐浴清水而卧。

《逆调论》帝曰：人身非衣寒也，中非有寒气也，寒从中生者何？岐伯曰：是人多痹气也，阳气少，阴气多，故身寒如从水中出。一水不能胜二火，故不能冻栗，病名曰骨痹。详寒热门

论证 共二条

风痹一证，即今人所谓痛风也。盖痹者闭也，以血气为邪所闭，不得通行而病也。如《痹论》曰：风气胜者为行痹。盖风者善行数变，故其为痹则走注历节，无有定所，是为行痹，此阳邪也。曰：寒气胜者为痛痹。以血气受寒则凝而留聚，聚则为痛，是为痛痹，此阴邪也。曰：湿气胜者为着痹。以血气受湿则濡滞，濡滞则肢体沉重而疼痛顽木，留着不移，是为着痹，亦阴邪也。凡此三者，即痹之大则也。此外如五脏六腑之痹，则虽以饮食居处皆能致之，然必重感于邪而内连脏气，则合而为痹矣。若欲辨其轻重，则在皮肤者轻，在筋骨者甚，在脏腑者更甚。若欲辨其寒热，则多热者方是阳证，无热者便是阴证。然痹本阴邪，故惟寒者多而热者少，此则不可不察。

观《痹论》曰：风寒湿三气杂至，合而为痹。而《寿夭刚柔篇》又曰：在阳者命曰风，在阴者命曰痹。何也？盖三气之合，乃专言痹证之所因也。曰在阳为风，在阴为痹，又分言表里之有殊也。如风之与痹，本皆由感邪所致，但外有表证之见，而见发热头疼等证，或得汗即解者，是皆有形之谓，此以阳邪在阳分，是即伤寒中风之属也，故病在阳者命曰风。若既受寒邪，而初无发热头疼，又无变证，或有汗，或无汗，而筋

骨之痛如故，及延绵久不能愈，而外无表证之见者，是皆无形之谓，此以阴邪直走阴分，即诸痹之属也，故病在阴者命曰痹。其或既有表证，而疼痛又不能愈，此即半表半里，阴阳俱病之证，故阴阳俱病者命曰风痹。此所以风病在阳而痹病在阴也。然则诸痹者，皆在阴分，亦总由真阴衰弱，精血亏损，故三气得以乘之而为此诸证。经曰邪入于阴则痹，正谓此也。是以治痹之法，最宜峻补真阴，使血气流行，则寒邪随去。若过用风湿痰滞等药而再伤阴气，必反增其病矣。

风痹治法 共五条

痹因外邪，病本在经，而深则连脏，故其在上则有喘呕，有吐食；在中则为胀满，为疼痛；在下则为飧泄，为秘结诸病，此皆风痹之兼证也。凡见此者，当于各门权其缓急先后而随证治之。

——痹证之风胜者，治当从散，宜败毒散、乌药顺气散之类主之。若以风胜而兼微火者，宜大秦艽汤或九味羌活汤之类主之。

——痹证之寒胜者，但察其表里俱无热证，即当从温治之，宜五积散或小续命汤、甘草附子汤之类主之。若寒甚气虚者，宜《三因》附子汤之类主之。

——痹证之湿胜者，其体必重，或多寒，或多痰，或多汗，皆脾弱阴寒证也。若羌活胜湿汤，乃兼风散湿之剂也；五积散，乃温经散湿之剂也；真武汤，乃温中除湿之剂也；《三因》附子汤，乃补脾燥湿之剂也；调气平胃散，乃行气行湿之剂也；五苓散，乃利水导湿之剂也；二陈汤、六君子汤，乃化痰去湿之剂也。大抵治湿者欲其燥，欲燥者宜从暖。盖脾土喜燥而恶湿，喜暖而恶寒，故温脾即所以治湿也。然又有湿热之为病者，必见内热之证，滑数之脉，方可治以清凉，宜二妙散及加味二妙丸、当归拈痛汤之类主之。其有热甚者，如抽薪饮之类亦可暂用，先清其火而后调其气血。

——风痹之证，大抵因虚者多，因寒者多。惟血气不充，故风寒得以入之；惟阴邪留滞，故经脉为之不利，此痛痹之大端也，惟三气饮及大防风汤之类方能奏效。凡治痹之法，惟此为最。其有宜酒者，即以三气饮浸酒服之亦妙，法见本方。或用易老天麻丸亦可。

历节风痛

历节风痛，以其痛无定所，即行痹之属也。《病源》云：历节风痛是气血本虚，或因饮酒腠理开，汗出当风所致；或因劳倦调护不谨，以致三气之邪遍历关节，与气血相搏，而疼痛非常，或如虎之咬，故又有白虎历节之名。《中藏经》曰：历节疼痛者，因醉犯房而得之。此其概也。大都痛痹之证，多有昼轻而夜重者，正阴邪之在阴分也。其有遇风雨阴晦而甚者，此正阴邪侮阳之证也。或得暖遇热而甚者，此湿热伤阴之火证也。有火者宜从清凉，有寒者宜从温热。若筋脉拘滞，伸缩不利者，此血虚血燥证也，非养血养气不可。凡诸治法，总宜如前。

——凡诸痹作痛者，俱宜用火龙膏贴之。

风痹论列方

六君子汤补五

大防风汤补九八

大秦艽汤和二四五

小续命汤散五二

败毒散散三六

五积散散三九

真武汤热一四三

二陈汤和一

三气饮新热十七

五苓散和一八二

抽薪饮新寒三

二妙散寒一三四

火龙膏外三百二十

《三因》附子汤热二三

甘草附子汤热三一

加味二妙丸寒一三五

易老天麻丸和二七五

当归拈痛汤寒百三十

乌药顺气散散九三
调气平胃散和十八
九味羌活汤散四四
羌活胜湿汤和一七八

论外备用方

大建中汤补二四 阳虚
愈风丹和二七四 虚风
活络饮和二六九 风湿
茯苓丸和百十四 痰饮痹痛
换骨丹和二七九
史国公浸酒方和二八一
三痹汤和二五八 血虚气滞
蠲痹汤和二五七 温经
虎骨散和二五一 风毒走注
换腿丸和二百八十 疏邪
桂心散和二六五 风邪走痛
透经解挛汤和二七一 去风通经
虎骨酒和三五 强筋骨
薏仁酒和三百十六 脚痹
秦艽地黄汤和二六八 风热血燥
趁痛散和二六七 行血行气
豨莶丸和二五六
六味茯苓汤和二六一 痰痹
鸡鸣散和二八五 风湿流注
白术酒和一八一 中湿身痛
独活寄生汤和二百七十 风寒湿痛
续断丸和三百五 风湿浮肿
续断丹和二五五 三气
除湿蠲痹汤和二六四 风湿
湿郁汤和二六六 风湿
薏仁汤和二四七 流注
熏洗痛风法和二七三
熏蒸法和二七二
枳实散和二六二 心痹痛
加味五痹汤和二五九 五脏痹
人参散和二百六十 肝痹胁痛
紫苏子汤和二六三 肺痹胸痛
温中法曲丸热一二五 脾痹多寒
当归散散丸十一 肺痹上气
麻黄左经丸散九六 风邪
半夏左经汤散九七 风湿流注
大黄左经汤散九八 闭结
神效左经丸散九五 三气
虎胫骨丸寒一三七 湿热
羌活散散八七 风气
苍术丸寒一三三 湿热
苦参丸寒一三八 阴虚风热
熨背散热一二四 胁背痛
十味锉散热四九 血弱挛痛
参附渗湿汤热一二二 寒湿痹痛
龙虎丹热一二六 走注
芎归散热一二一 温补行散
愈风燥湿化痰丸和二七六
麻黄杏仁薏苡甘草汤散四 风湿

汗　　证

经　　义

《阴阳应象大论》曰：阳之汗，以天地之雨名之。

《宣明五气篇》曰：心为汗。

《阴阳别论》曰：阳加于阴谓之汗。

《评热病论》曰：阴虚者，阳必凑之，故少气时热而汗出也。

《决气篇》曰：津脱者，腠理开，汗大泄。

《骨空论》曰：风从外入，令人振寒，汗出头痛，身重恶寒。大风汗出，灸譩譆，譩譆在背下侠脊傍三寸所。

《金匮真言论》曰：夏暑汗不出者，秋成风疟。

《热论》曰：暑当与汗皆出，勿止。

《生气通天论》曰：因于暑，汗，烦则喘喝，静则多言，体若燔炭，汗出而散。汗出偏沮，使人偏枯。汗出见湿，乃生痤痱。劳汗当风，寒薄为皶，郁乃痤。魄汗未尽，形弱而气烁，穴俞以闭，发为风疟。阳者，卫外而为固也。

《评热病论》曰：人所以汗出者，皆生于谷，谷生于精，今邪气交争于骨肉而得汗者，是邪却而精胜也。复热者，邪气也，汗者，精气也，今汗出而辄复热者，是邪胜也。汗出而脉尚躁盛者死。

《热病篇》曰：热病已得汗出而脉尚躁，喘且复热，喘甚者死。热病已得汗而脉尚躁盛，此阴极之脉也，死；其得汗而脉静者生。热病者脉尚盛躁而不得汗者，此阳极之脉也，死；脉盛躁得汗静者，生。热病而汗且出，及脉顺可汗者，取之鱼际、太渊、大都、太白，泻之则热去，补之则汗出；汗出太甚，取内踝上横脉以止之。

《寒热病篇》曰：臂太阴可汗出，足阳明可汗出。故取阴而汗出甚者，止之于阳；取阳而汗出甚者，止之于阴。

《逆顺篇》曰：无刺熇熇之热，无刺漉漉之汗。

《五禁篇》曰：五禁、五夺、五逆者，皆不可刺。曰：大汗出之后，是三夺也。

《平人气象论》曰：尺涩脉滑，谓之多汗。

《邪气脏腑病形篇》曰：肺脉缓甚为多汗，微缓为痿瘘、偏风，头以下汗出不可止。

《本脏篇》曰：卫气者，所以温分肉，充皮毛，肥腠理，司阖关者也。

《经脉别论》曰：饮食饱甚，汗出于胃；惊而夺精，汗出于心；持重远行，汗出于肾；疾走恐惧，汗出于肝；摇体劳倦，汗出于脾。

《本病篇》曰：醉饱行房，汗出于脾。

《水热穴论》曰：勇而劳甚则肾汗出。所谓玄府者，汗空也。

《举痛论》曰：炅则腠理开，营卫通，汗大泄，故气泄矣。劳则喘息汗出，外内皆越，故气耗矣。

《五变篇》曰：肉不坚，腠理疏，则善病风厥，漉汗。

《痹论》曰：风寒湿三气杂至，合而为痹。其多汗而濡者，此其逢湿甚也，阳气少，阴气盛，两气相感，故汗出而濡也。

《脏气法时论》曰：肺病者，肩背痛，汗出。肾病者，寝汗出，憎风。

《阴阳应象大论》曰：阳胜则身热，腠理闭，喘粗为之俯仰，汗不出而热，齿干以烦冤，腹满死，能冬不能夏。阴胜则身寒汗出，身常清，数栗而寒，寒则厥，厥则腹满死，能夏不能冬。

《脉要精微论》曰：阳气有余，为身热无汗；阴气有余，为多汗身寒；阴阳有余，则无汗而寒。

《营卫生会篇》曰：血之与气，异名同类焉。故夺血者无汗，夺汗者无血，故人有两死而无两生。

《脉要精微论》曰：肺脉软而散者，当病灌汗。

《六元正纪大论》曰：太阳所至，为寝汗痉。

《诊要经终论》曰：太阳之脉，其终也，戴眼，反折瘛疭，其色白，绝汗乃出，出则死矣。

《经脉篇》曰：六阳气绝，则阴与阳相离，离则腠理发泄，绝汗乃出，故旦占夕死，夕占旦死。

论证 共三条

汗出一证，有自汗者，有盗汗者。自汗者，濈濈然无时，而动作则益甚。盗汗者，寐中通身汗出，觉来渐收。诸古法云：自汗者属阳虚，腠理不固，卫气之所司也。人以卫气固其表，卫气不固，则表虚自汗而津液为之发泄也，治宜实表补阳。盗汗者属阴虚，阴虚者阳必凑之，故阳蒸阴分则血热，血热则液泄而为盗汗也，治宜清火补阴。此其大法，固亦不可不知也。然以余观之，则自汗亦有阴虚，盗汗亦多阳虚也。如遇烦劳大热之类，最多自汗，故或以饮食之火起于胃，劳倦之火起于脾，酒色之火起于肾，皆能令人自汗，若此者，谓非阳盛阴衰者而何？又若人之寤寐，总由卫气之出入，卫气者，阳气也，人于寐时则卫气入于阴分，此其时非阳虚于表者而何？所以自汗、盗汗亦各有阴阳之证，不得谓自汗必属阳虚，盗汗必属阴虚也。然则阴阳有异，何以辨之？曰：但察其有火无火，则或阴或阳，自可见矣。盖火盛而汗出者，以火烁阴，阴虚可知也；无火而汗出者，以表气不固，阳虚可知也。知斯二者，则汗出之要无余义，而治之之法，亦可得其纲领矣。

——汗由血液，本乎阴也。经曰：阳之汗，以天地之雨名之，其义可知。然汗发于阴而出于阳，此其根本则由阴中之营气，而其启闭则由阳中之卫气。故凡欲疏汗而不知营卫之盛衰，欲禁汗而不知橐籥之牝牡，亦犹荡舟于陆而驾车于海耳，吾知其不败不已也。

——汗证有阴阳。阳汗者，热汗也；阴汗者，冷汗也。人但知热能致汗，而不知寒亦致汗。所谓寒者，非曰外寒，正以阳气内虚，则寒生于中而阴中无阳，阴中无阳则阴无所主而汗随气泄。故凡大惊、大恐、大惧，皆能令人汗出，是皆阳气顿消，真元失守之兆。至其甚者，则如病后产后，或大吐大泻失血之后，必多有汗出者，是岂非气去而然乎？故经曰：阴胜则身寒汗出，身常清，数栗而寒，寒则厥，厥则腹满死。仲景曰：极寒反汗出，身必冷如冰。是皆阴汗之谓也。故凡治阴汗者，但当察气虚之微甚。微虚者，略扶正气，其汗自收；甚虚者，非速救元气不可，即姜、桂、附子之属，必所当用。余别有治案，在伤寒门战汗条中。

汗出不治证

凡汗出不治之证有六：一、汗出而喘甚者不治。二、汗出而脉脱者不治。三、汗出而身痛甚者不治。四、汗出发润至颠者不治。五、汗出如油者不治。六、汗出如珠者不治。凡见此类，不得妄为用药。

论治 共八条

——阳证自汗或盗汗者，但察其脉证有火，或夜热烦渴，或便热喜冷之类，皆阳盛阴虚也，宜当归六黄汤为第一，保阴煎亦妙。其或阴分虽有微火而不甚者，宜一阴煎或加减一阴煎之类主之。其有心火不宁，烦躁出汗者，宜朱砂安神丸、天王补心丹、生脉散之类主之。又有本非阴虚，止因内火熏蒸，血热而多汗者，宜正气汤，或黄芩芍药汤、清化饮之类主之。

——阴证自汗或盗汗者，但察其内无火邪，又无火脉，便是气虚阴证，皆不可妄用凉药以败阳气。若止因气虚而火未衰者，宜三阴煎、参归汤、人参建中汤之类主之。若睡中盗汗而无火者，宜参苓散、独参汤主之。若阳气俱虚者，宜参附汤、大建中汤之类主之。若气虚火衰之甚者，宜大补元煎、六味回阳饮之类主之。

——卫气不固，腠理不密而易汗者，是亦阴证之属，宜黄芪六一汤、玉屏风散、芪附汤之类主之。

——诸病误治，有不当汗而妄汗，或虽当汗而汗之太过者，皆汗多亡阳之证，是亦阴证之属，当察其虚之微甚。微虚者，宜三阴煎、五阴煎、独参汤之类主之；大虚者，非大补元煎、六味回阳饮之类不可。

——湿气乘脾者，亦能作汗。凡证有身重困倦而脉见缓大，声音如从瓮中出者，多属湿证。若热湿胜者，但去其火而湿自清，宜用前阳证之法；寒湿胜者，但助其火而湿自退，宜用前阴证之法。或用玉屏风散、四君子汤、五君子煎之类以健脾土之气，则湿去而汗自收。

——收汗止汗之剂，如麻黄根、浮小麦、乌梅、北五味、小黑豆、龙骨、牡蛎之属，皆可随宜择用。一曰：黄芪得防风而力愈大。一曰：官桂最能实表。

——凡汗出太多不能收者，速宜用五倍子为末，以唾津调填脐中，外用帕帛缚定，过宿即止。或用何首乌为末，填脐缚之，亦止。

——小儿盗汗，虽是常事，在东垣诸公，皆曰不必治之，盖由血气未足也。然汗之太多者，终属气分之虚。余于儿辈见汗之甚者，每以人参一钱许，煎汤与服，当夜即止。正恐他日之强弱未必不由乎此，所以培补之功原不可少。

——病后多汗。若伤寒，若疟疾，凡系外感寒邪，汗出热退而有汗不即止者，此以表邪初解，必由腠理卫气开泄，其汗宜然，即数日旬日亦自无妨，候卫气渐实，汗必自止，无足虑也。若其他杂证，本非外感之解而有自汗盗汗者，乃非所宜，不容不治。

述古 共二条

《丹溪附录》曰：心之所藏，在内者为血，发外者为汗。盖汗乃心之液，而自汗之证，未有不由心肾俱虚而得之者。故阴虚阳必凑，发热而自汗；阳虚阴必乘，发厥而自汗，皆阴阳偏胜所致也。

立斋曰：若阳气虚弱，汗出不止，肢体倦怠，用芪附汤。上气喘急，盗汗，气短头晕者，用参附汤。肾气虚弱，盗汗发热者，用六味丸。若肾气虚乏，盗汗恶寒者，用八味丸。气血俱虚而盗汗者，用十全大补汤。阳盛阴虚者，当归六黄汤。心肾虚弱者，斑龙丸。

汗证论列方

大补元煎新补一

大建中汤补二五

玉屏风散补五十

四君子汤补一

五君子煎新热六

当归六黄汤寒六五

独参汤补三五

参附汤补三七

十全大补汤补二十

参归汤补三八

芪附汤补四三

人参建中汤补二六

参苓散补五三

生脉散补五六

黄芪六一汤补四九

一阴煎新补八

三阴煎新补十一

六味回阳饮新热二

五阴煎新补十三

保阴煎新寒一

天王补心丹补百八

六味丸补百二十

八味丸补一二一

加减一阴煎新补九

清化饮新因十三

正气汤寒六六

黄芩芍药汤寒百九

斑龙丸补一二八

论外备用方

归脾汤补三二
黄芪汤补四五
大补黄芪汤补四七
还少丹补一三五
柔脾汤补七一 吐衄汗
益阴肾气丸补一二三 血虚盗汗
三味建中汤补二九
大建中汤补二五 阴汗
人参养营汤补二一
心肾丸补百十二 阴虚盗汗
生地黄汤寒六八 阴火汗
防己黄芪汤和一七六 风湿汗
《宣明》白术散固三 虚风
白术散和三十 自汗盗汗
防风当归汤和二四一 过汗反张
牡蛎白术散固二 酒风
牡蛎散固一
金锁正元丹固十八 遗精汗
秘元丹固三二 虚寒自汗
麦麸汤固四 气虚汗
辰砂妙香散固十五 心虚汗
脚汗牡蛎散因二九四

痉证

经义

《至真要大论》曰：诸痉项强，皆属于湿。诸暴强直，皆属于风。厥阴在泉，客胜则大关节不利，内为痉强拘瘛，外为不便；主胜则筋骨繇并，腰腹时痛。

《经筋篇》曰：足太阳之筋病，脊反折，项筋急，肩不举，腋支，缺盆中纽痛，不可左右摇。足少阴之筋病，主痫瘛及痉，在外者不能俯，在内者不能仰，故阳病者腰反折不能俯，阴病者不能仰。经筋之病，寒则反折筋急，热则筋弛纵不收，阴痿不用。阳急则反折，阴急则俯不伸。

《缪刺论》曰：邪客于足太阳之络，令人拘挛背急，引胁而痛。

《骨空论》曰：督脉为病，脊强反折。

《生气通天论》曰：因于湿，首如裹。湿热不攘，大筋软短，小筋弛长，软短为拘，弛长为痿。

《经脉篇》曰：膀胱足太阳也，是动则病冲头痛，目似脱，项似拔，脊痛，腰似折，髀不可以曲，腘如结，踹如裂，是为踝厥。是主筋所生病者。

《气厥论》曰：肺移热于肾，传为柔痓。

《诊要经终论》曰：太阳之脉，其终也，戴眼，反折，瘛疭，其色白，绝汗乃出，出则死矣。

《六元正纪大论》曰：太阳所至，为寝汗痓。

《热病篇》曰：风痓身反折，先取足太阳及腘中及血络出血；中有寒，取三里。热病不可刺者有九，九曰热而痓者死，腰折，瘛疭，齿噤龂也。

《厥论》曰：手阳明、少阳厥逆，发喉痹，嗌肿，痓，治主病者。

论证 共六条

痓之为病，即《内经》之痓病也，以痓作痓，盖传写之误耳。其证则脊背反张，头摇口噤，戴眼项强，四肢拘急，或见身热足寒，恶寒面赤之类皆是也。

仲景曰：太阳之病，发热无汗，反恶寒者，名曰刚痓。太阳病，发热汗出而不恶寒者，名曰柔痓。太阳病，发热脉沉而细者，名曰痓，为难治。太阳病，发汗太多，因致痓。风病，下之则痓，复发汗，必拘急。疮家，虽身疼痛，不可发汗，汗出则痓。

陈无择曰：夫人之筋，各随经络结束于身，血气内虚，外为风寒湿热之所中，则痓。盖风散气，故有汗而不恶寒曰柔痓；寒泣血，故无汗而恶寒曰刚痓。原其所因，多由亡血，筋无所营，故邪得以袭之。所以伤寒汗下过多，与夫病疮人及产后致斯疾者，概可见矣。诊其脉皆沉伏弦紧，但阳缓阴急则久久拘挛，阴缓阳急则反张强直，二证各异，不可不别。

愚谓痉之为病，强直反张病也。其病在筋脉，筋脉拘急，所以反张；其病在血液，血液枯燥，所以筋挛。观仲景曰：太阳病，发汗太多，因致痉；风病，下之则成痉；疮家不可发汗，汗之亦成痉。只此数言，可见病痉者多由误治之坏证，其虚其实可了然矣。自仲景之后，惟陈无择能知所因，曰：多由亡血，筋无所营，因而成痉，则尽之矣，但惜其言之既善而复有未善者。曰：血气内虚，外为风寒湿热所中则痉，斯言不无又误。若其所云，则仍是风湿为邪，而虚反次之。不知风随汗散，而既汗之后，何复言风？湿随下行，而既下之后，何反致湿？盖误汗者必伤血液，误下者必伤真阴。阴血受伤则血燥，血燥则筋失所滋，筋失所滋则为拘为挛，反张强直之病势所必至，又何待风寒湿热之相袭而后为痉耶？且仲景所言，言不当汗而汗也，不当下而下也，汗下既误，即因误治而成痉矣。岂误治之外，必再受邪而后成痉，无邪则无痉哉？此陈氏之言，不惟失仲景之意，而反致后人疑惑，用持两端。故凡今人之治此者，未有不以散风去湿为事，亦焉知血燥阴虚之证，尚能堪此散削否？此不可不为辨察，故余列二子之论于前，以资后学之印证。

——痉证甚多，而人多不识者，在不明其故而鲜有察之者耳。盖凡以暴病而见反张戴眼、口噤拘急之类，皆痉病也。观仲景以汗下为言，谓其误治亡阴所以然也。余因类推，则常见有不因误治，而凡属阴虚血少之辈，不能养营筋脉，以致搐挛僵仆者，皆是此证。如中风之有此者，必以年力衰残，阴之败也；产妇之有此者，必以去血过多，冲任竭也；疮家之有此者，必以血随脓出，营气涸也；小儿之有此者，或以风热伤阴，遂为急惊，或以汗泻亡阴，遂为慢惊，凡此之类，总属阴虚之证。盖精血不亏，则虽有邪干，亦断无筋脉拘急之病，而病至坚强，其枯可知。故治此者，必当先以气血为主，而邪甚者，或兼治邪，若微邪者，通不必治邪。盖此证之所急者在元气，元气复而血脉行，则微邪自不能留，何足虑哉！奈何今人但见此证，必各分门类而悉从风治。不知外感之风，寒邪证也，治宜解散；内生之风，血燥证也，止宜滋补。矧此数者，总由内证，本无外邪，既以伤精败血枯燥而成，而再治风痰，难乎免矣。故笔于此，以明痓证之要。

——仲景言痉止属太阳而不及他经者何也？盖痉必反张，其病在背，背之经络惟太阳、督脉耳，言太阳则督在其中矣，此其义也。然仲景止言其表而未详其里。考《内经》之《经脉篇》曰：足少阴之脉，贯脊属肾，其直者从肾上贯肝膈。《经筋篇》曰：足少阴之筋，循脊内挟膂，上至项，结于枕骨，与足太阳之筋合。又曰：足太阳之筋病，脊反折，项筋急。足少阴之筋病，主痫瘛及痉。阳病者腰反折不能俯，阴病者不能仰。由此观之，则痉之为病，乃太阳、少阴之病也。盖肾与膀胱为表里，膀胱为津液之腑而肾为藏精之脏，病在二经，水亏可知，故治此者，最当以真阴为主。

论治 共八条

——痉证凡因汗因泻者，其气必虚。微虚者，宜三阴煎、五福饮之类主之。大虚而脉见沉细，阴胜者，宜大营煎、大补元煎、十全大补汤之类主之。

——痉证多汗者，宜三阴煎、参归汤、人参建中汤主之。阳气大虚汗出，或亡阳者，宜参附汤、芪附汤、大补元煎之类主之。若汗出兼火，多热躁者，宜当归六黄汤主之。

——痉因泄泻者，宜胃关煎、温胃饮之类主之。泻止而痉者，宜大营煎、五福饮之类主之。

——痉有兼火者，必脉见洪滑，证见烦热，宜一阴煎或加减一阴煎主之。若火盛之甚，以致阴血涸燥者，不得不先去其火，宜清化饮、保阴煎、玉女煎之类主之。

——痉有表邪未解者，当察其邪之微甚及证之阴阳。若身有微热，脉不紧数者，此微邪也，只补正气，其邪自散，宜五福饮之类主之。若表邪未解，阴虚无汗身热者，宜三柴胡饮、四柴胡饮、补阴益气煎之类主之。若阳气大虚，阴极畏寒，邪不解而痉者，宜大温中饮主之。

——痉有痰盛者，不得不先清上焦。若火盛多痰者，宜用清膈煎、抱龙丸。若多痰无火，宜用六安煎。凡此证候，多属虚痰虚火，因其壅滞，不得不暂为清理，但得痰气稍开，便当调理血气。

——小儿吐泻及多汗之后，妇人产后，诸证大失血之后，凡病中风及疮毒溃脓之后，皆有此证，悉当依前法酌宜治之。

——痉证有兼湿者，当如王海藏治法，详见后条。

述古 共二条

仲景治太阳之痉，身体强，脉沉迟者，用栝楼桂枝汤取微汗。治刚痉无汗者，用葛根汤。治胸满口噤，卧不着席，脚挛痓齿者，用大承气汤。按：此皆散逐实邪之法，虽此证不多见，然间或有之，则亦不可不知。

王海藏治刚痉，用神术汤加羌活、独活、麻黄；治柔痉，用白术汤加桂心、黄芪。

痉证论列方

大营煎新补十四
五福饮新补六
参归汤补三八
参附汤补三七
芪附汤补四三
白术汤和二六
一阴煎新补八
三阴煎新补十一
保阴煎新寒一
温胃饮新热五
胃关煎新热九
清化饮新因十三
玉女煎新寒十二
大补元煎新补一

十全大补汤补二十

五积散散三九

大温中饮新散八

人参建中汤补二六

清膈煎新寒九

二柴胡饮新散二

当归六黄汤寒六五

神术汤和三九

三柴胡饮新散三

补阴益气煎新补十六

六安煎新和二

四柴胡饮新散四

加减一阴煎新补九

葛根汤散二九

大承气汤攻一

栝楼桂枝汤散十二

抱龙丸小八五

论外备用方

防风当归汤和二四一 过汗反张

景岳全书卷之十二终

卷之十三 性集

杂　证　谟

瘟　　疫

经　　义

《阴阳应象大论》曰：冬伤于寒，春必温病。

《金匮真言论》曰：夫精者，身之本也。故藏于精者，春不病温。

《热论篇》：帝曰：今夫热病者，皆伤寒之类也，或愈或死，其死皆以六七日之间，其愈皆以十日以上者，何也？岐伯对曰：巨阳者，诸阳之属也，其脉连于风府，故为诸阳主气也。人之伤于寒也，则为病热，热虽甚不死。其两感于寒而病者，必不免于死。帝曰：愿闻其状。岐伯曰：伤寒一日，巨阳受之，故头项痛，腰脊强。二日，阳明受之，阳明主肉，其脉侠鼻，络于目，故身热目疼而鼻干，不得卧也。三日，少阳受之，少阳主胆，其脉循胁络于耳，故胸胁痛而耳聋。三阳经络皆受其病而未入于脏者，故可汗而已。四日，太阴受之，太阴脉循布胃中，络于嗌，故腹满而嗌干。五日，少阴受之，少阴脉贯肾，络于肺，系舌本，故口燥舌干而渴。六日，厥阴受之，厥阴脉循阴器而络于肝，故烦满而囊缩。三阴三阳、五脏六腑皆受病，营卫不行，五脏不通则死矣。其不两感于寒者，七日，巨阳病衰，头痛少愈。八日，阳明病衰，身热少愈。九日，少阳病衰，耳聋微闻。十日，太阴病衰，腹减如故，则思饮食。十一日，少阴病衰，渴止不满，舌干已而嚏。十二日，厥阴病衰，囊纵，少腹微下，大气皆去，病日已矣。帝曰：治之奈何？岐伯曰：治之各通其脏脉，病日衰已矣。其未满三日者，可汗而已；其满三日者，可泄而已。

《热论篇》曰：两感于寒者，病一日则巨阳与少阴俱病，则头痛口干而烦满。二日则阳明与太阴俱病，则腹满，身热不欲食，谵言。三日则少阳与厥阴俱病，则耳聋，囊缩而厥，水浆不入，不知人，六日死。帝曰：五脏已伤，六腑不通，营卫不行，如是之后，三日乃死，何也？岐伯曰：阳明者，十二经脉之长也，其血气盛，故不知人，三日其气乃尽，故死矣。

《热论篇》曰：凡病伤寒而成温者，先夏至日者为病温，后夏至日者为病暑，暑当与汗皆出，勿止。

《热论篇》：帝曰：热病已愈，时有所遗者何也？岐伯曰：诸遗者，热甚而强食之，故有所遗也。若此者，皆病已衰而热有所藏，因其谷气相薄，两热相合，故有所遗也。帝曰：治遗奈何？岐伯曰：视其虚实，调其逆从，可使必已也。帝曰：病热当何禁之？岐伯曰：病热少愈，食肉则复，多食则遗，此其禁也。

《刺热篇》曰：肝热病者，小便先黄，腹痛多卧，身热。热争则狂言及惊，胁满痛，手足躁，不得安卧。庚辛甚，甲乙大汗，气逆则庚辛死。刺足厥阴、少阳。其逆则头痛员员，脉引冲头也。心热病者，先不乐，数日乃热。热争则卒心痛，烦闷善呕，头痛，面赤，无汗。壬癸甚，丙丁大汗，气逆则壬癸死。刺手少阴、太阳。脾热病者，先头重颊痛，烦心，颜青欲呕，身热。热争则腰痛不可用俯仰，腹满泄，两颔痛。甲乙甚，戊己大汗，气逆则甲乙死。刺足太阴、阳明。肺热病者，先淅然厥起毫毛，恶风寒，舌上黄，身热。热争则喘咳，痛走胸膺背，不得太息，头痛不堪，汗出而寒。丙丁甚，庚辛大汗，气逆则丙丁死。刺手太阴、阳明，出血如大豆，立已。肾热病者，先腰痛胻酸，苦渴数饮，身热。热争则项痛而强，胻寒且酸，足下热，不欲言，其逆则项痛员员澹澹然。戊己甚，壬癸大汗，气逆则戊己死。刺足少阴、太阳。诸汗者，至其所胜日汗出也。肝热病者，左颊先赤；心热病者，颜先赤；脾热病者，鼻先赤；肺热病者，左颊先赤；肾热病者，颐先赤。病虽未发，见赤色者刺之，名曰治未病。太阳之脉色荣颧骨，热病也，荣未交，曰今且得汗，待时而已。与厥阴脉争见者，死期不过三日。其热病内连肾，少阳之脉色也。少阳之脉色荣颊前，热病也，荣未交，曰今且得汗，待时而已。与少阴脉争见者，死期不过三日。此一节即言伤寒之两感也，详注备载《类经·疾病类》四十四。

《热病篇》曰：热病三日，而气口静、人迎躁者，取之诸阳，五十九刺，以泻其热而出其汗，实其阴以补其不足者。身热甚，阴阳皆静者，勿刺也。其可刺者，急取之，不汗出则泄。所谓勿刺者，有死征也。热病七日八日，脉口动喘而弦者，急刺之，汗且自出，浅刺手大指间。热病七日八日，脉微小，病者溲血，口中干，一日半而死，脉代者，一日死。热病已得汗出而脉尚躁，喘且复热，勿刺肤，喘甚者死。热病七日八日，脉不躁，躁不散数，后三日中有汗，三日不汗，四日死。未曾汗者，勿腠刺之。热病不知所痛，耳聋，不能自收，口干，阳热甚，阴颇有寒者，热在髓，死不可治。热病而汗且出，及脉顺可汗者，取之鱼际、太渊、大都、太白，泻之则热去，补之则汗出。汗出太甚，取内踝上横脉以止之。热病已得汗而脉尚躁盛，此阴脉之极也，死；其得汗而脉静者，生。热病者，脉尚躁盛而不得汗者，此阳脉之极也，死；脉盛躁得汗静者，生。热病不可刺者有九：一曰汗不出，大颧发赤，哕者死；二曰泄而腹满甚者死；三曰目不明，热不已者死；四曰老人婴儿，热而腹满者死；五曰汗不出，呕下血者死；六曰舌本烂，热不已者死；七曰咳而衄，汗不出，出不至足者死；八曰髓热者死；九曰热而痉者死，腰折、瘛疭、齿噤龂也。凡此九者，不可刺也。太阳之脉色荣颧骨，热病也，与厥阴脉争见者死，死期不过三日。少阳之脉色荣颊前，热病也，与少阴脉争见者，死期不过三日。本篇刺法未及详录，具载《类经·针刺类》第四十。

《评热病论》：帝曰：有病温者，汗出辄复热，而脉躁疾不为汗衰，狂言不能食，病名为何？岐伯曰：病名阴阳交，交者死也。人所以汗出者，皆生于谷，谷生于精。今邪气交争于骨肉而得汗者，是邪却而精胜也。精胜则当能食而不复热，复热者，邪气也。汗者，精气也。今汗出而辄复热者，是邪胜也。不能食者，精无俾也。病而留者，其寿可立而倾也。且夫《热论》曰：汗出而脉尚躁盛者死。今脉不与汗相应，此不胜其病也，其死明矣。狂言者，是失志，失志者死。今见三死，不见一生，虽愈必死也。

《刺志论》曰：气盛身寒，得之伤寒；气虚身热，得之伤暑。

《论疾诊尺篇》曰：尺肤热甚，脉盛躁者，病温也。其脉盛而滑者，病且出也。

《刺法论》：帝曰：余闻五疫之至，皆相染易，无问大小，病状相似，不施救疗，如何可得不相移易者？岐伯曰：不相染者，正气存内，邪不可干，避其毒气。天牝从来，复得其往，气出于脑，即不干邪。气出于脑，即先想心如日。欲将入于疫室，先想青气自肝而出，左行于东，化作林木；次想白气自肺而出，右行于西，化作戈甲；次想赤气自心而出，南行于上，化作焰明；次想黑气自肾而出，北行于下，化作水；次想黄气自脾而出，存于中央，化作土。五气护身之毕，以想头上如北斗之煌煌，然后可入于疫室。

《水热穴论》：帝曰：夫子言治热病五十九俞，愿闻其处，因闻其意。岐伯曰：头上五行行五者，以越诸阳之热逆也。大杼、膺俞、缺盆、背俞，此八者，以泻胸中之热也。气街、三里、巨虚上下廉，此八者，以泻胃中之热也。云门、髃骨、委中、髓空，此八者以泻四肢之热也。五脏俞傍五，此十者，以泻五脏之热也。凡此五十九穴者，皆热之左右也。帝曰：人伤于寒而传为热，何也？曰：夫寒盛则生热也。

论证 共二条

经曰：冬伤于寒，春必病温。是温病即伤寒也。然伤寒有四时之不同，如冬感寒邪而即病者，为真伤寒。其有寒毒内侵而未至即病者，必待春温气动，真阴外越，再触寒邪，其病则发，故至春犯寒则发为温病，至夏犯寒则发为热病，亦犹伤气者遇气则作，伤食者遇食则发，其义一也。然而伤寒、瘟疫，多起于冬不藏精及辛苦饥饿之人。盖冬不藏精则邪气乘虚易入，而饥饿劳倦之流则受伤尤甚，故大荒之后，必有大疫，正为此也。但此辈疫气既盛，势必传染，又必于体质虚浊者先受其气，以渐遍传，则又有不待冬寒而病者矣。然此以冬寒主气之为病也，至于客气变迁，岁时不同，故有冬行春令，则应冷反温，夏行冬令，则应热反冷，春秋皆然，是则非其时而有其气，壮者无恙，怯者受伤。是又不止冬寒，而运气不正之害，所当察而慎避者有如此。

——瘟疫本即伤寒，无非外邪之病，但染时气而病无少长率相似者，是即瘟疫之谓。古人有云：瘟证因春时温气而发，乃因郁热自内而发于外，初非寒伤于表也，故宜用辛平之剂，治与正伤寒用麻黄者不同也。此说固若近理，而实有未必然者。盖瘟疫若非表证，则何以必汗而后解？故余于前论中，谓其先受寒邪，再触则发，诚理势之确然也。但其时有寒热，证有阴阳，治阳证热证者，即冬时亦可清解；治阴证寒证者，即春夏亦可温散。谓宜因时者则可，谓非寒伤于表也则不可。

瘟疫脉候

凡病伤寒、瘟疫，脉洪大滑数，而数中兼缓者可治，脉洪大而紧数甚者危。脉虽浮大而按之无力者，宜补兼表。身虽热而脉弱者，当以纯补为主，或兼温散。身大热而脉见沉涩细小，足冷者，难治。瘟病四五日，身热，腹满而吐，脉来细而弦强者，十二日死。瘟病二三日，头痛腹满，脉直而疾者，八日死。瘟病八九日，头身不痛，色不变而利不止，心下坚，脉不鼓，时或大者，十七日死。瘟病汗不出，或出不至下部者死。瘟病下利，腹中痛甚者死。以上死证，言其略耳，诸所未尽，当于《伤寒门》参阅。

治法六要

自古伤寒治法，苦于浩渺，余自考索以来，留心既久，每临编得其法，未必见其病，临病见其证，未必合其方，可见病多变态，执滞难行，惟贵圆通而知其要耳。故余注《类经》，所列伤寒治要有六，曰汗、补、温、清、吐、下。然亦但言其概，而未及其详，今悉诸法于此，用补伤寒之未备者。倘欲求仲景心法，乃当阅伤寒本门，使能彼此参证，则纲举目张，自有包罗贯串之妙，既约且尽，而活人之要，当无出此。

汗有六要五忌

治伤寒之法，余已析其六要，而六要之外，又有五忌者，何也？盖六法之中，惟汗为主，正以伤寒之愈，未有不从汗解者，故法虽有六，汗实统之，而汗外五法，亦无非取汗之法也。然取汗以辛散，此固其常也，而何以五法皆能取汗？六要则已，又何以有五忌之辨也？盖汗由液化，其出自阳，其源自阴。若肌肤闭密，营卫不行，非用辛散，则玄府不开而汗不出，此其一也；又若火邪内燔，血干液涸，非用清凉，则阴气不滋而汗不出，此其二也；又若阴邪固闭，阳气不达，非用辛温，则凝结不开而汗不出，此其三也；又若营卫不足，根本内亏，非用峻补，则血气不充而汗不出，此其四也；又若邪在上焦，隔遮阳道，不施吐涌，则清气不升而汗不出，此其五也；又若邪入阳明，胃气壅滞，不以通下，则浊气不解而汗不出，此其六也。凡此者皆取汗之道，是即所谓六要也。

何谓五忌？盖一曰热在表者，内非实火，大忌寒凉，寒则阴邪凝滞不散，邪必日深，阳必日败，而汗不得出者死；二曰元气本弱，正不胜邪者，大忌消耗，尤忌畏补，消耗则正气日消，不补则邪气日强，消者日消，甚者日甚，而必不能汗者死；三曰实邪内结，伏火内炎者，大忌温补，温则愈燥，补则愈坚，而汗不得出者死；四曰中虚气弱，并忌汗诸条者，大忌发散，散则气脱，气脱而汗不能出，气脱而汗不能收者死；五曰病非阳明实邪，并忌下诸条者，大忌通泻，泻则亡阴，阴虚则阳邪深陷，而汗不得出者死。是即所谓五忌也。能知六要而避五忌，伤寒治法尽于是矣。第假热者多，真实者少，能察秋毫于疑似，非有过人之见者不能也。余之谆谆，其亦颙望于潜心者耳。

汗散法 共五条

凡伤寒、瘟疫，表证初感，速宜取汗，不可迟也。故仲景曰：凡发汗服汤药，其方虽言日三服，若病剧不解，当半日中尽三服。如服一剂，病证犹在，当复作本汤服之。至有不肯汗出者，服三剂乃解。若汗不能出者，死病也。此所谓汗不宜迟也。然取汗之法，又当察其元气病气之虚实，若忽尔暴病，表证已具而元气未亏者，但以辛平之剂，直散之可也。若兼杂证，则当察其寒热温凉，酌宜而治，不得但知发散也。又若身虽大热，表证全具而脉见虚弱者，必不易汗，此即当详察补虚法，酌而治之。若不知标本，而概行强散，营竭则死。

——伤寒之宜平散者，以其但有外证，内无寒热，而且元气无亏也，宜以正柴胡饮为主治。此外如十神汤、参苏饮，皆可酌用。若病在阳明者，宜升麻葛根汤。若感四时瘟疫，而身痛发热，及烟瘴之气者，宜败毒散或荆防败毒散。若病在三阳，而头痛鼻塞，项强身痛，咳嗽者，宜神术散。若伤风兼寒，而发热咳嗽者，宜柴陈煎或金沸草散，甚者小青龙汤。

——伤寒之宜温散者，以其寒邪外盛而内无热证，及元气无亏而气清受寒者，皆可从温直散之，宜二柴胡饮为最当。若寒甚表实者，惟麻桂饮为最妙，毋疑畏也。此外如五积散、麻黄汤、桂枝汤、小青龙汤、葛根汤、圣散子之类，皆可酌用。

——伤寒之宜凉散者，以其外热里亦热，必脉证俱阳，而烦渴喜冷，及元气强实者，乃可兼凉兼散，宜一柴胡饮为先，或九味羌活汤、柴葛解肌汤，甚者六神通解散，皆可酌用。若内外俱热，而或为热泻者，宜柴芩煎。若表里俱热而兼斑疹者，宜柴葛煎。

——伤寒之宜兼补兼散者，以营卫不足，血气不充也。用药如用兵，兵进而粮饷不继则兵覆，攻病而元气不继则病覆。故治虚邪之宜散者，必当先本后末，此其最要者也。若寒邪在营，肝脾血少而邪热不退者，宜三柴胡饮或归柴饮。若寒邪在卫，脾肺气虚而表邪不解者，宜四柴胡饮。若脾胃气血不足而邪热不解者，宜五柴胡饮。若邪在半表半里，往来寒热而微见气虚者，宜小柴胡汤。若温暑大热大渴，津枯液涸，阴虚不能作汗者，宜归葛饮。若寒邪深入而阴中阳气不足，或背恶寒者，必难散解，非理阴煎不可。若中气大虚大寒，身热恶寒，或大便溏泄而表邪不能解者，非大温中饮不可。

补虚法 共三条

伤寒、瘟疫俱外侮之证，惟内实者能拒之，即有所感而邪不胜正，虽病无害。最畏者，惟内虚之人，正不胜邪，邪必乘虚深入，害莫大矣。故曰伤寒偏打下虚人。且今人虚弱者多，强实者少，设遇挟虚伤寒而不知速救根本，则百无一生。故伤寒书曰：阳证得阴脉者死，正以阴脉即虚证也。此欲辨之，惟脉为主，而参以形证，自无失矣。盖凡遇伤寒外热等证，而脉见微弱浮空，举按无力者，即是虚证，最不易解，最不宜攻。虽欲发汗，汗亦难出，即有微汗，亦不过强逼肤腠之汗，而必非营卫通达之所化。若不顾虚实而逼之太甚，则中气竭而危亡立至矣。

然治虚之法，须察虚实之微甚。若半虚者，必用补为主而兼散其邪；若太虚者，则全然不可治邪，而单顾其本，顾本则专以保命，命得不死，则元气必渐复，或于七日之后，或十四日，甚者二十日之后，元气一胜，邪将不攻自溃，大汗至而解矣。欲知其兆，亦察其脉，但得弱者渐强，小者渐大，弦者渐滑，紧者渐缓，则大汗将通，吉期近矣。

凡用补之法，但察其胸膈何如。若胸腹多滞者未可补，年壮气实者未可补。若气本不实而胸腹无滞，则放胆用之。又若内无热邪而素宜用温，其或气有难行者，则必兼暖胃而后可。盖补得暖而愈行，邪得暖而速散，切不可杂用消耗寒凉，以分温补之力。其或初感寒邪，但见脉证真虚，邪不易散等证，则人参、熟地之类，开手便当速用，愈早愈妙，若或迟疑，则纵寇深入，反成难制。此治虚邪最善之法也。余用此法，活人多矣。

常闻昧者有伤寒忌补之说，不知补者所以补中，是即托里之意。亦以寒邪如盗，其来在外，元气如民，其守在中，足民正所以强中，强中正所以御外，保命玄机，惟此一着，何为补住邪气？庸妄误人，莫此为甚。余因再悉于此，用补伤寒治法之未备，渐用渐熟，方知其妙。自今而后，知必有不惑余言而受余之生者，将无穷矣。

——伤寒精血素弱，或阴中阳气不足，脉细弱而恶寒者，必须大助真阴，则阳从阴出，而表邪自可速解，惟理阴煎加柴胡、麻黄之类，或随证加减用之为最妙。若伤寒于七日八日之后，脉数无力，神昏气倦，或躁扰不宁，散之不可，清之不可，而邪不能解者，只宜理阴煎大剂与之，真回生神剂也。若气血俱虚而邪不能解，只宜平补者，以五福饮为主，而随证加减用之，或大补元煎，或六物煎，或十全大补汤皆可用。若脾胃中气虚弱而邪不能解者，宜四君子汤加减用之。若中气虚弱脾寒，或兼呕恶而邪不解者，宜五君子煎、温胃饮。若劳倦伤脾，寒邪内陷，身热不退，当升散者，宜补中益气汤。若寒邪陷入阴分，血虚不能外达，而当升散者，宜补阴益气煎。若阴虚发热，面赤口渴，烦躁，脉浮洪无力者，宜六味地黄汤大剂与之，一服可愈。凡中气虚寒，表邪不解，或日久畏药，或诸药不效者，只宜独参汤，或浓或淡，或冷或热，随其所好，时时代茶与之，连日勿间，使其营气渐复，则邪气渐退，大有回生之妙，毋忽之也。

——伤寒用补之法与用攻用散者不同。盖攻散所以去实邪，其力竣，其效速，故凡用柴胡、麻黄之类，取效在一二三剂之间，用大黄、芒硝之类，取效在一剂之间，此而不效，必其用之不善，不可多也。至若用补者，所以补虚，其力柔，其功缓，虽于一二剂见效者，亦多有之；若积劳积损，气血虚甚者，欲其复元，诚不易也。但察其服补无碍，或于脉证间略见相投，便是得补之力。故轻者二三剂，重者十余剂，方得见功，而汗出邪退以愈也。若不知此理，而但于一二剂间，未见速效，则必致庸谗起，惑乱生，而全功尽弃矣。此不可不深察也。

温补法 共二条

凡治伤寒、瘟疫宜温补者，为其寒邪凝滞，阳不胜阴，非温不能行，非温不能复也。如寒气在经者，以邪在表也，宜用温散，法具如前。寒气在脏者，以阳气虚也，或宜温补，或止温中。然用温之法，但察其外虽热而内无热者，便是假热，宜温不宜凉也；病虽热而元气虚者，亦是假热，宜温不宜凉也。真热者，谁不得而知之，惟假热为难辨耳。病假热者，非用甘温，热必不退，矧真寒者，又在不言可知。大都实证多真热，虚证多假热，故治实者多宜用凉，治虚者多宜用温。真假不识，误人不浅矣。又真寒假热之辨，则实亦有寒，实亦有热，虚亦有寒，虚亦有热，若谓实者皆热，虚者皆寒，则凿而谬矣。但实而寒者，只宜温散，不必滋补；虚而热者，只宜调补，最畏寒凉。盖寒凉无生意而善败元气，若以寒凉治虚证，则热未必退，且暂用则或可，久则无不败脾而危者。既已病热，又不宜寒，则总云假热，本非过也。

——伤寒发热而命门阳虚，或恶寒，或身痛，或呕，或痢，脉弱气虚而表不能解者，必用大温中饮，或理阴煎。若伤寒身热，心肺有寒，或呕哕而咳，或腹满而喘，止有寒邪而无虚者，宜小青龙汤。若阴证伤寒，自利脉沉，身痛发热，腹痛厥逆，但有寒邪而元气无虚者，当用温药，宜四逆汤。若寒在太阴，腹痛吐痢，或胀满厥逆，脾胃虚寒而邪有不解者，宜温胃饮或理中汤。若伤寒一二日，邪在太阳，或在少阴，背恶寒而表不解者，宜附子理阴煎，在仲景则用附子汤。若风寒在表，阴寒在里，外为身热而内则泻痢不能止，或见呕恶，或腹因痢痛者，此其中气下泄，则外邪益陷，必不能解，宜速用胃关煎或大温中饮。凡患伤寒，有阴阳大虚，元气将败而邪不能解者，非六味回阳饮不可。然但有大虚大寒之意，即当用此，若待其败，恐无及矣。凡阴盛隔阳，内真寒而外假热者，其证必头红面赤，或干渴舌焦，或口疮喉痛，或烦喘狂躁，或身热如火，或见虚斑而蚊迹遍身，或发阴黄而尿如金汁，虽其外有此证而脉则微弱不鼓，且或为呕恶，或为泄泻，或背腹畏寒，或气短似喘，或昏睡无知，或惊惶惧怯，或虽热不渴，或言虽谵妄而气促声微，或身虽躁狂而举动无力，禁之则止，是皆内虚外实、真寒假热之证，须用理阴煎，或六味回阳饮、大温中饮、八味地黄汤之类，大剂与之，庶可保全。若虚火上浮，喉痛热躁，不能热饮者，用井水浸药冷与饮之，此用假寒之味以解上焦之假热，真热之性以救下焦之真寒，回阳起死，真神妙之法也。其有血气本虚，用补相便，然温补既多，而病日昏愦，且见烦热难愈者，此其阳邪独亢，阴气不至，而虚中有热也，但改滋阴，以犀角地黄汤加黄芩、麦冬，或一柴胡饮加知母之类，此十补一清之法，一剂即效，其妙如神。医中圆活，最宜知此。

清利法 共三条

凡治伤寒、瘟疫宜清利者，非止一端，盖火实者宜清火，气实者宜行气，食滞者宜消食，痰盛者宜化痰，皆所谓清利也。凡此数者，滞去则气行，而表邪自解，然此宜用于邪实等证，而本非虚证之所宜。其有虚中挟实者，不妨少为兼用，此中权度，自有其宜。若病在危急，则毫不容谬，设不当清而妄用之，亦与扑残灯者无异也。

——伤寒火盛者，治宜清解。若热入阳明，烦渴躁热，脉洪便实而邪有不解者，宜柴胡白虎煎，或单用白虎汤、太清饮，或玉泉散。若汗后仍热者，亦宜用之。若伤寒口渴，烦热赤斑，脉洪大而无力者，宜人参白虎汤。若伤寒邪在太阳，发热头痛，脉洪大，表邪未解而内热又甚者，宜一柴胡饮，或三黄石膏汤，或六神通解散。若六经通热，火邪不解，或狂斑烦躁，或头红面赤，口干舌黑，脉洪邪实者，宜抽薪饮，或黄连解毒汤，或加柴胡。若伤寒热入血室，吐血斑黄及血热血燥，不能作汗而邪不解者，宜《局方》犀角地黄汤；热甚者，宜《良方》犀角地黄汤。若热邪闭结血分，大便不通而邪不能解者，宜《拔萃》犀角地黄汤。若少阴水亏，阳明火盛，热渴失血，牙痛便结，脉空作喘而邪不能解者，宜玉女煎。若伤寒阳邪亢盛，血脉不通而四肢厥逆者，谓之热厥，宜四逆散。若暑月时行瘟疫，表里俱热，宜清宜解者，羌活升麻汤。若伤寒热结膀胱而小水不利，火邪不退，或挟热泄泻者，宜大分清饮，或柴芩煎，或益元散。若伤寒实热内蓄，小水不利，而口渴烦热发黄者，宜茵陈饮，或大分清饮。凡瘟疫热甚而烦渴不宁者，宜雪梨浆时时与之，解渴退火最妙，大胜于益元散。冷水禀天一之性，甘而不苦，故大能清热解烦，滋阴壮水。凡火盛水涸，大渴便结，营卫热闭不能作汗者，最宜用之。虽虚证不可用，然亦有当用者，但察其喉口热极，唇舌干焦，大便秘结不通而大渴喜冷者，此阴虚水亏证也，不妨与人参、熟地、桂、附、干姜之属，相间并用，藉以滋阴，其功不小。惟大便不结及微热微渴，劳倦阳虚等证，最不宜用，若妄用之，则多致寒颤而败。

——伤寒兼杂证者，治宜调和、清利。凡伤寒兼风，发热，咳嗽多痰者，宜柴陈煎。若食滞气实，邪结胃脘而表不解者，宜大和中饮加柴胡。若感四时寒湿之气，以致脾胃不和，或呕或吐，或泄泻胀满者，宜平胃散；或寒盛多吐者，宜和胃饮。若外感风寒，内停饮食，头痛寒热，或为吐泻胀满者，宜藿香正气散。若感四时寒湿，发热发黄，身痛脉紧，中寒泄泻，小水不利者，宜柴苓饮；若中无寒而多火者，宜柴苓汤。若外伤暑热，霍乱泄泻，小水不利，腹痛胀满，内阴外阳者，宜五苓散。若外伤寒湿，一身尽痛者，羌活胜湿汤。

吐法 共二条

凡伤寒宜吐者，必其上焦有滞，或食或痰，结聚胸膈而邪不得散者，当吐也；或寒邪浊气内陷膈间而为痞为痛者，当吐也，盖吐中自有发散之意。若中气虚寒，脉弱无力及气短虚烦不宁者，皆不可吐。凡用吐药，中病即止，不必尽剂。

——古方吐法多用独圣散及茶调散，凡上焦邪滞皆可用之，然不若新吐法为更捷也。又凡诸药皆可吐，只随证用药，煎汤服，少顷探而吐之，则轻重可酌，标本可兼，尤其善也。

下法 共二条

凡伤寒瘟疫宜下者，必阳明邪实于腑而秘结腹满者乃可下之；或元气索强，胃气素实者，亦可下之。若大便虽数日不行而腹无胀满，及大便无壅滞不通之状，或连日不食而脐腹坦然，软而无碍者，此其阳明胃腑本无实邪，切不可妄下妄导，以泄中气。又如《伤寒门》忌下诸条，必当加意详察，不可误用。盖诸误之害，下为尤甚，不可忽也。今见时医有妄下而亦不致死者，必其元气之素强，能胜攻下者也，若概引为证，必致杀人。

——伤寒邪入阳明，便秘谵语，腹满烦热，脉证俱实者，宜大承气汤或调胃承气汤。若伤寒表证未除，里证又急，表里俱实者，宜大柴胡汤。若三焦六经邪火壅结，大便不通而表邪不解者，宜《局方》凉膈散。若伤寒热邪传里，当下而气血俱虚者，宜陶氏黄龙汤。若伤寒热邪传里而血虚秘结，腹胀作痛，邪不能解者，宜玉烛散。若时气瘟疫遍行，火邪内蓄，三焦实热，大便秘结而邪不能退者，宜五瘟丹。若时行瘟疫发热，火浮于上，胸膈结热者，宜大清丸。凡诸有宜通宜下者，但随证作引，送百顺丸一二三钱，最捷最妙。

瘟疫热毒辨治 共三条

瘟疫本即伤寒，然亦有稍异。以其多发于春夏，且因时气遍行，大小相似，必待日数足，然后得汗而解者，是为瘟疫之证。虽古法云：瘟病在三阳者多，三阴者少，然亦不可拘泥。若见阴证阴脉，是即三阴病也，大宜辨而治之。

——瘟疫之在三阳者，当辨其经。如脉浮头疼，发热身痛者，太阳证也，宜九味羌活汤加减治之。若脉长鼻干，不眠而躁者，阳明病也，宜葛根解肌汤或十味参苏饮加减治之。若脉弦而数，胸胁痛而耳聋，少阳证也，宜小柴胡汤加减治之。按：此三阳之治，乃古方治瘟之大略，然此证寒热虚实，无所不有，仍当察治如前，不可拘也。

——瘟疫初起而头疼身痛，憎寒发热，脉紧数洪滑，而别无他证，先宜正柴胡饮，或败毒散，或十神汤。若瘟疫初起，多阴少阳，脉证无虚者，宜神术散。若瘟疫胸膈满闷，小柴胡加枳实、橘红；热在内者，仍加黄连。若暑月时行瘟疫，表里俱热甚，宜清火解毒者，羌活升麻汤。若瘟疫火盛，脉洪大而热躁甚者，三黄石膏汤。若瘟疫热毒上浮，头面俱肿，目不能开，口干舌燥，咽喉不利者，普济消毒饮。若瘟疫脉洪大，烦躁热渴者，白虎汤；或兼呕吐者，仲景竹叶石膏汤。若瘟疫发狂谵语，脉洪大滑实而大便秘结不通者，大承气汤或鸡子清饮。若瘟疫内外俱有实邪，大便不通，当表里双解者，防风通圣散。若瘟疫病八九日不退而发斑发黄，但脉不虚不浮紧，而腹见痞满者，率可以承气、五苓合服而下之。若瘟疫头身红赤，肢体热甚，烦躁不能当者，宜用解瘟疫热毒法及内饮雪梨浆，或用井花水调玉泉散，俱妙。按以上诸法，乃因时因证，皆阳证实邪之所宜。若瘟疫脉弱无力，或外虽实而内则虚，或口不喜冷，大便不结之类，即非阳证，不得以身热脉数，俱认为火，虽在暑月，如理中汤、理阴煎、大温中饮、大补元煎及前温补诸法，皆当随证必用，此舍时从证之妙法也。矧夏月尤多伏阴，故凡临此证者，必先察阴阳，次辨虚实，则其要也，宜切识之。

徐东皋曰：瘟疫六七日不解，以致热入血室，发黄身如烟熏，目如金色，口燥而热结，以砭针刺曲池出恶血，仍以通圣散兼散兼下，得汗如黄水，粪如黑膏而即愈。按此即北方之所谓打寒也，其法用手捋上膊，使血聚于臂，以帛缚定，乃用箸夹磁锋，击刺肘中曲泽傍之大络，使邪毒随恶血而出，亦最捷之法，穷人用之极效，然非曲池穴也。

大头瘟证治 共三条

大头瘟者，以天行邪毒客于三阳之经，所以憎寒发热，头目颈项或咽喉俱肿，甚至腮面红赤，肩背斑肿，状如蛤蟆，故又名为蛤蟆瘟。大都此证多属风热，然亦有表里虚实之辨。又外科有时毒证，亦即此也，方治具见本门，当参阅用之。

——大头蛤蟆瘟治法：凡病在头目，内火未盛者，先当解散，宜正柴胡饮或败毒散。若时毒咽喉肿痛，内火不甚而便利调和者，葛根牛蒡汤。时毒表里俱热，头目俱肿，宜清宜散者，柴葛煎。若毒在阳明，表里俱热，多头痛鼻干，宜散者，柴葛解肌汤。若时毒三阳热极狂躁，咽喉肿痛，宜清兼散者，栀子仁汤。若时毒遍行，邪热上浮，头面俱肿，咽喉不利者，普济消毒饮。若时毒风热上聚头面，宜升散者，犀角升麻汤。若时气盛行，宜清火解毒者，羌活升麻汤。若时毒血热烦躁，兼赤斑者，犀角散、人参白虎汤。若时毒内外俱实，当双解者，防风通圣散。若时毒掀肿作痛，脉实便秘，宜下者，五利大黄汤，或漏芦升麻汤，或连翘消毒散。若时毒虽盛而外实内虚，脉弱神困，凡诸虚证有据者，必当救里内托，宜参芪托里散或托里消毒散。其有阳虚假热而兼呕恶泄泻者，如六味回阳饮之类，皆所必用，不可疑也。若头项肿甚，疼痛难忍者，宜用清凉救苦散敷之，或取侧柏叶自然汁，调蚯蚓泥敷之。

徐东皋曰：大头蛤蟆之候，因风热湿邪在于高颠之上，宜先用败毒散加羌活、黄芩、酒浸大黄，随病加减，不可峻用降药，虽有硝黄之剂，亦必细细呷之。盖凡治大头瘟者，不宜速攻，若攻之太峻，则邪气之在上者自如，而无过之中气反受其害而伤人也。且头乃空虚之地，既著空虚，则无所不致，所以治法当先缓而后急，则邪伏也。缓治以清热消毒，虚者兼益元气；胃虚食少者，兼助胃气；内实热甚，大便秘结者，以酒浸大黄下之，乃宣热而泄其毒也，此为先缓后急之法。若先从鼻肿，次肿于目，又次肿于耳，渐至头上，络脑后结块则止，不散，必出脓而后愈。又曰：大头瘟，太阳病，发于头上，并脑后下项及目后赤肿者是也，治宜荆防败毒散，羌活、藁本行经。阳明病，发于鼻頞，并目不能开及面部者是也。或内热气喘，口干舌燥，咽喉肿痛不利，脉数大者，普济消毒饮；若内实而热者，防风通圣散间服之。少阳病，发于耳之上下前后，并头角红肿者是也。若发热，或日晡潮热，或寒热往来，口苦咽干，目痛，胸胁满闷者，小柴胡加消毒之药。

伤寒初感治法

凡伤寒初感之治，本与传变者不同。盖凡病伤寒、瘟疫者，无不发热，然初感之时，其邪在表，未经传里，未至郁热，虽身表有热，不过肤腠之寒邪，而内未有火，岂即阳证？斯时也，但用温散，或兼托散，药对其证，无不即愈。奈何时俗之医，一见发热，便认为火，而芩、连、知、柏，开手使用，不知内无实热，何以当此？以寒邪得寒药，而表里俱寒，勾连不解，则日以内传，寒凉妄用，则元阳日败，凡受斯害，死者多矣。此理不明，则既不知表里，又不知先后，终身不省，每致误人，而且敢侈口谈医，其心果亦安乎？

伤寒饮食宜忌 共二条

凡伤寒饮食有宜忌者，有不宜忌者。若病伤寒而食不断者，以邪犹在表，未深入也。及其稍深，而在半表半里之间，则食渐减矣；再入胸膈胃口，则全不食矣。邪既在胃，则胃口不饥，所以伤寒不食者，或十日，或二十日，皆无足虑者，亦以胃气不馁则不败也。第不欲食者，不可强食，强食则助邪；或新愈之后，胃气初醒，尤不可纵食，纵食则食复，此皆大忌也。至有不宜忌者，则如劳倦内伤之人，偶感寒邪，亦必发热，此多以劳伤中气，本非真正伤寒，外邪内陷之病，所以外虽发热，而内则饥馁，每多思食，奈何庸昧之辈，但见发热，则曰饿不死伤寒，不论虚实，一概禁之。常见欲食者，索之不得，而且加以克伐寒凉之药，磋！磋！饥肠受剥，虚者益虚，内外夹攻，苦无所诉，及胃气既脱，反不欲食矣，即欲救之，已无可及。余常治此证，每借食为药，所活多人，而见禁食受毙者，亦已不少，故详言之。若病人时时觉饥而索食者，此其邪不在脏，胃中空虚而然，必不可禁，但不宜纵耳。且因此可察虚实，关系非小，不可忽也。

巢氏曰：凡瘟疫病新差，脾胃尚虚，谷气未复，若作劳妄动伤力，并食猪羊、鸡犬、鱼脍、炙煿、肥腻、生果、面食、硬涩难消之物，停积肠胃，膈闷腹胀，便秘，或大吐大下，重复发热，病作不可救矣。

避疫法 共二条

瘟疫乃天地之邪气，若人身正气内固，则邪不可干，自不相染。故避之之法，惟在节欲节劳，或于房室劳倦之后，尤不可近，仍勿忍饥以受其气，皆要法也。至于却邪之法，则如《刺法论》所云：天牝从来，复得其往，气出于脑，即不干邪。盖天牝者，鼻也，鼻受天之气，故曰天牝。气自空虚而来，亦欲其自空虚而去，即天牝从来，复得其往也。正以气通于鼻，鼻通于脑，毒入脑中，则流布诸经，令人相染矣。气出于脑，谓嚏之，或张鼻以泄之，或受气于室，则泄气于外，而大吸精气以易之，则邪从鼻出而毒气自散，此却邪于外之法也。又如想心如日等法，盖胆属少阳，为中正之官，少阳气壮，则脏气赖以俱壮而邪不能入，此强中御邪之法也。凡探亲诊疾，事有不容已者，但知此诸法，则虽入最秽之地，自可保其无虑。一方治天行时气，宅舍怪异，用降真香烧焚，大解邪秽，小儿带之，能解诸邪，最验。一法以福建香茶饼，不时噙口中，大辟伤寒瘴气秽恶。

《医统》曰：男子病，邪气出于口；女人病，邪气出于前阴。其相对坐立之间，必须识其向背，或以雄黄末涂鼻孔中，行动从容，察位而入。凡入病家，此亦医人之不可不知也。

瘟疫论列方

麻桂饮新散七
理阴煎新热三
补中益气汤补三十
麻黄汤散一
桂枝汤散九
补阴益气煎新补十六
参苏饮散三四
十神汤散四十
九味羌活汤散四四
五积散散三九
败毒散散三六
荆防败毒散痘三一
柴葛煎新散十四
葛根汤散二九
柴葛解肌汤散二一
归葛饮新散十三
神术散散六五
升麻葛根汤散三十
归柴饮新散十七
柴陈煎新散九
柴芩煎新散十
羌活升麻汤寒十二
柴芩汤和一九二
柴苓饮新散十一
十全大补汤补二十
圣散子散四三
五瘟丹攻百
六神通解散寒十五

四逆汤热十四
平胃散和十七
六味回阳饮新热二
四逆散散二八
和胃饮新和五
防风通圣散攻十六
五福饮新补六
五苓散和一八二
藿香正气散和二十
六物煎新因二十
一柴胡饮新散一
普济消毒饮寒十三
独参汤补三五
二柴胡饮新散二
人参白虎汤寒三
温胃饮新热五
三柴胡饮新散三
柴胡白虎煎新散十二
胃关煎新热九
四柴胡饮新散四
竹叶石膏汤寒五
理中汤热一
五柴胡饮新散五
三黄石膏汤寒十一
附子汤热二二
正柴胡饮新散六
黄连解毒汤寒一
白虎汤寒二
小柴胡汤散十九

《局方》凉膈散攻十九
太清饮新寒十三
大柴胡汤攻七
解瘟疫热毒法寒二四
玉泉散新寒十五
大补元煎新补一
羌活胜湿汤和一七八
益元散寒百十二
四君子汤补一
葛根牛蒡汤外四五
抽薪饮新寒三
五君子煎新热六
陶氏黄龙汤攻二一
茵陈饮新寒八
大温中饮新散八
调胃承气汤攻三
玉女煎新寒十二
大和中饮新和七
五利大黄汤外八九
犀角散寒一三一
大分清饮新寒五
漏芦升麻汤外九七
雪梨浆新寒十六
小青龙汤散八
连翘消毒散外六一
大青丸攻百二
金沸草散散八一
参芪托里散外五
五烛散攻二四

大承气汤攻一
托里消毒散外二
百顺丸新攻六
独圣散攻百六
栀子仁汤寒十九
清凉救苦散外一三五
茶调散攻百七
鸡子清饮寒十七
犀角升麻汤外四七
吐法新攻一
犀角地黄汤三方 寒七九、八十、八一

论外备用方

夺命散补三六 虚极
芩连消毒散寒十四
陈氏正气散和二二 风寒生冷

景岳全书卷之十三终

卷之十四 性集

杂证谟

疟疾

经义

《疟论》帝曰：夫痎疟皆生于风，其搐作有时者，何也？岐伯曰：疟之始发也，先起于毫毛，伸欠乃作，寒栗鼓颔，腰脊俱痛，寒去则内外皆热，头痛如破，渴欲冷饮。帝曰：何气使然？曰：阴阳上下交争，虚实更作，阴阳相移也。阳并于阴则阴实而阳虚，阳明虚则寒栗鼓颔也，巨阳虚则腰背头项痛，三阳俱虚则阴气胜，阴气胜则骨寒而痛，寒生于内，故中外皆寒。阳盛则外热，阴虚则内热，外内皆热则喘而渴，故欲冷饮也。此皆得之夏伤于暑，热气盛，藏于皮肤之内，肠胃之外，此荣气之所舍也。此令人汗空疏，腠理闭，因得秋气，汗出遇风，及得之以浴，水气舍于皮肤之内，与卫气并居。卫气者，昼日行于阳，夜行于阴，此气得阳而外出，得阴而内薄，内外相薄，是以日作。帝曰：其间日而作者何也？岐伯曰：其气之舍深，内薄于阴，阳气独发，阴邪内着，阴与阳争不得出，是以间日而作也。帝曰：其作日晏与日早者，何气使然？曰：邪气客于风府，循脊而下，卫气一日一夜大会于风府，其明日日下一节，故其作也晏，此先客于脊背也。每至于风府则腠理开，腠理开则邪气入，邪气入则病作，以此日作稍益晏也。其出于风府，日下一节，二十五日下至骶骨，二十六日入于脊内，注于伏膂之脉，其气上行，九日出于缺盆之中，其气日高，故作日益早也。其间日发者，由邪气内薄于五脏，横连募原也，其道远，其气深，其行迟，不能与卫气俱行，不得皆出，故间日乃作也。帝曰：夫子言卫气每至于风府，腠理乃发，发则邪气入，入则病作。今卫气日下一节，其气之发也，不当风府，其日作者奈何？曰：此邪气客于头项，循膂而下者也，故虚实不同，邪中异所，则不得当其风府也。故邪中于头项者，气至头项而病；中于背者，气至背而病；中于腰脊者，气至腰脊而病；中于手足者，气至手足而病。卫气之所在，与邪气相合则病作，故风无常府，卫气之所发，必开其腠理，邪气之所合，则其府也。帝曰：疟先寒而后热者何也？曰：夏伤于大暑，其汗大出，腠理开发，因遇夏气凄沧之水寒，藏于腠理皮肤之间，秋伤于风，则病成矣。夫寒者阴气也，风者阳气也，先伤于寒而后伤于风，故先寒而后热也。病以时作，名曰寒疟。帝曰：先热而后寒者何也？曰：此先伤于风而后伤于寒，故先热而后寒也，亦以时作，名曰温疟。其但热而不寒者，阴气先绝，阳气独发，则少气烦冤，手足热而欲呕，名曰瘅疟。岐伯曰：夫疟之始发也，阳气并于阴，当是之时，阳虚而阴盛，外无气，故先寒栗也。阴气逆极，则复出之阳，阳与阴复并于外，则阴虚而阳实，故复热而渴。夫疟气者，并于阳则阳胜，并于阴则阴胜，阴胜则寒，阳胜则热。疟者，风寒之气不常也，病极则复。夫疟之未发也，阴未并阳，阳未并阴，因而调之，真气得安，邪气乃亡，故工不能治其已发，为其气逆也。帝曰：攻之奈何？早晏何如？曰：疟之且发也，阴阳之且移也，必从四末始也。阳已伤，阴从之，故先其时坚束其处，令邪气不得入，阴气不得出，审候见之，在孙络盛坚而血者，皆取之，此真往而未得并者也。帝曰：疟不发，其应何如？曰：疟气者，必更盛更虚，当气之所在也，病在阳则热而脉躁，在阴则寒而脉静，极则阴阳俱衰，卫气相离，故病得休，卫气集，则复病也。帝曰：时有间二日或至数日发，或渴或不渴，其故何也？曰：其间日者，邪气与卫气客于六腑而有时相失，不能相得，故休数日乃作也。疟者，阴阳更胜也，或甚或不甚，故或渴或不渴。帝曰：论言夏伤于暑，秋必病疟，今疟不必应者，何也？曰：此应四时者也。其病异形者，反四时也。其以秋病者寒甚，以冬病者寒不甚，以春病者畏风，以夏病者多汗。帝曰：夫病温疟与寒疟，而皆安舍？舍于何脏？曰：温疟者，得之冬中于风，寒气藏于骨髓之中，至春则阳气大发，邪气不能自出，因遇大暑，脑髓烁，肌肉消，腠理发泄，或有所用力，邪气与汗皆出。此病藏于肾，其气先从内出之于外也。如是者，阴虚而阳盛，阳盛则热矣。衰则气复反入，入则阳虚，阳虚则寒矣，故先热而后寒，名曰温疟。帝曰：瘅疟何如？曰：瘅疟者，肺素有热，气盛于身，厥逆上冲，中气实而不外泄，因有所用力，腠理开，风寒舍于皮肤之内，分肉之间而发，发则阳气盛，阳气盛而不衰则病矣。其气不及于阴，故但热而不寒，气内藏于心，而外舍于分肉之间，令人消烁脱肉，故命曰瘅疟。

《至真要大论》帝曰：火热复恶寒发热，有如疟状，或一日发，或间数日发，其故何也？岐伯曰：胜复之气，会遇之时，有多少也。阴气多而阳气少，则其发日远；阳气多而阴气少，则其发日近。此胜复相薄，盛衰之节，疟亦同法。

《金匮真言论》曰：夏暑汗不出者，秋成风疟。

《生气通天论》曰：夏伤于暑，秋为痎疟。魄汗未尽，形弱而气烁，穴俞以闭，发为风疟。

论证 共四条

疟疾之疾，本由外感，故《内经》论疟无非曰风曰寒，其义甚明。而后世之论，则泛滥不一，总不过约言其末而反失其本，所以议论愈多则病情愈昧矣。有辨在后，所当并察。

凡疟因于暑，人皆知之。不知夏令炎热，此自正气之宜，然而人有畏热者，每多避暑就阴，贪凉过度，此因暑受寒，所以致疟。经曰：夏暑汗不出者，秋成风疟。义可知也。然又惟禀质薄弱，或劳倦过伤者，尤易感邪，此所以受邪有浅深而为病有轻重也。第以病因暑致，故曰受暑，而不知暑有阴阳，疟惟阴暑为病耳。至其病变，则有为寒证者，有为热证者，有宜散者，有宜敛者，有宜温者，有宜清者，其要在标本虚实四字，知此四者而因证制宜，斯尽善矣。其有云伤暑而认暑为火者，有云脾寒而执以为寒者，皆一偏之见，不足凭也。

凡疟发在夏至后，秋分前者，病在阳分，其病浅；发在秋分后，冬至前者，病在阴分，其病深。发在子之后，午之前者，此阳分病也，易愈；发在午之后，子之前者，此阴分病也，难愈。病浅者日作，病深者间日作，若三日四日者，以受邪日久而邪气居于阴分，其病尤深。

凡疟病自阴而渐阳，自迟而渐早者，由重而轻也；自阳而渐阴，自早而渐迟，由轻而重也。凡感邪极深者，其发必迟而多致隔日，必使渐早渐近，方是佳兆。故治此疾者，春夏为易，秋冬为难。

论治 共十二条

凡疟疾初作，必多寒热，大抵皆属少阳经病，其于初起，当专以散邪为主。若果形气无伤而脉证别无他故者，但宜正柴胡饮或三柴胡饮主之，少者一二剂，多者三四剂，无有不愈。若气体本弱而感邪为疟，即宜四柴胡饮为妙，勿以初起而畏之弗用也。

——治疟当辨寒热，寒胜者即为阴证，热胜者即为阳证。盖有素禀之寒热，有染触之寒热，然必其表里俱有热邪，方是火证。若疟至则热，疟止则退，而内无烦热闭结等证，则不得以火证论治。若内外俱有火证而邪有不散者，一柴胡饮主之。若邪入阳明，内热之甚而邪有未散者，宜柴胡白虎煎。若邪入肝肾而热极动血者，宜柴芩煎。

——疟有寒证，如无虚邪而但以寒邪不能散，或多中寒者，宜二柴胡饮。若以寒胜而兼气虚，邪有不解者，宜四柴胡饮，或补中益气汤加干姜、官桂。若寒甚热少，脉迟而兼背恶寒，或多呕恶泄泻者，必用麻桂饮或大温中饮。

——中气虚弱不能胜邪而邪不能解者，病在脾肺气分，宜补中益气汤、五柴胡饮；若阴虚血液不充而邪不能解者，病在肝肾精分，宜补阴益气煎、归柴饮。此证极多，其效尤捷。若发时其寒如冰，其热如烙，而面赤如脂，渴欲饮水，而热退即不渴者，以六味地黄汤加柴胡、芍药、肉桂，大剂一服即可愈。若元气虚寒之甚，阳不胜阴而邪不能解者，大温中饮。若元气虚甚，或衰老积弱者，则不必兼用攻邪，只当以正气为主，但使元气不败则邪气无有不服，宜大补元煎或十全大补汤之类主之，而又惟休疟饮为最妙。

——疟疾屡散之后，取汗既多而病不能止者，必以过伤正气而正不胜邪，则虽止微邪犹然不息，但使元气之虚者一振，散者一收，则无不顿然愈矣，宜三阴煎、五福饮，或小营煎、休疟饮主之。若有微寒者，宜大营煎或理中汤。若微有火者，宜一阴煎。若多汗不收者，宜五阴煎之类主之。

——疟疾久不能愈者，必其脾肾俱虚，元气不复而然。但察其脉证，尚有微邪不解者，当专以补中益气汤为主。若邪气已尽而疟有不止者，则当专补元气，以八珍汤、十全大补汤，或大补元煎之类主之。若肾阴不足而精不化气者，宜理阴煎最效。若阴邪凝滞而久不愈者，宜于前药加姜、桂、附子。

——疟作而呕吐恶食者，虽曰少阳之邪为呕吐，然实由木邪乘胃所致，但解去外邪，呕当自止，宜柴陈煎，或正柴胡饮加半夏主之。若脾胃气虚而寒邪乘之，则最多呕恶之证，宜温胃饮、理中汤、养中煎之类主之。若虚寒连及命门，火不生土而作呕者，宜理阴煎、右归饮之类主之。若兼食滞而作呕者，必多胀满，宜加陈皮、砂仁、山楂、厚朴之类为佐。若兼火邪者，必多热渴、躁烦、秘结，宜以黄芩、黄连之类为佐。若火在阳明甚者，宜加石膏。若兼寒者，必胃口怕寒，或吞酸，或嗳腐，或恶心，得热稍可者，宜以姜、桂、附子、吴茱萸之类为佐。

——疟疾因劳辄复，连绵不已者，此脾肾虚证。盖肾主骨，肝主筋，脾主四肢，气弱不胜劳苦，所以即发，但补脾肝肾，使其气强则愈，如十全大补汤、八珍汤、补中益气汤，皆可酌用。

——疟疾发散已多，每致阴虚水亏而烦热多渴者，宜以西瓜汁，或雪梨浆，或冷参汤，俱可滋阴截疟。无热者不可强用。

——疟痢并作而脏平邪浅者，宜胃苓汤加柴胡一二钱。若寒湿伤脾而疟痢并作者，宜温胃饮加柴胡，或胃关煎加柴胡亦妙。若湿热伤脾，下及肝肾而暴注热渴，或下纯鲜血者，宜柴芩煎。

——疟邪未清而过食伤脾，以致痞满，连绵不已者，宜大小和中饮加柴胡。若因食而成疟痞者，宜芍药枳术丸及大小和中饮之类调之。若痞成难消者，须灸章门、水道等穴，炷宜稍大，多灸，或连灸二三次，方得全愈。

——古云：治疟之法，凡将发之时与正发之际，慎毋勉强施治，即治亦无效。必待阴阳并极，热平气退之后，然后察而治之，或于未发二三时之先，迎而夺之可也。经曰：夫疟之未发也，阴未并阳，阳未并阴，因而调之，真气得安，邪气乃亡。故工不能治其已发，为其气逆也。按此古法，殊似不然，予近治疟，每迎其锐而击之，最捷最妙，是可见古法之有不必泥者。

论　汗

凡古人治疟之法，若其久而汗多，腠理开泄，阳不能固者，必补敛之；无汗则腠理致密，邪不能解，必发散之。故曰：有汗者要无汗，扶正为主；无汗者要有汗，散邪为主，此大法也。盖疟本外邪，非汗不能解，若不知散解其邪而妄用劫剂，多致胃气受伤，邪不能解，必反难愈。此宜以补剂为主，加减取汗，汗后再加补养可也。若邪在阴分，则下体最难得汗，补药力到，自然汗出至足，方是佳兆。凡病此而邪有未解者，大忌饱食，亦以汗之难易为优劣也。凡寒邪之自外而入者，得汗即解，如伤寒之类皆是也。而惟时瘟时疟之病，则病有浅深之不同。即如病瘟者，虽有大汗而热仍不退；病疟者，屡发屡汗而疟犹未止，此其所感最深，故不能以一二汗而即愈，或通身如洗而犹不能透。若此者，但当察其强弱，仍渐次再汗之，方得邪解，故不可谓汗后必无邪也。此但当以脉之紧与不紧及头身之痛与不痛，寒热之甚与不甚为辨耳。然又有虽已得汗，邪气将解而不守禁忌，或因于劳，或因于欲，或受生冷微邪，或胃气未清，因而过食，随触随发。此其旧邪未尽而新邪又至，缠绵深固，因致留连者，亦必宜仍从汗解，但其宜固宜散，则犹当以酌虚实为首务。

论 标 本

凡治疟当知标本。予尝言：有标则治标，无标则治本，此最以为治疟之肯綮。何以言之？盖标以邪气言，本以正气言也。夫邪正相争，所以病疟。凡疟之初起，本由邪盛，此当治邪，固无疑也，若或表散已过，或久而不愈，则于邪正之间，有不可不辨矣。盖有邪者，证必猖炽，脉必弦紧，或头疼头痛未除，或汗虽出而未透，凡属形证有余者，即其病虽已久，亦必有表邪之未清也，但觉有微邪，此犹宜兼标为治。若汗出已多，邪解已透，别无实证实脉可据而犹然不愈者，必由正气全虚，或以质弱，或以年衰，故余气有未能却，而真阴有未能静耳，此当专治其本，但使元气既复则无有不愈。设或不明标本，无论有邪无邪而但知攻疟，则害者多矣。予为此说虽因疟而发，然诸病皆同此理，明者当心志之。

论厌疟

凡厌疟之法，今世俗相传多用之，但其有效有不效，人每疑之，而其所以然者，自有的确之妙，则从来人所未知也。盖疟以邪正相争，其感之浅者，乃少阳胆经病也，惟其邪本不甚，则邪正互为胜负。当此时也，亦犹楚汉相持之势，但得一助之者，为楚则楚胜，为汉则汉胜，故不论何物，皆可用以为厌，但使由之，勿使知之，其人恃有所助，则胆气略壮而邪即败矣，此即《内经》移精变气之意也。然必势均力敌者，乃可以一助而胜之，正胜则愈也。若果彼强我弱，势不易制者，则厌必无益。故惟邪轻日作者可厌，而邪深间日者则不能厌，此自理势之使然，无庸惑也。

论截疟 共四条

凡截疟之法，方固不少，然亦无必效之方，若以愚见并及治验，则未尝藉于截也。盖有邪者去邪则愈，若散邪既透，解表已过，则但收拾元气而气复即愈，惟能于邪正之间，得其攻补之宜，则无不自愈，此截之最善者也。至如截疟诸方，虽不可执，亦不可无，第有效于此而不效于彼者，亦以人之气血阴阳各有不同故耳。故凡用截药者，亦当察人之强弱而酌以用之，庶乎得效，然亦惟轻者易截，而重者不易截也。兹录诸方于后，亦可备于酌用：截疟常山饮，气血强壮者可用。截疟饮，气分不足者可用。牛膝煎，血分不足者可用。截疟丹，时气多湿者可用。木贼煎，湿痰邪实者可用。何人饮、休疟饮，血气大虚，欲急济者可用。小柴胡汤加常山二钱，截疟如神。追疟饮，凡气血未衰，或屡散之后，用之最效。

丹溪曰：数发之后，便宜截而除之，久则发得中气虚弱，致病邪愈深而难治。世有砒丹等截药，大毒，不可轻用。常山性暴悍，善驱逐，然能伤真气，病人稍虚怯者勿用。

杨仁斋曰：或其人素虚者，慎勿用常山等药。

薛立斋曰：若病势正炽，一二发间，未宜遽截，恐邪气不去，正气反伤耳。若胃气弱者，用寒凉止截，脾胃复伤，必致连绵不已，若非培养元气，决不能愈。每见饮啖生冷物者，病或少愈，多致脾虚胃损，反为难治。若咽酸吐酸，且宜节饮食，其病潮作时，虽大渴亦只姜汤乘热饮之，此亦截疟之良法。凡欲截之，若血气俱虚，用人参、生姜各一两煎服，顿止，不问新久并效。

论似疟非疟

凡似疟非疟之病，虽有往来寒热，而时作时止，本非疟之类也。凡大病后，或产后，或虚损，俱有此证。经曰：阳虚则外寒，阴虚则内热。阴气上入阳中则恶寒，阳气下入阳中则恶热。故凡无外邪而病为寒热者，必属虚证。但虚有阴阳之异，而阳虚者必多寒，阴虚者必多热。阳虚者宜补其阳，如理中汤、十全大补汤加姜、桂、附子之类，此皆人所易知也。惟阴虚之证则最不易辨，盖阴中之水虚者，阴虚也；阴中之火虚者，亦阴虚也。如其津液枯燥，精血耗伤，表里上下，俱多烦热等证，此阴中之水虚也，治宜壮水以配阳，如一阴煎、六味地黄汤或加减一阴煎之类主之。其有倏热往来，或面赤如脂而腹喜热饮，或上热如烙而下冷如冰，或喉口大热而大便不实，此其证虽若热而脉必细微，或虽洪大而浮空无力者，是皆阳气无根而孤浮于上，此阴中之火虚也。治宜益火之本，使之归源，如海藏八味地黄丸或右归饮之类主之。假热退则真寒见，自可因证而治之也。《寒热门》论治尤详，所当并察。

论温疟

温疟一证，在《内经》曰：温疟者，得之冬中于风寒，至春夏阳气大发而为病。此即正伤寒之属也，故仲景《伤寒论》有温疟一证，即此是也。此与夏伤暑而秋为疟者本自不同。当于《伤寒门》酌而治之。

论瘅疟

瘅疟一证，在《内经》曰：肺素有热，气盛于身，发则阳气盛而不衰，故致消烁脱肉者，命曰瘅疟。盖此以阳脏而病阳证也，自与诸疟不同，而治此之法有三：如热邪内蓄而表邪未解者，则当散以苦凉；如热因邪致，表虽解而火独盛者，则当清以苦寒，此皆治其有余也。若邪火虽盛而气血已衰，真阴日耗者，急宜壮水固元，若但知泻火则阴日以亡，必致不救。

论瘴疟

瘴疟一证，惟岭南烟瘴之地有之，盖南方岚湿不常，人受其邪而致病者，因名瘴疟。然瘴出地气，疟由天气，但使内知调摄而外不受邪，则虽居瘴地，何病之有？是可见瘴以地言，而疟即风寒外感之病也。但其甚者，则或至迷困喑哑，乃与常疟为稍异耳。凡治此者，亦总不离寒热虚实及有邪无邪，如前治疟诸法而尽之矣。外如大梁李待诏瘴疟等证，既明且确，详列《瘴气门》，不可不察。

述古 共八条

仲景曰：疟脉自弦。弦数者多热，弦迟者多寒。

《机要》曰：疟有中三阳者，有中三阴者，其证各殊也。在太阳经谓之寒疟，治多汗之；在阳明经谓之热疟，治多下之；在少阳经谓之风疟，治多和之。此三阳受病，谓之暴疟，发在夏至后、处暑前，乃伤之浅者。在阴经则不分三经，总谓之湿疟，当从太阴经论之，发在处暑后、冬至前，此乃伤之重者。

——古法云：以清脾饮治秋时正疟，随证加减，大效。若胃中有伏痰郁结者，以草果饮，一服可愈。

丹溪曰：邪气深入阴分血分而成久疟者，必当用升发药，自脏而出之于腑，然后自表作汗而解。若用下药，则邪气愈陷而难出矣。

傅氏曰：疟系外邪，当以汗解。或汗不得出，郁而成痰，宜养胃、化痰、发汗，邪气得出，自然和也。

刘宗厚曰：或问：俗以疟为脾寒，何也？曰：此亦有理。盖暑盛阳极，人以伏阴在内，脾困体倦，腠理开发，或因纳凉于水阁木阴及泉水澡浴，而微寒客于肌肉之间，经所谓遇夏气凄沧之水寒迫之是也；或劳役饥饱内伤而即病作，故指肌肉属脾，发则恶寒战栗，乃谓之脾寒耳。实由风寒暑湿之邪郁于腠理，夏时毛窍疏通而不为病，至秋气收敛之际，表邪不能发越，故往来寒热，进退不已，病势如凌虐人之状，所以名疟。即如四时伤寒，十二经皆能为病，古方治法，多兼内伤取效，脾胃和而精气通，则阴阳和解，此实非脾病也。然古人称疟不得为脾寒者，正恐人专于温脾之说，不明造化之源，而失病机气宜之要故也。

立斋曰：大凡疟证，皆因先伤于暑，次感于风，客于营卫之间，腠理不密，复遇风寒，闭而不出，舍于肠胃之外，与营卫并行，昼行于阳，夜行于阴，并则病作，离则病止。并于阳则热，并于阴则寒。浅则日作，深则间日。在气则早，在血则晏。其病热多寒少，心烦少睡者，属心，名曰瘟疟，用柴苓汤。但寒少热，腰疼足冷者，属肾，名曰寒疟，用桂附二陈汤。先寒而后大热，咳嗽者，属肺，名曰瘅疟，用参苏饮。热长寒短，筋脉揪缩者，属肝，名曰风疟，宜小柴胡加乌药、香附。寒热相停，呕吐痰沫者，属脾，名曰食疟，宜清脾饮。若中气虚而间日发者，用补中益气汤。若寒热大作，不论先后，此太阳阳明合病，寒热作则必战，经曰：热胜则动也。发热则必汗泄。又曰：汗出不愈，知内热也。

又曰；凡日久虚疟，寒热不多，或无寒而微热者，若内因胃气虚，用四君加升麻、当归；若脾血虚，用四君加川芎、当归。若中气下陷，用补中益气加茯苓、半夏。大凡久疟，多属元气虚寒。盖气虚则寒，血虚则热，胃虚则恶寒，脾虚则发热，阴火下流则寒热交作，或吐涎不食，战栗泄泻，手足逆冷，皆脾胃虚弱，但补益中气则诸证悉愈。凡人久疟，诸药不效，以补中益气汤内加半夏，用人参一两，煨姜五钱，此不截之截也，一服即愈。若病久者，须大补元气为主，盖养正邪自除也。

徐东皋曰：疟疾多因风寒暑湿而得之，乃天之邪气所伤，当以汗解。故仲景、河间悉用发表之药，但以寒热多少，分经络而治。

辨古 共四条

陈无择《三因方》云：夫疟备三因，外则感四气，内则动七情，饮食饥饱，房室劳逸，皆能致之。《经》所谓夏伤暑，秋痎疟者，此则因时而叙耳，不可专以此论。外所因证，有寒疟，有温疟，有瘴疟，并同《素问》也。有湿疟者，寒热身重，骨节烦疼，胀满自汗，善呕，因汗出复浴，湿舍皮肤，及冒雨湿也。有牝疟者，寒多不热，但惨戚振栗，病以时作，此则多感阴湿，阳不能制阴也。此五种疟疾，以外感风寒暑湿与卫气相并而成。除瘴疟独热，温疟先热，牝疟无热外，诸疟皆先寒后热。内所因证，病者以蓄怒伤肝，气郁所致，名曰肝疟；以喜伤心，心气耗散所致，名曰心疟；以思伤脾，气郁涎结所致，名曰脾疟；以忧伤肺，肺气凝痰所致，名曰肺疟；以失志伤肾所致，名曰肾疟。所致之证并同《素问》。此五种疟疾，以感气不和，郁结痰饮所致。不内外因，有疫疟者，一岁之间，长幼相似也；有鬼疟者，梦寐不祥，多生恐怖也；有瘴疟者，乍热乍寒，乍有乍无，南方多病也；有胃疟者，饮食饥饱，伤胃而成，世谓食疟也；有劳疟者，经年不瘥，前后复发，微劳不任也；亦有数年不瘥，结成癥癖在腹胁，名曰老疟，亦曰母疟。以上诸证，各有方治，宜择而用之。

愚谓疟疾一证，《内经》言已详尽，无可加矣，而后世议论烦多，反资疑贰，兹举陈氏三因之说，以见其概。如所云湿疟者，因汗出复浴，湿舍皮肤，固一说也。然浴以热汤，避彼风处，则断不致疟，惟冷水相加，疟斯成矣。若然则仍是寒气，即《内经》所云夏遇凄沧水寒之证也。然此犹近似，但宜辨明寒热耳。至若牝疟无热，则《内经》并无此说，惟《金匮要略》曰：疟多寒者，名曰牝疟，蜀漆散主之。亦非曰无热也。若果全无发热而止见寒栗，此自真寒阳虚证耳，别有本门，又安得谓之疟耶？再如内因五脏之疟，在《内经·刺疟论》所言六经五脏之证，不过为邪在何经之辨，原非谓七情所伤便能成疟，而此云所致之证，并同《素问》，则《素问》无此说也。且既云七情所伤，则其虚实大有不同，又岂皆痰饮所致耶？再若不内外因，凡鬼疟梦寐之说，此或以疟邪乱神，因致狂言似鬼者有之，岂鬼祟果能为疟乎？至若胃疟，既云饮食，则明是内伤，且凡先因于疟而后滞于食者有之，未有不因外邪而单有食疟者也。夫病情必有标本，标本误认，治岂无差？窃计陈氏之言，既以三因立论，故不得不敷演其说，而烨然若有可观。不知影响之谈，不但无益于病，而且乱人意见，致令临证狐疑，莫知所从，而每至于害者，皆此之类。

丹溪曰：疟有暑、有风、有湿、有痰、有食积，久发者为老疟，不已者为疟母。风暑之疟，多因夏月在风凉处歇，遂闭汗不能得泄，暑舍于内，故大法当汗之。疟而恶饮食者，必从饮食上得之，当以食治。俗云脾寒，乃因名而迷其实也，苟因饮食所伤而得之，未必是寒，况其他乎？

严用和曰：或乘凉饮冷，当风卧湿，饥饱失时，致脾胃不和，痰积中脘，遂成此疾，所谓无痰不成疟也。

张子和曰：《内经》既以夏伤于暑而为疟，何世医皆以脾寒治之，用姜、附、硫黄之类，甚者归之祟怪，良可笑也。又或因夏月饮食生冷之类，指为食疟，此又非也。岂知《内经》之论则不然，皆夏伤于暑，遇秋风寒而后作也。邪热浅则连日，邪热深则间日，并入于里则寒，并入于表则热，若此论则了不相干于脾也。治平之时，其民夷静，虽用砒石、辰砂有毒之药，以热治热，亦能取效；扰攘之时，其民劳苦，内火与外火俱动，以热攻热，转为泻痢、吐血、疮疡、呕吐之疾，岂与夷静之人同治哉？予尝用张长沙汗吐下三法，愈疟病极多，大忌错作脾寒治之。

愚谓疟疾之作，本由风寒水湿之邪感而致病，亦或有非风非水而衣薄受凉，凡体怯者，皆能为疟。及其病深，则未免因经及脏，因表及里，故有不慎饮食而更甚者，有不慎劳役而增病者，总之无非外邪为之本，岂果因食因痰有能成疟者耶？今观朱丹溪之言，亦以痰食并列，严用和则悉归之痰，盖皆因陈氏之说而殊失《内经》之正意矣。故张子和亦以祟怪为笑，以食疟为非，而云治平扰攘时当分治，是皆有理确见也。独怪其以暑为火，而且谓扰攘之时，其民劳苦，大忌错作脾寒治之而尝用汗吐下三法，恐此言亦属偏见也。念余幸逢明盛，固不知扰攘景象，第以劳苦过伤之人，其虚更甚，又岂无三阳疲损等证，而可俱谓之火，及可尽用三法乎？甚哉立言之难，于此可见，而时中之不易得也如此。

简易方

一方　截疟神效。用常山末二钱，乌梅肉四个，研烂，酒调，临发日早服。

一方　不问新久疟，用常山一两，锉碎，以好酒浸一宿，瓦器煮干为末。每服二钱，水一盏，煎半盏，去滓停冷，五更服之，不吐不泻，效。

一方　治疟神效。用蒜不拘多少，研极烂，和黄丹少许，以聚为度，丸如芡实大。候干，每服一丸，新汲水空心面东吞下。

针灸法

《刺疟论》诸刺法具载本经。

大椎可灸三壮　三椎骨节间灸亦可愈　间使可灸

疟疾论列方

柴陈煎新散九

麻桂饮新散七

柴苓汤和一九三

归柴饮新散十七

柴芩煎新散十

理中汤热一

理阴煎新热三

参苏饮散三四

养中煎新热四

温胃饮新热五

大营煎新补十四

小营煎新补十五

五福饮新补六

一阴煎新补八

三阴煎新补十一

五阴煎新补十三

六味丸补百二十

八味丸补一二二

八珍汤补十九
右归饮新补三
胃关煎新热九
胃苓汤和百九十
牛膝煎新因二四
木贼煎新因二六
十全大补汤补二十
何人饮新因二五
草果饮和二二六
补中益气汤补三十
休疟饮新补二九
追疟饮新因又二五
清脾饮和二二五
截疟饮和二二二
补阴益气煎新补十六
一柴胡饮新散一
二柴胡饮新散二
桂附二陈汤热百十四
三柴胡饮新散三
四柴胡饮新散四
六味地黄汤补百二十
正柴胡饮新散六
小柴胡汤散十九
加减一阴煎新补九
四君子汤补一
大补元煎新补一
柴胡白虎煎新散十二
大温中饮新散八
大和中饮新和七
截疟常山饮和二三一
小和中饮新和八
雪梨浆新寒十六

论外备用方

归脾汤补三二
柴平汤和二三三　湿疟身痛
四兽饮和二二八　和胃消痰
七宝饮和二二七　截疟
截疟丹和二百三十
不换金正气散和二一　寒湿瘴疟
正气散和二三　脾滞
祛疟饮和二二一　邪火
藿香正气散和二十　寒滞
柴葛二陈汤和六　暑湿
驱疟饮和二百二十　邪湿
人参养胃汤和二三四　和胃顺气
万安散和二二二　实邪初感
常山散和二二九
交加饮子和二三二　痰食瘴
鳖甲饮和二二四　久疟疟母
红丸子攻九六　消食疟
白虎加桂枝汤寒四　热疟
七枣汤热百十八　阴疟
扶阳助胃汤热百十五　中寒

瘴　　气

论　证

瘴气惟东南之域乃有之，盖岭南地气卑湿，雾多风少，且以冬时常暖，则阴中之阳气不固，夏时反凉，则阳中之阴邪易伤，故人有不知保重而纵欲多劳者，极易犯之，以致发热头痛，呕吐腹胀等证。盖重者即伤寒，轻者即疟疾，第在岭南病此，则均谓之瘴耳。然阳气外浮之乡，必内多真寒，而外多假热；阴气不固之人，虽外有邪证而内必多虚，此则岭南瘴疫之大概也。但予未经其地，此不过亿度之见耳。及阅诸家之论，最多得理，足征予言之不诬也。谨详录在下，以资择用，庶临证者可无惑，而病此者得所赖矣。又细察诸论，亦已详悉，第病其用补之法犹有未尽，若值内伤虚损之甚而病此将危或难愈者，必以前《瘟疫门》治法参而用之，则庶乎有济。

瘴病所由

凡劳役伤饥之人，皆内伤不足者也，所谓邪气伤虚不伤实，同一理也。观《卫生方》云：北人寓广之地者，或往来广之途者，俱有阴阳相搏之患，然居者十病二三，途者十病八九，正以居者安静，途者劳伤耳。《活人三昧》论瘴疟条云：饮食有节，起居有常，则邪气不能为害。彼道路崎岖，人烟疏阔，水浆不洁，酒炙多腥，饮食起居，未免乖度，况复有阴阳相搏之气乎？故曰：瘴气惟染劳役伤饥之人者此也。又凡居岭南者，必慎起居，节饮食，寡欲清心，虽有岚邪，勿能害也。惟内境不出，则外境不入，此理之自然。其有感而病者，皆不知所慎耳。

大梁李待诏《瘴疟论》

岭南既号炎方，而又濒海，地卑而土薄。炎方土薄，故阳燠之气常泄；濒海地卑，故阴湿之气常盛。二气相搏，此寒热之气所由作也。阳气泄，故冬无霜雪，四时放花，人居其地，气多上壅，肤多汗出，腠理不密，盖阳不反本而然。阴气盛，故晨夕雾昏，春夏淫雨，一岁之间，蒸湿过半，三伏之内，反不甚热，盛夏连雨，即复凄寒，饮食、衣服、药食之类，往往生醭，人居其间，类多中湿，肢体重倦，又多脚气之疾，盖阴常偏胜而然。阴阳之气既偏而相搏，故人亦因之而感受其寒热不齐之病也。又阳燠既泄，则使人本气不坚，阳不下降，常浮于上，故病者多上脘郁闷，胸中虚烦。阴湿既盛，则使人下体多寒，阴不上升，常沉而下，故病者多腰膝重疼，腿足寒厥。予观岭南瘴疾，证候虽或不一，然大抵阴阳各不升降，上热下寒者，十有八九。况人身上本属阳，下本属阴，兹又感此阳燠阴湿不和之气，自多上热下寒之证也。得病之因，正以阳气不固，每发寒热，身必大汗，又复投之以麻黄、金沸、青龙等汤，再发其表，则旋踵受毙；甚者又以胸中痞闷，用利药下之，病人下体既冷，下之则十无一生。若此者，医害之也。

其时余染瘴疾，全家特甚，余悉用温中固下，升降阴阳正气之药，十治十愈。二仆皆病，胸中痞闷烦躁，昏不知人。一云：愿得凉药清膈。余审其证，上热下寒，皆以生姜附子汤冷温服之，即日皆醒，自言胸膈清凉，得凉药而然也，实不知附子也。翌日各与丹朱丸一粒，令空心服之，遂能食粥，然后用正气、平胃等药，自尔遂得平安。更治十数人皆安。盖附子用生姜煎，既能发散，以热攻热，又能导虚热向下焦，除宿冷，又能固接元气。若烦闷者，放冷服之。若病烦躁，不好饮水，反畏冷不能饮者，皆其虚热，非真热也，宜服姜附汤。沈存中治瘴用七枣汤，正与此同，亦一服而愈。有用术附汤而病愈甚，盖术、附相济，能固热气，不能发散，惟附子一味为最妙。或有脉证实非上热下寒而目黄赤者，不可用附子。脉若浮洪而数，寒热往来，无汗，乃小柴胡汤证。若证有可疑，寒热不辨，宜服嘉禾散。若热多者，冷服之。嘉禾散能调中气，升降阴阳，治下虚中满，疗四时瘟疫伤寒，使无变动，虽伤暑及阳证伤寒，服之亦解。若或寒多，服之尤宜。服二三日，即寒热之证自判，然后随证调治之，无不愈者。大抵岭南之地卑湿，又人食槟榔，多气疏而不实，四时汗出，不宜更用汗药，此理甚明。亦有当汗下者，然终不多也，明者察之。

《指迷方·瘴疟论》 新安王棐

棐读书之余，留意医学，幸得其传，颇识方脉，就辟入南，研究此证。谓南人凡病，皆谓之瘴，率不服药，惟事鬼神。夫瘴之为病，犹伤寒之病也，岂可坐视而不药耶？每为中医荏苒而致不救者有之。人过桂林以南无医药，且居南方之人，往往多汗，上盈下空，不可用汗吐下三法。其业医者既鲜且庸，或妄用汗吐下者，是谓虚虚。方书皆谓南方天气温暑，地气郁蒸，阴多闭固，阳多发泄，草木水泉皆禀恶气，人生其间，元气不固，感而为病，是为之瘴。轻者寒热往来，正类痎疟，谓之冷瘴。重者蕴热沉沉，昼夜如卧灰火中，谓之热瘴。最重者一病便失音，莫知其所以然，谓之哑瘴。冷瘴必不死，热瘴久而死，哑瘴无不死，此方书之说也。然以愚意观之，所谓哑瘴者，非伤寒失音之证乎？又岂中风失语之证乎？治得其道，亦多可生，安得谓之无不死耶。若夫热瘴，乃是盛夏初秋，茅生狭道，人行其间，热气蒸郁，无林木以蔽日，无水泉以解渴，伏暑至重，因而感疾。或有饮酒而不节者，或食煎炙而积热者，偶成此证。其热昼夜不止，稍迟二三日，则血凝而不可救矣。南中谓之中箭，亦谓之中草子。然有挑草子法，乃以针刺头额及上下唇，仍以楮叶擦舌，皆令出血，徐以草药解其内热，应手而愈，安得谓之久而死耶？至于冷瘴，或寒多热少，或寒少热多，亦有叠日间日之作，及其愈也，疮发于唇，验其证即是外方之疟，本非重病，然每因误治而致祸，亦不可以必不死而忽之。但诊其脉息极微，见其元气果虚，即与附子汤而愈。若误投寒药，所谓承气入胃，阴盛乃亡。若脉洪盛，证候实热，宜服和解药而徐治之。若误投热药，所谓桂枝下咽，阳盛则毙也。要在切脉，审证之虚实寒热治之，无不愈也。人谓岭南水泉草木地气之毒，故凡往来岭南之人，及宦而至者，无不病瘴而至危殆者也。又谓土人生长其间，与水土之气相习，外人入南必一病，但有轻重之异，若久而与之俱化则免矣。此说固若有理，但备之以将养之法，解之以平易之药，决保无病，纵病亦易愈矣。且瘴之为病，土人反重，外人反轻者多，盖土人淫而下元虚，又浴于溪而多感冒，恣食生冷酒馔，全不知节，所以重也。然则病瘴者，不可全咎风土之殊，皆人自失节养，有以致之耳。君子之居是邦也，当慎起居，节饮食，适寒温，晨酒夜食，切忌大过，或有不快，即服正气散一二剂，则脾胃自壮，气血通畅，微邪速散，又何瘴之有？

岭表十说 吴兴章杰

一、岭表之俗食槟榔，甚者日至十数枚。盖瘴疟之作，率因饮食过度，气滞痰结，而槟榔最能下气消食去痰，故人皆狃于近利而暗于远患。此颇类北人之食酪酥，多致肤理缜密，一旦病疫当汗，则塞而不得出。峤南地热，食槟榔故脏气疏泄，若一旦病瘴当攻发，则虚羸而不能堪。所以土人多瘠而色黄，岂全是气候所致？盖亦槟榔为患，殆勿思耳。

二、本草载三人触雾晨行，饮酒者独不病，故北人度岭，率相勉饮酒，而迁客羁士，往往醺酣以自适。且岭外酒价尤廉，贩夫役卒俱得肆饮，咸谓可以辟瘴，殊不知少则益，而多则滋瘴之源也。何以言之？盖南土暑湿，嗜酒则多中湿毒，兼以瘴疟之作，率因上膈痰饮，而酒则尤能聚痰。岭外谚云：莫饮卯时酒，莫食申时饭。诚摄生之要也。可见酒之为物，能辟瘴以生人，亦能滋瘴以害人。然则生也、死也，非酒也，顾在人也。

三、广南每以暑毒为患者，盖一岁之间，暑热过半，使人难避而易犯。凡起居饮食少失节度，则为暑毒所中。道途之间，尤多冒暑，故土人于暑时，相戒勿出。且遐荒之境，道路崎岖，而传舍饮食，皆不如欲，所以自北初至者，皆云不习水土而病，及既还，则又谓之回头瘴。大率得之道路劳倦，冒犯暑气，与夫饮食居处失度也。

四、岭南寒暑之候不常，尤难于调摄，故凡居人与在路者，冬夏之衣皆不可缺，随其气候，速宜增减，缓则致病。又岭外海风异常，稍中人则为病，坐卧易衣，时当慎也。

五、岭外虽以多暑为病，而四时亦有伤寒瘟疫之疾，其类不一，土人不问何疾，悉谓之瘴，治疗多误。或有一岁盛寒，近类中州，而土俗素无蚕绩，冬不衣绵，居室疏漏，户扃不固，忽遭岁寒，则次年瘟疫必兴。医者之治瘟疫，亦当以本法治之，而随其风土气候，与夫人之强弱，酌宜可也。

六、瘴疟之作，多因伏暑伤冷所致，纵非饮食冷物，亦必寒邪感于外，饮食伤于内也。大抵伏暑浅而寒多者易治，伏暑深而热多者难治。近时北医至此，用大柴胡汤治热瘴，须是本气壮实者乃能堪之，如土人久服槟榔，脏气既虚，往往不能服寒药，又能当此峻剂乎？然土人才见发黄，便谓不治之疾，良可哀也。

七、北人之来岭南，婢仆多病瘴气。盖劳役之人，饮食乖度，昼则冒暑，夜多卧地，又凡事不能避忌，故先受其毙。既与之同休戚，宜加意戒之。

八、俚俗有病必召巫觋而祭鬼神，士夫咸笑其信巫不信医，愚谓此可悯恻而不可以笑也。夫民虽至愚，然孰不思趋利避害？况性命所系，晓然易见，若医者能愈人疾，彼何为不用？盖岭外良医甚鲜，药类尤乏，且山谷海屿之民，何从而得医药？所以不免信巫也，岂得已哉。

九、瘴病不一，而土人以哑瘴最为危急，其状初得之即失音，不过一二日即致不救。医家多言为极热所致，或云内蕴热而外为感寒所激。近见北医有用煎生附子一味愈此疾者，得非以热治热，或是发散寒气耶？予尝闻有饮溪涧水中毒，令人失音，则知凡失音者，未必皆瘴也。溪涧水毒，灼然有之，道路多无井泉，而濒江之民与夫山行者，皆饮溪涧之水，岂无邂逅遇毒者？故途人所以多病此，得非是欤。

十、传云岭外多毒草，彘食之而人食其肉者亦毒人，所以北人度岭，多戒食彘。然而岭南能致瘴毒者，非止一端，岂在是耶？顺泉云：岭南之彘，在市井者，食豆与酒糟，在乡村者，食糠与碎米、芋苗，未有食草者。若然，则牛马羊畜之肉，悉皆不可食也，可乎？此其所以不足信也。

回头瘴说

旧传出岭之后，复有回头瘴者，大概与在广而发瘴，及方入广而不伏水土者不异。盖南方阳气常泄，阴气常盛，二气相搏，四时悉有寒热之气，人感之，即作寒热之病。寒则战栗，热则怫郁，多由得汗而解，此广瘴之寒热也。今所谓回头瘴及方入广而不伏水土者，亦不过阴阳相搏，气候不调而感疾耳。岭南天气，冬无霜雪，春寒秋热，气候不齐，或一日而忽然更变，与方外天气大不相侔。今回头瘴者，盖是先受广中之气，复感外方之气，冷热相忤，寒暄不调，遂作阴阳相搏之疾。须度时候之寒热，量元气之厚薄，如出岭于孟冬时者，广尚多暄而少寒，或转北风，或有暴冷，若届途之际，宜服和解散、神术散之类，和脾胃以逐风邪。及至外方，则天寒地冻，将及境之际，可服正气散、人参养胃汤之类，绝旧瘴以御时寒可也。

然此四药，亦特筌蹄耳，其实在保躬调养，酌序消详，切不可以得出瘴地而恣欲，此病之所由作也。故所谓回头瘴者，岂虚语哉！

治瘴续说

继洪曰：予寓岭南既久，愈知瘴疾不易用药。若病人身热而复寒，谓之冷瘴，不换金正气散主之。若身热胸痞，或呕，或噎，大便不利者，嘉禾散。若病轻而觉有食积，兼用些少感应丸，无积者不可用，病重者，不可妄用。转利，惟当温中固下。若冬末春初，因寒而作大热者，小柴胡汤。夏月因暑气者，六和汤。若身极热而头极痛，脉数者，为热瘴，宜用南人挑草子法，亦不可不服药。第此证病深，最为难治，盖凉药多不可用，惟宜热药，须得法以用之，如附子汤冷服者是也，然此非工巧以处之则不可。如身热汗不多，头痛未解，或且与和解散。如腰以上极热，腰以下稍凉，胸膈烦渴，腰腿重疼，或大便溏滑，其脉数而按之不实，此阳浮阴闭也，惟李待诏生姜附子汤最妙，凡初病者，以生姜、附子能发散耳。若病经去汗既多，虚烦潮上，则惟恐其不敛不降，宜用熟附、干姜、沉香而冷服之。若便利，则不必沉香。如烦甚，则少加竹茹。渴甚，多加人参、北五味。咳逆，加丁香、淡竹叶。若烦躁而有异象，眩惑，夜不安寝，可略与温胆汤，惟大便利者不可服。若烦渴大作，宜夺命散，或用冷汤，倍加人参、附子。若烦热，大便自利，或小便不涩，不可以赤为热，或膝胫以下稍凉，此乃病邪所激，气血俱虚，表热无以养中，故水热而内虚也，可急服姜附汤之类，及灸气海、足三里。若至四肢厥冷，两足冷甚，头额虚汗，或时咳逆，脉数而促，其证多危，惟以三建汤之属，能敛心液，能壮真阳，可以更生也。又有哑瘴，即热瘴之甚者，医书谓血得寒则凝泣，得热则淖溢，故热瘴面赤，心热，舌破，鼻衄，皆瘴热沸其血上涌所致，故宜用挑草子法。甚则血上塞其心窍，故昏不能言，或但噫噫作声，即哑瘴也。治此者，当散其血，用《局方》黑神散，立见神效。其或涎迷心窍而舌强者亦有之，却非真哑瘴也，及兼风痰之证者，俱当审察而后用治。本论有无稽之方，俱削去不录。

药宜预备

居瘴地者，虽曰节慎起居，而防病之药不可不为之备，如人参、附子、干姜、当归、熟地、紫金锭、苏合丸、不换金正气散之类，皆不可须臾离也。从宦兹土，则政事多繁，上下交际；为商往来，则经营贸易，其势不容于自逸，稍觉不快，即宜如法服药以解之。微邪易伏，固不致病也，惟其不能防微，则势必至于渐盛。故曰：不治已病治未病。此之谓也。

瘴病脉候

两关脉洪大者，热瘴。脉数甚者，为热瘴。脉弦而紧者，为瘴疟。脉浮而紧者，宜解表。脉浮缓者为伤风，其病轻。脉洪数而按之不实者，为阳浮阴闭。脉沉微而弱者，为虚寒。

瘴病愈后将养法

凡瘴病，不发三日后，方可洗手；七日后可洗面；半月后可梳头；一两月后，谨戒房事，能戒百日尤好。又瘴不发后，须吃素粥三日，经五日后，方可以猪脾煮羹，吃软饭；十日后略可吃酒，少用肉羹。但不可食诸般骨汁，若犯之则再发。凡牛羊猪犬鸡鹅诸骨汁，须并忌一月，或两月犹佳。凡犯而再发，必多困笃。

瘴气论列方

麻黄汤散一　　金沸草散散八一
桂枝汤散九　　和解散和二三五

神术散散六五
不换金正气散和二一
正气散和二三
平胃散和十七
小柴胡汤散十九
嘉禾散和百六十
六和汤和一二七
小青龙汤散八
术附汤补四一
附子汤热二二
生姜附子汤热二三
七枣汤热百十八
姜附汤热三二
人参养胃汤和二三七
三建汤热四二
冷汤热百十九
《局方》黑神散妇五十
夺命散补三六
温胆汤和一二五
承气汤攻一
感应丸攻五四
紫金锭因二百二
苏和丸和三七一
丹朱丸未考

论外备用方

败毒散散三六
圣散子散四二
五味异功散补四
保和汤和一四七 散邪顺气
槟榔煎和二三六
陈氏家传正气散和二二
屠苏酒和二三七
降椒酒和二三八
理中汤热一
生姜煎热百二十
冷香汤热八二
养胃汤热七十
椒囊法热一九二
干姜附子汤热三四 阴证发热
二味沉附汤热百十八
福建香茶饼因三百二
瘟疫门诸方皆可酌用

景岳全书卷之十四终

卷之十五 性集

杂证谟

寒热

经义

《阴阳应象大论》曰：积阳为天，积阴为地。阴静阳躁，阳生阴长，阳杀阴藏。阳化气，阴成形。寒极生热，热极生寒。寒气生浊，热气生清。清气在下，则生飧泄；浊气在上，则生䐜胀。此阴阳反作，病之逆从也。阳胜则热，阴胜则寒。重寒则热，重热则寒。寒伤形，热伤气。风胜则动，热胜则肿，燥胜则干，寒胜则浮，湿胜则濡泄。喜怒伤气，寒暑伤形。冬伤于寒，春必病温；春伤于风，夏生飧泄；夏伤于暑，秋必痎疟；秋伤于湿，冬生咳嗽。阳胜则身热，腠理闭，喘粗为之俯仰，汗不出而热，齿干以烦冤，腹满，死，能冬不能夏；阴胜则身寒，汗出，身常清，数栗而寒，寒则厥，厥则腹满，死，能夏不能冬。天之邪气，感则害人五脏；水谷之寒热，感则害于六腑；地之湿气，感则害皮肉筋脉。

《天元纪大论》曰：神在天为风，在地为木；在天为热，在地为火；在天为湿，在地为土；在天为燥，在地为金；在天为寒，在地为水。故在天为气，在地成形，形气相感而化生万物矣。

《五运行大论》曰：上下相遘，寒暑相临，气相得则和，不相得则病。

《百病始生篇》曰：风雨寒热，不得虚，邪不能独伤人。

《四气调神论》曰：春气之应，养生之道也。逆之则伤肝，夏为寒变，奉长者少。夏气之应，养长之道也。逆之则伤心，秋为痎疟，奉收者少。秋气之应，养收之道也。逆之则伤肺，冬为飧泄，奉藏者少。冬气之应，养藏之道也。逆之则伤肾，春为痿厥，奉生者少。

《金匮真言论》曰：长夏善病洞泄寒中。

《气交变大论》曰：岁木太过，风气流行，脾土受邪。岁火太过，炎暑流行，金肺受邪。岁土太过，雨湿流行，肾水受邪。岁金太过，燥气流行，肝木受邪。岁水太过，寒气流行，邪害心火。岁木不及，燥乃大行，生气失应。岁火不及，寒乃大行，长政不用。岁土不及，风乃大行，化气不令。岁金不及，炎火乃行，生气乃用。岁水不及，湿乃大行，长气反用。

《宣明五气篇》曰：心恶热，肺恶寒，肝恶风，脾恶湿，肾恶燥，是谓五恶。

《经脉篇》曰：肺所生病者，咳，上气喘渴，烦心胸满，臑臂内前廉痛厥，掌中热。气盛有余则肩背痛，风寒，汗出中风，小便数而欠。气虚则肩背痛寒，少气不足以息，溺色变。大肠所生病者，气有余则当脉所过者热肿，虚则寒栗不复。胃所生病者，气盛则身以前皆热，其有余于胃，则消谷善饥，溺色黄，气不足则身以前皆寒栗，胃中寒则胀满。心所生病者，目黄，胁痛，臑臂内后廉痛厥，掌中热痛。肾所生病者，口热舌干，咽肿上气，嗌干及痛，烦心心痛，黄疸，肠澼，脊股内后廉痛，痿厥嗜卧，足下热而痛。心主所生病者，面赤目黄，喜笑不休，烦心心痛，掌中热。胆所生病者，足外反热，头痛颔痛，目锐眦痛，缺盆、腋下肿痛，马刀侠瘿，汗出振寒，疟。

《气厥论》曰：肾移寒于脾，痈肿少气。脾移寒于肝，痈肿筋挛。肝移寒于心，狂，隔中。心移寒于肺，肺消。肺消者，饮一溲二，死不治。肺移寒于肾，为涌水。涌水者，按腹不坚，水气客于大肠，疾行则鸣濯濯，如囊裹水，水之病也。脾移热于肝，则为惊衄。肝移热于心，则死。心移热于肺，传为鬲消。肺移热于肾，传为柔痓。肾移热于脾，传为虚，肠澼，死不可治。胞移热于膀胱，则癃，溺血。膀胱移热于小肠，鬲肠不便，上为口糜。小肠移热于大肠，为虙瘕，为沉。大肠移热于胃，善食而瘦，又谓之食㑊。胃移热于胆，亦曰食㑊。胆移热于脑，则辛頞鼻渊。鼻渊者，浊涕下不止也，传为衄衊瞑目。故得之气厥也。

《寿夭刚柔篇》曰：风寒伤形，忧恐忿怒伤气。气伤脏，乃病脏；寒伤形，乃应形；风伤筋脉，筋脉乃应。

《咳论》曰：皮毛者，肺之合也。皮毛先受邪气，邪气以从其合也。其寒饮食入胃，从肺脉上至于肺，则肺寒，肺寒则外内合邪，因而客之，则为肺咳。

《刺志论》曰：气虚身热，此谓反也。气盛身寒，得之伤寒；气虚身热，得之伤暑。气实者，热也；气虚者，寒也。

《调经论》曰：血气者，喜温而恶寒，寒则泣不能流，温则消而去之。帝曰：寒湿之伤人奈何？岐伯曰：寒湿之中人也，皮肤不收，肌肉坚紧，营血泣，卫气去，故曰虚。虚者聂辟，气不足，按之则气足以温之，故快然而不痛。帝曰：阴之生虚奈何？曰：喜则气下，悲则气消，消则脉空虚；因寒饮食，寒气熏满，则血泣气去，故曰虚矣。帝曰：阳虚则外寒奈何？曰：阳受气于上焦，以温皮肤分肉之间，今寒气在外，则上焦不通，上焦不通，则寒气独留于外，故寒栗。帝曰：阴虚生内热奈何？曰：有所劳倦，形气衰少，谷气不盛，上焦不行，下脘不通，胃气热，热气熏胸中，故内热。帝曰：阳盛生外热奈何？曰：上焦不通利，则皮肤致密，腠理闭塞，玄府不通，卫气不得泄越，故外热。帝曰：阴盛生内寒奈何？曰：厥气上逆，寒气积于胸中而不泻，不泻则温气去，寒独留则血凝泣，凝则脉不通，其脉盛大以泣，故中寒。

《刺节真邪论》曰：阳胜者则为热，阴胜者则为寒，寒则真气去，去则虚，虚则寒搏于皮肤之间。虚邪之入于身也深，寒与热相博，久留而内著，寒胜其热，则骨疼肉枯；热胜其寒，则烂肉腐肌为脓，内伤骨，内伤骨为骨蚀。有所结，中于肉，宗气归之，邪留而不去，有热则化而为脓，无热则为骨疽。

《阴阳别论》曰：三阳为病，发寒热。

《脉要精微论》曰：风成为寒热。

《太阴阳明论》曰：故犯贼风虚邪者，阳受之。阳受之则入六腑，入六腑则身热不时卧，上为喘呼。

《风论》曰：黄帝问曰：风之伤人也，或为寒热，或为热中，或为寒中，或为疠风，或为偏枯，或为风也。其寒也则衰食饮，其热也则消肌肉，故使人怢栗而不能食，名曰寒热。风气与阳明入胃，循脉而上至目内眦，其人肥，则风气不得外泄，则为热中而目黄；人瘦则外泄而寒，则为寒中而泣出。

《举痛论》曰：寒则腠理闭，气不行，故气收矣。炅则腠理开，营卫通，汗大泄，故气泄矣。

《气穴论》曰：营卫稽留，卫气营溢，气竭血着，外为发热，内为少气，疾泻无怠，以通营卫，见则泻之，无问所会。邪溢气堕，脉热肉败，营卫不行，必将为脓，内销骨髓，外破大腘，留于节腠，必将为败。积寒留舍，营卫不居，卷肉缩筋，肋肘不得伸，内为骨痹，外为不仁，命曰不足，大寒留于溪谷也。

《脉解篇》曰：阳明所谓洒洒振寒者，阳明者午也，五月盛阳之阴也，阳盛而阴气加之，故洒洒振寒也。

《经筋篇》曰：经筋之病，寒则反折筋急，热则筋弛纵不收，阴痿不用。阳急则反折，阴急则俯不伸。焠刺者，刺寒急也，热则筋纵不收，无用燔针。

《大惑论》曰：人之善饥而不嗜食者，何气使然？岐伯曰：精气并于脾，热气留于胃，胃热则消谷，故善饥；胃气逆上则胃脘寒，故不嗜食也。

《逆调论》帝曰：人身非常温也，非常热也，为之热而烦满者何也？岐伯曰：阴气少而阳气胜，故热而烦满也。帝曰：人身非衣寒也，中非有寒气也，寒从中生者何？曰：是人多痹气也，阳气少，阴气多，故身寒如从水中出。帝曰：人有四肢热，逢风寒如炙如火者，何也？曰：是人者，阴气虚，阳气盛，四肢者，阳也，两阳相得而阴气虚少，少水不能灭盛火而阳独治。独治者，不能生长也，独胜而止耳。逢风而如炙如火者，是人当肉烁也。帝曰：人有身寒，汤火不能热，厚衣不能温，然不冻栗，是为何病？曰：是人者，素肾气胜，以水为事，太阳气衰，肾脂枯不长，一水不能胜两火。肾者水也，而生于骨，骨不生则髓不能满，故寒甚至骨也。所以不能冻栗者，肝一阳也，心二阳也，肾孤脏也，一水不能胜二火，故不能冻栗，病名曰骨痹，是人当挛节也。

《评热病篇》曰：邪气之所凑，其气必虚。阴虚者，阳必凑之，故少气时热而汗出也。小便黄者，少腹中有热也。

《奇病论》曰：肥者令人内热，甘者令人中满，故其气上溢，转为消渴。治之以兰，除陈气也。

《论痛篇》：帝曰：人之病，或同时而伤，或易已，或难已，其故何如？少俞曰：同时而伤，其身多热者易已，多寒者难已。

《五邪篇》曰；邪在肺，则病皮肤痛，寒热，上气喘，汗出，咳动肩背。取之膺中外俞，背三节五节之傍，以手疾按之，快然，乃刺之，取之缺盆中以越之。邪在肝，则两胁中痛，寒中，恶血在内，行善掣节，时脚肿。取之行间以引胁下，补三里以温胃中，取血脉以散恶血，取耳间青脉以去其掣。邪在脾胃，则病肌肉痛。阳气有余，阴气不足，则热中善饥；阳气不足，阴气有余，则寒中肠鸣腹痛；阴阳俱有余，若俱不足，则有寒有热，皆调于三里。

《五癃津液别篇》曰：天暑衣厚则腠理开，故汗出。寒留于分肉之间，聚沫则为痛；天寒则腠理闭，气湿不行，水下留于膀胱，则为溺与气。

《通评虚实论》：帝曰：乳子而病热，脉悬小者何如？岐伯曰：手足温则生，寒则死。帝曰：乳子中风热，喘鸣肩息者，脉何如？曰：喘鸣肩息者，脉实大也，缓则生，急则死。

《脉要精微论》曰：粗大者，阴不足，阳有余，为热中也。沉细数散者，寒热也。诸浮不躁者，皆在阳，则为热。其有躁者，在手。诸细而沉者，皆在阴，则为骨痛；其有静者，在足。阳气有余，为身热无汗；阴气有余，为多汗身寒；阴阳有余，则无汗而寒。推而外之，内而不外，有心腹积也；推而内之，外而不内，身有热也。

《论疾诊尺篇》曰：尺肤热甚，脉盛躁者，病温也。其脉盛而滑者，病且出也。尺肤寒，其脉小者，泄少气。尺肤炬然，先热后寒者，寒热也；尺肤先寒，久大之而热者，亦寒热也。肘所独热者，腰以上热；手所独热者，腰以下热；肘前独热者，肩背热；肘后独热者，膺前热；臂中独热者，腰腹热。肘后粗以下三四寸热者，肠中有虫。掌中热者，腹中热；掌中寒者，腹中寒。鱼上白肉有青血脉者，胃中有寒。尺炬然热，人迎大者，当夺血。尺坚大，脉小甚，少气，悗有加，立死。诊寒热，赤脉上下至瞳子，见一脉一岁死，见一脉半一岁半死，见二脉二岁死，见二脉半二岁半死，见三脉三岁死。

《邪气脏腑病形篇》曰：忧愁恐惧则伤心，形寒寒饮则伤肺，以其两寒相感，中外皆伤，故气逆而上行。帝曰：病之六变奈何？岐伯曰：诸急者多寒，缓者多热，大者多气少血，小者血气皆少，滑者阳气盛，微有热，涩者多血少气，微有寒。

《平人气象论》曰：寸口脉沉而弱，沉而喘，曰寒热。缓而滑曰热中。尺寒脉细，谓之后泄。尺粗常热者，谓之热中。

《经络论》曰：寒多则凝泣，凝泣则青黑；热多则淖泽，淖泽则黄赤。

《皮部论》曰：其色多青则痛，多黑则痹，黄赤则热多，白则寒，五色皆见，则寒热也。邪留于筋骨之间，寒多则筋挛骨痛，热多则筋弛骨消，肉烁䐃破，毛直而败。

《五色篇》曰：五色奈何：曰：青黑为痛，黄赤为热，白为寒，是为五官。人迎盛坚者，伤于寒。气口盛坚者，伤于食。

《经脉篇》曰：凡诊络脉，脉色青则寒且痛，赤则有热。胃中寒，手鱼之络多青矣。胃中有热，鱼际络赤。其暴黑者，留久痹也。其有赤有黑有青者，寒热气也。其青短者，少气也。

《六元正纪大论》：帝曰：夫子言用寒远寒，用热远热，愿闻何谓远？岐伯曰：热无犯热，寒无犯寒，从者和，逆者病，不可不敬畏而远之，所谓时与六位也。帝曰：余欲不远寒，不远热，奈何？曰：发表不远热，攻里不远寒。帝曰：不发不攻而犯寒犯热何如？曰：寒热内贼，其病益甚。帝曰：愿闻无病者何如？曰：无者生之，有者甚之。帝曰：生者何如？曰：不远热则热至，不远寒则寒至。寒至则坚否腹满，痛急下利之病生矣。热至则身热，吐下霍乱，痈疽疮疡，瞀郁，注下，瞤瘛，肿胀，呕，鼽衄，头痛，骨节变，肉痛，血溢，血泄，淋闭之病生矣。帝曰：治之奈何？曰：时必顺之，犯者治以胜也。

《师传篇》：岐伯曰：夫治民与自治，未有逆而能治之者也，夫惟顺而已矣。百姓人民皆欲顺其志也。帝曰：顺之奈何？曰：入国问俗，入家问讳，上堂问礼，临病人问所便。帝曰：便病人奈何？曰：中热消瘅则便寒，寒中之属则便热。胃中热则消谷，令人悬心善饥，脐以上皮热。肠中热，则出黄如糜，脐以下皮寒。胃中寒，则腹胀。肠中寒，则肠鸣飧泄。胃中寒，肠中热，则胀而且泄。胃中热，肠中寒，则疾饥，小腹痛胀。

《至真要大论》曰：寒者热之，热者寒之，微者逆之，甚者从之。帝曰：何谓逆从？岐伯曰：逆者正治，从者反治，从少从多，观其事也。帝曰：有病热者，寒之而热；有病寒者，热之而寒，二者皆在，新病复起，奈何治？曰：诸寒之而热者取之阴，热之而寒者取之阳，所谓求其属也。

《八正神明论》曰：天温日明，则人血淖溢而卫气浮，故血易泻，气易行。天寒日阴，则人血凝泣而卫气沉。是以天寒无刺，天温无凝。月生无泻，月满无补，月郭空无治，是谓得时而调之。

《骨空论》曰：灸寒热之法，先灸项大椎，以年为壮数。次灸撅骨，以年为壮数。视背俞陷者灸之。举臂肩上陷者灸之。两季胁之间灸之。外踝上绝骨之端灸之。足小指次指间灸之。腨下陷脉灸之。外踝后灸之。缺盆骨上切之坚动如筋者灸之。膺中陷骨间灸之。掌束骨下灸之。脐下关元三寸灸之。毛际动脉灸之。膝下三寸分间灸之。足阳明跗上动脉灸之。巅上一灸之。犬所啮之处灸之三壮。凡当灸二十九处。伤食灸之，不已者，必视其经之过于阳者，数刺其俞而药之。

论证

病有寒热者，由阴阳之有偏胜也。凡阳胜则热，以阴之衰也；阴胜则寒，以阳之衰也。故曰：发热恶寒者。发于阳也；无热恶寒者，发于阴也。此寒热之病有不同，而阴阳之不可不察也。又若外来之寒热，由风寒之外感；内生之寒热，由脏气之内伤，此寒热之因有不同，而表里之不可不察也。虽曰阳证多热，阴证多寒，然极热者反有寒证，极寒者亦有热证，此又真假之不可不察也。虽曰外入之邪多有余，内出之邪多不足，然阳盛生外热，阳虚生外寒，阴盛生内寒，阴虚生内热，此又虚实之不可不察也。诸如此者，有证可据，有脉可诊，有因可问。且经文尽发其深秘，已列前条。余有寒热篇，亦悉其证候，具在首卷，及伤寒门，亦有寒热辨，但因此以详求其理，则可尽悉其要，而辨治自无难也。

——寒热真假篇，义详一卷及火证门论虚火条中。

——治法有逆从，论在一卷论治篇中。

论诸寒证治 共五条

凡寒病之由于外者，或由风寒以伤形，或由生冷以伤脏；其由于内者，或由劳欲以败阳，或由禀赋之气弱。若寒自外入者，必由浅及深，多致呕恶胀满，或为疼痛泄泻；寒由内生者，必由脏及表，所以战栗憎寒，或为厥逆拘挛。总之，热者多实，寒者多虚，故凡治寒证者，当兼察其虚而仍察其脏，此不易之法也。

——凡阴毒寒邪直中三阴者，此即伤寒类所谓直中阴经之阴证也。其于仓卒受寒，以致身冷战栗，或四体拘挛，或心肠疼痛，或口噤失音，昏迷厥逆，或吐泻蜷卧，脉来微细，或沉紧无神者，皆其证也。切不可妄用风药，再散其气，但速宜温中，则寒邪自散。轻则理中汤、温胃饮，甚则四逆汤、大温中饮，或附子理阴煎之类主之。其有势在危急，唇青囊缩，无脉者，宜用华佗救阳脱方急治之，或仍灸气海、关元二三十壮，但得手足渐温，脉微出者，乃可生也。一方以胡椒研碎，用滚酒泡服，外用葱盐熨法。一方用黑豆二合炒热，以酒烹入，滚数沸，去豆取酒，服二碗即愈。

——寒中太阴，则中脘疼痛，宜理中汤、温胃饮；寒中少阴，则脐腹疼痛，宜归气饮，或五积散加吴茱萸；寒中厥阴，则少腹疼痛，宜四逆汤、归气饮、暖肝煎。其有寒中三阴而寒滞不散，因致胀满痛甚者，宜暂用排气饮或韩氏温中汤，先散其滞，然后调补之。或用五味沉附汤，或暖肝煎，俱可择用。

——生冷内伤，以致脏腑多寒，或为疼痛，或为呕吐，或为泄泻等证，治法随见各门。又或素禀阳脏，每多恃强，好食生冷茶水，而变阳为阴者，治亦同前。

——禀赋素弱，多有阳衰阴胜者，此先天之阳气不足也。或斫丧太过，以致命门火衰者，此后天之阳气失守也。其证则未冷先寒，或手足清厥，或身为寒栗，或脾胃不健，或肚腹不实，或小水频数，或阳道不壮，或每多恐畏，或眼目少神，是皆阳虚生寒也，治宜温补元气。其微者，宜五君子煎、理阴煎、六气煎、温胃饮、寿脾煎之类，择而用之；其甚者，宜大补元煎、右归饮、右归丸、四味回阳饮、六味回阳饮、海藏八味地黄丸之类主之。其有脾肾虚寒，每多腹痛飧泄、肾泄者，宜九气丹、一气丹，并于《泄泻门》求法治之。

论诸热证治 共四条

凡热病之作，亦自有内外之辨。如感风寒而传化为热，或因时气而火盛为热，此皆外来之热，即伤寒、瘟疫、时毒、痎疟之属也。至若内生之热，则有因饮食而致者，有因劳倦而致者，有因酒色而致者，有因七情而致者，有因药饵而致者，有因过暖而致者，有因阴虚而致者。有偶感而致者，有积累而致者，虽其所因不同，而病候无过表里，故在外者但当察经络之深浅，在内者但当察脏腑之阴阳。凡此诸证，在各门具有方论者，兹不再赘。且热即火也，故治热之法，即当于《火证门》通融用之。其有未尽之义，仍列于后。

——治热之法，凡微热之气，宜凉以和之；大热之气，宜寒以制之；郁热在经络者，宜疏之发之；结热在脏腑者，宜通之利之；阴虚之热者，宜壮水以平之；无根之热者，宜益火以培之。此其中有宜降者，所谓高者抑之也；有宜散者，所谓下者举之也；有相类者，所谓逆者正治也；有相反者，所谓从者反治也。治热之法，不过如此，而鲜有得其善者，岂亦由学力之未至乎？

——五脏之热证有可据者，如肺气上通于鼻，而下主于皮毛；心气上通于舌，而下主于血脉；脾气上通于口，而下主于四肢；胃气上通于头面牙龈，而下主于肌肉；肝气上通于目，而下主于筋节；肾气上通于喉耳，而下主于二阴。而六腑之气，亦可因表里以察之。此皆病在形体也，凡有诸中者必形诸外，故必有热证可据，方可以热论治，医中关系，惟此为最。

——治五脏之热，当察微甚。如心经之微热者，宜二阴煎、安神丸、天王补心丹、导赤散之类，皆可随证酌用；其热甚者，如泻心汤、黄连解毒汤、八正散、《直指》黄芩汤，及犀角地黄汤三方，皆其类也。肺经微热者，宜加减一阴煎、《正传》麦门冬汤、泻白散之类主之；其热甚者，宜黄芩清肺饮、黄芩知母汤之类主之。肝经微热者，宜化肝煎、保阴煎；热甚者，宜加味龙胆泻肝汤、芍药清肝散、七正散。脾胃微热者，清化饮、黄芩芍药汤；阳明热甚者，白虎汤、太清饮、泻黄散、玉泉散。肾经微热者，一阴煎、滋阴八味丸；热甚者，正气汤、丹溪大补阴丸；肾虚兼胃火者，玉女煎。膀胱微热者，五淋散；热甚者，大分清饮、化阴煎。三焦微热者，徙薪饮；热甚者，抽薪饮、大连翘饮、凉膈散、三补丸、大金花丸之类，择宜用之。凡清火退热方论甚多，此亦言其约耳，欲尽其义，当详考寒阵二类。

论寒热往来证治 共三条

凡寒热往来之病，其证有二：盖一以外邪不解而然，一以阳盛阴虚而然。此其一为表证，一为里证，所当辨治，不可紊也。

——寒邪郁伏经络而为寒为热，此似疟非疟之类也，治法虽宜表散，然邪气得以久留者，必其元气之虚而正不胜邪也，故凡治此者，皆当以兼补血气为主。若血分微虚，形气本不甚弱而邪有不解者，三柴胡饮。若火盛血燥而寒热不已者，一柴胡饮。若因劳倦，或气体本弱，或肝脾不足而邪有不净者，四柴胡饮，或五柴胡饮，或补中益气汤。若阳邪陷入阴分，微兼内热而邪有不解者，补阴益气煎。若脾胃阳气不健，中气不暖而邪有不解者，温胃饮。若病久元气大虚而寒热不退者，但当单培元气，不必兼散，宜五福饮、归脾汤，或大补元煎、理阴煎之类，察其阴阳，择而用之。若果阳虚，非用温补不可。

——阴虚阳盛，或阴阳俱虚而为寒热往来者，此以真阴不足，总属虚损之病也。然其阴阳微甚，亦所当辨。如昼则热而夜则静者，此阳邪王于阴分，阳有余也；昼则静而夜则热者，此阳邪陷入阴中，阴不足也。其有昼夜俱热，或兼烦躁多汗而本非外感者，此证虽曰重阳，而实则阴虚之极也。又有下见溏泄，或上见呕恶而潮热夜热者，此元气无根，阳虚之病也。大都阳实者，宜泻其阳，泻阳者，宜用苦寒；阴虚者，宜补其阴，补阴者，宜用甘凉。惟阳虚一证，则身虽有热，大忌寒凉，此则人多不识也。然阴虚则病热，而阴气未竭者，治之犹易；阳虚则病寒，而阳气未竭者，治之亦易。若孤阳无阴，而寒之不可，孤阴无阳，而热之又不可，斯所谓两死之证也，无能为力矣。若阴虚阳盛而寒热往来，或夜热不止者，加减一阴煎。若心经蕴热，火在阳分而烦热往来者，二阴煎。若盗汗不止而夜热者，当归六黄汤。若阴虚血热，崩淋不止而夜热者，保阴煎。若肝火不清，时多郁怒而为烦热者，徙薪饮。若妇人多郁多怒而寒热不止者，加味逍遥散。若三阴亏损，血虚火盛而烦热不止者，地黄膏、三才封髓丹。若男妇小儿，凡脾胃受伤，阳虚火浮而为潮热夜热者，必用理阴煎，或温胃饮，或大补元煎之类，方可保全。此证最多，此治最妙，勿以此为奇谈也。

述　古

华元化曰：人之寒热往来者，其病何也？此乃阴阳相胜也。阳不足则先寒后热，阴不足则先热后寒。又上盛则发热，下盛则发寒。皮寒而躁者阳不足，皮热而躁者阴不足。皮寒而寒者阴盛也，皮热而热者阳盛也。热发于下，则阴中之阳邪也；热发于上，则阳中之阳邪也。寒起于上，则阳中之阴邪也；寒起于下，则阴中之阴邪也。颊赤多言而寒者，阳中之阴邪也；面青多言而热者，阴中之阳邪也；面青多言而寒者，阴中之阴邪也。若不言者，不可治也。阴中之阴中者，一生九死；阳中之阳中者，九生一死。阴病难治，阳病易医。诊其脉候，滑实在上，则阳中之阳也；滑实在下，则阴中之阳也。微弱在上，则阳中之阴也；微弱在下，则阴中之阴也。滑实在中则中热，微弱在中则中寒。寒用热取，热以寒攻，逆顺之法，从乎天地，本乎阴阳也。从之者生，逆之者死。《金匮大要论》曰：夜发寒者从，夜发热者逆；昼发热者从，昼发寒者逆。逆从之道，亦在乎审明。

寒热论列方

四逆汤热十四
理中汤热一
四味回阳饮新热一
温胃饮新热五
暖肝煎新热五
六味回阳饮新热二
寿脾煎新热十六
化肝煎新寒十
补中益气汤补三十
六气煎新因二一
归气饮新热十四
补阴益气煎新补十六
理阴煎新热三
五福饮新补六
韩氏温中汤热八九
归脾汤补三二
五积散散三九
五味沉附汤热百十六
右归饮新补三
右归丸新补五

海藏八味丸补一二一
一气丹新热二二
九气丹新热二三
滋阴八味丸新寒十七
一阴煎新补八
二阴煎新补十
加减一阴煎新补九
玉女煎新寒十二
化阴煎新寒七
当归六黄汤寒六五
白虎汤寒二
泻白散寒四二
加味逍遥散补九三
清化饮新因十三
泻黄散寒五七
天王补心丹补百八
五泉散新寒十五
太清饮新寒十三
三才封髓丹寒一六六
保阴煎新寒一
泻心汤寒二七
华佗阳脱方热四六
抽薪饮新寒三
徙薪饮新寒四
黄连解毒汤寒一
七正散寒百十六
八正散寒百十五
黄芩芍药汤寒百九
五淋散寒百十七
导赤散寒一二二
芍药清肝散寒六一
正气汤寒六六
凉膈散攻十九
黄芩知母汤寒五一
三补丸寒一六二
安神丸寒一四二
黄芩清肺饮寒三八
排气饮新和六
地黄膏寒九一
《直指》黄芩汤寒百七
大温中饮新散八
大补元煎新补一
丹溪大补阴丸寒一五七
五君子煎新热六
大分清饮新寒五
《正传》麦门冬汤寒四四
大连翘饮寒七八
大金花丸攻五五
犀角地黄汤寒八十、八十一八二
一柴胡饮新散一
三柴胡饮新散三
四柴胡饮新散四
五柴胡饮新散五
加味龙胆泻肝汤寒六四

论外备用方

人参养营汤补二一
加味归脾汤补三三
调中益气汤补三一 虚邪
术附汤补四一 中寒
参附汤补三七 厥冷
《金匮》大建中汤补二三 中寒
逍遥散补九二 血虚发热
圣愈汤补九十 虚热
八味大建中汤补二五 阴寒
人参固本丸补百六 阴虚热
益阴肾气丸补一二五
七味白术散补五五 虚热渴
柴苓汤和一九二 寒热泻
藿香正气散和二十 风寒
龙脑鸡苏丸和三七二 阴虚烦热
四逆散散二八 热厥
小柴胡汤散十九
加减小柴胡汤散二二 寒热腹痛
九味羌活汤散四四 外邪寒热
退热汤寒九三 急劳大热
秦艽扶羸汤寒九二 虚劳
黄芪鳖甲煎寒九十 虚劳
地骨皮散寒七四 热渴
《局方》大已寒丸热百七十 中寒
十补丸热一七一 肾虚寒
已寒丸热一七一 冷秘
《元戎》大已寒丸热一七一 冷秘
四逆汤热十四 寒厥
附子汤热二二 背恶寒
附子理中汤热二 寒厥
温胃汤热十二 温中
三建汤热四二 阴寒厥逆
扶阳助胃汤热百十五 中寒
《保命》柴胡四物汤补十二 虚劳

暑 证

经 义

《热论》曰：凡病伤寒而成温者，先夏至日者为病温，后夏至日者为病暑。暑当与汗皆出勿止。

《生气通天论》曰：因于暑，汗，烦则喘喝，静则多言，体若燔炭，汗出而散。

《刺志论》曰：气盛身寒，得之伤寒；气虚身热，得之伤暑。

《金匮真言论》曰：夏暑汗不出者，秋成风疟。

《阴阳应象大论》曰：夏伤于暑，秋必痎疟。

论证 共七条

暑本夏月之热病，然有中暑而病者，有因暑而致病者，此其病有不同，而总由于暑。故其为病，则有阴阳二证：曰阴暑，曰阳暑，治犹冰炭，不可不辨也。阴暑者，因暑而受寒者也。凡人之畏暑贪凉，不避寒气，则或于深堂大厦，或于风地树阴，或以乍热乍寒之时，不谨衣被，以致寒邪袭于肌表，而病为发热头痛，无汗恶寒，身形拘急，肢体酸痛等证。此以暑月受寒，故名阴暑，即伤寒也，惟宜温散为主，当以伤寒法治之也。又有不慎口腹，过食生冷，以致寒凉伤脏而为呕吐、泻痢、腹痛等证，此亦因暑受寒，但以寒邪在内，治宜温中为主，是亦阴暑之属也。阳暑者，乃因暑而受热者也，在仲景即谓之中暍。凡以盛暑烈日之时，或于长途，或于田野，不辞劳苦，以致热毒伤阴，而病为头痛烦躁，肌体大热，大渴大汗，脉浮气喘，或无气以动等证。此以暑月受热，故名阳暑，治宜察气之虚实，火之微甚，或补或清，以固其气。此与阴暑之治，大有不同，若或因暑之名而不分表里，不察阴阳，则误人不浅矣。

——阴暑证，或在于表，或在于里，惟富贵安逸之人多有之，总由恣情任性，不慎风寒所致也；阳暑证，惟辛苦劳役之人多有之，由乎触冒暑热，有势所不容已也。然暑热逼人者，畏而可避，可避则犯之者少；阴寒袭人者，快而莫知，莫知则犯之者多。故凡有病暑者，阳暑不多见，而阴暑居其八九。今之人治暑者，但见发热头痛等证，则必曰此中暑也，而所用无非寒凉，其不达也亦甚矣。

——伤寒之病，虽同为寒邪，而名有不同也；伤暑之名，虽可同为暑邪，而病有不同也。伤寒之名有不同者，在冬之寒，即谓之正伤寒；在春之温，即谓之温病；在夏之暑，即谓之暑病，是温病暑病，亦皆伤寒之别名耳。经曰：冬伤于寒，春必温病。又曰：凡病伤寒而成温者，先夏至日者为病温，后夏至日者为病暑，即此谓也。伤暑之病有不同者，其因暑而感寒者，寒则伤形，即伤寒也；因暑而受热者，热则伤气，即伤暑也，是内伤外感，俱有暑病之不同耳。经曰：气盛身寒，得之伤寒；气虚身热，得之伤暑，即此谓也。盖气盛身寒者，谓身受寒邪而气无苦也，故曰伤寒；气虚身热者，谓身冒暑热，而热伤气也，故曰伤暑。此义人多不解，而谓伤寒者必身寒，则于理不通而大昧经旨矣。

——夏月盛暑之时，必令身有微汗，此养身之道，最得时宜者也，若必使快然无汗，则未免阴胜于阳，多致疾矣。观之经曰暑当与汗皆出勿止，是言暑汗之勿宜止也。又曰，夏暑汗不出者，秋成风疟，是言暑汗不出之为病也。此夏月之汗宜否，益可知矣。

——夏月伏阴续论在前第二卷传忠录中。

——暑有八证：脉虚，自汗，身热，背寒，面垢，烦渴，手足微冷，体重是也。凡治此者，宜调理元气为主，清利次之。

——中暑死者，不可使得冷，得冷便死。只宜以温暖之物，护其脐中，徐徐治之。

论治 共五条

——阴暑证，凡暑月外感风寒，以致阴邪抑遏阳气，而病为发热头痛，肢体拘急酸疼，无汗恶寒，脉紧等证，此即伤寒之属，治以解散为主，宜正柴胡饮、小柴胡汤，或一、二、三、四柴胡饮之类，酌其寒热虚实，随宜用之。若脉见微细，气体虚弱，不可发汗者，但宜补中气，使元气渐充，则寒邪自散，不必攻邪也，或用补中益气汤主之。若邪感于外而火盛于内，成阳明热甚者，宜柴胡白虎煎之类主之。若寒邪在表未解而六脉微细，背冷恶寒，或呕恶泄泻，内无热证者，此正伏阴在内而邪不易解，虽在暑月，亦速宜温中，如理阴煎、理中汤、大温中饮、麻桂饮之类，皆宜速用，不可疑也，亦不可迟也。若邪盛于外而中不甚虚者，或以五积散。以上诸证有不能尽者，俱宜以伤寒门诸法察而治之。

——阴暑证，凡内伤生冷，致损胃气，而病为腹痛，泄泻，呕吐者，治宜以温中散寒为主。若初受寒邪，停积未散，而脾气未虚者，先宜以抑扶煎、五德丸之类主之。若胃气微虚者，宜佐关煎、五德丸主之。若胃气再虚者，宜温胃饮、理中汤主之。若吐泻已甚，脾肾兼伤，而痛连小腹二阴，或成痢者，宜胃关煎、理阴煎，或九气丹之类主之。若表中寒邪，内伤生冷，表里俱病者，宜兼治之，以和胃饮加柴胡，或温胃饮加柴胡，或新方诸柴胡饮，察虚实而用之。古方用大顺散为温中之总治，亦何足以尽之也。

——阳暑以酷热伤人，本为热证，然阳中又有阴阳，此不可不辨。凡暑热中人者，其气必虚，以火能克金而热伤气也。然热者不可不清，虚者不可不补，但阳中之阳者宜兼乎清。如身热，头痛，烦躁，大渴，大汗，脉洪滑，喜冷水，大便干结，小水赤痛之类，皆阳证也。若气不甚虚而但有火证者，宜白虎汤或益元散主之；或火盛之甚者，惟玉泉散更妙。若汗出脉虚浮，烦渴有火而少气者，宜白虎加人参汤，或仲景竹叶石膏汤、《宣明》桂苓甘露饮之类主之。若眩晕少气，虽烦渴而火不甚者，宜生脉散主之。以上诸法，用治阳中之阳，皆方法之善者。若虽壮热口渴，而脉虚无力，或重按全无，及神困气促者，此脾胃气虚，元阳不足，假火之证，若误用白虎等剂，其危立至。

——凡中暑热者，人皆知为阳证，而不知阳中有阴也。盖外中热邪而内亦热者，此表里俱热，方是阳证，治宜清补如前。若内本无热而因热伤气，但气虚于中者，便有伏阴之象，故凡治暑热之证，最当辨其阴阳虚实。若脉虚无力，或为恶寒背寒，或为呕恶，或为腹痛泄泻，或四肢鼻尖微冷，或不喜凉茶凉水，或息短气促、无力以动之类，皆阳中之阴证也。凡见此类，但当专顾元气，惟宜独参汤，徐徐与之为最妙。若兼微呕恶寒者，宜加煨姜与人参等分主之。再其甚者，则养中煎、理中汤、五君子煎，或五福饮、理阴煎之类，皆当随宜用之。若虚寒之甚，则舍时从证，桂附皆所必用，切不可因暑热之名，而执用寒凉解暑等剂再伐阳气，则变有不可测也。若夏月于盛暑中过于劳倦，因而中暑者，其劳倦既已伤脾，暑热又以伤气，本内伤大虚之候，当专以调补为先，然后察其有火无火，或有邪无邪，而兼治如前可也。

——夏月因暑致病，而医有不知伏阴，误投寒剂，以致吐泻腹痛，或外热内寒，烦躁多渴，状若伤寒，但察其脉微神困，便是阴盛格阳之证，速宜温药以救其内。

——夏月既伤暑热，复伤生冷，外热内寒者，当专以内寒为主，有滞者清其滞，无滞者益其气，但温中理脾，脾气既复而暑无不退也。

论香薷饮

香薷饮乃夏月通用之药饵，常见富贵之家多有备此，令老少时常服之，用以防暑，而不知人之宜此者少，不宜此者多也，若误用之，必反致疾。何也？盖香薷一物，气香窜而性沉寒，惟其气窜，所以能通达上下，而去菀蒸之湿热；惟其性寒，所以能解渴除烦，而清搏结之火邪。然必果属阳脏，果有火邪，果脾胃气强，肥甘过度而宜寒畏热者，乃足以当之，且赖其清凉，未必无益。若气本不充，则服之最能损气；火本非实，而服之乃以败阳。凡素禀阴柔，及年质将半，饮食不健，躯体素弱之辈，不知利害而效尤妄用者，未有不反助伏阴，损伤胃气，而致为吐泻腹痛及阴寒危败等证。若加黄连，其寒尤甚，厚朴破气，均非所宜，用者不可不审。

述古 共八条

仲景曰：其伤于四时之气，皆能为病。冬时严寒，中而即病者，名曰伤寒。不即病者，寒毒藏于肌肤，至春变为温病，至夏变为暑病。暑病者，热极重于温也。是以辛苦之人，春夏多温热病，皆由冬时触寒所致，非时行之气也。凡时行者，春时应暖而复大寒，夏时应大热而反大凉，秋时应凉而反大热，冬时应寒而反大温，此非其时而有其气，是以一气之中，长幼之病多相似者，此则时行之气也。

曰：太阳中热者，暍是也，其人汗出恶寒，身热而渴，白虎加人参汤主之。太阳中暍者，身热疼痛而脉微弱，此以夏月伤冷水，水行皮中所致也，一物瓜蒂汤吐之。太阳中暍者，发热恶寒，身重而疼痛，其脉弦细芤迟，小便已，洒洒然毛耸，手足逆冷，小有劳，身即热，口开，前板齿燥。若发汗则恶寒甚，加温针则发热甚，数下之则淋甚。

洁古曰：静而得之为中暑，动而得之为中热。中暑者阴证，中热者阳证。

陈无择曰：暑热喜归心，心中之，使人噎闷，昏不知人，入肝则眩晕顽痹，入脾则昏睡不觉，入肺则喘满痿躄，入肾则消渴。凡中暍死者，治之切不可用冷，惟宜温养。道途中无汤，即以热土罨脐中，仍使更溺其土，取以冠于脐上，概可见矣。凡觉中暑，急嚼生姜一大块，水送下。如已迷闷，嚼大蒜一大瓣，水送下；如不能嚼，水研灌之，立醒。

戴氏曰：夏月卒倒，不省人事，名曰暑风。

王节斋曰：治暑之法，清心利小便最好。暑伤气，宜补真气为要。又有恶寒，或四肢逆冷，甚者迷闷不省，而为霍乱吐利，痰滞呕逆，腹痛泻利，此则非暑伤人，乃因暑而自致之病也。以其因暑而得，故亦谓之暑病，治法不同。若吐泻，脉沉微甚者，不可用凉药，可用附子大顺散，或附子理中汤加芍药。若夏月多食冷物及过饮茶水，致伤脾胃，则吐泻霍乱，故治暑药多宜温脾消食，治湿利小便，医者要识此意。

薛立斋曰：按东垣先生云：暑热之时，无病之人，或避暑热，纳凉于深堂大厦得之者，名曰中暑，其病必头痛恶寒，身形拘急，肢节疼痛，烦热无汗，为房室阴寒之气所遏，使周身阳气不得伸越，以大顺散热药主之。若行人或农夫，于日中劳役得之者，名曰中热，其病必苦头痛，躁热恶热，肌热大渴，汗泄懒动，为天热外伤肺气，以苍术白虎汤凉剂主之。若人元气不足，用前药不应，宜补中益气汤主之。大抵夏月阳气浮于外，阴气伏于内，若人饮食劳倦，内伤中气，或酷暑劳役，外伤阳气者多患之，法当调补元气为主，而佐以解暑。若中暑，乃阴寒之证，法当补阳气为主，少佐以解暑，故先哲多用姜、桂、附子之类，此推《内经》舍时从证之良法也。今患暑证殁，而手足指甲或肢体青黯，此皆不究其因，不温补其内，而泛用香薷饮之类所误也。又曰：前证当分别中暑、中暍，脉虚、脉沉。无汗、有汗，发热、不热，作渴、不渴，或泻、不泻，饮寒、饮热，辨其阴阳虚实，不可泛投寒凉之剂。盖谓夏月伏阴在内，古人用附子大顺散之类温补阳气，颇有旨哉。何今人之老弱，至夏月患食少体倦，发热作渴，或吐泻腹痛头痛诸证，反服香薷饮，复伤元气，无不招引暑证，以致不起。至若清暑益气汤内用泽泻、苍术、黄柏之类，必审其果有湿热壅滞，方可用之，否则反致亏损其阴，用当审察。

暑证论列方

理中汤热一　　　　理阴煎新热三

柴胡白虎煎新散十二
益元散寒百十二
玉泉散新寒十五
竹叶石膏汤寒五
养中煎新热四
温胃饮新热五
四柴胡饮新散四
胃关煎新热九
佐关煎新热十
大温中饮新散八
五德丸新热十八
九气丹新热二三
五君子煎新热六
麻桂饮新散七
香薷饮和一六九
补中益气汤补三十
生脉散补五六
小柴胡汤散十九
清暑益气汤和一六八
白虎汤寒二
五福饮新补六
正柴胡饮新散六
苍术白虎汤寒二
和胃饮新和五
一柴胡饮新散一
白虎加人参汤寒三
抑扶煎新热十一
二柴胡饮新散二
附子大顺散热七八
五积散散三九
三柴胡饮新散三
《宣明》桂苓甘露饮寒八
一物瓜蒂汤攻百五

论外备用方

五物香薷饮和百七十
十味香薷饮和一七一
黄连香薷饮和一七二 中热
缩脾饮和一七三 暑毒吐泻
四物地榆散寒九六 昏迷
子和桂苓甘露饮寒九 虚热渴

火　证

经　义

《天元纪大论》曰：君火以明，相火以位。神在天为风，在地为木；在天为热，在地为火；在天为湿，在地为土；在天为燥，在地为金；在天为寒，在地为水。故在天为气，在地为形，形气相感而化生万物矣。天地者，万物之上下也；左右者，阴阳之道路也；水火者，阴阳之征兆也；金木者，生成之终始也。寒暑燥湿风火，天之阴阳也，三阴三阳上奉之；木火土金水火，地之阴阳也，生长化收藏下应之。天以阳生阴长，地以阳杀阴藏。甲己之岁，土运统之；乙庚之岁，金运统之；丙辛之岁，水运统之；丁壬之岁，木运统之；戊癸之岁，火运统之。厥阴之上，风气主之；少阴之上，热气主之；太阴之上，湿气主之；少阳之上，相火主之；阳明之上，燥气主之；太阳之上，寒气主之。所谓本也，是谓六元。

《五运行大论》曰：燥胜则地干，暑胜则地热，风胜则地动，湿胜则地泥，寒胜则地裂，火胜则地固矣。

《六微旨大论》曰：显明之右，君火之位也；君火之右，退行一步，相火治之；复行一步，土气治之；复行一步，金气治之；复行一步，水气治之；复行一步，木气治之；复行一步，君火治之。相火之下，水气承之；君火之下，阴精承之。君位臣则顺，臣位君则逆，所谓二火也。

《至真要大论》曰：少阴司天为热化，在泉为苦化，不司气化，居气为灼化。少阳司天为火化，在泉为苦化，司气为丹化，间气为明化。

《脏气法时论》曰：五行者，金木水火土也，更贵更贱，以知死生，以决成败，而定五脏之气，间甚之时，死生之期也。

《阴阳应象大沦》曰：水为阴，火为阳。壮火之气衰，少火之气壮。壮火食气，气食少火；壮火散气，少火生气。

《逆调论》曰：一水不能胜二火，故不能冻栗，病名曰骨痹，是人当挛节也。详列寒热门。

《解精微论》：雷公请问：哭泣之水所以生，涕所从出也。帝曰：水之精为志，火之精为神，水火相感，神志俱悲，是以目之水生也。帝曰：厥则目无所见。夫人厥则阳气并于上，阴气并于下。阳并于上，则火独光也；阴并于下，则足寒，足寒则胀也。夫一水不胜五火，故目眦盲。是以气冲风，泣下而不止。夫风之中目也，阳气内守于精，是火气燔目，故见风则泣下也。有以比之，夫火疾风生乃能雨，此之类也。

《示从容论》曰：二火不胜三水，是以脉乱而无常也。

《保命全角论》曰：木得金而伐，火得水而灭，土得木而达，金得火而缺，水得土而绝，万物尽然，不可胜竭。

《至真要大论》：帝曰：愿闻病机何如？岐伯曰：诸风掉眩，皆属于肝。诸寒收引，皆属于肾。诸气膹郁，皆属于肺。诸湿肿满，皆属于脾。诸热瞀瘛，皆属于火。诸痛痒疮，皆属于心。诸厥固泄，皆属于下。诸痿喘呕，皆属于上。诸禁鼓栗，如丧神守，皆属于火。诸痉项强，皆属于湿。诸逆冲上，皆属于火。诸胀腹大，皆属于热。诸躁狂越，皆属于火。诸暴强直，皆属于风。诸病有声，鼓之如鼓，皆属于热。诸病胕肿，疼酸惊骇，皆属于火。诸转反戾，水液浑浊，皆属于热。诸病水液，澄澈清冷，皆属于寒。诸呕吐酸，暴注下迫，皆属于热。故《大要》曰：谨守病机，各司其属，有者求之，无者求之，盛者责之，虚者责之，盛者泻之，虚则补之，必先五胜，疏其血气，令其调达，而致和平，此之谓也。

论君火相火之病

经曰：君火以明、相火以位，此就火德辨阴阳，而悉其形气之理也。盖火本阳也，而阳之在上者，为阳中之阳，故曰君火；阳之在下者，为阴中之阳，故曰相火，此天地生成之道也。其在于人，则上为君火，故主于心；下为相火，故出于肾。主于心者，为神明之主，故曰君火以明。出于肾者，为发生之根，故曰相火以位。至其为病，则以明者，其化虚，故君火之气，有晦有明；以位者，其化实，故相火之病，能焚能燎。何也？盖化虚者，无形者也，故其或衰或王，惟见于神明，神惟贵足，衰则可畏也；化实者，有形者也，故其为热为寒，必着于血气，确有证据，方可言火也。此其一清一浊，有当辨者如此。然清浊虽二，而气禀则一，故君火衰则相火亦败，此以无形者亏及有形者也；相火炽则君火亦炎，此以有形者病及无形者也。夫生以神全，病惟形见，故火邪之为病，必依于有位有形之相火。所谓邪火者，即所谓凡火也，即所谓燎原之火也，惟不得其正，所以为病，故别以邪火名之，而实非可以君相并言也。故在《内经》则又谓之畏火，正以此火有形，故可畏也。夫病以有形之火，须治以有形之物，故形而火盛者，可泻以苦寒之物；形而火衰者，可助以甘温之物，此以形治形，而治火之道，止于是矣。至若无形之火，则生生息息，窈窈冥冥，为先天之化，为后天之神，为死生之母，为玄牝之门，又岂于形迹之间可能摹拟者哉？故有形之火不可纵，无形之火不可残。有能知火之邪正，而握其盈虚伸缩之权者，则神可全，病可却，而生道在我矣。即吾有形，吾又何患？

论病机火证

观《内经·至真要大论》所列病机，凡言火者五，言热者四，似皆谓之火也。然诸病之见于诸篇者，复有此言热而彼言寒，此言实而彼言虚者，岂果本经之自为矛盾耶？盖诸篇所言，在专悉病情，故必详必尽；在本篇所言，亦不过总言五运六气之大约，原非确指为实火实热也。故于篇末，复以有、无、虚、实四字总结于后，此轩岐之明见万世，正恐后人误以火热二字，悉认为真因，而晓示如此。此其火有虚实，热有真假，从可知矣。余以刘河间《原病式》之谬，故于《类经》惟引经释经，不敢杜撰一言，冀在解人之惑，以救将来之误耳。前三卷中，别有详辨，并《类经》详注，俱当互阅求正。

论虚火 共三条

凡虚火证，即假热证也，余于首卷寒热真假篇，已言之详矣。然犹有未尽者，如虚火之病源有二，虚火之外证有四，何也？盖一曰阴虚者能发热，此以真阴亏损，水不制火也；二曰阳虚者亦能发热，此以元阳败竭，火不归源也，此病源之二也。至若外证之四，则一曰阳戴于上而见于头面咽喉之间者，此其上虽热而下则寒，所谓无根之火也；二曰阳浮于外而发于皮肤肌肉之间者，此其外虽热而内则寒，所谓格阳之火也；三曰阳陷于下而见于便溺二阴之间者，此其下虽热而中则寒，所谓失位之火也；四曰阳亢乘阴而见于精血髓液之间者，此其金水败而铅汞干，所谓阴虚之火也，此外证之四也。然证虽有四，而本惟二，或在阴虚，或在阳虚，而尽之矣。第阴虚之火惟一，曰金水败者是也；阳虚之火有三，曰上中下者是也。凡治此者，若以阴虚火盛，则治当壮水，壮水之法，只宜甘凉，不宜辛热；若以阳虚发热，则治宜益火，益火之法，只宜温热，大忌清凉。第温热之效速，每于一二剂间，便可奏功；甘凉之力缓，非多服不能见效也。然清凉之药，终不宜多，多则必损脾胃，如不得已，则易以甘平，其庶几耳。倘甘平未效，则惟有甘温一法，斯堪实济，尚可望其成功。否则，生气之机，终非清凉所能致也。此义最微，不可不察。

——气本属阳，阳气不足，则寒从中生，寒从中生，则阳无所存而浮散于外，是即虚火假热之谓也。而假寒之证，其义亦然。是以虚火实火，亦总由中气之有虚实耳。凡气实于内而为寒者，有如严冬阳伏于下而阴凝于上，故冰雪满地而井泉温暖也；气虚于内而为热者，有如盛夏阴盛于中而阳浮于外，故炎暑逼人而渊源清冷也。天地间理原如此，故不可见热即云热，见寒即云寒，而务察其寒热之本。

——火有虚实，故热有假真，而察之之法，总当以中气为之主，而外证无足凭也。故凡假热之证，本中寒也；假寒之证，本内热也。中寒者，原是阴证；内热者，原是阳证。第以惑者不明，故妄以寒证为假热，热证为假寒，而不知内热者当远热，内寒者当远寒。内有可据，本皆真病，又何假之有？

论五志之火

经曰：天有四时五行，以生长收藏，以生寒暑燥湿风。人有五脏化五气，以生喜怒思忧恐。是即所谓五志也。此五志之化由乎五脏，而五脏之化由乎五行，故在心为喜，心主火也；在肝为怒，肝主木也；在脾为思，脾主土也；在肺为忧，肺主金也；在肾为恐，肾主水也，此五志各有分属，本不可以混言者也。且人有此生，即有此志，使无此志，生亦何为？是生之与志，本不能离，亦不可离。而人于食息之常，孰不以五志为生，亦孰不以五志为用，而未闻以五志之动皆为火也。第或以用志失宜，则未免有伤脏气，故在《内经》则但言五脏之伤，各有所属，五气之伤，各有所病，亦未闻以五志之伤皆云火也。而五火之说，乃始于刘河间，云五志所伤皆热也。丹溪述河间而衍之曰：五志之动，各有火起。刘宗厚又述丹溪而衍之曰：大怒则火起于肝，醉饱则火起于胃，房劳则火起于肾，悲哀动中则火起于肺，心为君主，自焚则死矣。自三子之说行，则似乎五行悉化而为火，理岂然乎？

余尝察五志所伤之人，但见其憔悴日增，未见其俱为热病也。即因志动火者，非曰必无，但伤气者十之九，动火者十之一，又岂五志皆能动火乎？而矧以怒动肝气者，最易伤脾，脾伤者不可以言火也。醉饱能动胃火，胃强者固自无恙，脾弱而致病者，不可以言火也。房劳本动肾火，精去而阳亢者，可以火言，精去而气亦去者，不可以言火也。外如五志之伤，则无非伤气败阳之证，尚可谓之火乎？无火治火，则无有不败者矣。三卷中辨丹溪第二条下仍有一论，当互阅之。

论火证 共三条

火为热病，是固然矣。然火得其正，即为阳气，此火之不可无，亦不可衰，衰则阳气之虚也。火失其正，是以邪热，此火之不可有，尤不可甚，甚则真阴伤败也。然阳以元气言，火以病气言，故凡病在元气者，不得以火论。何也？盖人之元气止于充足，焉得有余？既非有余，则何以言火？所谓无形者其化虚，即此是也。惟病在形体者，乃可以察火证，盖其不在气即在血，所谓有形者其化实，即此是也。故凡火之为病，其在外者，必见于皮肉筋骨；其在内者，必见于脏腑九窍。若于形质之间，本无热证可据，而曰此火也，此热也，则总属莫须有之妄谈也。矧如火证悉具，而犹有虚实之殊，真假之异，其可不为详辨乎？若果有火病，则火性急烈，诚可畏也。

然实火止随形质，余因谓之凡火，又谓之邪火。火之为病，病之标耳，洗之涤之，又何难哉？惟虚火之病，则本于元气，元气既虚，而再攻其火，非梃即刃矣。是以诸病之杀人，而尤惟火病为最者，正以凡火未必杀人，而以虚作实，就无不杀之矣，不忍见也。

——凡五脏之火，肺热则鼻干，甚则鼻涕出；肝热则目眵浓；心热则言笑多；脾热则善饥善渴；肾热则小水热痛。凡此之类，宜从清也。诸所不尽，详一卷寒热篇。

——凡察火证，必须察其虚实，虽其元气本虚，然必虚中挟实者，乃为易治。何以见之？如或大便干结，或善饥多食，或神气精明，或声音强壮，而脉见有力，此皆虚中有实也，俱可随证清解之。若或内外俱热而反见溏泄，或饮食少进，或声微气短，诸虚皆见而反不利温补者，此其胃气已败，生意已穷，非吉兆也。

论治火 共五条

治实火诸法：凡微热之气，惟凉以和之，宜徙薪饮、四阴煎、二阴煎，或加减一阴煎、黄芩芍药汤、黄芩清肺饮之类，酌宜用之。大热之气，必寒以除之，宜抽薪饮、白虎汤、太清饮、黄连解毒汤、玉泉散、三补丸之类主之。火甚而兼胀满闭结实热者，宜凉膈散、八正散、三黄丸、大金花丸之类主之。凡火盛虚烦干渴，或有热毒难解者，宜用绿豆饮或雪梨浆，间药朝夕饮之，退火解毒最速，且无所伤，诚妙法也。

——郁热之火，宜散而解之。如外邪郁伏为热者，宜正柴胡饮、小柴胡汤，或升阳散火汤之类主之。若郁热在经而为痈疽、为疮疹者，宜连翘归尾煎，或芍药蒺藜煎，或当归蒺藜煎之类主之，或于本门求法治之。此皆火郁发之之谓也。

——虚火之与假热，其气皆虚，本若相类，然阴阳偏胜亦有不同。如阴虚生热者，此水不足以济火也，治当补阴，其火乃息，宜一阴煎、左归饮、左归丸、六味地黄丸之类主之，此所谓壮水之主也。如寒极生热，而火不归源，即阴盛隔阳，假热证也，治宜温补血气，其热自退，宜理阴煎、右归饮、理中汤、大补元煎、六味回阳饮之类主之，此所谓益火之源也，又曰温能除大热也。凡假热之证，以肾阴大虚，则阳无所附而浮散于外，故反多外热，此内真寒外假热也，若非峻补真阴，何以复其元气？元气不复，则必由散而尽矣。但外热既甚，多见口疮舌裂，喉干咽痛，烦渴喜冷等证，而辛热温补之剂，难以入口，故薛立斋治韩州同之劳热，以加减八味丸料一斤，内肉桂一两，煎五六碗，用水浸冰冷与服。此法最善，余因效之，尝以崔氏八味丸料，或右归饮，用治阴虚假热，伤寒及劳热烦渴等证，服后顿退而虚寒悉见，乃进温补，无不愈者，此真神妙法也。

——实火宜泻，虚火宜补，固其法也。然虚中有实者，治宜以补为主，而不得不兼乎清，如加减一阴煎、保阴煎、天王补心丹、丹溪补阴丸之类是也。若实中有虚者，治宜以清为主，而酌兼乎补，如清化饮、徙薪饮、大补阴丸之类是也。凡此虚中之实，实中之虚，本无限则，故不得谓热者必无虚，虚者必无热。但微虚者宜从微补，微热者宜从微清。若热倍于虚，而清之不及，渐增无害也；若虚倍于热而清之太过，则伐及元阳矣。凡治火者，不可不知此义。

——泻火诸药：黄连、栀子泻心肝大肠之火。山栀仁降火从小便出，其性能屈下行。石膏泻肠胃之火，阳明经有实热者，非此不可。黄芩清脾肺大肠之火。黄柏泻肝肾诸经之火。知母清肺胃肝肾之火。地骨皮退阴中之火，善除骨蒸夜热。生地、麦冬清肝肺，凉血中之火。天门冬泻肺与大肠之火。桑白皮、川贝母、土贝母解上焦肺胃之火。柴胡、干葛解肝脾诸经之郁火。龙胆草泻肝肾膀胱之火。槐花清肝肾大肠之火，能解诸毒。芍药、石斛清脾胃之火。滑石利小肠膀胱之火。天花粉清痰止渴，解上焦之火。连翘泻诸经之浮火。玄参清上焦之浮火。山豆根解咽喉之火。胆星开心脾胃脘之痰火。青黛、芦荟、胡黄连泻五脏之疳热郁火。苦参泻疮蚀之火。木通下行，泻小肠之火。泽泻、车前子利癃闭之火。人中白清肝脾肾之阴火。童便降阴中血分之浮火。大黄、朴硝泻阳明诸经实热之火。人参、黄芪、白术、甘草除气虚气脱阳分散失之火。熟地黄、当归、枸杞、山茱萸滋心肾不交阴分无根之火。附子、干姜、肉桂救元阳失位，阴盛格阳之火。凡此治火之法，已若尽之，然亦不过言其筌蹄耳，而神而通之，原不可以笔楮尽也。

述　古

启玄子曰：病之微小者，犹人火也，遇草而焫，遇木而燔，可以湿伏，可以水折，故逆其性气，可以折之攻之。病之大甚者，犹龙火也，得湿而焰，得水而燔，不知其性，以水湿折之，适足以光焰诣天，物穷方止；识其性者，反常之理，以火逐之，则燔灼自消，焰火扑灭矣。

火证论列方

白虎汤寒二
抽薪饮新寒三
徙薪饮新寒四
玉泉散新寒十五
凉膈散攻十九
清化饮新因十三
三补丸寒一六二
三黄丸攻六八
八正散寒百十五
绿豆饮新寒十四
雪梨浆新寒十六
太清饮新寒十三
一阴煎新补八
保阴煎新寒三
理中汤热一
理阴煎新热二
左归饮新补二
左归丸新补四
右归饮新补三
大金花丸攻五五
大补元煎新补一
小柴胡汤散十九
正柴胡饮新散六
大补阴丸寒一八七
六味地黄丸补百二十
加减八味丸外三八
六味回阳饮新热二
升阳散火汤散四一
天王补心丹补百八
丹溪补阴丸寒百六十
黄连解毒汤寒一
连翘归尾煎新因三二
芍药蒺藜煎新因三五
当归蒺藜煎新因三四

论外备用方

凡寒阵所列古方新方俱可酌用
神芎丸攻七二
清凉饮子因百三

景岳全书卷之十五终

卷之十六 理集

杂证谟

虚损

经义

《上古天真论》曰：今时之人，以酒为浆，以妄为常，醉以入房，以欲竭其精，以耗散其真，不知持满，不时御神，务快其心，逆于生乐，起居无节，故半百而衰也。

《阴阳应象大论》曰：年四十而阴气自半也，起居衰矣。

《宣明五气篇》曰：久视伤血，久卧伤气，久坐伤肉，久立伤骨，久行伤筋。

《评热病论》曰：邪之所凑，其气必虚。阴虚者，阳必凑之。

《本神篇》曰：五脏主藏精者也，不可伤，伤则失守而阴虚，阴虚则无气，无气则死矣。

《通评虚实论》曰：邪气盛则实，精气夺则虚。

《经脉别论》曰：勇者气行则已，怯者则著而为病。

《口问篇》曰：邪之所在，皆为不足。故上气不足，脑为之不满，耳为之苦鸣，头为之苦倾，目为之眩。中气不足，溲便为之变，肠为之苦鸣。下气不足，则乃为痿厥心悗。

《逆调论》曰：营气虚则不仁，卫气虚则不用，营卫俱虚，则不仁且不用，肉如故也，人身与志不相有，曰死。

《玉机真脏论》曰：五虚死，五实死。帝曰：愿闻五虚五实。岐伯曰：脉盛，皮热，腹胀，前后不通，闷瞀，此谓五实。脉细，皮寒，气少，泄利前后，饮食不入，此谓五虚。帝曰：其时有生者，何也？曰：浆粥入胃，泄注止，则虚者活；身汗得后利，则实者活。此其候也。

《脉要精微论》曰：得守者生，失守者死。得强者生，失强者死。言而微，终日乃复言者，此夺气也。

《海论》曰：气海有余者，气满胸中，悗息面赤；气海不足，则气少不足以言。血海有余，则常想其身大，怫然不知其所病；血海不足，亦常想其身小，狭然不知其所病。水谷之海有余，则腹满；水谷之海不足，则饥不受谷食。髓海有余，则轻劲多力，自过其度；髓海不足，则脑转耳鸣，胫酸眩冒，目无所见，懈怠安卧。

《卫气篇》曰：下虚则厥，上虚则眩。

《本输篇》曰：三焦者，并太阳之正，入络膀胱，约下焦，实则癃闭，虚则遗溺。

《五癃津液别篇》曰；阴阳不和，则使液溢而下流于阴，髓液皆减而下，下过度则虚，虚故腰背痛而胫酸。

《调经论》曰：心藏神，神有余则笑不休，神不足则悲。肺藏气，气有余则喘咳上气，不足则息利少气。肝藏血，血有余则怒，不足则恐。脾藏肉，形有余则腹胀，泾溲不利，不足则四肢不用。肾藏志，志有余则腹胀飧泄，不足则厥。

《脉解篇》曰：内夺而厥，则为喑俳，此肾虚也。

《决气篇》曰：精脱者耳聋。气脱者目不明。津脱者，腠理开，汗大泄。液脱者，骨属屈伸不利，色夭，脑髓消，胫酸，耳数鸣。血脱者，色白，夭然不泽，其脉空虚，此其候也。

《奇病论》曰：身热如炭，颈膺如格，人迎躁盛，喘息气逆，此有余也。有癃者，一日数十溲，此不足也。太阴脉细微如发者，此不足也。今外得五有余，内得二不足，此其身不表不里，亦正死明矣。

《五禁篇》帝曰：何谓五夺？岐伯曰：形肉已夺，是一夺也；大夺血之后，是二夺也；大汗出之后，是三夺也；大泄之后，是四夺也；新产及大血之后，是五夺也。此皆不可写。

《脏气法时论》曰：肝虚则目䀮䀮无所见，耳无所闻，善恐惧如人将捕之。心虚则胸腹大，胁下与腰相引而痛。脾虚则腹满肠鸣，飧泄，食不化。肺虚则少气不能报息，耳聋嗌干。肾虚则胸中痛，大腹小腹痛，清厥，意不乐。

《调经论》曰：气之所并为血虚，血之所并为气虚。有者为实，无者为虚。故气并则无血，血并则无气。今血与气相失，故为虚焉。血之与气并走于上，则为大厥，厥则暴死。气复反则生，不反则死。帝曰：阴之生实奈何？岐伯曰：喜怒不节，则阴气上逆，上逆则下虚，下虚则阳气走之，故曰实矣。帝曰：阴之生虚奈何？曰：喜则气下，悲则气消，消则脉虚空，因寒饮食，寒气熏满，则血泣气去，故曰虚矣。阳虚则外寒，阴虚则内热。

《刺志论》曰：气实形实，气虚形虚，此其常也，反此者病。谷盛气盛，谷虚气虚，此其常也，反此者病。脉实血实，脉虚血虚，此其常也，反此者病。气虚身热，此谓反也。谷入多而气少，此谓反也。谷不入而气多，此谓反也。脉盛血少，此谓反也。脉少血多，此谓反也。夫实者，气入也，虚者，气出也。气实者，热也，气虚者，寒也。

《根结篇》曰：形气不足，病气有余，是邪胜也，急泻之。形气有余，病气不足，急补之。形气不足，病气不足，此阴阳俱不足也，不可刺之，刺之则重不足；重不足则阴阳俱竭，血气皆尽，五脏空虚，筋骨髓枯，老者绝灭，壮者不复矣。形气有余，病气有余，此谓阴阳俱有余也，急泻其邪，调其虚实。故曰：有余者泻之，不足者补之，此之谓也。

《本神篇》曰：故智者之养生也，必顺四时而适寒暑，和喜怒而安居处，节阴阳而调刚柔，如是则僻邪不至，长生久视。

论虚损病源 共十一条

凡劳伤虚损，五脏各有所主，而惟心脏最多。且心为君主之官，一身生气所系，最不可伤，而人多忽而不知也，何也？夫五脏之神皆禀于心，故忧生于心，肺必应之，忧之不已，而戚戚幽幽，则阳气日索，营卫日消，劳伤及肺，弗亡弗已。如经曰：尝贵后贱，虽不中邪，病从内生，名曰脱营。尝富后贫，名曰失精。五气留连，病有所并，暴乐暴苦，始乐后苦，皆伤精气，精气竭绝，形体毁沮。故贵脱势，虽不中邪，精神内伤，身必败亡之类，无非虑竭将来，追穷已往，而二阳并伤，第其潜消暗烁于冥冥之中，人所不觉。而不知五脏之伤，惟心为本，凡值此者，速宜舒情知命，力挽先天。要知人生在世，喜一日则得一日，忧一日则失一日，但使灵明常醒，尚何尘魔敢犯哉！及其既病，而用参、芪、归、术、益气汤之类，亦不过后天之末着耳，知者当知所先也。

——喜因欲遂而发，若乎无伤，而经曰：喜伤心。又曰：暴喜伤阳。又曰：喜乐者，神惮散而不藏。又曰：肺喜乐无极则伤魄，魄伤则狂，狂者意不存人，皮革焦，毛悴色夭，死于夏。盖心藏神，肺藏气，二阳脏也。故暴喜过甚则伤阳，而神气因以耗散。或纵喜无节，则淫荡流亡，以致精神疲竭，不可救药。或偶尔得志，则气盈载满，每多骄恣傲慢，自取败亡，而莫知其然者多矣。然则喜为人所忽，而犹有不可忽者如此。

——思本乎心。经曰：心怵惕思虑则伤神，神伤则恐惧自失，破䐃脱肉，毛悴色夭，死于冬。此伤心则然也。然思生于心，脾必应之，故思之不已，则劳伤在脾。经曰：思伤脾。又曰：思则心有所存，神有所归，正气留而不行，故气结矣。凡此为病，脾气结则为噎膈，为呕吐，而饮食不能运，食不运则血气日消，肌肉日削，精神日减，四肢不为用，而生胀满泄泻等证，此伤心脾之阳也。夫人孰无思？而苦思难释，则劳伤至此，此养生者所当戒也。然思本伤脾，而忧亦伤脾。经曰：脾愁忧而不解则伤意，意伤则悗乱，四肢不举，毛悴色夭，死于春。盖人之忧思，本多兼用，而心脾肺所以并伤，故致损上焦阳气，而二阳之病发自心脾，以渐成虚劳之证者，断由乎此。

——淫欲邪思又与忧思不同，而损惟在肾。盖心耽欲念，肾必应之，凡君火动于上，则相火应于下。夫相火者，水中之火也，静而守位则为阳气，炽而无制则为龙雷，而涸泽燎原，无所不至。故其在肾，则为遗淋带浊，而水液渐以干枯。炎上入肝，则逼血妄行，而为吐为衄，或为营虚筋骨疼痛。又上入脾，则脾阴受伤，或为发热，而饮食悉化痰涎。再上至肺，则皮毛无以扃固，而亡阳喘嗽，甚至喑哑声嘶。是皆无根虚火，阳不守舍，而光焰诣天，自下而上，由肾而肺，本源渐槁，上实下虚，是诚剥极之象也。凡师尼室女，失偶之辈，虽非房室之劳，而私情系恋，思想无穷，或对面千里，所愿不得，则欲火摇心，真阴日削，遂致虚损不救。凡五劳之中，莫此为甚，苟知重命，慎毋蹈之。

——七情伤肾，恐亦居多。盖恐畏在心，肾则受之，故经曰：恐伤肾。又曰：恐则精却。又曰：恐惧而不解则伤精，精伤则骨酸痿厥，精时自下。余尝诊一在官少年，因恐而致病，病稍愈而阳痿，及其病复，终不可疗。又尝见猝恐者，必阴缩或遗尿，是皆伤肾之征也。然恐固伤肾，而怒亦伤肾。经曰：肾盛怒而不止则伤志，志伤则喜忘其前言，腰背不可以俯仰屈伸，毛悴色夭，死于季夏。是知盛怒不惟伤肝，而肾亦受其害也。

——怒生于心，肝必应之，怒不知节，则劳伤在肝。经曰：怒伤肝。又曰：怒则气逆，甚则呕血及飧泄，故气上矣。盖肝为阴中之阳脏，故肝之为病，有在阴者，有在阳者。如火因怒动而逼血妄行，以致气逆于上，而胀痛、喘急者，此伤其阴者也。又或气以怒伤，而木郁无伸，以致侵脾气陷，而为呕为胀，为泄为痛，为食饮不行者，此伤其阳者也。然随怒随消者，未必致病，脏气坚固者，未必致病，惟先天禀弱，而三阴易损者，使不知节，则东方之实，多致西方之败也。然怒本伤肝，而悲哀亦最易伤肝。经曰：肝悲哀动中则伤魂，魂伤则狂忘不精，不精则不正，当人阴缩而挛筋，两胁骨不举，毛悴色夭，死于秋。盖怒盛伤肝，肝气实也；悲哀伤肝，肝气虚也。但实不终实，而虚则终虚耳，虚而不顾，则必至劳损。而治当察其邪正也。

——惊气本以入心，而实通于肝胆。经曰：惊则心无所依，神无所归，虑无所定，故气乱矣。又曰：东方色青，入通于肝，其病发惊骇。此所以惊能动心，而尤能伤及肝胆。心为君主，固不可伤，而胆以中正之官，实少阳生气所居，故十一脏阳刚之气皆取决于胆，若或损之，则诸脏生气，因皆消索致败，其危立见。尝见微惊致病者，惟养心安神，神复则病自却。若惊畏日积，或一时大惊损胆，或致胆汁泄而通身发黄，默默无言者，皆不可救。胆黄证，论详《黄疸门》。

——色欲过度者，多成劳损。盖人自有生以后，惟赖后天精气以为立命之本，故精强神亦强，神强必多寿；精虚气亦虚，气虚必多夭。其有先天所禀原不甚厚者，但知自珍，而培以后天，则无不获寿。设禀赋本薄，而且恣情纵欲，再伐后天，则必成虚损，此而伤生，咎将谁委？又有年将未冠，壬水方生，保养萌芽，正在此日，而无知孺子，遽摇女精，余见苞萼未成而蜉蝣旦暮者多矣，良可悲也。此其责不在孺子，而在父师，使不先有明诲，俾知保生之道，则彼以童心，岂识利害？而徒临期恳祷，号呼悲戚，将何济于事哉。

——劳倦不顾者，多成劳损。夫劳之于人，孰能免之，如奔走食力之夫，终日营营，而未闻其劳者，岂非劳乎？但劳有不同耳。盖贫贱之劳，作息有度，无关荣辱，习以为常，何病之有？惟安闲柔脆之辈，而苦竭心力，斯为害矣。故或劳于名利，而不知寒暑之伤形；或劳于色欲，而不知旦暮之疲困；或劳于游荡，而忍饥竭力于呼卢驰骤之场；或劳于疾病，而剥削伤残于无术庸医之手。或为诗书困厄，每缘萤雪成灾；或以好勇逞强，遂致绝筋乏力。总之，不知自量，而务从勉强，则一应妄作妄为，皆能致损。凡劳倦之伤，虽曰在脾，而若与诸劳不同，则凡伤筋伤骨，伤气伤血，伤精伤神，伤皮毛肌肉，则实兼之五脏矣。呜呼！嗜欲迷人，其害至此。此其故，则在但知有彼，而忘其有我耳。广成子曰：无劳女形，无摇女精，乃可以长生。若此二言者，人因其简，故多易之，而不知养生之道，于此八字而尽之矣，顾可以忽之也耶！

——少年纵酒者多成劳损。夫酒本狂药，大损真阴，惟少饮之未必无益，多饮之难免无伤，而耽饮之，则受其害者十之八九矣。且凡人之禀赋，脏有阴阳，而酒之性质，亦有阴阳。盖酒成于酿，其性则热，汁化于水，其质则寒。若以阴虚者纵饮之，则质不足以滋阴，而性偏动火，故热者愈热，而病为吐血、衄血、便血、尿血、喘嗽、躁烦、狂悖等证，此酒性伤阴而然也。若阳虚者纵饮之，则性不足以扶阳，而质留为水，故寒者愈寒，而病为臌胀、泄泻、腹痛、吞酸、少食、亡阳、暴脱等证，此酒质伤阳而然也。故纵酒者，既能伤阴，尤能伤阳，害有如此，人果知否？矧酒能乱性，每致因酒妄为，则凡伤精竭力，动气失机，及遇病不胜等事，无所不至，而阴受其损，多罔觉也。夫纵酒之时，固不虑其害之若此，及病至沉危，犹不知为酒困之若此。故余详明于此，以为纵酒者之先觉云。泄泻、肿胀二门俱有酒论。

——疾病误治及失于调理者，病后多成虚损。盖病有虚实，治有补泻，必补泻得宜，斯为上工。余见世俗之医，固不知神理为何物，而且并邪正缓急，俱不知之，故每致伐人元气，败人生机。而随药随毙者，已无从诉，其有幸而得免，而受其残剥，以致病后多成虚损而不能复振者，此何以故也？故凡医有未明，万毋轻率，是诚仁人积德之一端也。至若失于调治，致不能起，则俗云：小孔不补，大孔叫冤。苦亦自作之而自受之耳，又何尤焉。

论证 共四条

凡虚损之由，具道如前，无非酒色、劳倦、七情、饮食所致。故或先伤其气，气伤必及于精；或先伤其精，精伤必及于气。但精气在人，无非谓之阴分。盖阴为天一之根，形质之祖，故凡损在形质者，总曰阴虚，此大目也。若分而言之，则有阴中之阴虚者，其病为发热躁烦，头红面赤，唇干舌燥，咽痛口疮，吐血衄血，便血尿血，大便燥结，小水痛涩等证；有阴中之阳虚者，其病为怯寒憔悴，气短神疲，头运目眩，呕恶食少，腹痛飧泄，二便不禁等证。甚至咳嗽吐痰，遗精盗汗，气喘声喑，筋骨疼痛，心神恍惚，肌肉尽削，梦与鬼交，妇人月闭等证，则无论阴阳，凡病至极，皆所必至，总由真阴之败耳。

然真阴所居，惟肾为主。盖肾为精血之海，而人之生气，即同天地之阳气，无非自下而上，所以肾为五脏之本。故肾水亏，则肝失所滋而血燥生；肾水亏，则水不归源而脾痰起；肾水亏，则心肾不交而神色败；肾水亏，则盗伤肺气而喘嗽频；肾水亏，则孤阳无主而虚火炽。凡劳伤等证，使非伤入根本，何以危笃至此？故凡病甚于上者，必其竭甚于下也。余故曰：虚邪之至，害必归阴；五脏之伤，穷必及肾，穷而至此，吾未如之何也矣。夫所贵乎君子者，亦贵其知微而已。

——凡损伤元气者，本皆虚证，而古方以虚损劳瘵各分门类，则病若有异，亦所宜辨。盖虚损之谓，或有发见于一证，或有困惫于暂时，凡在经在脏，但伤元气，则无非虚损病也。至若劳瘵之有不同者，则或以骨蒸，或以干嗽，甚至吐血吐痰，营卫俱败，尪羸日甚，此其积渐有日，本末俱竭而然。但虚损之虚，有在阴分，有在阳分，然病在未深，多宜温补；若劳瘵之虚，深在阴中之阴分，多有不宜温补者。然凡治虚证，宜温补者，病多易治，不宜温补者，病多难治。此虚劳若乎有异，而不知劳瘵之损，即损之深而虚之甚者耳。凡虚损不愈，则日甚成劳矣，有不可不慎也。

——虚损两颧红赤或唇红者，阴虚于下，逼阳于上也。仲景曰：其面戴阳者，下虚故也。虚而多渴者，肾水不足，引水自救也。喑哑声不出者，由肾气之竭。盖声出于喉，而根于肾。经曰：内夺而厥，则为喑俳，此肾虚也。虚而喘急者，阴虚肺格，气无所归也。喉干咽痛者，真水下亏，虚火上浮也。不眠恍惚者，血不养心，神不能藏也。时多烦躁者，阳中无阴，柔不济刚也。易生嗔怒，或筋急酸痛者，水亏木燥，肝失所资也。饮食不甘，肌肉渐削者，脾元失守，化机日败也。心下跳动，怔忡不宁者，气不归精也。经曰：胃之大络，名曰虚里，出于左乳下，其动应衣，宗气泄也。盗汗不止者，有火则阴不能守，无火则阳不能固也。虚而多痰，或如清水，或多白沫者，此水泛为痰，脾虚不能制水也。骨痛如折者，肾主骨，真阴败竭也。腰胁痛者，肝肾虚也。膝以下冷者，命门衰绝，火不归源也。小水黄涩淋沥者，真阴亏竭，气不化水也。足心如烙者，虚火烁阴，涌泉涸竭也。

——凡阳虚之人，因气虚也。阳气既虚，即不能嚏。仲景曰：欲嚏不能，此人肚中寒。故凡以阳虚之证，而忽见嚏者，便有回生之兆。

论脉 共三条

虚损之脉，凡甚急、甚数、甚细、甚弱、甚涩、甚滑、甚短、甚长、甚浮、甚沉、甚弦、甚紧、甚洪、甚实者，皆劳伤之脉。然无论浮沉大小，但渐缓则渐有生意。若弦甚者病必甚，数甚者病必危，若以弦细而再加紧数，则百无一生矣。

《要略》曰：脉芤者为血虚，沉迟而小者为脱气。大而无力为阳虚，数而无力为阴虚。脉大而芤者为脱血。平人脉大为劳，虚极亦为劳。脉微细者盗汗。寸弱而软为上虚。尺弱软涩为下虚。尺软滑疾为血虚。两关沉细为胃虚。

《脉经》曰：脉来软者为虚，缓者为虚。微弱者为虚。弦者为中虚。细而弱小者，气血俱虚。

辨　爪

凡劳损之病，本属阴虚，阴虚必血少。而指爪为精血之余，故凡于诊候之际，但见其指爪干黄，觉有枯槁之色，则其发肤营气，具在吾目中矣。此于脉色之外，便可知其有虚损之候，而损之微甚，亦可因之以辨也。

论治 共七条

病之虚损，变态不同。因有五劳七伤，证有营卫脏腑，然总之则人赖以生者，惟此精气，而病为虚损者，亦惟此精气。气虚者，即阳虚也；精虚者，即阴虚也。凡病有火盛水亏，而见营卫燥津液枯者，即阴虚之证也；有水盛火亏，而见脏腑寒脾肾败者，即阳虚之证也。此惟阴阳偏困所以致然，凡治此者，但当培其不足，不可伐其有余。夫既缘虚损，而再去所余，则两败俱伤矣，岂不殆哉！惟是阴阳之辨，犹有不易，谓其阴阳之中，复有阴阳，其有似阳非阳，似阴非阴者，使非确有真见，最易惑人，此不可不详察也。且复有阴阳俱虚者，则阳为有生之本，而所重者，又单在阳气耳。知乎此，则虚损之治，如指诸掌矣。

——阳虚者多寒，非谓外来之寒，但阳气不足，则寒生于中也，若待既寒，则阳已败矣。而不知病见虚弱，而别无热证者，便是阳虚之候，即当温补元气，使阳气渐回，则真元自复矣。盖阳虚之候，多得之愁忧思虑以伤神，或劳役不节以伤力，或色欲过度而气随精去，或素禀元阳不足而寒凉致伤等，病皆阳气受损之所由也。欲补阳气，惟辛甘温燥之剂为宜，万勿兼清凉寒滑之品，以残此发生之气，如生地、芍药、天麦门冬、沙参之属，皆非所宜，而石斛、玄参、知、柏、芩、连、龟胶之类，则又切不可用。若气血俱虚者，宜大补元煎，或八珍汤，或十全大补汤。五脏俱虚，宜平补者，五福饮。命门阴分不足者，左归饮、左归丸。命门阳分不足者，右归饮、右归丸。气分虚寒者，六气煎。脾肾阴分虚寒，诸变不一者，理阴煎。三焦阳气大虚者，六味回阳饮。气虚脾寒者，一气丹。胃气虚寒者，温胃饮、理中汤。血虚寒滞者，五物煎。

——阴虚者多热，以水不济火而阴虚生热也。此病多得于酒色嗜欲，或愤怒邪思，流荡狂劳，以动五脏之火，而先天元阴不足者，尤多此病。凡患虚损而多热多燥，不宜热食者，便是阴虚之候。欲滋其阴，惟宜甘凉醇静之物。凡阴中有火者，大忌辛温，如干姜、桂、附、破故纸、白术、苍术、半夏之属，皆不可轻用；即如人参、黄芪、枸杞、当归、杜仲之类，是皆阴中有阳，亦当酌宜而用之，盖恐阳旺则阴愈消，热增则水益涸耳。然阴虚者，因其水亏，而水亏者，又忌寒凉，盖苦劣之流，断非资补之物。其有火盛之甚，不得不从清凉者，亦当兼壮水之剂，相机间用，而可止即止，以防其败，斯得滋补之大法。诸治如下：

——虚损夜热，或午后发热，或喜冷便实者，此皆阴虚生热，水不制火也，宜加减一阴煎。若火在心肾，而惊悸失志者，宜二阴煎。若外热不已，而内不甚热，则但宜补阴，不可清火，宜一阴煎，或六味地黄汤。其有元气不足，而虚热不已者，必用大补元煎，庶乎久之自愈。寒热门论治尤详，所当参阅。

——虚损咳嗽，虽五脏皆有所病，然专主则在肺肾。盖肺为金脏，金之所畏者，火也，金之化邪者，燥也，燥则必痒，痒则必嗽，正以肾水不能制火，所以克金，阴精不能化气，所以病燥，故为咳嗽、喘促、咽痛、喉疮、声哑等证。凡治此者，只宜甘凉至静之剂，滋养金水，使肺肾相生，不受火制，则真阴渐复，而嗽可渐愈。火盛者，宜四阴煎加减主之。火微者，宜一阴煎，六味地黄汤，或左归饮。兼受风寒而嗽者，宜金水六君煎。贝母丸治嗽最佳。

——虚损吐血者，伤其阴也，故或吐或衄，所不能免，但当察其有火无火，及火之微甚而治之。凡火之盛者，以火载血上，而脉证之间自有热证可辨。急则治标，此不得不暂用芩、连、栀、柏、竹叶、童便之属，或单以抽薪饮、徙薪饮之类主之。若阴虚而兼微火者，宜保阴煎，或清化饮，或加减一阴煎主之。血止即当养血，不宜过用寒凉也。若无实火而全属伤阴，则阴虚水亏，血由伤动而为吐为衄者，此宜甘纯养阴之品，以静制动，以和治伤，使阴气安静得养，则血自归经，宜一阴煎，六味地黄汤，或小营煎之类主之。若阴虚连肺而兼嗽兼血者，宜四阴煎加减主之。若因劳役，别无火证，心脾肾三阴受伤而动血者，宜五阴煎、五福饮、六味地黄丸之类主之。若阴虚于下，格阳于上，六脉无根而大吐大衄者，此火不归源，真阳失守而然，宜右归饮加减主之，或八味地黄汤亦可。此惟思虑劳倦过伤者，多有此证。若因劳倦而素易呕泻，多有脾不摄血，而为吐血下血者，宜六味回阳饮大加白术主之，万不可用凉药。若大吐大衄，而六脉细脱，手足厥冷，危在倾刻，而血犹不止者，速宜用镇阴煎，其血自止。若血脱至甚，气亦随之，因至厥逆昏愦者，速当益气以固生机，宜六味回阳饮，或四味四阳饮主之，若再用寒凉即死。总之，失血吐血，必其阴分大伤，使非加意元气，培养真阴，而或专用寒凉，则其阴气愈损，血虽得止，而病必日败矣。

——虚损伤阴，本由五脏，虽五脏各有所主，然五脏证治，有可分者，有不可分者。如诸气之损，其治在肺；神明之损，其治在心；饮食肌肉之损，其治在脾；诸血筋膜之损，其治在肝；精髓之损，其治在肾，此其可分者也。然气主于肺，而化于精；神主于心，而化于气；肌肉主于脾，而土生于火；诸血藏于肝，而血化于脾胃；精髓主于肾，而受之于五脏，此其不可分者也。及乎既甚，则标本相传，连及脏腑，此又方之不可执言也。故凡补虚之法，但当明其阴阳升降，寒热温凉之性，精中有气，气中有精之因。且凡上焦阳气不足者，必下陷于肾也，当取之至阴之下。下焦真阴不足者，多飞越于上也，可不引之归源乎？所以治必求本，方为尽善。然余用补之法，则悉在新方八略、八阵中，惟细察之可得其概。其有诸证未备者，如遗精、梦泄、声哑、盗汗，及妇人血枯经断等证，但于各门求之，则无不俱有照应。

辨似损非损

凡似损非损之证，惟外感寒邪者乃有之。盖以外邪初感，不为解散而误作内伤，或用清凉，或用消导，以致寒邪郁伏，久留不散，而为寒热往来，或为潮热咳嗽，其证则全似劳损。若用治损之法以治此证，则滋阴等剂愈以留邪，热蒸既久，非损成损矣，余尝治愈数人，皆其证也。欲辨此者，但当详察表里，而审其致病之由。盖虚损之证，必有所因，而外感之邪，其来则骤。若或身有疼痛，而微汗则热退，无汗则复热，或见大声咳嗽，脉虽弦紧而不甚数，或兼和缓等证，则虽病至一两月，而邪有不解，病终不退者，本非劳损，毋误治也。若寒热往来不止者，宜一二三四五柴胡饮酌宜用之，或正柴胡饮亦可。若兼咳嗽者，柴陈煎。若脾肾气虚而兼咳嗽者，金水六君煎。或邪有未解而兼寒热者，仍加柴胡。

虚损危候

凡虚损既成，不补将何以复？而有不能服人参、熟地及诸补之药者，此为虚不受补，何以望生。若劳损吐血失血之后，嗽不能止，而痰多甚者，此以脾肺虚极，饮食无能化血，而随食成痰，此虽非血，而实血之类也。经曰：白血出者，死。故凡痰之最多最浊者，不可治。

——左右者，阴阳之道路，其有不得左右眠而认边难转者，此其阴阳之气有所偏竭而然，多不可治。

——凡病虚损者，原无外邪，所以病虽至困，终不愦乱。其有患虚证别无邪热，而谵妄失伦者，此心脏之败，神去之兆也，必死。

——劳嗽、喑哑声不能出，或喘急气促者，此肺脏之败也，必死。

——劳损肌肉脱尽者，此脾脏肺脏之败也，必死。

——劳损肌肉脱尽者，此脾脏之败也，必死。

——筋为疲极之本，凡病虚损者，多有筋骨疼痛。若痛有至极不可忍者，乃血竭不能荣筋，此肝脏之败也，必死。

——劳损既久，再及大便，泄泻不能禁止者，此肾脏之败也，必死。

述古 共四条

《难经》曰：损脉之为病奈何？然。一损损于皮毛，皮聚而毛落。二损损于血脉，血脉虚少，不能荣于五脏六腑。三损损于肌肉，肌肉消瘦，饮食不能为肌肤。四损损于筋，筋缓不能自收持。五损损于骨，骨痿不能起于床。反此者，至脉之病也。从上下者，骨痿不能起于床者死；从下上者，皮聚而毛落者死。治损之法，损其肺者，益其气。损其心者，调其营卫。损其脾者，调其饮食，适其寒温。损其肝者，缓其中。损其肾者，益其精，此治损之法也。不能治其虚，安问其余？故曰：实实虚虚，损不足而益有余，此中工之所害也。

宾按：此上损下损之说，其义极精，然有未尽者，犹宜悉也。盖凡思虑劳倦外感等证则伤阳，伤于阳者，病必自上而下也；色欲醉饱内伤等证则伤阴，伤于阴者，病必自下而上也。如经曰：二阳之病发心脾，有不得隐曲，女子不月之类，此即自上而下者也。又经曰：五脏主藏精者也，不可伤，伤则失守而阴虚，阴虚则无气，无气则死矣，此即自下而上者也。盖自上而下者，先伤乎气。故一损损于肺，则病在声息肤腠。二损损于心，则病在血脉颜色。三损损于胃，则病在饮食不调。四损损于肝，则病为瘛疭疼痛。五损损于肾，则病为骨痿、二便不禁。此先伤于阳，而后及乎阴，阳竭于下，则孤阴无以独存，不可为也。自下而上者，先伤乎精。故一损损于肾，则病为泉源干涸。二损损于肝，则病为血动筋枯。三损损于脾，则病为痰涎壅盛。四损损于心，则病为神魂失守。五损损于肺，则病为喘急短气。此先伤乎阴，而后及乎阳，阴竭于上，则孤阳无以独生，不可为也。故曰：心肺损而神衰，肝肾虚而形敝，脾胃损而食饮不归血气。凡明哲之士，则当察所由，而预防其渐，又何虚损之可虑？若待源流俱竭，而后归罪于药之不效，医之不良，此其愚也亦甚矣。

《巢氏病源》曰：夫虚劳者，五劳七伤六极是也。一曰志劳，二曰思劳，三曰心劳，四曰忧劳，五曰瘦劳。又有肺劳者，短气而面浮，鼻不闻香臭。肝劳者，面目干黑，口苦，精神不守，恐畏不能独卧，目视不明。心劳者，忽忽喜忘，大便苦难，或时鸭溏，口内生疮。脾劳者，舌本苦直，不得咽唾。肾劳者，背难以俯仰，小便不利，色赤黄而有余沥，茎内痛，阴囊湿生疮，小腹满急。六极者，一曰气极，令人内虚，五脏不足，邪气多，正气少，不欲言。二曰血极，令人无颜色，眉发落，忽忽喜忘。三曰筋极，令人数转筋，十指爪甲皆痛，苦倦不能久立。四曰骨极，令人酸削，齿苦痛，手足烦疼，不可以立，不欲行动。五曰肌极，令人羸瘦无润泽，饮食不生肌肉。六曰精极，令人少气噏噏然内虚，五脏不足，发毛落，悲伤喜忘。七伤者：一曰大饱伤脾，脾伤善噫，欲卧，面黄。二曰大怒逆气伤肝，肝伤少气，目暗。三曰强力举重，久坐湿地伤肾，肾伤少精，腰背痛，厥逆下冷。四曰形寒寒饮伤肺，肺伤少气，咳嗽，鼻鸣。五曰忧愁思虑伤心，心伤苦惊，喜忘喜怒。六曰风雨寒暑伤形，形伤发肤枯夭。七曰大恐惧不节伤志，志伤恍惚不乐。又曰：七伤者，一曰阴寒，二曰阴痿，三曰里急，四曰精寒，五曰精少，阴下湿，六曰精清，七曰小便苦数，临事不举。

王节斋曰：人若色欲过度，伤损精血，必生阴虚火动之病。睡中盗汗，午后发热，咯咯咳嗽，倦怠无力，饮食少进，甚则痰涎带血，或咳血，吐血，衄血，身热脉沉数，肌肉消瘦，此名劳瘵，最为难治，轻者用药数十服，重者期以岁年。然必须病人惜命，坚心定志，绝房室，息妄想，戒恼怒，节饮食，以自培其根，此谓内外交治，庶可保全。

薛立斋曰：劳瘵之证，大抵属足三阴亏损，虚热无火之证，故昼发夜止，夜发昼止，不时而作，当用六味地黄丸为主，以补中益气汤调补脾胃。若脾胃先损者，当以补中益气汤为主，以六味地黄温存肝肾，多有得生者。若误用黄柏、知母之类，则复伤脾胃，饮食日少，诸脏愈虚，元气下陷，腹痞作泻，则不可救矣。夫衄血吐血之类，因虚火妄动，血随火而泛行，或阳气虚，不能摄血归经而妄行，其脉弦洪，乃无根之火浮于外也。大抵此证多因火土太旺，金水衰涸之际，不行保养，及三冬火气潜藏，不远帏幕，戕贼真元，故至春末夏初，患头疼脚软，食少体热，而为注夏之病。或少有老态，不耐寒暑，不胜劳役，四时迭病，此因气血方长而劳心亏损，精血未满而早为斫丧，故其见证难以名状。若左尺脉虚弱或细数，是左肾之真阴不足也，用六味丸。右尺脉迟软，或沉细而数欲绝，是命门之相火不足也，用八味丸。至于两尺微弱，是阴阳俱虚也，用十补丸。此皆滋其化源也，仍须参前后《发热》、《咳嗽》诸证治之。

附　案

立斋治韩州同色欲过度，烦热作渴，饮水不绝，小便淋沥，大便闭结，唾痰如涌，面目俱赤，满舌生刺，唇裂身热，或身如芒刺而无定处，两足心如烙，左三部脉洪而无伦，此肾阴虚，阳无所附而发于外。盖大热而甚，寒之不寒，是无水也，当峻补其阴。遂以加减八味丸料一斤，用肉桂一两，以水顿煎六碗，冰冷与服。半晌熟睡，至晚又温饮一碗，诸证悉退。翼日，畏寒足冷诸证仍至，是无火也，当补其阳，急与八味丸四剂，诸证俱退。

又治府庠王以道元气素弱，复以科场岁考，积劳致疾，至十二月，病大作，大热，泪出随凝，目赤露胸，气息沉沉欲绝，脉洪大鼓指，按之如无，舌干如刺，此内真寒而外假热也，遂先服十全大补汤。余曰：服此药，其脉当收敛为善。少顷，熟睡，觉而恶寒增衣，脉顿微细如丝，此虚寒之真象也。余以人参一两，加熟附三钱，水煎顿服而安。夜间脉复脱，乃以参二两，熟附五钱仍愈。后以大剂参、术、归身、炙甘草等药调理而愈。

又治一童子，年十四岁，发热吐血，余谓宜补中益气以滋化源，不信，乃用寒凉降火，前证愈甚。或谓曰：童子未室，何肾虚之有？参、术补气，奚为用之？余述丹溪先生曰：肾主闭藏，肝主疏泄，二脏俱有相火，而其系上属于心。心为君火，为物所感，则相火翕然而起，虽不交会，而精已暗耗矣。又褚氏《精血篇》曰：男子精未满而御女以通其精，则五脏有不满之处，异日有难状之疾，正此谓也。遂用补中益气汤及地黄丸而痊。

虚损论列方

大补元煎新补一
五福饮新补六
十全大补汤补二十
左归饮新补二
左归丸新补四
补中益气汤补三十
右归饮新补三
右归丸新补五
回味回阳饮新热一
一阴煎新补八
二阴煎新补十
六味回阳饮新热二
回阴煎新补十二
五阴煎新补十二
六味地黄汤补百二十
理中汤热一
理阴煎新热三
八味地黄汤补一二一
五物煎新因三
六气煎新因二一
加减八味丸补一二二
温胃饮新热五
小营煎新补十五
金水六君煎新和一
镇阴煎新热十三
保阴煎新寒一
加减一阴煎新补丸
一气丹新补二二
十补丸热一七三
八珍汤补十九
抽薪饮新寒三
徙薪饮新寒四
柴陈煎新散丸
贝母丸新和十八
正柴胡饮新散六
诸柴胡饮新散一、二、三、四、五

论外备用方

附子理中汤热二 阳虚
安肾丸热一六七 下元虚冷
小安肾丸热一六七 下元虚冷
黑锡丹热一八九 下元阳虚

黄芪鳖甲煎寒九十 虚劳烦热
大菟丝子丸固三六
鳖甲地黄汤寒八九 虚劳烦热
地黄膏寒九一 滋阴退热
人参平肺汤因一八七 肾虚声哑
退热汤寒九三 急劳大热
加味虎潜丸寒一六四 补虚滋阴
人参五味子汤外一五三
劫劳散妇一二四
三才封髓丹寒一六六 滋阴降火方
麦门冬汤寒四五 气热血焦
大补地黄丸寒一五九 精枯血热
凡补阵所载古方新方俱宜酌用。

劳 倦 内 伤

经 义

《调经论》帝曰：阴虚生内热奈何？岐伯曰：有所劳倦，形气衰少，谷气不盛，上焦不行，下脘不通，胃气热，热气熏胸中，故内热。夫邪之生也，或生于阴，或生于阳。其生于阳者，得之风雨寒暑；其生于阴者，得之饮食居处，阴阳喜怒。

《太阴阳明论》曰：故犯贼风虚邪者，阳受之；饮食不节，起居不时者，阴受之。阳受之则入六腑，阴受之则入五脏。入六腑则身热不时卧，上为喘呼；入五脏，则䐜满闭塞，下为飧泄，久为肠澼。

《举痛论》曰：劳则气耗。劳则喘息汗出，外内皆越，故气耗矣。

《痹论》曰：阴气者，静则神藏，躁则消亡。饮食自倍，肠胃乃伤。

《本病论》曰：饮食劳倦则伤脾。

论证 共五条

劳倦一证，即东垣所谓内伤证也。凡疾病在人，有不因外感而受病于内者，则无非内伤。而东垣乃独以饮食失节，劳役不足之病为内伤，其故何也？盖外感内伤，俱有恶寒发热等证，外感寒热者，即伤寒也；内伤寒热者，即劳倦也。伤寒以外邪有余，多宜攻散；劳倦以内伤不足，多宜温补。然此二者，病多相类，最易惑乱，故东垣特用内伤二字，以为外感之别，盖恐以劳倦之伤，作伤寒之治，则必致杀人矣。此其大义，所当先辨。

——内伤之证，东垣以饮食劳倦为言。然饮食之伤有二，而劳倦之伤亦有二，当辨如下。

——饮食内伤之证，凡饥饱失时者，太饥则仓廪空虚，必伤胃气；太饱则运化不及，必伤脾气。然时饥时饱而致病者，其伤在饥，故当以调补为主，是即东垣之所谓也。其有不因饥饱，而惟以纵肆口腹，遂致留滞不化者，当以化滞消食为主，方治当从饮食门。以上饮食二证，一以伤饥不足，一以留滞有余，治当知辨也。

——劳倦内伤之证，有因困倦而忽然发热，或怠惰嗜卧，懒于言语，其脉缓而大，或浮或细，而无外邪者，此即时人之所谓劳发也，单宜温补为主。有因积劳饥饱，致伤脾肾，则最易感邪，而病为发热头痛，脉紧恶寒，类伤寒等证，此内伤外感兼而有之，是即所谓劳力感寒证也。若以此为真伤寒，则既由劳伤，已因不足，是伤寒正治之法不可用也。若以此为非伤寒，则甚至发斑发狂，结胸谵语等证无不有之，而不曰伤寒，则人不服也。观东垣云：大梁受围之后，死者多人，岂俱感风寒者？诚至言也。第为兵革所困者明，为利名所困者暗，故今人多以劳倦，而患伤寒者，无非此类。昧者不知，而妄治殀人，岂其天年之果尽耶？诚可悯也。以上劳倦二证，皆为内伤，而一以无邪，一以有邪，当辨而治也。

——凡饥饱劳倦，皆能伤人。盖人以饮食为生，饮食以脾胃为主，今饥饱不时，则胃气伤矣。又脾主四肢，而劳倦过度，则脾气伤矣。夫人以脾胃为养生之本，根本既伤，焉有不病？而人不知慎，病斯及矣。故有以劳倦致动虚火而病者，有以饥馁致伤中气而病者，或以劳倦之后，加之忍饥，或以忍饥之后，加之劳倦。然而两者之中，则尤以受饥为甚，所以饥时不可临病，饥时不可劳形，饥时不可受寒，饥时不可任性，饥时不可伤精，饥时不可酬应，知此数者，是即却病养生之道也。凡犯此者，岂惟贫贱者为然，而富贵者尤多有之，盖有势不容已，则未免劳心竭力，而邪得乘虚而入者，皆内伤不足之证也。奈时医不能察，无论虚实，悉曰伤寒，但知泻火逐邪及汗吐下三法，不知忘食忘劳，既困于己，再攻再削，又困于医，标本俱竭，其能生乎？余目睹受此害者多矣，恨不一时救正，其如沿习成风，释疑未易，故特演东垣大意，嘱笔于此，用效长夜之灯也，观者其三思焉。

论治 共四条

凡因劳倦而无外感者，或身虽微热，而脉见缓大无力，全不紧数，或懒言嗜卧，或身常有汗，此即劳发之证，自与外感之头疼，脉紧，筋骨酸痛者不同，治宜以补养为主，气复则愈。虚在阳分者，宜四君子汤、五君子煎。虚在阴分者，三阴煎、五阴煎，或大小营煎。若脾胃中气受伤者，理中汤、养中煎。若血气俱虚者，五福饮、八珍汤，或十全大补汤。

——劳倦饥饱不时，而致寒热往来者，以饥时脏气馁，劳时腠理开，腠理开则邪易感，脏气馁则邪易入，所以饥饱劳倦不慎者，多令人为头痛发热恶寒等证。虽曰此由内伤，而实有外感，虽有外感，而实以内伤。故东垣制补中益气汤，以参、芪、归、术，而加之升、柴，以助生长之气，使胃气上升，则气复于中，而阳达于外，此实和解之良法也。第今人以劳倦伤阴，而精血受病者为尤多，则芪、术之属，亦有不相宜者。兹余复制补阴益气煎，凡阳虚于下，水亏不能作汗，而邪有不解者，此方尤胜之。愚有治脾三方并补中益气汤论，在后饮食门，当参阅之。

——劳倦感邪，以致伤寒，发热，头痛身痛，凡脉紧邪盛者，不得不从解散治之。若虚本不甚，而表邪不解者，宜正柴胡饮。若外邪兼火者，一柴胡饮。外邪兼寒者，二柴胡饮。若气血微虚者，三柴胡饮，或四柴胡饮。其有虚甚而邪不易解者，宜理阴煎，或大温中饮，所不可缓也。

——夏日暑热之时，或于道途，或于田野，过于劳倦，而身体薄弱者，最易伤暑，此亦劳倦之属，论治详暑证门阳暑条中。

辨　　脉

东垣曰：古人以脉上辨内外伤于人迎气口，人迎脉大于气口为外伤，气口脉大于人迎为内伤，此辨固是，但其说有所未尽耳。外感风寒皆有余之证，是从前客邪来也，其病必见于左手，左手主表，乃行阳二五度。内伤饮食及饮食不节，劳役所伤，皆不足之病也，必见于右手，右手主里，乃行阴二五度。故外感寒邪，则独左手人迎脉浮紧，按之洪大。紧者，后甚于弦，是足太阳寒水之脉；按之洪大而有力，中见手少阴心火之脉；丁与壬合，内显洪大，乃伤寒脉也。若外感风邪，则人迎脉缓，而大于气口一倍，或两倍、三倍。内伤饮食，则右寸气口脉大于人迎一倍；伤之重者，过在少阴则两倍，太阴则三倍，此内伤饮食之脉。

愚谓东垣发明内伤一证，其功诚为不小，凡其所论，有的确不易者，兹俱详述于后，或稍有疑似者，姑已置之。至若辨脉一条，则有不容不辨者，乃以左为人迎主表，右为气口主里；外感则左手人迎浮紧，内伤则右手气口脉大，此其长中之短也。夫人迎本阳明胃脉，在结喉两旁，气口本太阴肺脉，两手所同称也。迨晋之王叔和不知何所取义，突谓左为人迎，右为气口，左以候表，右以候里，而东垣宗之，故亦以为言，则大谬矣。且内伤外感之分，乃一表一里，不容紊也。如肝肾在左，岂无里乎？肠胃在右，岂非表乎？即如仲景之论伤寒，亦但以浮大为表，沉细为里。历溯仲景之前，以至仓、扁、轩、岐，初未闻有以左右言表里者。迨自叔和之后，则悉宗其谬，而传始讹矣。

即无论六经之表里，而但以亲历所见者言之，如脉见紧数，此寒邪外感也，然未有左数而右不数者。又如所云左大者为风邪，右大者为饮食，则尤其不然。夫人生禀赋之常，凡右脉大者，十居八九，左脉大者，十居一二。若果阳邪在表，则大者更大，岂以右脉本大，而可认为食乎？若饮食在脏，则强者愈强，岂以左脉本强，而可认为寒乎？不知此之大而紧，则彼之小者亦必紧，彼之小而缓，则此之大者亦必缓，若因其偏强而即起偏见，则忘其本体者多矣。故以大小言，则脉体有不同，可以左右分也；若以迟疾言，则息数本相应，不可以左右分也。矧左表右里之说，既非经旨，亦非病征，乌足信哉！

或曰：然则内伤外感何以辨之？曰：六脉俱有表里，左右各有阴阳。外感者，两手俱紧数，但当以有力无力分阴证阳证。内伤者，左右俱缓大，又必以有神无神辨虚邪实邪。然必察左右之常体，以参久暂之病因，斯可得脉证之真。不然，则表里误认，攻补倒施。自叔和至今，凡阴受其殃者，不知几多人矣，此不得不为辨正，以为东垣之一助也。此别有辨，在《类经·藏象类》第十一篇，所当互证。

述古 共三条

李东垣曰：古之至人，穷阴阳之造化，究乎生死之际，所著《内经》，悉言人以胃气为本。盖人受水谷之气以生，所谓元气、谷气、营气、卫气、清气、春升生发之气，此六者以谷气上行，皆胃气之别称也。使谷气不得升浮，生长之令不行，则无阳以护其营卫，不任风寒，乃生寒热，皆脾胃之气不足所致也。然而与外感风寒之证颇同而理异。内伤脾胃，乃伤其气；外伤风寒，乃伤其形。伤外为有余，有余者泻之；伤内为不足，不足者补之。汗之、下之、吐之、克之，皆泻也；温之、和之、调之、养之，皆补也。内伤不足之病，苟误认作外感有余之病而反泻之，则虚其虚也。《难经》曰：实实虚虚，损不足而益有余，如此死者，医杀之耳。然则奈何？曰：惟当以甘温之剂，补其中，升其阳，甘寒以泻其火则愈。《内经》曰：劳者温之，损者温之。盖温能除大热，大忌苦寒之剂泻胃土耳。今立补中益气汤。

又曰：夫喜怒不节，起居不时，有所劳伤，皆损其气，气衰则火旺，火旺则乘其脾土。脾主四肢，故困热无气以动，懒于言语，动作喘乏，表热自汗，心烦不安。当病之时，宜安心静坐以养其气，以甘寒泻其热火，以酸味收其散气，以甘温补其中气。经言劳者温之，损者温之是也。《金匮要略》曰：平人脉大为劳，虚极亦为劳。夫劳之为病，其脉浮大，手足烦热，春夏剧，秋冬差，以黄芪建中汤治之。此亦温之之意也。

又曰：脾胃受劳役之疾，饮食又复失节，耽病日久，事息心安，饱食太甚，病乃大作。故内伤饮食，则亦恶风寒，是营卫失守，皮肤间无阳以滋养，不能任风寒也。皮毛之绝，则心肺之本亦绝矣。盖胃气不升，元气不至，无以滋养心肺，乃不足之证也。计受病不一，饮食失节，劳役所伤，因而饱食，内伤者极多，外伤者间而有之。举世医者，往往将元气不足之证，便作外伤风寒表实之证，而反治心肺，是重绝其表也，安得不死乎？若曰不然，请以众人之耳闻目见者证之。向者壬辰改元，京师戒严，迨三月下旬，受敌者凡半月，解围之后，都人之不受病者，万无一二，既病而死者，继踵而不绝，都门十有二所，每日各门所送，多者二千，少者不下一千，似此者几三月。此百万人岂俱感风寒外伤者耶？大都人在围城中，饮食失节，劳役所伤，不待言而知。由其朝饥暮饱，起居不时，寒温失所，动经三两月，胃气亏之久矣，一旦饱食太过，感而伤人，而又调治失宜，其死也无疑矣。非惟大梁为然，远在真佑、兴定间，如东平，如太原，如凤翔，解围之后，病伤而死，无不皆然。余在大梁，凡所亲见，有发表者，有以巴豆推之者，有以承气汤下之者，俄而变结胸发黄，又以陷胸汤丸及茵陈汤下之，无不死者。盖初非伤寒，以调治差误，变而似真伤寒之证，皆药之罪也。往者不可追，来者犹可及，辄以生平已试之效，著《内外伤辨论》一篇，推明前哲之余论，历举近事之变故，庶几同志者，审其或中，触类而长之，免后人之横夭耳。

东垣辨气少气盛曰：外伤风寒者，其气壅盛而有余；内伤饮食劳役者，其口鼻中气皆短促不足以息。何以分之？盖外伤风寒者，心肺元气初无减损，又添邪气助之，使鼻气壅塞不利，面赤，其鼻中气不能出，并从口出，但发一言，必前轻后重，其声壮厉而有力者，乃有余之验也。伤风则决然鼻流清涕，其声嗄，其言响如从瓮中出，亦前轻而后重，高揭而有力，皆气盛有余之验也。内伤饮食劳役者，心肺之气先损，为热所伤，热既伤气，四肢无力以动，故口鼻中皆短气少气，上喘懒语，人有所问，十不欲对其一，纵勉强答之，其气亦怯，其声亦低，是其气短少不足之验也。明白如此，虽妇人女子亦能辨之，岂有医者反不能辨之乎？

东垣辨头痛曰：内证头痛，有时而作，有时而止；外证头痛，常常有之，直须传入里实方罢，此内外证之不同也。

劳倦论列方

五福饮新补六　　八珍汤补十九

养中煎新热四　　理中汤热一

理阴煎新热三
大营煎新补十四
小营煎新补十五
四君子汤补一
五君子煎新热六
大温中饮新散八
一柴胡饮新散一
二柴胡饮新散二
三柴胡饮新散三
正柴胡饮新散六
十全大补汤补二十
补中益气汤补三十
补阴益气煎新补十六
三阴煎新补十一
五阴煎新补十三

论外备用方

人参养营汤补二一
当归黄芪汤补九七　热渴脉虚

关　格

经　义

《六节藏象论》曰：人迎一盛病在少阳，二盛病在太阳，三盛病在阳明，四盛以上为格阳。寸口一盛病在厥阴，二盛病在少阴，三盛病在太阴，四盛以上为关阴。人迎与寸口俱盛四倍以上为关格。关格之脉羸，不能极于天地之精气，则死矣。

《终始篇》曰：人迎一盛，病在足少阳；一盛而躁，病在手少阳。人迎二盛，病在足太阳；二盛而躁，病在手太阳。人迎三盛，病在足阳明；三盛而躁，病在手阳明。人迎四盛，且大且数，名曰溢阳，溢阳为外格。脉口一盛，病在足厥阴，一盛而躁，在手心主。脉口二盛，病在足少阴，二盛而躁，在手少阴。脉口三盛，病在足太阴，三盛而躁，在手太阴。脉口四盛，且大且数者，名曰溢阴，溢阴为内关，内关不通，死不治。人迎与太阴脉口俱盛四倍以上，命曰关格，关格者，与之短期。以上俱有刺法，详载《类经·针刺类》。

《禁服篇》曰：寸口主中，人迎主外，两者相应，俱往俱来，若引绳大小齐等。春夏人迎微大，秋冬寸口微大，如是者，名曰平人。人迎四倍者，且大且数，名曰溢阳，溢阳为外格，死不治。必审按其寒热，以验其脏腑之病。寸口四倍者，名曰内关，内关者，且大且数，死不治。必审察其本末之寒温，以验其脏腑之病。

《脉度篇》曰：五脏不和则七窍不通，六腑不和则留结为痈。故邪在腑则阳脉不和，阳脉不和则气留之，气留之则阳气盛矣。阳气太盛则阴不利，阴脉不利则血留之，血留之则阴气盛矣。阴气太盛，则阳气不能荣也，故曰关。阳气太甚，则阴气弗能荣也，故曰格。阴阳俱盛，不得相荣，故曰关格。关格者，不得尽期而死也。

论证 共四条

关格一证在《内经》本言脉体，以明阴阳离绝之危证也，如《六节藏象论》、《终始篇》、《禁服篇》及《脉度》、《经脉》等篇言之再四，其重可知。自秦越人《三难》曰：上鱼为溢，为外关内格。入尺为覆，为内关外格。此以尺寸言关格，已失本经之意矣。又仲景曰：在尺为关，在寸为格，关则不得小便，格则吐逆。故后世自叔和、东垣以来，无不以此相传，而竟置关格一证于乌有矣。再至丹溪，则曰此证多死，寒在上，热在下，脉两寸俱盛四倍以上，法当吐，以提其气之横格，不必在出痰也。愚谓两寸俱盛四倍，又安得为寒在上耶？且脉大如此，则浮豁无根，其虚可知，又堪吐乎？谬而又谬，莫此甚矣。夫《内经》云：人迎四倍，寸口四倍，既非尺寸之谓，而曰吐逆者，特隔食一证耳，曰不得小便者，特癃闭一证耳，二证自有本条，其与关格何涉？数子且然，况其他乎，又安望治此者之无谬哉！

——关格证在《内经》，本以人迎察六腑之阳，寸口察五脏之阴。人迎盛至四倍以上，此阳明经孤阳独见，水不济火也，故曰格阳，格阳者，阴格于阳也。气口盛至四倍以上，此太阴经元阴无主，气不归精也，故曰关阴，关阴者，阳关于阴也。若人迎寸口俱盛至四倍以上，且大且数，此其阳气不藏，故阴中无阳，阴气不升，故阳中无阴，阴阳相离，故名关格也。凡见此者，总由酒色伤肾，情欲伤精，以致阳不守舍，故脉浮气露，亢极如此。此则真阴败竭，元海无根，是亢龙有悔之象，最危之候也。

——《内经》以人迎、寸口并诊关格，今后世诊法，则但取寸口，而不察人迎，似于法有未尽。然寸口为脉之大会，而脉见于彼，未有不见于此者，所以但察气口，则人迎之脉亦可概见。故凡见寸口弦大至极，甚至四倍以上，且大且数者，便是关格之脉，不得误认为火证。余尝诊此数人，察其脉则如弦如革，洪大异常，故云四倍；察其证则脉动身亦动，凡乳下之虚里，脐傍之动气，无不春春然、振振然与脉俱应者；察其形气，则上有微喘，而动作则喘甚，肢体无力，而寤寐多慌张。谓其为虚损，则本无咳嗽失血等证；谓其为痰火，则又无实邪发热等证，此关格之所以异也。然惟富贵之人及形体丰肥者，多有此证，求其所因，则无非耽嗜少艾，中年酒色所致，是虽与劳损证若有不同，而实即劳损之别名也。此老成之人所以当知慎也。有喘论在喘证门，互阅可也。

——本经《脉度篇》所云：阴气太盛，则阳气不能荣也，故曰关；阳气太盛，则阴气弗能荣也，故曰格，阴阳俱盛，不能相荣，故曰关格，关格者，不得尽期而死，此举脉证而兼言之也。若以脉言，则如前之四倍者是也；若以证言，则又有阴阳俱盛者，以阳病极于阳分，而阴病极于阴分也。凡阳盛于阳者，若乎当泻，而阴分见阴，有不可泻。阴极于阴者，若乎当补，而阳分见阳，又不可补。病若此者，阳自阳而阳中无阴，阴自阴而阴中无阳，上下否隔，两顾弗能，补之不可，泻之又不可，是亦关格之证也，有死而已。此与真寒假热，真热假寒之证，大有不同，学者当辨其疑似。

论治 共三条

关格之脉，必弦大至极。夫弦者为中虚，浮大者为阴虚，此肾水大亏，有阳无阴之脉也。治此者，宜以峻补真阴为主，然又当察其虚中之寒热，阴中之阴阳，分别处治，斯尽善也。

——关格证，凡兼阳脏者必多热，宜一阴煎、左归饮、左归丸之类主之。兼阴脏者必多寒，宜大营煎、右归饮、右归丸之类主之。若不热不寒，脏气本平者，宜五福饮、三阴煎及大补元煎之类主之。

——关格证，所伤根本已甚，虽药饵必不可废，如精虚者当助其精，气虚者当助其气，其有言难尽悉者，宜于古今《补阵》诸方中择宜用之。斯固治之之法，然必须远居别室，养静澄心，假以岁月，斯可全愈。若不避绝人事，加意调理，而但靠药饵，则恐一暴十寒，得失相半，终无济于事也。凡患此者，不可不知。

关格论列方

五福饮新补六

大营煎新补十四

大补元煎新补一

一阴煎新补八

三阴煎新补十一

左归饮新补二

左归丸新补四

右归饮新补三

右归丸新补五

景岳全书卷之十六终

卷之十七 理集

杂证谟

饮食

经义

《平人气象论》曰：平人之常气禀于胃，胃者平人之常气也，人无胃气曰逆，逆者死。人以水谷为本，故人绝水谷则死，脉无胃气亦死。所谓无胃气者，但得真脏脉，不得胃气也。

《营卫生会篇》曰：人受气于谷，谷入于胃，以传于肺，五脏六腑，皆以受气，其清者为营，浊者为卫，营在脉中，卫在脉外。

《五味篇》曰；天地之精气，其大数常出三入一，故谷不入，半日则气衰，一日则气少矣。

《平人绝谷篇》曰：肠胃之中常留谷二斗，水一斗五升；故平人日再后，后二升半，一日中五升，七日五七三五升，而留水谷尽矣。故平人不食饮七日而死者，水谷精气津液皆尽故也。

《六节藏象论》曰：天食人以五气，地食人以五味。五气入鼻，藏于心肺，上使五色修明，音声能彰。五味入口，藏于肠胃，味有所藏，以养五气，气和而生，津液相成，神乃自生。

《刺节真邪论》曰：真气者，所受于天，与谷气并而充身也。

《经脉别论》曰：食气入胃，散精于肝，淫气于筋。食气入胃，浊气归心，淫精于脉，脉气流经，经气归于肺，肺朝百脉，输精于皮毛。毛脉合精，行气于府。府精神明，留于四脏，气归于权衡。权衡以平，气口成寸，以决死生。饮入于胃，游溢精气，上输于脾。脾气散精，上归于肺，通调水道，下输膀胱，水精四布，五经并行，合于四时五脏阴阳，揆度以为常也。

《口问篇》曰：谷入于胃，胃气上注于肺。

《营气篇》曰：营气之道，内谷为宝。谷入于胃，乃传之肺，流溢于中，布散于外，精专者，行于经隧。

《病能论》曰：食入于阴，长气于阳。

《阴阳应象大论》曰：水谷之寒热，感则害于六腑。形不足者，温之以气；精不足者，补之以味。

《五脏别论》曰：胃者水谷之海，六腑之大源也。五味入口，藏于胃以养五脏气。

《至真要大论》曰：五味入胃，各归所喜，故酸先入肝，苦先入心，甘先入脾，辛先入肺，咸先入肾，久而增气，物化之常也。气增而久，夭之由也。详《诸气门》“治气”条中。

《脏气法时论》曰：肝苦急，急食甘以缓之。心苦缓，急食酸以收之。脾苦湿，急食苦以燥之。肺苦气上逆，急食苦以泄之。肾苦燥，急食辛以润之。肝欲散，急食辛以散之。心欲软，急食咸以软之。脾欲缓，急食甘以缓之。肺欲收，急食酸以收之。肾欲坚，急食苦以坚之。

《宣明五气篇》曰：辛走气，气病无多食辛。咸走血，血病无多食咸。苦走骨，骨病无多食苦。甘走肉，肉病无多食甘。酸走筋，筋病无多食酸。

《九针论》曰：病在骨，无食咸。病在血，无食苦。

《五味篇》曰：肝病禁辛，心病禁咸，脾病禁酸，肾病禁甘，肺病禁苦。

《五味论》曰：酸走筋，多食之，令人癃。咸走血，多食之，令人渴。辛走气，多食之，令人洞心。苦走骨，多食之，令人变呕。甘走肉，多食之，令人悗心。

《生气通天论》曰：阴之所生，本在五味，阴之五宫，伤在五味。是故味过于酸，肝气以津，脾气乃绝。味过于咸，大骨气劳，短肌，心气抑。味过于甘，心气喘满，色黑，肾气不衡。味过于苦，脾气不濡，胃气乃厚。味过于辛，筋脉沮弛，精神乃央。是故谨和五味，骨正筋柔，气血以流，腠理以密，如是则骨气以精，谨道如法，长有天命。

《五脏生成篇》曰：多食咸，则脉凝泣而变色。多食苦，则皮槁而毛拔。多食辛，则筋急而爪枯。多食酸，则肉胝胎而唇揭。多食甘，则骨痛而发落。

《刺法论》曰：欲令脾实，气无滞，饱无久坐，食无太酸，无食一切生物，宜甘宜淡。

《灵兰秘典论》曰：脾胃者，仓廪之官，五味出焉。

《痹论》曰：饮食自倍，肠胃乃伤。

《太阴阳明论》曰：饮食不节，起居不时者，阴受之。阴受之，则入五脏。详脾胃门。

《本病论》曰：饮食劳倦则伤脾。

《邪气脏腑病形篇》曰：形寒寒饮则伤肺。肾脉微缓为洞，洞者，食入还出。

《刺志论》曰：谷盛气盛，谷虚气虚，此其常也。反此者病。谷入多而气少，此谓反也。谷不入而气多，此谓反也。谷入多而气少者，得之有所脱血，湿居下也。谷入少而气多者，邪在胃及与肺也。

《脉解篇》曰：少阴所谓恶闻食臭者，胃无气，故恶闻食臭也。

论证 共五条

凡饮食伤脾之证，有寒伤，有热伤，有暂病，有久病，有虚证，有实证。但热者、暂者、实者，人皆易知，而寒者、久者、虚者，人多不识。如今人以生冷瓜果致伤胃气，而为泻、为痢、为痛之类者，人犹以为火证，而治以寒凉者，是不识寒证也。有偶因停滞而为胀，为痛者，人皆知其实也，然脾胃强壮者，即滞亦易化，惟其不能化者，则最有中虚之证。故或以不食亦知饥，少食即作胀；或以无饥无饱，全然不思饮食；或以胃虚兼呕而腹满膨膨；或以火不生土而时食时吐；或中气不化，则胸喉若有所哽，而本非饮食之滞者；或因病致伤胃气，则久不思食，而本非中满之病者。且胃病于暂者于多实，脾病于久者多虚。时医于此，无论邪正久暂，鲜有不用开胃消导等剂，是不知虚证也。盖脾胃之职，原以化食为能，今既不能化食，乃其所能者病，而尚可专意克伐以害其能乎？且凡欲治病，必须先藉胃气以为行药之主，若胃气实者，攻之则去，而疾常易愈，此以胃气强而药力易行也。胃气虚者，攻亦不去，此非药不去病也，以胃虚本弱，攻之则益弱，而药力愈不能行也。若久攻之，非惟药不能行，必致元气愈伤，病必愈甚，尽去其能，必于死矣。矧体质贵贱尤有不同，凡藜藿壮夫及新暴之病，自宜消伐，惟速去为善。若以弱质弱病，而不顾虚实，概施欲速攻治之法，则无不危矣。

——伤食者必恶食。

——素喜冷食者，内必多热，素喜热食者，内必多寒，故内寒者不喜寒，内热者不喜热。然热者嗜寒，多生中寒，寒者嗜热，多生内热，此《内经》所谓久而增气，物化之常也；气增而久，夭之由也。故凡治病养生者，又当于素禀中察其嗜好偏胜之弊。

——饮食致病，凡伤于热者，多为火证，而停滞者少；伤于寒者，多为停滞，而全非火证。大都饮食之伤，必因寒物者居多，而温平者次之，热者又次之。故治此者，不可不察其所因。

——偶病之人，多有非食而疑食者，曰：某日曾食某物或某肉某面，其日即病。医者不论虚实，但闻此言，且见胃口不开，必先治食。夫未病之人，谁有不食？岂必预为停食而待病至者，斯可信其无食乎？及其病也，则或因劳倦，或因风寒，或因七情，病发不测，而且无胀无滞，与食何干？药不对病，而妄行剥削，必反增病，此斯道中之莫须有也。由此推之，则凡无据无证而妄指胡猜者，皆其类也，良可慨矣。

论治 共十一条

凡治饮食暂伤者，亦当辨虚实。若停滞中焦，或胀或痛者，此实证也，当先去其食，宜大和中饮主之。然去食莫先于理气，又惟排气饮为佳。若所停犹在上焦，莫若用吐为捷法，或用吐剂亦可。若食停下焦，痛极兼胀者，须下而去之，宜神佑丸，或备急丸，或赤金豆。若偶伤生冷或油浊不堪等物，以致吐泻胀痛而邪气实者，宜抑扶煎，若无寒气者，以本方去吴茱萸煎服，或用排气饮、和胃饮俱佳。若痛胀不解者，宜神香散兼用之。

——饮食伤脾而吐泻已甚者，但察其无中满，无腹痛，而惟呕恶不能止，此其食物必已尽去，而以中气受伤，大虚而然。或其人困倦不宁，少气多汗，六脉豁大无神者，宜理中汤、五君子煎，或温胃饮之类主之。若吐甚极虚者，宜四味回阳饮；泻甚极虚者，宜胃关煎。凡大吐大泻之后，多为腹胀，若但外胀而内不觉胀，或恶闻食气，不欲饮食者，皆脾气大虚之候，速宜用前温补诸法调治之。

——凡少年小儿辈，多有纵肆口腹，以致胃气不清，或时微胀，或时疼痛，或膨膨然不思饮食，此皆伤脾而然。而实亦食滞使然也。滞多者，宜和胃饮；滞少者，宜枳术丸，或芍药枳术丸，日渐服之，仍节饮食，自可全愈。

——凡失饥伤饱，损及脾胃，多令人胸膈痞闷，不能消化，饮食少思，口中无味，或嗳气吞酸，神体困倦，此皆脾气受伤，中虚而然，宜木香人参枳术丸，或大健脾丸去黄连主之。其虚甚者，宜理中汤，或温胃饮。若虚在下焦，而阴中无阳，不能生土者，惟理阴煎加减主之为善。

——病后胃口不开，饮食不进者，有二证。盖一以浊气未净，或余火未清，但宜以小和中饮加减主之。一以脾胃受伤，病邪虽去而中气未复，故或有数日不能食，或旬日不能开，或胸喉中若有所哽如梅核气者，此中本无停积，但以阳气未舒，阴翳作滞，胃气太虚，不能运化而然，轻则温胃饮，甚则必加人参、附子，但使阳气得行，则胃口自开也。

——凡饮酒致伤者，多宜除湿利水，若或伤气，亦宜间用人参。然其证有三，不可不辨。一以酒湿伤脾，致生痰逆呕吐，胸膈痞塞，饮食减少者，宜葛花解酲汤、胃苓汤、五苓散之类主之。一以酒热伤阴，或致发热动血者，宜黄芩芍药汤、清化饮、徙薪饮之类主之。一以酒质伤脏，致生泄泻不已，若气强力壮者，惟五苓散、胃苓汤之类，皆可除湿止泻；若因湿生寒，以泻伤阴，致损命门阳气者，非胃关煎及五德丸、九气丹之类不可。

——怒气伤肝，则肝木之气必侵脾土，而胃气受伤，致妨饮食。此虽以肝气之逆，然肝气无不渐散，而脾气之伤，则受其困矣，此所以不必重肝，而重当在脾也。故凡遇此证，但当察其逆滞之有无，如无胁痛胀满等证，则不必疏气，单宜以养脾益气为主，如五味异功散、归脾汤之属是也。或于补养药中少加乌药、青皮、白豆蔻以佐之亦可。

——凡时食时吐，或朝食暮吐等证，详载反胃门。

——善食而瘦者，多因有火，然当察火之微甚。微火者，微清之，如生地、芍药、丹皮、沙参、麦冬、石斛、竹叶、地骨皮、黄芩、知母、细甘草之属是也。若火甚者，或随食随饥，随饮随渴，或肌肤燥热，二便涩结，则石膏、黄连、栀子、黄柏、龙胆草、苦参之属所不可免。此当查其三焦五脏，随所在而治之。然阳盛者阴必虚，如一阴煎、二阴煎、四阴煎之属，皆当择而用也。

——不能食而瘦者，必其脾胃虚弱，不能健运而然，故或为嗳气、吞酸、痞满，不饥等证，宜四君子汤、归脾汤。若兼寒者，宜五君子煎、养中煎、理中汤。其命门火衰者，宜右归饮、右归丸、八味地黄丸之类主之。

——凡喜茶叶，喜食生米者，多因胃有伏火，所以能消此物。余尝以清火滋阴之药愈此者数人，盖察其脉证有火象，故随用随效也。又有喜食炭者，必其胃寒而湿，故喜此燥涩之物，亦当详察脉证，宜以健脾温胃为主。

——食饮所伤，治当从类，如麦芽、神曲能消米面之积；砂仁、厚朴、萝卜子、阿魏能消肉食之积；山楂、枳实能消瓜果之积。凡因湿者，宜治以燥，如半夏、苍术、草果、泽泻之属；因寒者，宜治以热，如姜、桂、吴茱萸、肉豆蔻之属；因热者，宜治以寒，如芩、连、栀子、青皮之属；气滞者，当行其气，宜木香、乌药、香附、白芥子之属；血滞者，当行其血，宜桃仁、红花、苏木、玄胡之属；食聚积坚，行散不易者，宜巴豆、大黄、三棱、蓬术之属。凡治食积所停，古法不过如此。虽然，此不过言其大概耳，至若浅深虚实，贵酌权宜。凡欲攻有形，须从乎味，欲散凝滞，须从乎气，未有气行而食不随者，则此中之气味通变，又自有相济之妙，故不可以胶柱也。

——食停小腹，治案详心腹痛门，当参阅之。

论脾胃三方 共三条

人赖脾胃为养生之本，则在乎健与不健耳。而健脾三方，如洁古之枳术丸，东垣之平胃散及补中益气汤，俱当今之相传以为准绳者也。夫所谓平胃者，欲平治其不平也，此东垣为胃强邪实者设，故其性味从辛、从燥、从苦，而能消、能散，惟有滞、有湿、有积者宜之。今见方家，每以此为常服健脾之剂，动辄用之，而不察可否，其误甚矣。

——洁古枳术丸，以白术为君，脾得其燥，所以能健。然佐以枳实，其味苦峻，有推墙倒壁之功，此实寓攻于守之剂，惟脾气不清而滞胜者，正当用之，若脾气已虚，非所宜也。今人不察，相传为补脾之药，而朝吞暮饵，或以小儿瘦弱而制令常服，则适足以伤其气助其瘦耳，用宜酌也。

——补中益气汤，乃东垣独得之心法。盖以脾胃属土，为水谷之海，凡五脏生成，惟此是赖者，在赖其发生之气运而上行，故由胃达脾，由脾达肺，而生长万物，滋溉一身。即如天地之土，其气皆然。凡春夏之土，能生能长者，以得阳气而上升，升则向生也。秋冬之土，不生不长者，以得阴气而下降，降则向死也。今本方以升柴助生气，以参、芪、归、术助阳气，此东垣立方之意，诚尽善矣。第肺本象天，脾本象地，地天既交，所以成泰。然不知泰之前犹有临，临之前犹有复，此实三阳之元始，故余再制补阴益气煎，正所以助临、复之气，庶乎得根本之道，而足补东垣之未尽也。又补中益气汤之用，原为补中扶阳而设，然补阳之义，则亦有宜否之辨，用者不可不知。如东垣用此以治劳倦内伤发热等证，虽曰为助阳也，非发汗也，然实有不散而散之意，故于劳倦感寒，或阳虚痎疟，及脾气下陷等证，则最所宜也。若全无表邪寒热，而但有中气亏甚者，则升、柴之类大非所宜。何也？盖升、柴之味皆兼苦寒，升、柴之性皆专疏散，虽曰升麻入脾胃，柴胡入肝胆，能引清气上升，然惟有邪者，固可因升而散之，使或无邪，能不因散而愈耗其中气乎。即曰此汤以补剂为主，而惟藉升、柴以引达清气。不知微虚者犹可出入，大虚者必难假借，当此之时，即纯用培补犹恐不及，而再兼疏泄，安望成功？且凡属补阳之剂，无不能升，正以阳主升也，用其升而不用其散，斯得补阳之大法，此中自有玄机，又奚必升柴之是赖乎。故寇宗奭极言五劳七伤之大忌柴胡者，是诚绝类之真见，而李时珍复又非之，余亦何容再辨哉。然理有一定，孰能越之？兹余单揭其要，曰：能散者断不能聚，能泄者断不能补，而性味之苦寒者，亦断非扶阳之物。只此便是断案，而纷纷之议，或可判矣。

故于诸证之中，凡其不宜用此者，则有不可不察。如表不固而汗不敛者，不可用。外无表邪而阴虚发热者，不可用。阳气无根而格阳戴阳者，不可用。脾肺虚甚而气促似喘者，不可用。命门火衰而虚寒泄泻者，不可用。水亏火亢而吐血衄血者，不可用。四肢厥逆而阳虚欲脱者，不可用。总之，元气虚极者，毫不可泄；阴阳下竭者，毫不可升；真火亏败者，毫不可用清凉。今人但知补中益气汤可以补虚，一概尚之，而不知病当紧急，则此时几微关系，判于一举指之间，而纤微不可紊误者，正此类也，余亦安能以笔尽哉，何容再辨哉！

述古 共四条

王太仆曰：内格呕逆，食不得入，是有火也。病呕而吐，食入反出，是无火也。

李东垣曰：胃中元气盛，则能食而不伤，过时而不饥。脾胃俱旺，则能食而肥；脾胃俱虚，则不能食而瘦。或少食而肥，虽肥而四肢不举，盖脾实而邪气盛也。又有善食而瘦者，胃伏火邪于气分则能食，脾虚则肌肉削，即食㑊也。脾病则怠惰嗜卧，四肢不收，大便泄泻。脾既病，则不能与胃行津液，故亦从而病焉。大抵脾胃虚弱，阳气不能生长，是春夏之令不行，五脏之气不生。脾病则下流乘肾，土克水，则骨乏无力，是为骨痿，令人骨髓空虚，足不能履地，是阴气重叠，此阴盛阳虚之证。大法云：汗之则愈，下之则死。若用辛甘之药滋胃，当升当浮，使生长之气旺。言其汗者，非正发汗也，为助阳也。

王节斋曰：人之一身，脾胃为主，胃阳主气，脾阴主血；胃司受纳，脾司运化，一纳一运，化生精气，津液上升，糟粕下降，斯无病也。人惟饮食不节，起居不时，损伤脾胃，胃损则不能纳，脾损则不能化，脾胃俱损，纳化皆难，元气斯弱，百邪易侵，而饱闷、痞积、关格、吐逆、腹痛、泻痢等证作矣。故洁古制枳术之丸，东垣发脾胃之论，使人常以调理脾胃为主，后人称为医中王道，厥有旨哉。

薛立斋曰；凡伤食饱闷，痞塞不消，若脾胃素实，止因倍食暴伤而患者，宜用神曲、山楂辈消耗之，否则，当慎也。东垣曰；脾胃之气壮，则多食而不伤，过时而不饥。若脾气虚弱，不能腐化者，宜培补之。若脾胃虚寒者，宜温养之。若命门火衰者，宜温补之。大凡食积痞块，证为有形，所谓邪气盛则实，真气夺则虚，惟当养正则邪积自除矣。虽云坚者削之，客者除之，若胃气未虚，元气尚实，乃可用也。或病久虚羸，或元气素弱者，亦当固本为主，而佐以消导，不然，反致痞满不食，而益其病矣。

又曰：若伤性热之物者，用二陈加黄连、山楂。伤湿面之物者，用二陈加神曲、麦芽。伤米食，用六君加谷蘖。伤面食者，用六君加麦芽。伤肉食者，用六君加山楂。伤鱼腥者，用六君加陈皮。伤角黍炊饭者，用六君倍加神曲。若物已消而泻未愈者，此脾胃受伤也，宜用六君子。若饮食减少，食而难化者，属脾胃虚寒也，加炮姜、木香、肉果，不应，加五味、吴茱萸、补骨脂。脾肾虚寒者，须服八味丸，否则，多患脾虚中满之证。其神曲、麦芽，虽助戊土以腐熟水谷，然麦芽一味，余尝以治妇人丧子，乳房胀痛欲成痈者，用一二两炒熟，煎服即消，其破血散气可知矣。丹溪云：麦芽消肾。《妇人良方》云：神曲善下胎。皆克伐之功多，而补益之功少，亦不宜轻用。今有能食难化，而食后反饱者，乃脾气虚弱，不能腐化水谷也。若服清胃、平胃等剂，或加热渴、呕吐、或腹胀、泄泻等证者，乃是脾胃复伤，急用六君子加芍药、木香、炮姜补之。亦有属脾气郁结者，当解郁健脾。若用清凉降火，以致中气虚痞而不食，或食而反出，又以为噎膈，用行气化痰者，必致不救也。

饮食论列方

排气饮新和六
和胃饮新和五
大和中饮新和七
神香散新和二十
抑扶煎新热十一
二陈汤和一
小和中饮新和八
平胃散和十七
养中煎新热四
大健脾丸和八五
理阴煎新热三
理中汤热一
四君子汤补一
五苓散和一八二
胃苓汤和百九十
五君子煎新热六
归脾丸补三二
温胃饮新热五
六君子汤补五
右归饮新补三
右归丸新补五
五味异功散补四
胃关煎新补九
一阴煎新补八
补中益气汤补三十
二阴煎新补十
四阴煎新补十二
四味回阳饮新热一
五德丸新热十八
九气丹新热二三
八味地黄丸补一二一
徙薪饮新寒四

清化饮新因十三
芍药枳术丸新和十六
枳术丸和七九
赤金豆新攻二
葛花解酲汤和一二四
神佑丸攻四八
备急丸攻五二
黄芩芍药汤寒百九
木香人参枳术丸和八二

论外备用方

人参散和一二六 虚寒
启脾丸和八六 温胃和滞
养胃进食丸和八九
茯苓饮和九三 调胃时食
法制陈皮和七十
化滞调中汤和五九 行滞
健脾散和六二 温中和胃
大正气散和二四 暖胃
加味二陈汤和三 食郁
和中丸和八八 开胃
消食丸和九十 行滞
藿香正气散和二十 寒滞
曲术丸和二百一 化食
加味枳术丸和八三
龙脑鸡苏丸和三七二 酒毒
甘露汤热七三 和胃进食
强中汤热九二 生冷伤脾
参术健脾汤和六四 行滞
温胃化痰丸热九八 寒痰
理中化痰丸热九 虚痰
丁香茯苓汤热六二 温胃进食
八味理中丸热七

脾　胃

经　义

《灵兰秘典论》曰：脾胃者，仓廪之官，五味出焉。

《营卫生会篇》曰：人受气于谷，谷入于胃，以传于肺，五脏六腑，皆以受气，其清者为营，浊者为卫，营在脉中，卫在脉外。

《热论》曰：阳明者，十二经脉之长也。

《经脉别论》曰：食气入胃，散经于肝。详前饮食门

《六节藏象论》曰：天食人以五气，地食人以五味。详前饮食门。脾、胃、大肠、小肠、三焦、膀胱者，仓廪之本，营之居也，名曰器，能化糟粕，转味而入出者也。其华在唇四白，其充在肌，其味甘，其色黄，此至阴之类，通于土气。凡十一脏，皆取决于胆也。

《五味篇》曰：谷始入于胃，其精微者，先出于胃之两焦，以溉五脏，别出两行，营卫之道。其大气之抟而不行者，积于胸中，命曰气海，出于肺，循喉咽，故呼则出，吸则入。天地之精气，其大数常出三入一，故谷不入，半日则气衰，一日则气少矣。

《决气篇》帝曰：余闻人有精、气、津液、血、脉，余意以为一气耳，今乃辨为六名，余不知其所以然。岐伯曰：两神相搏，合而成形，常先身生，是谓精。何谓气？岐伯曰：上焦开发，宣五谷味，熏肤，充身，泽毛，若雾露之溉，是谓气。何谓津？岐伯曰：腠理发泄，汗出溱溱，是谓津。何谓液？岐伯曰：谷入气满，淖泽注于骨，骨属屈伸，泄泽，补益脑髓，皮肤润泽，是谓液。何谓血？岐伯曰：中焦受气取汁，变化而赤，是谓血。何谓脉？岐伯曰：壅遏营气，令无所避，是谓脉。黄帝曰：六气者，有余不足，气之多少，脑髓之虚实，血脉之清浊，何以知之？岐伯曰：精脱者，耳聋；气脱者，目不明；津脱者，腠理开，汗大泄；液脱者，骨属屈伸不利，色夭，脑髓消，胫酸，耳数鸣；血脱者，色白，夭然不泽，其脉空虚，此其候也。帝曰：六气者，贵贱何如？岐伯曰：六气者各有部主也，其贵贱善恶，可为常主，然五谷与胃为大海也。

《邪客篇》曰：五谷入于胃也，其糟粕、津液、宗气，分为三隧。故宗气积于胸中，出于喉咙，以贯心脉而行呼吸焉。营气者，泌其津液，注之于脉，化以为血，以营四末，内注五脏六腑，以应刻数焉。卫气者，出其悍气之慓疾，而先行于四末分肉皮肤之间而不休者也。

《平人绝谷篇》曰：平人胃满则肠虚，肠满则胃虚，更实更虚，故气得上下，五脏安定，血脉和，则精神乃居，故神者水谷之精气也。

《动输篇》曰；胃为五脏六腑之海，其清气上注于肺，肺气从太阴而行之，其行也，以息往来，故人一呼脉再动，一吸脉亦再动，呼吸不已，故动而不止。

《五脏别论》帝曰：气口何以独为五脏主？岐伯曰：胃者，水谷之海，六腑之大源也。五味入口，藏于胃，以养五脏气，气口亦太阴也，是以五脏六腑之气味，皆出于胃，而变见于气口。故五气入鼻，藏于心肺，心肺有病，而鼻为之不利也。

《平人气象论》曰：平人之常气禀于胃，胃者，平人之常气也，人无胃气曰逆，逆者死。人以水谷为本，故人绝水谷则死，脉无胃气亦死。所谓无胃气者，但得真脏脉，不得胃气也。所谓不得胃气者，肝不弦，肾不石也。胃之大络，名曰虚里，贯鬲络肺，出于左乳下，其动应衣，脉宗气也。盛喘数绝者，则病在中；结而横，有积矣；绝不至曰死。乳之下其动应衣，宗气泄也。

《玉机真脏论》曰：五脏者皆禀气于胃，胃者五脏之本也。脏气者，不能自致于手太阴，必因于胃气，乃至于手太阴也。故五脏各以其时，自为而至于手太阴也。故邪气胜者，精气衰也。故病甚者，胃气不能与之俱至于手太阴，故真脏之气独见，独见者病胜脏也，故曰死。脾脉者土也，孤脏以灌溉四傍者也。善者不可得见，恶者可见。其来如水之流者，此谓太过，病在外；如鸟之喙者，此谓不及，病在中。太过则令人四肢不举；其不及，则令人九窍不通，名曰重强。脉弱以滑，是有胃气。形气相失，谓之难治；色夭不泽，谓之难已；脉实以坚，谓之益甚；脉逆四时，为不可治。必察四难，而明告之。

《阴阳别论》曰：所谓阴者，真脏也，所谓阳者，胃脘之阳也。别于阳者，知病处也；别于阴者，知死生之期。

《生气通天论》曰：阴之所生，本在五味，阴之五宫，伤在五味。是故味过于酸，肝气以津，脾气乃绝。味过于咸，大骨气劳，短肌，心气抑。味过于甘，心气喘满，色黑，肾气不衡。味过于苦，脾气不濡，胃气乃厚。味过于辛，筋脉沮弛，精神乃央。是故谨和五味，骨正筋柔，气血以流，腠理以密，如是则骨气以精，谨道如法，长有天命。

《阳明脉解篇》帝曰：足阳明之脉病，恶人与火，闻木音则惕然而惊，何也？岐伯曰：阳明者，胃脉也，胃者土也，故闻木音而惊者，土恶木也。阳明主肉，其脉血气盛，邪客之则热，热甚则恶火。阳明厥则喘而惋，惋则恶人。帝曰：或喘而死者，或喘而生者，何也？岐伯曰：厥逆连脏则死，连经则生。帝曰：病甚则弃衣而走，登高而歌，或至不食数日，逾垣上屋，所上之处，皆非其素所能也，病反能者何也？岐伯曰：四肢者诸阳之本也，阳盛则四肢实，实则能登高也。热盛于身，故弃衣而走也。其妄言骂詈。不避亲疏而歌者，阳盛则使人妄言骂詈，不避亲疏而不欲食，不欲食，故妄走也。

《太阴阳明论》帝曰：太阴阳明为表里，脾胃脉也，生病而异者何也？岐伯曰：阴阳异位，更虚更实，更逆更从，或从内，或从外，所从不同，故病异名也。帝曰：愿闻其异状也。岐伯曰：阳者天气也，主外；阴者，地气也，主内。故阳道实，阴道虚。故犯贼风虚邪者，阳受之；饮食不节，起居不时者，阴受之。阳受之则入六腑，阴受之则入五脏。入六腑则身热不时卧，上为喘呼；入五脏则䐜满闭塞，下为飧泄，久为肠澼。故喉主天气，咽主地气。故阳受风气，阴受湿气。故阴气从足上行至头，而下行循臂至指端；阳气从手上行至头，而下行至足。故曰阳病者上行极而下，阴病者下行极而上。故伤于风者，上先受之；伤于湿者，下先受之。帝曰：脾病而四肢不用何也？岐伯曰：四肢皆禀气于胃，而不得至经，必因于脾乃得禀也。今脾病不能为胃行其津液，四肢不得禀水谷气，气日以衰，脉道不利，筋骨肌肉皆无气以生，故不用焉。帝曰：脾与胃以膜相连耳，而能为之行其津液何也？岐伯曰：足太阴者三阴也，其脉贯胃属脾络嗌，故太阴为之行气于三阴。阳明者表也，五脏六腑之海也，亦为之行气于三阳。脏腑各因其经而受气于阳明，故为胃行其津液。四肢不得禀水谷气，日以益衰，阴道不利，筋骨肌肉无气以生，故不用焉。

《脏气法时论》曰：脾病者，身重，善肌肉痿，足不收，行善瘛，脚下痛；虚则腹满肠鸣，飧泄食不化，取其经，太阴阳明少阴血者。脾苦湿，急食苦以燥之。病在脾，愈于秋，秋不愈，甚于春，春不死，持于夏，起于长夏。禁温食、饱食、湿地、濡衣。脾欲缓，急食甘以缓之，苦泻之，甘补之。

《五邪篇》曰：邪在脾胃，则病肌肉痛。阳气有余，阴气不足，则热中善饥；阳气不足，阴气有余，则寒中肠鸣腹痛；阴阳俱有余，若俱不足，则有寒有热，皆调于三里。

《水热穴论》曰：肾者胃之关也，关门不利，故聚水而从其类也。

《本病论》曰：饮食劳倦即伤脾。

《邪气脏腑病形篇》曰：有所击仆，若醉入房，汗出当风，则伤脾。

《病能论》曰：人迎者胃脉也，逆而盛，则热聚于胃口而不行，故胃脘为痈也。

《经水篇》曰：足阳明，五脏六腑之海也。其脉大，血多气盛，热壮，刺此者不深弗散，不留不泻也。

《痿论》帝曰：论言治痿者独取阳明何也？岐伯曰：阳明者，五脏六腑之海，主润宗筋，宗筋主束骨而利机关也。冲脉者，经脉之海也，主渗灌溪谷，与阳明合于宗筋，阴阳总宗筋之会，会于气街，而阳明为之长，故属于带脉，而络于督脉。故阳明虚则宗筋纵，带脉不引，故足痿不用也。

《本输篇》曰：下三里三寸，为巨虚上廉，复下上廉三寸，为巨虚下廉也；大肠属上，小肠属下，足阳明胃脉也。大肠小肠皆属于胃，是足阳明也。

《玉版篇》曰：人之所受气者，谷也。谷之所注者，胃也。胃者，水谷气血之海也。海之所行云气者，天下也。胃之所出气血者，经隧也。经隧者，五脏六腑之大络也，迎而夺之而已矣。

论脾胃

脾胃为水谷之海，得后天之气也。何也？盖人之始生本乎精血之原，人之既生，由乎水谷之养，非精血无以立形体之基，非水谷无以成形体之壮。精血之司在命门，水谷之司在脾胃，故命门得先天之气，脾胃得后天之气也。是以水谷之海，本赖先天为之主，而精血之海，又必赖后天为之资。故人之自生至老，凡先天之有不足者，但得后天培养之力，则补天之功亦可居其强半，此脾胃之气所关于人生者不小。且先天如朝廷，后天如司道，执政在先天，布政在后天，故人自有生以后，无非后天为之用，而形色动定，一无胃气之不可。故经曰：平人之常气禀于胃，胃者平人之常气也，人无胃气曰逆，逆者死。又曰：人以水谷为本，人绝水谷则死，脉无胃气亦死。正以人之胃气即土气也，万物无土皆不可，故土居五行之中而主于四季，即此义也。

由此推之，则凡胃气之关于人者，无所不至，即脏腑、声色、脉候、形体，无不皆有胃气，胃气若失，便是凶候。如五脏胃气之病，则凡气短气夺而声哑喘急者，此肺之胃败也。神魂失守，昏昧日甚，而畏寒异常者，此心之胃败也。躁扰烦剧，囊缩痉强，而恐惧无已者，此肝胆之胃败也；胀满不能运，饮食不能入，肉脱痰壅而服药不应者，此脾之胃败也。关门不能禁，水泉不能化，热蒸不能退，骨痛之极不能解者，此肾之胃败也。又如五色之有胃气者，无论青红黑白，皆宜兼苍黄明润，若色赤如赭，或如衃血；色青如蓝，或如草滋；色白如盐，或如枯骨；色黄如枳实，或如黄土；色黑如炲，或如地苍，而加之沉晦，是皆五色之胃败也。又如脉象之有胃气者，经曰：脉弱以滑，是有胃气；脉实以坚，谓之益甚；脉逆四时，为不可治。故无论浮、沉、迟、数，皆宜兼见缓滑，方是脉中之胃气。若见但弦、但钩、但毛、但石、但代，或弦搏之极而全无和气，或微渺之极而全无神气，总云真脏之见，是皆五脉之胃败也。不独此也，即如情性气质，亦无不关于胃气，盖土性厚重，而轻薄者少胃气，土色苍固，而夭嫩者少胃气。是可知土气为万物之源，胃气为养生之主，胃强则强，胃弱则衰，有胃则生，无胃则死。

是以养生家必当以脾胃为先，而凡脾胃受伤之处，所不可不察也。盖脾胃之伤于外者，惟劳倦最能伤脾，脾伤则表里相通，而胃受其困者为甚。脾胃之伤于内者，惟思忧忿怒最为伤心，心伤则母子相关，而化源隔绝者为甚，此脾胃之伤于劳倦情志者，较之饮食寒暑为更多也。故经曰：二阳之病发心脾，有不得隐曲，女子不月，其传为风消，其传为息贲者，死不治。再此之外，则脾胃属土，惟火能生，故其本性则常恶寒喜暖，使非真有邪火，则寒凉之物最宜慎用，实所以防其微也。若待受伤，救之能无晚乎？此脾胃之伤于寒凉生冷者，又饮食嗜好之最易最多者也。故昔有柳公度者，善于摄生，或问其致寿之术，则曰：我无他也，但不以气海熟生物，暖冷物，亦不以元气佐喜怒耳。此得善养脾胃之道，所以便能致寿。

故凡欲察病者，必须先察胃气，凡欲治病者，必须常顾胃气，胃气无损，诸可无虑。奈何今之医家习矣不察，初不知元气胃气为何物，动辄止知攻病，开口便云有火，以致败人胃气，绝人谷气者，不可胜纪。殊不知病之与命，孰为重轻？正之与邪，孰为缓急？矧此中的确之用，孰者宜先，孰者宜后，自有标本一定之理，原非可以意凑猜摸者也。世有庸流，每借窃一二成语，东扯西拽，以似为是，偏执惑乱，欺人误人，倘不幸遇之而不能烛其真伪，其亦命之使然乎，悲乎！悲乎！

论东垣《脾胃论》

人以水谷为本，故脾胃为养生之本，惟东垣独知其义，发为《脾胃论》，曰：历观《内经》诸篇而参考之，则元气之充足，皆由脾胃之气无所伤，而后能滋养元气。若胃气之本弱，饮食自倍，则脾胃之气既伤，而元气亦不能充，此诸病之所由生也。因引《内经》之义，如《生气通天论》曰：苍天之气清净，则志意治，顺之则阳气固，虽有贼邪，弗能害也。阳气者，烦劳则张。故苍天之气贵清净，阳气恶烦劳，此病从脾胃生者一也。又引《五常政大论》曰：阴精所奉其人寿，阳精所降其人夭。阴精所奉，谓脾胃既和，谷气上升，春夏令行，故其人寿。阳精所降，谓脾胃不和，谷气下流，收藏令行，故其人夭，此病从脾胃生者二也。又引《六节藏象论》曰：脾、胃、大肠、小肠、三焦、膀胱者，仓廪之本，营之居也，此至阴之类，通于土气。凡十一脏者，皆取决于胆也。夫胆者，少阳春生之气，春气生则万化安，故胆气春升，则余脏从之，胆气不升，则飧泄肠澼不一而起，此病从脾胃生者三也。又引论曰：天食人以五气，地食人以五味。此之谓气者，上焦开发，宣五谷味，熏肤，充身，泽毛，若雾露之溉，是谓气。气或乖错，人何以生？此病从脾胃生者四也。夫内伤脾胃，乃伤其气，外感风寒，乃伤其形。伤其外为有余，有余者泻之；伤其内为不足，不足者补之。内伤不足之病，苟误认作外感有余之病，而反泻之，则虚其虚也。实实虚虚，如此死者，医杀之耳。然则奈何？惟当以辛甘温之剂补其中而升其阳，甘寒以泻其火则愈矣。经曰：劳者温之，损者温之。又曰：温能除大热，大忌苦寒之药。诸如此论，皆东垣独得之见也。

兹察其所谓苍天贵清净，阳气恶烦劳者，此指劳倦之为病也。所谓收藏令行，故其人夭者，此指阴盛阳衰之为病也。所谓春气升则万物安者，此指降则无生之为病也。所谓气或乖错，人何以生者，此指阳气受伤之为病也。东垣此言，其垂惠后世，开导末学之功，诚非小矣。独怪其前论中又有矛盾之谈，如曰饮食失节，寒温不适，脾胃乃伤，此固喜、怒、忧、恐损耗元气，资助心火，心不主令，相火代之，相火者，下焦包络之火，元气之贼也，火与元气不两立，火胜则乘其土位，此所以为病。若此数语，则大见矛盾矣。第观其前四条，则总虑阳气之受伤也，故曰大忌苦寒之药。此一节又云火胜之为病，更当何法以治之？且所云喜、怒、忧、恐损伤元气，资助心火，火胜则乘其土位，此何说也？夫元气既损，多见生阳日缩，神气日消，何以反助心火？脾胃属土，得火则生，何谓火胜则乘其土位？且人之元气，本贵清和，寒固能病，热亦能病。然热伤元气，而因劳动火者，固常有之，此自不得不从清补；若因劳犯寒，而寒伤脾胃者，尤酷尤甚，此可概言为火乎？第热证显而寒证隐，故热证易见而寒证不之觉也；真热证犹易辨，而假热证尤不易辨也。矧元气属阳，火其类也，而热为同气，邪犹可制；阴为阳贼，寒其仇也，而生机被伐，无不速亡，故经云少火生气，未闻少寒生气也。又云避风如避箭，未闻避热如避箭也。由此观之，则何不曰寒与元气不两立，而反云火与元气不两立乎？兹举火字特以为言，致令后生之妄言火者，反尽忘东垣前四条之格言，而单执不两立之说，用为治火之成按，是东垣戒之而反以诲之，此其白璧之瑕，余实不能不为东垣惜也。

及再考东垣之方，如补中益气汤，升阳益胃汤，黄芪人参汤，清暑益气汤等方，每用升、柴，此即其培养春生之意，而每用芩、连，亦即其制伏火邪之意，第以二三分之芩、连，固未必即败阳气，而以五七分之参、术，果即能斡旋元气乎？用是思及仲景，见其立方之则，用味不过三四品，用数每至二三两；且人之气血本大同，疾病多相类，而仲景之方大而简，东垣之方小而杂，何其悬绝一至如此？此其中要必有至道存焉。宾以后学，固不敢直判其孰是孰非，而私心向往，则不能不胥壤于其间也。——脾胃三方，有论在前饮食门。

论治脾胃

脾胃有病，自宜治脾，然脾为土脏，灌溉四傍，是以五脏中皆有脾气，而脾胃中亦皆有五脏之气，此其互为相使，有可分而不可分者在焉。故善治脾者，能调五脏，即所以治脾胃也；能治脾胃，而使食进胃强，即所以安五脏也。今人止知参、苓、枳、术、山楂、麦芽、神曲、厚朴之类，乃为脾胃之药，而不知风寒湿热皆能犯脾，饮食劳倦皆能伤脾，如风邪胜者宜散之，则麻黄、桂枝、柴胡、干葛之类皆是也。寒邪胜者宜温之，则桂、附、干姜、丁香、茱萸之类皆是也。热邪胜者宜寒之，则芩、连、知、柏、栀子、石膏之类皆是也。湿邪胜者宜燥之，则苍术、白术、半夏、猪苓之类皆是也。饮食停积者宜行之，则三棱、蓬术、大黄、芒硝之类皆是也；劳倦内伤者宜补之，则人参、黄芪、白术、杜仲之属皆是也。

然脏腑虽分十一，而同有阴阳，同此血气，矧太阴常多血少气，阳明常多血多气，使此中之血瘀，则承气、抵当之类总属脾胃之药；使此中之血虚，则四物、五物、理阴、五福之类又孰非脾胃之药乎？再若五脏之邪皆通脾胃，如肝邪之犯脾者，肝脾皆实，单平肝气可也；肝强脾弱，舍肝而救脾可也。心邪之犯脾者，心火炽盛，清火可也；心火不足，补火以生脾可也。肺邪之犯脾者，肺气壅塞，当泄肺以苏脾之滞；肺气不足，当补肺以防脾之虚。肾邪之犯脾者，脾虚则水能反克，救脾为主；肾虚则启闭无权，壮肾为先。至若胃司受纳，脾主运化，若能纳而不化，此脾虚之兆易见；若既不能纳，又不能运，此脾胃之气俱已大亏，即速用十全大补、六味回阳等剂尤恐不及，而尚欲以楂、苓、枳、术之类，冀为脾胃之永赖乎？是以脾胃受伤，但使能去伤脾者，即俱是脾胃之药。此中理奥机圆，姑举此以见其概，而随宜应变，诚有非言能尽悉者。且诸药入口，必先入胃而后行及诸经，若妄用相妨相碍等物，亦岂有既入其腑，能不先犯脾胃，而竟走他脏者乎？倘不明此理，而徒执一二成方，曰：此可攻邪，此可健胃，则其胸次可知矣。

述古 共二条

徐东皋曰：百凡治病，胃气实者，攻之则去，而疾恒易愈。胃气虚者，攻之不去，盖以本虚，攻之则胃气益弱，反不能行其药力，而病所以自如也。非药不能去病，亦以主气不行药力故也。若峻攻之，则元气伤而病益甚，若不知机，攻尽元气则死矣。如虚热者，服寒凉之药而热反甚何也？经曰：服寒而反热者，奈何？岐伯曰：治其王气，是以反也。若胃气不虚，虽有病者，不攻自愈，故中医用药亦常效焉。观夫藜藿野人之病，尝不药自愈可知矣。故曰：治病不察脾胃之虚实，不足以为太医。

又曰：汉张仲景着《伤寒论》，专以外伤为法，其中顾盼脾胃元气之秘，世医鲜有知之者。观其少阳证，小柴胡汤用人参，则防邪气之入三阴，或恐脾胃稍虚，邪乘而入，必用人参、甘草，固脾胃以充元气，是外伤未尝忘内因也。至于阳毒升麻汤、人参败毒散、化斑汤、黄连汤、白通汤、理中汤、炙甘草汤、橘皮汤、五味子汤、栝蒌根汤、建中汤等，未尝不用参芪以治外感，可见仲景公之立方，神化莫测。或者只以外伤是其所长，而内伤非所知也，此诚不知公者也。何今世之医不识元气之旨，惟见王纶《杂著》戒用人参之谬说，执泥不移，乐用苦寒攻病之标，致误苍生，死于非命，抑何恨耶！间有病家疑信相半，两勿之从，亦但不速其死耳，直以因循，俟其元气自尽，终莫之救而致毙者，可谓知乎。况斯世斯时，人物剧繁，禀气益薄，兼之劳役名利之场，甚至蹈水火而不知恤，耽酒色以竭其真，不谓内伤元气，吾弗信也。观其杂病稍用攻击，而脾胃遂伤，甚则绝谷而死者，皆可类推矣。

脾胃论列方

理中汤热一
理阴煎新热三
十全大补汤补二十
四物汤补八
五福饮新补六
建中等汤补二二后
白通汤热一四五
五物煎新因二
栝蒌根汤散百七
化斑汤寒三
橘皮汤和二九八
六味回阳饮新热二
黄连汤寒百三
炙甘草汤热四四
人参败毒散散三六
抵当汤攻三七
五味子汤补五七
阳毒升麻汤散百六
承气汤攻一
小柴胡汤散十九

论外备用方

归脾汤补三二
二陈汤和一
五味异功散补四
煨肾丸补一四六　能消谷
平胃散和十七
加味四君子汤补二
胃苓汤和百九十
四君子汤补一
加味枳术丸和八三
启脾丸和八六　行滞
六君子汤补五
养胃进食丸和八九
人参散和二百六十　虚寒
大健脾丸和八五
藿香正气散和二十　寒滞
安脾散热六七　虚寒不化
大七香丸和一三一　气寒
丁香茯苓汤热六三　温胃行滞
九宝丹热一四三　温理脾胃
大半夏汤和十一　痰饮
藿香安胃散热七一　脾虚气滞
太和饼小九

参苓白术散补五四

参术健脾丸和六四 虚滞

木香人参枳术丸和八二

八味汤热一四一 虚寒气滞

和中丸和八八 温脾胃

温胃汤热十二 暖胃和中

眩运

经义

《口问篇》曰：上气不足，脑为之不满，耳为之苦鸣，头为之苦倾，目为之眩。

《卫气篇》曰：下虚则厥，下盛则热，上虚则眩，上盛则热痛。

《海论》曰：髓海有余，则轻劲多力，自过其度；髓海不足，则脑转耳鸣，胫酸眩冒，目无所见，懈怠安卧。

《五脏生成篇》曰：徇蒙招尤，目冥耳聋，下实上虚，过在足少阳厥阴，甚则入肝。

《脉要精微论》曰：浮而散者，为眴仆。

《决气篇》曰：精脱者耳聋，气脱者目不明。

《厥论》曰：巨阳之厥，则肿首头重，足不能行，发为眴仆。

《经脉篇》曰：督脉实则脊强，虚则头重，高摇之。五阴气俱绝，则目系转，转则目运；目运者，为志先死；志先死，则远一日半死矣。

《至真要大论》曰：诸风掉眩，皆属于肝。太阳司天，民病善悲，时眩仆。太阳之复，头痛，善悲，时眩仆，食减。

《气交变大论》曰：岁木太过，风气流行，脾土受邪，民病飧泄食减，甚则忽忽善怒，眩冒巅疾。

《六元正纪大论》曰：木郁之发，甚者耳鸣、眩转，目不识人，善暴僵仆。

论证 共四条

眩运一证，虚者居其八九，而兼火兼痰者，不过十中一二耳。原其所由，则有劳倦过度而运者，有饥饱失时而运者，有呕吐伤上而运者，有泄泻伤下而运者，有大汗亡阳而运者，有眴目惊心而运者，有焦思不释而运者，有被殴被辱气夺而运者，有悲哀痛楚，大叫大呼而运者，此皆伤其阳中之阳也。又有吐血、衄血、便血而运者，有痈脓大溃而运者，有金石破伤，失血痛极而运者，有男子纵欲，气随精去而运者，有妇女崩淋，产后去血而运者，此皆伤其阴中之阳也。再若大醉之后，湿热相乘而运者，伤其阴也；有大怒之后，木肆其强而运者，伤其气也；有痰饮留中，治节不行而运者，脾之弱也，此亦有余中之不足也。至若年老精衰，劳倦日积，而忽患不眠，忽苦眩运者，此营卫两虚之致然也。由此察之，虚实可辨矣。即如《内经》之言，亦无非言虚，而向后世诸家每多各逞臆说，其于病情经义，果相合否？指南若北，后学能无误乎。因摘其尤者，悉之如下。

——河间之论眩运，独取《至真要大论》一句，曰诸风掉眩，皆属肝木，风主动故也。所谓风气甚而头目眩运者，由风木旺，必是金衰不能制木，而木复生火，风火皆属阳，阳主乎动，两动相搏，则为之旋转；故火本动也，焰得风则自然旋转也。此释风木之义，固然似矣，然不知《至真要大论》之言，乃言运气、脏气所属之理，非所以悉眩运之病情也。必若《口问篇》、《卫气篇》、《决气篇》、《经脉篇》、《海论》等义，方为最切最近之论，何河间一无引证，而独言风火二字以该眩运一证，岂无失乎？又若丹溪之论眩运曰：痰在上，火在下，火炎上而动其痰也。此证属痰者多，盖无痰不能作眩；虽因风者，亦必有痰；挟气虚者，亦宜治痰为主，兼用补气降火之药。若据此论，则凡属眩运，无非痰证也。何轩岐之言绝然不及痰饮，而但曰上气不足，头为之苦倾，目为之眩；曰上虚则眩；曰督脉虚则头重，高摇之；曰髓海不足，则脑转耳鸣而眩冒，凡此者，岂皆痰证耶？又若余前章所列诸证，无非眩运之由，亦岂皆痰证耶？故在丹溪则曰：无痰不能作眩，当以治痰为主，而兼用他药。余则曰：无虚不能作眩，当以治虚为主，而酌兼其标。孰是孰非，余不能必，姑引经义以表其大意如此，尚俟明者正之。

——头痛之病，上实证也；头眩之病，上虚证也。故《内经》分别甚明，曰头痛巅疾，上实下虚。又曰上实下虚，为厥巅疾。此以邪气在上，所以为痛，故曰上实也。至若眩运之病，则曰：上气不足，又曰上虚则眩，未闻言上之实也。而后世诸家，如严用和、杨仁斋辈，有曰结而为饮，随气上逆者；有曰疲劳过度，下虚上实者；有曰肾家不能纳气，使诸家气逆奔而上者。即如朱丹溪，亦曰痰在上，火在下，凡此皆言上实也，何与《内经》相反若此，噫！此实后人之不明耳。夫眩运之证，或为头重，或为眼黑，或为脑髓旋转不可以动，求其言实之由，不过为头重者为上实，而不知头本不重于往日，而惟不胜其重者，乃甚于往日耳。上力不胜，阳之虚也，岂上实乎？又何气不归元，及诸气逆奔之有？盖上实者，宜降宜抑，上虚者，最不宜再伐生气，此上实下虚之旨，有不可不辨，而误则害矣。

——头眩有大小之异，总头眩也，于此察之，可得虚实之情矣。何以言之？如今人之气禀薄弱者，无论少壮，或于劳倦，或于酒色之后，或忽有耳鸣如磬，或头眩眼黑，倏顷而止者，乃人所常有之事。至于中年之外，多见眩仆卒倒等证，亦人所常有之事。但忽运而忽止者，人皆谓之头运眼花，卒倒而不醒者，人必谓之中风中痰。不知忽止者，以气血未败，故旋见而旋止，即小中风也。卒倒而甚者，以根本既亏，故遽病而难复，即大头眩也，且必见于中年之外，而较之少壮，益又可知。于此察之，则其是风非风，是痰非痰，而虚实从可悟矣。何今人不识病机，但见眩仆不语等证，无不谓之风痰，而非消即散，吾恐几微之气，有不堪再加铲削矣，深可悲也。

论治 共三条

——头眩虽属上虚，然不能无涉于下。盖上虚者，阳中之阳虚也；下虚者，阴中之阳虚也。阳中之阳虚者，宜治其气，如四君子汤、五君子煎、归脾汤、补中益气汤。如兼呕吐者，宜圣术煎大加人参之类是也。阴中之阳虚者，宜补其精，如五福饮、七福饮、左归饮、右归饮、四物汤之类是也。然伐下者必枯其上，滋苗者必灌其根。所以，凡治上虚者，犹当以兼补气血为最，如大补元煎、十全大补汤，及诸补阴补阳等剂，俱当酌宜用之。

——眩运证，凡有如前论首条所载病源者，当各因其证求而治之。其或有火者宜兼清火，有痰者宜兼清痰，有气者宜兼顺气，亦在乎因机应变。然无不当以治虚为先，而兼治为佐也。

——古法之治眩运，亦有当察者。丹溪曰：湿痰者，多宜二陈汤。火者加酒芩。挟气虚者，相火也，治痰为先，挟气药降火，如东垣半夏白术天麻汤之类。眩运不可当者，以大黄酒炒为末，茶汤调下。火动其痰，用二陈加黄芩、苍术、羌活，散风行湿。《附录》曰：有早起眩运，须臾自定，日以为常者，正元散下黑锡丹。伤湿头运，肾著汤加川芎，名除湿汤。有痰，青州白丸子。

愚谓古法之治眩运，如半夏白术天麻汤，治脾痰也；二陈汤加黄芩，治热痰也；青州白丸子，治风痰、寒痰也；肾著汤，治湿痰也。此外，如大黄末之治眩运不可当，惟痰火之壅者宜之；黑锡丹之重坠，惟气实于上者宜之。第恐眩运一证，实痰实火者无几，而亦非上盛之病，此古方之有宜否用者，不可不审。

述　古

刘宗厚云：眩运一证，人皆称为上盛下虚所致，而不明言其所以然之故。盖所谓虚者，血与气也；所谓实者，痰涎风火也。原病之由，有气虚者，乃清气不能上升，或汗多亡阳而致，当升阳补气；有血虚者，乃因亡血过多，阳无所附而然，当益阴补血，此皆不足之证也。有因痰涎郁遏者，宜开痰导郁，重则吐下；有因风火所动者，宜清上降火；若因外感而得者，此皆有余之证也。世有所谓气不归元，而用丹药镇坠，沉香降气之法，盖香窜散气，丹药助火，其不归之气岂能因此而复耶？《内经》所谓治病必求其本，气之不归，求其本而用药则善矣。

吐法新案

先君寿峰公少壮时颇好酒，因致酒病，自四旬之外，遂绝戒不饮。后至七旬，因除夜之乐，饮一小杯，而次早眩晕不能起。先君素善吐法，有记在痰饮门，因吐去清痰而眩晕顿愈。原其所由，则一杯之酒何遽为痰，不过以恶酒之脏，而忽被酒气，则真阴清气为之淆乱而然。吐去痰饮，酒气可除，吐能升气，清阳可复，此非治痰而实以治乱耳，故志此以见其义。

眩运论列方

五福饮新补六
七福饮新补七
四君子汤补一
四物汤补八
左归饮新补二
五君子煎新热六
肾著汤热一二九
右归饮新补三
十全大补汤补二十
二陈汤和一
归脾汤补三二
补中益气汤补三十
正元散热五一
圣术煎新热二五

大补元煎新补一

青州白丸子和百十二

黑锡丹热三八九

半夏白术天麻汤和十五

论外备用方

参附汤补三七

术附汤补四一

益气补肾汤补百三　气虚

玉液汤和九六　痰运

祛痰丸和百三　风痰

苓桂术甘汤和三六　虚痰运

养正丹热一八八　痰涎上盛

芎术汤热五十　寒湿眩运

景岳全书卷之十七终

卷之十八 理集

杂证谟

怔忡惊恐

经义

《平人气象论》曰：胃之大络，名曰虚里，贯鬲络肺，出于左乳下，其动应衣，脉宗气也。详前脾胃门。

《阴阳应象大论》曰：心在志为喜，肝在志为怒，脾在志为思，肺在志为忧，肾在志为恐。

《金匮真言论》曰：东方色青，入通于肝，其病发惊骇。

《脉解篇》曰：阳明所谓甚则厥，恶人与火，闻木音则惕然而惊者，阳气与阴气相搏，水火相恶，故惕然而惊也。

《举痛论》曰：惊则气乱。惊则心无所倚，神无所归，虑无所定，故气乱矣。

《六元正纪大论》曰：少阴所至，为惊惑，恶寒战栗，谵妄。少阳所至，为惊躁瞀昧暴病。

《五常政大论》曰：委和之纪，其发惊骇。

《至真要大论》曰：少阳之复，大热将至，惊瘛咳衄，心热烦躁。阳明之复，清气大举，甚则入肝，惊骇筋挛。诸病胕肿，疼酸惊骇，皆属于火。

《阴阳别论》曰：二阳一阴发病，主惊骇背痛。

《大奇论》曰：肝脉骛暴，有所惊骇。二阴急为痫厥，二阳急为惊。脉至如数，使人暴惊，三四日自已。

《阴阳应象大论》曰：肾在志为恐，恐伤肾，思胜恐。

《脏气法时论》曰：肝虚则目无所见，耳无所闻，善恐，如人将捕之。

《举痛论》曰：恐则气下。恐则精却，却则上焦闭，闭则气还，还则下焦胀，故气不行矣。

《本神篇》曰：恐惧者，神荡惮而不收。心怵惕思虑则伤神，神伤则恐惧自失，破䐃脱肉，毛悴色夭，死于冬。恐惧而不解则伤精，精伤则骨酸痿厥，精时自下。

《邪气脏腑病形篇》曰：愁忧恐惧则伤心。

《寿夭刚柔篇》曰：忧恐忿怒伤气。

《五脏生成篇》曰：肝气虚则恐，实则怒。

《调经论》曰：神有余则笑不休，神不足则悲。血有余则怒，不足则恐。

论怔忡

怔忡之病，心胸筑筑振动，惶惶惕惕，无时得宁者是也。然古无是名，其在《内经》，则曰：胃之大络，名曰虚里，出于左乳下，其动应衣，宗气泄也。在越人、仲景，则有动气在上下左右之辨，云诸动气皆不可汗下也。凡此者，即皆怔忡之类。此证惟阴虚劳损之人乃有之，盖阴虚于下，则宗气无根，而气不归源，所以在上则浮撼于胸臆，在下则振动于脐旁，虚微者动亦微，虚甚者动亦甚。凡患此者，速宜节欲节劳，切戒酒色；凡治此者，速宜养气养精，滋培根本。若或误认为痰火而妄施清利，则速其危矣。此外伤寒门论下条附有动气辨，宜参证之。

论惊恐

惊有二证，有因病而惊者，有因惊而病者。如东方色青，入通于肝，其病发惊骇，及伤寒阳明证闻木音则惕然而惊之类，此则或因岁火之盛，或因岁木之衰，或因风热之相搏，或因金木之相制，是当察客邪以兼治其标。若因惊而病者，如惊则气乱，而心无所倚，神无所归，虑无所定之类，此必于闻见夺气而得之，是宜安养心神，滋培肝胆，当以专扶元气为主治。此固二者之辨，然总之主气强者不易惊，而易惊者必肝胆之不足者也。故虽有客邪，亦当知先本后标之义。又如惊则气乱，恐则气下，惊恐虽若同类，而不知恐之伤人，尤甚于惊。何也？盖惊出于暂，而暂者即可复；恐积于渐，而渐者不可解，甚至心怯而神伤，精却则阴痿，日消月缩，不亡不已。此非大勇大断者，必不能拔去其病根，徒资药力，不易及也。予尝治暴惊者，十愈其八九；治恐惧者，十不得其一二。

论治 共三条

凡治怔忡惊恐者，虽有心脾肝肾之分，然阳统乎阴，心本乎肾，所以上不宁者，未有不由乎下，心气虚者，未有不因乎精，此心肝脾肾之气，名虽有异，而治有不可离者，亦以精气互根之宜然，而君相相资之全力也。然或宜先气而后精，或宜先精而后气，或兼热者之宜清，或兼寒者之宜暖，此又当因其病情而酌用之，故用方者宜圆不宜凿也。

——心脾血气本虚，而或为怔忡，或为惊恐，或偶以大惊猝恐而致神志昏乱者，俱宜七福饮，甚者大补元煎。命门水亏，真阴不足而怔忡不已者，左归饮。命门火亏，真阳不足而怔忡者，右归饮。三阴精血亏损，阴中之阳不足而为怔忡惊恐者，大营煎或理阴煎。若水亏火盛，烦躁热渴，而怔忡惊悸不宁者，二阴煎或加减一阴煎。若思郁过度，耗伤心血而为怔忡惊悸者，逍遥饮或益营汤。若寒痰停蓄心下而怔忡者，姜术汤。

——心虚血少，神志不宁而惊悸者，养心汤或宁志丸，或十四友丸。若因惊失志而心神不宁者，宁志膏或远志丸。心血不足，肝火不清，血热多惊者，朱砂安神丸。心神虚怯，微兼痰火而惊悸者，八物定志丸。心气郁滞，多痰而惊者，加味四七汤。痰迷心窍惊悸者，温胆汤或茯苓饮子，甚者朱砂消痰饮。风热生痰，上乘心膈而惊悸者，《简易》济众方。若大恐大惧，以致损伤心脾肾气而神消精却，饮食日减者，必用七福饮、理阴煎，或大营煎，或大补元煎之类酌宜治之，然必宜洗心涤虑，尽释病根，则庶可保全也。

怔忡论列方

七福饮新补七

大营煎新补十四

大补元煎新补一

左归饮新补二

右归饮新补三

加减一阴煎新补九

宁志丸补百十四

远志丸补百十三

八物定志丸补百十七

宁志膏补百十五

养心汤补七九

朱砂安神丸寒一四二

益营汤补九一

温胆汤和一五一

朱砂消痰饮和百

理阴煎新热三

二阴煎新补十

加味四七汤和九八

逍遥饮新因一

姜术汤热八八

《简易》济众方和三五六

十四友丸补百十八

茯苓饮子和九四

论外备用方

归脾汤补三二

人参丸补百五 固精安神

人参养营汤补二一

开心散补八二

定志丸补百十六 通心气
远志饮子补八九 温补心气
秘传酸枣仁汤补八五 补心气
平补镇心丹补百十 镇心养心
心肾丸补百十二 心肾俱虚
天王补心丹补百八 除惊悸
归神丹和三五九 风痰虚惊
十味温胆汤和一五三 心虚遗精
加味四君子汤补二 补脾肺
龙脑鸡苏丸和三七二 虚火烦热
酸枣仁汤补八四 清心养心

不寐

经义

《邪客篇》帝曰：夫邪气之客人也，或令人目不瞑不卧出者，何气使然？伯高曰：五谷入于胃也，其糟粕、津液、宗气分为三隧，故宗气积于胸中，出于喉咙，以贯心脉而行呼吸焉。营气者，泌其津液，注之于脉，化以为血，以荣四末，内注五脏六腑，以应刻数焉。卫气者，出其悍气之慓疾，而先行于四末分肉皮肤之间而不休者也。昼行于阳，夜行于阴，常从足少阴之分间，行于五脏六腑。今厥气客于五脏六腑，则卫气独卫其外，行于阳，不得入于阴。行于阳则阳气盛，阳气盛则阳跷陷；不得入于阴，阴虚，故目不瞑。帝曰：善。治之奈何？伯高曰：补其不足，泻其有余，调其虚实，以通其道而去其邪，饮以半夏汤一剂，阴阳已调，其卧立至。

《大惑论》帝曰：病不得卧者，何气使然？岐伯曰：卫气不得入于阴，常留于阳。留于阳则阳气满，阳气满则阳跷盛，不得入于阴则阴气虚，故目不瞑矣。帝曰：病目而不得视者，何气使然？岐伯曰：卫气留于阴，不得行于阳。留于阴则阴气盛，阴气盛则阴跷满，不得入于阳则阳气虚，故目闭矣。帝曰：人之多卧者，何气使然？岐伯曰：此人肠胃大而皮肤湿，而分肉不解焉。肠胃大则卫气留久，皮肤湿则分肉不解，其行迟。夫卫气者，昼日常行于阳，夜行于阴，故阳气尽则卧，阴气尽则寤。故肠胃大，则卫气行留久；皮肤湿，分肉不解则行迟，留于阴也久，其气不清，则欲瞑，故多卧矣。其肠胃小，皮肤滑以缓，分肉解利，卫气之留于阳也久，故少瞑焉。帝曰：其非常经也，卒然多卧者，何气使然？岐伯曰：邪气留于上焦，上焦闭而不通，已食若饮汤，卫气留久于阴而不行，故卒然多卧焉。帝曰：善。治此诸邪奈何？岐伯曰：先其脏腑，诛其小过，后调其气，盛者泻之，虚者补之，必先明知其形志之苦乐，定乃取之。

《口问篇》帝曰：人之欠者，何气使然？岐伯曰：卫气昼日行于阳，夜半则行于阴，阴者主夜，夜者卧。阳者主上，阴者主下。故阴气积于下，阳气未尽，阳引而上，阴引而下，阴阳相引，故数欠。阳气尽，阴气盛，则目瞑，阴气尽而阳气盛，则寤矣。泻足少阴，补足太阳。

《寒热病篇》曰：阴跷、阳跷，阴阳相交，阳入阴，阴出阳，交于目锐眦，阳气盛则瞋目，阴气盛则瞑目。

《卫气行篇》曰：平旦阴尽，阳气出于目，目张则气上行于头，夜行于阴，则复合于目，故为一周。

《营卫生会篇》曰：夜半为阴陇，夜半后而为阴衰，平旦阴尽而阳受气矣。日中为阳陇，日西而阳衰，日入阳尽而阴受气矣。夜半而大会，万民皆卧，命曰合阴，平旦阴尽而阳受气，如是无已，与天地同纪。帝曰：老人之不夜瞑者，何气使然？少壮之人不昼瞑者，何气使然？岐伯曰：壮者之气血盛，则肌肉滑，气道通，营卫之行不失其常，故昼精而夜瞑。老者之气血衰，其肌肉枯，气道涩，五脏之气相搏，其营气衰少而卫气内伐，故昼不精，夜不瞑。

《水热穴论》曰：故水病下为胕肿大腹，上为喘呼，不得卧者，标本俱病。

《评热病论》曰：不能正偃者，胃中不和也。正偃则咳甚，上迫肺也。诸水病者，故不得卧，卧则惊，惊则咳甚也。

《太阴阳明论》曰：犯贼风虚邪者，阳受之；饮食不节，起居不时者，阴受之。阳受之则入六腑，阴受之则入五脏。入六腑则身热不时卧，上为喘呼；入五脏则䐜满闭塞，下为飧泄，久为肠澼。

《逆调论》曰：不得卧而息有音者，是阳明之逆也，足三阳者下行，今逆而上行，故息有音也。阳明者，胃脉也，胃者六腑之海，其气亦下行，阳明逆不得从其道，故不得卧也。《下经》曰：胃不和则卧不安。此之谓也。夫不得卧，卧则喘者，是水气之客也。夫水者，循津液而流也，肾者水脏，主津液，主卧与喘也。帝曰：人之不得偃卧者何也？岐伯曰：肺者，脏之盖也，肺气盛则脉大，脉大则不得偃卧。

论证 共三条

不寐证虽病有不一，然惟知邪正二字，则尽之矣。盖寐本乎阴，神其主也，神安则寐，神不安则不寐。其所以不安者，一由邪气之扰，一由营气之不足耳。有邪者多实证，无邪者皆虚证。凡如伤寒、伤风、疟疾之不寐者，此皆外邪深入之扰也；如痰，如火，如寒气、水气，如饮食忿怒之不寐者，此皆内邪滞逆之扰也。舍此之外，则凡思虑劳倦，惊恐忧疑，及别无所累而常多不寐者，总属其阴精血之不足，阴阳不交，而神有不安其室耳。知此二者，则知所以治此矣。

——饮浓茶则不寐，心有事亦不寐者，以心气之被伐也。盖心藏神，为阳气之宅也，卫主气，司阳气之化也。凡卫气入阴则静，静则寐，正以阳有所归，故神安而寐也。而浓茶以阴寒之性，大制元阳，阳为阴抑，则神索不安，是以不寐也。又心为事扰则神动，神动则不静，是以不寐也。故欲求寐者，当养阴中之阳及去静中之动，则得之矣。

——凡治病者，服药即得寐，此得效之征也。正以邪居神室，卧必不宁，若药已对证，则一匕入咽，群邪顿退，盗贼甫去，民即得安，此其治乱之机，判于顷刻；药之效否，即此可知。其有误治妄投者，反以从乱，反以助虐，必致烦恼懊侬，更增不快，知者见几，当以此预知之矣。

论治 共二条

——无邪而不寐者，必营气之不足也。营主血，血虚则无以养心，心虚则神不守舍，故或为惊惕，或为恐畏，或若有所系恋，或无因而偏多妄思，以致终夜不寐，及忽寐忽醒，而为神魂不安等证，皆宜以养营养气为主治。若思虑劳倦伤心脾，以致气虚精陷，而为怔忡，惊悸，不寐者，宜寿脾煎或归脾汤。若七情内伤，血气耗损，或恐畏伤肾，或惊惧伤胆，神以精亏而无依无寐者，宜五福饮、七福饮，或三阴煎、五君子煎择而用之。若营卫俱伤，血气大坏，神魂无主而昼夜不寐者，必用大补元煎加减治之。若劳倦伤心脾，中气不足，清阳不升，外感不解而寒热不寐者，补中益气汤。若思虑过度，心虚不寐而微兼烦热者，养心汤或酸枣仁汤。若焦思过度，耗心血，动心火，而烦热干渴不寐者，天王补心丹。若心虚火盛，烦乱内热而怔忡不寐者，安神丸。若精血虚耗，兼痰气内蓄，而怔忡夜卧不安者，《秘传》酸枣仁汤；痰盛者，十味温胆汤。凡人以劳倦思虑太过者，必致血液耗亡，神魂无主，所以不寐，即有微痰微火，皆不必顾，只宜培养气血，血气复则诸证自退。若兼顾而杂治之，则十暴一寒，病必难愈，渐至元神俱竭而不可救者有矣。予治周公不寐医案，附后三消门。

——有邪而不寐者，去其邪而神自安也。故凡治风寒之邪必宜散，如诸柴胡饮及麻黄、桂枝、紫苏、干葛之类是也。火热之邪必宜凉，如竹叶石膏汤及芩、连、栀、柏之属是也。痰饮之邪宜化痰，如温胆汤、六安煎、导痰汤、滚痰丸之属是也。饮食之邪宜消滞，如大和中饮、平胃散之属是也。水湿之邪宜分利，如五苓散、五皮散，或加减金匮肾气丸之属是也。气逆之邪宜行气，如排气饮、四磨饮之属是也。阴寒之邪宜温中，如理阴煎、理中汤之属是也。诸如此类，亦略举大概，未悉其详，仍当于各门求法治之。

述　古

徐东皋曰：痰火扰乱，心神不宁，思虑过伤，火炽痰郁，而致不眠者多矣。有因肾水不足，真阴不升，而心阳独亢者，亦不得眠。有脾倦火郁，不得疏散，每至五更，随气上升而发躁，便不成寐，此宜用快脾解郁、清痰降火之法也。有体气素盛，偶为痰火所致不得眠者，宜先用滚痰丸，次用安神丸、清心凉膈之类。有体气素弱，或因过劳，或因病后，此为不足，宜用养血安神之类。凡病后及妇人产后不得眠者，此皆血气虚而心脾二脏不足，虽有痰火，亦不宜过于攻治，仍当以补养为君，或佐以清痰降火之药。其不因病后而不寐者，虽以痰火处治，亦必佐以养血补虚之药，方为当也。

不寐论列方

半夏汤和十四

三阴煎新补十一

补中益气汤补三十

五福饮新补六

七福饮新补七

天王补心丹补百八

归脾汤补三二

寿脾煎新热十六

《金匮》肾气丸补一二四

理中汤热一

理阴煎新热三

十味温胆汤和一五三

养心汤补七九

排气饮新和六

竹叶石膏汤寒六

安神丸寒一四二

四磨饮和五二

五君子汤新热六

六安煎新和二

温胆汤和一五二

大和中饮新和七

平胃散和十七

导痰汤和九一

酸枣仁汤补八四

五苓散和一八二

滚痰丸攻七七

《秘传》酸枣仁汤补八五

五皮散和六七、六八

大补元煎新补一

论外备用方

远志汤补八八 虚烦

益营汤补九一 心血耗伤

茯苓补心汤补八三 多烦

圣愈汤补九十 血虚

酸枣仁汤补八六 虚热

琥珀多寐丸补百十九 清心养神

三 消 干 渴

经 义

《阴阳别论》曰：二阳之病发心脾，其传为风消。二阳结谓之消。

《气厥论》曰：心移寒于肺，肺消，肺消者饮一溲二，死不治。心移热于肺，传为鬲消。

《五变篇》曰：五脏皆柔弱者，善病消瘅。

《本脏篇》曰：五脏脆者，皆善病消瘅易伤。

《师传篇》曰：中热消瘅，则便寒。胃中热则消谷，令人悬心善饥。胃中热，肠中寒，则疾饥，小腹痛胀。

《脉要精微论》曰：瘅成为消中。

《玉机真脏论》曰：肝传之脾，病名曰脾风，发瘅，腹中热，烦心出黄。

《通评虚实论》曰：凡治消瘅仆击，偏枯痿厥，气满发逆，肥贵人，则高梁之疾也。帝曰：消瘅虚实何如？岐伯曰：脉实大，病久可治，脉悬小坚，病久不可治。

《邪气脏腑病形篇》曰：心脉、肺脉、肝脉、脾脉、肾脉微小，皆为消瘅。

《腹中论》帝曰：夫子数言热中，不可服高粱芳草石药，石药发瘨，芳草发狂。夫热中消中者，皆富贵人也，今禁高粱，是不合其心，禁芳草石药，是病不愈，愿闻其说。岐伯曰：夫芳草之气美，石药之气悍，二者其气急疾坚劲，故非缓心和人，不可以服此二者。夫热气慓悍，药气亦然，二者相遇，内恐伤脾，脾者土也，而恶木，服此药者，至甲乙日更论。

《奇病论》帝曰：有病口甘者，病名为何？何以得之？岐伯曰：此五气之溢也，名曰脾瘅。夫五味入口，藏于胃，脾为之行其精气，津液在脾，故令人口甘也。此肥美之所发也。肥者令人内热，甘者令人中满，故其气上溢，转为消渴。治之以兰，除陈气也。

《五邪篇》曰：邪在脾胃，则病肌肉痛。阳气有余，阴气不足，则热中善饥。

论证 共二条

三消之病，三焦受病也。上消者，渴证也，大渴引饮，随饮随渴，以上焦之津液枯涸。古云其病在肺，而不知心、脾、阳明之火皆能熏炙而然，故又谓之膈消也。中消者，中焦病也，多食善饥，不为肌肉，而日加削瘦，其病在脾胃，又谓之消中也。下消者，下焦病也，小便黄赤，为淋为浊，如膏如脂，面黑耳焦，日渐消瘦，其病在肾，故又名肾消也。此三消者，古人悉认为火证，然有实火者，以邪热有余也；有虚火者，以真阴不足也。使治消证而不辨虚实，则未有不误者矣。

——消证有阴阳，尤不可不察。如多渴者曰消渴，善饥者曰消谷，小便淋浊如膏者曰肾消，凡此者，多由于火，火甚则阴虚，是皆阳消之证也。至于阴消之义，则未有知之者。盖消者，消烁也，亦消耗也，凡阴阳血气之属日见消败者，皆谓之消，故不可尽以火证为言。何以见之？如《气厥论》曰：心移寒于肺，为肺消，饮一溲二，死不治。此正以元气之衰，而金寒水冷，故水不化气，而气悉化水，岂非阳虚之阴证乎？又如《邪气脏腑病形篇》言五脏之脉细小者，皆为消瘅，岂以微小之脉而为有余之阳证乎？此《内经》阴消之义固已显然言之，而但人所未察耳。故凡治三消证者，必当察其脉气、病气、形气，但见本元亏竭及假火等证，必当速救根本，以资化源。若但知为火而专务清理，未有不阴阳俱败者矣。

论治 共五条

凡治消之法，最当先辨虚实。若察其脉证果为实火致耗津液者，但去其火则津液自生，而消渴自止。若由真水不足，则悉属阴虚，无论上中下，急宜治肾，必使阴气渐充，精血渐复，则病必自愈。若但知清火，则阴无以生，而日见消败，益以困矣。

——上消善渴，中消善饥。虽曰上消属肺，中消属胃，然总之火在中上二焦者，亦无非胃火上炎而然，但当微为分别以治之。若二焦果由实火，则皆宜白虎汤主之。若渴多饥少，病多在肺者，宜人参白虎汤主之。若水亏于下，火炎于上，有不得不清者，宜玉女煎，或加减一阴煎之类主之。一云上焦渴是心火刑金所致，宜降火清金，以兰香叶、白葵花、黄柏、知母，少加升麻以引清气上升，而渴自止，此说亦可酌用。

——中消火证，以善饥而瘦，古法直以调胃承气汤及三黄丸之类主之。然既以善饥，其无停积可知，既无停积，则止宜清火，岂堪攻击，非有干结不通等证而用此二剂，恐非所宜。若其果属胃火，别无虚证，则三补丸、玉泉散、白虎汤及抽薪饮之类，皆可择而用也。

——下消证，小便淋浊，如膏如油，或加烦躁耳焦，此肾水亏竭之证，古法用六味地黄丸之类主之，固其宜矣。然以余观之，则亦当辨其寒热滑涩，分而治之，庶乎尽善。若淋浊如膏，兼热病而有火者，宜补而兼清，以加减一阴煎，或补阴丸、大补阴丸，或六味地黄丸加黄柏、知母之类主之。若下消而兼涩者，宜补宜利，以六味地黄丸之类主之。若下焦淋浊而全无火者，乃气不摄精而然，但宜壮水养气，以左归饮、大补元煎之类主之。若火衰不能化气，气虚不能化液者，犹当以右归饮、右归丸、八味地黄丸之类主之。若下焦无火而兼滑者，当以固肾补阴为主，宜秘元煎、固阴煎及苓术菟丝丸之类主之。

——三消证，古人以上焦属肺，中焦属胃，下焦属肾，而多从火治，是固然矣。然以余论之，则三焦之火多有病本于肾，而无不由乎命门者。夫命门为水火之腑，凡水亏证固能为消为渴，而火亏证亦能为消为渴者何也？盖水不济火，则火不归原，故有火游于肺而为上消者，有火游于胃而为中消者，有火烁阴精而为下消者，是皆真阴不足，水亏于下之消证也。又有阳不化气则水精不布，水不得火则有降无升，所以直入膀胱而饮一溲二，以致泉源不滋，天壤枯涸者，是皆真阳不足，火亏于下之消证也。阴虚之消，治宜壮水，固有言之者矣。阳虚之消，谓宜补火，则人必不信。不知釜底加薪，氤氲彻顶，槁禾得雨，生意归巅，此无他，皆阳气之使然也，亦生杀之微权也。余因消证多虚，难堪剥削，若不求其斫丧之因而再伐生气，则消者愈消，无从复矣。故再笔于此，用以告夫明者。

述古 共六条

《巢氏病源》曰：夫消渴者，渴不止，小便多者是也。由少年服五石诸丸散，积经年岁，石气结于肾中，使人下焦虚热，及至年衰血气减少，不能复制于石，石势独盛，则肾为之燥，故上为饮水，下为小便不禁也。其病变多发痈疽，此因热气留于经络，血涩不行故成痈脓。

陈无择曰：消渴属心，故烦心，致心火散漫，渴而引饮，诸脉软散，皆气实血虚也。消中属脾，瘅热成则为消中。消中复有三：有因寒中，阴胜阳郁，久必为热中。经云：脉洪大，阴不足，阳有余，则为热中。多食数溺为消中。阴狂兴盛，不交精泄，则为强中。病至强中，不亦危矣。消肾属肾，壮盛之时不禁，而纵欲房劳，年长肾衰，多服金石，真气既丧，口干精溢自泄，不饮而利。经云：不渴而小便自利，名曰肾消，亦曰内消。

洁古老人曰：能食能渴者，白虎加人参汤。不能食而渴者，钱氏白术散倍加干葛治之，上中既平，不复传下消矣。前人用药，厥有旨哉。

东垣曰：高消者，舌上赤裂，大渴引饮。《逆调论》云：心移热于肺，传为膈消者是也。以白虎加人参汤治之。中消者，善食而瘦，自汗，大便硬，小便数。叔和所谓口干饮水多，食饥，虚瘅成消中是也，以调胃承气汤、三黄丸治之。下消者，烦躁引饮，耳轮焦，溺如膏，所谓焦烦水易亏，此肾消也，以六味地黄丸治之。《总录》所谓未传能食者，必发痈疽背疮，不能食者，必传中满鼓胀，皆谓不治之证。

丹溪曰：消渴宜养肺降火生血为主。三消者，多属不生津液，宜四物汤为主。上消者，本方加五味子、人参、麦门冬、天花粉，煎入生藕汁、生地黄汁、人乳。饮酒人加生葛汁。中消者，本方加知母、石膏、滑石以降胃火。下消者，本方加黄柏、知母、熟地黄、五味子之类，以滋肾水，当饮澡丝汤代茶。天花粉，消渴神药也。三焦皆禁用半夏，血虚亦忌用，口干咽燥大便难者亦不宜用，汗多者不可用。不已，必用姜盐制之。

徐东皋曰：消渴虽有数者之不同，其为病之肇端，则皆膏粱肥甘之变，酒色劳伤之过，皆富贵人病之，而贫贱者鲜有也。凡初觉燥渴，便当清心寡欲，薄滋味，减思虑，则治可瘳。若有一毫不谨，总有名医良剂，必不能有生矣。

下消不寐新案

省中周公者，山左人也，年逾四旬，因案牍积劳，致成羸疾。神困食减，时多恐惧，自冬春达夏，通宵不寐者凡半年有余，而上焦无渴，不嗜汤水，或有少饮则沃而不行，然每夜必去溺二三升，莫知其所从来，且半皆如膏浊液，尫羸至极，自分必死。及予诊之，察其脉犹带缓，肉亦未脱，知其胃气尚存，慰以无虑。乃用归脾汤去木香及大补元煎之属，一以养阳，一以养阴，出入间用，至三百余剂，计人参二十斤，乃得全愈。此神消于上，精消于下之证也，可见消有阴阳，不得尽言为火。姑纪此一按，以为治消治不寐者之鉴。

三消论列方

白虎汤寒三
玉女煎新寒十二
玉泉散新寒十五
四物汤补八
归脾汤补三二
秘元煎新固一
固阴煎新固二
抽薪饮新寒三
补阴丸寒百六十
左归饮新补二
右归饮新补五
六味丸补百二十
八味丸补一二一
三补丸寒一六二
三黄丸攻六八
大补元煎新补一
大补阴丸寒一五七
人参白虎汤寒三
加减一阴煎新补九
钱氏白术散小七
苓术菟丝丸新固五
调胃承气汤攻三

论外备用方

玉泉丸寒七五 热渴

益元散寒百十二

龙脑鸡苏散和三七二 虚火烦渴

生脉散补五六

火府丹寒百二十 消渴

麦门冬饮子寒四八 膈消渴

鹿茸丸补一三三 肾虚消渴

小建中汤补二二 燥渴

人参养营汤补二一

天花丸和百四 消渴

五味子汤补五九 阴虚渴

人参固本丸补百六 阴虚渴

天花散寒七三

地骨皮散寒七四 壮热渴

天王补心丹补百八 干渴

醍醐膏和三五三 消渴

加减八味丸补一二二

益阴肾气丸补一二三 阴虚渴

茯苓泽泻汤热七四 反胃消渴

景岳全书卷之十八终

卷之十九 明集

杂证谟

咳嗽

经义

《咳论》黄帝问曰：肺之令人咳，何也？岐伯对曰：五脏六腑皆令人咳，非独肺也。帝曰：愿闻其状。岐伯曰：皮毛者肺之合也，皮毛先受邪气，邪气以从其合也。其寒饮食入胃，从肺脉上至于肺则肺寒，肺寒则外内合邪因而客之，则为肺咳。五脏各以其时受病，非其时各传以与之。人与天地相参，故五脏各以治时感于寒则受病，微则为咳，甚则为泄为痛。乘秋则肺先受邪，乘春则肝先受之，乘夏则心先受之，乘至阴则脾先受之，乘冬则肾先受之。肺咳之状，咳而喘息有音，甚则唾血。心咳之状，咳则心痛，喉中介介如梗状，甚则咽肿喉痹。肝咳之状，咳则两胁下痛，甚则不可以转，转则两胁下满。脾咳之状，咳则右胁下痛，阴阴引肩背，甚则不可以动，动则咳剧。肾咳之状，咳则腰背相引而痛，甚则咳涎。帝曰：六腑之咳奈何？安所受病？岐伯曰：五脏之久咳，乃移于六腑。脾咳不已，则胃受之，胃咳之状，咳而呕，呕甚则长虫出。肝咳不已，则胆受之，胆咳之状，咳呕胆汁。肺咳不已，则大肠受之，大肠咳状，咳而遗矢。心咳不已，则小肠受之，小肠咳状，咳而失气，气与咳俱失。肾咳不已，则膀胱受之，膀胱咳状，咳而遗溺。久咳不已，则三焦受之，三焦咳状，咳而腹满，不欲食饮。此皆聚于胃，关于肺，使人多涕唾而面浮肿气逆也。

帝曰：治之奈何？岐伯曰：治脏者治其俞，治腑者治其合，浮肿者治其经。帝曰：善。

《生气通天论》曰：秋伤于湿，上逆而咳。

《阴阳应象大论》曰：秋伤于湿，冬生咳嗽。

《示从容论》曰：咳嗽烦冤者，是肾气之逆也。喘咳者，是水气并阳明也。

《脉解篇》曰：少阴所谓呕咳上气喘者，阴气在下，阳气在上，诸阳气浮，无所依从，故呕咳上气喘也。

《阴阳别论》曰：一阳发病，少气善咳善泄。

《五脏生成篇》曰：咳嗽上气，厥在胸中，过在手阳明、太阴。

《玉机真脏论》曰：秋脉不及，则令人喘，呼吸少气而咳，上气见血，下闻病音。

《刺禁论》曰：刺中肺，三日死，其动为咳。

《评热病论》曰：劳风法在肺下。详后论证条中。

《气交变大论》：凡岁火太过，岁金太过，岁水太过，岁木不及等年，俱有咳证。

《五常政大论》：凡审平之纪，从革之纪，坚成之纪，少阳司天等年，俱有咳证。

《至真要大论》：凡少阴司天，太阴司天，少阳司天，阳明司天，阳明之胜，少阴之复，太阴之复，少阳之复，阳明之复，厥阳司天客胜，少阳司天主胜，太阳司天客胜等年，俱有咳证。

《五邪篇》曰：邪在肺则病皮肤痛，寒热，上气喘，汗出，咳动肩背。

《缪刺论》曰：邪客于足少阳之络，令人胁痛不得息，咳而汗出。

论证 共四条

咳嗽一证，窃见诸家立论太繁，皆不得其要，多致后人临证莫知所从，所以治难得效。以余观之，则咳嗽之要，止惟二证。何为二证，一曰外感，一曰内伤而尽之矣。夫外感之咳，必由皮毛而入，盖皮毛为肺之合，而凡外邪袭之，则必先入于肺，久而不愈，则必自肺而传于五脏也。内伤之嗽，必起于阴分，盖肺属燥金，为水之母，阴损于下，则阳孤于上，水涸金枯，肺苦于燥，肺燥则痒，痒则咳不能已也。总之，咳证虽多，无非肺病，而肺之为病，亦无非此二者而已，但于二者之中，当辨阴阳，当分虚实耳。盖外感之咳，阳邪也，阳邪自外而入，故治宜辛温，邪得温而自散也。内伤之咳，阴病也，阴气受伤于内，故治宜甘平养阴，阴气复而嗽自愈也。然外感之邪多有余，若实中有虚，则宜兼补以散之。内伤之病多不足，若虚中挟实，亦当兼清以润之。大都咳嗽之因，无出于此，于此求之，自得其本，得其本则治之无不应手，又何有巢氏之十咳证，陈氏之三因证，徒致乱人心目而不得其际也，留心者其熟味此意。

——经云：肺之令人咳。又曰：五脏六腑皆令人咳，非独肺也。又曰：皮毛先受邪气，邪气以从其合也。又曰：五脏各以其时受病，非其时各传以与之。然则五脏之咳，由肺所传，则肺为主脏，而五脏其兼者也，故五脏六腑各有其证，正以辨其兼证耳。既有兼证，则亦当有兼治，虽有兼治，然无非以肺为主也，是固然矣。然愚则犹有说焉，则谓外感之咳与内伤之咳，其所本不同，而所治亦异。盖外感之咳，其来在肺，故必由肺以及脏，此肺为本而脏为标也。内伤之咳，先因伤脏，故必由脏以及肺，此脏为本而肺为标也。凡治内伤者，使不知治脏而单治肺，则真阴何由以复，阴不复则咳终不愈。治外感者，使不知治阳而妄治阴，则邪气何由以解，邪不解则嗽终不宁。经曰：治病必求其本，何今人之不能察也？

——劳风证，《内经·评热病论》曰：劳风法在肺下，其为病使人强上冥视，唾出若涕，恶风而振寒，此为劳风之病。巨阳引精者三日，中年者五日，不精者七日，咳出青黄涕，其状如脓，大如弹丸，从口中若鼻中出，不出则伤肺，伤肺则死矣。

宾按：此劳风之证，即劳力伤风证也。盖人之劳者，必毛窍开而汗液泄，所以风邪易入。凡今人之患伤风者，多有此证。故轻者惟三四日，重者五七日，必咳出浊痰如涕而愈者，此即劳风之属也，但以外感之法治之，自无不愈。其有劳之甚者，或内摇其精，或外劳其形，劳伤既甚，精血必亏，故邪不能散，而痰不能出，此即劳损干嗽之类也，所以多不可治。

——外感有嗽，内伤亦有嗽，此一实一虚，治当有辨也。盖外感之嗽，必因偶受风寒，故或为寒热，或为气急，或为鼻塞声重，头痛吐痰，邪轻者，脉亦和缓，邪甚者，脉或弦洪微数。但其素无积劳虚损等证而陡病咳嗽者，即外感证也。若内伤之嗽，则其病来有渐，或因酒色，或因劳伤，必先有微嗽而日渐以甚。其证则或为夜热潮热，或为形容瘦减，或两颧常赤，或气短喉干。其脉，轻者亦必微数，重者必细数弦紧。盖外感之嗽其来暴，内伤之嗽其来徐；外感之嗽因于寒邪，内伤之嗽因于阴虚；外感之嗽可温可散，其治易，内伤之嗽宜补宜和，其治难，此固其辨也。然或其脉证素弱，而忽病外感者有之，或其形体素强，而病致内伤者亦有之，此中疑似，但于病因脉色中细加权察，自有声应可证。若或认之不真，而互谬其治，则吉凶攸系不浅也，最宜慎之。

外感嗽证治 共五条

——外感之嗽，无论四时，必皆因于寒邪，盖寒随时气入客肺中，所以致嗽。但治以辛温，其邪自散，惟六安煎加生姜为最妙。凡属外感，悉宜先以此汤加减主之。若肺脘燥涩，痰气不利，或年老血衰，咳嗽费力者，于本方加当归二三钱。若寒气太盛，或中寒肺气不温，邪不能解者，于此方加北细辛七八分或一钱。若冬月寒盛气闭，邪不易散者，即麻黄、桂枝俱可加用，或用小青龙汤。若伤风见寒，或伤寒见风，而往来寒热，咳嗽不止者，宜柴陈煎主之。若寒邪不甚，痰气不多者，但以二陈汤加减主之，则无有不愈。

——外感之嗽，凡属阴虚少血，或脾肺虚寒之辈，则最易感邪。但察其脉体稍弱，胸膈无滞，或肾气不足，水泛为痰，或心嘈呕恶，饥不欲食，或年及中衰，血气渐弱，而咳嗽不能愈者，悉宜金水六君煎加减主之，足称神剂。若兼阳分气虚，而脉微神困，懒言多汗者，必加人参，勿疑也；若但以脾胃土虚不能生金，而邪不能解，宜六君子汤以补脾肺；或脾虚不能制水，泛而为痰，宜理中汤，或理阴煎、八味丸之类以补土母，皆良法也。

——外感咳嗽而兼火者，必有内热喜冷脉滑等证，亦但以二陈、六安等汤酌加凉药佐之。热微者可加黄芩一二钱，热甚者再加知母、栀子之属。若火在阳明而兼头痛热渴者，惟加石膏为宜。

——外感之证，春多升浮之气，治宜兼降，如泽泻、前胡、海石、栝蒌之属是也。夏多炎热之气，治宜兼凉，如芩、连、知、柏之属是也。秋多阴湿之气，治宜兼燥，如苍术、白术、干姜、细辛之属是也。冬多风寒之气，治宜兼散，如防风、紫苏、桂枝、麻黄之属是也。经言岁气天和，即此之类。然时气固不可不知，而病气尤不可不察，若当其时而非其病，及时证有不相合者，又当舍时从证也。至于各脏之气，证有兼见者，又当随宜兼治，故不可任胶柱之见。

——咳嗽凡遇秋冬即发者，此寒包热也，但解其寒，其热自散，宜六安煎、二陈汤、金水六君煎三方，察其虚实壮老，随宜用之。如果内热甚者，不妨佐以黄芩、知母之类。

内伤嗽证治 共七条

——凡内伤之嗽，必皆本于阴分。何为阴分？五脏之精气是也。然五脏皆有精气，而又惟肾为元精之本，肺为元气之主，故五脏之气分受伤，则病必自上而下，由肺由脾以及于肾；五脏之精分受伤，则病必自下而上，由肾由脾以极于肺，肺肾俱病，则他脏不免矣。所以劳损之嗽，最为难治，正以其病在根本，而不易为力也。病在根本，尚堪治不求本乎？故欲治上者，不在乎上而在乎下；欲治下者，不在乎下而在乎上。知气中有精，精中有气，斯可以言虚劳之嗽矣。

——肺属金，为清虚之脏，凡金被火刑则为嗽，金寒水冷亦为嗽，此咳嗽所当治肺也。然内伤之嗽，则不独在肺。盖五脏之精皆藏于肾，而少阴肾脉从肾上贯肝膈，入肺中，循喉咙，挟舌本，所以肺金之虚，多由肾水之涸，正以子令母虚也。故凡治劳损咳嗽，必当以壮水滋阴为主，庶肺气得充，嗽可渐愈，宜一阴煎、左归饮、琼玉膏、左归丸、六味地黄丸之类择而用之。其有元阳下亏，生气不布，以致脾困于中，肺困于上，而为喘促，为痞满，为痰涎呕恶，为泄泻畏寒，凡脉见细弱，证见虚寒而咳嗽不已者，此等证候，皆不必治嗽，但补其阳而嗽自止，如右归饮、右归丸、八味地黄丸、大补元煎、六味回阳饮、理中汤，劫劳散之类皆当随宜速用，不得因循，以致汲深无及也。

——内伤咳嗽，凡水亏于下，火炎于上，以致火烁肺金，而为干渴烦热，喉痛口疮，潮热便结，喜冷，尺寸滑数等证，则不得不兼清火，以存其水，宜四阴煎，或加减一阴煎、人参固本丸主之。此当与咳血证参酌，其治详见血证门。

——咳嗽声哑者，以肺本属金，盖金实则不鸣，金破亦不鸣。金实者，以肺中有邪，非寒邪即火邪也；金破者，以真阴受损，非气虚即精虚也。寒邪者宜辛宜温，火邪者宜甘宜清，气虚者宜补阳，精虚者宜补阴。大都此证，邪实者，其来暴，其治亦易，虚损者，其来徐，其治亦难。治损之法，当与后干咳证参酌用之。

——内伤虚损之嗽，多不宜用燥药及辛香动气等剂，如六安、二陈之类，皆不可轻用。惟甘润养阴，如乳酥、蜂蜜、百合、地黄、阿胶、麦冬、去皮胡桃肉之类，皆所宜也。

——外邪证多有误认为劳伤而遂成真劳者，此必其人气体柔弱，而医家望之已有成心，故见其发热，遂认为火，见其咳嗽，遂认为劳，不明表里，率用滋阴降火等剂。不知寒邪既已在表，凉药不宜妄投，若外既有寒，而内又得寒，则表里合邪，必致邪留不解，延绵日甚。俗云：伤风不愈变成劳。夫伤风岂能变劳？特以庸医误治而日加清削，则柔弱之人能堪几多清理，久而不愈，不至成劳不已也，此实医之所误耳。故医于此证，最当详察在表在里，及新邪久病等因，脉色形气等辨，辨得其真，则但以六安煎、金水六君煎，或柴陈煎之类，不数剂而可愈矣。医之不精，此其一也。

——干咳嗽证，在丹溪云：火郁之证，乃痰郁火邪在肺中，用苦梗以开之，下用补阴降火，不已则成劳，须用倒仓法。此证多是不得志者有之。愚谓丹溪此说，殊不其然。夫既云不得志，则其忧思内伤，岂痰火病也？又岂苦梗、倒仓所宜攻也？盖干咳嗽者，以肺中津液不足，枯涸而然，此明系内伤亏损，肺肾不交，气不生精，精不化气，所以干涩如此。但其有火无火，亦当辨治。若脏平无火者，止因肺虚，故必先补气，自能生精，宜五福饮之类主之；若脏气微寒者，非辛不润，故必先补阳，自可生阴，宜理阴煎或六君子汤之类主之；若兼内热有火者，须保真阴，故必先壮水，自能制火，宜一阴煎，或加减一阴煎兼贝母丸之类主之。若以此证而但知消痰开郁，将见气愈耗，水愈亏，未免为涸辙之鲋矣。

辨　古

河间曰：咳谓无痰而有声，肺气伤而不清也；嗽是无声而有痰，脾湿动而为痰也；咳嗽谓有痰而有声，盖因伤于肺气，动于脾湿，咳而为嗽也。脾湿者，秋伤于湿，积于脾也，故经曰：秋伤于湿，冬必咳嗽。大抵素秋之气宜清肃，而反动之，气必上冲为咳嗽，甚则动于湿而为痰也。假令湿在肝经，谓之风痰；湿在心经，谓之热痰；湿在脾经，谓之湿痰；湿在肾经，谓之寒痰，宜随证而治之。若咳而无痰者，以辛甘润其肺，如蜜煎生姜汤、蜜煎橘皮汤之属是也。若咳而嗽者，当以治痰为先，治痰者，必以顺气为主，是以南星、半夏胜其痰，而咳嗽自愈；枳壳、陈皮利其气，而痰自下。痰而能食者，大承气汤微下之；痰而不能食者，厚朴汤疏导之，此治法之大体也。

愚观河间此说，谓治嗽当先治痰，因以南星、半夏之属为主，似得治嗽之法矣。此其意谓嗽必因痰，故胜其痰而嗽自愈，则理有不然也。盖外感之嗽，必因风寒，风寒在肺，则肺气不清，所以动嗽，动嗽然后动痰，此风邪痰嗽之本，本于外感，非外感本于痰也。又如内伤之嗽，必因阴虚，阴虚则水涸金枯，所以动嗽，脾虚肾败，所以化痰，此阴虚痰嗽之本，本于内伤，非内伤本于痰也。今曰治嗽当先治痰，岂求本之道乎？然治外感之嗽者，诚惟二陈之属为最效，又何故也？盖南星、半夏、生姜、陈皮、枳壳之类，其味皆辛，辛能入肺，辛能散寒，寒邪散则痰嗽自愈，此正所以治本，而实非所以治痰也。若内伤阴虚之嗽，则大忌辛燥，此辈岂堪轻用哉。经曰：

肺欲辛，以辛泻之，此肺实者之宜辛也。又曰：辛走气，气病无多食辛，此肺虚者之忌辛也。气味宜否之理，《内经》妙用如此，河间何以不察，而谓南星、半夏之属但能治痰，岂果治痰之标，便能治嗽之本乎。

述古 共六条

杨仁斋曰：肺出气也，肾纳气也，肺为气之主，肾为气之本。凡咳嗽引动百骸，自觉气从脐下奔逆而上者，此肾虚不能收气归原，当以地黄丸、安肾丸主之。毋徒从事于肺，此虚则补子之义也。

《衍义》云：有暴嗽服诸药不效，或教之进生料鹿茸丸、大菟丝子丸方愈。有本有标，却不可因其暴嗽而疑骤补之非，所以易愈者，亦觉之早故也。

丹溪曰：咳嗽有风有寒，有痰有火，有虚有劳，有郁，有肺胀。

王节斋曰：因嗽而有痰者，咳为重，主治在肺。因痰而致咳者，痰为重，主治在脾。但是食积成痰，痰气上升，以致咳嗽，只治其痰，消其积，而咳自止，亦不必用肺药以治咳也。

薛立斋曰：春月若因风寒所伤，咳嗽声重头痛用金沸草散。咳嗽声重，身热头痛，用《局方》消风散。盖肺主皮毛，肺气虚则腠理不密，风邪易入，治法当解表兼实肺气，肺有火则腠理不闭，风邪外乘，治宜解表兼清肺火，邪退即止。若数行解散则重亡津液，邪蕴而为肺疽肺痿矣。故凡肺受邪不能输化，而小便短少，皮肤渐肿，咳嗽日增者，宜用六君子汤以补脾肺，六味丸以滋肾水。夏月火热炎上，喘急而嗽，面赤潮热，脉洪大者，用黄连解毒汤；热燥而咳，用栀子仁汤；咳唾有血，用麦门冬汤，俱兼以六味丸，夏月尤当用此，壮肾水以保肺金。夏月心火乘肺，轻则用麦门冬汤，重则用人参平肺散。若上焦实热，用凉膈散；虚热用六君子汤。中焦实热，用竹叶石膏汤，虚热用竹叶黄芪汤。下焦虚热，用六味丸。秋月湿热伤肺，若咳而身热，自汗口干，便赤，脉虚而洪者，用白虎汤。身热而烦，气高而短，心下痞满，四肢困倦，精神短少者，香薷饮。若病邪既去，宜用补中益气加干山药、五味子以养元气，柴胡、升麻各二分，以升生气。冬月风寒外感，形气病气俱实者，宜用麻黄汤之类，所谓自表而入，自表而出。若形气病气俱虚者，宜补其元气，而佐以解表之药。若专于解表，则肺气益虚，腠理益疏，外邪乘虚易入，病愈难愈矣。若病日久，或误服表散之剂，以致元气虚而邪气实者，急宜补脾土为主，则肺金有所养，而诸病自愈。若人老弱，或劳伤元气而患前证，误服麻黄、枳壳、紫苏之类而汗出亡阳者，多患肺痈、肺痿，治失其宜，多致不起。午后嗽者，属肾气亏损，火炎水涸，或津液涌而为痰者，乃真脏为患也，须用六味地黄丸壮肾水滋化源为主，以补中益气汤养脾土，生肺肾为佐。设用清气化痰则误矣。

徐东皋曰：凡咳嗽之人，气体虚弱者，用泻气药多不效，间有效者，亦必复作，若此者，并宜补益而嗽自愈。气体厚者，或系外感，俱宜发散邪气，破滞气而嗽自宁。新咳嗽者，亦宜从实治之也。久咳嗽者，宜从虚治之也，或用涩药以击其惰归，九仙散之属也。凡治咳嗽，当先求病根，伐去邪气，而后可以乌梅、诃子、五味、罂粟壳、款冬花之类。此辈性味燥涩，有收敛劫夺之功，亦在所必用，可一服而愈，然须权其先后而用之。

灸　法

肺俞、俞府、天突、风门各七壮，列缺三壮，乳根三壮

咳嗽论列方

二陈汤和一　　　　六安煎新和二

理中汤热一

麻黄汤散一

厚朴汤和五四

理阴煎新热三

柴陈煎新散九

香薷饮和一六九

白虎汤寒二

一阴煎新补八

四阴煎新补十二

金水六君煎新和一

五福饮新补六

琼玉膏补六十

补中益气汤补三十

左归饮新补二

右归饮新补三

加减一阴煎新补九

左归丸新补四

右归丸新补五

六味回阳饮新热二

六味丸补百二十

八味丸补一二一

人参固本丸补百六

人参平肺散寒三七

地黄丸补百二十

安肾丸热一六七

竹叶石膏汤寒五

劫劳散妇一二四

九仙散固十

凉膈散攻十九

竹叶黄芪汤寒七

小青龙汤散八

六君子汤补五

生料鹿茸丸补一三一

大补元煎新补一

麦门冬汤寒四四

大菟丝子丸固三六

金沸草散散八一

栀子仁汤寒十九

《局方》消风散散四七

大承气汤攻一

黄连解毒汤寒一

贝母丸新和十八

论外备用方

四君子汤补一

生脉散补五六

十全大补汤补二十

宁肺汤补六二 热嗽

蜜酥煎补六五

凤髓汤补六四 润肺

五味异功散补四

鹿茸丸补一三一

补肺汤补六一 劳嗽

杏仁煎和一四二 喘嗽

杏仁膏和一四三 咳唾血

橘皮半夏汤和十三

星香丸和百二 痰嗽
苏子煎和一四一 润肺
杏仁萝卜子丸和百十九 痰嗽
杏仁丸和百八 老人咳嗽
白术汤和二七 湿痰嗽
人参定喘汤和一三四 寒喘嗽
前胡散和一四四 烦热嗽
百花膏和一四五 嗽血
阿胶散和二百七 唾血
玉液丸和百六 消痰火
玉粉丸和百七 痰嗽
桑皮散散八四 风热嗽
参苏饮散三四 风寒
十神汤散四十 外感
旋覆花汤散八二 风入肺
二母散寒四九 肺热
紫菀散寒五三 肺痿血
黄芩知母汤寒五一 火嗽
团鱼丸寒九五 痰热劳嗽
五味子丸固十二 劫嗽
人参清肺汤寒三六 肺虚热
三妙汤固九 久嗽
安眠散固七 久嗽
加味理中汤热五 虚寒
润肺丸固十四
百药煎固八 劫嗽
灵宝烟筒固二六七
嗽烟筒因二六六

喘促

经义

《至真要大论》曰：诸气膹郁，皆属于肺。诸痿喘呕，皆属于上。诸逆冲上，皆属于火。

《脉解篇》曰：阳明所谓上喘而为水者，阴气下而复上，上则邪客于脏腑间，故为水也。少阴所谓呕咳上气喘者，阴气在下，阳气在上，诸阳气浮，无所依从，故呕咳上气喘也。

《阴阳别论》曰：二阳之病发心脾，其传为息贲者，不治。阴争于内，阳扰于外，魄汗未藏，四逆而起，起则熏肺，使人喘鸣。

《大奇论》曰：肺之雍，喘而两胠满。

《太阴阳明论》曰：犯贼风虚邪者，阳受之。阳受之则入六腑，入六腑则身热不时卧，上为喘呼。

《痹论》曰：心痹者，脉不通，烦则心下鼓，暴上气而喘。肺痹者，烦满喘而呕。淫气喘息，痹聚在肺。肠痹者，数饮而不得出，中气喘争。

《阳明脉解篇》曰：阳明厥则喘而惋，惋则恶人。帝曰：或喘而死者，或喘而生者何也？岐伯曰：厥逆连脏则死，连经则生。

《脉要精微论》曰：肝脉若搏，因血在胁下，令人喘逆。

《逆调论》曰：夫不得卧，卧则喘者，是水气之客也。夫水者，循精液而流也。肾者水脏，主津液，主卧与喘也。

《示从容论》曰：喘咳者，是水气并阳明也。

《玉机真脏论》曰：秋脉不及，则令人喘，呼吸少气而咳，上气见血，下闻病音。

《举痛论》曰：劳则喘息汗出，外内皆越，故气耗矣。寒气客于冲脉，冲脉起于关元，随腹直上，寒气客则脉不通，脉不通则气因之，故喘动应手矣。

《刺禁论》曰：刺缺盆中内陷，气泄，令人喘咳逆。

《五邪篇》曰：邪在肺，则病皮肤痛，寒热，上气喘，咳动肩背。

《缪刺论》曰：邪客于手阳明之络，令人气满胸中，喘息而支胠，胸中热。

《经脉别论》曰：夜行则喘出于肾，淫气病肺。有所堕恐，喘出于肝，淫气害脾。有所惊恐，喘出于肺，淫气伤心。度水跌仆，喘出于肾与骨。当是之时，勇者气行则已，怯者则著而为病也。太阳脏独至，厥喘虚气逆，是阴不足阳有余也。

《平人气象论》曰：颈脉动喘疾咳，曰水。

《经脉篇》曰：肺手太阴也，是动则病肺胀满，膨膨而喘咳。肾足少阴也，是动则病饥不欲食，咳唾则有血，喝喝而喘。

《脏气法时论》曰：肺病者，喘咳逆气，肩背痛，汗出。肾病者，腹大胫肿，喘咳身重。

《调经论》曰：气有余则喘咳上气，不足则息利少气。

《水热穴论》曰：故水病下为胕肿大腹，上为喘呼，不得卧者，标本俱病，故肺为喘呼，肾为水肿，肺为逆不得卧。

《热病篇》曰：热病已得汗出，而脉尚躁，喘且复热，喘甚者死。

论　证

气喘之病，最为危候，治失其要，鲜不误人，欲辨之者，亦惟二证而已。所谓二证者，一曰实喘，一曰虚喘也。此二证相反，不可混也。然则何以辨之？盖实喘者有邪，邪气实也；虚喘者无邪，元气虚也。实喘者气长而有余，虚喘者气短而不续。实喘者胸胀气粗，声高息涌，膨膨然若不能容，惟呼出为快也；虚喘者慌张气怯，声低息短，惶惶然若气欲断，提之若不能升，吞之若不相及，劳动则甚，而惟急促似喘，但得引长一息为快也。此其一为真喘，一为似喘。真喘者其责在肺，似喘者其责在肾。何也？盖肺为气之主，肾为气之根。肺主皮毛而居上焦，故邪气犯之，则上焦气壅而为喘，气之壅滞者，宜清宜破也。肾主精髓而在下焦，若真阴亏损，精不化气，则下不上交而为促，促者断之基也，气既短促，而再加消散，如压卵矣。且气盛有邪之脉，必滑数有力，而气虚无邪之脉，必微弱无神，此脉候之有不同也。其有外见浮洪，或芤大至极，而稍按即无者，此正无根之脉也。或往来弦甚而极大极数，全无和缓者，此正胃气之败也，俱为大虚之候。但脉之微弱者，其真虚易知，而脉之浮空弦搏者，其假实难辨，然而轻重之分，亦惟于此而可察矣。盖其微弱者，犹顺而易医，浮空者，最险而多变，若弦强之甚，则为真藏，真藏已见，不可为也。

虚喘证治 共七条

——凡虚喘之证，无非由气虚耳。气虚之喘，十居七八，但察其外无风邪，内无实热而喘者，即皆虚喘之证。若脾肺气虚者，不过在中上二焦，化源未亏，其病犹浅。若肝肾气虚，则病出下焦而本末俱病，其病则深，此当速救其根以接助真气，庶可回生也。其有病久而加以喘者，或久服消痰散气等剂而反加喘者，或上为喘咳而下为泄泻者，或妇人产后亡血过多，则营气暴竭，孤阳无依而为喘者，此名孤阳绝阴，剥极之候，已为难治，更毋蹈剥庐之戒也。

——虚喘证，其人别无风寒咳嗽等疾，而忽见气短似喘，或但经微劳，或饥时即见喘促，或于精泄之后，或于大汗之后，或于大小便之后，或大病之后，或妇人月期之后而喘促愈甚，或气道噎塞，上下若不相续，势剧垂危者，但察其表里无邪，脉息微弱无力，而诸病若此，悉宜以贞元饮主之，加减如本方，其效如神。此外如小营煎、大营煎、大补元煎之类，俱可择用。经曰：肝苦急，急食甘以缓之，即此之类。若大便溏泄兼下寒者，宜右归饮、右归丸、圣术煎之类主之。

——脾肺气虚，上焦微热微渴而作喘者，宜生脉散主之。或但以气虚而无热者，惟独参汤为宜。若火烁肺金，上焦热甚，烦渴多汗，气虚作喘者，宜人参白虎汤主之。若火在阴分，宜玉女煎主之，然惟夏月或有此证。若阴虚，自小腹火气上冲而喘者，宜补阴降火，以六味地黄汤加黄柏、知母之类主之。

——水病为喘者，以肾邪干肺也。然水不能化而子病及母，使非精气之败，何以至此，此其虚者十九，而间乎虚中挟实，则或有之耳。故凡治水喘者，不宜妄用攻击之药，当求肿胀门诸法治之，肿退而喘自定矣。古法治心下有水气上乘于肺，喘而不得卧者，以《直指》神秘汤主之。但此汤性用多主气分，若水因气滞者用之则可，若水因气虚者，必当以加减《金匮》肾气汤之类主之。

——老弱人久病气虚发喘者，但当以养肺为主。凡阴胜者宜温养之，如人参、当归、姜、桂、甘草，或加以芪、术之属。阳胜者宜滋养之，如人参、熟地、麦冬、阿胶、五味子、梨浆、牛乳之属。

——关格之证为喘者，如《六节藏象论》曰：人迎四盛已上为格阳，寸口四盛已上为关阴，人迎与寸口俱盛四倍已上为关格。此关格之证以脉言，不以病言也。今人之患此者颇多，而人多不知，且近时察脉者不论人迎，惟在寸口，但其两手之脉浮弦至极，大至四倍已上者，便是此证。其病必虚里跳动而气喘不已，此之喘状，多无咳嗽，但觉胸膈舂舂，似胀非胀，似短非短，微劳则喘甚，多言亦喘甚，甚至通身振振，慌张不宁。此必情欲伤阴，以致元气无根，孤阳离剧之候也，多不可治。方论详关格门。

——凡病喘促，但察其脉息微弱细涩者，必阴中之阳虚也；或浮大弦芤，按之空虚者，必阳中之阴虚也。大凡喘急不得卧而脉见如此者，皆元气大虚，去死不远之候，若妄加消伐，必增剧而危，若用苦寒或攻下之，无不即死。

实喘证治 共七条

——实喘之证，以邪实在肺也，肺之实邪，非风寒则火邪耳。盖风寒之邪，必受自皮毛，所以入肺而为喘；火之炽盛，金必受伤，故亦以病肺而为喘。治风寒之实喘，宜以温散；治火热之实喘，治以寒凉。又有痰喘之说，前人皆曰治痰，不知痰岂能喘，而必有所以生痰者，此当求其本而治之。

——凡风寒外感，邪实于肺而咳喘并行者，宜六安煎加细辛或苏叶主之。若冬月风寒感甚者，于本方加麻黄亦可，或用小青龙汤、华盖散、三拗汤之类主之。

——外有风寒，内兼微火而喘者，宜黄芩半夏汤主之。若兼阳明火盛而以寒包热者，宜凉而兼散，以大青龙汤，或五虎汤、越婢加半夏汤之类主之。

——外无风寒而惟火盛作喘，或虽有微寒而所重在火者，宜桑白皮汤，或抽薪饮之类主之。

——痰盛作喘者，虽宜治痰，如二陈汤、六安煎、导痰汤、千缗汤、滚痰丸、抱龙丸之类，皆可治实痰之喘也；六君子汤、金水六君煎之类，皆可治虚痰之喘也。然痰之为病，亦惟为病之标耳，犹必有生痰之本，故凡痰因火动者，必须先治其火；痰因寒生者，必须先治其寒。至于或因气逆，或因风邪，或因湿滞，或因脾肾虚弱，有一于此，皆能生痰，使欲治痰而不治其所以痰，则痰终不能治，而喘何以愈哉。

——气分受邪，上焦气实作喘，或怒气郁结伤肝，而人壮力强，胀满脉实者，但破其气而喘自愈，宜廓清饮、四磨饮、四七汤、萝卜子汤、苏子降气汤之类主之；或阳明气秘不通而胀满者，可微利之。

——喘有夙根，遇寒即发，或遇劳即发者，亦名哮喘。未发时以扶正气为主，既发时以攻邪气为主。扶正气者，须辨阴阳，阴虚者补其阴，阳虚者补其阳。攻邪气者，须分微甚，或散其风，或温其寒，或清其痰火。然发久者气无不虚，故于消散中宜酌加温补，或于温补中宜量加消散。此等证候，当拳拳以元气为念，必使元气渐充，庶可望其渐愈，若攻之太过，未有不致日甚而危者。

述古 共二条

东垣曰：华佗云盛而为喘，减而为枯；故《活人》亦云：发喘者气有余也。凡看文字，须要会得本意。盛而为喘者，非肺气盛也，喘为肺气有余者，亦非气有余也。气盛当认作气衰，有余当认作不足。肺气果盛，又为有余，则当清肃下行而不喘，以其火入于肺，衰与不足而为喘焉。故言盛者，非言肺气盛也，言肺中之火盛也；言有余者，非言肺气有余也，言肺中之火有余也。故泻肺以苦寒之剂，非泻肺也，泻肺中之火，实补肺气也，用者不可不知。

丹溪曰：喘急者，气为火所郁而为，痰在肺胃间也。有痰者，有火炎者，有阴虚自小腹下起而上逆者，有气虚而致气短者，有水气乘肺者，有肺虚挟寒而喘者，有肺实挟热而喘者，有惊忧气郁肺胀而喘者，有胃络不和而喘者，有肾气虚损而喘者。虽然，未有不由痰火内郁，风寒外束而致之者也。

灸　法

璇玑、气海、膻中、期门。背中骨节第七椎下穴，灸三壮，喘气立已，神效。

喘促论列方

贞元饮新补十九
六安煎新和二
大补元煎新补一
大营煎新补十四
小营煎新补十五
六君子汤补五
右归饮新补三
右归丸新补五
大青龙汤散七
独参汤补三五
神秘汤和一三八
小青龙汤散八
圣术煎新热二五
生脉散补五六
玉女煎新寒十二
萝卜子汤和一三九
二陈汤和一
千缗汤和九五
桑白皮汤寒五二
六味地黄汤补百二十
抱龙丸小八五
导痰汤和九一
廓清饮新和十三
金水六君煎新和一

四七汤和九七

四磨饮和五二

《金匮》肾气丸补一二四

五虎汤和一三六

三拗汤散七八

人参白虎汤寒三

华盖散散七九

滚痰丸攻七七

苏子降气汤和四一

黄芩半夏汤散五十

越婢加半夏汤散九十

论外备用方

参附汤补三七

五味子汤补五七 喘渴

十全大补汤补二十 虚喘

蜜酥煎补六五

百合汤和一三五 浮肿作喘

人参胡桃汤补五九 喘不得卧

苏子煎和一四一 润肺喘

定喘汤和一三三 风寒喘

人参定喘汤和一三四 寒邪咳喘

黄栝蒌丸和百十八 痰喘

神秘汤和一三八 水气喘

苏陈九宝汤散八五 哮喘

泻白散寒四二 肺火

双玉散寒七一 火喘

安眠散固七 喘不止

葶苈大枣泻肺汤和百四十 浮肿喘

呃　逆

经　义

《口问篇》帝曰：人之哕者，何气使然？岐伯曰：谷入于胃，胃气上注于肺。今有故寒气与新谷气俱还入于胃，新故相乱，真邪相攻，气并相逆，复出于胃，故为哕。肺主为哕，取手太阴，足少阴。

《宣明五气篇》曰：胃为气逆，为哕为恐。

《杂病篇》曰：哕，以草刺鼻，嚏，嚏而已；无息而疾迎引之，立已；大惊之，亦可已。

《至真要大论》曰：阳明之复，呕吐咳哕。太阳之复，唾出清水，及为哕噫。诸逆冲上，皆属于火。

《宝命全形论》曰：病深者，其声哕。

《邪气脏腑病形篇》曰：心脉小甚为善哕。

《三部九候论》曰：若有七诊之病，其脉候亦败者死矣，必发哕噫。

论证 共三条

——呃逆一证，古无是名，其在《内经》本谓之哕，因其呃呃连声，故今以呃逆名之，于义亦妥。观《内经》治哕之法，以草刺鼻，嚏，及气息迎引、大惊之类，是皆治呃之法，此哕本呃逆，无待辨也。自孙真人云：遍寻方论无此名，遂以咳逆为哕，因致后世讹传，乃以咳逆、干呕、噫气之类互相淆乱，自唐迄今矣，此名之不可不察，亦不可不正也。

——咳逆之名，原出《内经》，本以咳嗽气逆者为言。如《气交变大论》曰：岁金太过，甚则喘咳逆气。此因喘咳以致气逆，故云咳逆气也。又曰：咳逆甚而血溢。正以咳逆不止，而血随气溢，则病之常也，未闻以呃逆而见血者也。即如《六元正纪大论》云：金郁之发，民病咳逆者，亦是此意，此咳逆之非呃逆亦甚明矣。而今后世诸公，乃悉以哕为咳逆，岂皆未之详察耶？及观丹溪之言，在《纂要》则曰孙真人误以哕为咳逆，是谓哕非咳逆也。在《心法·附录》则曰：咳逆为病，古谓之哕，近谓之呃。此又谓哕即咳逆也。在《呕吐门》则又曰：有声有物谓之呕吐，有声无物谓之哕。此又以干呕为哕也。前后不一，何其自谬若此。再如海藏、河间诸公，有以哕为干呕者，有以咳逆为噫者，总皆谬矣。盖呕即吐之类，但吐而无物者曰呕，呕而有物者曰吐，腹胀嗳气者曰噫，逆气自下而上者亦曰噫，此四者之辨自有正名，顾可纷纷若是乎？兹余析而判之曰：哕者，呃逆也，非咳逆也；咳逆者，咳嗽之甚者也，非呃逆也；干呕者，无物之吐，即呕也，非哕也；噫者，饱食之息，即嗳气也，非咳逆也。后人但以此为鉴，则异说之疑，可尽释矣。

——呃逆证，有伤寒之呃逆，有杂证之呃逆。其在古人则悉以虚寒为言。惟丹溪引《内经》之言，曰：诸逆冲上，皆属于火，病人见此，似为死证，然亦有实者，不可不知。余向见此说，疑其与古人相左，不以为然，盖亦谓此证必属虚寒，何有实热，兹及晚年历验，始有定见，乃知丹溪此言为不诬也。虽其中寒热虚实亦有不同，然致呃之由，总由气逆，气逆于下，则直冲于上，无气则无呃，无阳亦无呃，此病呃之源所以必由气也。欲得其象，不见雨中之雷，水中之浡乎。夫阳为阴蔽，所以为雷而轰轰不已者，此火为雷之本，而火即气也。气为水覆，所以为浡而汩汩不已者，此气为浡之本，而气即阳也。然病在气分，非本一端，而呃之大要，亦惟三者而已，则一曰寒呃，二曰热呃，三曰虚脱之呃。寒呃可温可散，寒去则气自舒也。热呃可降可清，火静而气自平也。惟虚脱之呃，则诚危殆之证，其或免者，亦万幸矣。凡诸治法，当辨如下。

论治 共九条

——凡杂证之呃，虽由气逆，然有兼寒者，有兼热者，有因食滞而逆者，有因气滞而逆者，有因中气虚而逆者，有因阴气竭而逆者，但察其因而治其气，自无不愈。若轻易之呃，或偶然之呃，气顺则已，本不必治。惟屡呃为患，及呃之甚者，必其气有大逆，或脾肾元气大有亏竭而然。然实呃不难治，而惟元气败竭者，乃最危之候也。

——寒滞为呃者，或以风寒，或以生冷，或其脏气本寒，偶有所逆，皆能致呃，但去其蔽抑之寒，而呃自止，宜橘皮汤、《三因》丁香散，或二陈汤加生姜五七片，或佐关煎，或甘草干姜汤、橘皮干姜汤之类，皆可酌用。若寒之甚者，浆水散，或四逆汤。

——胃火为呃者，其证极多，但察其脉见滑实而形气不虚，胸膈有滞，或大便坚实或不行者，皆其胃中有火，所以上冲为呃。但降其火，其呃自止，惟安胃饮为最妙。余尝治愈多人，皆此证也。

——气逆为哕而兼胀闷者，宜加减二陈汤加乌药，或《宝鉴》丁香柿蒂散，或羌活附子汤，或神香散。

——食滞而呃者，宜加减二陈加山楂、白芥子、乌药之属，或用大和中饮加干姜、木香。

——中焦脾胃虚寒，气逆为呃者，宜理中加丁香汤，或温胃饮加丁香。若因劳倦内伤而致呃逆者，宜补中益气汤加丁香。凡中焦寒甚者，多由脾胃气虚而然，盖脾胃不虚则寒亦不甚，故治寒者，当以脾气为主。若吐痢后胃气微虚，或兼膈热而呃者，宜橘皮竹茹汤；无热者，宜生姜、半夏、丁香、柿蒂、白术、肉桂之类，皆可酌用。

——下焦虚寒者，其肝肾生气之原不能畅达，故凡虚弱之人多见呃逆，正以元阳无力，易为抑遏而然。此呃逆之本，多在肾中，故余制归气饮主之甚效，或用理阴煎加丁香以疏气，妙亦如之。

——凡以大病之后，或以虚羸之极，或以虚损误攻而致呃逆者，此最危之证，察其中虚，速宜补脾；察其阴虚，速宜补肾，如前二条固其法矣，然犹恐不及，则惟大补元煎及右归饮之类，斯其庶几者也。

——呃逆证，凡声强气盛而脉见滑实者，多宜清降；若声小息微而脉见微弱者，多宜温补。

伤寒呃逆 共六条

——凡伤寒之呃，亦无非气逆之病，其有与杂证不同者，如仲景所言则其类也，然犹有未悉及治有未备者，谨略如下：

——伤寒胃中虚冷等证，大约与前杂证相似，悉宜如前以温中等剂治之。或如仲景所言胃中虚冷及饮水则哕等证，当以后条仲景法治之。

——伤寒邪在表者，与里无涉，故无哕证。惟少阳证邪在半表半里之间，则寒热往来，气为邪抑而哕逆者有之矣，宜柴陈煎主之，有寒者加丁香，有火者加黄芩，或小柴胡汤亦可。

——伤寒失下，邪入正阳明，内热之极，三焦干格，阴道不行而上冲作呃者，必宜去火去闭，斯逆气得降而哕乃可愈。然必察邪之微甚，如无坚实胀满等证，而但以干涸燥热者，宜白虎汤，或竹叶石膏汤，或泻心汤凉解之。若果有燥粪，大便闭结，胀满实坚俱全者，宜三承气汤下之。

——伤寒邪有未解，而用温补太过者，则其中焦气逆，最能为哕，惟安胃饮为最妙。若气逆无火者，宜橘皮汤。若兼表邪未解者，宜柴陈煎。

——伤寒误攻，或吐或下，或误用寒凉，以致脾肾胃气大虚大寒而发哕者，大为危候，速当以前杂证温胃、理阴等法调治之，恐迟则无济于事也。

述古 共三条

仲景曰：阳明病，不能食，攻其热必哕，所以然者，胃中虚冷故也，以其人本虚，故攻其热必哕。伤寒大吐大下之，极虚，复极汗出者，以其人外气怫郁，复与之水，以发其汗，因得哕。所以然者，胃中虚冷故也。阳明病，不大便六七日，恐有燥屎，欲知之法，少与小承气汤。汤入腹中，转失气者，此有燥屎，乃可攻之；若不转失气者，此但初头硬，后必溏，不可攻之，攻之必胀满不能食也。欲饮水者，与水则哕。若胃中虚冷不能食者，饮水则哕。案以上四条，皆言胃之虚寒也。虚寒者既不可攻，亦不可与水，则寒凉之药亦当忌用可知。

论曰：伤寒哕而腹满，视其前后，知何部不利，利之则愈。案此一条，即言哕之实邪也。盖便有不利，则气有不达，下不达则上逆而出。故小便不利者，当利其水；大便不通者，当通其便。

《要略》曰：病人胸中似喘不喘，似呕不呕，似哕不哕，彻心中愦愦然无奈者，生姜半夏汤主之。干呕哕，手足厥者，橘皮汤主之。哕逆者，橘皮竹茹汤主之。

张子和《吐式篇》云：凡病在上者皆宜吐，然自胸以上大满大实，痰如胶漆，微汤微散皆儿戏耳，若非吐法，病安能除？曾见病之在上者，诸医用药尽其技而不效，余以涌剂少少用之，辄获微效。可见吐法必可用于上，宜乎其效之速也。按此吐法亦可治哕者，以其气得伸而郁得散也，故凡气实而郁者，在子和之法亦所宜用。

简易方

一方　治呃逆久不愈，连连四五十声者，用生姜捣汁一合，加蜜一匙，温热服。

一嗅法　治呃逆服药不效者，用硫黄、乳香等分，以酒煎，令患人以鼻嗅之效。一方用雄黄一味，煎酒嗅。

灸法

两乳穴，治呃逆立止。

取穴法：妇人以乳头垂下到处是穴，男子不可垂者，以乳头下一指为率，与乳头相直骨间陷中是穴。男左女右，灸一处，艾炷如小麦大，着火即止，灸三壮。不止者不可治。

膻中、中脘、气海、三里。

呃逆论列方

二陈汤和一　　安胃饮新寒十一

橘皮汤热五六　　温胃饮新热五

四逆汤热十四　　归气饮新热十四

理阴煎新热三
右归饮新补三
佐关煎新热十
浆水散热一四七
柴陈煎新散九
白虎汤寒二
神香散新和二十
大补元煎新补一
泻心汤寒二七
大和中饮新和七
小和中饮新和八
小柴胡汤散十九
大承气汤攻一
小承气汤攻二
加减二陈汤和二
橘皮干姜汤热五五
甘草干姜汤热五四
生姜半夏汤热五二
橘皮竹茹汤热五八
《三因》丁香散热六十
补中益气汤补三十
羌活附子汤热三五
理中加丁香汤热四
竹叶石膏汤寒五
《宝鉴》丁香柿蒂散热六五

论外备用方

参附汤补三七
柿蒂汤热六六
丁香温中汤热十一　和胃
养正丹热一八八　气逆
丁香柿蒂散热六四　胃寒

郁　证

经　义

《六元正纪大论》帝曰：五运之气，亦复岁乎？岐伯曰：郁极乃发，待时而作也。帝曰：郁之甚者，治之奈何？岐伯曰：木郁达之，火郁发之，土郁夺之，金郁泄之，水郁折之。然调其气，过者折之，以其畏也，所谓泄之。

王太仆曰：木郁达之，谓吐之令其调达。火郁发之，谓汗之令其疏散。土郁夺之，谓下之令无壅碍。金郁泄之，谓渗泄解表利小便也。水郁折之，谓抑之制其冲逆也。

滑氏曰：木性本条达，火性本发扬，土性本冲和，金性本肃清，水性本流通，五者一有所郁，斯失其性矣。达、发、夺、泄、折，将以治其郁而遂其性也。

王安道释此曰：凡病之起，多由于郁。郁者，滞而不通之义。或因所乘而为郁，或不因所乘，本气自病而郁者，皆郁也，岂惟五运之变能使然哉？郁既非五运之变可拘，则达、发、夺、泄、折等法，固可扩而充之，可扩而充，其应变不穷之理也欤。且夫达者，通畅之也。如肝性急，怒气逆，胠胁或胀，火时上炎，治以苦寒辛散而不愈者，则用升发之药，加以厥阴报使而从治之。又如久风入中为飧泄，及不因外风之入，而清气在下为飧泄，则以轻扬之剂举而散之。凡此之类，皆达之之法也。王氏以吐训达，不能使人无疑。以其肺金盛而抑制肝木欤，则泻肺气举肝气可矣，不必吐也；以为脾胃浊气下流而少阳清气不升欤，则益胃升阳可矣，不必吐也。虽然，木郁固有吐之之理，今以吐字总该达字，则凡木郁皆当用吐矣，其可乎哉？至于东垣所谓食塞肺分，为金与土旺于上而克木。夫金之克木，乃五行之常道，固不待物伤而后能也，且为物所伤，岂有反旺之理？若曰吐去其物以伸木气，乃是反为木郁而施治，非为食伤而施治矣。夫食塞胸中而用吐，正《内经》所谓其高者因而越之之义耳，不劳引木郁之说以及之也。四郁皆然。又曰：夫五郁为病，故有法以治之，然邪气久实，正气必损，今邪气虽去，正气岂能遽平乎？苟不平调正气，使各安其位，复其常，于治郁之余，则犹未足以尽治法之妙。故又曰：然调其气。苟调之气犹未服而或过，则当益其所不胜以制之，如木过者当益金，金能制木，则木斯服矣。所不胜者，所畏者也，故曰过者折之，以其畏也。夫制物者，物之所欲也，制于物者，物之所不欲也。顺其欲则喜，逆其欲则恶。今逆之以所恶，故曰所谓泄之。

《阴阳应象大论》曰：东方生风，在志为怒，怒伤肝，悲胜怒。南方生热，在志为喜，喜伤心，恐胜喜。中央生湿，在志为思，思伤脾，怒胜思。西方生燥，在志为忧，忧伤肺，喜胜忧。北方生寒，在志为恐，恐伤肾，思胜恐。

《举痛论》曰：怒则气上，喜则气缓，悲则气消，恐则气下，寒则气收，炅则气泄，惊则气乱，劳则气耗，思则气结。怒则气逆，甚则呕血及飧泄，故气上矣。喜则气和志达，营卫通利，故气缓矣。悲则心系急，肺布叶举，而上焦不通，营卫不散，热气在中，故气消矣。恐则精却，却则上焦闭，闭则气还，还则下焦胀，故气不行矣。寒则腠理闭，气不行，故气收矣。炅则腠理开，营卫通，汗大泄，故气泄矣。惊则心无所倚，神无所归，虑无所定，故气乱矣。劳则喘息汗出，外内皆越，故气耗矣。思则心有所存，神有所归，正气留而不行，故气结矣。

《宣明五气篇》曰：胃为气逆，为哕为恐。胆为怒。精气并于心则喜，并于肺则悲，并于肝则忧，并于脾则畏，并于肾则恐。阳入之阴则静，阴出之阳则怒。

《玉机真脏论》曰：忧恐悲喜怒，令不得以其次，故令人有大病矣。因而喜大虚则肾气乘矣，怒则肝气乘矣，悲则肺气乘矣，恐则脾气乘矣，忧则心气乘矣。

《本神篇》曰：怵惕思虑者则伤神，神伤则恐惧流淫而不止。悲哀动中者，竭绝而失生。喜乐者，神惮散而不藏。忧愁者，气闭塞而不行。盛怒者，迷惑而不治。恐惧者，神荡惮而不收。心怵惕思虑则伤神，神伤则恐惧自失，破䐃脱肉，毛悴色夭，死于冬。脾忧愁而不解则伤意，意伤则悗乱，四肢不举，毛悴色夭，死于春。肝悲哀动中则伤魂，魂伤则狂妄不精，不精则不正，当人阴缩而筋挛，两胁骨不举，毛悴色夭，死于秋。肺喜乐无极则伤魄，魄伤则狂，皮革焦，毛悴色夭，死于夏。肾盛怒不止则伤志，志伤则喜忘其前言，腰脊不可以俯仰屈伸，毛悴色夭，死于季夏。恐惧而不解则伤精，精伤则骨酸痿厥，精时自下。

《寿夭刚柔篇》曰：忧恐忿怒伤气，气伤脏，乃病脏。

《本病篇》曰：忧愁思虑即伤心。恚怒气逆，上而不下即伤肝。

《邪气脏腑病形篇》曰：愁忧恐惧则伤心，形寒寒饮则伤肺。

《痿论》曰：悲哀太甚则胞络绝，胞络绝则阳气内动，发则心下崩，数溲血也。思想无穷，所愿不得，意淫于外，入房太甚，宗筋弛纵，发为筋痿，及为白淫。

《口问篇》曰：悲哀愁忧则心动，心动则五脏六腑皆摇。

《行针篇》曰：多阳者多喜，多阴者多怒。

《调经论》曰：神有余则笑不休，神不足则悲。血有余则怒，不足则恐。

《本神篇》曰：肝气虚则恐，实则怒。心气虚则悲，实则笑不休。

《疏五过论》曰：尝贵后贱，虽不中邪，病从内生，名曰脱营。尝富后贫，名曰失精，五气留连，病有所并。暴乐暴苦，始乐后苦，皆伤精气，精气竭绝，形体毁沮。暴怒伤阴，暴喜伤阳，厥气上行，脉满去形。故贵脱势，虽不中邪，精神内伤，身必败亡。始富后贫，虽不伤邪，皮焦筋屈，痿躄为挛。

《通评虚实论》曰：膈塞闭绝，上下不通，则暴忧之病也。

《五变篇》曰：目坚固以深者，长冲直扬，其心刚，刚则多怒，怒则气上逆。

论《内经》五郁之治

经言五郁者，言五行之化也，气运有乖和，则五郁之病生矣。其在于人，则凡气血一有不调而致病者，皆得谓之郁证，亦无非五气之化耳。故以人之脏腑，则木应肝胆，木主风邪，畏其滞抑，故宜达之，或表或里，但使经络通行，则木郁自散，是即谓之达也。火应心与小肠，火主热邪，畏其陷伏，故宜发之，或虚或实，但使气得升扬，则火郁自解，是即谓之发也。土应脾胃，土主湿邪，畏其壅淤，故宜夺之，或上或下，但使浊秽得净，则土郁可平，是即谓之夺也。金应肺与大肠，金主燥邪，畏其秘塞，故宜泄之，或清或浊，但使气液得行，则金郁可除，是即谓之泄也。水应肾与膀胱，水主寒邪，畏其凝溢，故宜折之，或阴或阳，但使精从气化，则水郁可清，是即谓之折也。

虽然，夫论治之法固当辨此五者，而不知经语之玄，本非凿也，亦非专治实邪而虚邪不在是也。即如木郁之治，宜于达矣，若气陷不举者，发即达也；气壅不开者，夺即达也；气秘不行者，泄亦达也；气乱不调者，折亦达也。又如火郁之治，当用发矣，若元阳被抑，则达非发乎？脏腑留结，则夺非发乎？肤窍闭塞，则泄非发乎？津液不化，则折非发乎？且夺者挽回之谓，大实非大攻不足以荡邪，大虚非大补不足以夺命，是皆所谓夺也。折者折中之谓，火实则阳亢阴虚，火虚则气不化水，制作随宜，是皆所谓折也。由是观之，可见五者之中，皆有通融圆活之道，第《内经》欲言五法，不得不借五气以发明其用，但使人知此义，则五行之中各具五法，而用有无穷之妙矣，安得凿训其说，以隘人神思耶？学者于此，当默会其意，勿使胶柱，则心灵智慧而无有不通矣。

论脉

凡郁证之脉，在古人皆以结促止节为郁脉，使必待结促止节而后为郁，则郁证不多见矣，故凡诊郁证，但见血气不顺而脉不和平者，其中皆有郁也。惟情志之郁，则如弦紧、沉涩、迟细、短数之类皆能为之。至若结促之脉，虽为郁病所常有，然病郁者未必皆结促也，惟血气内亏，则脉多间断；若平素不结而因病忽结者，此以不相接续，尤属内虚。故凡辨结促者，又当以有神无神辨之。其或来去有力，犹可以郁证论；若以无力之结促，而悉认为气逆痰滞，妄行消散，则十误其九矣。

论情志三郁证治 共四条

凡五气之郁，则诸病皆有，此因病而郁也；至若情志之郁，则总由乎心，此因郁而病也。第自古言郁者，但知解郁顺气，通作实邪论治，不无失矣。兹予辨其三证，庶可无误，盖一曰怒郁，二曰思郁，三曰忧郁。如怒郁者，方其大怒气逆之时，则实邪在肝，多见气满腹胀，所当平也。及其怒后而逆气已去，惟中气受伤矣，既无胀满疼痛等证，而或为倦怠，或为少食，此以木邪克土，损在脾矣，是可不知培养而仍在消伐，则所伐者其谁乎？此怒郁之有先后，亦有虚实，所当辨治者如此。又若思郁者，则惟旷女嫠妇，及灯窗困厄，积疑任怨者皆有之。思则气结，结于心而伤于脾也。及其既甚，则上连肺胃而为咳喘，为失血，为膈噎，为呕吐；下连肝肾，则为带浊，为崩淋，为不月，为劳损。若初病而气结为滞者，宜顺宜开；久病而损及中气者，宜修宜补。然以情病者，非情不解，其在女子，必得愿遂而后可释，或以怒胜思，亦可暂解；其在男子，使非有能屈能伸，达观上智者，终不易却也。若病已既成，损伤必甚，而再行消伐，其不明也亦甚矣。又若忧郁病者，则全属大虚，本无邪实，此多以衣食之累，利害之牵，及悲忧惊恐而致郁者，总皆受郁之类。盖悲则气消，忧则气沉，必伤脾肺；惊则气乱，恐则气下，必伤肝肾，此其戚戚悠悠，精气但有消索，神志不振，心脾日以耗伤。凡此之辈，皆阳消证也，尚何实邪？使不知培养真元，而再加解散，真与鹭鸶脚上割股者何异？是不可不详加审察，以济人之危也。

——怒郁之治：若暴怒伤肝，逆气未解，而为胀满或疼痛者，宜解肝煎、神香散，或六郁汤，或越鞠丸。若怒气伤肝，因而动火，以致烦热，胁痛胀满或动血者，宜化肝煎。若怒郁不解或生痰者，宜温胆汤。若怒后逆气既散，肝脾受伤，而致倦怠食少者，宜五味异功散，或五君子煎，或大营煎、归脾汤之类调养之。

——思郁之治：若初有郁结，滞逆不开者，宜和胃煎加减主之，或二陈汤，或沉香降气散，或启脾丸皆可择用。凡妇人思郁不解，致伤冲任之源，而血气日亏，渐至经脉不调，或短少渐闭者，宜逍遥饮，或大营煎。若思忆不遂，以致遗精带浊，病在心肺不摄者，宜秘元煎。若思虑过度，以致遗精滑泄及经脉错乱，病在肝肾不固者，宜固阴煎。若思郁动火，以致崩淋失血，赤带内热，经脉错乱者，宜保阴煎。若思郁动火，阴虚肺热，烦渴，咳嗽见血，或骨蒸夜热者，宜四阴煎，或一阴煎酌宜用之。若生儒蹇厄，思结枯肠，及任劳任怨，心脾受伤，以致怔忡健忘，倦怠食少，渐至消瘦，或为膈噎呕吐者，宜寿脾煎，或七福饮；若心膈气有不顺或微见疼痛者，宜归脾汤，或加砂仁、白豆蔻、丁香之类以微顺之。

——忧郁内伤之治：若初郁不开，未至内伤，而胸膈痞闷者，宜二陈汤、平胃散，或和胃煎，或调气平胃散，或神香散，或六君子汤之类以调之。若忧郁伤脾而吞酸呕恶者，宜温胃饮，或神香散。若忧郁伤脾肺而困倦、怔忡、倦怠、食少者，宜归脾汤，或寿脾煎。若忧思伤心脾，以致气血日消，饮食日减，肌肉日削者，宜五福饮、七福饮，甚者大补元煎。

诸郁滞治法

凡诸郁滞，如气、血、食、痰、风、湿、寒、热，或表或里，或脏或腑，一有滞逆，皆为之郁，当各求其属，分微甚而开之，自无不愈。气郁者，宜木香、沉香、香附、乌药、藿香、丁香、青皮、枳壳、茴香、厚朴、抚芎、槟榔、砂仁、皂角之类。血郁者，宜桃仁、红花、苏木、肉桂、延胡、五灵脂、牡丹皮、川芎、当归、大黄、朴硝之类。食郁者，宜山楂、麦芽、神曲、枳实、三棱、蓬术、大蒜、萝卜，或生韭饮之类。痰郁者，宜半夏、南星、海石、栝蒌、前胡、贝母、陈皮、白芥子、玄明粉、海藻、皂角、牛黄、天竺黄、竹沥之类。风郁者，宜麻黄、桂枝、柴胡、升麻、干葛、紫苏、细辛、防风、荆芥、薄荷、生姜之类。湿郁者，宜苍术、白术、茯苓、泽泻、猪苓、羌活、独活之类。寒郁者，宜干姜、肉桂、附子、吴茱萸、荜茇、胡椒、花椒之类。热郁者，宜黄连、黄柏、黄芩、栀子、石膏、知母、龙胆草、地骨皮、石斛、连翘、天花粉、玄参、犀角、童便、绿豆之类。以上诸郁治法，皆所以治实邪也。若阳虚则气不能行，阴虚则血不能行，气血不行，无非郁证，若用前法则愈虚愈郁矣，当知所辨，而参以三法如前，庶无误也。

述古 共二条

丹溪曰：郁病大率有六，曰：气郁者，胸胁疼痛，脉沉而涩。湿郁者，周身走痛，或关节疼痛，遇阴则发，脉沉而细。热郁者，瞀闷烦心，尿赤，脉沉而数。痰郁者，动则喘息，脉沉而滑。血郁者，四肢无力，能食便血，脉沉而芤。食郁者，嗳酸腹饱，不喜饮食。或七情之邪郁，或寒热之交侵，或九气之怫郁，或两湿之侵凌，或酒浆之积聚，故为留饮湿郁之疾。又如热郁而成痰，痰郁而成癖，血郁而成瘕，食郁而成痞满，此必然之理也。

戴氏曰：郁者，结聚不得发越也，当升不升，当降不降，当变化不得变化，故传化失常而郁病作矣。大抵诸病多有兼郁者，或郁久而生病，或病久而生郁，或用药杂乱而成郁，故凡病必参郁治。

附 案

丹溪治一室女因事忤意，郁结在脾，半年不食，但日食熟菱枣数枚，遇喜，食馒头弹子大，深恶粥饭。予意脾气实，非枳实不能散，以温胆汤去竹茹与之，数十帖而愈。一女许婚后，夫经商二年不归，因不食，困卧如痴，无他病，多向里床坐。此思想气结也，药难独治，得喜可解。不然令其怒，使其木气升发，而脾气自开，木能制土故也。因自往激之，大怒而哭，良久，令解之，与药一帖，即求食矣。予曰：病虽愈，必得喜方已。乃给以夫回，既而果然，病遂不举。

郁证论列方

六郁汤和一四九

解肝煎新和十一

化肝煎新寒十

越鞠丸和一五四

二陈汤和一

异功散补四

和胃饮新和五

温胃饮新热五

逍遥饮新因一

温胆汤和一五二

归脾汤补三二

五君子煎新热六

五福饮新补六

七福饮新补七

六君子汤补五

一阴煎新补八

四阴煎新补十二

大补元煎新补一

固阴煎新固二

秘元煎新因一

启脾丸和八六

生韭饮和一五一

平胃散和十七

调气平胃散和十八

寿脾煎新热十六

保阴煎新寒一

沉香降气散和四十

大营煎新补十四

神香散新和二十

论外备用方

逍遥散补九二

三加散和六十 气郁

加味二陈汤和三 郁

七气汤和四七 伤气

加味四七汤和九八

《局方》七气汤和五十 七情郁

景岳全书卷之十九终

卷之二十 明集

杂证谟

呕吐

经义

《至真要大论》曰：诸痿喘呕，皆属于上。诸逆冲上，皆属于火。诸呕吐酸，暴注下迫，皆属于热。

《脉解篇》曰：太阴所谓食则呕者，物盛满而上溢，故呕也。少阴所谓呕咳上气喘者，阴气在下，阳气在上，诸阳气浮，无所依从，故呕咳上气喘也。

《经脉篇》曰：足太阴之脉，挟咽，连舌本，散舌下；其支者，复从胃，别上膈，注心中。是动则病舌本强，食则呕，胃脘痛，腹胀善噫。足厥阴肝所生病者，胸满呕逆。

《举痛论》曰：寒气客于肠胃，厥逆上出，故痛而呕也。

《六元正纪大论》曰：少阳所至，为呕涌。厥阴所至，为胁痛呕泄。

《邪气脏腑病形篇》曰：胆病者，善太息，口苦，呕宿汁。肝脉缓甚为善呕。肾脉微缓为洞，洞者，食不化，下嗌还出。

《四时气篇》曰：善呕，呕有苦，长太息，心中憺憺，恐人将捕之，邪在胆，逆在胃，胆液泄则口苦，胃气逆则呕苦，故曰呕胆。

《刺禁论》曰：刺中胆，一日半死，其动为呕。

《诊要经终论》曰：太阴终者，腹胀闭不得息，善噫，善呕，呕则逆，逆则面赤。

《五味论》曰：苦走骨，多食之令人变呕。

论证 共四条

呕吐一证，最当详辨虚实，实者有邪，去其邪则愈；虚者无邪，则全由胃气之虚也。所谓邪者，或暴伤寒凉，或暴伤饮食，或因胃火上冲，或因肝气内逆，或以痰饮水气聚于胸中，或以表邪传里，聚于少阳阳明之间，皆有呕证，此皆呕之实邪也。所谓虚者，或其本无内伤，又无外感，而常为呕吐者，此既无邪，必胃虚也。或遇微寒，或遇微劳，或遇饮食少有不调，或肝气微逆即为呕吐者，总胃虚也。凡呕家虚实，皆以胃气为言，使果胃强脾健，则凡遇食饮必皆运化，何至呕吐？故虽以寒热饥饱大有所伤，亦不能动，而兹略有所触，便不能胜，使非胃气虚弱，何以若此？此虚实之原所当先察，庶不致误治之害。

——凡胃气本虚而或停滞不行者，是又虚中有实，不得不暂从清理，然后可以培补。又或虽有停滞，而中气虚困不支者，是又所急在虚，不得不先顾元气，而略兼清理。此中本末先后，自有确然之理，所以贵知权也。

——呕家虽有火证，详列后条，然凡病呕吐者，多以寒气犯胃，故胃寒者十居八九，内热者十止一二，而外感之呕，则尤多寒邪，不宜妄用寒凉等药，使非真有火证而误用之，胃强者犹或可支，胃弱者必遭其虐。观刘河间曰：胃膈甚则为呕，火气炎上之象也。此言过矣，若执而用之，其害不小。又孙真人曰：呕家圣药是生姜。此的确之见也，胜于河间远矣。

——仲景曰：伤寒呕多，虽有阳明证，不可攻之。此但以伤寒为言也。然以余之见，则不但伤寒，而诸证皆然。何也？盖杂证呕吐，尤非伤寒之比，其在伤寒，则犹有热邪，但以热在上焦，未全入腑，则下之为逆，故不可下也。若杂证之呕吐，非胃寒不能化，则脾虚不能运耳，脾胃既虚，其可攻乎？且上下之病气或无涉，而上下之元气实相依，此呕吐之所以不可攻者，正恐病在上而攻其下，下愈虚则上愈困耳。

虚呕证治 共三条

凡胃虚作呕者，其证不一，当知所辨。若胃脘不胀者，非实邪也。胸膈不痛者，非气逆也。内无热躁者，非火证也。外无寒热者，非表邪也。无食无火而忽为呕吐者，胃虚也。呕吐无常而时作时止者，胃虚也。食无所停而闻食则呕者，胃虚也。气无所逆而闻气则呕者，胃虚也。或身背或食饮微寒即呕者，胃虚也。或吞酸，或嗳腐，时苦恶心，兀兀然，泛泛然，冷咽靡宁者，胃虚也。或因病误治，妄用克伐寒凉，本无呕而致呕者，胃虚也。或朝食暮吐，暮食朝吐，食入中焦而不化者，胃虚也。食入下焦而不化者，土母无阳，命门虚也。凡此虚证，必皆宜补，是固然矣。然胃本属土，非火不生，非暖不化，是土寒者，即土虚也，土虚者，即火虚也，故曰脾喜暖而恶寒，土恶湿而喜燥。所以东垣《脾胃论》特着温补之法，盖特为胃气而设也，庸可忽哉。第在河间则言呕因胃火，是火多实也；兹余言呕因胃寒，是寒多虚也，一热一寒，若皆失中和之论。不知呕因火者，余非言其必无，但因火而呕者少，因寒而呕者多耳，因胃实而呕者少，因胃虚而呕者多耳，故不得不有此辨。

——虚呕之治，但当以温胃补脾为主，宜人参理中汤为正治，或温胃饮、圣术煎、参姜饮之类亦可酌用，或黄芽丸尤为最妙。若胃口寒甚者，宜附子理中汤，或四味回阳饮，或一气丹主之。若虚在阴分，水泛为痰而呕吐者，宜金水六君煎；虚甚者，宜理阴煎，或六味回阳饮。若久病胃虚不能纳谷者，俱当以前法酌治之。若胃气微虚而兼痰者，宜六君子汤主之。

——凡中毒而吐者，当察其所中者何物。盖中热毒而吐者，宜解以苦寒之剂。中阴寒之毒而吐泻不止者，宜解以温热之剂。若因吐泻而脾胃致虚者，非大加温补不可。此证有中寒毒吐泻，治案在后，当并阅之。

实呕证治 共九条

凡实邪在胃而作呕者，必有所因，必有见证。若因寒滞者，必多疼痛。因食滞者，必多胀满。因气逆者，必痛胀连于胁肋。因火郁者，必烦热燥渴，脉洪而滑。因外感者，必头身发热，脉数而紧。如无实证实脉而见呕吐者，切不可以实邪论治。

——寒邪犯胃而作呕者，其证有三：一以食饮寒凉，或误食性寒生冷等物致伤胃气，因而作呕。若果寒滞未散而兼胀兼痛者，宜温中行滞，以大小和中饮、神香散，或二陈汤加姜桂之类主之，或和胃饮亦佳。一以阴寒气令，或雨水沙气及水土寒湿之邪犯胃，因而作呕、作泄。若寒滞未散而或胀或痛者，宜温中散寒，以平胃散、神香散、加减二陈汤、除湿汤、《局方》四七汤、大七香丸之类主之。一以风寒外感，或伤寒，或痎疟，凡邪在少阳，表邪未解而渐次入里，所以外为寒热，内为作呕，盖少阳之经下胸中贯膈而然，此半表半里证也，治宜解表散寒，以柴陈煎、小柴胡汤、正柴胡饮之类主之。若微呕微吐者，邪在少阳。若大呕大吐者，此又邪在阳明，胃家病也，宜二陈汤，或不换金正气散、藿香正气散之类主之。若胃虚兼寒者，惟理中汤、温胃饮之类为宜。

——饮食伤胃而作呕者，如果留滞未消而兼胀痛等证，宜大和中饮、排气饮、神香散之类主之，或启脾丸亦可酌用。如食已消而呕未止者，宜温胃饮主之。

——火在中焦而作呕者，必有火证火脉，或为热渴，或为躁烦，脉必洪数，吐必涌猛，形气声色必皆壮丽。若察其真有火邪，但降其火，呕必自止。火微兼虚者，宜《外台》黄芩汤，或半夏泻心汤。火甚者，宜抽薪饮，或大小分清饮。若暑热犯胃，多渴多呕，气虚烦躁，而火有不清者，竹叶石膏汤。若热甚呕吐不止，而火在阳明兼头痛者，白虎汤，或太清饮，或六一散。若冒暑呕吐而火不甚者，宜香薷饮、或五物香薷饮。此有胃火治案在后。

——痰饮留于胸中，或寒湿在胃，水停中脘而作呕吐者，宜和胃二陈煎，苓术二陈煎，或小半夏加茯苓汤、橘皮半夏汤之类皆可酌用。

——气逆作呕者，多因郁怒，致动肝气，胃受肝邪，所以作呕。然胃强者未必易动，而易动者多因胃虚，故凡治此者，必当兼顾胃气，宜六君子汤或理中汤主之。若逆气未散，或多胀满者，宜二陈汤或橘皮半夏汤之类主之，或神香散亦佳。

——疟痢作呕者，其在疟疾，则以表邪内陷。凡邪在少阳、阳明、太阴者，皆能作呕，但解去表邪，呕必自止。其在痢疾之呕，则多因胃气虚寒。盖表非寒邪无以成疟，里非寒邪无以成痢，而病不知本，尚何医云。二证方论具载本门。

——朝食午吐，午食晚吐，或朝食暮吐，详后反胃门。

一方，治呕吐之极，或反胃，粥汤入胃即吐，垂死者，用人参二两，水一升，煮四合，热服，日再进，兼以人参煮粥食之，即不吐。

吐　蛔

凡吐蛔者，必因病而吐蛔，非因蛔而致吐也，故不必治其蛔，而但治其所以吐，则蛔自止矣。有因胃火而吐蛔者，以内热之甚，蛔无所容而出也，但清其火，火清而蛔自静，轻者抽薪饮，甚者万应丸之属是也。有因胃寒而吐蛔者，以内寒之甚，蛔不能存而出也，但温其胃，胃暖而蛔自安，仲景乌梅丸之属是也。有因胃虚无食而吐蛔者，以仓廪空虚，蛔因求食而上出也。此胃气大虚之候，速宜补胃温中，以防根本之败，如温胃饮、理中汤、圣术煎之属也。以上三者，固皆治蛔之法，然蛔有死者，有活者，若吐死蛔，则但治呕如前可也；若活蛔上出不已，则不得不有以逐之，盖蛔性畏酸畏苦，但加乌梅为佐使，则蛔自伏也。若胃实火盛者，可加苦楝根，或黄连亦善。其有未尽者，俱详列诸虫本门，及后条吐蛔治案中。

治呕气味论

凡治胃虚呕吐，最须详审气味。盖邪实胃强者，能胜毒药，故无论气味优劣，皆可容受；惟胃虚气弱者，则有宜否之辨，而胃虚之甚者，则于气味之间，关系尤重。盖气虚者，最畏不堪之气，此不但腥臊耗散之气不能受，即微香微郁，并饮食之气亦不能受，而其它可知矣。胃弱者，最畏不堪之味，此非惟至苦极劣之味不能受，即微咸微苦并五谷正味亦不能受，而其它可知矣。此胃虚之呕，所以最重气味，使或略有不投，则入口便吐，终无益也。故凡治阳虚呕吐等证，则一切香散、咸酸，辛味不堪等物，悉当以己意相测，测有不妥，切不可用，但补其阳，阳回则呕必自止，此最确之法，不可忽也。

余尝见一沈姓者，素业医，极多劳碌，且年及四旬，因患癞疝下坠，欲提使上升，自用盐汤吐法，不知胃虚畏咸，遂致吐不能止，汤水皆呕，如此者一日一夜，忽又大便下黑血一二碗，而脉则微渺如毛，几如将绝。此盖吐伤胃气，脾虚之极，兼以盐汤走血，故血不能摄，从便而下。余令其速用人参、姜、附等剂，以回垂绝之阳，庶乎可疗。忽又一医至曰：诸逆冲上，皆属火也。大便下血，亦因火也，尚堪用参附乎？宜速饮童便，则呕可愈而血亦止矣。其人以为有理，及童便下咽即呕，极不堪名状，呕不止而命随继之矣。呜呼！夫以胃强之人，亦且闻尿欲呕，况呕不能止而复可加以尿乎？此不惟死者堪怜，而妄用若此者尚敢称医，诚可恶可恨也，故笔之于此，并以征气味之证。又别有气味治案，在小儿门呕吐条中，所当参酌。

述古 共五条

王太仆曰：内格呕逆，食不得入，是有火也；病呕而吐，食入反出，是无火也。

《金匮要略》曰：先呕却渴者，此为欲解。先渴却呕者，为水停心下，此属饮家。呕家本渴，今反不渴者，以心下有支饮故也，此属支饮。问曰：病人脉数，数为热，当消谷引食，而反吐者，何也？曰：以发其汗，令阳微，膈气虚，脉乃数，数为客热，不能消谷，胃中虚冷故也。脉弦者，虚也，胃气无余，朝食暮吐，变为胃反。寒在于上，医反下之，今脉反弦，故名曰虚。病人欲吐者，不可下之。呕而胸满者，茱萸汤主之。呕而吐涎沫，头痛者，茱萸汤主之。呕而肠鸣，心下痞者，半夏泻心汤主之。干呕而利者，黄芩半夏生姜汤主之。诸呕吐谷不得下者，小半夏汤主之。呕吐而病在膈上，后思水者，解，急与之。思水者，猪苓散主之。呕而脉弱，小便复利，身有微热，见厥者难治，四逆汤主之。呕而发热者，小柴胡汤主之。胃反呕吐者，大半夏汤主之。食已即吐者，大黄甘草汤主之。胃反吐而渴欲饮水者，茯苓泽泻汤主之。干呕吐逆，吐涎沫者，半夏干姜散主之。病人胸中似喘不喘，似呕不呕，似哕不哕，彻心中愦愦然无奈者，生姜半夏汤主之。干呕哕，若手足厥者，橘皮汤主之。

朱丹溪曰：胃中有热，膈上有痰者，二陈汤加炒山栀、黄连、生姜。有久病呕者，胃虚不纳谷也，用人参、生姜、黄芪、白术、香附之类。呕吐，朱奉议以半夏、橘皮、生姜为主。刘河间谓呕者，火气炎上，此特一端耳。有痰膈中焦，食不得下者，有气逆者，有寒气郁于胃口者，有食滞心肺之分，新食不得下而反出者，有胃中有火与痰而呕者。呕吐药忌栝蒌、杏仁、桃仁、萝卜子、山栀，皆能作吐。肝火出胃，逆上呕吐者，抑青丸。夏月呕吐不止，五苓散加姜汁。吐虫，用炒锡灰、槟榔末，米饮服。胃中有热者，二陈汤加姜、芩、连。恶心有热，有痰，有虚，皆用生姜入药。

薛立斋曰：若脾胃气虚，而胸膈不利者，用六君子汤壮脾土，生元气。若过服辛热之剂，而呕吐噎膈者，用四君子加芎、归，益脾土以抑阴火。胃火内格，而饮食不入者，用六君子加芩、连，清热养胃。若病呕吐，食入而反出者，用六君子加木香、炮姜，温中补脾。若服耗气之剂，血无所生，而大便燥结者，用四君子加芎、归，补脾生血。若火逆冲上，食不得入者，用四君子加山栀、黄连，清热养血。若痰饮阻滞，而食不得入者，用六君子加木香、山栀，补脾化痰。若脾胃虚寒，饮食不入，或入而不化者，用六君子加木香、炮姜，温补脾胃。更非慎房劳、节厚味、调饮食者，不治，年高无血者，亦不治。

徐东皋曰：胃虚呕吐，恶食不思食，兼寒者恶寒，或食久还吐，或朝食暮吐，暮食朝吐，脉迟而微涩，此皆虚寒者也，宜藿香安胃散、理中汤，甚者，丁香煮散温补。胃中郁热，饮食积滞而呕者，则恶食恶寒，烦闷膈满，或渴喜凉，闻食则吐，服药亦吐，脉洪大而数，此皆实热者也，宜竹茹汤、麦门冬汤清之。若食积多者，用二陈加神曲、麦芽、黄连，保和丸之类消导之。

中寒毒吐泻胀满新案

凡胃寒者多为呕吐，而中寒毒者，又必吐而兼泻。余在燕都，尝治一吴参军者，因见鲜蘑菇肥嫩可爱，令庖人贸而羹之，以致大吐大泻。延彼乡医治之，咸谓速宜解毒，乃以黄连、黑豆、桔梗、甘草、枳实之属连进之，而病益甚，遂至胸腹大胀，气喘，水饮皆不能受，危窘已甚，延救于余。投以人参、白术、甘草、干姜、附子、茯苓之类，彼疑不敢用，曰：腹胀气急，口干如此，安敢再服此药。乃停一日，而病愈剧，若朝露矣。因而再恳，与药如前，彼且疑且畏，而决别于内阃，曰：必若如此，则活我者此也，杀我者亦此也，余之生死，在此一举矣。遂不得已含泪吞之，一剂而呕少止，再剂而胀少杀，随大加熟地黄，以兼救其泻亡之阴，前后凡二十余剂，复元如故。彼因问曰：余本中毒致病，乡人以解毒而反剧，先生以不解毒而反愈者何也？余曰：毒有不同，岂必如黄连、甘、桔之类乃可解耶？即如蘑菇一物，必产于深坑枯井，或沉寒极阴之处乃有之，此其得阴气之最盛，故肥白最嫩也。公中此阴寒之毒，而复解以黄连之寒，其谓之何？兹用姜附，非所以解寒毒乎？用人参、熟地，非所以解毒伤元气乎？然则彼所谓解毒者，适所以助毒也，余所谓不解毒者，正所以解毒也。理本甚明，而人弗能辨，凡诸病之误治者，无非皆此类耳。公顿首twitch然叹曰：信哉！使非吾丈，几为含冤之魄矣，祈寿诸梓，以为后人之鉴云。

胃火上冲呕吐新案

金宅少妇，宦门女也，素任性，每多胸胁痛及呕吐等证，随调随愈。后于秋尽时，前证复作，而呕吐更甚，病及两日，甚至厥脱不省如垂绝者。再后延予至，见数医环视，佥云汤饮诸药皆不能受，入口即吐，无策可施。一医云：惟用独参汤，庶几可望其生耳。余因诊之，见其脉乱数甚，而且烦热躁扰，莫堪名状，意非阳明之火，何以急剧若此。乃问其欲冷水否？彼即点首，遂与以半盅，惟此不吐，且犹有不足之状，乃复与一钟，稍觉安静。余因以太清饮投之，而犹有谓此非伤寒，又值秋尽，能堪此乎？余不与辩，及药下咽，即酣睡半日，不复呕矣。然后以滋阴轻清等剂调理而愈。大都呕吐多属胃寒，而复有火证若此者，经曰诸逆冲上，皆属于火，即此是也。自后凡见呕吐，其有声势涌猛，脉见洪数，证多烦热者，皆以此法愈之，是又不可不知也。

吐蛔新案

胡宅小儿，年甫三岁，偶因饮食不调，延幼科诊治，所用之药，无非清火化滞等剂，因而更损胃气，反致呕吐溏泄，复加清利，遂致吐蛔，初止数条，渐至数十条，细如灯草，甚至成团搅结而出，早晚不绝。所下者，亦如之，羸困至极，求治于予。因与温胃饮二三剂，其虫朝夕不止，其多如故。初不识其何所从来，而神化之速，一至如此。乃翁切恳曰：止此一儿，死生在公矣，万望先逐此虫，虫不尽则病日甚，其能生乎。予弗之听，但以前药倍加人参，仍加附子二三剂，而呕吐渐稀，泻亦随止。泻止后乃以理阴煎、温胃饮出入间用，十余日而虫渐少，一月余而饮食进，肌肉生，复元如故矣。其翁积诚称谢，因问曰：小豚之病诚然危矣，令何以不治虫，不治呕泻，而三者俱愈，可闻教乎？予曰：公之所畏者，虫也；予之所畏者，胃气也。且凡逐虫之药，无有不伤胃气者，向使胃气再伤，非惟不能逐虫，而命必随之矣，其害孰甚。故保生之权，全在知本知末，但使脾胃日强，则拔去化虫之源，而三病同归一得矣，尚何虫泻之敢横哉。闻者叹服，因附著案于此。

又一王宅少妇，年未二旬，素喜瓜果生冷，因常病心腹疼痛，每发必数日不食；后及二旬之外，则每发必至吐蛔。初吐尚少，自后日甚日多，每吐必一二十条，每发必旬日不食。所经诸医，但知攻虫，旋去旋生，百药不效。予为诊视脉证，并察病因，知其伤于生冷，以致脾胃虚寒，阴湿气聚，故为此证。使不温养脾胃，以杜寒湿化生之源，而但事攻虫，虫去复生，终无济也，因制温脏丸与之，药未完而病随愈矣。后因病愈，而少妇任意，仍耽生果，旧病复作，再制丸服，乃得全愈。观此二证，如前之小儿，乃因凉药伤脾，所以生虫；后之女人，乃因生果伤胃，所以生虫，可见阴湿内淫，而脾胃虚寒，是即生虫之由也。故凡治虫之法，但察其别无疳热等证者，悉当以温补脾胃为主。

呕吐论列方

二陈汤和一
理中汤热一
附子理中汤热二
理阴煎新热三
四君子汤补一
加减二陈汤和二
温胃饮新热五
六君子汤补五
金水六君煎新和一
圣术煎新热二五
神香散新和二十
四逆汤热十四
黄芽丸新热二一
四味回阳饮新热一
参姜饮新热八
启脾丸和八六
和胃饮新和五
平胃散和十七
六味回阳饮新热二
五苓散和一八二
橘皮汤和十一 热五六
和胃二陈煎新和三
一气丹新热二二
除湿汤和一七七
苓术二陈煎新和四
排气饮新和六
茱萸汤热一三七
生姜半夏汤热五二
猪苓散和一二五
竹茹汤和一二一
半夏干姜散热五三
保和丸小三五
万应丸攻九九
茯苓泽泻汤热七四
六一散寒百十二
香藿饮和一六九
五物香薷饮和百七十
白虎汤寒二
太清饮新寒十三
藿香安胃散热七一
抽薪饮新寒三
黄芩汤和一九八

藿香正气散和二十
柴陈煎新散九
抑青丸寒一四九
橘皮半夏汤和十三
大半夏汤和十
小半夏汤和八
半夏泻心汤寒二八
大分清饮新寒五
小分清饮新和十
《局方》四七汤和九七
大和中饮新和七
小和中饮新和八
竹叶石膏汤寒五
小柴胡汤散十九
正柴胡饮新散六
仲景乌梅丸和三二三
麦门冬汤寒四四
丁香煮散热六一
大黄甘草汤攻十三
大七香丸和一三一
不换金正气散和二一
小半夏茯苓汤和九
黄芩半夏生姜汤和十六
温脏丸新热二四

论外备用方

独参汤补三五
参术汤补四十
参苓白术散补五四
参附汤补三七
五味异功散补四
《金匮》大建中汤补二三 寒上冲
大建中汤补二五 寒呕
香砂六君汤补七
二术二陈汤和四 吐清水
益黄散和十九 脾寒气滞
治中汤热十 中气不和
茯苓半夏汤和十二 水气呕
葛花解酲汤和一二四
青州白丸子和百十二
半夏丁香丸和百三十 寒滞
槟榔煎和二三六 寒湿瘴
保和汤和一四七 散邪顺气
丁香半夏丸和一二九 寒痰
陈皮汤和百二十 和胃
六和汤和一二七 和胃
橘半胃苓汤和一九一 和胃
旋覆花汤散八三 风痰呕
胃爱散热七十 虚寒滞
理中加丁香汤热四 中寒
甘露汤热七三 和胃
丁附散热六二 胃寒
丁香温中汤热十一 和胃
安脾散热六七 冷痰饮
倍术丸热百四 饮呕
丁香茯苓汤热六三 温中行滞

养胃汤热六九 虚寒气滞

补脾汤热六八 虚滞

理中化痰丸热九 虚痰

养正丹热一八八 气壅不降

八味理中丸热七 虚寒

五味沉附汤热百十六 胃寒

吴茱萸汤热一三八 头痛呕

胡椒理中汤热六 虚寒

橘皮干姜汤热五五 胃寒呕

七味人参丸热七二 虚寒

甘草干姜汤热五四 脾寒

藿香安胃散热七一 寒滞

草豆蔻汤热七六 调气

丁香柿蒂散热六四 胃寒

霍乱

经义

《经脉篇》曰：足太阴厥气上逆，则霍乱。

《气交变大论》曰：岁土不及，民病飧泄、霍乱。

《六元正纪大论》曰：不远热则热至，热至则身热，吐下霍乱。太阴所至，为中满、霍乱、吐下。土郁之发，为呕吐、霍乱。

论证 共三条

霍乱一证，以其上吐下泻，反复不宁而挥霍撩乱，故曰霍乱，此寒邪伤脏之病也。盖有外受风寒，寒气入脏而病者；有不慎口腹，内伤食饮而病者；有伤饥失饱，饥时胃气已伤，过饱食不能化而病者；有水土气令，寒湿伤脾而病者；有旱潦暴雨，清浊相混，误中沙气阴毒而病者，总之皆寒湿伤脾之证。邪在脾胃，则中焦不能容受，故从上而出则为吐，从下而出则为泻，且凡邪之易受者，必其脾气本柔，而既吐既泻，则脾气不无更虚矣。故凡治霍乱者，必宜以和胃健脾为主。健者，培补之谓，因其邪气已去，而胃气受伤，故非培补不可也。和者，调和之谓，以其胃气虽伤，而邪犹未尽，故非察其邪正，而酌为调和不可也。若其寒少滞多，则但以温平之剂调之可也；若滞因于寒，则非温热之剂不能调也。而诸家有言为火者，谓霍乱之病多在夏秋之间，岂得为之伤寒乎？吁！谬亦甚矣。不知夏秋之交，正多脏寒之病，盖一以盛暑将杀，新凉初起，天人易气，寒之由也；一以酷暑当令，生冷不节，疾病因时寒之动也。人以夏秋之外热易见，而脏腑之内寒难见，故但知用热远热，而不知用寒远寒，见之浅陋，多有如此，此所以多致误也。学者于此，当熟察之。

——转筋霍乱证，以其足腹之筋拘挛急痛，甚至牵缩阴丸，痛迫小腹，最为急候，此足阳明厥阴气血俱伤之候也。观河间曰：转筋，经云反戾也，热气燥烁于筋，则挛瘛而痛，火主燔烁燥动故也。或以为寒客于筋者，误也，盖寒虽主于收引，然止为厥逆、禁固、屈伸不便，安得为转筋也。所谓转者，动也，阳动阴静，热证明矣。丹溪亦曰：转筋属血热。余谓此二子之言，总属一偏之见，不可从也。试以《内经》质之，不有曰：经筋之病，寒则反折筋急，热则筋弛纵不收。此转筋者，谓非反折筋急之病乎，而何以谓之热也？夫所谓转者，以其坚强急痛，有如扭转之状，是谓转筋，今西北方以转字作去声者，即其义也。而河间曰转者，动也，则不为强矣。且凡患转筋者，必于大吐大泻之后，乃有此证，未闻于吐泻之前，而先见转筋者也。若转于吐泻之前而谓之火，犹可云因火而病也，既转于吐泻之后，则上下皆已火去，岂因吐泻而反生火耶？又何以吐泻之前火不转耶？河间其何以解之。盖阳明为五脏六腑之海，主润宗筋，此证以阳明血气骤损，筋急而然，本非火也。观无择陈氏曰：转筋者，以阳明养宗筋，属胃与大肠。今暴吐下，津液顿亡，外感四气，内伤七情，攻闭诸脉，枯削于筋，宗筋失养，必致挛缩，甚则卵缩、舌卷，为难治。此说始为切当，若从河间而作火治，能无误乎？余故曰不可从也。

——夏秋新凉之交，或疾风暴雨，或乍寒乍暖之时，此皆阴阳相驳之际，善养生者，最于此时宜慎，凡外而衣被，内而口腹，宜增则增，宜节则节，略为加意，则却疾亦自不难。其或少有不调，而为微寒所侵，则霍乱吐泻、搅肠腹痛、疟痢之类，顷刻可至，此其所忽者微，而所害者大也。且膏粱与藜藿不同，薄弱与强壮迥异。矧强者犹不可恃强，而弱者顾可以忘弱耶，此自珍者之不可忽也。

论治 共七条

——霍乱初起，当阴阳扰乱，邪正不分之时，惟宜以姜盐淡汤徐徐与之，令其徐饮徐吐，或以二陈汤探吐之，则吐中自有发散之意。必俟滞浊大出，胃气稍定，乃察其有无泄泻，有无胀满，有无呕恶，以辨邪正虚实，然后随其证而调理之，自无不愈者。但于吐泻扰乱之后，胃气未清，邪气未净之时，凡一切食饮之类，宁使稍迟，切不可急与粥汤，以致邪滞复聚，则为害不小也，不可不慎，亦不可妄用凉药。

——霍乱初起，胃口不清，邪气未净，或痛而呕恶不止，察其邪甚于上者，宜和胃饮、神香散或平胃散，择而用之；邪甚于下者，宜五苓散、胃苓汤，或苓术二陈煎之类主之。

——霍乱无胀无痛，而但呕恶不宁者，此脾胃受伤，虚寒证也。若胃气微虚兼滞者，宜六君子汤，或温胃饮主之。若但虚无滞者，宜理中汤，或五君子煎主之。若虚而无寒者，止用四君子汤，或五味异功散亦可。若虚在阴分，水中无火，因泻而呕恶不已，胸腹膨膨者，必用理阴煎，或去当归加人参主之。若吐利，四肢拘急，脉沉而迟，此脾肾证也，宜四君子加姜、附、厚朴，或理阴煎主之。

——霍乱杂证，凡霍乱后身热不退，脉数无汗者，宜酌其虚实，于前治法中加柴胡主之。寒邪甚者，宜用麻黄。吐痢，脉浮自汗者，宜四君子加桂枝主之。吐痢，头痛身热而渴者，宜五苓散。吐痢因于过食，或瓜果生冷，以致食留不化，遂成痞隔、霍乱者，宜大小和中饮，或六和汤主之。若生冷寒胜者，宜加炮姜、肉桂、吴茱萸之类。《元戎》曰：太阴证，霍乱者，理中加橘红，名治中汤。若吐下心腹作痛，手足逆冷，理中去白术加熟附子，名四顺汤。若吐利后转筋者，理中加火煅石膏一两。

——转筋腹痛者，因胃气暴伤，以致阳明、厥阴血燥筋挛而然。法当养血温经，乃为正治。若邪滞未清者，或先宜和胃饮加肉桂、木瓜主之。若气虚者，宜四君子汤加当归、肉桂、厚朴、木瓜之类。阴虚少血者，宜理阴煎加肉桂、木瓜主之。又治转筋法，男子以手挽其阴，女子以手揪两乳，此《千金》法也。

——干霍乱证，最为危候。其证则上欲吐而不能出，下欲泻而不能行，胸腹搅痛，胀急闷乱，此必内有饮食停阻，外有寒邪闭遏。盖邪浅者易于行动，故即见吐利，邪深者阴阳格拒，气道不通，故为此证。若不速治，多致暴死。宜先用盐汤探而吐之，一以去其滞隔，一以通其清气，但使清气得升，然后浊气得降，从泻而出，斯不致害。药以温中散滞破气等剂，庶乎胃气可舒而邪随以散，宜排气饮加减主之，或神香散，或《局方》七气汤亦可酌用。向余荆人患此，几致不救，有治案在腹痛门。

——霍乱之后，多有烦渴者，此以吐利亡津，肾水干涸，故渴饮欲水，势所必然。但宜温暖调脾以止吐泻，脾气得和，渴将自止；或以独参汤徐徐与之，最妙法也。其有本以阳脏，而因泻亡阴，或见火盛喜冷，内热脉洪者，宜益元散或竹叶石膏汤之类，甘凉以济之，亦无不可。

述古 共三条

仲景曰：霍乱头痛发热，身疼痛，热多欲饮水者，五苓散主之；寒多不欲水者，理中丸主之。若脐上筑者，肾气动也，去术加桂四两。此下即理中汤加减法。吐多者，去术加生姜三两。下多者，还用术。悸者，加茯苓二两。渴欲得水者，加术足前成四两半。腹中痛者，加人参足前成四两半。寒者，加干姜足前成四两半。腹满者，去术加附子一枚。服汤后，如食顷，饮热粥一升许，微自温，勿发揭衣被。吐痢止而身痛不休者，当消息和解其外，宜桂枝汤小和之。吐利汗出，发热恶寒，四肢拘急，手足厥冷者，四逆汤主之。既吐且利，小便复利而大汗出，下利清谷，内寒外热，脉微欲绝者，四逆汤主之。吐已下断，汗出而厥，四肢拘急不解，脉微欲绝者，通脉四逆加猪胆汁汤主之。吐利发汗，脉平，小烦者，以新虚不胜谷气故也。

《巢氏病源》曰：霍乱吐泻，皆由温凉不调，阴阳淆混，二气相干，致脾胃受伤，变为霍乱。寒气客于脾则泻，客于胃则吐。亦由饮酒食肉腥脍，生冷过度，或因坐卧湿地，当风取凉，使风冷之气归于三焦，传于脾胃，脾胃得冷，水谷不消，皆成霍乱。

陈无择曰：霍乱者，心腹卒痛，呕吐下痢，憎寒壮热，头痛眩运，先心痛则先吐，先腹痛则先泻，心腹俱痛则吐痢并作，甚至转筋入腹，霍乱恶证，无越于斯。盖阴阳反戾，清浊相干，阳气暴升，阴气顿坠，阴阳痞膈，上下奔逸。治之惟宜温暖，更详别三因以调之。外因诸风，则恶风有汗，伤寒则恶寒无汗，冒湿则重著，伤暑则热烦。内因九气所致，郁聚痰涎，痞膈不通，遂致满闷，随其胜复，必作吐痢。不内外因，或诸饱食脍炙，恣饮奶酪冰脯，寒浆旨酒，胃既膜胀，脾脏停凝，内郁必发，遂成吐痢，当从不内外因也。

针 灸 法

刺委中穴出血，或刺十指头出血，皆是良法。今西北人，凡病伤寒热入血分而不解者，悉刺两手、腘中出血，谓之打寒，盖寒随血去，亦即红汗之类也。故凡病受寒霍乱者，亦宜此法治之。今东南人有刮沙之法，以治心腹急痛，盖使寒随血聚，则邪达于外而脏气始安，此亦出血之意也。

霍乱吐泻不止，灸天枢、气海、中脘四穴，立愈。

霍乱危急将死，用盐填脐中，灸二七壮，立愈。

转筋，十指拘挛不能屈伸，灸足外踝骨尖上七壮。

霍乱论列方

四君子汤补一

五君子煎新热六

六君子汤补五

大和中饮新和七

小和中饮新和八

二陈汤和一

神香散新和二十

平胃散和十七

和胃饮新和五

温胃饮新热五

胃苓汤和百九十

五苓散和一八二

四逆汤热十四

理中汤热一

理阴煎新热三

独参汤补三五

六和汤和一二七

排气饮新和六

益元散寒百十二

理中丸热一

桂枝汤散九

五味异功散补四

苓术二陈煎新和四

《局方》七气汤和五十

竹叶石膏汤寒五

四逆加猪胆汁汤热十六

论外备用方

人参散和一二六 胃寒

缩脾饮和一七三 暑毒

藿香正气散和二十 风寒

丁香散和一二八 气逆

治中汤热十 中气不和

吴茱萸汤热一三八 阴暑

木瓜汤热八二 转筋

大顺散热七七 寒湿

姜附汤热三二 厥冷转筋

冷香汤热八一 生冷滞

霍乱三方热八四
干霍乱二方热八六
养正丹热一八八 气壅滞
诃子散热八三 老幼皆宜
四顺附子汤热九六 阴寒
冷香饮子热八十 阴暑
《千金》霍乱方热八五
附子粳米汤热七九 四逆干呕

恶心嗳气

经义

《宣明五气篇》曰：五气所病，心为噫。

《脉解篇》曰：太阴所谓上走心为噫者，阴盛而上走于阳明，阳明络属心，故曰上走心为噫也。

《经脉篇》曰：足太阴病，则舌本强，食则呕，胃脘痛，腹胀善噫，得后与气，则快然如衰。

《口问篇》曰：人之噫者，何气使然？曰：寒气客于胃，厥逆从下上散，复出于胃，故为噫。

《阴阳别论》曰：二阳一阴发病，主惊骇、背痛、善噫、善欠，名曰风厥。

《痹论》曰：心痹者，脉不通，烦则心下鼓，暴上气而喘，嗌干善噫。

《三部九候论》曰：若有七诊之病，其脉候亦败者死矣，必发哕噫。

《至真要大论》曰：岁厥阴在泉，风淫所胜，民病膈咽不通，食则呕，腹胀善噫，得后与气，则快然如衰，身体皆重。太阳司天，寒淫所胜，民病胸胁胃脘不安，面赤目黄，善噫嗌干，甚则色炲，渴而欲饮，病本于心。少阴之复，燠热内作，外为浮肿，为哕噫。

《四时刺逆从论》曰：刺五脏，中心一日死，其动为噫。

《诊要经终论》曰：太阴终者，腹胀闭不得息，善噫善呕。

恶心证治 共三条《内经》无恶心之说，凡呕吐证即其类也。经义详见本门

恶心证，胃口泛逆，兀兀不宁之病。凡恶心欲吐，口必流涎，咽之不下，愈咽愈恶，而呕吐继之，亦有不呕吐而时见恶心者，然此虽曰恶心，而实胃口之病，非心病也。此证之因，则有寒，有食，有痰饮，有秽气，有火邪，有阴湿伤胃，或伤寒疟痢诸邪之在胃口者，皆得有之，若欲察之，但当察其虚实寒热则尽之矣。盖实邪恶心者，邪去则止，其来速，其去亦速；虚邪恶心者，必得胃气大复，其病方愈。且此证惟虚寒者十居八九，即有实邪呕恶者，亦必其脾气不健，不能运化而然。此所以凡治恶心者，必当知其实中有虚，勿得妄行攻击，而胃气不可不顾也。

——虚寒恶心，其证最多，若非猝暴而常见，或形气不足之辈，悉以胃气弱也。故凡治此者，多宜以温补为主。若脾胃微虚生痰，或兼吞酸嗳腐，咳嗽恶心者，宜六君子汤。若脾肾虚寒，痰滞咳嗽而恶心者，金水六君煎。若脾胃虚寒，或太阴自利腹痛，呕吐恶心者，温胃饮，或理中汤、圣术煎。若脾肾虚寒，上下不能运行，或胀满，或呕吐，或伤寒阴证，寒邪深入三阴，而恶心呕吐不止者，理阴煎或温胃饮。

——实邪恶心，以一时邪滞犯胃，得吐则滞去，滞去则恶心自解。若有余邪，如法治之。若恶心多痰，及风寒咳嗽，或伤生冷，或饮酒过多，脾胃不和者，二陈汤或橘皮半夏汤。若脾胃多滞，或寒湿伤脾恶心者，平胃散。若胃寒多滞，或伤生冷，或寒痰不清，吞酸胀满恶心者，和胃饮或和胃二陈煎。若受秽浊寒邪，胀满腹痛恶心者，调气平胃散。若感冒暑热，火盛烦躁恶心者，仲景竹叶石膏汤。若中药毒或诸毒而恶心者，速宜于诸毒门求法治之。

嗳气证治 共三条

嗳气者，即《内经》之所谓噫也。此实脾胃之气滞，起自中焦而出于上焦，故《经》曰：上走心为噫也。据丹溪曰：嗳气，以胃中有痰有火，愚谓此说未必皆然。盖嗳气多由滞逆，滞逆多由气不行，气逆不行者，多寒少热，可皆谓之火耶？故凡人之饮食太饱者，多有此证，及饮食不易消化者，亦有此证。但太饱作嗳者，此系实滞，治宜行气化食；食不消化，时多虚闷作嗳者，此系胃气虚寒，治宜温补。若痰火作嗳者，亦或有之，但停痰必以胃弱，胃弱多因无火，此当详辨脉证而酌治之也。

——治嗳之法，凡胃虚兼滞而作嗳者，宜十味保和汤，或枳壳散。若胃寒气滞作嗳者，和胃煎。若胃寒生痰，呕恶嗳气者，宜和胃二陈煎。若胃气虚寒，饮食难化，时常虚饱嗳气者，宜温胃饮，或养中煎、理中汤。若脾肾虚寒，命门不暖，阴邪不降，则寒滞上焦而痞满嗳气者，理阴煎加减治之。

——丹溪曰：嗳气以胃中有痰有火，宜用半夏、南星、香附、软石膏、栀子，或汤或丸服。按此治必真有火邪者乃可用，否则恐滞于中而嗳愈甚。

恶心论列方

理中汤热一

温胃饮新热五

金水六君煎新和一

圣术煎新热二五

理阴煎新热三

养中煎新热四

和胃二陈煎新和三

二陈汤和一

和胃饮新和五

橘皮半夏汤和十三

枳壳散和一四六

平胃散和十七

十味保和汤和一四八

六君子汤补五

调气平胃散和十八

竹叶石膏汤寒六

论外备用方

胃爱散热七一　　香砂六君子汤补七

祛痰丸和百三

景岳全书卷之二十终

卷之二十一 明集

杂证谟

吞酸

经义

《至真要大论》曰：诸呕吐酸，暴注下迫，皆属于热。少阳之胜，呕酸善饥。

辨证 共五条

吐酸一证，在河间言其为热，在东垣言其为寒，夫理有一定，奚容谬异若此，岂理因二子可以易乎，必二子于理有一悖耳。此余之不能无言者，乃以东垣为是，而以河间为非也。何以见之？盖河间之说，实本《内经》，经曰：诸呕吐酸，暴注下迫，皆属于热。故河间《病机》悉训为火，而甚以主寒者为非。不知《内经》此论，乃以运气所属概言病应，非以呕吐注泻皆为内热病也。如果言热，则何以又曰：寒气客于肠胃，厥逆上出，故痛而呕也。又曰：太阳之复，心胃生寒，胸中不和，唾出清水，及为哕噫。此言呕吐之有寒也，岂皆热耶？又曰：太阳之胜，寒入下焦，传为濡泄，此言泄泻之有寒也，岂亦热耶？由此观之，则其此处言热，而彼复言寒，岂非自相矛盾，能无谬乎？不知《内经》之理，圆通详悉，无不周备，故有此言其常而彼言其变者，有此言其顺而彼言其逆者，有此篇未尽而足之他论者，有总言所属而详言所病者，此《内经》之玄，所以不易穷也。故凡善观此者，务宜悟其源流，察其分合，其博也，必烛其为千为万；其约也，必贯其总归一理，夫如是，斯足称明眼人矣。倘不能会其巅末，而但知管测一斑，又乌足以尽其妙哉。矧复有不明宗旨，悖理妄谈，谬借经文证己偏见者，尚难枚举，无暇辨也。兹因二子之论，故并及之，而再悉于下，观者其加正焉。

——辨河间吐酸之论为非。据河间曰：酸者，肝木之味也，由火盛制金，不能平木，则肝木自甚，故为酸也，如饮食热则易于酸矣。或言吐酸为寒者，误也。所以妄言为寒者，但谓多伤生硬粘滑，或伤冷物而为噫酸吞酸，故俗医主于温和脾胃。岂知经言：人之伤于寒也，则为病热。故凡内伤冷物者，或即阴胜阳而为病寒者，或寒热相击而致肠胃阳气怫郁而为热者，亦有内伤生冷而反病热，得大汗，热泄身凉而愈也。若久喜酸而不已，则不宜温之，宜以寒药下之，后以凉药调之，结散热去则气和也。

凡此皆河间之说，余每见之，未尝不反复切叹。观其所言病机，则由火及金，由金及木，由木及脾，所以为酸，若发微谈理，果可转折如此，则指鹿为马，何患无辞？惟其执以为热，故不得不委曲若此。若余言其为寒，则不然也。夫酸本肝木之味，何不曰火衰不能生土，则脾气虚而肝邪侮之，故为酸也，岂不于理更为明切，而何以曲折强解有若是乎。又若《内经》所言人之伤于寒也，则为病热，此言伤寒证寒邪在表，则为三阳之发热，及其传里，则为阳明之内热，岂以内伤冷物而亦云病热者耶？又岂有内伤冷物而可以汗解者耶？即以气血强盛之人，偶伤生冷，久留不去而郁为热者，此以郁久化热，或亦有之，岂果因生冷而反热耶？矧《内经》本以外感言，而河间引以证内伤，谬亦甚矣。此不惟大害轩岐之旨，而致后人执以借口，其害又将何如也。

——辨东垣吐酸之论为是。据《发明》曰：《内经》言诸呕吐酸，皆属于热，此上焦受外来客邪也，胃气不受外邪故呕，仲景以生姜、半夏治之。以杂病论之，呕吐酸水者，甚则酸水浸其心，其次则吐出酸水，令上下牙酸涩不能相对，以大辛热药疗之必减也。酸味者，收气也，西方肺金旺也。寒水乃金之子，子能令母实，故用大咸热之剂泻其子，以辛热为之佐，而泻肺之实，《病机》作热攻之，误矣。盖杂病醋心，浊气不降，欲为中满，寒药岂能治之乎？

此东垣之说也，余谓其最为得理。但其立言太讳，如所云收气及西方金旺，水为金子等义，人有未达，每多忽之。即在丹溪，亦曰东垣不言外得风寒，而作收气立说，欲泻肺金之实，又谓寒药不可治酸，而用安胃汤、加减二陈汤，俱犯丁香，且无治热湿郁积之法，为未合经意也。因考丹溪治法，则用茱莲丸、二陈汤，且曰：宜用炒吴茱萸，顺其性而折之，乃反佐之法也，必用黄连为君以治之。此丹溪之意亦主于热，正与东垣相反，而欲以芩、连治吐酸，则不可不辨也，故余以东垣之说请为之疏焉。

夫所谓收气者，金气也，即秋气也。《内经》曰：秋气始于上。盖阴盛之渐，必始于秋，以阳气之将退也。寒肃之渐，必始于上，以阳气之日降也。其云金旺者，非云肺气之充实，正言寒气之有余也。其云子令母实者，以寒在上焦，则收气愈甚，故治用咸热等剂以泻其子，亦无非扶阳抑阴之道，最切当也。丹溪未达其意，而反以非之，抑又何也。即如丁香气味辛爽无毒，凡中焦寒滞，气有不顺者，最其所宜，又何至以犯字相戒，而使后人畏之如虎耶？盖丹溪但知丁香不可犯，而不知黄连、黄芩又岂吞酸证所宜轻犯者哉？然说虽如此，而说有未尽，则云寒云热，犹不无疑，谨再竟其说如下。

——吐酸证，诸言为热者，岂不各有其说。在刘河间则曰：如饮食热则易酸矣。在戴原礼则曰：如谷肉在器，湿热则易为酸也。又有相传者曰：观之造酒者，凉作则甘，过热则酸，岂非酸由热乎？诸说如此，宛然可信，而欲人不从不可得也，凡诸似是而非者，正以此类。譬之射者，但能不离于前后左右，便云高手，不知犯此四字，尚足以言射乎？而诸家之说，亦犹是耳。

何以见之？盖察病者，当察以理，察理者，当察以真。即如饮食之酸由乎热，似近理矣，然食在釜中，使能化而不能酸者，此以火力强而速化无留也，若起置器中，必久而后酸，此停积而酸，非因热而酸也。尝见水浆冷积既久，未有不酸者，此岂热耶，因不行也。又云造酒者热作则酸，亦似近理，然必于二三日之后，郁热不开，然后成酸，未有热作及时而遂致酸者。且人之胃气，原自天热，所以三餐入胃，俱能顷刻消化，此方是真阳火候之应；若如造酒者，必待竟日而后成，则日不再餐，胃气能无惫乎？若必如冷作之不酸，方云无火，则饮食之化，亦须旬日，此其胃中阳气不已竭乎？是可见胃气本宜暖，稍凉不可也，酒瓮本宜疏，郁闷不可也。故酒瓮之化，亦安能如胃气之速，而胃气之健，又安可同酒瓮之迟乎？此其性理相悬，奚啻十倍，有不待辨也明矣。且人之饮食在胃，惟速化为贵，若胃中阳气不衰，而健运如常，何酸之有？使火力不到，则其化必迟，食化既迟，则停积不行而为酸为腐，此酸即败之渐也。故凡病吞酸者，多见饮食不快，自食有不快，必渐至中满、痞隔、泄泻等证，岂非脾气不强，胃脘阳虚之病，而犹认为火，能无误乎？余向在燕都，尝治一缙绅患此而求治者，余告以寒，彼执为热，坚持造酒之说，以相问难，莫能与辩，竟为芩、连之属所毙，而终不能悟，岂非前说之误之也耶？亦可哀矣。余故曰：人之察理，贵察其真，若见理不真，而疑似固执，以致酿成大害者，无非此类，此似是而非之谈，所以不可不辨也。

——吞酸之与吐酸，证有三种：凡喉间嗳噫，即有酸水如醋浸心，嘈杂不堪者，是名吞酸，即俗所谓作酸也。此病在上脘最高之处，不时见酸，而泛泛不宁者是也。其次则非如吞酸之近，不在上脘，而在中焦胃脘之间，时多呕恶，所吐皆酸，即名吐酸，而渥渥不行者是也。又其次者，则本无吞酸吐酸等证，惟或偶因呕吐所出，或酸或苦，及诸不堪之味，此皆肠胃中痰饮积聚所化，气味每有浊恶如此，此又在中脘之下者也。但其顺而下行，则人所不觉，逆而上出，则喉口难堪耳。凡此三者，其在上中二脘者，则无非脾胃虚寒，不能运化之病，治此者非温不可。其在下脘偶出者，则寒热俱有，但当因证以治其呕吐，呕吐止则酸苦无从见矣。虽然，此亦余之论证，故不得不曲尽其说，若以实理言之，则凡胃强者，何暇及于酸苦，其有酸苦者，必其停积不行而然。此宜随证审察，若无热证热脉可据，而执言湿中生热，无分强弱，惟用寒凉，则未有不误者矣。

论治 共七条

——治吞酸吐酸，当辨虚实之微甚，年力之盛衰。实者可治其标，虚者必治其本。

——凡胃气未衰，年质壮盛，或寒或食，偶有所积而为酸者，宜用行滞温平之剂，以二陈汤、平胃散、和胃饮之类主之。中气微寒者，宜加减二陈汤，或橘皮汤，甚者宜温胃饮。气微虚者，宜藿香安胃散。此皆治标之法也。

——脾胃气虚，及中年渐弱，而饮食减少，时见吞酸者，惟宜温补脾胃，以理中汤、温胃饮、圣术煎之类主之，切不可用清凉消耗等药。若虚在阴分，下焦不暖，而水邪上泛为酸者，宜用理阴煎最妙。

——丹溪曰：治酸必用吴茱萸，顺其性而折之，乃反佐之法也。不知此实正治，非顺性也。盖其性热，最能暖中下二焦，其味辛苦，最能胜酸涩之味，谓之反佐，见之过矣。

——用黄连为君，以治吐酸，乃丹溪之法也。观其治案，有一人酸块自胸直上咽喉，甚恶，以黄连浓煎，冷，候酸块欲上，与数点饮之即下。盖味苦沉降，故酸得苦而即下，此亦扬汤止沸之法耳。若年壮气强，偶有所积，及酒湿不行，而酸楚上泛者，或用此法，未必即伤胃气，而亦可坠引下行，即权宜用之，亦无不可，然终非治本之道也。若气体略有虚弱，及内伤年衰之辈而患吐酸者，必不可妄用芩连再残阳气，虽暂得苦降之力，而胃气愈伤，则病必日甚，而无可为矣。

——呕吐清水，古法以二术、二陈汤，或六君子汤，本皆正治之法。然余尝治水泛为饮者，觉自脐下上冲而吐水不竭，以理阴煎治之，其妙如神，故此三方皆宜酌用。

——凡肌表暴受风寒，则多有为吞酸者，此其由息而入，则脏气通于鼻，由经而入，则脏俞系于背，故凡寒气一入，则胃中阳和之气被抑不舒，所以滞浊随见，而即刻见酸，此明系寒邪犯胃也。今以讹相传者，皆云肌表得风寒，则内热愈郁，而酸味刺心，何其谬也！夫因郁成热者，必以渐久而成，或一日、或二日，然后郁而为热也。今凡受寒吞酸者，无不随寒而酸，见在即刻，岂即刻便成郁热耶？惟其非热，所以却之之法，亦惟肌表宜温暖，药剂宜香燥，此自寒者热之之正治。而说者必欲执言为热，故尔强解，所谓道在迩而求诸远，凡属谬妄者，何非此类。

述　古

薛立斋曰：吐酸吞酸，大略不同，吐酸者湿中生热，吞酸者虚热内郁，皆属脾胃虚寒，中传末证。故《内经》以为火者，指其病形而言也，东垣以为胃寒者，指其病本而言也。凡患此者，先当辨其吞吐而治，以固本元为主。若服寒凉，复伤胃气，则实实虚虚者矣。复审其脾气虚而饮食不能输化，浊气不能下降者，须用六君子汤补养脾胃为主，少佐越鞠丸以清中。故东垣先生云：邪热不杀谷。若误认为实热，而妄用寒凉，必变败证。

吞酸论列方

二陈汤和一
理中汤热一
平胃散和十七
理阴煎新热三
六君子汤补五
二术二陈汤和四
温胃饮新热五
橘皮汤和十一
和胃饮新和五
越鞠丸和一五四
加减二陈汤和二
藿香安胃散热七一
圣术煎新热二五

论外备用方

曲术丸和百十 宿食
安脾散热六七 胃寒
沉香降气散和四十 气滞
丁香茯苓汤热六三 温胃行滞
半夏丁香丸和百三十 寒滞
倍术丸热百四 饮
茱连丸寒一五三 湿热

反　胃

论　证

反胃一证，本属火虚，盖食入于胃，使果胃暖脾强，则食无不化，何至复出？今诸家之论，有谓其有痰者，有谓其有热者，不知痰饮之留，正因胃虚而完谷复出，岂犹有热？观王太仆曰：内格呕逆，食不得入，是有火也；病呕而吐，食入反出，是无火也。此一言者，诚尽之矣。然无火之由，则犹有上中下三焦之辨，又当察也。若寒在上焦，则多为恶心，或泛泛欲吐者，此胃脘之阳虚也。若寒在中焦，则食入不化，每食至中脘，或少顷，或半日复出者，此胃中之阳虚也。若寒在下焦，则朝食暮吐，或暮食朝吐，乃以食入幽门，丙火不能传化，故久而复出，此命门之阳虚也。故凡治此者，使不知病本所在，混行猜摸，而妄祈奏效，所以难也。

论治 共七条

——治反胃之法，当辨其新久，及所致之因。或以酷饮无度，伤于酒湿；或以纵食生冷，败其真阳；或因七情忧郁，竭其中气。总之，无非内伤之甚，致损胃气而然。故凡治此者，必宜以扶助正气，健脾养胃为主。但新病者，胃气犹未尽坏，若果饮食未消，则当兼去其滞，若有逆气未调，则当兼解其郁。若病稍久，或气体禀弱之辈，则当专用温补，不可标本杂进，妄行峻利开导、消食化痰等剂，以致重伤胃气，必致不起也。

——虚在上焦，微寒呕恶者，惟姜汤为最佳，或橘皮汤亦可。若气虚为寒所侵，而恶心呕食者，宜黄芽丸，或橘皮干姜汤之类主之。若寒痰胜者，宜小半夏汤，或大半夏汤之类主之。

——虚在中焦，而食入反出者，宜五君子煎、理中汤、温胃饮、圣术煎之类主之。若胃虚甚者，宜四味回阳饮，或黄芽丸主之。若兼寒痰者，宜六君子汤，或理中化痰丸之类主之。或水泛为痰者，宜金水六君煎主之。若胃不甚寒，而微虚兼滞者，宜五味异功散主之。

——虚在下焦，而朝食暮吐，或食入久而反出者，其责在阴，非补命门以扶脾土之母，则火无以化，土无以生，亦犹釜底无薪，不能腐熟水谷，终无济也。宜六味回阳饮，或人参附子理阴煎，或右归饮之类主之。此屡用之妙法，不可忽也。

——反胃初起，而气体强壮者，乃可先从清理，如二陈汤、橘皮半夏汤之类，皆可清痰顺气。平胃散、不换金正气散、五苓散之类，皆可去湿去滞。半夏干姜散、仲景吴茱萸汤、橘皮汤之类，皆可去寒。然此惟真有邪滞，乃可用之，若病稍久而胃气涉虚者，则非所宜。

——反胃证，多有大便闭结者，此其上出，固因下之不通也。然下之不通，又何非上气之不化乎？盖脾胃气虚，然后治节不行，而无以生血，血涸于下，所以结闭不行，此真阴枯槁证也。必使血气渐充，脏腑渐润，方是救本之治。若徒为目前计，而推之逐之，则虽见暂通，而真阴愈竭矣。故治此之法，但见其阴虚兼寒者，宜以补阳为主，而大加当归、肉苁蓉、韭汁、姜汁之属；阴虚兼热者，宜以补阴为主，而加乳汁、童便、酥油、蜂蜜、豕膏、诸血之属。然此等证治，取效最难，万毋欲速，非加以旬月功夫，安心调理，不能愈也。其有粪如羊矢，或年高病此者，尤为难治。

——反胃由于酒湿伤脾者，宜葛花解酲汤主之。若湿多成热，而见胃火上冲者，宜黄芩汤，或半夏泻心汤之类主之。

述古 共三条

仲景曰：病人脉数，数为热，当消谷引食，而反吐者，何也？师曰：以发其汗，令阳微，膈气虚，脉乃数，数为客热，不能消谷，胃中虚冷故也。脉弦者，虚也，胃气无余，朝食暮吐，变为胃反。寒在于上，医反下之，今脉反弦，故名曰虚。趺阳脉浮而涩，浮则为虚，涩则伤脾，脾伤则不磨，朝食暮吐，暮食朝吐，宿食不化，名曰胃反。脉紧而涩，其病难治。

《巢氏病源》曰：营卫俱虚，气血不足，停水积饮在胃脘则脏冷，脏冷则脾不磨，脾不磨则宿食不化，其气逆而成反胃也。则朝食暮吐，暮食朝吐，心下牢大如杯，往来寒热。甚者食已即吐，其脉紧而弦，紧则为寒，弦则为虚，虚寒相搏，故食已则吐，名为反胃。

戴原礼曰：翻胃证，血虚者，脉必数而无力；气虚者，脉必缓而无力；气血俱虚者，则口中多出沫，但见沫大出者，必死。有热者脉数而有力，有痰者脉滑数，二者可治。血虚者，四物为主。气虚者，四君子为主。热以解毒为主，痰以二陈为主。

简易方

一方　用甘蔗汁二分，姜汁一分，和匀，每服半碗或一碗，日三服，则止。

一方　用人参，见呕吐门。

灸法

上脘、中脘、下脘各二七壮　天枢三七壮

反胃论列方

理中汤热一

温胃饮新热五

橘皮干姜汤热五五

圣术煎新热二五

黄芽丸新热二一

五君子煎新热六

四味回阳饮新热一

六君子汤补五

四君子汤补一

六味回阳饮新热二

右归饮新补三

五味异功散补四

人参附子理阴煎新热三

橘皮汤热五六

小半夏汤和八

金水六君煎新和一

二陈汤和一

大半夏汤和十

理中化痰丸热九

五苓散和一八二

平胃散和十七

橘皮半夏汤和十三

豕膏新因二九

黄芩汤和一九八

半夏泻心汤寒二八
吴茱萸汤热一三七
葛花解酲汤和一二四
不换金正气散和二一
半夏干姜散热五三

论外备用方

独参汤补三五
茯苓泽泻汤热七四 反胃渴
二汁饮和一二三
甘露汤热七三 安胃
丁香半夏丸和一九二 胃寒
胃爱散热七十 虚寒
大七香丸和一三一 寒气
丁香煮散热六一 胃寒
丁附散热六二 胃寒

噎　膈

经　义

《阴阳别论》曰：一阳发病，其传为隔。三阳结，谓之隔。

《邪气脏腑病形篇》曰：脾脉微急为膈中，食饮入而还出，后沃沫。

《大奇论》曰：胃脉沉鼓涩，胃外鼓大，心脉小坚急，皆隔，偏枯。

《通评虚实论》曰：隔塞闭绝，上下不通，则暴忧之病也。

《风论》曰：胃风之状，颈多汗恶风，食饮不下，膈塞不通，腹善满，失衣则䐜胀，食寒则泄，诊形瘦而腹大。

《血气形志篇》曰：形苦志苦，病生于咽嗌，治之以甘药。

《本神篇》曰：忧愁者，气闭塞而不行。

《举痛论》曰：恐则精却，却则上焦闭，闭则气还，还则下焦胀，故气不行矣。思则心有所存，神有所归，正气留而不行，故气结矣。

《上膈篇》帝曰：气为上膈者，食饮入而还出，余已知之矣。虫为下膈，下膈者，食晬时乃出，余未得其意，愿卒闻之。岐伯曰：喜怒不适，食饮不节，寒温不时，则寒汁流于肠中，流于肠中则虫寒，虫寒则积聚，守于下管，则肠胃充郭，卫气不营，邪气居之。人食则虫上食，虫上食则下管虚，下管虚则邪气胜之，积聚以留，留则痈成，痈成则下管约。其痈在管内者，即而痛深，其痈在外者，则痈外而痛浮，痈上皮热。帝曰：刺之奈何？曰：微按其痈，视气所行，先浅刺其傍，稍内益深，还而刺之，毋过三行，察其浮沉，以为浅深。已刺必熨，令热入中，日使热内，邪气益衰，大痈乃溃。伍以参禁，以除其内，恬澹无为，乃能行气，后以咸苦，化谷乃下矣。

论证 共四条

噎膈一证，必以忧愁思虑，积劳积郁，或酒色过度，损伤而成。盖忧思过度则气结，气结则施化不行，酒色过度则伤阴，阴伤则精血枯涸，气不行则噎膈病于上，精血枯涸则燥结病于下。且凡人之脏气，胃司受纳，脾主运化，而肾为水火之宅，化生之本，今既食饮停膈不行，或大便燥结不通，岂非运化失职，血脉不通之为病乎？而运行血脉之权，其在上者，非脾而何？其在下者，非肾而何？矧少年少见此证，而惟中衰耗伤者多有之，此其为虚为实，概可知矣。故凡治此者，欲舍根本而言捷径，又安望其有成功也。

——噎膈、反胃二证，丹溪谓其名虽不同，病出一体，若乎似矣，然而实有不同也。盖反胃者，食犹能入，入而反出，故曰反胃；噎膈者，隔塞不通，食不能下，故曰噎膈。食入反出者，以阳虚不能化也，可补可温，其治犹易；食不得下者，以气结不能行也，或开或助，治有两难，此其轻重之有不同也。且凡病反胃者多能食，病噎膈者不能食，故噎膈之病，病于胸臆上焦，而反胃之病，则病于中下二焦，此其见证之有不同也。所以反胃之治，多宜益火之源以助化功；噎膈之治，多宜调养心脾以舒结气，此其证候既有不同，故诊治亦当分类也。

——噎膈证，多有便结不通者。《内经》曰：三阳结，谓之膈。张子和曰：三阳者，大肠、小肠、膀胱也；结谓热结也。小肠热结则血脉燥，大肠热结则不圊，膀胱热结则津液涸，三阳既结，则前后闭涩，下既不通，必反上行，所以噎食不下，纵下而复出，此阳火不下，推而上行也。

愚按：此说则大不为然。夫结之为义，《内经》原非言热，如本篇曰：阴阳结邪，多阴少阳，曰石水；又《举痛论》曰：思则气结。是岂以结为热耶？且热则流通，寒则凝结，此自阴阳之至理，故凡霜凝冰结，惟寒冽有之，而热则无也，此天道之显然可见者，人身阴阳之理，无非是耳，惟人不能知，所以多误也。矧《内经》之言三阳结者，乃止言小肠膀胱，全与大肠无涉。盖三阳者，太阳也，手太阳小肠也，足太阳膀胱也。小肠属火，膀胱属水，火不化则阳气不行，而传导失职；水不化则阴气不行，而清浊不分，此皆致结之由也。子和不察，而遂以三阳之结尽言为热，以致后世悉传为火，岂理也哉！

然人之病结者，本非一端，盖气能结，血亦能结，阳能结，阴亦能结，余非曰结必皆寒，而全无热也，但阴结阳结证自不同，有不可不辨耳。夫阳结者，热结也，因火盛烁阴，所以干结，此惟表邪传里，及阳明实热者乃有之。然热结者，必有烦渴发热等证，洪大滑实等脉，最易辨也，若下有结闭而上无热证，此阴结耳，安得谓之热耶？盖阴结者，正以命门无火，气不化精，所以凝结于下，而治节不行，此惟内伤血气，败及真阴者乃有之，即噎膈之属是也。夫噎膈之证，人皆知为内伤也，内伤至此，其脏气之健否为何如，而犹云为热，岂必使元阳尽去，而别有生生之道乎？噫！此余之所不解也，不得不辨。

——噎膈证，古人多认为寒。自刘河间治膈气、噎食用承气三汤，张子和以三阳之结尽论为热，且云人之溢食，初未遽然也，或伤酒食，或胃热欲吐，或冒风欲吐，医者不察本原，投下香、桂、胡椒、丁香之属。设如伤酒、伤食，正可攻逐，岂可言虚，便将热补，素热之人，三阳必结，食必上潮。医氏犹云胃寒不纳，燔针灼艾，三阳转结，岁月弥深，遂成噎膈。余味此言，不能无惑。盖噎膈由于枯槁，本非实热之证，承气三汤尚可用乎？此河间之见，有弗确也。矧酒肉过多者，未必遂成噎膈，而噎膈之病，又岂皆素热之人乎？此子和之见，有未然也。

自后丹溪遂承二子之说，而大辟《局方》之非，谓气之初病，或饮食不谨，或外冒风雨，或内感七情，或食味过厚，偏助阳气，积成膈热；或资禀充实，表密无汗，或性急易怒，肝火上炎，以致津液不行。气为之病，或痞，或痛，或噫腐气，或吞酸，或嘈杂，或膨满，不求原本，便认为寒，遽以辛香燥热之剂，投之数帖，时暂得快，以为神方。厚味仍前不节，七情反复相仍，旧病被劫暂开，浊液易于攒聚，或半月，或一月，前病复作。医者不察，犹执为冷，翻思前药，随手得快，颙俟久服可以温脾壮胃，消积行气，以冀一旦豁然。不思胃为水谷之海，清和则能受；脾为消化之器，清和则能运。今反得香热之偏助，劫之而愈，复作复劫，延绵至久而成噎膈，展转深痼，良可哀悯。此丹溪之说也，使后人见之，无不以为至论，即余初年，亦未尝不加钦服，而今则日见其非矣。

何也？试观所叙病原，其有然者，有不然者，顾难缕指而辨也。第以此证而力指为热，能无谬乎？且既云燥热之剂随手得快，则固非无效也，夫燥热已能奏效，岂真火证而燥热能效乎？盖脾土恶湿，故燥之可也，火能生土，故热之亦可也。温燥扶阳，此自脾家正治，而必欲非之，以致后人之疑，似属矫矣。若谓厚味七情，仍前不节，以致愈而复作，此谁之咎也，而亦可归之药误乎？又如脾胃清和，能受能运之说，此实至理，谁不云然？第余之所谓清和者，则与丹溪不同，抑又何也？盖丹溪所言者，惟恐火之盛，余之所言者，惟恐阳之衰，异同若此，人将焉信，请以天人之理证之何如。

夫天人之所同赖者，惟此阳气而已，故经曰：天气清静光明者也。又曰：阳气者，若天与日，失其所则折寿而不彰，故天运当以日光明。由此言之，则六合清和，止此太阳为之用。故阳气胜则温暖光明，而万类咸亨，非清和乎？阴气胜则风霾晦暝，而升沉闭塞，非不清和乎？且春夏万物之盛，非阳盛之化乎？秋冬万物之衰，非阳衰之兆乎？人之所赖以生者，亦惟此耳。故人于饮食，朝入口而午化尽，午入胃而暮化尽，此其中焦之热，亦何异大烹之鼎，必如是者，才是清和，是即平人之常，乃正所为胃气也。使朝食而午不饥，午食而晚不饥，饮食化迟，便是阳亏之候，而矧乎全不能行，全不能化者，医且犹云有火，岂必并此化源尽行扑灭而后可，亦堪嗟矣。

夫天下之理，本无二三，而或是或非，何多朱紫，余每欲言，未尝不知自反，第于最疑处，则不得不呈其丑，又安得轩岐再起，以为我一正哉。尝闻之康节先生曰：欲为天下屠龙手，肯读人间非圣书。其感慨深矣，岂不信然，岂不信然！

论治 共七条

凡治噎膈，大法当以脾肾为主。盖脾主运化，而脾之大络布于胸膈，肾主津液，而肾之气化主乎二阴。故上焦之噎膈，其责在脾；下焦之闭结，其责在肾。治脾者，宜从温养，治肾者，宜从滋润，舍此二法，他无捷径矣。然泰交之道，天居地下，故必三阳出土，而后万物由之，可见脾土之母，由下而升。褚侍中曰：外病疗内，上病救下，辨病脏之虚实，通病脏之子母。斯言得矣，不可忽也。

——治噎膈之法，凡气血俱虚者，宜五福饮及十全大补汤。脾虚于上者，宜四君子汤。脾虚兼寒者，宜五君子煎。脾肺营虚血燥者，宜生姜汁煎。阴虚于下者，宜左归饮、大营煎。阴中之阳虚者，宜右归饮加当归，或右归丸、八味地黄丸之类，皆治本之法也。

——噎膈初起，微虚者，宜温胃饮加当归、厚朴。如果痰气不清，上焦多滞者，宜二陈汤加厚朴，或六安煎亦可。如气有不顺，或兼胸腹微痛者，宜加减二陈汤暂解之。凡初觉饮食微有不行，而年不甚衰者，宜速用大健脾丸，或木香人参生姜枳术丸，以调脾气为上策，或芍药枳术丸亦可。

——噎膈便结者，但察其无火无滞，而止因血燥阴虚者，宜五福饮或大营煎，加酒洗肉苁蓉二三钱同煎服。或以豕膏渐润其下，而以调脾等剂治其上，最为良法。或多服牛羊乳酥之类，以滋其精液，使之渐润，毋欲速也。如果气血未至甚损，而下焦胀闭之甚者，则不得不为暂通，轻则玉烛散、人参利膈丸，或搜风顺气丸，甚则大黄甘草汤，酌宜用之。

——用温补以治噎膈，人必疑其壅滞，而且嫌迂缓，不知中气败证，此其为甚，使非速救根本，则脾气何由再健？设用温补而噎塞愈甚，则不得不曲为加减，然必须千方百计，务从元气中酌其所宜，庶可保全也。若用补之后，虽或未见功效，但得全无窒碍，便是药病相投。且此病最不易治，既能受补，必须多服，方得渐效，以收全功，不可性急致疑，一暴十寒，以自误也。若急图目前之快，但使行滞开胃，而妄用大黄、芒硝、三棱、莪术、栝蒌、桃仁、滚痰丸之属，非惟不能见效，必致胃气日败，万无生理矣。此徒速其亡，不可不省也。

——诸家治噎，古法用人参、黄芪以补元气，御米、粟米以解毒实胃，竹沥以清痰散结，干姜以温中，生姜以去秽，牛、羊乳以养血润液，当归以润燥，用此数者为主治，其余因证而增减之，俱是良法。凡肥胖之人，鲜有噎证，间或有之，宜用二陈加人参、白术之类。血虚瘦弱之人，用四物合二陈，加桃仁、红花、韭汁、童便、牛羊乳之类。七情郁结而成噎膈者，二陈合香附、抚芎、木香、槟榔、栝蒌、砂仁之类。饮酒人患噎膈，以二陈加黄连、砂仁、砂糖之类。胸膈有热者，加黄连、黄芩、桔梗、栝蒌之类。脾不磨者，加神曲、砂仁、麦芽之类，以助消导。噎膈大便燥结之甚者，必用大黄，或用二陈汤加酒蒸大黄、桃仁以润之，乃急则治标之法也。或用四物汤加桃仁、童便、韭汁，多饮牛羊乳为上策。

按：古人治噎之法大略已尽于此，虽其中有宜有不宜者，亦并录之，以备采择。

丹溪治法云：用童便、韭汁、竹沥、姜汁、牛羊乳，气虚入四君子，血虚入四物。有痰用二陈，入气血等药中用之。切不可用香燥药，宜薄滋味。

噎膈不治证

凡年高患此者多不可治，以血气虚败故也。粪如羊矢者不可治，大肠无血也。吐痰如蟹沫者不可治，脾气败也。腹中疼痛，嘈杂如刀割者不可治，营虚之极，血竭于中也。

述古 共五条

《巢氏病源》曰：阴阳不和则三焦隔绝，三焦隔绝则津液不利，故令气塞不调，是以成噎。此由忧恚所致。忧恚则气结，气结则不宣流，而使噎塞不通也。

张鸡峰云：噎膈是神思间病，惟内观自养者可治。此言深中病情。

严氏云：五膈五噎，由喜怒太过，七情伤于脾胃，郁而生痰，痰与气搏，升而不降，饮食不下。盖留于咽嗌者，则成五噎；结于胃膈者，则为五膈。其病令人胸膈痞闷，呕逆噎塞，妨碍饮食。治法宜调阴阳，化痰下气，阴阳平匀，气顺痰下，则病无由作矣。

刘宗厚曰：夫治此疾也，咽嗌闭塞，胸膈痞闷，似属气滞，然有服耗气药过多，中气不运而致者，当补气而自运。大便燥结如羊屎，似属血热，然服通利药过多，致血液耗竭而愈结者，当补血润血而自行。有因火逆冲上，食不得入，其脉洪大有力而数者，或痰饮阻滞而脉结涩者，当清痰泄热，其火自降。有因脾胃阳火亦衰，其脉沉细而微者，当以辛香之药温其气，仍以益阴养胃为之主，非如《局方》之惟务燥烈也。若夫不守戒厚味、房劳之人，及年高无血者，皆不能疗也。

陈无择《三因方》曰：五膈者，思忧喜怒悲也。五噎者，忧思气劳食也。思膈则中脘多闷，噎则醋心，饮食不消，大便不利；忧膈则胸中气结，津液不通，饮食不下，羸瘦短气；喜膈则五心烦热，口苦舌疮，倦甚体痹，胸痛引背，食少入；怒膈则胸膈气逆满，噎塞不通，呕则筋急，恶闻食气；悲膈则心腹胀满，咳嗽气逆，腹中雷鸣，绕脐痛，不能食。忧噎，胸中痞满，气逆则呕，食不下；思噎，心悸喜忘，目视䀮䀮；气噎，心下痞，噫哕不食，胸背痛，天阴手足冷，不能自温；劳噎，气上膈，胸中塞噎，肢满背痛；食噎，食急多，胸中苦痛，不得喘息。

灸　法

膏肓百壮，以多为佳　膻中七壮　中脘七壮　膈俞七壮　心俞七壮　天府七壮　乳根七壮　三里三七壮

噎膈论列方

四君子汤补一　　生姜汁煎补九四

五君子煎新热六　　五福饮新补六

十全大补汤补二十　　八味地黄丸补一二一

左归饮新补二
右归饮新补三
加减二陈汤和二
右归丸新补四
大营煎新补十四
人参利膈丸和一六六
温胃饮新热五
大健脾丸和八五
芍药枳术丸新和十六
四物汤补八
六安煎新和二
搜风顺气丸和三四三
二陈汤和一
豕膏新因二九
人参生姜枳术丸和八二
玉烛散攻二四
滚痰丸攻七七
大黄甘草汤攻十三

论外备用方

神香散新和二十 气膈
五膈散和一五六
五噎散和一五九
五膈宽中散和一五七
十膈散和一五八
利膈丸和一六五 胸痹
人参利膈丸和一六六
大七香丸和一三一 寒逆
草豆蔻丸和一六七 酒膈
人参豆蔻汤和一六一
嘉禾散和百六十 痰气
紫苏子饮和一六二
补气运脾汤和一六四 中虚气逆
枇杷叶散和一六三 五噎
木香宽中饮和五五 行气
胡椒理中汤热六 胃虚寒
理中汤热一 中寒
透膈汤攻三十 逐痰滞
青木香丸攻八六 气滞痰逆

嘈杂

论证

嘈杂一证，或作或止，其为病也，则腹中空空，若无一物，似饥非饥，似辣非辣，似痛非痛，而胸膈懊侬，莫可名状，或得食而暂止，或食已而复嘈，或兼恶心，而渐见胃脘作痛。此证有火嘈，有痰嘈，有酸水浸心而嘈。大抵食已即饥，或虽食不饱者，火嘈也，宜兼清火。痰多气滞，似饥非饥，不喜食者，痰嘈也，宜兼化痰。酸水浸心而嘈者，戚戚膨膨，食少无味，此以脾气虚寒，水谷不化也，宜温胃健脾。又有误用消伐等药，以致脾胃亏损，血少嘈杂，中虚则烦杂不饥，脾弱则食不运化，此宜专养脾胃。总之，嘈杂一证，多由脾气不和，或受伤脾虚而然，所以治此者，不可不先顾脾气。然古人于此，悉以痰火论治，予恐专用寒凉，则胃气虚寒不健者，反以日甚，而渐至恶心、嗳气、反胃、噎膈之类，将由此而起矣。

论治 共二条

——痰火嘈杂等证，如脾虚微火多痰而嘈杂者，宜和中汤，或三圣丸，或术连丸。若中焦火盛兼痰而嘈杂者，宜软石膏丸。若宿食留饮，痰滞不清而嘈杂者，宜曲术丸。若三焦火盛，湿痰气滞而嘈杂者，宜三补丸加半夏、苍术、香附之类。

——脾胃虚寒嘈杂者，必多吞酸，或兼恶心，此皆脾虚不能运化滞浊而然，勿得认为火证，妄用寒凉等药。若多痰饮，或兼呕恶而嘈杂者，宜二陈汤，或二术二陈汤。若寒痰停蓄胸膈，或为胀满少食而为嘈杂者，宜和胃二陈煎，或和胃饮。若脾胃虚寒，停饮作酸嘈杂者，宜温胃饮，或六君子汤。若脾肾阴分虚寒，水泛为饮，作酸嘈杂者，宜理阴煎，或金水六君煎。

嘈杂论列方

二陈汤和一
和中汤寒五八
和胃饮新和五
金水六君煎新和一
六君子汤补五
温胃饮新热五
理阴煎新热三
三圣丸寒一七一

和胃二陈煎新和三　　二术二陈汤和四

曲术丸和百十　　三补丸寒一六二

术连丸寒一七二　　软石膏丸寒一七三

景岳全书卷之二十一终

卷之二十二 心集

杂证谟

肿胀

经义

《腹中论》帝曰：有病心腹满，旦食则不能暮食，此为何病？岐伯曰：名为鼓胀，治之以鸡矢醴，一剂知，二剂已。帝曰：其病有复发者，何也？曰：此饮食不节，故时有病也。虽然其病且已时，故当病气聚于腹也。

《经脉篇》曰：足太阴虚则鼓胀。胃中寒则胀满。

《水胀篇》曰：肤胀者，寒气客于皮肤之间，鼟鼟然不坚，腹大，身尽肿，皮厚，按其腹，窅而不起，腹色不变，此其候也。帝曰：鼓胀何如？岐伯曰：腹胀，身皆大，大与肤胀等也。色苍黄，腹筋起，此其候也。

《胀论》帝曰：脉之应于寸口，如何而胀？岐伯曰：其脉大坚以涩者，胀也。帝曰：何以知脏腑之胀也？曰：阴为脏，阳为腑。帝曰：夫气之令人胀也，在于血脉之中耶，脏腑之内乎？曰：三者皆存焉，然非胀之舍也。夫胀者，皆在于脏腑之外，排脏腑而郭胸胁，胀皮肤，故命曰胀。五脏六腑者，各有畔界，其病各有形状。营气循脉，卫气逆为脉胀，卫气并脉循分为肤胀。心胀者，烦心短气，卧不安。肺胀者，虚满而喘咳。肝胀者，胁下满而痛引小腹。脾胀者，善哕，四肢烦悗，体重不能胜衣，卧不安。肾胀者，腹满引背，央央然腰髀痛。六腑胀：胃胀者，腹满，胃脘痛，鼻闻焦臭，妨于食，大便难。大肠胀者，肠鸣而痛濯濯，冬日重感于寒，则飧泄不化。小肠胀者，少腹䐜胀，引腰而痛。膀胱胀者，少腹满而气癃。三焦胀者，气满于皮肤中，轻轻然而不坚。胆胀者，胁下痛胀，口中苦，善太息。岐伯曰：卫气之在身也，常然并脉循分肉，行有逆顺，阴阳相随，乃得天和，五脏更始，四时循序，五谷乃化。然后厥气在下，营卫留止，寒气逆上，真邪相攻，两气相搏，乃合为胀也。此下针治之法具详本经。

《阴阳应象大论》曰：浊气在上，则生䐜胀。

《生气通天论》曰：因于气，为肿，四维相代，阳气乃竭。

《五脏生成篇》曰：腹满䐜胀，支膈胠胁，下厥上冒，过在足太阴阳明。

《本神篇》曰：脾气实则腹胀。肾气实则胀。

《六元正纪大论》曰：太阴所至为中满，霍乱吐下。太阴所至为重，胕肿。土郁之发，民病心腹胀，胕肿身重。

《至真要大论》曰：诸湿肿满，皆属于脾。诸胀腹大，皆属于热。按：以上诸胀，皆言气之为病也。

《水热穴论》帝曰：少阴何以主肾？肾何以主水？岐伯曰：肾者，至阴也，至阴者，盛水也。肺者，太阴也，少阴者，冬脉也，故其本在肾，其末在肺，皆积水也。帝曰：肾何以能聚水而生病？曰：肾者，胃之关也，关门不利，故聚水而从其类也。故水病下为胕肿、大腹，上为喘呼不得卧者，标本俱病。

《水胀篇》曰：水始起也，目窠上微肿，如新卧起之状，其颈脉动，时咳，阴股间寒，足胫肿，腹乃大，其水已成矣。以手按其腹，随手而起，如囊裹水之状，此其候也。

《五癃津液别篇》曰：阴阳气道不通，四海闭塞，三焦不泻，津液不化，留于下焦，不得渗膀胱，则下焦胀，水溢则为水胀。

《评热病论》曰：诸有水气者，微肿先见于目下也。水者，阴也，目下亦阴也，腹者，至阴之所居，故水在腹者，必使目下肿也。

《经脉篇》曰：胃病则大腹水肿。

《邪气脏腑病形篇》曰：胃病者，腹䐜胀，胃脘当心而痛，上支两胁，膈咽不通，食饮不下。三焦病者，腹气满，小腹尤坚，不得小便，窘急，溢则水留即为胀。肾脉微大为石水，起脐已下至小腹腄腄然，上至胃脘，死不治。

《宣明五气篇》曰：下焦溢为水。

《逆调论》曰：不得卧，卧则喘者，是水气之客也。夫水者，循津液而流也。肾者水脏，主津液，主卧与喘也。

《阴阳别论》曰：阴阳结斜，多阴少阳，曰石水，少腹肿。三阴结，谓之水。

《汤液醪醴论》帝曰：其有不从毫毛生而五脏阳已竭也，津液充郭，其魄独居，孤精于内，气耗于外，形不可与衣相保，此四极急而动中，是气拒于内而形施于外，治之奈何？岐伯曰：平治于权衡，去宛陈莝，是以微动四极，温衣，缪刺其处，以复其形，开鬼门，洁净府，精以时复，五阳已布，疏涤五脏，故精自生，形自盛，骨肉相保，巨气乃平。

按：以上诸胀，皆言水之为病也。

《太阴阳明论》曰：食饮不节，起居不时者，阴受之；阴受之，则入五脏，则䐜满闭塞。

《异法方宜论》曰：北方者，其民乐野处而乳食，脏寒生满病。

按：以上二条，乃言饮食之为胀也。

论证 共四条

肿胀之病，原有内外之分，盖中满者谓之胀，而肌肤之胀者亦谓之胀。若以肿言，则单言肌表，此其所以当辨也。但胀于内者，本由脏病，而肿于外者，亦无不由乎脏病。第脏气之病，各有不同，虽方书所载，有湿热、寒暑、血气、水食之辨，然余察之经旨，验之病情，则惟在气水二字，足以尽之。故凡治此证者，不在气分，则在水分，能辨此二者而知其虚实，无余蕴矣。病在气分，则当以治气为主，病在水分，则当以治水为主。然水气本为同类，故治水者当兼理气，盖气化水自化也；治气者亦当兼水，以水行气亦行也。此中玄妙，难以尽言，兹虽条列如下，然运用之法，贵在因机通变也。

——病在气分者，因气之滞，如气血之逆，食饮之逆，寒热风湿之逆，气虚不能运化之逆，但治节有不行者，悉由气分，皆能作胀。凡气分之病，其色苍，其内坚，其胀或连胸胁，其痛或及脏腑。或倏而浮肿者，阳性急速也。或自上及下者，阳本乎上也。或通身尽肿者，气无不至也。有随按而起者，如按气囊也。然此虽皆气分，而气病有不同，故有气热而胀者，曰诸胀腹大，皆属于热也。有气寒而胀者，曰胃中寒则䐜胀，曰脏寒生满病也。有气湿而胀者，曰诸湿肿满，皆属于脾也。有气虚而胀者，元气虚也，曰足太阴虚则鼓胀也。有气实而胀者，邪气实也，曰肾气实则胀，曰脾气实则腹胀，曰胃气实则胀也。

凡此虽皆胀病，而治之之要，则全在察其虚实。大都阳证多热，热证多实，阴证多寒，寒证多虚。先滞于内，而后及于外者多实；先肿于表，而渐及于内，或外虽胀而内不胀者多虚。小便红赤，大便秘结者多实；小便清白，大便稀溏者多虚。脉滑有力者多实，弦浮微细者多虚。形色红黄，气息粗长者多实；形容憔悴，声音短促者多虚。年青少壮，气道壅滞者多实；中衰积劳，神疲气怯者多虚。虚实之治，反如冰炭，若误用之，必致害矣。

——病在水分者，以阴胜于阳，而肌肤皆肿，此与气证本有不同。凡水之为病，其色明润，其皮光薄，其肿不速，每自下而上，按肉如泥，肿有分界。盖阴本于下，而浸渍有渐，皆水病之证也。观《水胀篇》言寒气之胀，按其腹，窅而不起；水肿之病，以手按其腹，随手而起，如囊裹水之状，此其候也。然以愚见，乃察之证验，则若与此论相反。盖凡是水证，必按之窅而不起，此其水在肉中，如糟如泥，按而散之，猝不能聚，未必如水囊之比；凡随按随起者，亦惟虚无之气，其速乃然，故辨当若此也。凡欲辨水气之异者，在欲辨其阴阳耳。若病在气分，则阳证阴证皆有之，若病在水分，则多为阴证。何也？盖水之与气，虽为同类，但阳王则气化，而水即为精，阳衰则气不化，而精即为水。故凡病水者，本即身中之血气，但其为邪为正，总在化与不化耳。水不能化，因气之虚，岂非阴中无阳乎？此水肿之病，所以多属阳虚也。然水主于肾，气主于肺，水渍于下，而气竭于上，所以下为肿满，上为喘急，标本俱病，危斯亟矣，此当速救本源，庶保万一。倘以虚喘作实邪，而犹然泄肺，无不败矣。

——少年纵酒无节，多成水鼓。盖酒为水谷之液，血亦水谷之液，酒入中焦，必求同类，故直走血分。经曰：饮酒者，卫气先行皮肤，先充络脉，此之谓也。然血者神气也，血属阴而性和；酒者淫气也，酒属阳而性悍，凡酒入血分，血欲静而酒动之，血欲藏而酒逐之，故饮酒者身面皆赤，此入血之征，亦散血之征也。扰乱一番，而血气能无耗损者，未之有也。第年当少壮，则旋耗旋生，固无所觉，及乎血气渐衰，则所生不偿所耗，而且积伤并至，病斯见矣。故或致血不养筋，则为中风；或致伤脾，则为痰饮、泻痢；或湿热上浮，则为喘、汗、鼻渊；或流于筋骨，则为瘛疭、疼痛；或致动血伤精，则为劳损、吐衄；或致伤肌腐肉，则为烂疮、痔漏；其有积渐日久而成水鼓者，则尤多也。盖酒性本湿，壮者气行则已，酒即血也；怯者着而成病，酒即水也，不惟酒为水，而血气既衰，亦皆随酒而悉为水矣。所以凡治水鼓者，必当以血气为主，而养阴利湿，是诚善矣。

然奈无知少年，初不知畏，而惟酒是耽，此其浸渍已非一日，致令血气天真败极至此，又岂能以旦夕挽回者哉？故于诸鼓之中，则尤以酒鼓为最危难治之证。尝有一杜康之徒，不信余说，云：公为此言，其亦过矣，兹见有某人者，以酒为生，自朝继暮，今年已若干，未闻其病，岂酒果伤人者耶？是不知若人者，惟千百中之一二，而天禀之特出者也。不然，何善饮者如此其多，而寿于饮者仅见其人，则其它之困于此者，从可知矣。使不有斯人之禀，而有斯人之嗜，吾恐其不免于斯矣。

肿胀危候

大凡水肿先起于腹，而后散四肢者可治；先起于四肢，而后归于腹者难治。掌肿无纹者死。大便滑泄，水肿不消者死。唇黑，唇肿，齿焦者死。脐肿突出者死。缺盆平者死。阴囊及茎俱肿者死。脉绝，口张，足肿者死。足胕肿，膝如斗者死。肚上青筋见，泻后腹肿者死。男从身下肿上，女从身上肿下，皆难治。

气分诸胀论治 共八条

凡胀满由于气分者，宜察气之虚实。若胀满在中而不在外者，其病多实，经曰中满者，泻之于内，此之谓也。若果因酒食厚味，气滞脉滑，而大满大实者，宜廓清饮主之；兼胀兼痛，诸药不效者，宜神香散主之。若脏腑胀实而坚痛者，宜承气汤或百顺丸下之，然必年壮力强，素无损伤虚弱等证，而暴见胀满者，方可峻攻，否则，只宜缓治。如果气实于中，而表里俱胀者，宜用蒜瓣以滚汤煮微熟留性，少蘸盐醋，常以佐食，大能破气消滞，亦佳法也。若气胀而兼小水不利者，宜用四苓散，以半熟蒜捣膏丸服，极妙。

——饮食停滞，而致胃口中焦胀满者，宜大小和中饮酌用之。兼痛者，宜排气饮主之。

——怒气逆于中焦，或胀或痛者，宜排气饮、解肝煎之类主之。兼喘胀者，宜四磨饮，或神香散。

——大人小儿，素无脾虚泄泻等证，而忽尔通身浮肿，或小水不利者，多以饮食失节，或湿热所致，宜廓清饮加减主之，或四苓散、胃苓汤之类皆可用；或湿胜者，宜平胃散之类主之。

——脾胃虚寒，中气不健，而三焦胀满者，是为气虚中满。其为证也，必多吞酸嗳腐，恶食恶寒，或常为溏泄，而别无火证火脉者，必属脏寒，此所谓脏寒生满病也，惟宜温补。寒在中焦者，宜温胃饮、理中汤。寒在下焦者，宜理阴煎、八味地黄汤之类主之。

——单腹胀者，名为鼓胀，以外虽坚满，而中空无物，其象如鼓，故名鼓胀。又或以血气结聚，不可解散，其毒如蛊，亦名蛊胀。且肢体无恙，胀惟在腹，故又名为单腹胀，此实脾胃病也。夫脾胃为中土之脏，为仓廪之官，其脏受水谷，则有坤顺之德，其化生血气，则有乾健之功，使果脾胃强健，则随食随化，何胀之有？此惟不善调摄，而凡七情劳倦，饮食房闱，一有过伤，皆能戕贼脏气，以致脾土受亏，转输失职，正气不行，清浊相混，乃成此证。凡治此者，若察其病由中焦，则当以脾胃为主，宜参、芪、白术、干姜、甘草之属主之。若察其病由下焦，则当以命门母气为主，宜人参、熟地、当归、山药、附子、肉桂之属主之。如果气有痞塞，难于纯补，则宜少佐辛香，如陈皮、厚朴、砂仁、香附、丁香、白芥子之属。

如或水道不利，湿气不行，则当助脾行湿，而佐以淡渗，如猪苓、泽泻、茯苓之属。若诸药未效，仍当灸治，如后法。以上诸法，大略如此，然病成单鼓，终非吉兆，必其伤败有渐，然后至此，使非尽扫尘务，加意调理，则未有或免者矣。

——治胀当辨虚实。若察其果由饮食所停者，当专去食积；因气而致者，当专理其气；因血逆不通而致者，当专清其血；其于热者寒之，结者散之，清浊混者分利之，或升降其气，或消导其邪，是皆治实之法也。第凡病肿胀者，最多虚证，若在中年之后，及素多劳伤，或大便溏滑，或脉息弦虚，或声色憔悴，或因病后，或因攻击太过，而反致胀满等证，则皆虚损之易见者也。诸如此类，使非培补元气，速救根本，则轻者必重，重者必危矣。若虚在脾肺者，宜四君子汤、归脾汤之类主之。若脾虚兼寒者，宜理中汤、温胃饮、五君子煎。若脾虚兼痰者，宜六君子煎。若肾虚兼痰者，宜金水六君煎。若虚在肝肾者，宜六味地黄汤。若肾虚兼寒者，宜理阴煎，或八味地黄丸，甚者加减《金匮》肾气汤主之。若以虚证而妄行消伐，则百不活一矣。其有果以少壮停滞，或肝强气逆，或时气亢害为邪者，方可直攻其病，但辨之宜详，不可忽也。

——凡外感毒风，邪留肤腠，则亦能忽然浮肿，如东垣所谓八益之邪，自外而入者是也。然其来必速，其证则必有脉紧及头疼骨痛等证，方是外感之候，先宜解散其邪，如正柴胡饮、小柴胡汤、败毒散、参苏饮、葛根葱白汤之类，随宜用之。若风因火炽，而表里俱热者，宜芍药清肝散，或龙胆泻肝汤之类主之。若邪传入里，太阳阳明并病，而胃实热甚，必日晡潮热，大渴引饮者，白虎汤主之。若大实大满，而热结不退者，大承气汤，或百顺丸下之。若少阳阳明并病，寒热往来，满而实者，宜大柴胡汤下之。《五常政大论》曰：下之则胀已，此之类也。

水肿论治 凡七条

凡水肿等证，乃脾肺肾三脏相干之病。盖水为至阴，故其本在肾；水化于气，故其标在肺；水惟畏土，故其制在脾。今肺虚则气不化精而化水，脾虚则土不制水而反克，肾虚则水无所主而妄行，水不归经则逆而上泛，故传入于脾而肌肉浮肿，传入于肺则气息喘急。虽分而言之，而三脏各有所主，然合而言之，则总由阴胜之害，而病本皆归于肾。《内经》曰：肾为胃关，关门不利，故聚水而从其类也。然关门何以不利也？经曰：膀胱者，州都之官，津液藏焉，气化则能出矣。夫所谓气化者，即肾中之气也，即阴中之火也。阴中无阳，则气不能化，所以水道不通，溢而为肿。故凡治肿者必先治水，治水者必先治气，若气不能化，则水必不利，惟下焦之真气得行，始能传化，惟下焦之真水得位，始能分清。求古治法，惟薛立斋先生加减《金匮》肾气汤，诚对证之方也，余屡用之，无不见效。此虽壮水之剂，而实即脾肺肾三脏之正治也。何也？盖肾为先天生气之源，若先天元气亏于下，则后天胃气失其本，而由脾及肺，治节所以不行，是以水积于下，则气壅于上，而喘胀由生，但宜峻补命门，使气复元，则三脏必皆安矣。今论其方：如所用桂、附，以化阴中之阳也；熟地、山药、牛膝，以养阴中之水也；茯苓、泽泻、车前子，以利阴中之滞也。此能使气化于精，即所以治肺也；补火生土，即所以治脾也；壮水通窍，即所以治肾也。此方补而不滞，利而不伐，凡病水肿于中年之后，及气体本弱者，但能随证加减用之，其应如响，诚诸方之第一，更无出其上者。

——证有全由脾肺不足而为肿胀者，治宜以四君、归脾之属为主，固是正治之法，然亦须兼补命门。盖脾土非命门之火不能生，肺气非命门之水不能化。人知土能制水，而不知阳实制阴，人知气化为精，而不知精化为气也，虚则补母，正此之谓。

——凡素禀阳盛，三焦多火，而病为水肿者，其证必烦渴喜冷，或面赤便结，或热而喘嗽，或头面皆肿，或脉见滑实，此湿热相因，阴虚之证也；凡辛香燥热等剂，必所不堪，宜用六味地黄汤加牛膝、车前、麦冬之类，大剂与之。其有热甚者，宜加减一阴煎加茯苓、泽泻、车前、牛膝之类主之。其有虚中挟实，胸膈不清，宜加陈皮、白芥子之类佐之。其有生平不宜熟地者，则单用生地亦可。但此等壮水等剂，必十余服后，方可望效，若先因克伐致虚者，其效尤迟，慎毋欲速，自求伊戚也。

——凡年少纵酒，致为湿热所乘，元气尚强，脉实有力，而不便于温补者，此当逐去湿热，亦能速效。宜禹功散、导水丸、浚川散、三花神佑丸之类，皆可择用。泻后宜薄滋味，戒饮酒，久之方可复元。

古法治肿，大都不用补剂，而多用去水等药，微则分利，甚则推逐，如五苓散、五淋散、五皮散、导水茯苓汤之类，皆所以利水也；如舟车、神佑丸、浚川散、禹功散、十枣汤之类，皆所以逐水也。再如巴豆、朴硝、针砂、滑石、三棱、蓬术、麝香、琥珀、土狗、地龙、田螺、水蛭、鲤鱼、鲫鱼、萝卜子、苏子、商陆、葶苈、杏仁、防已、秦艽、木瓜、瞿麦、通草、厚朴、赤小豆、猪苓、海金砂、五加皮、大腹皮、羌活、独活之类，无非逐水利水之剂，但察其果系实邪，则此等治法，诚不可废，但必须审证的确，用当详慎也。凡今方士所用，则悉皆此类，故能晚服而早通，朝用而暮泻，去水斗许，肿胀顿消，效诚速也。但彼不顾人之虚实，不虑人之死生，惟以见效索谢而去，不知随消随胀，不数日而复，胀必愈甚，苟以年衰积损之证，而复遭此劫，则百无一生矣。

——水肿证，以精血皆化为水，多属虚败，治宜温脾补肾，此正法也。然有一等不能受补者，则不得不从半补，有并半补亦不能受者，则不得不全用分消。然以消治肿，惟少年之暂病则可，若气血既衰，而复不能受补，则大危之候也。故凡遇此辈，必须千方百计，务救根本，庶可保全。尝见有专用消伐而退肿定喘者，于肿消之后，必尫羸骨立，略似人形，多则半年，少则旬日，终无免者。故余之治此，凡属中年积损者，必以温补而愈，皆终身绝无后患。盖气虚者不可复行气，肾虚者不可复利水。且温补即所以化气，气化而全愈者，愈出自然；消伐所以逐邪，逐邪而暂愈者，愈由勉强，此其一为真愈，一为假愈，亦岂有假愈而果愈者哉。

——无论气鼓、水鼓，凡气实可下者，宜用赤金豆，或百顺丸，以渐利之。

新案 共二条

肿胀之治，凡脾肾虚证，如前论所列薛氏肾气汤者，诚然善矣，然用之之法，犹当因此廓充，不宜执也。向余尝治一陶姓之友，年逾四旬，因患伤寒，为医误治，危在呼吸，乃以大剂参、附、熟地之类，幸得挽回。愈后喜饮，未及两月，忽病足股尽肿，胀及于腹，按之如鼓，坚而且硬，因其前次之病，中气本伤，近日之病，又因酒湿，度非加减肾气汤不可治，遂连进数服，虽无所碍，然终不见效，人皆料其必不可治。余熟计其前后，病因本属脾肾大虚，而今兼以渗利，未免减去补力，亦与实漏卮者何异，元气不能复，病必不能退。遂悉去利水等药，而专用参附理阴煎，仍加白术，大剂与之，三剂而足胫渐消，二十余剂而腹胀尽退，愈后人皆叹服，曰：此证本无生理，以此之胀，而以此之治，何其见之神也。自后凡治全虚者，悉用此法，无一不效。可见妙法之中，更有妙焉，顾在用者之何如耳。塞因塞用，斯其最也，学者当切识此意。

因食滞气痛胀：余尝治一姻家子，年力正壮，素日饮酒，亦多失饥伤饱。一日偶因饭后胁肋大痛，自服行气化滞等药，复用吐法，尽出饮食，吐后逆气上升，胁痛虽止，而上壅胸膈，胀痛更甚，且加呕吐。余用行滞破气等药，呕痛渐止，而左乳胸肋之下，结聚一块，胀实拒按，脐腹隔闭，不能下达，每于戌、亥、子、丑之时，则胀不可当。因其呕吐既止，已可用下，凡大黄、芒硝、棱、莪、巴豆等药，及萝卜子、朴硝、大蒜、橘叶捣罨等法，无所不尽，毫不能效，而愈攻愈胀，因疑为脾气受伤，用补尤觉不便，汤水不入者凡二十余日，无计可施，窘剧待毙，只得用手揉按其处。彼云肋下一点，按着则痛连胸腹，及细为揣摸，则正在章门穴也。章门为脾之募，为脏之会，且乳下肋间，正属虚里大络，乃胃气所出之道路，而气实通于章门。余因悟其日轻夜重，本非有形之积，而按此连彼，则病在气分无疑也。但用汤药，以治气病，本非不善，然经火则气散，而力有不及矣。乃制神香散，使日服三四次，兼用艾火灸章门十四壮，以逐散其结滞之胃气，不三日胀果渐平，食乃渐进，始得保全。此其证治俱奇，诚所难测。本年春间，一邻人陡患痛胀隔食，全与此同，群医极尽攻击，竟以致毙，是真不得其法耳，故录此以为后人之式。

述古 共五条

仲景曰：腹满不减，减不足言，当下之。腹满时减，复如故，此为寒，当与温药。

华元化曰：人中百病，难疗者莫出于水也。水者肾之制也，肾者人之本也。肾气壮，则水还于肾，肾气虚，则水散于皮。又三焦壅塞，营卫闭格，血气不从，虚实交变，水随气流，故为水病。

丹溪曰：水肿脉多沉，病阳水兼阳证，脉必沉数；病阴水兼阴证，脉必沉迟。若遍身肿，烦渴，小便赤涩，大便闭结，此属阳水。先以五皮散，或四磨饮，添磨生枳壳，重则疏凿饮。若遍身肿，不烦渴，大便溏，小便少不涩赤，此属阴水。

宜实脾散，或流气饮主之。

徐东皋曰：经云：脏寒生满病。《脉经》云：胃中寒则胀满。脾为阴中之至阴，故经曰：太阴所至为蓄满。大抵脾湿有余，无阳不能施化，如土之久于雨水，则为泥矣，岂能生化万物？必待和风暖日，湿去阳生，自然生长也。故凡若此者，宜以辛热药治之。又曰：经云下之则胀已，此以湿热饮食有余，脾胃充实者言也。如仲景治伤寒邪入于里，而成腹满坚实，大便秘而不利者，宜以三承气汤下之可也。若因脾虚内寒不足，而气不能运化精微，以成腹满者，故宜以甘温补脾为主，少佐辛热，以行壅滞之气，庶使脾土旺健，胀满运行，斯可愈矣，即经所谓塞因塞用，从治之法耳。医者不察乎此，惟执下之胀已，急于获效，病者苦于胀满，喜行利药，以求通快，不知暂快一时，则真气愈伤，腹胀愈甚，去死不远矣。俗谓气无补法者，以其痞塞似难于补，不思正气虚而不能运行为病，经曰壮者气行则愈是也。又曰：水肿本因脾虚不能制水，水渍妄行，当以参、术补脾，使脾气得实，则自健运而水自行。大抵只宜补中行湿利小便，切不可下，但用二陈加人参、苍白术为主，或佐以黄芩、麦冬、炒栀子以制肝木。若腹胀，少佐厚朴；气不运，加木香、木通；气若陷下，加升麻、柴胡提之，必须补中行湿，加升提之药，能使大便润，小便长。又曰：诸家治水肿，只知导湿利小便，执此一途，用诸去水之药，往往多死。又用导水丸、舟车丸、神佑丸之类大下之，此速死之兆。盖脾气虚极而肿，愈下愈虚，虽劫目前之快，而阴损正气，祸不旋踵。大法只宜补中宫为主，看所挟加减，不尔则死，当以严氏实脾散加减。要知从治、塞因塞用之理，然后可以语水肿之治耳。

孙一奎曰：予在吴下时，有吴生讳震者，博邪士也。一日偶谈及鼓胀，乃诘予曰：鼓有虫，否乎？予卒不敢应，俯思久之，对曰：或有之。《本事方》云：脐腹四肢悉肿者为水，只腹胀而四肢不肿者为蛊，注曰：蛊即鼓胀也。由是参之，古人曾以蛊鼓同名矣，且蛊以三虫为首，岂无旨哉。愚谓鼓胀，即今云气虚中满是也，以其外坚中空，有似于鼓，故以名之；彼蛊证者，中实有物，积聚既久，理或有之。吴生曰：子诚敏也。予堂嫂病鼓三载，腹大如箕，时或胀痛，四肢瘦削，三吴名剂，历尝不瘳。吴俗死者多用火葬，烧至腹，忽响声如炮，人皆骇然，乃见虫从腹中爆出，高二三丈许，烧所之天为昏，俄而坠地，细视之，皆蛔也，不下千万数，大者长尺余，虫腹中复生小虫，多者十五六条，或十数条，或五六条。虫在人腹中蕃息如此，曷不令人胀而死哉！惜乎诸书未有言及者。予闻之，恍然如梦始觉，然犹未亲见其异也。岁万历癸巳，至淮阴，有王乡官者，其子年十六，新娶后腹胀大，按之有块，形如稍瓜，四肢瘦削，发热昼夜不退，已年半矣，医惟以退热消胀之剂投之，其胀愈甚，其热愈炽，喉中两耳俱疮。余诊视之，脉滑数，望其唇则红，其腹则疼，又多嗜肥甘。余思诸凡腹痛者，唇色必淡，不嗜饮食，今其若此，得非虫乎？遂投以阿魏积块丸，服之果下虫数十，大者二，一红一黑，长尺余，虫身红线自首贯尾，虫腹中复有虫，大者数条，小者亦三四条；虫下则热渐减，胀渐消，三下而愈，亦信前闻之不虚也。

针灸法

脾俞治胀，随年壮灸之　肝俞治胀，灸百壮　三焦俞治心腹胀满，饮食减少，小便不利，羸瘦少气　分水治腹胀绕脐结痛，不能食。若是水病，尤宜灸之　神阙主水肿膨胀，肠鸣如水之声，极效　石门主水肿，水行皮中，小便黄　足三里主水肿腹胀　水沟主一切水肿

按：水肿证惟得针水沟，若针余穴，水尽即死，此《明堂》《铜人》所戒也。庸医多为人针分水，误人多矣。若其他穴，或有因针得瘥者，特幸焉耳。大抵水肿禁针，不可为法。

肿胀论列方

廓清饮新和十三
四苓散和一八七
四君子汤补一
神香散新和二十
平胃散和十七
五苓散和一八二
五君子煎新热六
胃苓汤和百九十
二陈汤和一
六君子汤补五
五淋散寒百十七
五皮散和六八
正柴胡饮新散六
参苏饮散三四
排气饮新和六
小柴胡汤散十九
理中汤热一
理阴煎新热三
大和中饮新和七
归脾汤补三二
温胃饮新热五
小和中饮新和八
解肝煎新和十一
实脾散热百四
严氏实脾散热百五
六味汤补百二十
八味汤补一二一
金匮肾气汤补一二四
四磨饮和五二
流气饮和四六
金水六君煎新和一
败毒散散三六
疏凿饮和五三
加减一阴煎新补九
白虎汤寒二
十枣汤攻二八
葛根葱白汤散三二
禹功散攻四一
浚川散攻四二
导水茯苓汤和六二
神佑丸攻四八
导水丸攻七一
芍药清肝散寒六一
舟车丸攻七十
赤金豆新攻二
龙胆泻肝汤寒六三
大柴胡汤攻七
百顺丸新攻六
大承气汤攻一

论外备用方

三和汤和六十 脾湿肿
健脾散和六三 和中快气
参术健脾汤和六四 补脾行滞
当归散和六五 水气肿
四磨饮和五二 行气
麻黄附子甘草汤散五 风湿
百合汤热一三四 肿喘
越婢汤散八九 风水悉肿
麻黄甘草汤散六 水肿取汗
调胃白术散和三三 和胃
苏子降气汤和四一 顺气
人参养胃汤和二三四 和胃
调气平胃散和十八
七气汤和五一 积胀
半夏丁香丸和百十三 气滞
厚朴汤和五四 气滞
曲柏枳术丸和八一 食肿
香砂枳术丸和八十 气胀
木香宽中散和五五 行气
沉香琥珀丸和六九 利便
消导宽中汤和五八 食气滞
人参木香散和五七 利水
养胃进食丸和八九 健脾
化滞调中汤和五九 食滞
导水茯苓汤和六二 利水
导滞通经汤和六一 脾湿
木香分气饮和五六 气湿
当归活血散和六六 瘀血
槟榔煎和二三六 瘴气
大正气散和二四 宽湿中满
温胃汤热十二 胃寒中满
养胃汤热六九 虚寒滞
厚朴丸热百六十 寒滞中满
腹胀方热百六
红丸子热百九十 消食胀
胡椒理中汤热六 虚寒
强中汤热九二 生冷伤脾
复元丹热百二 寒滞
沉香桂附丸热百十一 中寒
感应丸攻五四 积聚胀痛
透膈汤攻三十 逐滞消胀
厚朴温中汤热九十 寒滞
枳实导滞丸攻五七 清火攻滞

景岳全书卷之二十二终

卷之二十三 心集

杂证谟

积聚

经义

《百病始生篇》：岐伯曰：风雨寒热，不得虚，邪不能独伤人。卒然遇疾风暴雨而不病者，盖无虚，故邪不能独伤人。此必因虚邪之风，与其身形，两虚相得，乃客其形。是故虚邪之中人也，留而不去，传舍于肠胃之外，募原之间，留着于脉，稽留而不去，息而成积。或著孙脉，或著络脉、或著经脉，或著输脉，或著于伏冲之脉，或著于膂筋，或著于肠胃之募原，上达于缓筋，邪气淫泆，不可胜论。其著孙络之脉而成积者，其积往来上下臂手，孙络之居也，浮而缓，不能句积而止之，故往来移行肠胃之间，水凑渗注灌，濯濯有音。有寒则䐜胀满雷引，故时切痛。其著于阳明之经，则挟脐而居，饱食则益大，饥则益小。其著于缓筋也，似阳明之积，饱食则痛，饥则安。其著于肠胃之募原也，痛而外连于缓筋，饱食则安，饥则痛。其著于伏冲之脉者，揣之应手而动，发手则热气下于两股，如汤沃之状。其著于膂筋在肠后者，饥则积见，饱则积不见，按之不得。其著于输之脉者，闭塞不通，津液不下，孔窍干壅。帝曰：积之始生，至其已成奈何？岐伯曰：积之始生，得寒乃生，厥乃成积也。帝曰：其成积奈何？岐伯说：厥气生足悗，足悗生胫寒，胫寒则血脉凝涩，血脉凝涩则寒气上入于肠胃，入于肠胃则䐜胀，䐜胀则肠外之汁沫迫聚不得散，日以成积。卒然多食饮则肠满，起居不节，用力过度，则络脉伤，阳络伤则血外溢，血外溢则衄血，阴络伤则血内溢，血内溢则后血。肠胃之络伤，则血溢于肠外，肠外有寒汁沫与血相搏，则并合凝聚不得散而积成矣。卒然外中于寒，若内伤于忧怒，则气上逆，气上逆则六输不通，温气不行，凝血蕴里而不散，津液涩渗，著而不去，而积皆成矣。

《奇病论》帝说：病胁下满气逆，二三岁不已，是为何病？岐伯曰：病名息积，此不妨于食，不可灸刺，积为导引服药，药不能独治也。

《邪气脏腑形篇》曰：心脉微缓为伏梁，在心下。肝脉微急为肥气，在胁下若覆杯。肾脉微急为奔豚。

《五脏生成论》曰：赤脉之至也，喘而坚，诊曰有积气在中，时害于食，名曰心痹，得之外疾，思虑而心虚，故邪从之。白脉之至也，喘而浮，上虚下实，惊，有积气在胸中，喘而虚，名曰肺痹，寒热，得之醉而使内也。青脉之至也，长而左右弹，有积气在心下支肤，名曰肝痹，得之寒湿，与疝同法。黄脉之至也，大而虚，有积气在腹中，有厥气，名曰厥疝，女子同法，得之疾使四肢，汗出当风。黑脉之至也，上坚而大，有积气在小腹与阴，名曰肾痹，得之沐浴清水而卧。

《平人气象论》曰：寸口脉沉而横，曰胁下有积，腹中有横积痛。胃之大络，名曰虚里，贯膈络肺，出于左乳下，其动应衣，脉宗气也。结而横，有积矣。

《大奇论》曰：肾脉小急，肝脉小急，心脉小急，不鼓皆为瘕。三阳急为瘕。

《刺热篇》曰：颊下逆颧为大瘕。

《气厥论》曰：小肠移热于大肠，为虙瘕。

《骨空论》曰：任脉为病，女子带下瘕聚。

《卫气篇》曰：新积，痛可移者，易已也；积不痛，难已也。

《腹中论》帝曰：病有少腹盛，上下左右皆有根，此为何病？可治不？岐伯曰：病名伏梁，裹大脓血，居肠胃之外，不可治，治之每切按之致死。帝曰：何以然？岐伯曰：此下则因阴，必下脓血，上则迫胃脘，生膈，侠胃脘内痈，此久病也，难治。居齐上为逆，居齐下为从，勿动亟夺。帝曰：人有身体髀股胻皆肿，环脐而痛，是为何病？岐伯曰：病名伏梁，此风根也。其气溢于大肠而著于肓，肓之原在脐下，故环脐而痛也，不可动之，动之为水溺涩之病。

《六元正纪大论》帝曰：妇人重身，毒之何如？岐伯曰：有故无殒，亦无殒也。大积大聚，其可犯也，衰其大半而止，过者死。

论证 共四条

积聚之病，凡饮食、血气、风寒之属，皆能致之，但曰积曰聚，当详辨也。盖积者，积垒之谓，由渐而成者也；聚者，聚散之谓，作止不常者也。由此言之，是坚硬不移者，本有形也，故有形者曰积；或聚或散者，本无形也，故无形者曰聚。诸有形者，或以饮食之滞，或以脓血之留，凡汁沫凝聚，旋成癥块者，皆积之类，其病多在血分，血有形而静也。诸无形者，或胀或不胀，或痛或不痛，凡随触随发，时来时往者，皆聚之类，其病多在气分，气无形而动也。故《难经》以积为阴气，聚为阳气，其义即此。凡无形之聚其散易，有形之积其破难，临此证者，但当辨其有形无形，在气在血，而治积治聚，自可得其梗概矣。

——饮食之积。凡暂积者，不过以饮食偶伤，必在肠胃之内，故可行可逐，治无难也。惟饮食无节，以渐留滞者，多成痞积于左胁膈膜之外。盖以胃之大络，名曰虚里，出于左乳下，其动应衣，此阳明宗气所出之道也。若饥饱无伦，饮食叠进，以致阳明胃气一有所逆，则阴寒之气得以乘之，而脾不及化，故余滞未消，乃并肠外汁沫抟聚不散，渐成癥积矣。然其初起甚微，人多不觉，及其既久，则根深蒂固，而药饵难及。今西北小儿多有此疾，而尤于食麪之乡为最，正以面性多滞，而留疾于皮里膜外，所以不易治也。即如妇人血癥气痞，或上或下者，亦多在肠胃之外，募原之间，故当以渐消磨，求法治之。慎毋孟浪欲速，妄行攻击，徒致胃气受伤，而积仍未及，反以速其危也。

——风寒外感之邪，亦能成积。如经曰：虚邪之中人也，留而不去，传舍于肠胃之外，募原之间，留著于脉，息而成积。又曰：病名伏梁，此风根也。由此观之，凡今人以疟后成痞者，是即风寒之属，类可推矣。但疟由风寒，固易知也，而诸积于风，若不相涉。不知饮食之滞，非寒未必成积，而风寒之邪，非食未必成形，故必以食遇寒，以寒遇食，或表邪未清，过于饮食，邪食相抟，而积斯成矣。经曰：虚邪之风，与其身形，两虚相得，乃客其形。信乎致积之由，多由于此，即血癥气痞之由，亦无出于此。然积以寒留，留久则寒多为热，风以致积，积成则证已非风，故治此者，亦但当治其所留，不可发散，以再伤其真气也。惟慎疾者，能知所由而虑之于始，则可为保脾之良策。

——癥痞之积，凡或上或下，或左或右，本无定所，大都血积多在下，而气积、食积，则上自胃脘，下自小腹，凡有留滞，无处不可停蓄。余尝治一食癥结痛者，乃在小腹下右角尖处，自后屡见此证，方知食道之行，必由小腹下右以入广肠，此实人所不知也，别有食停治案在心腹痛门可考。故凡治积聚者，必当详审所因，庶得其确。尝见丹溪之论曰：痞块在中为痰饮，在右为食积，在左为血块。其不能作块，或聚或散者，气也；块乃有形之物，痰与食积死血而成也。愚谓可聚可散者，此气聚无疑也；若以左为血积，右为食积，中为痰饮，则凿矣。即如小儿多有患痞者，必在左胁之下，此无非纵食所致，岂因其在左即为血积，而可攻其血乎？若为左血右食，则右岂无血，而左岂无食乎？不可以为法也。此仍有论在诸风门论丹溪条下，当并阅之。

论治 共十一条

经曰：坚者削之，留者攻之，结者散之，客者除之，上之下之，摩之浴之，薄之劫之，开之发之，适事为故。

凡积聚之治，如经之云者，亦既尽矣。然欲总其要，不过四法，曰攻，曰消，曰散，曰补，四者而已，详列如下。

——凡积坚气实者，非攻不能去，如《秘方》化滞丸、化铁丹、遇仙丹、感应丸、大硝石丸、三花神佑丸、赤金豆、百顺丸之类，皆攻剂之峻者也。又如三棱丸、胜红丸、阿魏丸、助气丸、红丸子、温白丸之属，皆攻剂之次者也。

——凡不堪攻击，止宜消导渐磨者，如和中丸、草豆蔻丸、保和丸、大小和中饮之类是也。若积聚下之不退，而元气未亏者，但当以行气开滞等剂，融化而潜消之。

——无形气聚，宜散而愈者，如排气饮、神香散、《指迷》七气汤、十香丸、四磨饮之属是也。

——凡积痞势缓而攻补俱有未便者，当专以调理脾胃为主，如洁古之枳术丸乃其宜也。余复因其方而推广之，近制芍药枳术丸，兼肝脾以消膨胀，除积聚，止腹痛，进饮食，用收缓功，其效殊胜于彼。再如大健脾丸、木香人参生姜枳术丸，皆调补脾胃之妙剂，所当择用者也。

——凡脾肾不足，及虚弱失调之人，多有积聚之病。盖脾虚则中焦不运，肾虚则下焦不化，正气不行，则邪滞得以居之。若此辈者，无论其有形无形，但当察其缓急，皆以正气为主。凡虚在脾胃者，宜五味异功散，或养中煎、温胃饮、归脾汤之类主之。虚在肝肾者，宜理阴煎、肾气丸、暖肝煎之类酌而用之。此所谓养正积自除也。其或虚中有滞者，则不妨少加佐使。

——治积之要，在知攻补之宜，而攻补之宜，当于孰缓孰急中辨之。凡积聚未久而元气未损者，治不宜缓，盖缓之则养成其势，反以难制，此其所急在积，速攻可也。若积聚渐久，元气日虚，此而攻之，则积气本远，攻不易及，胃气切近，先受其伤，愈攻愈虚，则不死于积而死于攻矣。此其所重在命，不在乎病，所当察也。故凡治虚邪者，当从缓治，只宜专培脾胃以固其本，或灸或膏，以疏其经，但使主气日强，经气日通，则积痞自消。斯缓急之机，即万全之策也，不独治积，诸病亦然。

——凡坚硬之积，必在肠胃之外，募原之间，原非药力所能猝至，宜用阿魏膏、琥珀膏，或水红花膏、三圣膏之类以攻其外，再用长桑君针法以攻其内。然此坚顽之积，非用火攻，终难消散，故莫妙于灸。余在燕都，尝治愈痞块在左胁者数人，则皆以灸法收功也。

——积久成疳，乃其经络壅滞，致动肝脾阳明之火，故为颊肿、口糜、牙龈臭烂之证。此其在外当用膏药、艾火以破坚顽，在内当用芦荟等丸以清疳热。

——妇人血癥气聚论治，详妇人门。

述古 共六条

《难经》曰：病有积有聚，何以别之？然。积者，阴气也，聚者，阳气也，故阴沉而伏，阳浮而动。气之所积名曰积，气之所聚名曰聚，故积者，五脏所生，聚者，六腑所成也。积者，阴气也，其始发有常处，其痛不离其部，上下有所终始，左右有所穷处；聚者，阳气也，其始发无根本，上下无所留止，其痛无常处，谓之聚，故以是别知积聚也。又曰：肝之积，名曰肥气，在左胁下，如覆杯，有头足，久不愈，令人发咳，痎疟，连岁不已。心之积，名曰伏梁，起脐上，大如臂，上至心下，久不愈，令人病烦心。脾之积，名曰痞气，在胃脘，覆大如盘，久不愈，令人四肢不收，发黄疸，饮食不为肌肤。肺之积，名曰息贲，在右胁下，覆大如杯，久不已，令人洒淅寒热，喘咳发肺壅。肾之积，名曰贲豚，发于少腹，上至心下，若豚状，或上或下无时，久不已，令人喘逆，骨痿少气。

仲景曰：积者，脏病也，终不移；聚者，腑病也，发作有时，展转痛移，为可治。诸积大法，脉来细而附骨者，乃积也。寸口，积在胸中。微出寸口，积在喉中。关上，积在脐旁。上关上，积在心下。微下关，积在少腹。尺中，积在气冲。脉出左，积在左。脉出右，积在右。脉两出，积在中央，各以其部处之。

愚按：仲景此说固详而善，虽亦疑其太凿，然于理则通，故述于此，亦可以资意见。若以余之历验，则凡病癥癖者，脉必沉紧而疾，如《内经》说微急、小急者，即其脉也。若诊见和缓，则胃气本无恙，终非癖块之脉。

许学士曰：大抵治积，或以所恶者攻之，或以所喜者诱之，则易愈。如硇砂、水银治肉积，神曲、麦芽治酒积，水蛭、虻虫治血积，木香、槟榔治气积，牵牛、甘遂治水积，雄黄、腻粉治涎积，礞石、巴豆治食积，各从其类也。若用群队之药，分其药势，则难取效。须要认得分明是何积聚，兼见何证，然后增减斟量使之，不尔反有所损，要在临时通变也。

洁古云：壮人无积，虚人则有之，脾胃怯弱，气血两衰，四时有感，皆能成积。若遽以磨坚破结之药治之，疾须去而人已衰矣。干漆、硇砂、三棱、大黄、牵牛之类，用时则暂快，药过则依然，气愈消，疾愈大，竟何益哉。故治积者，当先养正，则积自除，譬如满座皆君子，纵有一小人，自无容地而去，但令其真气实，胃气强，积自消矣。实中有积，大毒之剂治之尚不可过，况虚而有积者乎？此治积之一端也，邪正盛衰，固宜详审。

张子和曰：积之始成也，或因暴怒喜悲思恐之气，或伤酸甘辛咸之味，或停温凉寒热之饮，或受风寒暑湿燥火之邪，其初甚微，可呼吸按导，方寸大而去之，故不难也。若久而延之，留滞不去，遂成五积。

徐东皋曰：养正积除，此积之微者也。如脾胃失于健运，而气积、食积之不疏导者，惟养脾胃之正气，而滞积自疏矣。若夫大积大聚，如五积之久而成癥病，坚固不移者，若非攻击悍利之药，岂能推逐之乎？惟虚弱之人，必用攻补兼施之法也。

针灸法

长桑君针积块癥瘕法：先于块上针之，甚者，又于块首一针，块尾一针，讫，以艾灸之，立应。

一法说：凡灸痞者，须灸痞根，无有不效。其法在脊背十三椎下，当脊中点墨记之，此非灸穴，却于墨之两旁各开三寸半，以指揣摸，觉微有动脉，即点穴灸之，大约穴与脐平。多灸左边，或左右俱灸，此即痞根也。或患左灸右，患右灸左，亦效。

——灸穴法：中脘、期门、章门、脾俞、三焦俞、通谷，此诸痞所宜灸者。

积痞在上者，宜灸上脘、中脘、期门、章门之类。积块在下者，宜灸天枢、章门、肾俞、气海、关元、中极、水道之类。凡灸之法，宜先上而后下，脐腹之壮用宜稍大，皆先灸七壮，或十四壮，以后渐次增加，愈多愈妙。以上诸穴皆能治痞，宜择而用之。然犹有不可按穴者，如痞之最坚处，或头、或尾、或突、或动处，但察其脉络所由者，皆当按其处而通灸之，火力所到，则其坚聚之气自然以渐解散，有神化之妙也。第灸痞之法，非一次便能必效，务须或彼或此，择其要者，至再至三，连次陆续灸之，无有不愈者。

积聚论列方

排气饮新和六
养中煎新热四
温胃饮新热五
归脾汤补三二
枳术丸和七九
芍药枳术丸新和十六
四磨饮和五二
十香丸新和十五
木香人参枳丸和八二
理阴煎新热三
神香散新和二十
暖肝煎新热十五
五味异散补四
肾气丸补百二十
保和丸小三五
《指迷》七气汤和五一
温白丸攻六一
和中丸和八七
秘方化滞丸攻五八
助气丸攻六七
三棱丸攻六十
大健脾和八五
胜红丸攻六六
《三因》红丸子攻九六
大和中饮新和七
感应丸攻五四
遇仙丹攻五一
小和中饮新和八
赤金豆新攻二
神佑丸攻四八
草豆蔻丸和一六七
百顺丸新攻六
阿魏丸攻六四
阿魏膏外三一二
大硝石丸攻五六
琥珀膏外一七
三圣膏攻三八
化铁丹攻五九
水红花膏外三一九
芦荟等丸寒一六八后

论外备用方

消食丸和九十 行滞
枳实丸和八四 食癖
木香槟榔丸攻五十 火盛积坚
曲术丸和百十 宿食
法制陈皮和七十
香砂枳术丸和八十 气积
白术丸和三七八 息积
陈曲丸热一六三 冷积泻痢
曲柏枳术丸和八一 食积
流气丸和一五五 逐寒滞
桃仁煎攻三九 血瘕
枳实导滞丸攻五七 湿热食积
安脾散热六七 冷积
三棱散攻三六 积痞
雄黄圣饼子攻六九 去积
三棱丸攻三七、六十 血癥食积
神保丸攻五三 寒积痛
穿山甲散攻四十 血癥
备急丸攻五二 寒积
消痞核桃攻八七
守病丸攻六五
红丸子热百九十 寒食积
熨痞方攻八八
大异香散攻四四 胀满
加减四物汤妇百十二 血积

痞　满

经　义

《太阴阳明论》曰：饮食不节，起居不时者，阴受之，阴受之则入五脏，入五脏则䐜满闭塞。

《生气通天论》曰：味过于甘，心气喘满。味过于苦，脾气不濡，胃气乃厚。

《脏气法时论》曰：脾虚则腹满肠鸣，飧泄，食不化。

《厥论》曰：厥或令人腹满何也？曰：阴气盛于上则下虚，下虚则胀满。

《异法方宜论》曰：脏寒生满病。

《阴阳应象大论》曰：浊气在上，则生䐜胀。中满者，泻之于内。

《五脏生成篇》曰：腹满䐜胀，支膈胠胁，下厥上冒，过在足太阴、阳明。

《大惑论》曰：人有善饥而不嗜食者，何气使然？曰：胃气热则消谷，故善饥；胃气逆上，则胃脘寒，故不嗜食也。

《脉解篇》曰：太阴所谓病胀者，阴盛而上走于阳明，阳明络属心，故上走心为噫也。

《经脉篇》曰：胃病则贲响腹胀。脾病则腹胀善噫。心主病则胸胁支满。

《六元正纪大论》曰：太阴所至，积饮痞膈，为中满霍乱吐下。寒气至则坚痞腹满，痛急下利之病生矣。水郁之发，善厥逆，痞坚腹满。木郁之发，病膈咽不通，饮食不下。

《五常政大论》曰：备化之纪，其病痞。卑监之纪，其病留满痞塞。敦阜之纪，其病腹满。太阴司天，胸中不利，心下痞痛。

《气交变大论》曰：岁火不及，民病胁支满。复则病鹜溏腹满，食饮不下。岁水不及，民病腹满。

《至真要大论》曰：太阳司天，民病胸腹满。少阴之胜，腹满痛。太阳之胜，腹满食减。阳明之复，甚则心痛痞满。太阳之复，心痛痞满。

论　　证

痞者，痞塞不开之谓；满者，胀满不行之谓。盖满则近胀，而痞则不必胀也。所以痞满一证，大有疑辨，则在虚实二字。凡有邪有滞而痞者，实痞也；无物无滞而痞者，虚痞也。有胀有痛而满者，实满也；无胀无痛而满者，虚满也。实痞实满者，可散可消；虚痞虚满者，非大加温补不可，此而错用，多致误人。

论治 共四条

——虚寒之痞。凡过于忧思，或过于劳倦，或饥饱失时，或病后脾气未醒，或脾胃素弱之人，而妄用寒凉克伐之剂，以致重伤脾气者，皆能有之，其证则无胀无闷，但不知饥，亦不欲食。问其胸腹胀痞，则曰亦觉有些，而又曰不甚胀。盖本非胀也，止因不欲食而自疑为胀耳。察其脉则缓弱无神，或弦多胃少，察其形则色平气怯，是皆脾虚不运而痞塞不开也。此证极多，不得因其不食，妄用消耗，将至胃气日损，则变证百出矣。治宜温补，但使脾肾气强，则痞满开而饮食自进，元气自复矣。又凡脾胃虚者，多兼寒证，何也？盖脾胃属土，土虚者多因无火，土寒则气化无权，故多痞满，此即寒生于中也。亦有为生冷外寒所侵，而致中寒者，然胃强则寒不能侮，而寒能胜之，总由脾气之弱耳。此义详命门火候论中，当并察之。凡脾胃微虚，而若满非满，食少不化者，宜四君子汤，或异功散。若心脾气虚，或气有不顺者，归脾汤或治中汤。若三阴气血俱虚，治节不行，而不便于温者，宜五福饮。若中焦不暖，或嗳腐，或吞酸而痞满者，非温补不可，宜温胃饮、五君子煎，或理中汤、圣术煎，或参姜饮。若脾肾兼寒，命门不暖，则中焦不化，或腹溏，或胸腹喜暖畏寒，或上下腹俱膨膨，而小水黄涩者，宜理阴煎，甚者宜六味回阳饮。此二药最妙，而实人所罕知也。予尝治金孝廉，以劳倦思虑致伤脾气，别无他证，但绝口久不欲食，遂悉用参、术、归、熟附子、姜、桂、甘草之属，半月始愈。后因病后复不食如此，自分必死，仍用前药，大加姜、附各至三钱而后愈。又一妇人，病后久不食，自言病前曾食牛肉，乞求去此，余佯应之，而培补如前，方得全愈。故凡病如此者，只宜温补，不可行滞。新按。

——饮食偶伤，致为痞满者，当察其食滞之有无而治之。凡食滞未消而作痞满，或兼疼痛者，宜大和中饮，或和胃饮加减治之，或枳术丸亦可，甚者神香散。此有治案在肿胀门。若食滞既消，脾气受伤不能运行，而虚痞不开者，当专扶脾气，微者异功散、养中煎，甚者五福饮、温胃饮、圣术煎。若命门母气不足者，治宜如前。若偶食寒凉伤胃，痞满不开，而不可补者，宜和胃饮加山楂、麦芽之类，或用厚朴温中汤。

——实滞之痞，当察其所因而治之。若湿胜气滞而痞者，宜平胃散，或《良方》厚朴汤，或五苓散。若寒滞脾胃，或为痛为痞，而中气不虚者，厚朴温中汤。若脾寒气滞而痞者，和胃饮。若怒气暴伤，肝气未平而痞者，解肝煎。若大便气秘，上下不通而痞者，河间厚朴汤。若胃口停痰而痞者，二陈汤，或橘皮半夏汤。胃寒气滞停痰，痞而兼呕者，加减二陈汤。胶痰不开，壅滞胃口者，药不易化，须先用吐法，而后随证治之。若大便秘结不通，而痞满不开者，宜微利之。

——外邪之痞。凡寒邪感人者，必自表入里，若邪浅在经，未入于腑，则饮食如故，稍深则传入胸次，渐犯胃口，即不能饮食，是亦痞之类也。治此者，但解外邪，而或散或消，或温或补，邪去则胃口自和，痞满自去。此当于伤寒门求法治之。又《伤寒》曰：阳证下之早者，乃为结胸，阴证下之早者，因成痞气。此以邪在表而攻其里，邪在阳而攻其阴，不当下而妄下之，以致邪气乘虚，陷结心下，是误治之害最危者也。实者硬满而痛，是为结胸；虚者满而不痛，是为痞气，宜审别治之。治法详结胸、腹满条中。

述古 共三条

丹溪曰：痞满与胀满不同，胀满内胀而外亦形，痞则内觉痞闷，而外无胀急之形也。盖由脾气不和，中央痞塞，皆土邪之所为也。有因误下里气虚，邪乘虚而入于心之分为痞者。有不因误下而得之，如中气虚弱，不能运化精微而为痞者。有饮食、痰饮不能施化为痞者。有湿热太甚，邪着心下为痞者。

东垣曰：伤寒痞者，从血中来，从外之内，从无形。杂病痞者，亦从血中来，从内之外，从有形。有形以苦泻之，无形以辛散之。《玉机》云：痞满之病，人皆知气不运也，独东垣以血病言之，谓下多则亡阴而损血，此前人之未论也。世之用气药治痞而不效者，盖不知此理故也。

刘宗厚曰：古方治痞，用黄芩、黄连、枳实之苦以泄之，厚朴、生姜、半夏之辛以散之，人参、白术之甘温以补之，茯苓、泽泻之咸淡以渗之，随其病之所在以调之也。既痞有湿，惟宜上下分消其气，果有内实之证，庶可略与疏导。世人苦于痞塞，喜行利药以求速效，暂时通快，痞若再作，益以滋甚，是皆不察夫下多亡阴之意也。如结胸是实邪，大陷胸汤主之；痞是虚邪，诸泻心汤主之。愚据刘公此论，既云下多亡阴，又云痞是虚邪，诚然善矣，然欲用诸泻心汤以治虚邪，能无失乎？盖未知塞因塞用，别有神化之妙法，而痞满多在脾，尤不可以泻心也。

痞满论列方

二陈汤和一
四君子汤补一
五君子煎新热六
归脾汤补三二
治中汤热十
大和中饮新和七
温胃饮新热五
神香散新和二十
理中汤热一
加减二陈汤和二
圣术煎新热二五
和胃饮新和五
理阴煎新热三
六味回阳饮新热二
平胃散和十七
养中煎新热四
橘皮半夏汤和十三
异功散补四
参姜饮新热八
《良方》厚朴汤和五四
五苓散和一八二
五福饮新补六
河间厚朴汤和三三六
解肝煎新和十一
枳术丸和七九
厚朴温中汤热九十

论外备用方

四君子汤补一

香砂六君汤补七

人参养胃汤和二三四 和胃

启脾丸和八六 行滞

大健脾和八五

小半夏茯苓汤和九 痰痞

嘉禾散和百六十 气痞

八味理中丸热七 虚寒

沉香桂附丸热百十一 中寒

越鞠丸和一五四 火郁

胡椒理中汤热六 虚寒

半夏丁香丸和百三十 气滞

沉香降气散和四十 气滞

木香宽中散和五五 行气

藿香正气散和二十 寒滞

苏子降气汤和四一 顺气

葛花解酲汤和一二四

贴痞琥珀膏外三一八

熨痞方攻八八

消痞核桃攻八七

木香人参枳术丸和八二

水红花膏外三一九

消痞膏外三一六

景岳全书卷之二十三终

卷之二十四
心集

杂证谟

泄泻

经义

《金匮真言论》曰：长夏善病洞泄寒中。

《阴阳应象大论》曰：清气在下，则生飧泄；浊气在上，则生䐜胀。湿胜则濡泄。春伤于风，夏生飧泄。水谷之寒热，感则害人六腑。

《脏气法时论》曰：脾病者，虚则腹满肠鸣，飧泄，食不化。

《百病始生篇》曰：虚邪之中人也，留而不去，传舍于肠胃，多寒则肠鸣飧泄，食不化，多热则溏出糜。

《举痛论》曰：寒气客于小肠，小肠不得成聚，故后泄腹痛矣。怒则气逆，甚则呕血及飧泄，故气上矣。

《经脉篇》曰：脾所生病，心下急痛，溏、瘕泄。肝所生病，胸满呕逆，飧泄、狐疝。

《宣明五气篇》曰：大肠小肠为泄。

《厥论》曰：少阴厥逆，虚满呕变，下泄清。

《太阴阳明论》曰：食饮不节，起居不时者，阴受之，阴受之则入五脏，入五脏则䐜满闭塞，下为飧泄，久为肠澼。

《阴阳别论》曰：一阳发病，少气善咳，善泄。

《邪气脏腑病形篇》曰：肺脉小甚为泄。肾脉小甚为洞泄。

《脉要精微论》曰：胃脉实则胀，虚则泄。数动一代者，病在阳之脉也，泄及便脓血。久风为飧泄。仓廪不藏者，是门户不要也。水泉不止，是膀胱不藏也。得守者生，失守者死。

《平人气象论》曰：尺寒脉细，谓之后泄。

《玉机真脏论》曰：脉细，皮寒，气少，泄痢前后，饮食不入，此谓五虚。泄而脉大，脱血而脉实，皆难治。

《师传篇》曰：脐以上皮热，肠中热，则出黄如糜。脐以下皮寒，胃中寒，则腹胀；肠中寒，则肠鸣飧泄。胃中寒，肠中热，则胀而且泄。

《论疾诊尺篇》曰：大便赤瓣飧泄，脉小者，手足寒，难已。飧泄，脉小，手足温，泄易已。春伤于风，夏生后泄肠澼。

《咳论》曰：五脏各以治时感于寒则受病，微则为咳，甚则为泄为痛。

《热病篇》曰：泄而腹满甚者死。

《玉版篇》曰：其腹大胀，四末清，脱形，泄甚，是一逆也。腹鸣而满，四肢清，泄，其脉大，是二逆也。咳呕腹胀，且飧泄，其脉绝，是三逆也。

《标本病传论》曰：先病而后泄者治其本。先泄而后生他病者，治其本。

《四时气篇》曰：飧泄，取三阴之上，补阴陵泉，皆久留之，热行乃止。

《气交变大论》曰：岁木太过，民病飧泄食减，体重烦冤，肠鸣腹支满。岁火太过，民病血溢血泄注下。岁土太过，民病腹满溏泄肠鸣，反下甚。岁水太过，上临太阳，病反腹满胀鸣，溏泄，食不化。岁木不及，民病少腹痛，肠鸣溏泄。岁火不及，复则埃郁，病鹜溏腹满，食饮不下，寒中肠鸣，泄注腹痛。岁土不及，民病飧泄，霍乱，体重腹痛。岁金不及，民病血便注下。岁水不及，民病身重濡泄。

《五常政大论》曰：卑监之纪，上角与正角同，其病飧泄，邪伤脾也。发生之纪，上征则其气逆，其病吐利。

《六元正纪大论》曰：不远热则热至，不远寒则寒至，寒至则坚痞腹满，痛急下利之病生矣。热至则身热，吐下霍乱，血溢血泄，淋闭之病生矣。太阴所至为中满霍乱吐下。厥阴所至为胁痛呕泄。少阳所至为暴注。太阳所至为流泄禁止。

《至真要大论》曰：岁少阳在泉，火淫所胜，民病注泄赤白，少腹痛，尿赤，甚则血便。少阴同候。厥阴司天，风淫所胜，民病食则呕，冷泄腹胀，溏泄瘕水闭，病本于脾。少阳司天，火淫所胜，民病泄注赤白。阳明司天，燥淫所胜，民病寒清于中，感而疟，咳，腹中鸣，注泄鹜溏，病本于肝。厥阴之胜，肠鸣飧泄，少腹痛，注下赤白。少阴之胜，腹满痛溏泄，传为赤沃。太阴之胜，湿化乃见，善注泄。阳明之胜，清发于中，左胠胁痛，溏泄。太阳之胜，寒入下焦，传为濡泄。阳明之复，清气大举，甚则心痛痞满，腹胀而泄。诸病水液，澄澈清冷，皆属于寒。暴注下迫，皆属于热。

论证 共三条

凡《内经》有言飧泄者，有言濡泄者，皆泄泻也；有言肠澼者，即下痢也。然痢之初作，必由于泻，此泻之与痢本为同类，但泻浅而痢深，泻轻而痢重；泻由水谷不分，出于中焦；痢以脂血伤败，病在下焦。在中焦者，湿由脾胃而分于小肠，故可澄其源，所以治宜分利；在下焦者，病在肝肾大肠，分利已无所及，故宜调理真阴，并助小肠之主，以益气化之源。此泻痢之证治有不同，而门类亦当有辨。然病实相关，不可不兼察以为治也。

——泄泻之本，无不由于脾胃。盖胃为水谷之海，而脾主运化，使脾健胃和，则水谷腐熟，而化气化血以行营卫。若饮食失节，起居不时，以致脾于胃受伤，则水反为湿，谷反为滞，精华之气不能输化，乃致合污下降，而泻痢作矣。脾强者，滞去即愈，此强者之宜清宜利，可逐可攻也。脾弱者，因虚所以易泻，因泻所以愈虚，盖关门不固，则气随泻去，气去则阳衰，阳衰则寒从中生，固不必外受风寒而始谓之寒也。且阴寒性降，下必及肾，故泻多必亡阴，谓亡其阴中之阳耳。所以泄泻不愈，必自太阴传于少阴，而为肠澼，肠澼者，岂非降泄之甚，而阳气不升，脏气不固之病乎？凡脾胃气虚而有不升不固者，若复以寒之，复以逐之，则无有不致败者。此强弱之治，大有不同，故凡治此者，有不可概言清利也。

——泄泻之因，惟水火土三气为最。夫水者寒气也，火者热气也，土者湿气也，此泻痢之本也。虽曰木亦能泻，实以土之受伤也；金亦能泻，实以金水同气，因其清而失其燥也。知斯三者，若乎尽矣，然而三者之中，则又惟水火二气足以尽之。盖五行之性，不病于寒则病于热，大都热者多实，虚者多寒。凡湿热之证，必其脉盛形强，声音壮亮，食饮裕如，举动轻捷者，此多阳也。虚寒之证，必其脉息无力，形气少神，言语轻微，举动疲倦者，此多阴也。故必察其因，而于初泻之时，即当辨其有余不足，则治无不愈，而亦不致有误矣。

分利治法 共二条

凡泄泻之病，多由水谷不分，故以利水为上策。然利水之法，法有不同，如湿胜无寒而泻者，宜四苓散、小分清饮之类主之，但欲分其清浊也。如湿挟微寒而泻者，宜五苓散、胃苓汤之类主之，以微温而利之也。如湿热在脾，热渴喜冷而泻者，宜大分清饮、茵陈饮、益元散之类主之，去其湿热而利也。

泄泻之病，多见小水不利，水谷分则泻自止，故曰：治泻不利小水，非其治也。然小水不利，其因非一，而有可利者，有不可利者，宜详辨之。如湿胜作泻而小水不利者，以一时水土相乱，并归大肠而然也。有热胜作泻而小水不利者，以火乘阴分，水道闭涩而然也。有寒泻而小水不利者，以小肠之火受伤，气化无权而然也。有脾虚作泻而小水不利者，以土不制水，清浊不分而然也。有命门火衰作泻而小水不利者，以真阴亏损，元精枯涸而然也。凡此皆小水不利之候。然惟暴注新病者可利，形气强壮者可利，酒湿过度、口腹不慎者可利，实热闭涩者可利，小腹胀满、水道痛急者可利。又若病久者不可利，阴不足者不可利，脉证多寒者不可利，形虚气弱者不可利，口干非渴而不喜冷者不可利。盖虚寒之泻，本非水有余，实因火不足；本非水不利，实因气不行。夫病不因水，而利则亡阴，泻以火虚，而利复伤气，倘不察其所病之本，则未有不愈利愈虚，而速其危者矣。

诸泄泻论治 共九条

——泄泻之暴病者，或为饮食所伤，或为时气所犯，无不由于口腹，必各有所因，宜察其因而治之。如因食生冷寒滞者，宜抑扶煎、和胃饮之属以温之。因湿滞者，宜平胃散、胃苓汤，或白术芍药散以燥之利之。因食滞而胀痛有余者，宜大、小和中饮之属以平之。因气滞而痛泻之甚者，宜排气饮，或平胃散之属以调之。因食滞而固结不散，或胃气之强实者，宜神佑丸、赤金豆、百顺丸之属以行之。凡初感者，病气未深，脏气未败，但略去其所病之滞，则胃气自安，不难愈也。

——凡脾气稍弱，阳气素不强者，一有所伤，未免即致泄泻，此虽为初病，便当调理元气，自非强盛偶伤者之比。如因泻而神气困倦者，宜养中煎，或温胃饮，或圣术煎，或四君子汤，或五君子煎。如微寒兼滞而不虚者，宜佐关煎。若脾虚而微滞者，宜五味异功散。若脾虚而微寒微滞者，宜六味异功煎，或温胃饮。若因饮食不调，忽而溏泻，以渐而甚，或见微痛，但所下酸臭，而颜色淡黄，便是脾虚胃寒不化之证，即宜用五德丸，再甚者，即宜用胃关煎，切勿疑也。

——凡兼真阴不足而为泄泻者，则或多脐下之痛，或于寅卯时为甚，或食入已久，反多不化，而为呕恶溏泻，或泻不甚臭而多见完谷等证。盖因丹田不暖，所以尾闾不固，阴中少火，所以中焦易寒，此其咎在下焦，故曰真阴不足也，本与中焦无涉，故非分利所及也，惟胃关煎一剂，乃为最上之乘。且人之患此者最多，勿谓其为新病而不可用也，勿谓其为年少而未宜用也，觉有是证，即宜是药，剂少功多，攸利非小。但知者见其先，昧者见其后，见其后，恐见之迟矣，所以贵见先也。

——肾泄证，即前所谓真阴不足证也，每于五更之初，或天将明时，即洞泄数次，有经月连年弗止者，或暂愈而复作者，或有痛者，或有不痛者，其故何也？盖肾为胃关，开窍于二阴，所以二便之开闭，皆肾脏之所主。今肾中阳气不足，则命门火衰，而阴寒独盛，故于子丑五更之后，当阳气未复，阴气盛极之时，即令人洞泄不止也。古方有椒附丸、五味子散，皆治此之良方；若必欲阳生于阴，而肾气充固，则又惟八味地黄丸为宜。然余尝用此，则似犹未尽善，故特制胃关煎、一气丹、九气丹、复阳丹之属，斯得其济者多矣，或五味子丸亦佳；其有未甚者，则加五德丸、四神丸，皆其最宜者也。

——凡脾泄久泄证，大都与前治脾弱之法不相远，但新泻者可治标，久泻者不可治标，且久泻无火，多因脾肾之虚寒也。若止因脾虚者，惟四君子汤、参术汤、参苓白术散之属为宜。若脾胃兼寒者，宜五君子煎、黄芽丸、五德丸。若脾气虚寒兼滞闷者，宜六味异功煎、温胃饮、圣术煎。若脾气虚寒之甚，而饮食减少，神疲气倦，宜参附汤、术附汤、十全大补汤。若病在下焦，肾气虚而微热者，宜六味地黄汤；微寒者，宜八味地黄汤，或胃关煎。若脾虚溏泄，久不能愈，或小儿脾泄不止者，止用敦阜糕、粘米固肠糕，亦易见效。若脾胃寒湿而溏泄不止者，苍术丸亦佳。若久泻元气下陷，大肠虚滑不收者，须于补剂中加乌梅、五味子、粟壳之属以固之。

——大泻如倾，元气渐脱者，宜速用四味回阳饮，或六味回阳饮主之。凡暴泻如此者，无不即效；若久泻至此，犹恐无及，盖五夺之中，惟泻最急，是不可见之不早也。倘药未及效，仍宜速灸气海，以挽回下焦之阳气。仍须多服人参膏。

——酒泻证，饮酒之人多有之，但酒有阴阳二性，人有阴阳二脏，而人多不能辨也。夫酒性本热，酒质则寒，人但知酒有湿热，而不知酒有寒湿也。故凡因酒而生湿热者，因其性也，以蘖汁不滋阴，而悍气生热也；因酒而生寒湿者，因其质也，以性去质不去，而水留为寒也。何以辨之？常见人有阳强气充而善饮者，亦每多泄泻，若一日不泻，反云热闷，盖其随饮随泻，则虽泻不致伤气，而得泻反以去湿，此其先天禀厚，胃气过人者也，最不易得，亦不多见。此而病者，是为阳证，不过宜清宜利，如四苓散、大分清饮，或酒蒸黄连丸之类，去其湿热而病可愈也。若阳虚之人，则与此大异。盖脾虚不能胜湿，而湿胜即能生寒，阳气因寒，所以日败，胃气因湿，所以日虚，其证则形容渐羸，饮食渐减，或脉息见弦细，或口体常怯寒，或脐腹常有隐疼，或眩晕常多困倦，或不安于五鼓，或加甚于秋冬，但无热证可据，而常多飧泄者，则总属虚寒也。凡若此者，若不速培阳气，必致渐衰，而日以危矣。

余于四旬之外，亦尝病此数年，其势已窘，因遍求治法，见朱丹溪曰：因伤于酒，每晨起必泻者，宜理中汤加葛根，或吞酒蒸黄连丸。王节斋曰：饮酒便泄者，此酒积热泻也，宜加黄连、茵陈、干姜、木香之属。薛立斋曰：若酒湿未散，脾气未虚，宜用此药分利湿热。若湿热已去，中气被伤，宜用六君调补中气。又曰：酒性大热，乃无形之物，无形元气受伤，当用葛花解酲汤分消其湿。凡此诸论，若已尽之。然朱、王二家之说，则不分寒热，皆用黄连，是但知酒之有热，而不知酒之有寒，乌足凭也，惟薛氏之说，虽亦云酒性大热，而所重在脾，诚若善矣。余因效之，初服葛花解酲汤，不效，继服六君子、补中益气汤，又不效，再服理中以至八味，俱不效。斯时也，计穷力竭，若无再生之望矣，因潜思熟计，料非峻补命门，终无益也。乃自制胃关煎、右归丸、一气丹等方以治其病，仍绝口不饮以杜其源，调理年余，竟得全愈，自后始明性质之理，多得济人。向使已无确见，执信湿热之说，而妄用黄连、干葛清凉分利之剂，则焉望其有今日？即或自用稍迟，则既甚亦难挽矣。

矧今人之病此者最多，而是阴是阳，不可不辨。凡阳盛者，脾强胃健，而气不易夺者也，故治本无难，而泄亦无虑；阳衰者，脾肾既伤，则脱气最易，故宜防其无及，不可不为深虑也。若必以酒为热，则其为古法所误者，诚不少矣。

——气泄证，凡遇怒气便作泄泻者，必先以怒时挟食，致伤脾胃。故但有所犯，即随触而发，此肝脾二脏之病也，盖以肝木克土，脾气受伤而然。使脾气本强，即见肝邪，未必能入，今既易伤，则脾气非强可知矣。故治此者，当补脾之虚而顺肝之气，此固大法也，但虚实有微甚，则治疗宜分轻重耳。如禀壮气实，年少而因气泄泻者，可先用平胃散，或胃苓汤。若肝气未平而作胀满者，宜解肝煎先顺其气。若脾气稍弱者，宜二术煎，或粘米固肠糕，或消食导气饮。若脾气稍寒者，宜抑扶煎、吴茱萸散，或苍术丸。若脾弱居多者，宜温胃饮、圣术煎，或六味异功煎。若既畏此证为患，则必须切戒气怒。

——风泄证，亦当辨其风寒风热而治之。热者，如伤寒外感热利之属是也，宜以伤寒门自利条诸法治之；寒者，以风寒在胃，而脾土受伤，如《内经》所云春伤于风，夏生飧泄之属是也，宜以前温胃理中之法治之。

述古 共六条

丹溪曰：世俗例用涩药治泻，若泻而虚者，或可用之；若初得之者，必变他证，为祸不小。殊不知泻多因湿，惟分利小水最为上策。

薛立斋曰：凡伤食泻黄，若饮食已消，而泄泻未止，此脾胃之气伤也，宜用五味异功散。若泄泻而腹中重坠，此脾气下陷也，宜补中益气汤。若服克伐之剂，而腹中窄狭，此脾气虚痞也，宜六君子汤。若胁胀、善怒、泻青，此肝乘脾虚也，宜六君加柴胡、升麻、木香。若少食体倦、善噫泻黄，此脾虚色陷也，宜六君加升麻、柴胡。

又立斋曰：凡久泻脾胃虚弱，或作呕，或饮食少思，属脾胃虚弱，用四君子加半夏、木香。或腹痛属脾胃虚寒，用六君加炮姜、木香。大抵此证多由泛用消食利水之剂，损其真阴，元气不能主持，遂成久泻，若非补中益气汤、四神丸滋其本源，后必胸痞腹胀，小水淋沥，多致不起。

又立斋曰：若久泻，肠胃滑泄不禁，但脾胃虚寒下陷者，用补中益气汤加木香、肉豆蔻、补骨脂。若脾气虚寒不禁者，用六君子汤加炮姜、肉桂。若命门火衰而脾土虚寒者，用八味丸。若脾肾俱虚者，用十全大补汤送四神丸。若大便滑痢，小便闭涩，或肢体渐肿，喘嗽唾痰，脾肾气血俱虚，宜用十全大补汤送四神丸，或宜加减《金匮》肾气丸。每见元气既虚，而复用五苓之类，因损真阴，以致前证益甚者，急投《金匮》肾气丸，多有得生者。若反用牵牛、大黄峻剂而通之，是速其危也。

又立斋曰：大凡黄连、枳实虽消停滞，开痞闷，若人脾胃充实，暴患实痞，宜暂用之，若屡患屡服，或脾胃虚痞者，用之则脾胃反伤，而诸证蜂起矣。故东垣先生曰：脾胃实者，用黄连、枳实泻之，虚者，用白术、陈皮补之。

徐东皋曰：大抵诸泄泻证，各宜以类推求，必先分利，后实脾土，益元气，无不全愈。

泄泻论列方

四苓散和一八七
五苓散和一八二
胃苓汤和百九十
平胃散和十七
益元散寒百十二
茵陈饮新寒八
理中汤热一
温胃饮新热五
二术煎新和十二
圣术煎新热二五
胃关煎新热九
佐关煎新热十
十全大补汤补二十
抑扶煎新热十一
养中煎新热四
补中益气汤补三十
参术汤补四十
参附汤补三七
五味异功散补四
敦阜糕新固十
右归饮新补三
右归丸新补四
六味异功煎新热七
解肝煎新和十一
术附汤补四一
四味回阳饮新热一
排气饮新和六
苍术丸新和十七
六味回阳饮新热二
五德丸新热十八
四神丸热一五二
六味地黄汤补百二十
一气丹新热二二
九气丹新热二三
八味地黄汤补一二一
黄芽丸新热二一
复阳丹新热二十
参苓白术散补五四
椒附丸热百十二
人参膏补一六三
白术芍药散和三五
神佑丸攻四八
赤金豆新攻二
葛花解醒汤和一二四
四君子汤补一
百顺丸新攻六

五味子散热一四九
加减《金匮》肾气丸补一二四
大和中饮新和七
五君子煎新热六
粘米固肠糕新固七
大分清饮新寒五
小和中饮新和八
消食导气饮和一九七
小分清饮新和十
吴茱萸散热一三九
酒蒸黄连丸寒一七九

论外备用方

归脾汤补三二 脾虚泄泻
加味六君汤补六 脾虚
藿香正气散和二十 风寒
益黄散和十九 脾寒气滞
茯苓汤和一八九 湿热
白术芍药汤和三四 湿泻
渗湿汤和一七四 寒湿
胃风汤散五七 风湿
升阳除湿汤和一七九 调脾
曲术丸和二百一 暑湿暴泻
戊己丸和二百二 湿热
猪苓汤和一八九 发热小水不利
草果散和一九五 寒痛泄
大七香丸和一三一 寒气
调胃白术散和三三 行气和胃
太平丸寒百十九 热泻
大橘皮汤和一九六 湿热水泻
橘半胃苓汤和一九一 补胃和胃
薷苓汤寒百十八 暑泻
黄芩芍药汤寒八九 热泻
真人养脏汤和一九四 调脾
胃爱散热七十 虚寒
八味汤热一四一 虚寒滞
八味理中丸热七 脾胃虚寒
二神丸热百五十 脾胃虚寒
荜茇丸热一五六 中寒
附子理中汤热一
浆水散热一四七 阴毒
九宝丹热一四三 温补脾胃
吴茱萸汤热一三七 暑湿受寒
四柱散热一四四 冷痛泄泻
陈曲丸热一六三 磨积止泻
附子茴香散热一四八 暖胃和中
铁刷散热百九 寒湿泄泻
缩脾丸热一六一 湿涩
《澹寮》四神丸热一五二 肾泄
补脾汤热六八 胃寒
小已寒丸热一六九 中寒洞泄
五味子丸热一五五 脾肾泄
养胃汤热六九 虚寒痛泄
厚朴丸热百六十 寒滞胀泄
白术圣散子热一三六 固肠温胃

肉豆蔻丸热一五七　脏寒滑泄
小安肾丸热一六七　久泻
诃梨勒丸热一五九　寒滑
固肠丸固五三　温补固涩
泄泻经验方固四九

痢　疾

经　义

《通评虚实论》帝曰：肠澼便血何如？岐伯曰：身热则死，寒则生。帝曰：肠澼下白沫何如？岐伯曰：脉沉则生，脉浮则死。帝曰：肠澼下脓血何如？曰：脉悬绝则死，滑大则生。帝曰：肠澼之属，身不热，脉不悬绝何如？曰：滑大者曰生，悬涩者曰死，以脏期之。

《百病始生篇》曰：阳络伤则血外溢，血外溢则衄血；阴络伤则血内溢，血内溢则后血。

《太阴阳明论》曰：食饮不节，起居不时者，阴受之，阴受之则入五脏，入五脏则䐜满闭塞，下为飧泄，久为肠澼。

《大奇论》曰：脾脉外鼓，沉为肠澼，久自已。肝脉小缓为肠澼，易治。肾脉小搏沉，为肠澼下血，血温身热者死。心肝澼亦下血，二脏同病者可治，其脉小沉涩为肠澼，其身热者死，热见七日死。

《论疾诊尺篇》曰：大便赤瓣飧泄，脉小，手足寒者，难已。飧泄，脉小，手足温，泄易已。春伤于风，夏生后泄肠澼。

《经脉篇》曰：肾所生病为肠澼。

《阴阳别论》曰：阴阳虚，肠澼死。

《气厥论》曰：肾移热于脾，传为虚，肠澼死。

《玉机真脏论》曰：泄而脉大，脱血而脉实，皆难治。

论证 共二条

痢疾一证，即《内经》之肠澼也。古今方书，因其闭滞不利，故又谓之滞下。其证则里急后重，或垢或血，或见五色，或多红紫，或痛或不痛，或呕或不呕，或为发热，或为恶寒。此证之阴阳虚实，最宜博审详察，庶不致于差失，若见有不确，则大致误人。前泄泻门诸法，本与此通，必互相参酌用之为善。

——痢疾之病，多病于夏秋之交，古法相传，皆谓炎暑大行，相火司令，酷热之毒蓄积为痢，今人所宗，皆此一说。夫痢因于暑而言其为热，岂不宜然，然炎热者，天之常令也，当热不热，必反为灾；因热贪凉者，人之常事也，过食生冷，所以致痢。多见人之慎疾者，虽经盛暑，不犯寒凉，则终无泻痢之患，岂其独不受热乎？此其病在寒邪，不在暑热，病在人事，不在天时，从可知矣。但胃强气实者，虽日用水果之类，而阳气能胜，故不致疾。其次之者，虽未即病，而日用日积，迨夫大火流西，新凉得气，则伏阴内动，乘机而起，故寒湿得以犯脾者，多在七八月之间，此阳消阴长之征，最易见也。再其次者，多以脾肾本弱，则随犯随病，不必伏寒，亦不必待时，尤为易见。夫以生冷下咽，泻痢随起，岂即化而为热乎？奈何近代医流，止见此时之天热，不见此人之脏寒，但见痢证，开口便言热毒，反以寒凉治生冷，是何异雪上加霜乎！俗见相同，死者不可胜言矣。

或曰：然亦有用寒药而愈者何也？曰：以胃强阳盛之人，而得湿成热者，亦有之；以元气壮实，而邪不胜正者，亦有之，此皆可以寒治而愈，亦可以通利而愈，而此辈极少。以胃弱阳虚而因寒伤脏者，此辈极多，若再用寒凉，或妄加荡涤，则无有不死，凡今以痢疾而致死者，皆此类也。观丹溪曰：泻痢一证，属热者多，属寒者少。戴原礼曰：以酷热之毒，至秋阳气始收，火气下降，因作滞下之证，皆大谬之言也，不可信之，因作俚词以志其戒。

俚词曰：夏日多炎，阴邪易入。暑热是主，风寒是客，身不被风，疟从何致？口不受寒，痢从何得？治必求本，轩岐金石。志此微言，可为医则。

论泻痢虚实 共三条

凡治痢疾，最当察虚实，辨寒热，此泻痢中最大关系，若四者不明，则杀人甚易也。

——实证之辨，必其形气强壮，脉息滑实，或素纵口腹，或多胀满坚痛，及年少新病，脾气未损者，方可用治标之法，微者行之，利之，甚者泻之。

——虚证之辨，有形体薄弱者，有颜色青白者，有脉虽紧数而无力无神者，有脉见真弦而中虚似实者，有素禀阳衰者，有素多淡素者，有偶犯生冷者，有偶中雨水阴寒者，有偶因饮食不调者，有年衰脾弱者。以上诸证，凡其素无纵肆，而忽患泻痢，此必以或瓜或果，或饮食稍凉，偶伤胃气而然，果何积之有？又何热之有？总惟脾弱之辈，多有此证。故治此者，只宜温调脾肾，但使脾温则寒去，即所以逐邪也。且邪本不多，即用温补健脾，原无妨碍，不过数剂，自当全愈。切不可妄云补住邪气，而先用攻积、攻滞及清火等药，倘使脾气再伤，则轻者反重，重者必危矣。

论泻痢寒热

凡泻痢寒热之辨，若果是热，则必畏热喜冷，不欲衣被，渴甚饮水，多亦无碍，或小便热涩而痛，或下痢纯血鲜红，脉息必滑实有力，形气必躁急多烦。若热证果真，即宜放手凉解，或兼分利，但使邪去，其病自愈。若无此实热诸证，而泻痢有不止者，必是虚寒，若非温补脾肾，必不能愈，即有愈者，亦必其元气有根，待其来复而然。勿谓虚寒之证，有不必温补而可以愈者，或治痢必宜寒凉，而寒凉亦可无害者，皆见有未真也。

论积垢

凡腹中积聚之辨，乃以饮食之滞，留蓄于中，或结聚成块，或胀满硬痛，不化不行，有所阻隔者，乃为之积，此皆粗粕成形之属，所当逐也。今人不能辨察，但见痢如脓垢者，皆谓之积，不知此非粗粕之属，而实附肠着脏之脂膏，皆精血之属也。无论瘦人、肥人皆有此脂，但肥者脂厚，瘦者脂薄，未有无脂者也。若果无脂，则肠脏之间，岂容单薄赤露，非惟藩篱不固，而且脏必易伤，无是理也。今之凡患泻痢者，正以五内受伤，脂膏不固，故日剥而下。若其脏气稍强，则随去随生，犹无足虑；若脏气至败，剥削至尽，或以久泻久痢，但见血水，及如屋漏水者，此在庸人云：其积聚已无，反称为善，而不知脂膏刮尽则败竭，极危之候也。使今后医家，但识此为脂膏而本非积聚，则安之固之且不暇，而尚敢云攻之逐之，或用苦寒以滑之利之者否？

论五色

凡五色之辨，如下痢脓垢之属，无非血气所化，但白者其来浅，浮近之脂膏也。赤者其来深，由脂膏而切肤络也。下纯血者，多以血为热迫，故随溢随下，此其最深者也。若紫红、紫白者，则离位稍久，其下不速，而色因以变，或未及脉络，此其稍浅者也。若红白相兼者，此又其浅深皆及者也。大都纯血鲜红者多热证，以火性急速，迫而下也；紫红紫白者少热证，以阴凝血败，损而然也；纯白者无热证，以脏寒气薄，滑而然也。然有以无红而亦因热者，此以暴注之类，而非下痢之谓也；有以紫红虽多而不可言热者，此以阴络受伤，而非暴注之比也。若辨黄黑二色，则凡黄深而秽臭者，此有热证，亦有寒证；若浅黄色淡不甚臭，而或兼腥馊气者，此即不化之类，皆寒证也；黑而浓厚大臭者，此焦色也，多有火证；若青黑而腥薄者，此肝肾腐败之色也，犹以为热，其谬甚矣。虽五色之辨，大约如此，然痢之见血者，无非阴络受伤，即或寒或热，但伤络脉，则无不见血，故不可以见血者，必认为热也。凡临此证，当必以脉色、形气、病因兼而察之，庶不致有疑似之误。

论腹痛

凡泻痢腹痛，有实热者，有虚寒者。实热者，或因食积，或因火邪。但食积之痛，必多胀满坚硬，或痛而拒按，此必有所停滞，微者宜行其滞，甚者宜泻而逐之。火邪之痛，必有内热等证，方宜清之利之。然邪实于中者，必多气逆，故凡治痛之法，无论是火是食，皆当以行气为先，但宜察药性之寒热，择而用之可也。虚寒之痛，尤所当辨。盖凡泻痢之痛，多由寒气之在脏也。经曰：痛者，寒气多也，有寒故痛也。又曰：病痛者，阴也。故凡人有过食生冷，或外受寒气，即能腹痛，此可知也。寒在中者，治宜温脾，寒在下者，治宜温肾也。再若虚寒刮痛之义，则人多不知，盖元气不足于内，则虽无外受寒邪，而中气不暖，即寒证也。所以泻痢不能止，饮食不能化，而病有不能愈，正以阳虚多寒也。且泻痢不止，胃气既伤，膏血切肤，安能不痛？此其为痛，乃因剥及肠脏而然。是以痢因于痛，痛因于痢，故凡以寒侵腑脏及脉络受伤，血动气滞者，皆能为痛。但察其不实不坚，或喜揉按，或喜暖熨，或胸腹如饥而不欲食，或胃脘作呕而多吞酸，但无实热等证，则总属虚寒，安得谓痛必因积，积皆实证耶？

凡治虚寒之痛者，速宜温养脏气，不得再加消伐，致令动者愈动，滑者愈滑，必至危矣。若谓诸痛不宜补，必待痛定然后可用，则元气日去，终无定期。尝见一医云：痢疾须过七日，方可用补。而不知六日已死，执迷不悟，愚亦甚矣！但其痛之甚者，当于温补药中稍加木香以顺其气，或多加当归以和其血，俟痛稍减，则当去此二味，盖又恐木香之耗气，当归之滑肠也。若寒在下焦而作痛者，必加吴茱萸，其或痛不至甚，则但以温补脾肾为主，使脾肾渐安，则痛当自止，此不必治其痛也。

论里急后重

凡里急后重者，病在广肠最下之处，而其病本则不在广肠，而在脾肾。凡热痢、寒痢、虚痢皆有之，不得尽以为热也。盖中焦有热，则热邪下迫，中焦有寒，则寒邪下迫，脾肾气虚，则气陷下迫。欲治此者，但当察其所因，以治脾肾之本，则无有不愈。然病在广肠，已非食积，盖食积至此，泻则无留，而所留者，惟下陷之气，气本无形，故虽若欲出而实无所出，无所出而又似欲出，皆气之使然耳。故河间之用芍药汤，谓行血则便自愈，调气则后重除，是固然矣。然调气之法，如气热者凉之则调，气寒者温之则调，气虚者补之则调，气陷者举之则调，必使气和，乃为调气行血之法，其义亦然。若但以木香、槟榔、当归、大黄行血散气之属谓之调和，不知广肠最远，药不易达，而所行所散者，皆中焦之气耳。且气既下陷，而复以行之散之，则气必更陷，其能愈乎？矧痢止则后重自止，未有痢不愈而后重能愈者也，故凡欲治此者，但当以治痢为主。

论大孔肿痛

凡病痢疾，多有大孔肿痛者，其故何也？盖脾胃不和，则水谷之气失其正化，而浊恶难堪之味出诸孔道，此痛楚之不能免也。又若火因泻陷，阳为阴逐，则胃中阳气并逼于下，无从解散，此肿之所由生也。所以痢多则痛多，痢少则痛少，痛与不痛，亦由气之陷与不陷耳。故无论寒痢、热痢，大孔皆能为痛，不能谓痛必由热也。欲治此者，但治其痢，痢止则肿痛自散，亦如后重之法也。自丹溪云：大孔痛因热流于下，木香、槟榔、芩、连加炒干姜主之，是但知火能为肿为痛，亦焉知元阳之下陷也。后人所宗，皆其法也，凡虚寒之辈，其不能堪此亦多矣。

论口渴

凡泻痢之证，必多口渴，今人但见口渴，即认为火，而不知有火者固能渴，无火者亦能渴，此不可不辨也。如火盛于中，则熏脾烁胃，津液耗干，故酷好冰水，多而不厌，愈凉愈快，随饮随消者，此因热而渴，治宜凉也。又如口热作渴，虽欲饮水而饮不能多者，即非真火，不宜凉也。凡口虽干渴喜凉，而复不喜凉者，是即寒聚于中，而无根之火浮戴于上，此最忌寒凉者也。然渴有真渴，有似渴。真渴者，必好茶饮，但以喜热、喜凉，即可辨其寒热。似渴者，干也，非渴也，口虽干而不欲汤饮，则尤非热证可知也。然泻痢之证，因其水泄于下，必津涸于上，故不免于渴，渴而欲饮，正以内水不足，欲得外水以相济也，岂必皆因于火乎？诸如此者，必当详审其有火无火，若火有余者，自当清火，水不足者，自当滋阴，是固然矣。然气为水母，其有气虚不能生水者，不补其母则水不能生，而渴不止也。土为水主，其有脾虚不能约水者，不强其主则水不能蓄，而渴不止也。使能不治其渴而治其所以渴，又何渴病之有？

论小水

凡泻痢之证，小水必多不利，或多黄赤，此其寒热虚实大有关系，不可不察也。若暴注之泻，以其清浊不分，水谷并归于大肠，故水有不利者，惟其暂也。若痢疾之小水，则病本不一，今人但见黄赤不利，无不云其为热，误者多矣。凡因于热者，必其热赤之甚，或多涩痛，或见鲜血，然必上下皆有热证，方是真热，此宜清凉治之。若非真热，则或以中寒而逼阳于下者有之，或以泻痢亡阴而水亏色变者有之，或以下焦阳气不暖而水无以化者有之，或以妄用渗利而沸逼干汁者亦有之。但察其三焦无火，则虽黄虽涩，总皆亡阴亡液之证，不得通以热论，速当培补真阴，乃为良法。《内经》曰：中气不足，溲便为之变。至哉斯言，何今人之不能察也？不独此也，每见有小水清白而兼腹痛者，仍用芩连之类，余则不知其何谓。可恨，可恨！

论阴阳疑似

阴阳之道，即养生治病之本，而人有不易知者，以其有莫测之妙也。夫阴阳之用，欲其相济，不欲其相贼。相济者，相和者也，阴中不可无阳，阳中不可无阴也；相贼者，相害者也，阳贼阴则为焦枯，阴贼阳则为寂灭也。凡诸为病者，无非阴阳相贼，而有失其和耳。盖阴阳之性，阴常喜静而恶动，阳常喜暖而畏寒。及其相贼，则阴畏阳之亢，所以阴遇阳邪，非枯则槁；阳畏阴之毒，所以阳逢阴寇，不走即飞。此阴阳相妒之讥，诚多难测，凡诸病剧而有假真疑似者，即其证也，而尤于伤寒痢疾为最焉。

若今之患痢最甚者，多见上下皆有热证而实非真热者，何以见之？如烦则似热非热，躁则似狂非狂，懊侬不宁，莫可名状，此非真阳证也。盖以精血败伤，火中无水，而阴失其静，故烦躁若此也。又如飞者飞于上；走者走于下，飞于上则为口渴、喉疮，或面红身热，走于下则为孔热、孔痛，或便黄、便血，此非实热证也。盖以水火相刑，阳为阴逐，而火离其位，故飞走若此也。今之人，但见此等证候，佥曰察病不离形证，形证之热既已若此，而犹谓之寒，何其妄也。是但知外之有热，而不知内之有寒也，知上下之有热，而不知中焦之有寒也，又岂知烦躁之为阴虚，而飞走之为阳虚也。余言若此，闻者果能信乎？将犹疑乎？疑似之间，犹不可不辨也。

且如肌表皆有热证，本当恶热而反不舍衣被，或脐腹喜暖而宜熨宜按者，此则外虽热而内则有寒也。又如九窍皆有热证，必喜冷饮，然有口欲寒而腹畏之，故凡寒冷下咽，则或增呕恶，或加腹疼，或噎塞不行而反生胀闷，或口舌虽有疮痛而反欲热汤饮者，此则上下虽热而中焦之有寒也。此外，有阳气素弱及脉色少神如前论等证，若止知为火，治以寒凉，其奈内本因寒，而再加以寒，则寒凉入胃，直犯中焦，是外热不相及，而中寒必更甚，故致飞者愈飞，走者愈走，所谓雪上加霜，欲孤阳之不灭，不可得也。故凡治此者，但能引火归原，使丹田暖则火就燥，下原固则气归精，此阴阳颠倒之神理，而或者昧之，迹犹苦海无边，未得其岸，故余悉此，用垂普救之衣钵云。

论治 共十条

凡治痢之法，其要在虚实寒热，得其要则万无一失，失其要则为害最多，辨论如前，所当熟察。前如泄泻门调治诸法，俱宜酌用。

——生冷初伤，饮食失调，而胃气未损，元气未亏，或为痛、为胀、为暴泻、暴痢等证，而食滞有未清者，宜抑扶煎、五德丸，或平胃散、胃苓汤、五苓散之类，略祛寒滞，愈之极易。

——脾肾虚弱之辈，但犯生冷，极易作痢。无论大人小儿，凡系脾虚致痢，别无实热等证者，先宜佐关煎温其脾气，如或稍深而病及肝肾者，即宜胃关煎为最妙之治，勿以新病畏而弗用也。或五德丸、四神丸之类，俱可间用。

——病痢，凡脾肾俱虚而危剧可畏者，只宜以胃关煎为最，温胃饮次之，或相机间用亦可。或兼用四维散、九气丹、复阳丹，庶可保全也。

——痢疾呕恶，兀兀欲吐，或闻食气即见恶心者，此胃气虚寒不能容受而然，必宜温补安胃，用五君子煎，或六味异功煎、温胃饮、圣术煎之类主之。呕甚者，宜六味回阳饮之属主之。若阴中火虚，气不归原而呕者，宜胃关煎、理阴煎主之。若胃火上冲而致呕吐者，则必有烦热胀满等证，乃可用清凉降火等药，宜大分清饮、益元散之类主之。

——湿热邪盛，而烦热喜冷，脉实腹满，或下痢纯红鲜血者，宜清流饮、黄芩芍药汤，或用香连丸，或用河间芍药汤。热甚者，宜大分清饮，或茵陈饮。此等药，若数剂不效，便当思顾脾肾矣。

——痢有发热者，似乎属火，宜从凉治。然实热之证，反未必发热，惟痢伤精血，阴虚水亏者，则最多为热为躁也。如或虚中有火，脉见有力者，宜加减一阴煎，或保阴煎主之。若脉本无力，全属虚火，则不可治火，单宜壮水补阴，如三阴煎及六味、八味等丸。若阴盛格阳而为外热者，必宜胃关煎及右归饮之属主之。

——痢疾初作，气禀尚强，或因纵肆口腹，食饮停滞，凡有实邪胀痛坚满等证，而形气脉气俱实者，可先去其积，积去其痢自止。宜承气汤，或神佑丸、百顺丸主之，或用赤金豆以微利之，此通因通用，痛随痢减之法也。但此等证候，必须确审然后用之，若以脾肾虚寒致痢，而妄用此药及寒凉克伐等剂，再败元阳者，多致不可解救，最当慎也。

——禁口不食，乃痢疾最危之候，而自古未有明辨。观丹溪云：禁口痢，胃口热甚故也，用黄连、人参煎汁，终日呷之，如吐再吃，但得一呷下咽便好，人不知此，多用温药甘味，此以火济火，以滞益滞也。亦有误服热毒之药犯胃者，当推明而祛其毒。此丹溪之说也。而不知禁口之辨，其义最微，岂皆胃口热甚而总以黄连可治乎？盖噤口者，以食不得入，虽亦有实热证，而惟脾胃虚寒者居多。若因食积胃中而噤口者，其胸腹必有胀满，或见硬痛，此当行滞去积，积滞去而食自入，如青、陈、楂、朴之属是也。有因火郁胃中而噤口者，其脏腑必多炽热，或脉见洪数，此当泻火去热，邪热去而食自入，如芩、连、栀、柏之属是也。凡此者，皆以邪蓄于中，乃噤口之实证也。

然实证无几，而近之病者，每察其胃口，则多无胀满等证，或察其大邪，则亦非实热等证，但见其有出无入，而胃口日穷，精神日败。盖其既无胀满，本非积也，又无真热，本非火也，无积无火而食不能入，其故何也？以脏气不能容受也。不能容受，其故有二：盖一由脾气之弱，故或为呕恶，或为吞酸，或恶闻食气而泛泛不宁，或饥不能食而枵枵待困，此以中焦不运，故食不能入，责在脾也。一由肾气之弱，故命门不能暖，则大肠不能固，小肠不能化，则胃气不能行，此以下焦失守而化源无主，责在肾也。欲健中焦，非人参、白术、干姜、甘草之属不可；欲实下焦，非熟地、附子、吴茱萸、肉桂之属不可。脾肾强而食自入，其理甚明，其应如响，余之活人于此者，不胜纪矣。如丹溪之用黄连，及以火济火，以滞益滞之说，乃悉以实火为言，特一曲之见耳。局人意智，绝人生几，此其关系非小，不得信以为然。

——久痢阳虚，或因服攻击、寒凉药太过，致竭脾肾元神而滑脱不止者，本源已败，虽峻用温补诸药，亦必不能奏效矣。宜速灸百会、气海、天枢、神阙等穴以回其阳，庶或有可望生者。

述古 共八条

仲景曰：夫六腑气绝于外者，手足寒，上气，脚缩；五脏气绝于内，利不禁，下甚者，手足不仁。下利腹胀满，身体疼痛者，先温其里，乃攻其表。温里宜四逆汤，攻表宜桂枝汤。

《褚氏遗书》曰：阴已耗而复竭之，则大小便牵疼，愈疼则愈欲大小便，愈便则愈疼。

东垣曰：饮食有伤，起居不时，损其胃气，则上升清华之气反从下降，是为飧泄，久则太阴传少阴而为肠澼。里急后重，脓血相杂，数至圊而不能即便者，专用补中益气汤为主，使升降之道行，其痢不治自消矣。里急者，腹中不宽快也，亦有虚坐而大便不行者，皆血虚也，血虚则里急后重。

薛立斋曰：若白痢久，胃弱气虚，数至圊而不能便，或少有白脓者，乃土不生金，肺与大肠气伤而下坠也。当用补中益气汤举其阳气，则阴自降而二便自愈。若饮食不入，发热作渴，势甚危急，用十全大补汤。如不应，送二神丸。若红痢久，胃弱血虚，脾经血热下注而不愈者，用四物加白术、茯苓。若脾经气虚，不能统血而不愈者，用四君加川芎、当归。若中气下陷，不能摄血而不愈者，用补中益气汤。

凡呕吐，食不得下，其或脾胃素有实热，或过食辛辣厚味而暴患者，宜开胃行滞。若胃气虚，隔呕吐者，宜六君加生姜。凡痢，腹痛后重，怕手按腹，或脉洪实者，为积滞闭结，宜疏通之。若腹痛后重，喜手按腹，或脉微细，为阳气虚寒，宜六君、干姜温补脾气。

凡气血虚而作痢，若脾虚血弱者，宜四君子汤。胃虚血弱者，补中益气汤。久病气血俱虚者，八珍汤。若脾气虚寒下陷，补中益气汤加粟壳、姜、桂，如不应，急用附子。若气血虚弱，宜十全大补汤加附子、粟壳。若命门火衰，宜八味丸以补母气。若腹痛作渴，饮汤，手按之而痛稍止者，俱宜温补脾胃。

徐东皋曰：凡痢疾之治，须审病者气体厚薄，曾无通泻及用攻积苦寒之药，脉之有力无力，及正气邪气有余不足，对证施治，未有弗效。今医治痢，多峻用下剂及苦寒太过，鲜有不致误者。况年高与体弱之人，遂致元气虚陷，反不能支。胃气既虚，其痢益甚，有阳虚陷入阴中，则脱血阵阵而下者，医尚谓血痢不已，仍用苦寒，渐至脉绝，四肢厥冷而死者，曷可胜纪。且今人之患痢者，多有脾胃先虚而后积滞，通滞之剂宜酌用也，稍或过之，遂致虚脱，盖有由焉。

附案 共三条

王海藏治杨帅三朝三大醉，至醒，发大渴，饮冷水冰茶各三杯，遂病，便血约一盆。先用吴茱萸丸，又用平胃五苓各半散，三大服血止。后复为白痢，又与神应丸，四服白痢乃止。或曰：何不用黄连之类以解毒，而反用温热之剂？予曰：若用寒凉，其疾必大变，盖寒毒内伤，复用寒凉，非其治也。况血为寒所凝，浸入大肠而下，得温乃行，所以用温热其血自止。经曰：治病必求其本，此之谓也。胃既得温，其血不凝而自行，各守其乡也。观此治法，可见治血痢者，岂可偏执为热乎？又海藏曰：暑月久血痢，不可用黄连，阴在内也。

《夷坚甲志》云：昔虞丞相自渠川被召，途中冒暑，得泄痢连月，萝壁间有韵语云：暑毒在脾，温气连脚，不泄则痢，不痢则疟。独炼雄黄，蒸饼和药，甘草作汤，服之安乐。别作治疗，医家大错。如方制药，其疾随愈。按：此说颇奇，虽未及用，姑亦录之，以存其法。

《唐太宗实录》云：贞观中，上病气痢，久未痊，服众医药不应，因下诏访问。时金吾长张宝藏曾困此疾，即具疏以乳煎荜茇方。上服之，立效，宣下宰臣与五品官，魏征难之，逾六月不拟。上疾复发，复进之又平。因问左右曰：进方人有功，未见除授，何也？征惧曰：未知文武二吏。上怒曰：治得宰相，不妨授三品，我岂不及汝耶？即命与三品文官，授鸿胪寺卿。其方用牛乳半斤，荜茇三钱，同煎减半，空腹顿服。

痢疾论列方

抑扶煎新热十一
佐关煎新热十
胃关煎新热九
五苓散和一八二
胃苓汤和百九十
温胃饮新热五
平胃散和十七
四逆汤热十四
百顺丸新攻六
四君子汤补一
五德丸新热十八
四神丸热一五一
五君子煎新热六
二神丸热百五十
复阳丹新热二十
六君子汤补五
四维散新热十二
九气丹新热二三
吴茱萸丸热百四十
六味丸补百二十
八味丸补一二一
大分清饮新寒五
理阴煎新热三
右归饮新补三
六味异功煎新热七
四物汤补八
八珍汤补十九
六味回阳饮新热二
三阴煎新补十一
保阴煎新寒一
十全大补汤补二十
桂枝汤散九
神应丸未收
补中益气汤补三十
清流饮新寒六
茵陈饮新寒八
加减一阴煎新补九
香连丸寒百十三
益元散寒百十二
河间芍药汤攻三二
大承气汤攻一
神佑丸攻四八
黄芩芍药汤寒百九
赤金豆新攻二
圣术煎新热二五

论外备用方

归脾汤补三二
大防风汤补九八 痢后风
十宝汤补九六 虚寒
大七香丸和一三一 寒气

戊己丸和二百二 温热
黄芩半夏生姜汤和十六 干呕
斗门方和一九九 毒痢脓血
藿香正气散和二十 寒滞
真人养脏汤和一九四 调和
简易八方和二百
大黄汤攻十一 湿热
木香化滞汤寒百十 湿热滞
黄芩汤寒百五 干呕痢
六神丸寒百十四 食积热痢
黄芪散寒百八 热赤痢
理中汤热一 中寒
荜茇丸热一五六 寒痢
白术圣散子热一三六 固肠温胃
白通汤热一四五 少阴痢
桂香丸热一六二 冷滑不禁
附子茴香散热一四八 暖胃和中
固肠散固五十 温固
桃花丸固五六 冷滑久痢
诃梨勒丸热一五九 寒滑痢
固肠丸固五三 温补固涩
大断下丸固五四 温涩
生地黄汤固五七 热血痢
涩肠散因二八六 敷掺
当归黄芪汤补九七 妊娠下痢
升阳除湿防风汤和百八十 湿滞

景岳全书卷之二十四终

卷之二十五 心集

杂证谟

心腹痛

经义

《举痛论》：帝曰：愿闻人之五脏卒痛，何气使然？岐伯对曰：经脉流行不止，环周不休，寒气入经而稽迟，泣而不行，客于脉外则血少，客于脉中则气不通，故卒然而痛。帝曰：其痛或卒然而止者，或痛甚不休者，或痛甚不可按者，或按之而痛止者，或按之无益者，或喘动应手者，或心与背相引而痛者，或胁肋与少腹相引而痛者，或腹痛引阴股者，或痛宿昔而成积者，或卒然痛死不知人，少间复生者，或痛而呕者，或腹痛而后泄者，或痛而闭不通者，凡此诸痛，各不同形，别之奈何？岐伯曰：寒气客于脉外则脉寒，脉寒则缩蜷，缩蜷则脉绌急，绌急则外引小络，故卒然而痛，得炅则立止，因重中于寒，则痛久矣。寒气客于经脉之中，与炅气相薄则脉满，满则痛而不可按也，寒气稽留，炅气从上，则脉充大而血气乱，故痛甚不可按也。寒气客于肠胃之间，膜原之下，血不得散，小络急引故痛，按之则血气散，故按之痛止。寒气客于侠脊之脉，则深按之不能及，故按之无益也。寒气客于冲脉，冲脉起于关元，随腹直上，寒气客则脉不通，脉不通则气因之，故喘动应手矣。寒气客于背俞之脉则脉泣，脉搏泣则血虚，血虚则痛，其俞注于心，故相引而痛，按之则热气至，热气至则痛止矣。寒气客于厥阴之脉，厥阴之脉者，络阴器，系于肝，寒气客于脉中则血泣脉急，故胁肋与少腹相引痛矣。厥气客于阴股，寒气上及少腹，血泣在下相引，故腹痛引阴股。寒气客于小肠膜原之间，络血之中，血泣不得注于大经，血气稽留不得行，故宿昔而成积矣。寒气客于五脏，厥逆上泄，阴气竭，阳气未入，故卒然痛死不知人，气复反则生矣。寒气客于肠胃，厥逆上出，故痛而呕也。寒气客于小肠，小肠不得成聚，故后泄腹痛矣。热气留于小肠，肠中痛，瘅热焦渴则坚干不得出，故痛而闭不通矣。帝曰：所谓言而可知者也，视而可见奈何？岐伯曰：五脏六腑固尽有部，视其五色，黄赤为热，白为寒，青黑为痛，此所谓视而可见者也。帝曰：扪而可得奈何？岐伯曰：视其主病之脉，坚而血及陷下者，皆可扪而得也。

宾按：本篇论痛，总计一十三条，所言寒气与炅气相薄，及热气留于小肠闭而不通者，止二条为热证，而其它皆属于寒，则此证之概可知，学者归思所辨矣。

《终始篇》曰：病痛者阴也，痛而以手按之不得者阴也，深刺之。

《痹论》帝曰：内舍五脏六腑，何气使然？岐伯曰：五脏皆有合，病久不去者，内舍于其合也。胞痹者，上腹膀胱按之内痛，若沃以汤，涩于小便，上为清涕。痛者，寒气多也，有寒故痛也。

《骨空论》曰：眇络季胁引少腹而痛胀，刺譩譆。

《调经论》曰：实者外坚充满，不可按之，按之则痛。虚者聂辟，气不足，按之则气足以温之，故快然而不痛。

《平人气象论》曰：寸口脉沉而弱，曰寒热及疝瘕少腹痛。

寸口脉沉而横，曰胁下有积，腹中有横积痛。脉急者，曰疝瘕少腹痛。

《邪气脏腑病形篇》曰：心脉微急，为心痛引背，食不下。

《卫气篇》曰：新积痛可移者，易已也；积不痛，难已也。

《厥病篇》曰：厥心痛，与背相控，善瘛，如从后触其心，伛偻者，肾心痛也；厥心痛，腹胀胸满，心尤痛甚，胃心痛也；厥心痛，痛如以锥针刺其心，心痛甚者，脾心痛也；厥心痛，色苍苍如死状，终日不得太息，肝心痛也；厥心痛，卧若徒居，心痛间动则痛益甚，色不变，肺心痛也。真心痛，手足清至节，心痛甚，旦发夕死，夕发旦死。肠中有虫瘕及蛟蛔，心肠痛憹作痛，肿聚，往来上下行，痛有休止，腹热喜渴，涎出者，是蛟蛔也。以上皆有刺法，详在本经。

《杂病篇》曰：心痛引腰脊，欲呕，取足少阴；心痛，腹胀啬啬然，大便不利，取足太阴；心痛引背不得息，刺足少阴，不已，取手少阳；心痛引小腹满，上下无常处，便溲难，刺足厥阴；心痛，但短气不足以息，刺手太阴。心痛，当九节刺之，按已刺按之，立已。不已，上下求之，得之立已。

《六元正纪大论》曰：不远热则热至，不远寒则寒至，寒至则坚否腹满，痛急下利之病生矣。土郁之发，甚则心痛胁䐜，呕吐霍乱，饮发注下；金郁之发，心胁满引小腹，善暴痛，不可反侧；水郁之发，民病寒客心痛；木郁之发，民病胃脘当心而痛，上支两胁，膈咽不通，食饮不下；火郁之发，民病骨痛，腹中暴痛。

《邪气脏腑病形篇》曰：大肠病者，肠中切痛而鸣濯濯，冬日重感于寒即泄，当脐而痛，不能久立，与胃同候，取巨虚上廉；胃病者，腹䐜胀，胃脘当心而痛，上支两胁，膈咽不通，食饮不下，取之三里也；小肠病者，小腹痛，腰脊控睾而痛，时窘之后，取之巨虚下廉；膀胱病者，小腹偏肿而痛，以手按之，即欲小便而不得，取委中央。

《五邪篇》曰：邪在肝，则两胁中痛，寒中，恶血在内，行善掣节，时脚肿。邪在脾胃，则病肌肉痛。阳气不足，阴气有余，则寒中肠鸣腹痛。邪在心，则病心痛喜悲，时眩仆。以上俱有刺法在本经。

《经脉篇》曰：脾足太阴之脉，入腹属脾络胃，其支者，复从胃，别上膈，注心中。是动则病舌本强，食则呕，胃脘痛，腹胀善噫，心下急痛，得后与气，则快然如衰。心手少阴之脉，起于心中，出属心系，是动则病嗌干心痛，渴而欲饮。肾足少阴之脉，其支者，从肺出络心。是动则心如悬若饥状，舌干，咽肿，烦心心痛。心主手厥阴之脉，起于胸中，出属心包络。是动则胸胁支满，烦心心痛。胆足少阳之脉，其直者，从缺盆下腋，循胸循胁里。是动则病口苦，善太息，心胁痛不能转侧。

论证 共四条

凡病心腹痛者，有上中下三焦之别。上焦者，痛在膈上，此即胃脘痛也，《内经》曰胃脘当心而痛者即此。时人以此为心痛，不知心不可痛也，若病真心痛者，必手足冷至节，爪甲青，旦发夕死，夕发旦死，不可治也。中焦痛者，在中脘，脾胃间病也。下焦痛者，在脐下，肝肾大小肠膀胱病也。凡此三者，皆有虚实寒热之不同，宜详察而治之。

——痛有虚实。凡三焦痛证，惟食滞、寒滞、气滞者最多，其有因虫、因火、因痰、因血者，皆能作痛。大都暴痛者多有前三证，渐痛者多由后四证。但虫痛、痰痛多在中焦，火痛则三焦俱有之，血痛则多在下焦，然惟妇人则常有血证，而男子则少也。诸如此类，但察其多滞多逆者方是实证，如无滞逆，则不得以实论也。辨之之法，但当察其可按者为虚，拒按者为实；久痛者多虚，暴痛者多实；得食稍可者为虚，胀满畏食者为实；痛徐而缓，莫得其处者多虚，痛剧而坚，一定不移者为实；痛在肠脏中，有物有滞者多实，痛在腔胁经络，不干中脏而牵连腰背，无胀无滞者多虚。脉与证参，虚实自辨。微实者，宜调不宜攻；大实者，或上或下，非攻不可；纯虚者，或气或血，非大补不可。

——痛证有寒热，误认之则为害不小。盖三焦痛证，因寒者常居八九，因热者十惟一二，观《内经》举痛等论，义可知矣。盖寒则凝滞，凝滞则气逆，气逆则痛胀由生；而热则流通，多不然也。虽热证亦常有痛，然热者必有明辨，如《内经》所言肠中痛而瘅热焦渴，则坚干不得出，闭而不通者，此因燥结热闭，故能作痛，然必有烦热等证，乃因于火，最易见也。今之医家，但见心腹痛证，无问有无寒热，便云诸痛皆属于火，多用寒凉，不知此说出自何典？而彼此讹传，无墨无根，妄亦甚矣。又见丹溪治法云：凡心腹痛者，必用温散，此是郁结不行，阻气不运，故痛也。此说诚是也。然又引《原病式》云：若欲行温散，宁无助火添病也。由是古方多以山栀为主，加热药为向导，或用二陈汤加川芎、苍术，倍加栀子煎服，痛甚者，加炒干姜反佐之，若此议论治法，余则大有不服。夫致病之由，热者自热，寒者自寒，病因火邪，清利自愈，固不必反佐也；病因寒滞，温散自愈，又何为反助火耶？盖寒者热之，热者寒之，此自正治之正理，岂可不论经权，不分从逆，既宜栀子，又宜干姜，概用反佐而治寒犯寒，治热犯热乎？因致后代医流，凡有见不真者，每每借此为成法，而借口反佐，误人于疑似之中者不少矣。故余特为《反佐论》在前二卷中，以尽其义，宜均察也。

——痛证当辨有形无形。无形者痛在气分，凡气病而为胀为痛者，必或胀或止而痛无常处，气聚则痛而见形，气散则平而无迹，此无形之痛也，但宜顺气，气顺则痛自愈矣。有形者痛在血分，或为食积。凡血癥食积而为胀痛者，必痛有常所而胀无休息，不往不来，不离其处者，是有形之痛也。然或食或血，察得所因，乃可攻而去之，此二者之当辨也。

论痛脉

凡诸病之虚实，辨之于脉者皆易，惟心腹痛证，则有大有小，其脉多有难辨。虽滑实有力者，固多实邪，虚弱无神者，固多虚邪，此其常也。然暴痛之极者，每多沉伏、细涩，最似极虚之候。不知气为邪逆，气逆则脉道不行而沉伏异常，此正邪实之脉，然于沉伏之中细察之，必有梗梗然弦紧之意，此必寒邪阻遏阳气者，多有是脉，若火邪作痛则不然也。凡见此者，不得因其细极微极便认为虚脱，妄用补剂，必大误矣。辨此之法，但当察其形气，以见平素之强弱；问其病因，以知新病久病，及何所因而起。大都暴病痛急，而脉忽细伏者多实邪，久病痛缓，而脉本微弱者为虚邪，再以前论虚实之法酌之，以理参而诊之，则万无一失矣。

论治 共十五条

凡心腹痛证，必须先辨寒热，如无热证热脉，则定非火邪，不得妄用凉药。

凡治心腹痛证，古云痛随利减，又曰通则不痛，此以闭结坚实者为言。若腹无坚满，痛无结聚，则此说不可用也。其有因虚而作痛者，则此说更如冰炭。

——凡痛在上焦者，如因停滞，既痛兼胀，不易行散，而痛极难忍者，欲其滞去速效，无如吐之之妙，宜于《新方》吐法中择而用之。若无停积胀急，而或寒或气，微有凝滞而作痛者，但顺其气，无有不愈。

——胃脘痛证，多有因食、因寒、因气不顺者，然因食因寒，亦无不皆关于气。盖食停则气滞，寒留则气凝，所以治痛之要，但察其果属实邪，皆当以理气为主，宜排气饮加减主之；食滞者兼乎消导，寒滞者兼乎温中，若止因气逆，则但理其气，病自愈矣。其有诸药不效，气结难解者，惟神香散为妙。若气有滞逆，随触随发者，宜用后简易二方最妙。

——下焦小腹痛者，或寒，或热，或食，或虫，或血，或气逆，皆有之。凡闭结者，利之下之，当各求其类而治之。

——寒滞之痛，有因内寒者，如食寒饮冷之类是也，必兼寒兼食，随其宜而治之，如上法可也。有因外寒者，或触冒不时之寒邪，或犯客令之寒气，或受暴雨沙气之阴毒，以致心腹搅痛，或吐或泻，或上不能吐，下不能泻，而为干霍乱危剧等证，总由寒气犯脏，或在上焦，或在中下二焦。凡痛急在上者，用吐最妙；在中在下者，俱宜解寒行滞，以排气饮为主加减治之，或不换金正气散，或和胃饮、平胃散、十香丸之类，皆可择用。其有寒逆之甚者，宜四逆汤、理中汤之类主之。又神香散可解三焦之滞，当随证作引以送之。

——血积之有腹痛者，是即蓄血证也，而血证之属有四：一、伤寒有蓄血证。成无已曰：邪气聚于下焦，则津液不得通，血气不得行，或尿或血，留滞于下，是生胀满而硬痛也。若从心下至少腹硬满而痛，小便利者，则是蓄血之证，此当分而治之。其它证治详义，并见伤寒门。一、妇人有血痛证，详见妇人门。一、跌打损伤有瘀血腹痛证，但去其瘀而痛自愈。凡气血和平者，宜通瘀煎加减治之。其有血滞便结，邪实不通者，宜桃仁承气汤、百顺丸主之；或血虚燥结，便闭不通者，宜玉烛散主之。一、食郁既久而胃脘有瘀血作痛者，生韭饮。

——气血虚寒，不能营养心脾者，最多心腹痛证，然必以积劳积损及忧思不遂者，乃有此病；或心脾肝肾气血本虚而偶犯劳伤，或偶犯寒气及饮食不调者，亦有此证。凡虚痛之候，每多连绵不止，而亦无急暴之势，或按之、揉之、温之、熨之，痛必稍缓。其在心脾胸胁之间者，则或为戚戚，或为慌慌，或似嘈非嘈，或饥劳更甚，或得食稍可，或懊恼无迹，莫可名状，或形色青黄，或脉微气弱，是皆虚寒之证，此非甘温养血，补胃和中不可也，宜大小营煎、理阴煎之类加减主之。若气虚者，必大加人参，阳衰者，必佐以桂、附、干姜。丹溪曰：诸痛不可补气。此惟邪实气滞者当避之，而曰诸痛皆然则谬矣，不可执以为辞也。

——下虚腹痛，必因虚挟寒，或阳虚中寒者乃有之，察无形迹而喜按喜暖者是也，治宜补阴逐寒，必宜理阴煎主之。然男子则间或有之，惟女人则因虚而痛者更多。盖女人有月经带浊之病，所以为异，亦宜理阴煎大剂主之，余用此以活人多矣。若虚中挟滞而血有不行者，惟决津煎为最妙。诸未尽者，详妇人门。凡治心腹痛证，已经攻击涤荡，愈而复作，或再三用之而愈作愈甚，或脉反浮弦虚大者，皆为中虚之候，此当酌其虚实而或兼治邪气，或专补正气。若用补无碍，则当渐进，切不可杂乱妄投，以自掣其肘。但当纯用补药，使脾胃气强，得以运行，则邪气自不能犯，又何疼痛之有？

——火邪热郁者，皆有心腹痛证。如火在上焦，痛而兼胀者，宜于行气导滞药中倍加山栀、黄芩之属以治之；若有痛无胀者，或宜加芍药、生地、麦冬以佐之。若火在下焦者，宜大分清饮或茵陈饮之类主之。然火在上者，必有烦热、焦渴、喜冷等证；火在下者，必有胀热、秘结、淋涩等证，务兼脉证，察其真有火邪，方可治以寒凉，如无火证火脉，则不得妄称为火以误治也。

——虫痛证治，详见诸虫门。

——痰饮停滞胸膈，亦能作痛。凡胸胁膨闷，漉漉有声，或作醋酸心呕恶，或痛连胁背者，皆其证也，宜清膈煎、二陈汤、橘皮半夏汤、《局方》四七汤，及括痰丸、润下丸之类并皆治之。又若东垣草豆蔻丸、丹溪白螺丸，亦皆治痰之剂。若郁痰凝结，消之不去者，非用吐法不能除也。

——阴寒腹痛者，凡男妇有因房室之后中寒而痛极者，此阴寒也。宜先用葱、姜捣烂炒热，或热砖之属熨其脐腹，以解其寒极凝滞之气，然后用理阴煎，或理中汤、四逆汤之类加减治之。其有痛极至危者，须速灸神厥、气海等穴。

——凡胸腹之痛，有无关于内，而在筋骨、皮肉之间者，此邪之在经，不可混作里证。必须详问的确，但当分其或火，或寒，或气，或劳伤，或血滞，或血虚，或有淫疮邪毒留蓄在经，辨其所因，庶不致谬，而治之亦易也。

——大人小儿，或素因口腹不节，致伤脾胃，以后或寒或食，凡有所触即为腹痛，屡发不已，或为胀满、食减等证者，惟芍药枳术丸为最妙，宜加减用之。

——凡胸膈大痛，连及胁背，药不能纳，到口即吐者，此则无论诸药，皆可发吐，因就其势探而吐之，则最易最捷，吐出邪滞积痰，痛可立止。若邪犹未尽，痛犹未止，则可以前药与之，务尽其邪，无不愈者。

述古 共二条

陈无择云：十二经络，外感六淫，则其气闭塞，郁于中焦，气与邪争，发为疼痛。足厥阴心痛，两胁急，引小腹连阴股相引痛。手心主痛彻背，心烦，掌中热，咽干，目黄赤，胁满；足太阴心痛，腹胀满，涩涩然大便不利，膈闷咽塞；手太阴心痛，短气不足以息，季胁空痛，遗矢无度，胸满烦心；足少阴心痛，烦极，面黑，心悬若饥，胸满，腰脊痛；背输诸经心痛，心与背相引，心痛彻背，背痛彻心；诸腑心痛，难以俯仰，小腹上冲，卒不知人，呕吐泄泻。此皆诸经、诸俞、诸腑涉邪所致，病属外所因。若五脏内动，汩以七情，则其气痞结，聚于中脘，气与血搏，发为疼痛。肝心痛者，色苍苍如死状，终日不得太息；真心痛者，如前经义；脾心痛者，如锥针刺其心腹，蕴蕴然气满；肺心痛者，若从心间起，动作痛益甚，色不变；肾心痛者，与背相控，善瘛，如物从后触其心，身伛偻；胃心痛者，腹痛胸满，不下食，食则不消。皆脏气不平，喜怒忧郁所致，此属内因。饮食劳逸，触忤非类，使脏气不平，痞膈于中，食饮遁注，变乱肠胃，发为疼痛。或饮啖生冷果实，中冷不能消散，结而为积，还食还发，名积心痛。及有脏寒生蛔致心痛者。所谓九种心痛，曰饮、曰食、曰风、曰冷、曰热、曰悸、曰虫、曰注、曰去来痛者，除风热寒属外所因，余皆不内外因。更有妇人恶血入心脾经，发作疼痛，尤甚于诸痛。更有卒中、客忤、鬼击、尸疰，使人心痛，亦属不内外因。

丹溪曰：心痛即胃脘痛，虽日数多，不吃食不死，若痛方止便吃物，还痛，必须三五服药后，方可渐渐吃物。痛甚者，脉必伏，用温药附子之类，不可用参、术。脉弦者是食，宜温散，盖食得寒则凝，得热则化，更用行气，或利药助之，无不愈；脉滑者是痰，痰因气滞而聚，阻碍道路，气不得通而痛，宜导痰解郁。凡痛必用温散，以其郁结不行，阻气不运故也。腹痛以手可重按者属虚，宜参、术、姜、桂之类；手不可按者是实，宜用硝黄下之。肥白人腹痛，多是气虚兼湿痰，宜半夏、人参、二术之类；饮食过伤而腹痛，宜木香槟榔丸下之；如气虚之人伤饮食而腹痛，宜调补胃气并消导药，参、术、山楂、枳实、麦芽、木香、神曲之类。如腹中常有热而痛，此为积热，宜调胃承气汤下之。小腹实痛，用青皮以行其气；小腹因寒而痛，宜桂枝、吴茱萸。脐下忽大痛，人中黑者，多死。心痛，用山栀并劫药止之，若又复发，前药必不效，可用玄明粉一服立止。脉坚实，不大便者，下之。

食停小腹新案

凡腹痛因食者，或因滞物，或因冷物，皆能停积中脘，须用前治食法加减治之，此正法也。然又有食停小腹者，余尝治一上舍，年及三旬，因午刻食水煮面角，将到初更，食及小腹，下至右角间，遂停积不行，而坚突如拳，大如鹅卵，其痛之剧，莫可名状。余为治之，察其明系面积，显而无疑，然计其已入大肠，此正通则不痛之证也，乃与木香槟榔丸，连下二三次，其痛如故。因疑药力之缓，犹未及病，乃更投神佑丸以泻之，又不效。余谓此必药性皆寒，故滞有不行也，因再投备急丸，虽连得大泻，而坚痛毫不为减。斯时也，余计穷矣。因潜测其由，不过因面，岂无所以制之？今既逐之不及，使非借气以行之不可也？且计面毒非大蒜不杀，气滞非木香不行，又其滞深道远，非精锐之响导不能达，乃用火酒磨木香，令其嚼生蒜一瓣，而以香酒送之。一服后，觉痛稍减，三四服后，痛渐止而食渐进，方得全愈。然虽痛止食进，而小腹之块仍在，后至半年许始得消尽。由是知欲消食滞，即大黄、巴豆犹有所不能及，而惟宜行气为先也。且知饮食下行之道，乃必由小腹下右角间，而后出于广肠，此自古无人言及者，故并笔之，用以广人之闻见。

括沙新案

向予荆人，年及四旬，于八月终初寒之时，偶因暴雨后中阴寒沙毒之气，忽于二鼓时，上为呕恶，下为胸腹搅痛，势不可当。时值暮夜，药饵不及，因以盐汤探吐之，痛不为减，遂连吐数次，其气愈升，则其痛愈剧，因而上塞喉嗌，甚至声不能出，水药毫不可入，危在顷刻间矣。余忽忆先年曾得秘传括沙法，乃择一光滑细口磁碗，别用热汤一盅，入香油一二匙，却将碗口蘸油汤内，令其暖而且滑，乃两手覆执其碗，于病者背心轻轻向下刮之，以渐加重，碗干而寒，则再浸再刮，良久，觉胸中胀滞渐有下行之意，稍见宽舒，始能出声。顷之，忽腹中大响，遂大泻如倾，其痛遂减，幸而得活。泻后得睡一饭顷，复通身搔痒之极，随发出疙瘩风饼如钱大者，不计其数，至四鼓而退。愈后细穷其义，盖以五脏之系，咸附于背，故向下刮之，邪气亦随而降。凡毒气上行则逆，下行则顺，改逆为顺，所以得愈。虽近有两臂刮沙之法，亦能治痛，然毒深病急者，非治背不可也。至若风饼疙瘩之由，正以寒毒之气充塞表里，经脏俱闭，故致危剧。今其脏毒既解，然后经气得行，而表里俱散也。可见寒邪外感之毒，凡脏气未调，则表亦不解，表邪未散，则脏必不和，此其表里相关，义自如此，故治分缓急，权衡在人矣。继后数日，一魏姓者，亦于二鼓忽患此证，治不得法，竟至五鼓痛极而毙。遇与不遇，此其所以为命也。

附　案

徐东皋云：匡掌科夫人，年三十余，病胃脘连胸胁痛，日轻夜甚，两寸关脉弦滑有力。诸医以积滞凝寒，用发散及攻下药，继用铁刷散、四磨饮等方，俱不效。后用汤水，皆吐而不纳，经月不食，痛且益甚。予谓其为痰郁明矣，但痛久弱甚，不敢行吐法，奈何？偶一医谓五灵脂、没药素用有效，众皆叹之曰：此药用之多矣。予谓：再用亦无妨，何叹之有？彼用酒调，病者到口便吐，随吐绿痰两碗许，痛即止，遂纳饮食。此盖痰在膈上，攻下之亦不去，必得吐法而后愈。经曰有故无殒，此之谓欤。

简　易　方

胃脘当心而痛，或气或寒，触而屡发者，用荔枝核烧微焦，每荔枝核一钱加木香七分，共为末，以清汤下一钱许，数服可以除根，屡试神效者。

胸膈胃脘大痛，察有邪滞，连用排气饮及诸药全不见效者，但用牙皂角，以微火烧烟甫尽即取起，为末，用烧酒调送七八分或一钱许，其效如神。亦余试效者。

《兵部手集方》：治久心痛十年五年者，随手效。用小蒜以酽醋煮熟顿服，此后再不发。

治脾痛三方歌：腹胀脾疼怎抵当，椒姜之外有丁香，三般等分罗为末，调入白盐与白汤。水磨乌药治脾疼，每服须教一盏浓，一片陈皮一苏叶，再煎浓服有神功。心与脾疼有妙方，良姜切碎等槟榔，两般同炒研为末，米饮同调服亦良。

食疗方：治五脏冷痛、心腹痛，以胡椒二十一粒，擂碎，热酒服之。

《肘后方》：治心腹俱胀痛，短气欲死，或已绝者，用官桂三两，切碎，以水一升二合，煮八合，去渣，顿服。无桂用姜亦可。

腹痛灸法

内关、中脘、气海、神阙填椒盐灸之、水分、膈俞、脾俞、胃俞。

心腹痛论列方

吐法新攻一

备急丸攻五二

大分清饮新寒五

四逆汤热十四

排气饮新和六

《局方》四七汤和九七

大营煎新补十四

小营煎新补十五

木香槟榔丸攻四九

通瘀煎新因五

神香散新和二十

桃仁承气汤攻四

润下丸和百十七

二陈汤和一

调胃承气汤攻三

清膈煎新寒九

茵陈饮新寒八

括痰丸新和十九

橘皮半夏汤和十三

玉烛散攻二四

十香丸新和十五

芍药枳术丸新和十六

平胃散和十七

生韭饮和一五一

白螺丸和百十五
东垣草豆蔻丸和一六七
和胃饮新和五
理阴煎新热三
神佑丸攻四八
不换金正气散和二一
决津煎新因二
百顺丸新攻六
理中汤热一

论外备用方

荔枝散新因二八 气痛
赤金豆新攻二 坚积
木香顺气散和四三 气滞
归脾汤补三二
游山散和七六 心脾痛
调气平胃散和十八
参附汤补三七
神佑丸攻五三 寒积痛
附子茴香散热一四八 暖胃和中
人参散和一六二 虚寒
牙皂散新因二七 结气
藿香安胃散热七一 寒呕
四磨饮和五二 行气
强中汤热九一 生冷伤脾
茱萸四逆汤热十八 小腹痛
苏合丸和三七一 气逆心痛
铁刷散热百九 寒湿积
八味建中汤补二五
乌药散和七四 血气壅滞
益黄散和十九 寒滞
《指迷》七气汤和五一 积痛
手拈散和七五 气痛
七气汤和四七 郁
木香调气散和四四 气滞
八味汤热一四一 虚寒气滞
调痛散和七二 气逆
丁香止痛散和七三 心痛甚
蟠葱散热百十 寒滞
祛痛散和七一 心气滞
胡椒理中汤热六 肺胃虚寒
胃爱散热七十 虚寒
玄桂丸和七八 瘀血痛
厚朴温中汤热九十 逐寒滞
胜金散热百八 气逆
舒筋散和七七 跌闪腹痛
丁香茯苓汤热六二 温行滞
大沉香丸热百十三 冷气
沉香桂附丸热百十一 寒气
附子理中汤热三 虚寒
吴茱萸散热一三九寒湿
木香导气丸因二七八 小腹气痛
《金匮》大建中汤补二三 寒痛
大已寒丸热百七 寒病
小建中汤补二二

事后中寒腹痛因二七八　温胃汤热十三　寒伤脾
椒附丸热百十二　小腹痛　冷香丸热八二　生冷

胁痛

经义

《脏气法时论》曰：肝病者，两胁下痛引少腹，令人善怒。心病者，胸中痛，胁支满，胁下痛。

《大奇论》曰，肝雍两胠满，卧则惊，不得小便。

《邪客篇》曰：肝有邪，其气流于两胁。

《热论篇》曰：伤寒三日，少阳受之，少阳主胆，其脉循胁络于耳，故胸胁痛而耳聋。

《刺热篇》曰：肝热病者，热争则狂言及惊，胁满痛，手足躁，不得安卧，刺足厥阴少阳。热病先胸胁痛，手足躁，刺足少阳，补足太阴。

《举痛论》曰：寒气客于厥阴之脉，则血泣脉急，故胁肋与少腹相引痛矣。

《玉机真脏论》曰：风寒客于人，弗治，则病入舍肺。弗治，肺即传而行之肝，名曰肝痹，胁痛出食。春脉不及，则令人胸痛引背，下则两胁胠满。

《五脏生成篇》曰：青脉之至也，长而左右弹，有积气在心下支胠，名曰肝痹。

《脉要精微论》曰：肝脉搏坚而长，色不青，当病堕若搏，因血在胁下，令人喘逆。

《五邪篇》曰：邪在肝，则两胁中痛，寒中，恶血在内，行善掣节，时脚肿，取之行间以引胁下，补三里以温胃中，取血脉以散痛恶血，取耳间青脉，以去其掣。

《咳论》曰：肝咳之状，咳则两胁下痛，甚则不可以转，转则两胠下满。

《缪刺论》曰：邪客于足少阴之络，令人卒痛暴胀，胸胁支满，无积者，刺然骨之前出血，如食顷而已。邪客于足少阳之络，令人胁痛不得息，咳而汗出，刺足小指次指爪甲上与肉交者各一痏。邪客于足太阳之络，令人拘挛背急，引胁而痛，刺之从项始，数脊椎侠脊疾按之，应手如痛，刺之傍三痏，立已。

《骨空论》曰：胗络季胁引小腹而痛胀，刺譩譆。

《邪气脏腑病形篇》曰：肝脉微急为肥气，在胁下若覆杯。胃病者，腹䐜胀，胃脘当心而痛，上支两胁，膈咽不通，食饮不下，取之三里也。

《奇病论》曰：病胁下满气逆，二三岁不已，病名曰息积，此不妨于食，不可灸刺，积为导引服药，药不能独治也。

《四时刺逆从论》曰：少阳有余，病筋痹胁满。

《厥论》曰：少阳之厥，暴聋颊肿而热，胁痛，胻不可以运。

《腹中论》曰：有病胸胁支满者，妨于食，病至则先闻腥臊臭，出清液，先唾血，四支清，目眩，时时前后血。病名曰血枯。此得之年少时，有所大脱血，若醉入房，中气竭，肝伤，故月事衰少不来也，治以乌贼鱼骨丸。

《脉解篇》曰：少阳所谓心胁痛者，言少阳盛也，盛者心之所表也，九月阳气尽而阴气盛，故心胁痛也。

《五脏生成篇》曰：腹满䐜胀，支膈胠胁，下厥上冒，过在足太阴阳明。

《经脉篇》曰：心所生病者，目黄胁痛。心主手厥阴心包络也，是动则病手心热。甚则胸胁支满，心中憺憺大动。胆足少阳也，是动则病口苦，善太息，心胁痛不能转侧。

《本脏篇》曰：肝小则脏安，无胁下之病；肝大则逼胃迫咽，迫咽则苦隔中，且胁下痛。肝高则上支贲，切胁悗，为息贲。下则带胃，胁下空，胁下空则易受邪。肝坚则脏安难伤；肝脆则善病消瘅易伤。肝端正则和利难伤；肝偏倾则胁下痛也。脾小则脏安；脾大则苦凑䏚而痛，不能疾行。脾高则䏚引季胁而痛。胸胁好者肝坚，胁骨弱者肝脆，胁骨偏举者肝偏倾也。

《标本病传论》曰：夫病传者，心病先心痛，一日而咳，三日胁支痛，五日闭塞不通，身痛体重，三日不已死。肺病咳喘，三日而胁支满痛，一日身重体痛，五日而胀，十日不已死。肝病头目眩，胁支满，三日体重身痛，五日而胀，三日腰脊少腹痛，胫酸，三日不已死。肾病少腹腰脊痛，胫酸，三日背膂筋痛，小便闭，三日腹胀，三日两胁支痛，三日不已死。诸病以次相传，皆有死期，不可刺。

《气交变大论》曰：岁木太过，风气流行，民病反胁痛而吐甚；岁火太过，炎暑流行，甚则胸中痛，胁支满，胁痛；岁金太过，燥气流行，肝木受邪，民病两胁下少腹痛，胠胁不可转侧。岁木不及，燥乃大行，民病中清，胠胁痛；岁火不及，寒乃大行，民病胸中痛，胁支满，两胁痛；岁土不及，复则收政严峻，名木苍凋，胸胁暴痛，下引少腹。木不及，其眚东，其肝脏，其病内舍胠胁，外在关节；火不及，其眚南，其脏心，其病内舍膺胁，外在经络；金不及，其眚西，其肺脏，其病内舍膺胁肩背，外在皮毛。

《六元正纪大论》曰：厥阴所至，为胁痛，呕泄。金郁之发，民病咳逆，心胁满，引少腹，善暴痛，不可反侧。木郁之发，民病胃脘当心痛，上支两胁。

《至真要大论》曰：岁厥阴在泉，风淫所胜，民病心痛支满，两胁里急，饮食不下；岁阳明在泉，民病心胁痛不能反侧。厥阴司天，燥所胜，民病胃脘当心而痛，上支两胁，膈咽不通，饮食不下。少阴司天，热淫所胜，民病胸中烦热，右胠满，阳明司天，民病左胠胁痛，心胁暴痛，不可反侧。厥阴之胜，胃脘当心而痛，上支两胁；太阴之胜，病在胠胁。阳明之胜，清发于中，左胠胁痛。阳明之复，清气大来，病生胠胁，气归于左。

论证 共三条

胁痛之病，本属肝胆二经，以二经之脉皆循胁肋故也。然而心肺脾胃肾与膀胱亦皆有胁痛之病，此非诸经皆有此证，但以邪在诸经，乃致胁肋疼痛。故凡以焦劳忧虑而致胁痛者，此心肺之所传也；以饮食劳倦而致胁痛者，此脾胃之所传也；以色欲内伤，水道壅塞而致胁痛者，此肾与膀胱之所传也。传至本经，则无非肝胆之病矣。至于忿怒疲劳，伤血，伤气，伤筋，或寒邪在半表半里之间，此自本经之病。病在本经者，直取本经；传至他经者，必拔其所病之本，辨其真伪，自无不愈矣。

——胁痛有内伤外感之辨，凡寒邪在少阳经，乃病为胁痛耳聋而呕，然必有寒热表证者，方是外感，如无表证，悉属内伤。但内伤胁痛者十居八九，外感胁痛则间有之耳。

——胁痛有左右血气之辨，其在诸家之说，有谓肝位于左而藏血，肺位于右而藏气，故病在左者为血积，病在右者为气郁；脾气亦系于右，故湿痰流注者，亦在右。执此说，则左岂无气，右无血？食积痰积，岂必无涉于左乎？古无是说，此实后世之谬谈，不足凭也。然则，在气在血，何以辨之？但察其有形无形可知矣。盖血积有形而不移，或坚硬而拒按；气痛流行而无迹，或倏聚而倏散。若食积痰饮，皆属有形之证，第详察所因，自可辨识。且凡属有形之证，亦无非由气之滞，但得气行，则何聚不散？是以凡治此者，无论是血是痰，必皆兼气为主，而后随宜佐使以治之，庶得肯綮之法，无不善矣。

论治 共三条

——外感证，邪在少阳，身发寒热而胁痛不止者，宜小柴胡汤、三柴胡饮，或河间葛根汤酌宜用之。若外邪未解而兼气逆胁痛者，宜柴胡疏肝散主之。若元气本虚，阴寒外闭，邪不能解而胁痛畏寒者，非大温中饮不可。

——内伤肝胆，气逆不顺而胁痛者，宜排气饮、推气散、沉香降气散、木香调气散之类主之。若郁结伤肝，中脘不快，痛连两胁，或多痰者，宜香橘汤。若暴怒伤肝，气逆胀满，胸胁疼痛者，宜解肝煎。若怒气伤肝，因而动火，胁痛，胀满，烦热，或动血者，宜化肝煎。若气滞胸胁，痛而兼喘者，宜分气紫苏饮。若男子忧郁伤肝，两胁疼痛者，宜枳实散。若男妇肝肾气滞，自下而上，痛连两胁者，宜木通散。若悲哀烦恼，肝气受伤，脉紧胁痛者，枳壳煮散。若因惊气逆，胁痛不已者，桂枝散。若食积作痛，但痛有一条杠起者是也，大和中饮，或用保和丸。若痰饮停伏胸胁疼痛者，导痰汤加芥子。若肝火内郁，二便不利，两胁痛甚者，当归龙荟丸或左金丸。若从高跌堕，血流胁下作痛者，复元活血汤。若妇人血滞，胁腹连痛者，芍药散、决肝煎。若肝脾血虚，或伤肝，寒热胁痛者，逍遥散。若肝肾亏损，胁肋作痛，头眩心跳身痛，或妇人经水不调，经后作痛者，补肝散。

——内伤虚损，胁肋疼痛者。凡房劳过度，肾虚羸弱之人，多有胸胁间隐隐作痛，此肝肾精虚，不能化气，气虚不能生血而然。凡人之气血，犹源泉也，盛则流畅，少则壅滞，故气血不虚则不滞，虚则无有不滞者。倘于此证，不知培气而但知行滞通经，则愈行愈虚，鲜不殆矣。惟宜左归饮、小营煎及大补元煎之类主之。或微有滞者，用补肝散亦可。若忧思过度，耗伤心脾气血，病有如前者，宜逍遥散、三阴煎、七福饮之类主之，或归脾汤亦可。若以劳倦，过伤肝脾气血而病如前者，宜大营煎、大补元煎之类主之。

灸　　法

治卒胁痛不可忍者，用蜡绳横度两乳中，半屈绳，从乳斜趋痛胁下，绳尽处灸三十壮，更灸章门七壮、丘墟三壮，可刺入五分。

胁痛论列方

三阴煎新补十一
七福饮新补七
小柴胡汤散十九
逍遥散补九二
归脾汤补三二
三柴胡饮新散三
逍遥饮新因一
推气散和三七七
大温中饮新散八
枳实散和三七六
导痰汤和九一
柴胡疏肝散散百十
香橘汤和三七四
解肝煎新和十一
当归龙荟丸寒一六七
桂枝散攻百十一
化肝煎新寒十
复元活血汤外二百四十
小营煎新补十五
决津煎新因二
左归饮新补二
河间葛根汤散百十二
大营煎新补十四
芍药散妇百三十
补肝散妇九二
沉香降气散和四十
排气饮新和六
木通散攻百十一
大补元煎新补一
木香调气散和四四
左金丸寒一五四
大和中饮新和七
分气紫苏饮和三七五
保和丸小三五
枳壳煮散散百九

论外备用方

柴胡清肝散寒五九　肝火
栀子清肝散寒六十　风热

桃仁承气汤攻四 瘀血
控涎丹攻八二 痰
神芎丸攻七三 风痰
白术丸和三七八 息积
神保丸攻五三 寒气食积
加味小柴胡汤散二一 伤寒
大黄附子汤攻百十二 寒积
木香顺气散和四三 肝气

腰痛

经义

《脉要精微论》曰：腰者，肾之府，转摇不能，肾将惫矣。肾脉搏坚而长，其色黄而赤者，当病折腰。

《邪气脏腑病形篇》曰：肾脉缓甚为折脊。

《五癃津液别篇》曰：五谷之精液和合而为膏者，内渗入骨空，补益脑髓，而下流于阴股。阴阳不和，则使液溢而下流于阴，髓液皆减而下，下过度则虚，虚故背痛而胫酸。

《本神篇》曰：肾盛怒而不止则伤志，志伤则喜忘其前言，腰脊不可以俯仰屈伸。

《经脉篇》曰：足少阴之别，名曰大钟，当踝后绕跟，别走太阳。实则闭癃，虚则腰痛，取之所别也。膀胱足太阳也，是动则病冲头痛，目似脱，项如拔，脊痛腰似折。肝足厥阴也，是动则病腰痛不可以俯仰。

《脉解篇》曰：太阳所谓肿腰脽痛者，正月太阳寅，寅太阳也，正月阳气出在上而气盛，阳未得自次也，故肿腰脽痛也。少阴所谓腰痛者，少阴者肾也，十月万物阳气皆作，故腰痛也。厥阴所谓腰脊痛不可以俯仰者，三月一振，荣华万物，一俯而不可仰也。

《骨空论》曰：督脉为病，脊强反折，腰痛不可以转摇，急引阴卵，刺八髎穴与痛上。八髎在腰尻分间。

《刺腰痛篇》曰：足太阳脉令人腰痛。以下共十七证，各有刺法，具详本篇。

《杂病篇》曰：腰痛，痛上寒，取足太阳阳明；痛上热，取足厥阴；不可以俯仰，取足少阳。

《终始篇》曰：刺诸痛者，其脉皆实。故曰：从腰以上者，手太阴、阳明皆主之；从腰以下者，足太阴、阳明皆主之。病在上者下取之，病在下者高取之，病在头者取之足，病在腰者取之腘。病痛者阴也，痛而以手按之不得者阴也，深刺之。病在上者阳也，病在下者阴也。痒者阳也，浅刺之。

《热论篇》曰：伤寒一日，巨阳受之，故头项痛，腰脊强。

《刺疟篇》曰：足太阳之疟，令人腰痛。足厥阴之疟，令人腰痛。肾疟者，令人洒洒然腰脊痛。先腰脊痛者，先刺郄中出血。

论证 共三条

腰痛证，旧有五辨：一曰阳不足，少阴肾衰，二曰风痹、风寒、湿着腰痛，三曰劳役伤肾。四曰坠堕损伤。五曰寝卧湿地。虽其大约如此，然而犹未悉也。盖此证有表里虚实寒热之异，知斯六者庶乎尽矣，而治之亦无难也。

腰痛证，凡悠悠戚戚，屡发不已者，肾之虚也；遇阴雨或久坐，痛而重者，湿也；遇诸寒而痛，或喜暖而恶寒者，寒也；遇诸热而痛，及喜寒而恶热者，热也；郁怒而痛者，气之滞也；忧愁思虑而痛者，气之虚也；劳动即痛者，肝肾之衰也。当辨其所因而治之。

——腰为肾府，肾与膀胱为表里，故在经则属太阳，在脏则属肾气，而又为冲任督带之要会。所以凡病腰痛者，多由真阴之不足，最宜以培补肾气为主。其有实邪而为腰痛者，亦不过十中之二三耳。

论治 共七条

——腰痛之虚证，十居八九，但察其既无表邪，又无湿热，而或以年衰，或以劳苦，或以酒色斫丧，或七情忧郁所致者，则悉属真阴虚证。凡虚证之候，形色必清白而或见黎黑，脉息必和缓而或见细微，或以行立不支而卧息少可，或以疲倦无力而劳动益甚。凡积而渐至者皆不足，暴而痛甚者多有余；内伤禀赋者皆不足，外感邪实者多有余，故治者当辨其所因。凡肾水真阴亏损，精血衰少而痛者，宜当归地黄饮，及左归丸、右归丸为最。若病稍轻，或痛不甚，不甚者，如青娥丸、煨肾散、补髓丹、二至丸、通气散之类，俱可择用。

——腰痛之表证，凡风寒湿滞之邪伤于太阳、少阴之经者皆是也。若风寒在经，其证必有寒热，其脉必见紧数，其来必骤，其痛必拘急兼酸而多连脊背，此当辨其阴阳，治从解散。凡阳证多热者，宜一柴胡饮，或正柴胡饮之类主之；若阴证多寒者，宜二柴胡饮、五积散之类主之。其有未尽，当于《伤寒门》辨治。

——湿滞在经而腰痛者，或以雨水，或以湿衣，或以坐卧湿地。凡湿气自外而入者，总皆表证之属，宜不换金正气散、平胃散之类主之；若湿而兼虚者，宜独活寄生汤主之。若湿滞腰痛而小水不利者，宜胃苓汤，或五苓散加苍术主之。若风湿相兼，一身尽痛者，宜羌活胜湿汤主之。若湿而兼热者，宜当归拈痛汤、苍术汤之类主之；若湿而兼寒者，宜《济生》术附汤、五积散之类主之。

——腰痛有寒热证，寒证有二，热证亦有二。凡外感之寒，宜温散如前，或用热物熨之亦可；若内伤阳虚之寒，治宜温补如前。热有二证，若肝肾阴虚，水亏火盛者，治当滋阴降火，宜滋阴八味煎，或用四物汤加黄柏、知母、黄芩、栀子之属主之。若邪火蓄结腰肾，而本无虚损者，必痛极，必烦热，或大渴引饮，或二便热涩不通，当直攻其火，宜大分清饮加减主之。

——跌扑伤而腰痛者，此伤在筋骨而血脉凝滞也，四物汤加桃仁、红花、牛膝、肉桂、玄胡、乳香、没药之类主之。若血逆之甚而大便闭结不通者，宜《元戎》四物汤主之，或外以酒糟、葱、姜捣烂罨之，其效尤速。

——丹溪云：诸腰痛不可用参补气，补气则疼愈甚；亦不可峻用寒凉，得寒则闭遏而痛甚。此言皆未当也。盖凡劳伤虚损而阳不足者，多有气虚之证，何为参不可用？又如火聚下焦，痛极而不可忍者，速宜清火，何为寒凉不可用？但虚中挟实，不宜用参者有之；虽有火而热不甚，不宜过用寒凉者亦有之。若谓概不可用，岂其然乎？余治一董翁者，年逾六旬，资禀素壮，因好饮火酒，以致湿热聚于太阳，忽病腰痛不可忍，至求自尽，其甚可知。余为诊之，则六脉洪滑之甚，且小水不通而膀胱胀急，遂以大分清饮倍加黄柏、龙胆草，一剂而小水顿通，小水通而腰痛如失。若用丹溪之言，鲜不误矣，是以不可执也。新按

——妇人以胎气、经水，损阴为甚，故尤多腰痛脚酸之病，宜当归地黄饮主之。

述古 共三条

陈无择曰：肾著之候，其体重，腰冷如水，食饮如故，小便自利，腰以下冷重如带五千钱，治宜疏湿，兼用温散药，肾著汤主之。又渗湿汤亦治肾著。

丹溪治法曰：肾虚腰痛，用杜仲、龟板、黄柏、知母、枸杞、五味之类，猪脊髓丸服；瘀血用补阴丸加桃仁、红花；湿热，苍术、杜仲、黄柏、川芎之类；痰积作痛，二陈汤加南星，加快气药佐之，使痰随气运。腰曲不能伸者，针人中立愈。

徐东皋曰：腰者肾之外候，一身所恃以转移阖辟者也。盖诸脉皆贯通于肾而络于腰脊，肾气一虚，腰必痛矣。除坠伤之外，不涉于虚，其于风寒湿热，虽有外邪，多有乘虚相犯，而驱邪之中，又当有以究其本也。举世之人，每每醉以入房，欲竭其精，耗散其真，务快其心，恬不知养，其不虚者几希。予见房室劳伤肾气，腰脊兼痛，久则髓减骨枯，发为骨痿者有矣，岂直腰痛已哉！养生君子不可以不慎于斯也。甫年少时，常有腰痛及闪挫之病，每服补肾汤丸，仅得不甚而易愈，尚不知房室之害也。予禀性淡于欲事，自壬子以来，多游江湖间，欲渐稀而腰痛亦稀。至辛酉之后，集此书兼视病家，无暇而欲益寡，腰觉强健而绝无痛作之因。可见寡欲之功，优于补剂多矣，并书于此，为君子告焉。

简易方

《太平圣惠方》：治风冷寒痹腰痛。用川乌头三个，生捣为末，少加盐水调，摊于纸帛上，贴痛处，须臾止。

又方：治卒患腰脚疼痛。用杜仲一两，制，水二盅，煎一盅；再用羊肾四枚，细切去脂膜，入药汤，煮熟；次入韭白、盐、花椒、姜、酱、醋作羹，空腹食之，二三次即腰脚倍健。

针灸法

灸腰痛不可俯仰，令患人正立，以竹杖拄地，平脐点记，乃以度背，于脊中点记，随年壮灸之。

腰痛论列方

青娥丸补一四三

补髓丹补一四一

煨肾散和二八二

当归地黄饮新补二十

大分清饮新寒五

补阴丸寒百六十

四物汤补八

二至丸热一二八

当归拈痛汤寒百三十

左归丸新补四

右归丸新补五

《元戎》四物汤攻二六

二陈汤和一

五积散散三九

滋阴八味煎新寒十七

平胃散和百十七

胃苓汤和百九十

《济生》术附汤补四二

五苓散和一八二

肾著汤热一二九

羌活胜湿汤和一七八

渗湿汤和一七四

一柴胡饮新散一

独活寄生汤和二百七十

苍术汤寒一三三

二柴胡饮新散二

不换金正气散和二一

通气散妇一三一

正柴胡饮新散六

论外备用方

麋茸丸补一三四

加味青娥丸补一四六

滋阴大补丸补一二六

舒筋汤和七七 跌闪

胡桃汤和二八四 肾虚

调营活络饮和二八二 损伤瘀血

芍药散妇一三一 妇人血滞

生附汤热二四 寒湿

沉香桂附丸热百十一 阳虚

景岳全书卷之二十五终

卷之二十六 必集

杂证谟

头痛

经义

《五脏生成篇》曰：头痛巅疾，下虚上实，过在足少阴巨阳，甚则入肾。心烦头痛，病在鬲中，过在手巨阳、少阴。

《经脉篇》曰：膀胱足太阳也，是动则病冲头痛，目似脱，项如拔。

《脉解篇》曰：阳明并于上，上者则其孙络太阴也，故头痛鼻鼽腹肿也。

《通评虚实论》曰：头痛耳鸣，九窍不利，肠胃之所生也。

《著至教论》曰：三阳独至者，是三阳并至，并至如风雨，上为巅疾，下为漏病。

《脉要精微论》曰：来疾去徐，上实下虚，为厥巅疾。推而下之，下而不上，头项痛也。

《平人气象论》曰：寸口之脉中手短者，曰头痛。

《脉要精微论》曰：厥成为巅疾。颇痛，刺手阳明与颇之盛脉而出血。颇痛刺足阳明曲周动脉，见血立已。不已，按人迎于经，立已。项痛不可俯仰，刺足太阳；不可以顾，刺手太阳也。

《寒热病篇》曰：阳迎头痛，胸满不得息，取之人迎。足太阳有通项入于脑者，正属目本，名曰眼系，头目苦痛取之，在项中两筋间。

《杂病篇》曰：厥，挟脊而痛者至顶，头沉沉然，目𥉂𥉂然，腰脊强，取足太阳腘中血络。

《奇病论》曰：帝曰：人有病头痛以数岁不已，此安得之，名为何病？岐伯曰：当有所犯大寒，内至骨髓，髓者以脑为主，脑逆故令头痛，齿亦痛，病名曰厥逆。帝曰：善。

《厥病篇》曰：真头痛，头痛甚，脑尽痛，手足寒至节，死不治。

论证 共二条

凡诊头痛者，当先审久暂，次辨表里。盖暂痛者，必因邪气；久病者，必兼元气。以暂病言之，则有表邪者，此风寒外袭于经也，治宜疏散，最忌清降；有里邪者，此三阳之火炽于内也，治宜清降，最忌升散，此治邪之法也。其有久病者，则或发或愈，或以表虚者，微感则发；或以阳胜者，微热则发；或以水亏于下而虚火乘之则发；或以阳虚于上而阴寒胜之则发。所以暂病者当重邪气，久病者当重元气。此固其大纲也，然亦有暂病而虚者，久病而实者，又当因脉因证而详辨之，不可执也。

——头痛有各经之辨。凡外感头痛，当察三阳、厥阴，盖三阳之脉俱上头，厥阴之脉亦会于巅，故仲景《伤寒论》则惟三阳有头痛，厥阴亦有头痛，而太阴少阴则无之。其于辨之之法，则头脑、额颅虽三阳俱有所会，无不可痛，然太阳在后，阳明在前，少阳在侧，此又各有所主，亦外感之所当辨也。至若内伤头痛，则不得以三阳为拘矣。如本经所言，下虚上实，过在于足少阴巨阳；若《厥病篇》所论，则足六经及手少阴少阳皆有之矣。《奇病论》曰：脑者阴也，髓者骨之充也。凡痛在脑者，岂非少阴之病乎？此内证外证之异，所不可不察也。《厥病篇》义详《类经》。

论治 共五条

——外感头痛，自有表证可察，盖其身必有寒热，脉必紧数，或多清涕，或兼咳嗽，或兼脊背酸痛，或兼项强不可以左右顾，是皆寒邪在经而然，散去寒邪，其痛自止，如川芎、细辛、蔓荆子、柴胡之类，皆最宜也。若寒之甚者，宜麻黄、桂枝、生姜、葱白、紫苏、白芷之类，随其虚实而加减用之。

——火邪头痛者，虽各经皆有火证，而独惟阳明为最。正以阳明胃火，盛于头面而直达头维，故其痛必甚，其脉必洪，其证必多内热，其或头脑振振，痛而兼胀，而绝无表邪者，必火邪也。欲治阳明之火，无如白虎汤加泽泻、木通、生地、麦冬之类，以抑其至高之势，其效最速。至若他经之火，则芍药、天花、芩、连、知、柏、龙胆、栀子之类，无不可择而用之。但治火之法，不宜佐以升散，盖外邪之火，可散而去，内郁之火，得升而愈炽矣，此为忌也。

——阴虚头痛，即血虚之属也，凡久病者多有之。其证多因水亏，所以虚火易动，火动则痛，必兼烦热、内热等证。治宜壮水为主，当用滋阴八味煎、加减一阴煎、玉女煎之类主之。火微者，宜六味地黄丸、四物汤、三阴煎、左归饮之类主之。

——阳虚头痛，即气虚之属也，亦久病者有之。其证必戚戚悠悠，或羞明，或畏寒，或倦怠，或食饮不甘，脉必微细，头必沉沉，遇阴则痛，逢寒亦痛，是皆阳虚阴胜而然，治宜扶阳为主，如理阴煎、理中汤、十全大补汤、补中益气汤之类，皆可择用。或以五福饮、五君子煎加川芎、细辛、蔓荆子之类，以升达阳气，则最善之治也。

——痰厥头痛，诸古方书皆有此名目，然以余论之，则必别有所因，但以头痛而兼痰者有之，未必因痰头痛也。故兼痰者必见呕恶、胸满、胁胀，或咳嗽气粗多痰，此则不得不兼痰治之，宜二陈汤、六安煎、和胃饮、平胃散加川芎、细辛、蔓荆子之类主之。如多痰兼火者，宜用清膈煎，或二陈汤、六安煎加黄芩、天花粉之类主之，火甚者加石膏亦可。如多痰兼虚而头痛者，宜金水六君煎，或六君子汤加芎、辛之类，酌而用之。东垣治痰厥头痛，恶心烦闷，头旋眼黑，气短促，上喘无力，懒言，心神颠倒，目不能开，如在风云中，头苦痛如裂，身重如山，四肢厥冷，不得安卧，如范天騋之妻，因两次下之而致头痛者，用半夏白术天麻汤。

述古 共三条

《活人书》云：头痛者，阳证也。太阳证头痛，发热恶寒，无汗麻黄汤，有汗桂枝汤。若已发汗，未发汗，头痛如破者，连须葱白汤，不止者，葛根葱白汤；阳明证头痛，不恶寒反恶热，胃实也，调胃承气汤；少阳头痛，小柴胡汤。太阴少阴并无头痛之证。仲景只有厥阴一证，吴茱萸汤。

东垣曰：《金匮真言论》云：东风生于春，病在肝，俞在颈项，故春气者，病在头。又诸阳会于头面，如足太阳膀胱之脉，起于目内眦，上额交巅，上入络脑，还出别下项，病冲头痛。又足少阳胆之脉，起于目锐眦，上抵头角，病则头角额痛。夫风从上受之，风寒伤上，邪从外入，客于经络，令人振寒头痛，身重恶寒，治在风池、风府，调其阴阳，有余则泻，不足则补，汗之则愈，此伤寒头痛也。头痛耳鸣，九窍不利者，肠胃之所生，乃气虚头痛也。心烦头痛者，病在耳中，过在手巨阳少阴，乃湿热头痛也。如气上不下，头痛巅疾者，下虚上实也，过在足少阴、巨阳，甚则入肾，寒湿头痛也。如头半寒痛者，先取手少阳阳明，后取足少阳阳明，此偏头痛也。有真头痛者，甚则脑尽痛，手足寒至节，死不治。有厥逆头痛者，所犯大寒，内至骨髓，髓者，以脑为主，脑逆故令头痛，齿亦痛。凡头痛每以风药治之者，总其大体而言之也。高巅之上，惟风可到，故味之薄者，阴中之阳，乃自地升天者也。然亦有三阴三阳之异。故太阳头痛，恶风，脉浮紧，川芎、羌活、独活、麻黄之类为主；阳明头痛，自汗，发热恶寒，脉浮缓长实者，升麻、葛根、白芷为主；少阳经头痛，脉弦细，往来寒热，柴胡为主；太阴头痛，必有痰疾，体重或腹痛，为痰癖，其脉沉缓，苍术、半夏、南星为主；少阴头痛，三阴三阳经不流行而足寒气逆，为寒厥，其脉沉细，麻黄、附子、细辛为主；厥阴头顶痛，或吐痰沫，厥冷，其脉浮缓，吴茱萸汤主之；血虚头痛，当归、川芎为主；气虚头痛，人参、黄芪为主；气血俱虚头痛，调中益气汤少加川芎、蔓荆子、细辛，其效如神。半夏白术天麻汤，治痰厥头痛药也；清空膏，乃风湿热头痛药也；羌活附子汤，治厥阴头痛药也。如湿气在头者，以苦吐之，不可执方而治。先师尝病头痛，发时两颊青黄，眩运，目不欲闭，懒言，身体沉重，兀兀欲吐。洁古曰：此厥阴太阴合病，名曰风痰，以《局方》玉壶丸治之，更灸侠溪穴即愈。是知方者体也，法者用也，徒执体而不知用者弊，体用不失，可谓上工矣。

立斋曰：久头痛多主于痰，痛甚者乃风毒上攻。有血虚者，有诸经气滞者，有气虚者，有四气外伤者，有劳役所伤者，有可吐者，有可下者，当分虚实寒热兼变而治之。若夫偏正头风，久而不愈，乃内挟痰涎风火，郁遏经络，气血壅滞，甚则目昏紧小，二便秘涩，宜砭出其血以开郁解表。余尝治尚宝刘毅斋，但怒则两太阳作痛，先用小柴胡加茯苓、山栀子，后用六味丸以生肾水而再不发。谭侍御每头痛必吐清水，不拘冬夏，吃姜便止。余作中气虚寒，用六君子、当归、黄芪、炮姜而瘥。商仪部劳则头痛，余作阳虚不能上升，以补中益气汤加蔓荆子而痊。

简 易 方

硝石散　治风寒入脑，头痛不可当。因九七

一方　用生萝卜汁，仰卧，注两鼻孔，数年之患，一注即愈。

灸 法

神庭、上星、后顶、百会、风池。以上诸穴，随灸一处可愈。

头痛论列方

麻黄汤散一
桂枝汤散九
葛根葱白汤散三二
白虎汤寒二
四物汤补八
连须葱白汤散三三
平胃散和十七
和胃饮新和五
补中益气汤补三十
二陈汤和一
六安煎新和二
十全大补汤补二十
五福饮新补六
玉女煎新寒十二
小柴胡汤散十九
六味地黄汤补百二十
清膈煎新寒九
理中汤热一
五君子煎新热六
滋阴八味煎新寒十七
理阴煎新热三
六君子汤补五
加减一阴煎新补九
三阴煎新补十一
吴茱萸汤热一三七
金水六君煎新和一
左归饮新补二
羌活附子汤热三五
《局方》玉壶丸和百五
调中益气汤补三一
调胃承气汤攻三
半夏白术天麻汤和十五

论外备用方

川芎散散六二 头风
川芎散散六三 风热
藿香正气散和二十 寒滞
十神汤散四十 感冒
神术汤散三七 伤寒
川芎茶调散散四六 风邪上攻
清空膏散七四 年久风热
都梁丸散七七 伤风
羌活附子汤散五九 冬月犯寒
玉壶丸和百五 风痰
上清散散六九 吹鼻
羌活胜风汤散六一 风热
愈风饼子散七五 头风
菊花散散七一 风热
旋覆花汤散八三 风痰昏闷
如圣散散七二 搐鼻
透顶散散七十 搐鼻
八般头风散七六 搐鼻
点头散散七三 气逆痛
芎芷散散六七 风热
芎辛导痰汤散六八 痰厥痛
天香散散六六 年久头痛
神芎丸攻七二 肿病秘结
茶调散寒七二 风热上攻
石膏散寒六九 阳明风热
双玉散寒七一 胃火
荆芩散寒七十 头风
芎术汤热五十 寒湿痛
三生散热九六 痰厥痛
吹鼻六神散因四二 风热
硝石散因九七 风热吹鼻
当归酒补百四 血虚痛
黑锡丹热一八九 下元虚寒

面　病

经　义

《邪气脏腑病形篇》帝曰：首面与身形也，属骨连筋，同血合于气耳。天寒则裂地凌冰，其卒寒或手足懈怠，然而其面不衣何也？岐伯曰：十二经脉，三百六十五络，其血气皆上于面而走空窍，其精阳气上走于目而为睛，其别气走于耳而为听，其宗气上出于鼻而为臭，其浊气出于胃，走唇口而为味。

其气之津液皆上熏于面，而皮又厚，其肉坚，故天气甚寒不能胜之也。帝曰：邪气之中人也奈何？岐伯曰：邪之中人高也。身半已上者，邪中之也，身半已下者，湿中之也。诸阳之会，皆在于面。中人也，方乘虚时及新用力，若饮食汗出腠理开，而中于邪。中于面则下阳明，中于项则下太阳，中于颊则下少阳，其中于膺背两胁，亦中其经。面热者，足阳明病。

《五阅五使篇》岐伯曰：五官者，五脏之阅也。脉出于气口，色见于明堂。五官以辨，阙庭必张，乃立明堂。明堂广大，蕃蔽见外，方壁高基，引垂居外，五色乃治，平博广大，寿中百岁。帝曰：愿闻五官。岐伯曰：鼻者肺之官也，目者肝之官也，口唇者脾之官也，舌者心之官也，耳者肾之官也。帝曰：以官何候？岐伯曰：以候五脏。故肺病者喘息鼻张，肝病者眦青，脾病者唇黄，心病者舌卷短、颧赤，肾病者颧与颜黑。帝曰：其常色殆者何如？岐伯曰：五官不辨，阙庭不张，小其明堂，蕃蔽不见，又埤其墙，墙下无基，垂角去外，如是者，虽平常殆，况加病哉。

《五色篇》雷公问于黄帝曰：五色独决于明堂乎？帝曰：明堂者鼻也，阙者眉间也，庭者颜也，蕃者颊侧也，蔽者耳门也，其间欲方大，去之十步，皆见于外，如是者寿必中百岁。雷公曰：官五色奈何？帝曰：青黑为痛，黄赤为热，白为寒，是谓五官。雷公曰：以色言病之间甚奈何？帝曰：其色粗以明、沉夭者为甚，其色上行者病益甚，其色下行如云彻散者，病方已。雷公曰：病小愈而卒死者，何以知之？帝曰：赤色出颧大如母指者，病虽小愈，必卒死。黑色出于庭，大如母指，必不病而卒死。雷公曰：死有期乎？帝曰：察色以言时。庭者首面也。阙上者，咽喉也。阙中者，肺也。下极者，心也。直下者，肝也。肝左者，胆也。下者，脾也。方上者，胃也。中央者，大肠也。挟大肠者，肾也。当肾者，脐也。面王以上者，小肠也。面王以下者，膀胱、子处也。颧者，肩也。颧后者，臂也。臂下者，手也。目内眦上者，膺乳也。挟绳而上者，背也。循牙车以下者，股也。中央者，膝也。膝以下胫也。当胫以下者，足也。巨分者，股里也。巨屈者，膝膑也。此五脏六腑肢节之部也。能别左右，是谓大道，男女异位，故曰阴阳，审察泽夭，谓之良工。沉浊为内，浮泽为外。黄赤为风，青黑为痛，白为寒，黄而膏润为脓，赤甚者为血。痛甚为挛，寒甚为皮不仁。男子色在于面王，为小腹痛，下为卵痛，其圜直为茎痛，高为本，下为首，狐疝㿗阴之属也；女子在于面王，为膀胱、子处之病，散为痛，搏为聚，方员左右，各如其色形。其随而下至胝为淫，有润如膏状，为暴食不洁。左为左，右为右，其色有邪，聚散而不端，面色所指者也。其色上锐，首空上向，下锐下向，在左右如法。以五色命脏，青为肝，赤为心，白为肺，黄为脾，黑为肾。肝合筋，心合脉，肺合皮，脾合肉，肾合骨也。

《五脏生成篇》曰：凡相五色之奇脉，面黄目青，面黄目赤，面黄目白，面黄目黑者，皆不死也。面青目赤，面赤目白，面青目黑，面黑目白，面赤目青，皆死也。

《脉要精微论》曰：夫精明五色者，气之华也。详后眼目门。

《刺热篇》曰：肝热病者，左颊先赤。心热病者，颜先赤。脾热病者，鼻先赤。肺热病者，右颊先赤。肾热病者，颐先赤。太阳之脉色荣颧骨，热病也，荣未交，曰今且得汗，待时而已。与厥阴脉争见者，死期不过三日。其热病内连肾，少阳之脉色也。少阳之脉，色荣颊前，热病也，荣未交，曰今且得汗，待时而已，与少阴脉争见者，死期不过三日。颊下逆颧为大瘕，下牙车为腹满，颧后为胁痛。颊上者，鬲上也。

《经脉篇》曰：心主所生病者，面赤目黄，喜笑不休，烦心心痛，掌中热。

论证 共三条

形者气之质，色者神之华，有诸中必形诸外，故但知面中形色之常变，则凡虚实寒热凶吉死生之兆，已可得其七八，而再证以脉，再察以因，则病无遁情矣。凡医之所贵者，在必能无差，欲能无差，在确有真见，使不有独见之明，则何以隔垣能观，而通神明之理？经曰：神乎神，耳不闻，目明心开而志先，慧然独悟，口弗能言，俱视独见，昭然独明，若风吹云，故曰神。又曰：粗守形，上守神。故上古使僦贷季理色脉而通神明，是可见形中之色无难辨也，而色中之神不易言也。学者于此，必能以神会神，斯云神矣，又安能以笔楮尽哉？

——面色之辨，经言已详，诸所未书，犹当兼察也。凡病人面赤，本皆属火，若满面微红而气盛者，此火证无疑也。若病人两颧鲜赤，如指如缕，而余地不赤者，此阴虚也。仲景曰：面戴阳者，下虚故也，妇人尤多见之。病人面红不退者，邪盛病进为难愈。病人面白色者，气虚也，或白兼淡黄而气不足者，必失血也。病人面白有枯色者，血气俱败也，若证有痰火，则尤为难治。病人面青，或兼白者，必阳虚阴胜之病。久病人面转黄苍，此欲愈也。病人面黄润而微赤者，必主湿热。病人面黄而兼青者，此木邪犯土，多不可治。病人面色青苍者，多主疼痛。病难愈而面色如煤不开者，终不吉。平人面色如灰尘，眼下青黑者，必有病至，其病必重。女人面色青者，必肝强脾弱，多怒少食，或经脉不调。女人颧颊鲜红，名曰带桃花，此阴中有虚火，多淫而无子。

——面肿有虚实，肿者为实，浮者为虚。实肿者，或热或痛，乃因风火上炎，此以邪之有余也，脉必紧数，证必寒热。风则散之，火则清之，壅滞秘结则通之利之，邪去而肿自消也。虚浮者，无痛无热而面目浮肿，此或以脾肺阳虚，输化失常，或以肝肾阴虚，水邪泛溢。然浮而就上，其形虚软者，多由乎气；肿而就下，按而成窝者，多由乎水。治气者，须从脾肺，虚则补之，实则顺之；治水者，须从脾肾，虚则化之，实则泻之。然水气虽分上下，而气即水之母，水即气之质，故有相因之化，而亦有相因之治也。凡虚浮在气者，虽曰气虚，然亦有虚实之异，不可执也。盖虚而浮者，多因于脾，此或以劳倦，或以色欲，或以泻痢，或以中寒，而脉必微弱，气必虚馁者是也；实而胀者，多因于胃，或木火炽盛而湿热上浮，或纵酒纵食而阳明壅滞，此其脉必滑数，证必多热者是也。然此证虽浮而不痛不肿，自与前证有异，虚实既辨，则或补或泻，或利或清，所当详酌而为之治也。

论治 共三条

——凡风热肿痛，此必痄腮、时毒、痈疡之证，论治俱详外科，当察治之，或其甚者，防风通圣散主之。

——面目虚浮，有因色欲过度，阴虚气越而致者，宜六味地黄汤，或八味地黄汤，或加减八味丸；若因劳倦伤脾，气虚不敛而面目虚浮者，宜参苓白术散、归脾汤，或十全大补汤；若因饮酒过度，湿热上聚而面目浮肿者，宜葛花解酲汤，或七味白术散；若因泻痢不止，脾肾气虚而面目浮肿者，宜胃关煎，或温胃饮；若因食饮不节，阳明壅实，二便秘结而头面满胀者，宜廓清饮，惟小儿多有此证，甚者宜木香槟榔丸下之；若阳明实热，胃火上浮，或烦热干渴而头面浮肿者，宜抽薪饮，或白虎汤，或大分清饮利之。

——水肿而浮，或眼下有如卧蚕者，此水气之为病也，论治详肿胀门。

——面鼻粉刺、雀斑诸方，俱列因阵八七之后。

面病论列方

六味汤补百二十
八味汤补一二一
加减八味丸补一二二
归脾汤补三二
温胃饮新热五
葛花解酲汤和一二四
胃关煎新热九
白虎汤寒二
七味白术散小七
廓清饮新和十三
大分清饮新寒五
参苓白术散补五四
抽薪饮新寒三
十全大补汤补二十
防风通圣散攻十六
木香槟榔丸攻五十

论外备用方

玉容散因三百四 雀斑
硫黄膏因三百五 面疮赤风
面鼻诸方详《因阵》六九至一百止

口 舌

经 义

《金匮真言论》曰：中央黄色，故通于脾，开窍于口，藏精于脾，故病在舌本。

《阴阳应象大论》曰：中央生湿，湿生土，土生甘，甘生脾，脾主口。在窍为口。南方生热，热生火，火生苦，苦生心，心主舌。在窍为舌。

《脉度篇》曰：脾气通于口，脾和则口能知五谷矣。心气通于舌，心和则舌能知五味矣。

《五脏别论》曰：五味入口，藏于胃，以养五脏气。

《奇病论》帝曰：有病口甘者，病名为何？何以得之？岐伯曰：此五气之溢也，名曰脾瘅。详三消门。帝曰：有病口苦，取阳陵泉，病名为何？何以得之？岐伯曰：病名胆瘅。夫肝者，中之将也，取决于胆，咽为之使。此人者，数谋虑不决，故胆虚气上溢而口为之苦，治之以胆募俞。

《四时气篇》曰：胆液泄则口苦，胃气逆则呕苦，故曰呕胆。

《邪气脏腑病形篇》曰：胆病者，善太息，口苦，呕宿汁，心下澹澹，恐人将捕之，嗌中吩吩然，数唾，在足少阳之本末，亦视其脉之陷下者灸之，其寒热者取阳陵泉。十二经脉，三六五络，其血气皆上于面而走空窍，其浊气出于胃，走唇舌而为味。

《痿论》曰：肝气热，则胆泄口苦，筋膜干，筋膜干则筋急而挛，发为筋痿。

《热论篇》曰：伤寒四日，太阴受之，太阴脉布胃中，络于嗌，故腹满而嗌干。伤寒五日，少阴受之，少阴脉贯肾络于肺，系舌本，故口燥舌干而渴。

《气厥论》曰：膀胱移热于小肠，鬲肠不便，上为口糜。

《五音五味篇》曰：冲脉任脉，其浮而外者，循腹右上行，会于咽喉，别而络唇口。

《五常政大论》曰：备化之纪，其主口。升明之纪，其主舌。

《五阅五使篇》曰：口唇者，脾之官也；舌者，心之官也。

《六节藏象论》曰：脾胃、大肠、小肠、三焦、膀胱者，仓廪之本，营之居也，名曰器。其华在唇四白，其充在肌，其味甘，其色黄，此至阴之类，通于土气。

《五脏生成篇》曰：脾之合肉也，其荣唇也。

《奇病论》曰：足少阴之脉，贯肾系舌本。

《经脉篇》曰：手阳明，还出挟口，交人中；足阳明，还出挟口，环唇；足太阴，连舌本，散舌下；足少阴，挟舌本。足太阴气绝者，则脉不荣肌肉，唇舌者，肌肉之本也，脉不荣则肌肉软，肌肉软则舌萎、人中满，人中满则唇反，唇反者肉先死，甲笃乙死，木胜土也。足厥阴气绝则筋绝，厥阴者肝脉也，肝者筋之合也，筋者聚于阴器，而脉络于舌本也。故脉弗荣则筋急，筋急则引舌与卵，故唇青舌卷卵缩则筋先死，庚笃辛死，金胜木也。

《诊要经终论》曰：厥阴终者，中热嗌干，善尿心烦，甚则舌卷卵上缩而终矣。

《口问篇》曰：人之自啮舌者，何气使然？此厥逆走上，脉气辈至也。少阴气至则啮舌，少阳气至则啮颊，阳明气至则啮唇矣。视主病者则补之。

《经筋篇》曰：足阳明之筋，引缺盆及颊，卒口僻急者，目不合，热则筋纵，目不开。颊筋有寒则急，引颊移口，有热则筋弛纵缓，不胜收，故僻。

《热病篇》曰，热病不可刺者有九，六曰舌本烂，热不已者死。

论证 共六条

口舌之病，有疮者，有臭者，有干有渴者，有为苦为酸而诸味不同者，有重舌、木舌而舌间出血及舌胎舌黑者。在各方书多以口病为热证，然其中亦有似热非热及劳伤无火等证，是不可尽归于热，所当察也。

——口舌生疮，固多由上焦之热，治宜清火，然有酒色劳倦过度，脉虚而中气不足者，又非寒凉可治，故虽久用清凉终不见效。此当察其所由，或补心脾，或滋肾水，或以理中汤，或以蜜附子之类反而治之，方可全愈。此寒热之当辨也。

——口苦口酸等证，在《原病式》则皆指为热，谓肝热则口酸，心热则口苦，脾热则口甘，肺热则口辛，肾热则口咸，或口淡者亦胃热也。若据此说，则凡以口之五味悉属火证，绝无虚寒之病矣，岂不谬哉？如口苦者，未必悉由心火，口淡者未必尽因胃热。盖凡以思虑劳倦，色欲过度者，多有口苦舌燥，饮食无味之证，此其咎不在心脾，则在肝肾，心脾虚则肝胆邪溢而为苦，肝肾虚则真阴不足而为燥。即如口淡一证，凡大劳、大泻、大汗、大病之后，皆能令人口淡无味，亦岂皆胃火使然耶？故凡临此者，但察其别无火证火脉，则不宜以劳伤作内热而妄用寒凉，此治有不容误也。

——口渴、口干大有不同，而人多不能辨。盖渴因火燥有余，干因津液不足，火有余者当以实热论，津液不足者当以阴虚论，二者不分，反同冰炭矣。然渴虽云火，而亦有数种当辨者，如实热之渴，火有余也，亡阴之渴，水不足也。故凡于大泻之后，大汗之后，大劳之后，大病之后，新产失血之后，痈疽大溃之后，过食咸味之后，皆能作渴，凡此数者，悉由亡阴亡液，水亏枯涸而然，本非热证，不得误认为火。总之渴而喜冷，脉实便结者，固火证也。其有冷饮入腹则滞沃不行，或口虽作渴而但喜热饮，及脉弱便溏者，皆非火证。矧复有口虽干苦而全然不欲茶汤者，此干也，非渴也，尤属阴虚之候，若作渴治，能无误乎？故治此之法，凡火盛于上者，宜清肺清胃；水亏于下者，宜补脾补肾。若阳虚而阴无以生，气虚而精无以化者，使非水火并济，则何益之有？首卷十问中有渴论，外科有作渴条，当并察其治法。

——口臭虽由胃火，而亦有非火之异。盖胃火之臭，其气浊秽，亦必兼口热口干，及别有阳明火证者是也。若无火脉火证而臭如馊腐，或如酸胖，及胃口吞酸，饮食嗳滞等证，亦犹阴湿留垢之臭，自与热臭者不同，是必思虑不遂及脾弱不能化食者多有之。此则一为阳证，宜清胃火，一为阴证，宜调补心脾，不得谓臭必皆热，以致生他病也。

《医统》曰：七情所郁，及心经热壅，则舌肿满不得息。心热则舌裂而疮，肝热则舌木而硬，脾热则舌涩而胎，肺热则舌强。热甚则舌燥如锯。舌卷囊缩者不治，厥阴绝也。

论治 共七条

——口疮口苦，凡三焦内热等证，宜甘露饮、徙薪饮主之。火之甚者，宜凉膈散、玄参散主之。胃火盛者，宜竹叶石膏汤、三黄丸之类主之。若心火肝火之属，宜泻心汤、龙胆泻肝汤之类主之。多酒湿热口糜，宜导赤散、大分清饮、五苓散之类主之。若劳伤心脾兼火者，宜二阴煎、清心莲子饮之类主之。若思虑谋为不遂，肝胆虚而口苦者，宜七福饮、理阴煎，或五君子煎之类主之。兼火者，以黄芩、龙胆草之类随宜佐之。凡口疮六脉虚弱，或久用寒凉不效者，必系无根虚火，宜理阴煎、理中汤之类反治之，或用官桂噙咽亦可。

——外治口疮敷药，阴阳散、绿云散、细辛黄柏散、白蚕黄柏散，皆可选用，或临卧时以川黄柏衔口过宿亦妙。若口舌生疮糜烂者，宜冰玉散主之；疳烂者，冰白散。

——口臭由于胃火者，宜清胃饮、升麻黄连丸，或竹叶石膏汤加香薷主之，或《千金》口臭方，皆可内清其火。此外，如丁香丸，《圣惠》口齿方、福建香茶饼之类，亦可暂解其秽。

——舌苔舌黑，虽云火证，然实火虚火皆能为之，凡治此者，但当察脉证，以虚实为主，而再以辨色之法参之，庶可无误。盖实热之黑，必兼红紫干渴，或多芒刺。若沉黑少红而带润滑者，本非实热证也。若其六脉细弱而形困气倦，则又最为虚候，是必寒水乘心，火不归原之病，此不救本，而但知治标，则万无一生矣。此之治法，凡里热未甚而表散有未解者，宜柴胡诸饮之类以解其表；里邪热甚者，宜凉膈散、犀角地黄汤之类以清其内，此治实热之法也。若阴虚火盛而兼有表邪未解者，宜补阴益气煎之类，兼表里而治之。若形气病气俱不足，寒水乘心而虚阳不敛者，必用理阴煎、理中汤，或大补元煎之类以单救其里，自可保其无虞。此治虚火之法也。若舌有白胎，语言蹇涩者，以薄荷、白蜜同姜片蘸而揩擦之。外伤寒门，仍有辨舌五条，当与本门参阅。

——舌上无故出血者，谓之舌衄，此心火之溢也，宜金花煎、圣金散、黄柏散主之，或用《千金》口臭方亦妙。

——重舌、木舌，以舌下肿出如舌，故曰重舌，又谓之子舌；忽肿木而硬者，谓之木舌，皆上焦热壅故也。惟宜砭针刺去其血为上策，及内服清胃降火之剂自愈。若舌忽肿起如猪胞，或硬如木石，不能出声，胀满塞口，则闭闷杀人。但看舌下有如蝼蛄，或如卧蚕者，急于肿处砭去其血，仍用釜底煤不拘多少，以盐、醋调厚敷之，或用井花水调敷亦可，脱去更敷。如不甚者，单以此敷之亦愈。

《正传》治舌肿大塞口，不通饮食经验方，用真蒲黄一味，频刷舌上，其肿自退。若能咽药，即以黄连一味，煎浓汁细细呷之，以泻心经之火则愈。

《医统》治一人舌肿满口，诸药不效，以梅花、冰片为末敷之即消。

针灸法

廉泉治舌下肿、口疮、舌纵、舌根急缩

金津　玉液上二穴，可刺出血

天突　少商

口舌论列方

大补元煎新补一

二阴煎新补十

五君子煎新热六

清心莲子饮寒三二

犀角地黄汤寒七九

徙薪饮新寒四

大分清饮新寒五

七福饮新补七

柴胡诸饮新散五方

龙胆泻肝汤寒六二

补阴益气煎新补十六

理中汤热一

甘露饮寒十

理阴煎新热三

竹叶石膏汤寒六

五花散和一八二

导赤散寒一二二

升麻黄连汤因百十七

玄参散因百一

泻心汤寒二七

细辛黄柏散因一二三

三黄丸攻六八

清胃饮寒五六

白蚕黄柏散因一二四

冰玉散新因四六

凉膈散攻十九 痘八三

《千金》口臭方因一三三

冰白散新因四七

黄柏散因五五

金花煎因百十二

《圣惠》口齿方因一三四

圣金散因百十一

阴阳散因百二十

福建香茶饼因三百二

绿云散因一二二

丁香丸因百十八

论外备用方

加减八味丸补一二二

硼砂丸因百一十 噙化

《直指》黄芩汤寒百七 心肺热

景岳全书卷之二十六终

卷之二十七 必集

杂证谟

眼目

经义 共三十一条

《五脏生成篇》曰：诸脉者皆属于目。肝受血而能视。

《五阅五使篇》曰：目者，肝之官也。肝病者眦青。

《金匮真言论》曰：东方青色，入通于肝，开窍于目。

《邪气脏腑病形篇》曰：十二经脉，三百六十五络，其血气皆上于面而走空窍，其精阳气上走于目而为睛。

《大惑论》曰：五脏六腑之精气，皆上注于目而为之精，精之窠为眼，骨之精为瞳子，筋之精为黑眼，血之精为络，其窠气之精为白眼，肌肉之精为约束，裹撷筋骨血气之精而与脉并为系，上属于脑，后出于项中。故邪中于项，因逢其身之虚，其入深，则随眼系以入于脑，入于脑则脑转，脑转则引目系急，目系急则目眩以转矣，邪其精，其精所中不相比也则精散，精散则视歧，视歧见两物。目者，五脏六腑之精也，营卫魂魄之所常营，神气之所生也。故神劳则魂魄散，志意乱。是故瞳子、黑眼法于阴，白眼、赤脉法于阳也，故阴阳合传而精明也。目者，心使也，心者，神之舍也，故神精乱而不转，卒然见非常处，精神魂魄，散不相得，故曰惑也。

《脉度篇》曰：跷脉气不荣则目不合。肝气通于目，肝和则目能辨五色矣。

《寒热病篇》曰：足太阳有通项入于脑者，正属目本，名曰眼系，头目苦痛取之，在项中两筋间。入脑乃别，阴跷阳跷，阴阳相交，阳入阴，阴出阳，交于目锐眦，阳气盛则瞋目，阴气盛则瞑目。

《卫气行篇》曰：平旦阴尽，阳气出于目，目张则气上行于头。夜则气行于阴，而复合于目。

《口问篇》曰：心者，五脏六腑之主也；目者，宗脉之所聚也，上液之道也；口鼻者，气之门户也。故悲哀愁忧则心动，心动则五脏六腑皆摇，摇则宗脉感，宗脉感则液道开，液道开故泣涕出焉。液者，所以灌精濡空窍者也，故上液之道开则泣，泣不止则液竭，液竭则精不灌，精不灌则目无所见矣，故命曰夺精。

《解精微论》曰：夫心者，五脏之专精也，目者其窍也，华色者其荣也。是以人有德也，则气和于目，有亡，忧知于色。是以悲哀则泣下，泣下水所由生。夫水之精为志，火之精为神，水火相感，神志俱悲，是以目之水生也。厥则目无所见。夫人厥则阳气并于上，阴气并于下。阳并于上，则火独光也，阴并于下，则足寒，足寒则胀也。夫一水不胜五火，故目眦盲。是以气冲风，泣下而不止。夫风之中目也，阳气内守于精，是火气燔目，故见风则泣下也。有以比之，夫火疾风生乃能雨，此之类也。

《决气篇》曰：气脱者，目不明。

《癫狂篇》曰：狂，目妄见，耳妄闻，善呼者，少气之所生也。

《脏气法时论》曰：肝病者，虚则目䀮䀮无所见，耳无所闻，善恐如人将捕之，取其经，厥阴与少阳。

《热病篇》曰：目中赤痛，从内眦始，取之阳跷。目不明，热不已者死。

《缪刺篇》曰：邪客于足阳跷之络，令人目痛从内眦始，刺外踝之下半寸所各二痏，左刺右，右刺左，如行十里顷而已。

《论疾诊尺篇》曰：目赤色病在心，白在肺，青在肝，黄在脾，黑在肾。黄色不可名者，病在胸中。诊目痛赤脉从上下者，太阳病；从下上者，阳明病；从外走内者，少阳病。

《经筋篇》曰：足太阳之筋，支者为目上网；足阳明之筋，上合于太阳，为目下网；足少阳之筋，支者结于目眦为外维；足阳明之筋，引缺盆及颊，卒口僻急者，目不合，热则筋纵，目不开。

《癫狂篇》曰：目眦外决于面者，为锐眦；在内近鼻者，为内眦。上为外眦，下为内眦。

《评热病论》曰：水者阴也，目下亦阴也，腹者至阴之所居，故水在腹者，必使目下肿也。

《脉要精微论》曰：夫精明五色者，气之华也，赤欲如白裹朱，不欲如赭；白欲如鹅羽，不欲如盐；青欲如苍璧之泽，不欲如蓝；黄欲如罗裹雄黄，不欲如黄土；黑欲如重漆色，不欲如地苍。五色精微象见矣，其寿不久也。夫精明者，所以视万物，别黑白，审长短。以长为短，以白为黑，如是则精衰矣。

《五常政大论》曰：赫曦之纪，其病疮疡、血流、狂妄、目赤。阳明司天，燥气下临，肝气上从，胁痛目赤。

《六元正纪大论》曰：少阳司天之政，初之气，候乃大温，其病血溢目赤。三之气，炎暑至，民病热中，喉痹目赤。少阴司天之政，民病目赤眦疡。二之气，阳气布，风乃行，其病淋，目冥目赤，气郁于上而热。三之气，大火行，民病目赤。

火郁之发，民病目赤心热，甚则瞀闷懊侬，善暴死。木郁之发，甚则耳鸣眩转，目不识人。

《至真要大论》曰：少阳之胜，目赤欲呕。太阳司天，面赤目黄，善噫。

《气交变大论》曰：岁金太过，燥气流行，肝木受邪，民病两胁下少腹痛，目赤痛眦疡。

《师传篇》曰：肝者主为将，使之候外，欲知坚固，视目小大。目下果大，其胆乃横。

《五脏生成篇》曰：徇蒙招尤，目冥耳聋，下实上虚，过在足少阳厥阴，甚则入肝。凡相五色之奇脉，详前面病门。

《海论》曰：髓海不足，则脑转耳鸣，胫酸眩冒，目无所见，懈怠安卧。

《风论》曰：风气与阳明入胃，循脉而上至目内眦。其人肥则风气不得外泄，则为热中而目黄；人瘦则外泄而寒，则为寒中而泣出。风气循风腑而上，则为脑风，风入系头，则为目风、眼寒。

《经脉篇》曰：五阴气俱绝，则目系转，转则目运，目运者为志先死，志先死则远一日半死矣。

《诊要经终论》曰：太阳之脉，其终也，戴眼反折。详三十七卷死生门。

《三部九候论》曰：目内陷者死。瞳子高者太阳不足，戴眼者太阳已绝，此决死生之要，不可不察也。

论证 共四条

眼目一证，虽古有五轮八廓及七二证之辨，余尝细察之，似皆非切当之论，徒资惑乱，不足凭也。以愚论之，则凡病目者，非火有余则阴不足耳，但辨以虚实二字，可尽之矣。盖凡病红肿赤痛，及少壮暂得之病，或因积热而发者，皆属之有余。其有既无红肿，又无热痛，而但或昏或涩，或眩运，或无光，或年及中衰，或酒色过度，以致羞明黑暗，瞪视无力，珠痛如抠等证，则无非水之不足也。虚者当补，实者当泻，此固其辨矣，然而实中亦有兼虚者，此于肿痛中亦当察其不足。虚中亦有兼实者，又于衰弱内亦当辨其有余。总之，虚实殊途，自有形气脉色可诊可辨也。知斯二者，则目证虽多，无余义矣。

——眼科有风热之说，今医家凡见火证，无论有风无风，无不称为风热，多从散治，而不知风之为义，最当辨析。夫风本阳邪，然必有外感，方是真风，因风生热者，风去火自息，此宜散之风也。若本无外感，止因内火上炎而为痒为痛者，人亦称为风热，盖木属肝，肝主风，因热极而生风者，热去风自息，此不宜散者也。如果风由外感，必见头痛鼻塞，或为寒热，或多涕泪，或筋骨酸疼而脉见紧数，方可兼散。如无表证，而阴火炽于上者，则凡防风、荆芥、升麻、自芷、细辛、川芎、薄荷、羌活之类，皆不宜用。虽曰亦有芩、连、栀、柏，自能清火，然宜升者不宜降，用散者是也，宜降者不宜升，用清者是也。若用药不精，未免自相掣肘，多致可速者反迟，病轻者反重，耽视日久，而翳障损明，无所不致，又孰能辨其由然哉？此不可不察其阴阳升降之道也。外有《升阳散火辨》在二卷中，亦宜参阅。

——眼目之证，当察色以辨虚实。经曰：黄赤者多热气，青白者少热气。故凡治黄赤者，宜清肝泻火，治青白者，宜壮肾扶阳，此固不易之法也。至于目黄一证，尤宜辨其虚实，不可谓黄者必由热也，盖有实热而黄者，有虚寒而黄者。实热之黄如造曲者然，此以湿热内蓄，郁蒸而成，热去则黄自退，非清利不可也。若虚寒之黄，则犹草木之凋，此以元阳日剥，津液消索而然，其为病也，既无有余之形气，又无烦热之脉证，惟因干涸，所以枯黄。凡此类者，其衰已甚，使非大加温补，何以回生？切不可因其色黄，概执为热，而再加清利，鲜不危矣。

——翳障当分虚实。大都外障者，多由赤痛而成，赤痛不已，则或为努肉，或为瘢靥，此皆有余之证，治当内清其火，外磨其障。若内障者，外无云黯而内有蒙蔽，《纲目》谓其有翳在黑睛，内遮瞳子而然。《龙木论》又云：脑脂流下作翳者，足太阳之邪也；肝风冲上作翳者，足厥阴之邪也。故治法以针言之，则当取三经之俞，如天柱、风府、大冲、通里等穴是也。又闻有巧手妙心，能用金针于黑眼内拨去云翳，取效最捷者，此虽闻之，而实未见其人也。又有所谓内障者，察其瞳子则本无遮隔，惟其珠色青蓝，或微兼绿色，或瞳人散大，别无热壅等证，而病目视不明，或多见黑花等证。此悉由肾气不足，故致瞳子无光，若有所障而内实无障也，治当专补肾水，气虚者尤当兼补其气。又有七情不节，肝气上逆，或挟火邪而为蒙昧不明，若有所障者，虽其外无赤痛，然必睛珠胀闷，或口鼻如烟，此亦有余之证。气逆者先当顺气，多火者兼宜清火；若气不甚滞，火不甚盛，必当滋养肝血。然有余者多暴至，若因循日积者，多不足也，又当以此辨之。

论治 共六条

——火证眼目赤痛，或肿或涩，或羞明胀闷，凡暴病而火之甚者，宜抽薪饮加减主之。火之微者，宜徙薪饮、黄芩黄连汤之类主之。若阴虚而火盛者，宜加减一阴煎、泻白散、滋阴地黄丸之类主之。若久病不已，或屡发而多火者，宜黄连羊肝丸、明目羊肝丸，或固本还睛丸之类主之。

——真阴不足，本无火证，而但目视无光及昏黑倦视等证，悉由水亏血少而然，宜济阴地黄丸、左归丸之类主之。或兼微火者，宜明目地黄丸、固本还睛丸之类主之。若阴中之阳虚者，宜大补元煎、左归饮、人参养营汤、十全大补汤之类主之。

——风热肿痛之证，察其果有外感，方可从散，宜芎辛散、明目细辛汤、助阳和血汤之类择而用之。若风热相兼者，宜芍药清肝散、当归龙胆汤、蝉花散之类主之。

——黯障遮睛，凡火有未清者，宜蝉花散、八味还睛散之类主之。凡退翳诸药，如白蒺藜、木贼、蜜蒙花、蛇蜕、蝉蜕、青葙子、草决明、石决明、夜明砂之类，皆所宜用。然欲退翳于已成，终属费力，不若早杜其源也。

——点眼诸方，载者固多，然皆不若金露散之为妥也，或用丹砂散亦妙。若火连五脏，热毒深远，而凡过用寒凉点洗者，多致留邪，大非良法。若火邪不甚而暴为赤痛者，用鸡子黄连膏，其效甚捷，或黄连膏。

——目眶岁久赤烂，俗呼为赤瞎是也，当以三棱针刺目眶外出血，以泻湿热而愈。或用洗烂弦风赤眼方，亦妙。

述古 共七条

龙木禅师论曰：人有双眸，如天之有两曜，乃一身之至宝，聚五脏之精华。其五轮者，应五行，八廓者，应八卦。凡所患者，或因过食五辛，多啖炙煿，热餐面食，饮酒不已，房室无节，极目远视，数看日月，频挠心火，夜读细字，月下观书，抄写多能，雕镂细作，博奕不休，久被烟火，泣泪过多，刺头出血太甚，若此者，俱散明之本。复有驰骋田野，冲冒尘沙，日夜不休者，亦伤目之由。又有少壮之时，不自保惜，逮自四旬，以渐昏蒙。故善卫养者，才至中年，无事常须冥目，勿使他视，非有要事，不宜辄开，则虽老而视不衰。大抵营卫顺则斯疾无由而生，营卫衰则致病多矣。且伤风冷则泪出，虚烦则昏蒙，劳力则眦赤；白肿则肺家受毒，生疮则风热侵肺，黄乃酒伤于脾，血灌瞳人及赤色，俱是心家有热；羞明见红花为肝邪，黑花则肾虚，青花胆有寒，五色花是肾虚有热，不可一概为治。若虚不补而实不泻，亦难收救。然上虚乃肝虚，下虚乃肾虚，肝虚则头晕耳聋目眩，肾虚则虚壅生花，耳作蝉鸣，大宜补肝益肾。其有热泪交流，两睑赤痛，乃肝之热极；迎风有泪，为肾虚客热，凉肝泻肾，必得其宜。至于五脏，各以类推。虚则生寒，实则生热，补泻之用，须在参详，毫厘之差，千里之谬。余则无非有所触动，或大病之后，所患不一。至于暴赤一证，多因泛热冲上，或眠食失时，饱食近火得之，加以劳役失于调摄，过食毒物，变成恶证。医者不源本始，但知暴赤属阳，或以散血之剂，或以凉心之药，纵使退散，遂致脾经受寒，饮食不进，头目虚烦，五脏既虚，因成内障。亦有见其不进饮食，俾更服热药，遂致暴燥热气上攻，昏涩眵泪；或犯盛怒，辛苦重劳，遂生努肉；心气不宁，风热交并，变为攀睛，证状不一，是为外障。又加读书博弈，等劳过度，名曰肝劳，不可但投以治肝之剂，及作他证治之，终于罔效，惟须闭目珍护，不及远视，庶乎疾瘳。

若乎患风疹者，必多眼暗，先攻其风，则暗自去。妇人胎前产后，用药亦须避忌。小儿所患，切宜善治，惟略加淋洗。若披镰针灸，断不可施，犹戒用手频揉，或因兹睛坏，至于莫救。以上诸证，专是科者宜留意焉。

杨仁斋曰：眼者，五脏六腑之精华，如日月丽天而不可掩者也。其大眦属心，其白睛属肺，其乌珠属肝，其上下睑胞属脾，而中之瞳仁属肾。是虽五脏各有证应，然论其所主，则瞳子之关系重焉。何以言之？夫目者，肝之外候也，肝属木，肾属水，水能生木，子肝母肾也，有子母而能相离者哉？故肝肾之气充，则精彩光明，肝肾之气乏，则昏蒙眩晕。若乌轮赤晕，刺痛浮浆，此肝热也；燥涩清泪，枯黄绕睛，此肝虚也；瞳人开大，淡白偏斜，此肾虚也；瞳人集小，或带微黄，此肾热也。一虚一实，以此验之。然肝肾之气，相依而行，孰知心者神之舍，又所以为肝肾之副焉，所谓一而二，二而一者也。何则？心主血，肝脏血，凡血热冲发于目者，皆当清心凉肝，又不可固执水生木之说。夫眼以轻膜裹水，照彻四方，溯源反本，非天一生水，又孰为之主宰乎？

析而论之，则拘急牵飕，瞳青胞白，痒而清泪，不赤不痛，是谓之风眼。乌轮突起，胞硬红肿，眵泪湿浆，里热刺痛，是谓之热眼。眼浑而泪，胞肿而软，上壅朦胧，酸涩微赤，是谓之气眼。其或风与热并，则痒而浮赤；风与气搏，则痒涩昏沉。血热交聚，故生淫肤、粟肉、红缕、偷针之类。气血不至，故有眇视、胞垂、雀眼、盲障之形。淡紫而隐红者为虚热，鲜红而妒赤者为实热。两眦呈露生努肉者，此心热血旺。白睛红膜如伞纸者，此气滞血凝。热证，瞳人内涌，白睛带赤；冷证，瞳人青绿，白睛枯槁。眼热经久，复为风冷所乘则赤烂；眼中不赤，但为痰饮所注则作疼。肝气不顺而挟热，所以羞明；热气蓄聚而伤胞，所以胞合。吁！此外证之大概然尔。然五脏不可阙一，脾与肺独无预何也？曰：白睛带赤，或红筋者，其热在肺；上胞下胞，或目唇间如疥点者，其热在脾。脾主味也，五味之秀养诸中，则精华发见于其外。肺主气也，水火升降，营卫流转，非气孰能使之？前所谓五脏各有五证应者，于此又可推矣。

虽然，眼之为患，多生于热，其间用药，大抵以清心凉肝，调血顺气为先。有如肾家恶燥，设遇虚证，亦不过以当归、地黄辈润养之，则轻用温药不可也，况夫肺能发燥，肝亦好润，古方率用杏仁、柿干、饴糖、沙蜜为佐，果非润益之意乎？至于退翳一节，尤关利害。凡翳起于肺家受热，轻则朦胧，重则生翳。珍珠衣，状如碎米者易散；梅花翳，状如梅花瓣者难消。虽翳自热生，然治法先退翳而后退热者，去之犹易；若先去赤热，则血为之冰，而翳不能去。其有赤眼，与之凉药过多，又且涤之以水，不反掌而冰凝。眼特一团水耳，水性清澄，尤不可规规于点洗。喜怒失节，嗜欲无度，穷役目力，泣涕过伤，冲风凌雾，当暑冒日，不避烟火，饮啖热多，此皆患生于脏腑者也，专恃点洗可乎哉？惟有静坐澄神，爱护目力，放怀息虑，心逸日休，调和饮食以养之，斟酌药饵以平之，明察秋毫，断可必矣。

张子和曰：圣人虽言目得血而能视，然血亦有太过不及也。太过则壅闭而发痛，不及则目耗竭而失明。故年少之人多太过，年老之人多不及，但年少之人则无不及，年老之人间犹有太过者，不可不察也。夫目之内眦，太阳经之所起，血多气少；目之锐眦，少阳经也，血少气多。目之上纲，太阳经也，亦血多气少；目之下纲，阳明经也，血气俱多。然阳明经起于目两旁，交頞之中，与太阳少阳俱会于目，惟足厥阴经连于目系而已。故血太过者，太阳阳明之实也，血不及者，厥阴之虚也。故出血者，宜太阳、阳明，盖此二经血多故也。少阳一经不宜出血，血少故也。刺太阳、阳明出血则愈明，刺少阳出血则愈昏，要知无使太过不及，以血养目而已。凡血之为物，太多则溢，太少则枯；人热则血行疾而多，寒则血行迟而少，此常理也。

目者，肝之外候也。肝主目，在五行属木。木之为物，太茂则蔽密，太衰则枯瘁矣。夫目之五轮，乃五脏六腑之精华，宗脉之所聚，其气轮属肺金，肉轮属脾土，赤脉属心火，黑水神光属肾水，兼属肝木，此世俗皆知之矣，及有目疾，则不知病之理。岂知目不因火则不病。何以言之？气轮变赤，火乘肺也；肉轮赤肿，火乘脾也；黑水神光被翳，火乘肝与肾也；赤脉贯目，火自甚也。能治火者，一句可了，故《内经》曰：热胜则肿。凡目暴赤肿起，羞明隐涩，泪出不止，暴寒目瞒，皆大热之所为也。治火之法，在药则咸寒，吐之下之，在针则神庭、上星、囟会、前顶、百会，血之翳者，可使立退，痛者可使立已，昧者可使立明，肿者可使立消。惟小儿不可刺囟会，为肉分浅薄，恐伤其骨。然小儿水在上，火在下，故目明；老人火在上，水不足，故目昏。《内经》曰：血实者宜决之。又曰：虚者补之，实者泻之。如雀目不能夜视及内障，暴怒大忧之所致也，皆肝主目血少，禁出血，止宜补肝养肾。至于暴赤肿痛，皆宜以铍针刺前五穴出血而已，次调盐油以涂发根，甚者虽至于再至于三可也，量其病势，以平为期。子和尝自病目，或肿或翳，羞明隐涩，百余日不愈。眼科张仲安云：宜刺上星、百会、攒竹、丝空诸穴上出血，又以草茎纳两鼻中，出血约升许，来日愈大半，三日平复如故，此则血实破之之法也。

李东垣曰：五脏六腑之精气皆禀受于脾，上贯于目。脾者诸阴之首也，目者血脉之宗也，故脾虚则五脏之精气皆失所司，不能归明于目矣。心者，君火也，主人之神，宜静而安，相火代行其令。相火者，胞络也，主百脉，皆荣于目。既劳役运动，势乃妄行，又因邪气所并而损血脉，故诸病生焉。凡医者不理脾胃，乃养血安神，治标不治本，是不明正理也。若概用辛凉苦寒之剂，损伤真气，促成内障之证矣。又东垣曰：能远视不能近视者，阳气不足，阴气有余也，乃气虚而血盛也。血盛者，阴火有余，气虚者，气弱也，此老人桑榆之象也。能近视不能远视者，阳气有余，阴气不足也，乃血虚气盛也。血虚气盛者，皆火有余，元气不足也。火者，元气之贼也。

王海藏曰：目能远视，责其有火，不能近视，责其无水，宜东垣地黄丸主之。目能近视，责其有水，不能远视，责其无火，东垣定志丸主之。

愚谓此二子之说，在东垣以不能近视为阳不足，不能远视为阴不足；在海藏以能远视不能近视，责其有火无水，能近视不能远视，责其有水无火，何二子之言相反也？岂无是非之辨哉？观刘宗厚曰：阳气者，犹日火也，阴气者，金水也。先儒谓金水内明而外暗，日火外明而内暗，此自不易之理也。然则内明者利于近，外明者利于远，故凡不能远视者，必阴胜阳也，不能近视者，必阳胜阴也。由此言之，则海藏是而东垣非矣。若以愚见评之，则但当言其不足，不必言其有余。故曰：不能远视者，阳气不足也；不能近视者，阴气不足也。岂不甚为明显？若东垣以阴气有余，阳气有余，皆谓之火，则能视者皆火病也。海藏云：能近视责其有水，能远视责其有火，则当责者亦是病也。此等议论，余则未敢服膺。

王节斋曰：眼赤肿痛，古方用药，内外不同。在内汤散，则用苦寒辛凉之药以泻其火；在外点洗，则用辛热辛凉之药以散其邪。故点药莫要于冰片，而冰片大辛热，以其性辛甚，故借以拔出火邪而散其热气。古方用烧酒洗眼，或用干姜末、生姜汁点眼者，皆此意也。盖赤眼是火邪内炎，上攻于目，故内治用苦寒之药，是治其本，如锅底之去薪也。然火邪既客于目，从内出外，若外用寒凉以阻逆之，则火郁内攻不得散矣。故点药用辛热而洗眼用热汤，是火郁则发，因而散之，从治法也。世人不知冰片为劫药，而误认为寒，常用点眼，遂致积热入目而昏暗障翳，故云：眼不点不瞎者也。又不知外治忌寒凉，而妄将冷水、冷物、冷药挹洗，致昏瞎者有之。

愚按：节斋之论，甚属有理，然寒凉点眼之法，亦非尽不可用，但用之有宜否耳。盖点以寒凉，用治火也。若火之微者，其势轻，其邪浅，或偶触烟火风热，或素有标病，邪在肤膜之间，而热不深者，即用黄连膏之类，暂为清解，亦可去热，浮热去而目自愈，无不可也。若火之甚者，本于五脏而炽及三阳，欲以一星之寒凉，济此炎炎之盛势，其果能否？此其解热之功毫无所及，而闭热之害惟目受之矣。故凡病火眼之甚者，点以寒凉，痛必连珠，正由火郁而然耳。所以，久点寒凉而不效者，未有不致于坏目。此王节斋之论，有不可不察，而凡治痈疽外证者，亦当并识此义。

薛立斋曰：前证若体倦少食，视物昏花，或饮食劳倦益甚者，脾胃虚也，用补中益气汤。眵多紧涩，赤脉贯睛，或脏腑秘结者，用芍药清肝散。若赤翳布白，畏日羞明，或痛如刺者，上焦风热也，用黄连饮子。若久视生花，畏日，远视如雾者，神气伤也，用神效黄芪汤。大凡午前甚而作痛者，东垣助阳和血汤；午后甚而作痛者，黄连天花粉丸；午后甚而不痛者，东垣益阴肾气丸主之。

针灸法

睛明、风池、太阳、神庭、上星、囟会、百会、前顶、攒竹、丝竹空、承泣、目窗、客主人、承光。以上诸穴，皆可用针，或以三棱针出血。凡近目之穴，皆禁灸。

大骨空穴在手大指第二节尖。灸九壮，以口吹火灭。

小骨空穴在手小指第二节尖。灸七壮，以口吹火灭。

上二穴能治迎风冷泪、风眼烂弦等证。

合谷治阳明热郁，赤肿翳障，或迎风流泪。灸七壮。大抵目疾多宜灸此，永不再发也，亦可针。

翳风灸七壮。治赤白翳膜，目不明。

肝俞灸七壮。治肝风客热，迎风流泪、雀目。

足三里灸之可令火气下降。

明目二间灸

命门灸

水沟可针可灸。治目睛直视。

手三里灸，右取左，在取右。

八关大刺治眼痛欲出，不可忍者。须刺十指缝中出血愈。

明目论列方

抽薪饮新寒三

大补元煎新补一

明目羊肝丸因二七

徙薪饮新寒四

黄连饮子因二一

黄连天花粉丸因二九

泻白散寒四二

十全大补汤补二十

补中益气汤补三十

芎辛散因十七

人参养营汤补二一
神效黄芪汤补四八
左归丸新补四
固本还精丸因十三
济阴地黄丸因五
右归饮新补三
八味还睛散因十一
滋阴地黄丸因九
蝉花散因二五
加减一阴煎新补九
益阴肾气丸因四
金露散新因四四
助阳和血汤因十六
明目地黄丸因七
丹砂散因三七
当归龙胆汤因二三
明目细辛汤因十八
黄连膏因三三、三六
芍药清肝散寒六一
洗烂眼赤眼方因四四
鸡子黄连膏新因四三
黄芩黄连汤因二二
黄连羊肝丸因二八

论外备用方

逍遥散补九二 目暗
羌活胜风汤散六一 风热
定志丸补百十六 不能近视
上清散散六九 搐鼻
诸眼目方共五二 方俱在因阵

耳　　证

经　　义

《阴阳应象大论》曰：北方生寒，在脏为肾，在窍为耳。

《五阅五使篇》曰：耳者，肾之官也。

《金匮真言论》曰：南方赤色，入通于心，开窍于耳。

《生气通天论》曰：故圣人传精神，服天气而通神明，失之则内闭九窍，外壅肌肉，卫气解散。阳不胜其阴，则五脏气争，九窍不通。

《玉机真脏论》曰：脾不及，则令人九窍不通，名曰重强。

《脉度篇》曰：五脏不和，则七窍不通。肾气通于耳，肾和则耳能闻五音矣。

《口问篇》黄帝曰：人之耳中鸣者，何气使然？岐伯曰：耳者宗脉之所聚也，故胃中空则宗脉虚，虚则下溜，脉有所竭者，故耳鸣。补客主人，手大指爪甲上与肉交者也。上气不足，脑为之不满，耳为之苦鸣，头为之苦倾，目为之眩。

《决气篇》曰：精脱者耳聋，液脱者耳数鸣。

《海论》曰：髓海不足，则脑转耳鸣，胫酸眩冒，目无所见，懈怠安卧。

《师传篇》曰：肾者主为外，使之远听，视耳好恶，以知其性。

《癫狂篇》曰：狂，目妄见，耳妄闻，善呼者，少气之所生也。

《师气法时论》曰：肝病者，虚则目䀮䀮无所见，耳无所闻，善恐如人将捕之，取其经，厥阴与少阳。气逆则头痛，耳聋不聪，颊肿，取血者。肺病者，虚则少气不能报息，耳聋嗌干，取其经太阴，足太阳之外，厥阴内血者。

《通评虚实论》曰：暴厥而聋，偏塞闭不通，内气暴薄也。头痛耳鸣，九窍不利，肠胃之所生也。

《五脏生成篇》曰：徇蒙招尤，目冥耳聋，下实上虚，过在足少阳厥阴，甚则入肝。

《经脉篇》曰：小肠手太阳也，是主液所生病，耳聋目黄颊肿。手阳明实则龋聋。三焦手少阳也，是动则病耳聋，浑浑焞焞，嗌肿喉痹。

《脉解篇》曰：太阳所谓耳鸣者，阳气万物盛上而跃，故耳鸣也。所谓浮为聋者，皆在气也。

《热论篇》曰：伤寒三日，少阳受之，少阳主胆，其脉循胁络于耳，故胸胁痛而耳聋。两感者，三日则少阳与厥阴俱病，则耳聋囊缩而厥，水浆不入，不知人，六日死。

《本脏篇》曰：黑色小理者肾小，粗理者肾大。高耳者肾高，耳后陷者肾下。耳坚者肾坚，耳薄不坚者肾脆。耳好前居牙车者肾端正，耳偏高者肾偏倾也。

《气交变大论》曰：岁火太过，耳聋中热。岁金太过，目赤痛，耳无所闻。

《至真要大论》曰：岁太阴在泉，民病耳聋，浑浑焞焞，嗌肿喉痹。少阴司天，客胜则耳聋目冥。厥阴司天，客胜则耳鸣掉眩。少阳司天，客胜则嗌肿耳聋。

《六元正纪大论》曰：少阳所至，为喉痹耳鸣。木郁之发，为耳鸣眩转，目不识人。

《诊要经终论》曰：少阳终者，耳聋百节皆纵，目瞏绝系，绝系一日半死。

《邪气脏腑病形篇》曰：十二经脉，三六五络，其血气皆上于面而走空窍，其别气走于耳而为听。

《卫气篇》曰：足少阳之标在窗笼之前。窗笼者，耳也。

《寒热病篇》曰：暴聋气蒙，耳目不明，取天牖。

《杂病篇》曰：聋而不痛者，取足少阳；聋而痛者，取手阳明。

《缪刺论》曰：邪客于手阳明之络，令人耳聋，时不闻音，刺手大指次指爪甲上，去端如韭叶各一痏，立闻；不已，刺中指爪甲上与肉交者，立闻。其不时闻者，不可刺也。耳中生风者，亦刺之如此数，左刺右，右刺左。耳聋，刺手阳明，不已，刺其通脉出耳前者。邪客于手足少阴、太阴、足阳明之络，此五络者皆会于耳中，上络在角。五络俱竭，令人身脉皆动，而形无知也，其状若尸，或曰尸厥。刺其足大指内侧爪甲上，去端如韭叶，后刺足心，后刺足中指爪甲上各一痏，后刺手大指内侧，去端如韭叶，后刺手心主，少阴锐骨之端各一痏，立已；不已，以竹管吹其两耳，鬄其左角之发方一寸燔治，饮以美酒一杯，不能饮者灌之，立已。

《厥病篇》曰：耳聋无闻，取耳中听宫也，手太阳穴。耳痛不可刺者，耳中有脓，若有干耵聍，耳无闻也。耳聋，取小指次指爪甲上与肉交者，先取手，后取足。耳鸣，取手中指爪甲上，左取右，右取左，先取手，后取足。

《刺热篇》曰：热病先身重骨痛，耳聋好瞑，刺足少阴，病甚为五十九刺。

《热病篇》曰：热病不知所痛，耳聋不能自收，口干，阳热甚，阴颇有寒者，热在髓，死不治。

《论疾诊尺篇》曰：婴儿病，耳间青脉起者，掣痛。

论证 共三条

耳聋证，诸家所论虽悉，然以余之见，大都其证有五：曰火闭，曰气闭，曰邪闭，曰窍闭，曰虚闭。凡火闭者，因诸经之火壅塞清道，其证必阀阀熇熇，或胀或闷，或烦或热，或兼头面红赤者是也，此证治宜清火，火清而闭自开也；气闭者，多因肝胆气逆，其证非虚非火，或因恚怒，或因忧郁，气有所结而然，治宜顺气，气顺心舒而闭自开也；邪闭者，因风寒外感，乱其营卫而然，解其邪而闭自开也；窍闭者，必因损伤，或挖伤者，或雷炮之震伤者，或患耵耳溃脓不止而坏其窍者，是宜用开通之法以治之也；虚闭者，或以年衰，或以病后，或以劳倦过度，因致精脱肾亏，渐至聋闭，是非大培根本必不可也。凡此数者，有从外不能达者，其病在经，有从内不能通者，其病在脏，当各随其宜而治之，自无不愈者。然暴聋者多易治，久聋者最难为力也。

——耳聋证，总因气闭不通耳。盖凡火邪、风邪，皆令气壅，壅则闭也；怒则气逆，逆则闭也；窍伤则气窒，窒则闭也；虚则气不充，不充则闭也。凡邪盛气逆而闭者，实闭也；气有不及而闭者，虚闭也。然实闭者少而虚闭者多，且凡属实邪，固令耳窍不通，使果正气强盛，断不至此。惟经气不足，然后邪气得以夺之，此正邪之所凑，其气必虚之谓也。故即系实邪而病至聋闭者，亦无不有挟虚之象，所以凡治此证，不宜峻攻，如古法之用通圣散、神芎丸、凉隔散、木香槟榔丸之属，皆不可轻用，盖恐攻之未必能愈耳，而反伤脾胃，则他变踵至矣。至若治此之法，凡火壅于上者，自宜清降，兼阴虚者，亦宜补阴，此阳证之治也。若无火邪，止由气闭，则或补或开，必兼辛温之剂方可通行，此阴证之治也。然此二者，皆当以渐调理，但无欲速，庶乎尽善。

——耳鸣当辨虚实。凡暴鸣而声大者多实，渐鸣而声细者多虚；少壮热盛者多实，中衰无火者多虚；饮酒味厚，素多痰火者多实，质清脉细，素多劳倦者多虚。且耳为肾窍，乃宗脉之所聚，若精气调和，肾气充足，则耳目聪明；若劳伤血气，精脱肾惫，必至聋聩。故人于中年之后，每多耳鸣，如风雨，如蝉鸣，如潮声者，是皆阴衰肾亏而然。经曰：人年四十而阴气自半。半，即衰之谓也。又以《易》义参之，真象尤切。《易》曰：坎为耳。盖坎之阳居中，耳之聪在内，此其所以相应也。今老人之耳，多见聪不内居，而声闻于外，此正肾元不固，阳气渐涣之征耳。欲求来复，其势诚难，但得稍缓，即已幸矣，其惟调养得宜，而日培根本乎。

论治 共五条

——火盛而耳鸣耳闭者，当察火之微甚及体质之强弱而清之降之。火之甚者，宜抽薪饮、大分清饮、当归龙荟丸之类主之；火之微者，宜徙薪饮主之。兼阴虚者，宜加减一阴煎、清化饮之类主之；兼痰者，宜清膈饮主之。

——气逆而闭者，宜六安煎加香附、丹皮、厚朴、枳壳之类主之；气逆兼火者，宜加山栀、龙胆草、天花粉之类主之；气逆兼风寒者，加川芎、细辛、苏叶、菖蒲、蔓荆子、柴胡之类主之。

——伤寒外感，发热头痛不解而聋者，当于伤寒门察证治之，邪解而耳自愈也。但伤寒耳聋，虽属少阳之证，然必因虚，所以有之，故仲景亦以为阳气虚也。是以凡遇此证，必当专顾元气，有邪者兼以散邪。且可因耳之轻重以察病之进退，若因治而聋渐轻者，其病将愈；聋渐甚者，病必日甚也。其有聋闭至极而丝毫无闻者，此其肾气已绝，最是大凶之兆。

——虚闭证，凡十二经脉皆有所主，而又惟肝肾为最。若老年衰弱及素禀阴虚之人，皆宜以大补元煎，或左归、右归丸、肉苁蓉丸，或十全大补汤之类主之。若忧愁思虑太过而聋者，宜平补镇心丹、辰砂妙香散之类主之。若阳虚于上者，宜补中益气汤、归脾汤之类主之。凡诸补剂中，或以川芎、石菖蒲、远志、细辛、升麻、柴胡之类，皆可随宜加用。但因虚而闭或已久者，终不易愈耳。

——窍闭证，非因气血之咎而病在窍也，当用法以通之。《外台秘要》治聋法：用芥菜子捣碎，以人乳调和，绵裹塞耳，数易之即闻。《千金方》治耳聋久不效，用大蒜一瓣，中剜一孔，以巴豆一粒去皮膜，慢火炮极熟，入蒜内，用新绵包定塞耳中，三次效。又方：用骨碎补削作条，火炮，乘热塞耳中。又方：治耳聋，用巴豆一粒去心皮，斑猫一枚去翅足，二物合捣膏，绵裹塞耳中，再易，甚验。《经验方》：用巴豆一粒，蜡裹，以针刺孔令透，塞耳中。又古法：以酒浸针砂一日，至晚去砂，将酒含口中，用活磁石一块，绵裹塞耳，左聋塞左，右聋塞右，此导气通闭法也。凡耳窍或损，或塞，或震伤，以致暴聋，或鸣不止者，即宜以手中指于耳窍中轻轻按捺，随捺随放，随放随捺，或轻轻摇动以引其气，捺之数次，其气必至，气至则窍自通矣。凡值此者，若不速为引导，恐因而渐闭而竟至不开耳。

述　古

薛立斋曰：按前证若血虚有火，用四物加山栀、柴胡；若中气虚弱，用补中益气汤；若血气俱虚，用八珍汤加柴胡。若怒便聋而或鸣者，属肝胆经气实，用小柴胡加芎、归、山栀，虚用八珍加山栀。若午前甚者，阳气实热也，小柴胡加黄连、山栀，阳气虚，用补中益气汤加柴胡、山栀；午后甚者，阴血虚也，四物加白术、茯苓。若肾虚火动，或痰盛作渴者，必用地黄丸。经云：头痛耳鸣，九窍不利，肠胃之所生也。脾胃一虚，耳目九窍皆为之病。

简易方

聤耳脓出：明郁散因五八、红玉散因五八

流脓方因五九

百虫入耳方因六一

灸　法

上星灸二七壮　治风聋

翳风灸七壮　治耳聋痛

合谷灸七壮　治耳聋

外关

听宫

偏历

肾俞

耳证论列方

抽薪饮新寒三

徙薪饮新寒四

十全大补汤补二十

清化饮新因十三

清膈煎新寒九

补中益气汤补三十

地黄丸补百二十

归脾汤补三二

大分清饮新寒五

加减一阴煎新补九

左归丸新补四

大补元煎新补一

平补镇心丹补百一十

四物汤补八

右归丸新补五
肉苁蓉丸补一五三
辰砂妙香散固十五
八珍汤补十九
六安煎新和二
小柴胡汤散十九
当归龙荟丸寒一六七

论外备用方

柴胡清肝散寒五九 肝胆火逆
栀子清肝散寒六十 肝胆风热
耳病诸方详因阵五三至六八止

鼻　证

经　义

《金匮真言论》曰：西方白色，入通于肺，开窍于鼻。

《脉度篇》曰：肺气通于鼻，肺和则鼻能知臭香矣。

《五阅五使篇》曰：鼻者，肺之官也，以候五脏。故肺病者，喘息鼻张。

《邪气脏腑病形篇》曰：十二经脉，三六五络，其血气皆上于面而走空窍，其宗气上出于鼻而为臭。

《本神篇》曰：肺藏气，气舍魄，肺气虚则鼻塞不利少气，实则喘喝胸盈仰息。

《五脏别论》曰：五气入于鼻，藏于心肺，心肺有病，而鼻为之不利也。

《经脉篇》曰：足太阳，实则鼽窒，虚则鼽衄。

《气厥论》曰：胆移热于脑，则辛頞鼻渊。鼻渊者，浊涕下不止也，传为衄蠛瞑目。

《忧恚无言论》曰：人之鼻洞涕出不收者，颃颡不开，分气失也。

《五色篇》曰：明堂者，鼻也。雷公曰：官五色奈何？黄帝曰：青黑为痛，黄赤为热，白为寒，是为五官，面王以上者，小肠也；面王以下者，膀胱、子处也。鼻准为面王，详前面病门。

《解精微论》曰：泣涕者脑也，脑者阴也，髓者骨之充也，故脑渗为涕。

《刺热篇》曰：脾热病者鼻先赤。

《口问篇》曰：人之嚏者，何气使然？岐伯曰：阳气和利，满于心，出于鼻，故为嚏。补足太阳荣眉本，一曰眉上也。口鼻者，气之门户也。

《热论篇》曰：伤寒二日，阳明受之。阳明主肉，其脉侠鼻络于目，故身热目疼而鼻干不得卧也。

《遗篇刺法论》：帝曰：余闻五疫之至，皆相染易。天牝从来，复得其往，气出于脑，即不干邪。天牝，鼻也，鼻受天之气，故曰天牝。详十三卷瘟疫门。

《五常政大论》曰：审平之纪，其主鼻。少阳司天，咳嚏鼽衄鼻窒，疮疡。太阳司天，鼽嚏，喜悲。少阴司天，嚏鼽衄窒。

《六元正纪大论》曰：阳明所至为鼽衄。

《至真要大论》曰：少阴司天，民病鼽衄嚏呕。少阳司天，甚则鼽衄。太阳司天，鼽衄善悲。少阴之复，烦躁鼽嚏，甚则入肺，咳而鼻渊。

论　证

鼻为肺窍，又曰天牝，乃宗气之道，则实心肺之门户，故《经》曰：心肺有病而鼻为之不利也。然其经络所至，专属阳明，自山根以上，则连太阳、督脉，以通于脑，故此数经之病，皆能及之。若其为病，易窒塞者谓之鼽。时流浊涕而或多臭气者，谓之鼻渊，又曰脑漏。或生息肉而阻塞气道者，谓之鼻齆，及有喷嚏、鼻衄、酒齄、赤鼻之类，各当辨而治之。然总之鼻病无他也，非风寒外感则内火上炎耳。外感者，治宜辛散，内热者，治宜清凉，知斯二者，则治鼻大纲尽乎是矣。

论治 共六条

——鼻塞证有二：凡由风寒而鼻塞者，以寒闭腠理，则经络壅塞而多鼻鼽嚏，此证多在太阳经，宜用辛散解表自愈，如川芎散、神愈散，及麻黄、紫苏、荆芥、葱白之类皆可择用。若由火邪上炎而鼻塞者，单宜清火。火之微者，多近上焦，出自心肺，清化饮、黄芩、知母之类主之；火之甚者，多出阳明，或微兼头痛，宜竹叶石膏汤、凉膈散之类主之。若风寒兼火者，即防风通圣散之类亦可用。大都常塞者多火，暴塞者多风寒，当以此辨之。

——鼻涕多者，多由于火，故曰：肺热甚则鼻涕出。由此观之，则凡无故多泪及多口涎者，亦多属肝脾之火，皆其类耳。

——鼻渊证，总由太阳督脉之火，甚者上连于脑而津津不已，故又名为脑漏。此证多因酒醴肥甘，或久用热物，或火由寒郁，以致湿热上熏，津汁溶溢而下，离经腐败，有作臭者，有大臭不堪闻者，河间用防风通圣散一两，加薄荷、黄连各二钱以治之。古法有用苍耳散治之者，然以余之见，谓此炎上之火而治兼辛散，有所不宜，故多不见效。莫若但清阴火而兼以滋阴，久之自宁，此即高者抑之之法，故常以清化饮加白蒺藜五钱或一两，苍耳子二三钱。若火之甚者，再以清凉等剂加减用之，每获全愈，或用《宣明》防风汤之意亦可。但此证一见，即宜节戒早治，久则甚难为力也。凡鼻渊脑漏，虽为热证，然流渗既久者，即火邪已去，流亦不止，以液道不能扃固也。故新病者，多由于热；久病者，未必尽为热证，此当审察治之，若执用寒凉，未免别生他病。其有漏泄既多，伤其髓海，则气虚于上，多见头脑隐痛及眩运不宁等证，此非补阳不可，宜十全大补汤、补中益气汤之类主之。又《医学正传》有脑漏秘方，亦可检用。

——鼻齆息肉，阻塞清道，虽鼻为肺窍，而其壅塞为患者，乃经络肌肉之病，此实阳明热滞留结而然。故内治之法，宜以清火清气为主；外治之法，宜以黄白散及《千金》息肉方、雄黄散，或《简易》息肉方之类主之。

——酒齄赤鼻，多以好酒之人，湿热乘肺，熏蒸面鼻，血热而然；或以肺经素多风热，色为红黑而生齄疖者亦有之。内宜凉血清火，外宜硫黄散、白矾散之类主之。

——鼻衄证，详见血证门。

灸　法

囟会灸七壮 治鼻齆鼻痔

上星三壮、七壮 治浊涕

通天灸七壮 灸后鼻出鼻积方愈

迎香治鼻塞多涕

人中

风府

百会

风池

大椎

曲差

合谷并治鼻流臭秽

鼻证论列方

川芎散因六九

雄黄散因八四

《宣明》防风汤因七七

凉膈散攻十九 痘八三

硫黄散因八九

防风通圣散攻十六

苍耳散因七三

清化饮新因十三

补中益气汤补三十

神愈散因七四

《正传》脑漏秘方因七九

十全大补汤补二十

黄白散因八十

《千金》息肉方因八五

竹叶石膏汤寒五六

白矾散因八七

《简易》息肉方因八六

黄芩知母汤寒五一

论外备用方

川芎茶调散散四六 伤寒鼻塞

羌活胜风汤散六一 风热鼻塞

面鼻诸方详《因阵》六九至一百止

景岳全书卷之二十七终

卷之二十八 必集

杂证谟

声 喑

经 义

《脉解篇》曰：所谓入中为喑者，阳盛已衰，故为喑也。内夺而厥，则为喑俳，此肾虚也，少阴不至者，厥也。

《经脉篇》曰：手少阴之别，名曰通里，循经入于心中，系舌本，属目系。其实则支隔，虚则不能言，取之掌后一寸，别走太阳也。足阳明之别，名曰丰隆。其别者，循胫骨外廉，上络头项，合诸经之气，下络喉嗌。其病气逆则喉痹瘁喑，实则狂巅，虚则足不收，胫枯，取之所别也。

《腹中论》帝曰：人有重身，九月而喑，此为何也？岐伯对曰：胞之络脉绝也。胞络者系于肾，少阴之脉，贯肾系舌本，故不能言。帝曰：治之奈何？岐伯曰：无治也，当十月复。帝曰：有病膺肿颈痛，胸满腹胀，此为何病？何以得之？岐伯曰：名厥逆。帝曰：治之奈何？岐伯曰：灸之则喑，石之则狂，须其气并，乃可治也。帝曰：何以然？岐伯曰：阳气重上，有余于上，灸之则阳气入阴，入则喑；石之则阳气虚，虚则狂。

《大奇论》曰：胃脉沉鼓涩，胃外鼓大，心脉小急坚，皆隔偏枯，男子发左，女子发右，不喑舌转，可治，三十日起；其从者喑，三岁起；年不满二十者，三岁死。肝脉骛暴，有所惊骇，脉不至若喑，不治自已。

《忧恚无言篇》帝曰：人之卒然忧恚而言无音者，何道之塞，何气出行，使音不彰？愿闻其方。少师曰：咽喉者，水谷之道也；喉咙者，气之所以上下者也；会厌者，音声之户也；口唇者，音声之扇也；舌者，音声之机也；悬雍垂者，声音之关也；颃颡者，分气之所泄也；横骨者，神气所使，主发舌者也。故人之鼻洞涕出不收者，颃颡不开，分气泄也。是故厌小而疾薄，则发气疾，其开阖利，其出气易；其厌大而厚，则开阖难，其出气迟，故重言也。人卒然无音者，寒气客于厌，则厌不能发，发不能下至，其开阖不致，故无音。帝曰：刺之奈何？岐伯曰：足之少阴上系于舌，络于横骨，终于会厌。两泻其血脉，浊气乃辟。会厌之脉，上络任脉，取之天突，其厌乃发也。

《逆调论》曰：不得卧而息有音者，是阳明之逆也。足三阳者下行，今逆而上行，故息有音也。夫起居如故而息有音者，此肺之络脉逆也，络脉不得随经上下，故留经而不行，络脉之病人也微，故起居如故而息有音也。

《宣明五气篇》曰：五邪所乱，邪入于阳则狂，邪入于阴则痹；搏阳则为巅疾，搏阴则为喑。阳入之阴则静，阴出之阳则怒，是谓五乱。

《脉要精微论》曰：心脉搏坚而长，当病舌卷不能言；其软而散者，当消环自已。

《生气通天论》曰：阳不胜其阴，则五脏气争，九窍不通。

《脉度篇》曰：五脏常内阅于上七窍也。五脏不和，则七窍不通。

《邪气脏腑病形篇》曰：心脉涩甚则为喑。

《寒热病篇》曰：暴喑气硬，取扶突与舌本出血。

《宝命全形论》曰：夫盐之味咸者，其气令器津泄；弦绝者，其音嘶败；木敷者，其叶发；病深者，其声哕。人有此三者，是谓坏府，毒药无治，短针无取，此皆绝皮伤肉，血气争黑。

《热病篇》曰：痱之为病也，身无痛者，四肢不收，智乱不甚，其言微知，可治；甚则不能言，不可治也。

《阴阳应象大论》曰：东方生风，在地为木，在脏为肝，在音为角，在声为呼。南方生热，在地为火，在脏为心，在音为徵，在声为笑。中央生湿，在地为土，在脏为脾，在音为宫，在声为歌。西方生燥，在地为金，在脏为肺，在音为商，在声为哭。北方生寒，在地为水，在脏为肾，在音为羽，在声为呻。

论证 共二条

声音出于脏气，凡脏实则声弘，脏虚则声怯，故凡五脏之病皆能为喑。如以忧思积虑，久而至喑者，心之病也；惊恐愤郁，瘁然致喑者，肝之病也；或以风寒袭于皮毛，火燥刑于金脏，为咳为嗽而致喑者，肺之病也；或以饥饱，或以疲劳，致败中气而喘促为喑者，脾之病也。至于酒色过伤，欲火燔烁，以致阴亏而盗气于阳，精竭而移槁于肺，肺燥而嗽，嗽久而喑者，此肾水枯涸之病也。是五脏皆能为喑者其概如此。然舌为心之苗，心病则舌不能转，此心为声音之主也；声由气而发，肺病则气夺，此气为声音之户也；肾藏精，精化气，阴虚则无气，此肾为声音之根也。经曰：言而微，终日乃复言者，此气之夺也，而况于无声音者乎？是知声音之病，虽由五脏，而实惟心之神、肺之气、肾之精，三者为之主耳。然人以肾为根蒂，元气之所由生也，故由精化气，由气化神，使肾气一亏，则元阳寖弱，所以声音之标在心肺，而声音之本则在肾。观之经云：阳盛已衰，故为喑也，内夺而厥，则为喑俳，此肾虚也。然则肾为声音之根，信非谬矣。

——喑哑之病，当知虚实。实者其病在标，因窍闭而喑也；虚者其病在本，因内夺而喑也。窍闭者，有风寒之闭，外感证也；有火邪之闭，热乘肺也；有气逆之闭，肝滞强也。风闭者可散而愈，火闭者可清而愈，气闭者可顺而愈，此皆实邪之易治者也。至若痰涎之闭，虽曰有虚有实，然非治节不行，何致痰邪若此？此其虚者多而实者少，当察邪正，分缓急而治之可也。内夺者，有色欲之夺，伤其肾也；忧思之夺，伤其心也；大惊大恐之夺，伤其胆也；饥馁疲劳之夺，伤其脾也。此非各求其属而大补元气，安望其嘶败者复完，而残损者复振乎？此皆虚邪之难治者也。然难易之辨固若此，而犹有难易之辨者，则辨其久暂、辨其病因，乃可悉焉。盖暂而近者易，渐而久者难；脉缓而滑者易，脉细而数者难；素无损伤者易，积有劳怯者难；数剂即开者易，久药罔效者难。此外，复有号叫、歌唱、悲哭，及因热极暴饮冷水，或暴吸风寒而致喑者，乃又其易者也。若此者，但知养息，则弗药可愈。是皆所当辨者。

论治 共七条

——风寒袭于皮毛，则热郁于内，肺金不清而闭塞喉窍，咳嗽甚而声喑者，宜参苏饮、二陈汤、小青龙汤、金水六君煎、三拗汤之类以散之。

——火邪侵肺，上焦热甚而声喑者，宜四阴煎、麦门冬汤主之。心火盛者，二阴煎；胃火上炎者，竹叶石膏汤；肝胆火盛者，柴胡清肝散之类主之；劳瘵痰嗽挟火者，竹叶麦门冬汤主之。

——肝邪暴逆，气闭为喑者，宜小降气汤、润下丸、七气汤之类主之。

——痰气滞逆而为喑者，如二陈汤、六安煎、贝母丸、润下丸之类，皆治标之可用者，或用盐汤探吐之亦可。其有虚痰或痰火之甚者，当于痰饮门参酌治之。

——虚损为喑者，凡声音之病惟此最多，当辨而治之。凡色欲伤阴，病在肾者，宜六味丸、八味丸、左归丸、右归丸、人参平肺汤、大补元煎之类主之，或兼肺火者，宜一阴煎、四阴煎、人参固本丸之类择而用之；凡大惊大恐，猝然致喑者，肝胆受伤也，宜七福饮、五福饮、十味温胆汤、平补镇心丹、定志丸之类主之；凡饥馁疲劳，以致中气大损而为喑者，其病在脾，宜归脾汤、理阴煎、补中益气汤、补阴益气汤、温肾饮之类主之；凡忧思过度，致损心脾而为喑者，宜七福饮、归脾汤之类主之；凡病人久嗽音哑者，必由元气大伤，肺肾俱败，但宜补肺气，滋肾水，养金润燥，其声自出，或略加诃子、百药煎之类，兼收敛以治其标，务宜先本后末，庶可保全。若见其假热而过用寒凉，或见其痰盛而妄行消耗，则未有一免者矣。

——凡患风毒，或病喉痈，病既愈而声则喑者，此其悬雍已损，虽喑无害也，不必治之。

——久病人语不出，心气已绝，不治。

简 易 方

一方　治失声不出，用萝卜捣自然汁，入姜汁少许，时时细饮之。

一方　用皂角一条去皮子，同萝卜三个煎服，数次声既出。

一方　治无故咽喉声音不出，用橘皮五两，水三升，煮一升，顿服效。

一方　治猝哑，用杏仁三分，去皮煎熬，别杵桂末一分，和捣如泥，每用杏核大一丸，绵裹噙口中。细细咽之，日三夜五。

一方　用密陀僧为极细末，每服一钱，点茶饮之，声即出。

按：上方皆治标之法，凡猝暗轻浅者，亦可取效；若系根本之病，不得概以为用。

声喑论列方

一阴煎新补八
二阴煎新补十
大补元煎新补一
五福饮新补七
补中益气汤补三十
归脾汤补三二
温胃饮新热五
补阴益气煎新补十六
六味丸补百二十
八味丸补一二一
金水六君煎新和一
左归丸新补四
右归丸新补五
人参固本丸补百六
定志丸补百十六
六安煎新和二
柴胡疏肝饮寒五九
二陈汤和一
参苏饮散三四
平补镇心丹补百一十
三拗汤散七八
七气汤和四七
竹叶石膏汤寒六
四阴煎新补十二
润下丸和百十七
人参平肺汤因一八七
理阴煎新热三
麦门冬汤寒四四
十味温胆汤和一五三
华盖散散七九
小青龙汤散八
竹叶麦门冬汤因一八九
贝母丸新和十八
小降气汤和四二

论外备用方

百合丸因一八八　肺燥嘶声
杏仁煎因一八三　咳嗽失声
诃子甘桔汤因一七八　火盛失音
铁笛丸因一九一　讴歌失音
靛花丸因一八二　喉风失音

咽　　喉

经　　义

《忧恚无言篇》曰：咽喉者，水谷之道也，喉咙者，气之所以上下者。详前声喑门。

《阴阳别论》曰：一阴一阳结，谓之喉痹。

《厥论》曰：手阳明少阳厥逆，发喉痹嗌肿。

《经脉篇》曰：足阳明之别，上络头项，合诸经之气，下络喉嗌。其病气逆则喉痹瘁喑。三焦手少阳也，是动则嗌肿喉痹。小肠手太阳也，是动则病嗌痛颔肿。肾足少阴也，是所生病，口热舌干，咽喉上气，嗌干及痛。

《骨空论》曰：督脉为病，嗌干。

《五音五味篇》曰：冲脉任脉皆起于胞中，上循背里，为经络之海。其浮而外者，循腹右上行，会于咽喉，别而络唇口。

《脉解篇》曰：厥阴所谓甚则嗌干、热中者，阴阳相薄而热，故嗌干也。

《奇病论》曰：肝者，中之将也，取决于胆，咽为之使。

《厥病篇》曰：嗌干，口中热如胶，取足少阴。

《杂病篇》曰：喉痹不能言，取足阳明；能言，取手阳明。

《热病论》曰：喉痹舌卷，口中干，烦心心痛，臂内廉痛不可及头，取手小指次指爪甲上，去端如韭叶。

《缪刺论》曰：邪客于手少阳之络，令人喉痹舌卷，口干心烦，刺手中指次指爪甲上，去端如韭叶各一痏。邪客于足少阴之络，令人嗌痛不可纳食，无故善怒，气上走贲上，刺足下中央之脉各三痏。嗌中痛，不能内唾者，刺然骨之前，出血立已。左刺右，右刺左。

《六元正纪大论》曰：少阳司天，三之气，喉痹目赤，善暴死。少阴司天，嗌干肿上。

《至真要大论》云：岁太阴在泉，嗌肿喉痹；太阳在泉，寒淫所胜，民病嗌痛颔肿；太阴之胜，喉痹项强；少阳司天，客胜则丹疹外发，喉痹头痛嗌肿。

论证 共三条

喉痹一证，在古方书虽有十八证之辨，而古人悉指为相火。然此证虽多由火，而复有非火证者，不可不详察也。盖火有真假，凡实火可清者，即真火证也；虚火不宜清者，即水亏证也；且复有阴盛格阳者，即真寒证也。故《内经》曰：太阳在泉，寒淫所胜，民病嗌痛颔肿，其义即此，何后人之弗究也。

——喉痹所属诸经，凡少阳、阳明、厥阴、少阴皆有此证，具列如前，但其中虚实各有不同。盖少阳、厥阴为木火之脏，固多热证，阳明为水谷之海，而胃气直透咽喉，故又惟阳明之火为最盛。欲辨此者，但察以其情志郁怒而起者，多属少阳厥阴；以口腹肥甘，辛热太过而起者，多属阳明。凡患此者，多宜以实火论治。至若少阴之候，则非此之比。盖少阴之脉络于横骨，终于会厌，系于舌本，凡阴火逆冲于上，多为喉痹。但少阴之火，有虚有实，不得类从火断。若果因实火，自有火证火脉，亦易知也；若因酒色过度，以致真阴亏损者，此肾中之虚火证也，非壮水不可。又有火虚于下，而格阳于上，此无根之火，即肾中之真寒证也，非温补命门不可。凡此诸经不同，而虚实大异，皆后人所罕知者，独《褚氏遗书》有上病察下之说，诚见道之言也。

——咽喉证，总谓之火，则名目虽多，似有不必尽辨者，然亦有不可不辨者，如单乳蛾、双乳蛾，及缠喉风之有不同也。盖肿于咽之两旁者为双蛾，肿于一连者为单蛾，此其形必圆突如珠，乃痈节之类结于喉间，故多致出毒，或宜刺出其血而愈者。若缠喉风则满片红肿，多不成脓，亦不必出血，但使火降，其肿自消。此其所以有异，而治之当有法也。

论治 共九条

——火证喉痹，悉宜以抽薪饮主之。火不甚者，宜徙薪饮主之。凡肝胆之火盛者，宜以芍药、栀子、龙胆草为主；阳明胃火盛者，宜以生石膏为主；若大便秘结不通，则宜加大黄、芒硝之属，通其便而火自降。凡火浮于上而热结于头面咽喉者，最宜清降，切不可用散风升阳等剂。盖此火由中，得升愈炽。经曰高者抑之，正此之谓，非火郁宜发及升阳散火之义。学者于此，最当体察，勿得误认其面目。凡外治火证肿痛之法，宜以木别子磨醋，用鹅翎蘸搅喉中，引去其痰，或另少和清水，免其太酸，时时呷漱喉中，不可咽下，引吐其痰为更善，漱后以代匙散吹之，仍内服煎药，自无不愈。凡火壅上，而食物之治，最宜雪梨浆、绿豆饮之属为妙。若南方少梨之处，或以好萝卜杵汁，和以清泉，少加玄明粉，搅匀徐徐饮之，既可消痰，亦可清火，凡单双乳蛾，若毒未甚，脓未成者，治之自可消散。若势甚而危者，必须砭出其血，庶可速退。此因其急，亦不得已而用之也。又古法用三棱针刺少商穴出血，云治喉痹立愈。

——阴虚喉痹，其证亦内热口渴喉干，或唇红颊赤，痰涎壅盛，然必尺脉无神，或六脉虽数而浮软无力。但察其过于酒色，或素禀阴气不足，多倦少力者，是皆肾阴亏损，水不制火而然。火甚者，宜滋阴八味煎、加减一阴煎之类主之；火微而不喜冷物，及大便不坚，小便不热者，宜六味地黄汤、一阴煎之类主之；若因思虑焦劳，兼动心火者，宜二阴煎主之。

——格阳喉痹，由火不归元，则无根之火客于咽喉而然，其证则上热下寒，全非火证。凡察此者，但诊其六脉微弱，全无滑大之意，且下体绝无火证，腹不喜冷，即其候也。盖此证必得于色欲伤精，或泄泻伤肾，或本无实火而过服寒凉，以伤阳气者，皆有此证，速宜用镇阴煎为上，八味地黄汤次之，或用蜜附子含咽亦妙。若再用寒凉，必致不救。

——阳虚喉痹，非喉痹因于阳虚，乃阳虚因于喉痹也。盖有因喉痹而过于攻击，致伤胃气者；有艰于饮食，仓廪空虚，亦伤胃气者；又有气体素弱，不耐劳倦而伤胃气者。凡中气内虚，疼痛外逼，多致元阳飞越，脉浮而散，或弱而涩，以致声如鼾睡，痰如拽锯者，此肺胃垂绝之候，速宜挽回元气，以人参一味浓煎，放心徐徐饮之。如痰多者，或加竹沥、姜汁亦可。如迟，多致不救。如作实火治之，则祸如反掌。

——喉癣证。凡阴虚劳损之人，多有此病。其证则满喉生疮，红痛久不能愈，此实水亏虚火证也，宜用前阴虚喉痹之法治之。若多咳嗽肺热，宜以四阴煎之类主之。若满喉生疮，破烂而痛者，宜用牛黄益金散吹敷之，仍内服滋补真阴之剂，自可全愈。

——瘟毒喉痹，乃天行瘟疫之气，其证则咽痛项肿，甚有颈面头项俱肿者。北方尤多此病，俗人呼为蛤蟆瘟，又名颅鹚瘟，亦名大头瘟，此湿热壅盛，最凶之候，宜清诸经之火，或泻阳明之热，当察缓急而治之。东垣有普济消毒饮，专治瘟毒喉痹，百发百中。

——锁喉风证，时人以咽喉肿痛，饮食难入，或痰气壅塞不通者，皆称为锁喉风，而不知真正锁喉风者，甚奇甚急，而实人所未知也。余在燕都，尝见一女子，年已及笄，忽一日于仲秋时，无病而喉窍紧涩，息难出入，不半日而紧涩愈甚。及延余视，诊其脉，无火也；问其喉，则无肿无痛也；观其貌，则面青瞠目不能言语；听其声，则喉窍之细如针，抽息之窘如线，伸颈挣命求救，不堪之状甚可怜也。余见而疑之，不得其解，然意谓风邪闭塞喉窍，非用辛温不能解救，遂以二陈汤加生姜煎而与之，毫忽无效。意复用独参汤以救其肺，然见其势危若此，恐滋怨谤，终亦未敢下手。他医见之，亦但束手而已。如此者，一日夜而殁。后又一人亦如此而殁。若此二人者，余至今莫识其所以病，此终身之疑窦，殊自愧也。然意必肺气竭绝而然，倘再有值此者，恐非独参汤决不能救。故笔诸此，以俟后之君子虚心详酌焉。

——杨梅结毒，有喉间溃烂作痛，久而不愈者，此非喉痹之属，乃杨梅疮毒也，宜仙遗粮汤；甚者，宜以土茯苓煎汤吞五宝丹。

——诸物哽于喉中，或刺或骨，必有锋芒之逆，所以刺而不下。凡下而逆者，反而上之则顺矣，故治此者，当借饮食之势，涌而吐之，使之上出，则如拔刺之捷也。若芒刺既深，必欲推下，非惟理势不能，必且延迟，或食饮既消，无可推送，以致渐肿，则为害非细矣。凡诸骨鲠，或以饧糖一大块，满口吞而咽之；或用韭菜煮略熟，勿切，吞下一束，即裹而下，亦妙。

述古 共二条

张子和曰：喉痹病，大概痰火所致。急者，宜吐痰后复下之，上下分消而愈；又甚者，以针刺去血，然后用药吐下，此为治之上策。若人畏惧而委曲旁求，瞬息丧命。治喉痹之火，与救火同，不容少待。《内经》曰：火郁发之。发，散也，吐中有发散之义；出血者，亦发散之端也。治斯疾者，毋执缓方、小方而药之，曰吾药王道，不动脏腑。若幸遇疾之轻者而获愈，疾之重者循死矣，岂非误杀也耶？

庞氏曰：伏气之病，古方谓之肾伤寒，谓非时有暴寒中人，毒气伏于少阴经，始初不病，旬月乃发，脉微弱，法当以伤寒治之，非喉痹之病也，次必下利。

愚按：此证亦所尝有，是必以少阴、少阳之火令，太阳之寒令，太阴之湿令，而复兼风寒之邪者，皆有此证，故治此者，不必治喉痹，但治外邪，其喉自愈，即如新方诸柴胡饮及散阵诸方，皆可随宜酌用。

格阳喉痹新案

余友王蓬雀，年出三旬，初未识面，因患喉痹十余日，延余诊视。见其头面浮大，喉颈粗极，气急声哑，咽肿口疮，痛楚之甚。一婢倚背，坐而不卧者累日矣。及察其脉，则细数微弱之甚，问其言，则声微似不能振者，询其所服之药，则无非芩、连、栀、柏之属。此盖以伤阴而起，而复为寒凉所逼，以致寒盛于下而格阳于上，即水饮之类俱已难入，而尤畏烦热。余曰：危哉，再迟半日，必不救矣。遂与镇阴煎，以冷水顿冷，徐徐使咽之，用毕一煎，过宿而头项肿痛尽消如失。余次早见之，则癯然一瘦质耳，何昨日之巍然也。遂继服用五福饮之类，数剂而起，疑者始皆骇服。自后感余再生，遂成莫逆。

虚损喉癣新案

来宅女人，年近三旬，因患虚损，更兼喉癣疼痛，多医罔效。余诊其脉，则数而无力，察其证，则大便溏泄，问其治，则皆退热清火之剂，然愈清火而喉愈痛。察之既确，知其本非实火，而且多用寒凉，以致肚腹不实，总亦格阳之类也。遂专用理阴煎及大补元煎之类出入间用，不半月而喉痛减，不半年而病全愈。

小儿吞钉新案

王氏子，甫周岁，其母以一铁钉与之玩弄，不觉纳之口中，吞入喉间，其父号呼求救。余往视之，但见其母倒提儿足，以冀其出，口鼻皆血，危剧之甚。余晓之曰：岂有倒悬可以出钉而能无伤命者哉？因速令抱正，遂闻啼声。余曰：钉已下咽，不在喉矣。其父曰：娇嫩之脏，安能堪此？但因其哀求之切，不得不允，姑以慰之。然计无从出，而逼索方药，顷刻数四。余只得静坐斋头，潜思熟计，亦无所得，乃取本草一玩，觊启其几。见所载曰：铁畏朴硝。遂得一计，乃用活磁石一钱，朴硝二钱，并研为末，付其父，令以熬熟猪肉加蜜和调药末与之，于申末之顷尽吞之。至次早，其父匍匐阶前曰：昨于三鼓时，忽解下一物，大如芋子，莹如莼菜，润滑无棱，药护其外，拨而视之，则钉在其中矣。持以视余，乃京中钉鞋所用蘑菇钉也。其父索其方，并问其故。余曰：所用者，芒硝、磁石耳，盖硝非磁石不能使药附钉，磁石非硝不能逐钉速出，非油则无以润，非蜜则未必吞，合是四者，则着者着，逐者逐，润者润，同功合力，裹护而出矣，公亦以为然否？其父手额称谢曰：神哉！不可泯也，宜笔记之，以资后人之识焉。

附　　案

薛立斋治一妇人，咽间作痛，两月后始溃而不敛，遍身筋骨亦痛，诸药不应。先以土萆薢汤数剂而敛，更以四物汤倍加土茯苓、黄芪，二十余剂，诸证悉愈。又一弥月小儿，先于口内患之，后延于身，年余不愈。以土茯苓为末，乳汁调服，母以白汤调服，月余而愈。又一男子以生广疮，服轻粉稍愈，后复发，又服轻粉稍愈；继后大发，喉腭溃蚀，与鼻相通，臂腿数枚如桃大，溃年余不敛，虚证悉具。投以萆薢汤为主，佐以健脾诸药，月余而安。又一妇人，脸鼻俱蚀，半载不敛，治以前药而愈。

按：此方本治淫疮，味甘而利，善去湿热，和血脉，所以凡诸疮毒，皆宜用之，其效未可尽述。

咽喉论列方

抽薪饮新寒三　　　　土萆薢汤外一九九

徙薪饮新寒四　　　　一阴煎新补八

二阴煎新补十
仙遗粮汤外一九八
五福饮新补六
独参汤补三五
六味地黄汤补百二十
四物汤补八
二陈汤和一
滋阴八味煎新寒十七
绿豆饮新寒十四
理阴煎新热三
加减一阴煎新补九
雪梨浆新寒十六
镇阴煎新热十三
普济消毒饮寒十三
五宝丹外百五
四阴煎新补十二
牛黄益金散因一八五
蜜附子因一八四
代匙散新因四八
大补元煎新补一
八味地黄丸补一二一

论外备用方

甘露饮寒十
加减八味丸补一二二
《直指》黄芩汤寒百七 心肺热
咽喉诸方详因阵一七五至二百一止

齿　　牙

经　　义

《上古天真论》曰：女子七岁，肾气盛，齿更发长。三七，肾气平均，故真牙生而长极。丈夫八岁，肾气实，发长齿更。三八，肾气平均，筋骨劲强，故真牙生而长极。五八，肾气衰，发堕齿槁。八八，则齿发去。

《邪客篇》曰：天有列星，人有牙齿。

《五味论》帝曰：苦走骨，多食之，令人变呕，何也？少俞曰：苦入于胃，五谷之气，皆不能胜苦，苦入下脘，三焦之道皆闭而不通，故变呕。齿者，骨之所终也，故苦入而走骨，故入而复出，知其走骨也。

《经脉篇》曰：手阳明之脉，其支者从缺盆上颈贯颊，入下齿中。足阳明之脉，下循鼻外，入上齿中，还出挟口环唇，下交承浆。

《寒热篇》曰：臂阳明有入颃遍齿者，名曰大迎，下齿龋取之。臂恶寒补之，不恶寒泻之。足太阳有入颃遍齿者，名曰角孙，上齿龋取之，在鼻与颃前。方病之时，其脉盛，盛则泻之，虚则补之。骨寒热者，病无所安，汗注不休。齿未槁，取其少阴于阴股之络。齿已槁，死不治。骨厥亦然。

《杂病篇》曰：齿痛，不恶清饮，取足阳明。恶清饮，取手阳明。

论证 共四条

齿牙之病有三证：一曰火，二曰虫，三曰肾虚。凡此三者，病治各有不同，辨得其真，自无难治之齿病矣。凡火病者，必病在牙床肌肉间，或为肿痛，或为糜烂，或为臭秽脱落，或牙缝出血不止，是皆病在经络。而上牙所属，足阳明也，止而不动；下牙所属，手阳明也，嚼物则动而不休。此之为病，必美酒厚味，膏粱甘腻过多，以致湿热蓄于肠胃，而上壅于经，乃有此证。治宜戒厚味，清火邪为主。虫痛者，其病不在经而在牙，亦由肥甘湿热化生牙虫以致蚀损蛀空，牙败而痛，治宜杀虫为主。湿热胜者，亦宜兼清胃火。肾虚而牙病者，其病不在经而在脏，盖齿为骨之所终，而骨则主于肾也，故曰：肾衰则齿豁，精固则齿坚。至其为病，则凡齿脆不坚，或易于摇动，或疏豁，或突而不实，凡不由虫不由火而齿为病者，必肾气之不足。此则或由先天之禀亏，或由后天之斫丧，皆能致之，是当以专补肾气为主。

——齿有伤于外因者，或以击损，或以跌扑，或勉强咬嚼坚硬等物，久之无不损齿，此岂药之可疗？知者自当慎也。

——种齿法：古有晨昏叩齿之说，虽亦可行，然而谷谷震动，终非尽善之道。余每因劳因酒，亦尝觉齿有浮突之意，则但轻轻咬实，务令渐咬渐齐，或一二次，或日行二三次，而根自固矣。又凡于小解时，必先咬定牙根而后解，则肾气亦赖以摄，非但固精，亦能坚齿。故余年逾古稀而齿无一损，亦大得此二方之力。

——《金丹全书》云：今人漱齿，每以早晨，是倒置也。凡一日饮食之毒，积于齿缝，当于夜晚刷洗，则垢秽尽去，齿自不坏。故云：晨漱不如夜漱。此善于养齿者。今观智者每于饭后必漱，则齿至老坚白不坏，斯存养之功可见矣。

论治 共六条

——阳明热壅牙痛，宜清胃散、清胃饮之类主之。若火之甚者，宜抽薪饮、太清饮之类主之，皆所以清其源也。若肾阴本虚，胃火复盛，上实下虚而为热渴肿痛者，玉女煎为最妙。

——牙痛外敷之药，惟辛温可以散热，宜细辛煎、丁香散、姜黄散、赴筵散之类主之，然惟二辛煎、三香散为尤妙。

——虫牙蛀空疼痛，宜《瑞竹堂方》韭子汤、巴豆丸、藜芦散，皆可择而用之。

——牙缝出血不止，无非胃火所致，宜以前清胃等药主之。亦有阴虚于下，格阳于上，则六脉微细，全非实热火证。牙缝之血，大出不能止而手足厥冷者，速宜以镇阴煎主之，若误用寒凉，必致不救。

——肾虚牙齿不固，或摇动，或脆弱浮突者，虽宜以补肾为主，然亦当辨其寒热。凡左归丸、六味丸，可壮肾中之阴；右归丸、八味丸，可补肾中之阳，须通加骨碎补丸服尤妙。若齿牙浮动脱落，或牙缝出血，而口不臭，亦无痛者，总属阴中之阳虚，宜安肾丸之类主之。

——走马牙疳，牙床腐烂，齿牙脱落。谓之走马者，言其急也，此盖热毒蕴蓄而然。凡病此者，大为凶候。初见此证，速宜内泻阳明之火，兼以绿豆饮常服之；用冰白散、三仙散、麝矾散、北枣丹之类敷之。丹溪曰：用干北枣烧存性，同枯矾为末敷之，神效。

述古 共二条

《圣惠方》云：热者怕冷水，宜用牙硝、姜黄、雄黄、荆芥等治之。冷者怕热汤，宜用干姜、荜茇等治之。不怕冷热乃风牙，以猪牙皂角、僵蚕、蜂房、草乌治之。有孔者为虫牙，宜雄黄、石灰、沙糖等治之。用药了，皆以温水漱之。

薛立斋曰：齿痛，若因手足阳明经湿热，用东垣清胃散；若因风寒入脑，脑痛齿亦痛，用羌活附子汤；若因思虑伤脾，用归脾汤；若因郁火所致，用越鞠丸；若因酒面炙煿而发，用清胃散；若因饮食伤脾，用六君子汤；若因劳伤元气，用补中益气汤；若因脾胃素弱，用六君子、当归、升麻；若因肾经阴虚，用六味丸；若因肾经阳虚，用八味丸；若阴阳俱虚，用十补丸；若脾肾虚寒，用安肾丸。徐用诚先生云：凡齿痛恶寒热等证，属足、手阳明经；齿摇断脱，属足少阴经；齿蚀肿痛出血，皆胃火所致也，亦有诸经错杂之邪与外因为患者。

附　案

《医统》云：宋汪丞相之宠，好食厚味。一日，热大作，齿间壅出有肉，渐大胀满，口不能闭，水浆不入。一医用生地黄汁一碗，牙皂角数挺，火上炙热，蘸汁令尽，为末，敷壅肉上，随即消缩，不日而愈。

针 灸 法

足内踝二尖治上牙痛，灸之。足三里治上齿痛，灸四十九壮。手三间治下齿痛，灸七壮。列缺灸七壮，永不发。合谷齿龋灸之。

内庭下牙痛，针灸皆可。阳谷治上牙痛，在手外踝骨尖，左灸右，右灸左，十一壮，屡验神效。太渊治风牙。肩髃七壮，随左右灸之。耳垂下尽骨上穴，灸三壮，痛即止，如神。

一法：治一切牙痛，以草量手中指，至掌后横纹止，将草折作四分，去三留一，于横纹后量臂中，随痛左右灸三壮，即愈。

经验法：于耳前鬓发尖内有动脉处，随痛左右用小艾炷灸五七壮，神效。亦不必贴膏药。如再发，再灸，即可断根。

齿牙论列方

清胃饮寒五六
清胃散寒五四
补中益气汤补三十
抽薪饮新寒三
冰玉散新因四六、四七
羌活附子汤散五九
太清饮新寒十三
三仙散因一五四
六君子汤补五
绿豆饮新寒十四
藜芦散因一五一
瑞竹堂方因一四九
归脾汤补三二
三香散新因四九
韭子汤因一四八
麝矾散因一五五
六味丸补百二十
玉女煎新寒十二
丁香散因一四二
八味丸补百十二
镇阴煎新热十三
姜黄散因一六四
左归丸新补四
细辛煎因百四十
赴筵散因一四五
右归丸新补五
二辛煎新因四五
越鞠丸和一五四
十补丸热一七三
北枣丹因一五二
巴豆丸因百五十
安肾丸因一三八

论外备用方

《良方》芦芸丸寒一六八 疳虫　　齿牙诸方详因阵一三五至一七四止

景岳全书卷之二十八终

卷之二十九 必集

杂证谟

遗精

经义

《上古天真论》曰：上古有真人者，提挈天地，把握阴阳，呼吸精气，独立守神，肌肉若一。故能寿敝天地，无有终时。中古有至人者，淳德全道，和于阴阳，调于四时，去世离俗，积精全神，游行天地之间，视听八远之外。此盖益其寿命而强者也，亦归于真人。其次有圣人者，处天地之和，从八风之理，适嗜欲于世俗之间，无恚嗔之心，行不欲离于世，举不欲观于俗，外不劳形于事，内无思想之患，以恬愉为务，以自得为功，形体不敝，精神不散，亦可以百数。今时之人不然也，以酒为浆，以妄为常，醉以入房，以欲竭其精，以耗散其真，不知持满，不时御神，务快其心，逆于生乐，起居无节，故半百而衰也。夫上古圣人之教下也，皆谓之虚邪贼风，避之有时，恬憺虚无，真气从之，精神内守，病安从来。肾者主水，受五脏六腑之精而藏之，故五脏盛，乃能泻。

《生气通天论》曰：苍天之气清净，则志意治，顺之则阳气固，虽有贼邪，弗能害也，此因时之序。故圣人传精神，服天气，而通神明。失之则内闭九窍，外壅肌肉，卫气解散，此谓自伤，气之削也。阴者，藏精而起亟也；阳者，卫外而为固也。凡阴阳之要，阳密乃固，两者不和，若春无秋，若冬无夏，因而和之，是谓圣度。故阳强不能密，阴气乃绝，阴平阳秘，精神乃治，阴阳离决，精气乃绝。阴之所生，本在五味，阴之五宫，伤在五味。味过于辛，筋脉沮弛，精神乃央。

《金匮真言论》曰：夫精者，身之本也。故藏于精者，春不病温。

《本神篇》曰：天之在我者德也，地之在我者气也，德流气薄而生者也。故生之来谓之精，两精相搏谓之神，随神往来谓之魂，并精而出入者谓之魄。是故怵惕思虑者则伤神，神伤则恐惧流淫而不止。恐惧而不解则伤精，精伤则骨酸痿厥，精时自下，是故五脏主藏精者也，不可伤，伤则失守而阴虚，阴虚则无气，无气则死矣。

《本脏篇》曰：人之血气精神者，所以奉生而周于性命者也。志意者，所以御精神，收魂魄，适寒温，和喜怒者也。志意和则精神专直，魂魄不散，悔怒不起，五脏不受邪矣。

《经脉篇》曰：人始生，先成精，精成而脑髓生。

《邪客篇》曰：心者，五脏六腑之大主也，精神之所舍也，其脏坚固，邪弗能容也。容之则心伤，心伤则神去，神去则死矣。

《平人绝谷篇》曰：血脉和则精神乃居，故神者，水谷之精气也。

《调经》、《本神》等论曰：心藏神，肺藏气，肝藏血，脾藏肉，肾藏精，而成此形。志意通，内连骨髓，而成身形五脏。

《六节藏象论》曰：心者，生之本，神之变也。肾者主蛰，封藏之本，精之处也。

《痿论》曰：肺主身之皮毛，心主身之血脉，肝主身之筋膜，脾主身之肌肉，肾主身之骨髓。

《卫气篇》曰：五脏者，所以藏精神魂魄者也；六腑者，所以受水谷而行化物者也。其气内干五脏，而外络肢节。其浮气之不循经者为卫气，其精气之行于经者为营气。阴阳相随，外内相贯，如环之无端。

《疏五过论》曰：尝贵后贱，虽不中邪，病从内生，名曰脱营。尝富后贫，名曰失精，五气流连，病有所并。暴乐暴苦，始乐后苦，皆伤精神，精气竭绝，形体毁沮。故贵脱势，虽不中邪，精神内伤，身必败亡。

论证 共三条

梦遗精滑，总皆失精之病。虽其证有不同，而所致之本则一。盖遗精之始，无不病由乎心，正以心为君火，肾为相火，心有所动，肾必应之。故凡以少年多欲之人，或心有妄思，或外有妄遇，以致君火摇于上，相火炽于下，则水不能藏，而精随以泄。初泄者不以为意，至再至三，渐至不已，及其久而精道滑，则随触皆遗，欲遏不能矣。斯时也，精竭则阴虚，阴虚则无气，以致为劳为损，去死不远，可无畏乎。盖精之藏制虽在肾，而精之主宰则在心，故精之蓄泄，无非听命于心。凡少年初省人事，精道未实者，苟知惜命，先须惜精。苟欲惜精，先宜净心。但见伶俐乖巧之人，多有此病，而田野愚鲁之夫，多无此病，其故何也？亦总由心之动静而已，此少年未病之前，所当知也。及其既病而求治，则尤当以持心为先，然后随证调理，自无不愈。使不知求本之道，全恃药饵，而欲望成功者，盖亦几希矣。

遗精之证有九：凡有所注恋而梦者，此精为神动也，其因在心。有欲事不遂而梦者，此精失其位也，其因在肾。有值劳倦即遗者，此筋力有不胜，肝脾之气弱也。有因用心思索过度辄遗者，此中气有不足，心脾之虚陷也。有因湿热下流，或相火妄动而遗者，此脾肾之火不清也。有无故滑而不禁者，此下元之虚，肺肾之不固也。有素禀不足而精易滑者，此先天元气之单薄也。有久服冷利等剂，以致元阳失守而滑泄者，此误药之所致也。有壮年气盛，久节房欲而遗者，此满而溢者也。凡此之类，是皆遗精之病。然心主神，肺主气，脾主湿，肝主疏泄，肾主闭藏。则凡此诸病，五脏皆有所主，故治此者，亦当各求所因也。至若盛满而溢者，则去者自去，生者自生，势出自然，固无足为意也。

——因梦而出精者，谓之梦遗；不因梦而精自出者，谓之滑精。梦遗者，有情，有火，有虚，有溢。有因情动而梦者，有因精动而梦者。情动者，当清其心；精动者当固其肾。滑精者，无非肾气不守而然。若暴滑而兼痛者，则当从赤白浊门论治。

论治 共八条

——精道滑而常梦常遗者，此必始于欲念，成于不谨，积渐日深，以致肾气不固而然。惟苓术菟丝丸为最佳，其次，则小菟丝子丸、金锁思仙丹之类，皆可择用。

——君火不清，神摇于上，则精遗于下。火甚者，宜先以二阴煎之类清去心火；火不甚者，宜先以柏子养心丸、天王补心丹，或人参丸、远志丸之类收养心气，然后用苓术菟丝丸之类固之。

——相火易动，肝肾多热，而易于疏泄者，宜《经验》猪肚丸为最，或固精丸之类主之。然须察其火之微甚，宜清者亦当先清其火。

——凡思虑劳倦，每触即遗者，但当培补心脾，勿得误为清利。惟寿脾煎，或归脾汤减去木香，或用秘元煎主之，皆其宜也。其有气分稍滞，不堪芪、术者，宜菟丝煎主之，或以人参汤吞苓术菟丝丸亦妙。

——先天素禀不足，元阳不固，每多遗滑者，当以命门元气为主，如左归、右归、六味、八味等丸，或五福饮、固阴煎、菟丝煎之类随宜用之，或《经验》秘真丹亦可酌用。

——湿热下流，火伏阴中而遗者，宜四苓散，或大小分清饮之类主之。

——过服寒凉冷利等药，以致阳气不固，精道滑而遗泄不止者，速当温补脾肾，宜五君子煎、寿脾煎、或右归丸、八味地黄丸、家韭子丸之类主之。

——治遗精之法，凡心火盛者，当清心降火；相火盛者，当壮水滋阴；气陷者，当升举；滑泄者，当固涩；湿热相乘者，当分利；虚寒冷利者，当温补；下元元阳不足，精气两虚者，当专培根本。今人之治遗泄，动以黄柏、知母为君，或专用固本丸、坎离丸之类，不知苦寒之性，极能沉降泻水，肾虚者尤非所宜。肾有补而无泻，此辈亦何裨于肾，而凡用治于非火滑泄者，适足为肾之害耳。

述古 五条

丹溪曰：梦遗精滑，专主乎热，热则流通，宜滋阴降火。劳神思者，安神养心。久而虚脱者，须兼补药及收涩之药，无有不愈。

薛立斋曰：按前证若肾气不足，用益志汤、金锁正元丹；肝肾虚热者，用六味丸、加味逍遥散；脾虚热者，用六味丸、补中益气汤。凡此悉属不足之证，宜用十全大补汤，或用萆薢分清饮送八味丸。又曰：按前证属足三阴亏损所致，若肝肾虚热者，用四物加柴胡、山栀、山茱萸、山药。脾胃气虚者，用补中益气加山茱萸、山药。思虑伤脾者，兼用归脾汤加山茱萸、山药。肝肾亏损者，六味丸。真阳虚败者，八味丸。心肾不交，用萆薢分清饮。心气虚热者，清心莲子饮。

楼全善《纲目》云：一壮年梦遗白浊，与涩精药益甚，知其郁滞，改用导赤散，大剂服之，遗浊皆止。又一中年梦遗，与涩药勿效，改与神芎丸下之，下后与猪苓丸，遂愈。

徐东皋云：梦遗因心经有火，神思不宁，所以梦与人交而精泄，治当用清心、安神、温胆等剂，加黄连、生地、人参、远志、茯神、枣仁、羚羊角之类。有自遗者，乃气血虚而下脱，有因热而流通者，当分虚实，须用八物汤加龙骨、牡蛎、樗根皮之类。有小便后精出不可禁者，或不小便而自出者，或茎中出而痒痛，常如欲小便者，并宜先服辰砂妙香散，或威喜丸，或分清饮，别以绵裹龙骨同煎，或加五倍子、牡蛎、白茯苓、五味子之属煎服。

王宇泰曰：凡病精泄不禁，自汗头眩，虚极，或寒或热，用补涩之药不效，其脉浮软而散，盖非虚也，亦非房室过度，此无他，心有所睹，因有所慕，意有所乐，欲想方兴，不遂所欲，而致斯疾。既以药补且固，不效，将何以治之？缘心有爱则神不归，意有想则志不宁，当先和营卫，营卫和则心安。次调其脾，脾气和则志舍定，心肾交媾，精神内守，其病自愈。其法用人参三钱，当归一钱，洗焙为末，作三服，糯米饮调下，服毕自汗出而寒热退。若头眩未除，用川芎三钱，人参一钱，焙为末，作三服，沸汤调下。头眩瘥而精不禁者，用芍药半两，丁香三钱，木香三钱，锉散，每服用生姜五片，枣二枚，以水同煎，空心服，即心安神定，精固神悦。

遗精论列方

小菟丝丸固三五
家韭子丸固三四
五君子煎新热六
人参丸补百五
归脾汤补三二
大分清饮新寒五
菟丝煎新固三
寿脾煎新热十六
小分清饮新和十三
远志丸补百十三

固精丸固三十
苓术菟丝丸新固五
秘元煎新固一
秘真丹固二五
金锁思仙丹固十九
固阴煎新固二
二阴煎新补十
金锁正元丹固十八
左归丸新补四
右归丸新补五
补中益气汤补三十
五福饮新补六
八物汤补十九
十全大补汤补二十
六味丸补百二十
八味丸补一二一
天王补心丹补百八
益志汤热一六五
《经验》猪肚丸固四十
逍遥散补九二
四物汤补八
辰砂妙香散固十五
安神丸寒一四二
温胆汤和一五三
柏子养心丸补百十一
威喜丸固四五
导赤散寒一二二
清心莲子饮寒三二
猪苓丸因四八
四苓散和一八七
萆薢分清饮热一六四
神芎丸攻七二

论外备用方

还少丹补一三五
心肾丸补百十二
枸杞子丸补一四二
金樱膏补一百
安肾丸热一六六 精寒不禁
小安肾丸热一六七 阴虚梦遗
玉锁丹固二一 不禁
金锁丹固十七
金锁匙丹固二十 鬼交梦遗
固真散固二八 暖下元
三仙丸固四一 遗滑
金樱丸固二四
固真丸固二七 久滑
九龙丸固四二
水陆二仙丹固二三
韭子丸固三三 虚寒漏精
茯菟丸固三八 思虑伤精
王荆公妙香散固十六 安神固精

淋　　浊

经　　义

《至真要大论》曰：诸转反戾，水液浑浊，皆属于热。太阳之胜，阴中乃疡，隐曲不利，互引阴股。

《痿论》曰：思想无穷，所愿不得，意淫于外，入房太甚，宗筋弛纵，发为筋痿，及为白淫。

《口问篇》曰：中气不足，溲便为之变。

《五癃津液别篇》曰：阴阳不和，则使液溢而下流于阴，髓液皆减而下，下过度则虚，虚故腰背痛而胫酸。

《气厥论》曰：胞移热于膀胱，则癃溺血。

《评热病论》曰：小便黄者，少腹中有热也。

《玉机真脏论》曰：冬脉不及，则令人少腹满，小便变。

《经脉别论》曰：饮入于胃，游溢精气，上输于脾，脾气散精，上归于肺，通调水道，下输膀胱，水精四布，五经并行，合于四时五脏阴阳，揆度以为常也。

论证 共四条

便浊证有赤白之分，有精溺之辨。凡赤者多由于火，白者寒热俱有之。由精而为浊者，其动在心肾。由溺而为浊者，其病在膀胱、肝、脾。

——赤浊之证，有溺之赤色者，有带血而赤者。若见鲜血，则当从血证门溺血条下治之。若溺之黄赤者，此固多有火证，然必赤而痛涩，及别有火脉火证，方可以火证赤浊论治。若或以劳倦过伤，或以久病，或以酒色耗伤真阴，或以素服清凉等药，愈服愈赤，愈见短少，而且无痛涩等证者，此系水亏液涸，全非赤浊之比。经曰：中气不足，溲便为之变，即此类也。但当温补下元，使之气化，水必自清，切不可因小便黄赤，一概皆从火治。

——白浊证，有浊在溺者，其色白如泔浆。凡肥甘酒醴，辛热炙煿之物，用之过当，皆能致浊。此湿热之由内生者也。又有炎热湿蒸，主客时令之气侵及脏腑者，亦能致浊，此湿热之由外入者也。然自外而入者少，自内而生者多。总之，必有热证热脉，方是火证。清去其火，则浊无不愈矣。有浊在精者，必由相火妄动，淫欲逆精，以致精离其位，不能闭藏，则源流相继，淫溢而下，移热膀胱，则溺孔涩痛，清浊并至，此皆白浊之因热证也。及其久也，则有脾气下陷，土不制湿，而水道不清者；有相火已杀，心肾不交，精滑不固，而遗浊不止者，此皆白浊之无热证也。有热者，当辨心肾而清之；无热者，当求脾肾而固之、举之。治浊之法无出此矣。

淋之为病，小便痛涩滴沥，欲去不去，欲止不止者是也，是亦便浊之类，而实浊之甚者。但浊出于暂，而久而不已，则为淋证。其证则或有流如膏液者，或出如砂石而痛不可当者，或有如筋条者，或时为溺血、血条者，此淋之与浊诚有不同。故严氏有五淋之辨，曰气、石、血、膏、劳也。气淋为病，小便涩，常有余沥。石淋，茎中痛，溺如砂石，不得卒出。膏淋，溺如膏出。劳淋，劳倦即发，痛引气冲。血淋，遇热即发，甚则溺血。候其鼻头色黄者，小便难也。大抵此证，多由心肾不交，积蕴热毒，或酒后房劳，服食燥热，七情郁结所致。此严氏之说，固已尽之，然淋之初病，则无不由乎热剧，无容辨矣。但有久服寒凉而不愈者，又有淋久不止，及痛涩皆去，而膏液不已，淋如白浊者，此惟中气下陷，及命门不固之证也。故必以脉以证，而察其为寒、为热、为虚，庶乎治不致误。

论治 共六条

——热蓄膀胱，溺赤热甚，而或痛或涩者，必当专去其火，宜先用抽薪饮、大分清饮、七正散之类主之。若小水不利，而烦热难解者，惟绿豆饮为最妙。若兼大便燥结者，宜八正散主之。若微热不甚，或热势稍退者，宜加减一阴煎，或导赤散、火府丹、清心莲子饮之类主之。若小水不利者，宜清肺饮子主之。

——溺白证，凡如泔如浆者，亦多属膀胱水道之热，宜导赤散、徙薪饮之类以清之。若无内热而溺白者，多由饮食湿滞，宜小分清饮，或苓术二陈汤减去干姜，以燥之利之。大都湿在肠胃，或在膀胱者，宜二陈汤，或半夏丸，或固元丹之类，皆可择用。若胞气不固，而液浊不清者，此亦败精之属也，宜秘元煎或水陆二仙丹以固之。

——浊在精分者，必因相火妄动，或逆精而然，以致精溺并至。若兼涩痛之甚者，亦宜抽薪饮、大分清饮之类，先去其火，然后再安精气。及其稍久，痛涩俱去，而惟精浊不止者，当用宁心固肾等剂，宜秘元煎、菟丝煎，或人参丸、定志丸、心虚白浊歌之类主之。

——命门虚寒，阳气不固，则精浊时见，而久不能愈者，但当培补命门，宜右归丸、益志汤、石刻安肾丸、八味地黄丸之类主之。若虚本不甚，而胞气微寒不摄者，宜萆薢分清饮主之。

——治淋之法，大都与治浊相同，凡热者宜清，涩者宜利，下陷者宜升提，虚者宜补，阳气不固者宜温补命门，但当以前法通用，无他技也。

——血淋证，若在男子，则凡便血不痛者，即为溺血；血来而痛者，即曰血淋，然无非逆血证耳。治法具详血证门。惟妇人之血淋，则多由冲任经脉之病，大与男子者不同，妇人门另有正条。

述古 共六条

河间曰：小便浑浊，皆属于热。如夏月天气热则水液浑浊，冬月天气寒则水清洁，水体清而火体浊故也，如清水火煎自浊。

东垣曰：淋证当分在气在血而治之，以渴与不渴为辨。如渴而小便不利，热在上焦气分，肺金主之。宜用淡渗之药，以茯苓、泽泻、琥珀、灯心、通草、车前、瞿麦、萹蓄之类，而清肺金之气，泻其火，以滋水之上源也。不渴而小便不利者，热在下焦血分，肾与膀胱主之。宜用气味俱阴之药，如知母、黄柏、滋肾丸是也。除其热，泄其闭塞，以滋膀胱肾水之下元也。

丹溪曰：淋虽有五，皆属于热，治宜解热利水，以山栀子之类。不可发汗，汗之必便血。又曰：浊主湿热，有痰，有虚。赤属血，白属气。大率皆是湿痰流注，宜燥中宫之湿，用二陈加苍术、白术，燥去其湿。去热宜黄柏、青黛、滑石、山栀。痰盛者，以二陈加南星、蛤粉，神曲糊丸，青黛为衣。虚劳者，不宜峻用寒凉，当用补阴滋肾气。胃弱者，兼用人参，以柴胡、升麻升其胃中之气。附录云：人之五脏六腑俱各有精，然肾为藏精之府，而听命乎心，贵乎水火升降，精气内持。若调摄失宜，思虑不节，嗜欲过度，水火不交，精元失守，由是而为赤白浊之患。赤浊是心虚有热，因思虑得之。白浊肾虚有寒，过于淫欲而得之。其状漩白如油，光彩不定，漩脚澄下，凝如膏糊。治法：赤者，当清心调气；白者，温补下元，又须清上，使水火既济，阴阳叶和，精气自固矣。

薛立斋曰：按前证脾肺虚热者，用补中益气汤送六味丸。肺肾虚热者，用黄芩清肺饮送六味丸。肝肾虚热者，用加味逍遥散送六味丸。劳伤心肾者，清心莲子饮。郁结伤脾者，归脾汤。若郁怒伤肝脾者，加味逍遥散。若心肾虚弱者，小温金散。若思虑伤心肾者，茯菟丸。梦遗、精滑、赤白二浊，治法当互参用之。

徐东皋曰：淋证初作者，主于实热，当利之，八正散之属是也。既利之而不愈，久久而气下陷者，虚也，宜升其气，气升而水自下。升而不愈，必用吐法，吐之而气自升也。痰多者，用二陈汤，先服后吐。痰气闭塞者，用二陈汤加木通、香附探吐。

赵氏曰：肝主小便，若肝经血虚，用四物、山栀。若小便涩滞，或茎中作痛，属肝经湿热，用龙胆泻肝汤。若小便频数，或劳而益甚，属脾气虚弱，用补中益气汤加山药、五味。若小便无度，或淋沥不禁，乃阴挺痿痹也，用六味地黄丸。若小便涩滞，或补而益甚，乃膀胱结热也，用五淋散。若脾肺燥热，不能化生者，黄芩清肺汤。膀胱阴虚，阳无所生者，滋肾丸。膀胱阳虚，阴无所化者，六味丸。若阴痿思色，精不出，茎道涩痛如淋，用加减八味丸料加车前、牛膝。若老人精竭复耗，大小便牵痛如淋，亦用前法温之。如不应，急加附子，多有生者。

淋浊论列方

大分清饮新寒五

小分清饮新和十

小温金散固四三

抽薪饮新寒三

徙薪饮新寒四

加减一阴煎新补九

七正散寒百十六

八正散寒百十五

清心莲子饮寒三二

导赤散寒一二二

火府丹寒百二十

苓术二陈煎新和四

绿豆饮新寒十四

五淋散寒百十七

水陆二仙丹固二三

四物汤补八

清肺饮子和一五三

萆薢分清饮热一六四

二陈汤和一

滋肾丸寒一六三

心虚白浊歌补百一
六味丸补百二十
八味丸补一二一
黄芩清肺饮寒三八
右归丸新补五
半夏丸和三五二
补中益气汤补三十
归脾汤补三二
益智汤热一六五
加减八味丸补一二二
人参丸补百五
菟丝煎新固三
加味逍遥散补九三
定志丸补百十六
茯菟丸固三八
石刻安肾丸热一六八
秘元煎新固一
固元丹固三一
龙胆泻肝汤寒六三

论外备用方

还少丹补一三五
金樱膏补百 虚带浊
人参固本丸补百六
琥珀散和三四七 气虚淋浊
地髓汤和三四五 淋痛
海金砂散寒一七二 膏淋
五淋散寒百十七 热淋
牛膝汤寒一二五 砂淋
《直指》黄芩汤寒百七 心肺热
秘真丹固二五
五子丸固四六 浊
莲子六一散固四四 赤浊
锁精丸固二六 带浊
威喜丸固四五
家韭子丸固三四 阳虚久浊
固精丸固二九 虚滑带浊

遗　　尿

经　　义

《宣明五气篇》曰：膀胱不利为癃，不约为遗溺。

《五癃津液别篇》曰：天寒则腠理闭，气湿不行，水下留于膀胱，则为溺与气。阴阳不和，则使液溢而下流于阴，髓液皆减而下，下过度则虚，虚故腰背痛而胫酸。

《骨空论》曰：督脉为病，癃、痔、遗溺。

《经脉篇》曰：肝所生病者，遗溺，闭癃。

《痹论》曰：淫气遗溺，痹聚在肾。

《气厥论》曰：心移寒于肺，肺消。肺消者，饮一溲二，死不治。

《脉要精微论》曰：仓廪不藏者，是门户不要也。水泉不止者，是膀胱不藏也。得守者生，失守者死。

《本输篇》曰：三焦者，足少阴太阳之所将，实则闭癃，虚则遗溺。

论证 共二条

遗溺一证，有自遗者，以睡中而遗失也。有不禁者，以气门不固，而频数不能禁也。又有气脱于上，则下焦不约，而遗失不觉者，此虚极之候也。总之，三者皆属虚证，但有轻重之辨耳。若梦中自遗者，惟幼稚多有之，俟其气壮而固，或少加调理可愈，无足疑也。惟是水泉不止，膀胱不藏者，必以气虚而然。盖气为水母，水不能蓄，以气不能固也，此失守之兆，大非所宜，甚至气脱而遗，无所知觉，则尤其甚者也。此惟非风证及年衰气弱之人，或大病之后多有之。仲景曰：下焦竭则遗溺失禁，此之谓也。

古方书论小便不禁者，有属热属虚之辨。不知不禁之谓，乃以小水太利者为言，皆属虚寒，何有热证。若因热而小水频数，其证则淋沥点滴，不能禁止，而小水必不利，且或多痛涩，方是热证。若然，则自有淋浊门正治之法，盖此非遗失之谓也。倘以虚寒误认为热，而妄投泻火之药，无不殆矣。

论治 共六条

凡治小便不禁者，古方多用固涩，此固宜然，然固涩之剂，不过固其门户，此亦治标之意，而非塞源之道也。盖小水虽利于肾，而肾上连肺，若肺气无权，则肾水终不能摄，故治水者必须治气，治肾者必须治肺，宜以参、芪、归、术、桂、附、干姜之属为之主，然后相机加以固涩之剂为之佐，庶得治本之道，而源流如度。否则，徒障狂澜，终无益也。余制有巩堤丸方，治无论心脾肺肾之属，皆宜以此为主治。

——脾肺气虚，不能约束水道，而病为不禁者，此其咎在中上二焦，宜补中益气汤、理中汤、温胃饮、归脾汤，或四味回阳饮之类，加固涩等剂主之，如不见效，当责之肾。

——肝肾阳气亏败，则膀胱不藏，而水泉不止，此其咎在命门，宜右归饮、大补元煎、六味回阳饮，甚者，以四维散之类主之。或加固涩为佐亦可，或用《集要》四神丸，或八味地黄丸去泽泻亦可用。

——凡睡中遗溺者，此必下元虚寒，所以不固，宜大菟丝子丸、家韭子丸、五子丸、缩泉丸之类主之。其有小儿从幼不加检束，而纵肆常遗者，此惯而无惮，志意之病也，当责其神，非药所及。或因纵以致不固者，亦当治之如前，宜用猪羊溲脬炙脆煎汤，送下前药更妙。

——凡因恐惧辄遗者，此心气不足，下连肝肾而然，宜大补元煎、归脾汤、五君子煎之类主之。

——古方壮阳固涩等剂，如茴香益智丸、二气丹、固脬丸、秘元丹、牡蛎丸、济生菟丝子丸、固真散，皆可随宜择用。

述　古

薛立斋曰：经云：膀胱不约为遗溺。小便不禁，常常出而不觉也。人之漩溺，赖心肾二气之所传送。盖心与小肠为表里，肾与膀胱为表里，若心肾气亏，传送失度，故有此证，治宜温暖下元，清心寡欲。又有产育不顺，致伤膀胱，若内虚寒者，秘元丹、韭子丸之类；若内虚湿热者，六味地黄丸，或加五味、杜仲、补骨脂；年老者，八味丸。产育收生不谨，损破尿胞者，参术补胞汤加猪羊胞煎之。窃谓肝主小便，若肝经血虚，用四物、山栀。若小便涩滞，或茎中作痛，属肝经湿热，用龙胆泻肝汤。若小便频数，或劳而益甚，属脾气虚弱，用补中益气汤加山药、五味子。若小便无度，或淋沥不禁，乃阴挺痿痹也，用六味地黄丸。若小便涩滞，或补而益甚，乃膀胱热结也，用五淋散。其脾肺燥，不能化生者，黄芩清肺饮。膀胱阴虚，阳无所生者，滋肾丸。膀胱阳虚，阴无所化者，六味丸。若阴痿思色，精不出，茎道涩痛如淋，用加减八味丸料加车前、牛膝。若老人精竭复耗，大小便牵痛如淋，亦用前药，不应，急加附子，多有生者。

遗尿论列方

理中汤热一

温胃饮新热五

四味回阳饮新热一

右归饮新补三

八味丸补一二一

六味回阳饮新热二

四维散新热十二

滋肾丸寒一六三

补中益气汤补三十

归脾汤补三二

固脬丸固六三

大菟丝子丸固三六

二气丹热一八六

五子丸固四六

济生菟丝丸固三七

缩泉丸固六一

五淋散寒百十七

参术补胞汤未收

秘元丹固三二

牡蛎丸固六四

茴香益智丸固六五

固真散固二八

大补元煎新补一

加减八味丸补一二二

家韭子丸固三四

五君子煎新热六

黄芩清肺饮寒八三

龙胆泻肝汤寒六三

《集要》四神丸补一五八

巩堤丸新固九

论外备用方

术附汤补四二 虚寒

鹿茸丸补一三三 肾虚多尿

小安肾丸热一六七 多尿

椒附丸热百十二 小便频

威喜丸固四五

《局方》安肾丸热一六六 频数

肾著汤热一二九 腰冷多尿

猪苓丸固四八 频数

石刻安肾丸热一六八 频数

猪肚丸固三九 小便频数

肉苁蓉丸固六二 不禁

锁精丸固二六

鸡内金散固二九二 气虚遗尿

景岳全书卷之二十九终

卷之三十 贯集

杂证谟

血证

经义

《决气篇》帝曰：何谓血？岐伯曰：中焦受气取汁，变化而赤，是谓血。血脱者，色白，夭然不泽。

《痿论》曰：心主身之血脉。

《五脏生成篇》曰：诸血者皆属于心。人卧血归于肝，肝受血而能视，足受血而能步，掌受血而能握，指受血而能摄。卧出而风吹之，血凝于肤者为痹，凝于脉者为泣涩同，凝于足者为厥。此三者，血行而不得反其空，故为痹厥也。

《调经论》曰：肝藏血。血有余则怒，不足则恐。孙络外溢则经有留血。气血以并，阴阳相倾，气乱于卫，血逆于经，气血离居，一实一虚。血并于阴，气并于阳，故为惊狂。血并于阳，气并于阴，乃为炅中。血并于上，气并于下，心烦惋善怒。血并于下，气并于上，乱而喜忘。血气者，喜温而恶寒，寒则泣不能流，温则消而去之。气之所并为血虚，血之所并为气虚。帝曰：血并为虚，气并为虚，是无实乎？岐伯曰：有者为实，无者为虚，故气并则无血，血并则无气，今血与气相失，故为虚焉。络之与孙脉俱输于经，血与气并，则为实焉。血之与气并走于上，则为大厥，厥则暴死，气复反则生，不反则死。

《平人绝谷篇》曰：血脉和则，精神乃居。

《营卫生会篇》帝曰：夫血之与气，异名同类，何谓也？岐伯曰：营卫者精气也，血者神气也，故血之与气，异名同类焉。故夺血者无汗，夺汗者无血，故人有两死而无两生。

《百病始生篇》曰：卒然多食饮，则肠满，起居不节，用力过度，是络脉伤。阳络伤则血外溢，血外溢则衄血；阴络伤则血内溢，血内溢则后血。

《六元正纪大论》曰：不远热则热至，血溢血泄之病生矣。

《生气通天论》曰：阳气者，大怒则形气绝，而血菀于上，使人薄厥。

《举痛论》曰：怒则气逆，甚则呕血及飧泄，故气上矣。

《气厥论》曰：脾移热于肝，则为惊衄。胞移热于膀胱，则癃尿血。

《刺志论》曰：脉实血实，脉虚血虚，此其常也，反此者病。脉盛血少，此谓反也；脉少血多，此谓反也。谷入多而气少者，得之有所脱血，湿居下也。脉小血多者，饮中热也。脉大血少者，脉有风气，水浆不入，此之谓也。

《脉要精微论》曰：肺脉搏坚而长，当病唾血。肝脉若搏，因血在胁下，令人喘逆。肾脉软而散者，当病少血。

《邪气脏腑病形篇》曰：心脉微涩为血溢。肺脉微急为肺寒热，怠惰，咳唾血。肺脉微滑为上下出血，涩甚为呕血。肝脉大甚为内痈，善呕衄。脾脉微涩为内溃，多下脓血。肾脉微涩为不月。

《示从容论》曰：血泄者，脉急，血无所行也。

《玉机真脏论》曰：秋脉不及则令人喘，呼吸少气而咳，上气见血，下闻病音。

《平人气象论》曰：臂多青脉曰脱血。安卧脉盛谓之脱血。

《阴阳别论》曰：阴虚阳搏谓之崩。

《痿论》曰：悲哀太甚则胞络绝，胞络绝则阳气内动，发则心下崩，数溲血也。

《经脉篇》曰：肾足少阴也，是动则病饥不食，咳唾则有血，喝喝而喘。

《脉解篇》曰：少阴所谓咳则有血者，阳脉伤也，阳气未盛于上而脉满，满则咳，故血见于鼻也。

《厥论》曰：阳明厥逆，喘咳身热，善惊，衄呕血。

《至真要大论》曰：阳明司天，咳不止而白血出者死。

《阴阳别论》曰：结阴者，便血一升，再结二升，三结三升。

《五音五味篇》曰：妇人之生，有余于气，不足于血，以其数脱血也。夫人之常数，太阳常多血少气，少阳常多气少血，阳明常多气多血，厥阴常多气少血，少阴常多血少气，太阴常多血少气，此天之常数也。

《评热病论》曰：月事不来者，胞脉闭也。胞脉者属心而络于胞中，今气上迫肺，心气不得下通，故月事不来也。

《宣明五气篇》曰：咸走血，血病无多食咸。曰：阳病发于血。曰：久视伤血。

《九针论》曰：苦走血，病在血，无食苦。

《五味论》曰：咸走血，多食之，令人渴。

《至真要大论》曰：凡太阳、太阴、少阳、少阴司天在泉之年，皆有见血等证。又《气交变》等论，凡岁火太过及岁金太过不及之年有见血等证。

论证 共四条

万物生成之道，惟阴与阳，非阳无以生，生者神其化也；

非阴无以成，成者立其形也。人有阴阳，即为血气，阳主气，故气全则神王；阴主血，故血盛则形强，人生所赖惟斯而已。然人之初生，必从精始，精之与血，若乎非类，而丹家曰：涕、唾、精、津、汗、血、液，七般灵物总属阴。由此观之，则凡属水类，无非一六所化。而血即精之属也，但精藏于肾，所蕴不多，而血富于冲，所至皆是。盖其源源而来，生化于脾，总统于心，藏受于肝，宣布于肺，施泄于肾，灌溉一身，无所不及。故凡为七窍之灵，为四肢之用，为筋骨之和柔，为肌肉之丰盛，以至滋脏腑，安神魂，润颜色，充营卫，津液得以通行，二阴得以调畅，凡形质所在，无非血之用也。是以人有此形，惟赖此血。故血衰则形萎，血败则形坏，而百骸表里之属，凡血亏之处，则必随所在而各见其偏废之病。倘至血脱，则形何以立，气何所归，亡阴亡阳，其危一也。然血化于气而成于阴，阳虚固不能生血，所以血宜温而不宜寒；阳亢则最能伤阴，所以血宜静而不宜动，此盈虚性用之机，苟能察其精义而得养营之道，又何血病之足虑哉？

——血本阴精，不宜动也，而动则为病；血主营气，不宜损也，而损则为病。盖动者多由于火，火盛则逼血妄行；损者多由于气，气伤则血无以存。故有以七情而动火者，有以七情而伤气者，有以劳倦色欲而动火者，有以劳倦色欲而伤阴者；或外邪不解而热郁于经，或纵饮不节而火动于胃，或中气虚寒则不得收摄而注陷于下，或阴盛格阳，则火不归原而泛溢于上，是皆动血之因也。故妄行于上则见于七窍，流注于下则出乎二阴；或壅瘀于经络，则发为痈疽脓血；或郁结于肠脏，则留为血块血癥；或乘风热，则为斑为疹；或滞阴寒，则为痛为痹，此皆血病之证也。若七情劳倦不知节，潜消暗烁不知养，生意本亏而耗伤弗觉，则为营气之羸，为形体之敝，此以真阴不足，亦无非血病也。故凡治血者，当察虚实，是固然矣。然实中有虚，则于疼痛处有不宜攻击者，此似实非实也；热中有寒，则于火证中有速宜温补者，此似热非热也。夫正者正治，谁不得而知之？反者反治，则吾未见有知之者。矧反证甚多，不可置之忽略也。

——失血于口者，有咽喉之异，盖上焦出纳之门户，惟咽喉二窍而已。咽为胃之上窍，故由于咽者，必出于胃；喉为肺之上窍，故由于喉者，必出于肺。然喉连于肺，而实总五脏之清道。咽连于胃，而实总六腑之浊道，此其出于肺者，人知病在五脏，而不知出于胃者，亦多由乎五脏者也。何也？观《内经》曰：五脏者皆禀气于胃，胃者五脏之本也。然则五脏之气皆禀于胃，而五脏之病独不及于胃乎？今见吐血之证，古人云：呕血者出于胃，而岂知其亦由乎脏也。盖凡胃火盛而大吐者，此本家之病无待言也；至若怒则气逆，甚则呕血者，亦必出于胃脘，此气逆在肝，木邪乘胃而然也；又如欲火上炎，甚则呕血者，亦出于胃脘，此火发源泉，阴邪乘胃而然也。由此观之，则凡五志之火，皆能及胃，而血出于咽者，岂止胃家之病？但咳而出者，必出于喉，出于喉者，当察五脏；呕咯而出者，必出于咽，出于咽者，则五脏六腑皆能及之。且胃以水谷之海，故为多气多血之腑，而实为冲任血海之源，故凡血枯经闭者，当求生血之源，源在胃也；而呕血吐血者，当求动血之源，源在脏也。于此不明，济者鲜矣。

——凡失血等证，身热脉大者难治，身凉脉静者易治。若喘咳急而上气逆，脉见弦紧细数，有热不得卧者，死。

论治 共八条

凡治血证，须知其要，而血动之由，惟火惟气耳。故察火者，但察其有火无火，察气者，但察其气虚气实，知此四者而得其所以，则治血之法无余义矣。详列如下：

——凡诸口鼻见血，多由阳盛阴虚，二火逼血而妄行诸窍也，悉宜以一阴煎加清降等剂为主治。盖血随气上，则有升无降，故惟补阴抑阳，则火清气降而血自静矣。此治阳盛动血之大法也。

——火盛逼血妄行者，或上或下，必有火脉火证可据，乃可以清火为先，火清而血自安矣。宜芩、连、知、柏、玄参、栀子、童便、犀角、天花粉、生地、芍药、龙胆草之属择而用之。如阳明火盛者，须加石膏；三焦热极或闭结不通者，须加大黄；如热壅于上，火不能降者，于清火药中，须加泽泻、木通、栀子之属导之泄之，则火可降，血可清也。然火有虚实，或宜兼补，或宜兼清，所当酌也。若以假火作真火，则害不旋踵矣。

——气逆于脏，则血随气乱而错经妄行，然必有气逆喘满，或胸胁痛胀，或尺寸弦强等证，此当以顺气为先，宜陈皮、青皮、杏仁、白芥子、泽泻之属主之。有火者，宜栀子、芍药之类兼以平肝；无火者，宜香附、乌药、干姜、郁金之属用行阴滞。然此必气实多逆者，乃堪用此，盖气顺则血自宁也。其或实中有虚，不堪消耗者，则或宜暂用，或酌其佐使，不可拘也。

——凡火不盛，气不逆，而血动不止者，乃其元阴受损，营气失守，病在根本而然。经曰：起居不节，用力过度，则络脉伤。阳络伤则血外溢，血外溢则吐衄；阴络伤则血内溢，血内溢则后血。此二言者，最得损伤失血之源。故凡治损伤无火无气而血不止者，最不宜妄用寒凉以伐生气，又不宜妄用辛燥以动阳气。盖此二者，大非真阴亏损者所宜，而治此之法，但宜纯甘至静之品培之养之，以完固损伤，则营气自将宁谧，不待治血而自安矣。且今人以劳伤而病者多属此证，若不救根本，终必败亡。方列后条，用宜详酌。

——吐血失血等证，凡见喘满、咳嗽及左右腔膈间有隐隐胀痛者，此病在肺也。若胸膈膻中之间觉有牵痛，如缕如丝，或懊侬嘈杂有不可名状者，此病在心主包络也。若胸腹膨膨，不知饥饱，食饮无味，多涎沫者，此病在脾也。若胁肋牵痛，或躁扰喘急不宁，往来寒热者，此病在肝也。若气短似喘，声哑不出，骨蒸盗汗，咽干喉痛，动气忡忡者，此病在肾也。若大呕大吐，烦渴头痛，大热不得卧者，此病在胃也。于此而察其兼证，则病有不止一脏者，皆可参合以辨之也。其于治法，凡肺病者，宜清降不宜升浮。心主病者，宜养营不宜耗散。脾病者，宜温中不宜酸寒。肝病者，或宜疏利，或宜甘缓，不宜秘滞。肾病者，宜壮水，宜滋阴，不宜香燥克伐。胃病者，或宜大泻，或宜大补，当察兼证虚实，勿谓阳明证尽可攻也。治血之药，凡为君为臣，或宜专用或宜相兼，病有浅深，方有轻重，其间参合之妙，固由乎人，而性用之殊，当知其类，故兹条列于下：

血虚之治有主者，宜熟地、当归、枸杞、鹿胶、炙甘草之属。

血虚之治有佐者，宜山药、山茱萸、杜仲、枣仁、菟丝子、五味子之属。

血有虚而微热者，宜凉补之，以生地、麦冬、芍药、沙参、牛膝、鸡子清、阿胶之属。

血有因于气虚者，宜补其气，以人参、黄芪、白术之属。

血有因于气实者，宜行之降之，以青皮、陈皮、枳壳、乌药、沉香、木香、香附、瓜蒌、杏仁、前胡、白芥子、海石之属。

血有虚而滞者，宜补之活之，以当归、牛膝、川芎、熟地、醇酒之属。

血有寒滞不化及火不归原者，宜温之，以肉桂、附子、干姜、姜汁之属。

血有乱动不宁者，宜清之和之，以茜根、山楂、丹皮、丹参、童便、贝母、竹沥、竹茹、百合、茅根、侧柏、藕汁、荷叶蒂、柿霜、桑寄生、韭汁、萝卜汁、飞罗面、黑墨之属。

血有大热者，宜寒之泻之，以黄连、黄芩、黄柏、知母、玄参、天花粉、栀子、石膏、龙胆草、苦参、桑白皮、香薷、犀角、青黛、童便、槐花之属。

血有蓄而结者，宜破之逐之，以桃仁、红花、苏木、玄胡、三棱、蓬术、五灵脂、大黄、芒硝之属。

血有陷者，宜举之，以升麻、柴胡、川芎、白芷之属。

血有燥者，宜润之，以奶酪、酥油、蜂蜜、天门冬、柏子仁、苁蓉、当归、百合、胡桃肉之属。

血有因滑者，宜涩之止之，以棕灰、发灰、白芨、人中白、蒲黄、松花、百草霜、百药煎、诃子、五味子、乌梅、地榆、文蛤、川续断、椿白皮之属。

血有涩者，宜利之，以牛膝、车前、茯苓、泽泻、木通、瞿麦、益母草、滑石之属。

血有病于风湿者，宜散之燥之，以防风、荆芥、葛根、秦艽、苍术、白术、半夏之属。

——治血之剂，古人多以四物汤为主，然亦有宜与不宜者。盖补血行血无如当归，但当归之性动而滑，凡因火动血者忌之，因火而嗽，因湿而滑者，皆忌之。行血散血无如川芎，然川芎之性升而散，凡火载血上者忌之，气虚多汗，火不归原者，皆忌之。生血凉血无如生地，敛血清血无如芍药，然二物皆凉，凡阳虚者非宜也，脾弱者非宜也，脉弱身凉，多呕便溏者，皆非宜也。故凡四物汤以治血者，不可不察其宜否之性。

吐血论治 共十三条 以下凡诸见血者，皆当于此类求其义

——吐血之病当知轻重。凡偶有所伤，而根本未摇者，轻而易治，但随其所伤而宜清则清，宜养则养，随药可愈，无足虑也。惟积劳积损，以致元气大虚，真阴不守者，乃为危证。此惟不慎其初，所以致病于前，倘病已及身而犹不知慎，则未

有能善其终者。凡思此者，非加意慎重，而徒恃药力以求免者，难矣。

——吐血咯血，凡因劳损而气虚脉静，或微弦无力，既非火证，又非气逆，而血有妄行者，此真阴内损，络脉受伤而然，惟用甘醇补阴培养脉络，使营气渐固而血自安矣。宜一阴煎、左归饮、六味地黄汤、小营煎之类，酌宜用之。若虚在气分者，宜五福饮或大补元煎为最佳。此等证候，最忌寒凉，亦忌行散，皆非虚损所宜也。

——吐血咯血，凡兼口渴咽痛，躁烦喜冷，脉滑便实，小水赤热等证，此水不济火，阴虚阳胜而然。治当滋阴壮水，微佐清凉，宜二阴煎、四阴煎，或加减一阴煎、生地黄饮子、天门冬丸之类，察其脏气，随宜用之。若热不甚者，惟一阴煎、左归饮，或六味地黄汤之类为宜。凡此证候，大忌辛温，如芎、归、芪、术、杜仲、破故、香附、砂仁、姜、桂之属，皆所当避。

——吐血全由火盛而逼血上行者，宜察火之微甚。火微者，宜《局方》犀角地黄汤或清化饮主之。火暴盛而根本无伤者，宜抽薪饮、徙薪饮，或黄连解毒汤、三黄丸之类主之。若胃火热甚而烦热作渴，头痛，脉滑，气壅，而吐血不止者，宜白虎汤或抽薪饮。若胃火炽盛而兼阴虚水亏者，宜玉女煎。若阳明实热之甚而兼便结，腹胀，气壅不降者，宜《拔萃》犀角地黄汤，或凉膈散，或桃仁承气汤之类主之。然此证不多见，必审知的确，乃可用之，毋孟浪也。凡属火证，皆宜童便。

——饮酒过多而吐血者，宜徙薪饮、清化饮，或葛花解醒汤加黄连、丹皮主之。

——怒气伤肝，动肝火则火载血上，动肝气则气逆血奔，所以皆能呕血。凡肝火盛者，必有烦热脉证，宜芍药、生地黄、丹皮、栀子、泽泻、芩、连之属，降其火而血自清。若肝气逆者，必有胸胁痛满等证，宜芍药、生地黄、青、陈、枳壳、贝母、泽泻之属，行其气而血自清。若火因气逆者，惟化肝煎为宜。其有病虽因怒，而或逆气已散者，不得再加行散以伤真气。或肝火已平，勿得过用苦寒再损元阳。且凡肝气为邪，每多侮土，故常致脾胃受伤及营血失守等证。若察其无胀无火，脉虚神困而血妄行者，此其病伤在脾，治当专理中气，宜五阴煎、五福饮之类主之。或兼火不生土，则理中汤、理阴煎之属皆不可少，勿谓始因怒气而专意伐肝也。

——忧思过度，损伤心脾，以致吐血咯血者，其病多非火证。或常见气短气怯，形色憔悴，或胸怀郁然，食饮无味，或腹虽觉饥而不欲食，或神魂惊困而卧不安，是皆中气亏损不能收摄所致，速宜救本，不得治标，惟五福饮、五阴煎之类为宜。其或气陷而稍滞者，宜归脾汤。若阳分不足者，宜理中汤或理阴煎之类主之。若素多劳倦思虑，或善呕吐，或善泄泻而忽致吐血下血者，此脾虚不能摄血，非火证也，宜六味回阳饮大加白术主之，切不可用清寒等药。

暑毒伤人，多令人吐衄失血，盖暑气通心，火毒刑肺也。然暑既伤心，热又伤气，其人必脉虚气怯，体倦息微，若但知为热而过用寒凉，则气必愈伤，害斯甚矣。此惟生脉散、人参汤之属为宜，若气虚之甚者，当以人参、黄芪并加用之。若火甚而热渴烦闷者，宜人参白虎汤或竹叶石膏汤。若气不甚虚者，宜《局方》犀角地黄汤或枇杷叶散。

——格阳失血之证，多因色欲劳伤过度，以致真阳失守于阴分，则无根虚火浮泛于上，多见上热下寒，或头红面赤，或喘促躁烦而大吐大衄，失血不止。但其六脉细微，四肢厥逆，或小水清利，大便不实者，此格阳虚火证也。速宜引火归原，用镇阴煎或八味地黄汤之类，则火自降而血自安矣。若用寒凉，阳绝则死。

——所吐之血，色黑而黯，必停积失位之血，非由火逼而动也。或面白息微，脉见缓弱，身体清凉者，此必脾肾气虚，不能摄血而然。皆非火证，若用凉血之剂，必致殆矣。《三因方》云：理中汤能止伤胃吐血。以其温中，大能分理阴阳，安和胃气，故当用也。若察其虚在阴分，则又惟理阴煎为最宜。

——暴吐暴衄，失血如涌，多致血脱气亦脱，危在顷刻者，此其内伤败剧而然。当此之际，速宜以气为主。盖有形之血不能即生，无形之气所当急固，但使气不尽脱，则命犹可保，血渐可生，宜急用人参一二两为细末，加飞萝面一钱许，或温水，或井花冷水，随其所好，调如稀糊，徐徐服之，或浓煎独参汤徐服亦可。此正血脱益气，阳生阴长之大法也。

——凡血逆上焦，紫黑成块，或痛或闷，结聚不散者，惟宜行散，或吐出方好。大都治血之法，多忌辛散，恐其能动血也，惟此留滞之血，则不妨用之。如四物汤加香附、肉桂、苏木、红花之属，无不可也，或服韭汁，亦善行瘀血。若火郁不散，致血有留滞者，惟于四物汤加炒山栀，大能清胃脘之血。

——吐血不能止者，惟饮童便最效。或捣侧柏叶，以童便二分，酒一分，和而温饮之，大能止血。

吐血下血 新案

倪孝廉者，年逾四旬，素以灯窗思虑之劳，伤及脾气，时有呕吐之证，过劳即发，余常以理阴煎、温胃饮之属，随饮即愈。一日于暑末时，因连日交际，致劳心脾，遂上为吐血，下为泄血，俱大如手片，或紫或红，其多可畏。急以延余，而余适他往，复延一时名者，云：此因劳而火起心脾，兼以暑令正王而二火相济，所以致此。乃与犀角、地黄、童便、知母之属，药及两剂，其吐愈甚，脉益紧数，困惫垂危。彼医云：此其脉证俱逆，原无生理，不可为也。其子皇惧，复至恳余，因往视之。则形势俱剧，第以素契不可辞，乃用人参、熟地、干姜、甘草四味，大剂与之。初服毫不为动，次服觉呕恶稍止而脉中微有生意，及复加附子、炮姜各二钱，人参、熟地各一两，白术四钱，炙甘草一钱，茯苓二钱，黄昏与服，竟得大睡，直至四鼓，复进之，而呕止血亦止。遂大加温补，调理旬日而复健如故。余初用此药，适一同道者在，见之惊骇，莫测其谓，及其既愈，乃始心服，曰：向始不有公在，必为童便、犀角、黄连、知母之所毙，而人仍归誉于前医，曰：彼原说脉证俱逆，本不可治。终是识高见到，人莫及也。嗟嗟！夫童便最能动呕，犀角、知、连最能败脾，时当二火，而证非二火，此人此证，以劳倦伤脾而脾胃阳虚，气有不摄，所以动血，再用寒凉，脾必败而死矣。倘以此杀人而反以此得誉，天下不明之事类多如此，亦何后从而辨白哉！此后有史姓等数人，皆同此证，予悉用六味回阳饮活之。此实至理，而人以为异，故并纪焉。

吐 血 附案

薛立斋治星士张东谷，谈命时出中庭吐血一二口，云：久有此证，遇劳即发。余意此劳伤肺气，其血必败，视之果然，与补中益气加麦冬、五味、山药、熟地、茯神、远志，服之而愈。翌早请见云：服四物、黄连、山栀之属而倦更甚，得公一匕，吐血顿止，精神如故，何也？曰：脾统血，肺主气，此劳伤脾肺，致血妄行，故用前药健脾肺之气而嘘血归原耳。

吐血述古 共三条

《褚氏遗书》曰：喉有窍，咳血杀人；肠有窍，便血杀人。便血犹可治，咳血不可医。饮溲尿者百不一死，服寒凉者百不一生。血虽阴类，运之者其和阳乎。

愚谓褚氏和阳之说，真玄理之法言，必不可不知也。若溲尿之用，则但于邪热上炎者，藉以降火，是诚善矣。其若伤在脾胃，或阳虚阴胜等证，则大非所宜，勿谓百不一死，可概用也。

杨仁斋曰：血遇热则宣流，故止血多用凉药。然亦有气虚挟寒，阴阳不相为守，营气虚散，血亦错行，所谓阳虚阴必走耳。外必有寒冷之状，法当温中，使血自归于经络，可用理中汤加南木香，或甘草干姜汤，其效甚着。又有饮食伤胃，胃虚不能传化，其气上逆，亦能吐衄，宜木香理中汤、甘草干姜汤通用。

徐东皋论王节斋曰：凡酒色过度，损伤肺肾真阴，咳嗽吐痰，吐、衄、咳、咯血等证，误服参芪等甘温之药，则病日增，世人不识，往往服之，致不救者多矣。噫！此一隅之说，非天下之通论。甫论节斋议论多长，而独短于此。何则？凡诸失血证，因火盛妄行而不宜于甘温者，理固然也，其有虚火体气弱甚者，宁有不用参芪者乎？葛可久治大吐血后用独参汤一味服之，所以治其虚也。经曰：虚者补之。是以臞仙集之，以为《十药神书》。今之治劳怯吐血，立有起死回生之效，然则彼以独参汤者，何其神欤？又如丹溪治一人，年五十，劳嗽吐血，用人参、黄芪、白术、茯苓、百合、阿胶、白芍药、桑白皮、杏仁、贝母、瓜蒌、海石、五味、天冬而愈。又如《局方》人参汤，专治胃弱吐血衄血之证。然则彼皆非欤？大抵用药补泻，宜审人之虚实，则无施不当也，何甘温之必不可用哉！

咳血论治 共二条

凡咳血、嗽血者，诸家皆言其出于肺，咯血唾血者，皆言其出于肾，是岂足以尽之？而不知咳嗽咯唾等血，无不有关于肾也。何也？盖肾脉从肾上贯肝膈，入肺中，循喉咙，挟舌本，其支者从肺出络心，注胸中，此肺肾相联而病则俱病矣。且血本精类，而肾主五液。故凡病血者虽有五脏之辨，然无不由于水亏，水亏则火盛，火盛则刑金，金病则肺燥，肺燥则络伤而嗽血，液涸而成痰，此其病标固在肺，而病本则在肾也，苟欲舍肾而治血，终非治之善者。第肾中自有水火，水虚本不能滋养，火虚尤不能化生，有善窥水火之微者，则洞垣之目无过是矣。

——咳血、嗽血，皆从肺窍中出，虽若同类，而实有不同也。盖咳血者少痰，其出较难；嗽血者多痰，其出较易。咳而少痰者，水竭于下，液涸于上也，亦名干嗽。嗽而多痰者，水泛于上，血化为痰也，亦谓之白血。此二者之治，虽皆宜壮水补阴，凡一阴煎、四阴煎、六味地黄汤、麦门冬汤、天门冬丸、贝母丸之类，皆必用之药也。然干咳者宜加滋润为佐，如天冬、麦冬、百合、柏子仁、茜根之属，或当归亦可酌用；多痰者宜加清降为佐，如贝母、海石、阿胶、竹沥之属，而当归则非所宜也。

咳血辨古

王节斋曰：大抵咳嗽见血，多是肺受热邪，气得热而变为火，火盛而阴血不宁，从火上升，故治宜泻火滋阴，忌用人参等甘温之药。然亦有气虚而咳血者，则宜用人参、黄芪、款冬花等药，但此等证不多耳。

愚意王氏之说，乃多以火证为言，故凡治血因火动而为咳嗽者，则不得不于滋阴药中加清火等剂，如黄芩、桑皮清肺火，黄连清心火，石膏清胃火，栀子、龙胆草清肝火，黄柏、知母清肾火，贝母、瓜蒌、竹叶、枇杷叶润肺化痰。此等治法非不可用，然惟火之偶盛而根本未亏者，则但去其火，自无不愈，若用此法概治劳损，总不过暂解燃眉，终非救本之道。盖凡阴虚生火等证，多以真阴受伤，水亏而然，此其所重在阴，不当在火，若治火太过，则未免脾肾俱败，必致不救，此所以虚火宜补也。且常有过服天冬、生地之类，致伤胃气，不能生金而不愈者；又有妄用黄柏、知母之属，愈损真阴，遏绝生气而不复者，此又伤而复伤，则尤为脾肺肾三阴亏损之害。故凡欲壮水补阴者，无如一阴煎、左归饮，或五阴煎、五福饮、大补元煎、六味地黄丸等方，斯为最妥。其有火本无根，化元失守，或误用寒凉而病及脾肺，则有以寒在上焦而为呕恶，为短气，为眩运者；有以寒在中焦而为膨满，为痰涎，为饮食不运者；有以寒在下焦而为溏泄，为腹痛，为小水不化，为足寒膝冷等证，则理中汤、理阴煎，或右归饮、右归丸、八味地黄丸之类，皆当随证随脏择而用之，勿谓见血者多是肺受热邪，而但知滋阴降火，则必多为人害矣。

衄血论治 共五条

衄血证，诸家但谓其出于肺，盖以鼻为肺之窍也，不知鼻为手足阳明之正经，而手足太阳亦皆至鼻。故仲景曰：太阳病，脉浮紧，发热身无汗，自衄者愈。此太阳之衄也。《原病式》曰：阳热拂郁于足阳明而上热，则血妄行为鼻衄。此阳明之衄也。若以愚见言之，则凡鼻衄之血，必自山根以上，精明之次而来，而精明一穴，乃手足太阳、足阳明、阴阳跷五脉之会，此诸经皆能为衄也。然行于脊背者，无如足太阳为最。行于胸腹者，无如足阳明为最。而尤有其最者，则又惟冲脉为十二经之血海，冲之上俞出足太阳之大抒，冲之下俞会足阳明之气街，故太阳、阳明之至，而冲脉无不至矣，冲脉之至，则十二经无不至矣。所以衄之微者，不过一经之近，而衄之甚者，则甚至数升或至斗许，并通身形色尽脱，又岂特手太阴一经而病至如是耶？临证者不可不察。

——衄血之由，内热者多在阳明经，治当以清降为主。微热者，宜生地、芍药、天冬、麦冬、玄参、丹参，或《局方》犀角地黄汤、生地黄饮子、麦门冬散之类主之。热甚者，宜芩、连、栀、柏，或茜根散、抽薪饮、加减一阴煎；若兼头痛、口渴者，宜玉女煎、白虎汤之类主之。或阳明热极，下不通而火壅于上者，宜《拔萃》犀角地黄汤之类，通其下而上自愈。

——衄血之由外感者，多在足太阳经。观仲景曰：伤寒脉浮紧，不发汗，因致衄者，麻黄汤主之。曰：伤寒不大便，其小便清者，知不在里，仍在表也，当须发汗。若头痛者必衄，宜桂枝汤。成无己曰：伤寒衄者，为邪气不得发散，壅盛于经，逼迫于血，因致衄也。麻黄汤、桂枝汤治衄者，非治衄也，即是发散经中邪气耳。按此论治，则凡伤寒因衄而邪得解者，即所以代汗也，不必治之。若虽见衄血而脉仍浮紧，热仍不退，是必衄有未透而表邪之犹未解耳，故仍宜麻黄、桂枝等汤。然此二汤乃仲景正伤寒之治法，倘病由温热而有未宜于此者，则但于《伤寒门》择散剂之宜者用之，或于余新方中诸柴胡饮随宜用之，自无不可。

——衄血虽多由火，而惟于阴虚者为尤多，正以劳损伤阴，则水不制火，最能动冲任阴分之血。但察其脉之滑实有力及素无伤损者，当作火治如前，若脉来洪大无力，或弦，或芤，或细数无神而素多酒色内伤者，此皆阴虚之证，当专以补阴为主。若有微火者，自当兼而清之，以治其标。若虽见虚热而无真确阳证，则但当以甘平之剂温养真阴，务令阴气完固，乃可拔本塞源，永无后患，如一阴煎、三阴煎、左归饮、六味地黄汤之类，皆必用之剂。如兼气虚者，则五福饮、五阴煎之属，皆当随意用之。

——止衄法：凡衄血甚多不能止者，用蒜一头，捣如泥，作饼如钱大，厚一分许，贴脚心。左衄贴右，右衄贴左，两孔俱出者，左右俱贴，即止。又止衄歌因九四、止血方因九三、鼻衄蒸法因九五、黑神散和二二俱可择用。

衄血新案

衄血有格阳证者，以阴亏于下而阳浮于上，但察其六脉细微，全无热证，或脉见浮虚豁大，上热下寒而血衄不止，皆其证也，治宜益火之源。古有八味地黄汤，乃其对证之剂，余复有镇阴煎之制，其效尤捷。盖此证不惟内伤者有之，即伤寒者亦有之，然必其素多斫丧，损及真阴者，乃见此证。余尝治一多欲少年，以伤寒七日之后，忽尔鼻衄，以为将解之兆，及自辰至申，所衄者一斗余，鼻息脉息俱已将脱，身凉如冰，目视俱直，而犹涓涓不绝，呼吸垂危。其父母号呼求救，余急投镇阴煎一剂，衄乃止，身乃温，次加调理而愈。自后凡治此证，无不响应，亦神矣哉。

齿衄舌血论治 共五条

——血从齿缝牙龈中出者，名为齿衄，此手足阳明二经及足少阴肾家之病。盖手阳明入下齿中，足阳明入上齿中，又肾主骨，齿者骨之所终也。此虽皆能为齿病，然血出于经，则惟阳明为最。故凡阳明火盛，则为口臭，为牙根腐烂肿痛，或血出如涌而齿不动摇。必其人素好肥甘辛热之物，或善饮胃强者，多有阳明实热之证，宜内服抽薪饮、清胃散等剂，外以冰玉散敷之。

——阳明实热之甚，大便闭结不通而齿衄不止者，宜调胃承气汤下之。

——肾水不足，口不臭，牙不痛，但齿摇不坚，或微痛不甚，而牙缝时多出血者，此肾阴不固，虚火偶动而然，但宜壮肾，以六味地黄丸、左归丸之类主之。或其阳虚于下而虚火上浮者，宜八味丸、小安肾丸之类主之。

——阴虚有火而病为齿衄者，其证或多燥渴，或见消瘦，或神气困倦，或小水短涩而热，或六脉浮大而豁，此虽阳明有余，而亦少阴不足，宜玉女煎主之。凡属阴虚有火者，则惟此煎为最妙，然必大便多实者，乃可用之。若大便滑泄，或脉细恶寒，下元无火等证，则亦有格阳而然者，当以前吐血条中格阳法治之。

舌上无故出血如缕者，以心脾肾之脉皆及于舌，若此诸经有火，则皆能令舌出血。用蒲黄炒焦为末敷之，或炒槐花为末掺之，或冰玉散敷之亦可。若火之甚者，仍须用汤饮等剂，以清三阴之火。

咯唾痰涎血论治 共三条

——咯血唾血，古皆云出于肾，痰涎之血，云出于脾，此亦未必然也。凡咯血者，于喉中微咯即出，非若咳血、嗽血之费力而甚也。大都咳嗽而出者出于脏，出于脏者其来远；一咯而出者出于喉，出于喉者其来近。其来远者，内伤已甚，其来近者，不过在经络之间。所以凡见咯血、唾血及痰涎中带血者，多无咳嗽发热，气喘骨蒸等证，此其轻重为可知矣。治此之法，凡因火者，亦不过微清脾肺之火，或因劳倦而致者，但为养营补阴，则自无不愈。

——劳损之渐者，必初因酒色劳伤过度，以致痰中或见血丝，此则本于肝脾肾经。当于未咳未嗽之先速为调理，宜生地、熟地、天冬、麦冬、枣仁、茯神、茜根、贝母、甘草之属主之。或有火者，宜加黄柏、知母，仍须加意谨慎，庶无后患，否则必渐甚也。

——清晨初起时，每于痰中有淡紫凝血，或块或片，常见数口者，此多以操心动火，或多思郁，或由过饮，但无咳嗽发热等证，即不足虑，此不过致动络血而然，惟天王补心丹或二阴煎之类最所宜也。

咯血述古

薛立斋曰：若脾经气滞而痰中有血者，宜加味归脾汤。若肝经血热而痰中有血，宜加味逍遥散。若肝肾阴虚而痰中有血，宜六味地黄丸。若过服寒凉而唾痰有血者，宜四君子类。

尿血论治 共五条

凡尿血证，其所出之由有三，盖从尿孔出者二，从精孔出者一也。

——尿孔之血，其来近者，出自膀胱。其证尿时必孔道涩痛，小水红赤不利，此多以酒色欲念致动下焦之火而然。常见相火妄动，逆而不通者，微则淋浊，甚则见血。经曰：胞移热于膀胱则癃而尿血，即此证也。治宜清利膀胱之火，以生地、芍药、牛膝、山栀、黄柏、知母、龙胆草、瞿麦、木通、泽泻等剂，或七正散、大分清饮、五淋散之属，皆所宜也。

——尿孔之血，其来远者，出自小肠。其证则尿孔不痛而血随尿出，或痛隐于脐腹，或热见于脏腑。盖小肠与心为表里，此丙火气化之源，清浊所由以分也。故无论焦心劳力或厚味酒浆，而上中二焦五志口腹之火，凡从清道以降者，必皆由小肠以达膀胱也。治须随证察因，以清脏腑致火之源，宜于寒阵中择方用之。

——精道之血，必自精宫血海而出于命门。盖肾者主水，受五脏六腑之精而藏之，故凡劳伤五脏，或五志之火致令冲任动血者，多从精道而出。然何以辨之？但病在小肠者，必从尿出；病在命门者，必从精出，见于小腹下精泄处觉有酸痛而出者，即是命门之病，而治之之法亦与水道者不同。盖水道之血宜利，精道之血不宜利；涩痛不通者亦宜利，血滑不痛者不宜利也。若果三焦火盛者，惟宜清火凉血为主，以生地、芍药、丹皮、地骨、茜根、栀子、槐花及芩、连、知、柏之类主之，或约阴丸、约阴煎俱可用。若肾阴不足而精血不固者，宜养阴养血为主，左归饮或人参固本丸之类主之。若肾虚不禁，或病久精血滑泄者，宜固涩为主，以秘元煎、苓术菟丝丸、金樱膏、玉锁丹、金锁思仙丹之类主之，或续断、乌梅之属，亦所宜用。若心气不定，精神外驰，以致水火相残，精血失守者，宜养心安神为主，以人参丸、天王补心丹、王荆公妙香散之类主之。若脾肺气虚下陷，不能摄血而下者，宜归脾汤、人参养营汤、补中益气汤、举元煎之类主之。

——血从精道出者，是即血淋之属，多因房劳以致阴虚火动，营血妄行而然。凡血出命门而涩痛者为血淋，不痛者为尿血，好色者必属虚也。

便血论治 共十条

便血之与肠澼，本非同类。盖便血者，大便多实而血自下也；肠澼者，因泻利而见脓血，即痢疾也。观《内经》曰：食饮不节，起居不时者，阴受之。阴受之则入五脏，入五脏则澼满闭塞，下为飧泄，久为肠澼。此可见肠澼之因飧泄，自与便血不同，而治亦有异。且便血有夙疾，而肠澼惟新邪，尤为易辨。今诸书以此类言者，皆误也。兹列便血证治于此，而肠澼之义则在痢疾门。故凡临此证者，必须详察大便之燥泄何如，庶不致疑似误认之谬。然多酒之人，必多溏泄，亦多便血，是又不可因泄而作肠澼也。

——大便下血，多由肠胃之火，盖大肠小肠皆属于胃也。但血在便前者，其来近，近者，或在广肠，或在肛门；血在便后者，其来远，远者，或在小肠，或在于胃。虽血之妄行由火者多，然未必尽由于火也。故于火证之外，则有脾胃阳虚而不能统血者，有气陷而血亦陷者，有病久滑泄而血因以动者，有风邪结于阴分而为便血者。大都有火者多因血热，无火者多因虚滑，故治血者，但当知虚实之要。

——下血因火者，宜清热为主，惟约营煎最佳，次以地榆散、槐花散、黄连丸、槐角丸之类主之。若热在脾胃小肠之间而火之甚者，宜抽薪饮、黄连解毒汤之类主之。若素以肠脏多火而远年近日脏毒下血久不能愈者，宜脏连丸、猪脏丸主之。若大肠风热而血不止者，宜防风黄芩丸主之。

——酒毒湿热结蓄大肠下血者，宜约营煎、聚金丸，或槐角丸之类主之。若但以寒湿而无火下血者，宜二术煎，或四君子汤主之，或葛花解酲汤亦佳。

——脾胃气虚而大便下血者，其血不甚鲜红，或紫色，或黑色，此阳败而然，故多无热证，而或见恶心呕吐。盖脾统血，脾气虚则不能收摄，脾化血，脾气虚则不能运化，是皆血无所主，因而脱陷妄行，速宜温补脾胃，以寿脾煎、理中汤、养中煎、归脾汤，或十全大补汤之类主之。

——气陷不举而血不止者，宜补中益气汤，或寿脾煎、归脾汤主之。若微陷而兼火者，宜东垣加减四物汤主之。若气大虚而大陷者，宜举元煎主之。

——血滑不止者，或因病久而滑，或因年衰而滑，或因气虚而滑，或因误用攻击，以致气陷而滑。凡动血之初，多由于火，及火邪既衰而仍有不能止者，非虚即滑也。凡此之类，皆当以固涩为主，宜胜金丸、香梅丸之类主之。然血滑不止者，多由气虚，宜以人参汤送之尤妙。或以补中益气汤、归脾汤、举元煎、理中汤加乌梅、文蛤、五味子之类主之。若滑甚不能止者，惟玉关丸最佳。

——结阴便血者，以风寒之邪结于阴分而然。此非伤寒之比，盖邪在五脏，留而不去，是谓之结阴。邪内结不得外行，则病归血分，故为便血。经曰：结阴者，便血一升，再结二升，三结三升，正此之谓。此宜外灸中脘、气海、三里以散风邪，内以平胃地榆汤温散之剂主之。

——怒气伤肝，血因气逆而下者，宜化肝煎、枳壳汤之类主之。若逆气散而微有火者，宜黄芩芍药汤主之。若肝邪乘胃，以致脾虚失血者，自无烦热气逆等证，宜从前脾胃气虚证治，不得平肝以再伤脾气也。

——凡因劳倦七情，内伤不足而致大便动血者，非伤心脾，即伤肝肾。此其中气受伤，故有为呕恶痞满者；有为疼痛泄泻者；有为寒热往来，饮食不进者。时医不能察本，但见此证，非云气滞，即云痰火，而肆用寒凉，妄加攻击，伤而又伤，必致延绵日困。及其既甚，则多有大便下紫黑败血者。此胃气大损，脾元脱竭，血无所统，故注泄下行，阳败于阴，故色为灰黑。此危剧证也，即速用回阳等剂犹恐不及，而若辈犹云：今既见血，安可再用温药，必致其毙。吁！受害者殊为可悯，害人者殊为可恨。

便血述古

徐东皋曰：凡下血之人，用凉药多而不愈者，必须加辛味。用辛味而不愈，可用温剂兼升提药，须酒浸酒炒始效。凡久而虚者，当行温散，如四物加升麻、炮干姜之属是也。

血证论列方

一阴煎新补八
二阴煎新补十一
三阴煎新补十一
大补元煎新补一
四阴煎新补十二
四君子汤补一
五阴煎新补十三
五福饮新补六
麦门冬汤寒四四
左归饮新补二
右归饮新补三
麦门冬散补七七
左归丸新补四
右归丸新补五
大分清饮新寒五
小营煎新补十五
生脉散补五六
枇杷叶散和二一六
人参汤补三四
人参丸补百五
天门冬丸和二一三
养中煎新热四
寿脾煎新热十六
小安肾丸热一六七
四物汤补八
归脾汤补三二
加味归脾汤补三三
六味丸补百二十
八味丸补一二一
十全大补汤补二十

举元煎新补十七
镇阴煎新热十三
人参养营汤补二一
理中汤热一
理阴煎新热三
加味四物汤寒九九
白虎汤寒二
五女煎新寒十二
人参白虎汤寒三
约营煎新寒二十
化肝煎新寒十
秘元煎新固一
加减一阴煎新补九
贝母丸新和十八
约阴丸新寒十八
清化饮新因十三
冰玉散新因四六
天王补心丹补百八十
抽薪饮新寒三
徙薪饮新寒四
人参固本丸补百六十
七正散寒百十六
五淋散寒百十七
补中益气汤补三十
凉膈散攻十九
三黄丸攻六八
生地黄饮子寒八四
茜根散寒八五
清胃饮寒五六

加味逍遥散补九三
清胃散寒五四
二术煎新和十二
苓术菟丝丸新固五
玉关丸新固八
玉锁丹固二一
金樱膏补百一
金锁思仙丹固十九
枳壳汤寒一百
香梅丸固五八
王荆公妙香散固十六
地榆散寒九五
槐花散寒九七
黄芩芍药汤寒百九
聚金丸寒一七七
槐角丸寒一七五
平胃地榆汤和二一六
胜金丸固五九
脏连丸寒一七八
防风黄芩丸妇一二三
黄连丸寒百八十
猪脏丸寒一八一
竹叶石膏汤寒五
麻黄汤散一
桂枝汤散九
黄连解毒汤寒一
木香理中汤热四
甘草干姜汤热五四
葛花解醒汤和一二四

调胃承气汤攻三

桃仁承气汤攻五

《局方》犀角地黄汤寒七九

《拔萃》犀角地黄汤寒八一

论外备用方

黄芪汤补六七 久嗽血

柔脾汤补七一 虚热吐衄

麦门冬饮子补七三 吐衄

胃风汤补九五 湿毒下血

醍醐膏补六六 咳血

麦门冬饮子补七二 久吐不愈

地黄散补七十 衄血

旋神散补七八 虚劳吐血

五味黄芪散补六八 嗽血

百花膏和一四五 嗽血

团参丸补百七 气虚吐血

加味四君子汤补二 气虚不摄

侧柏散和二百四 血涌不止

绿云散和二百十 吐血不止

龙脑鸡苏丸和三七二 虚火吐衄

双荷散和二百三 暴吐血

地黄煎和二百五 内伤吐血

《简易》黑神散和二一三 诸失血

发灰散和二一四 止诸血

阿胶散和二百七 唾血

杏仁膏和一四三 干嗽唾血

生韭饮和一五一 清瘀血

棕灰散和二一五 便血

除湿和血汤和二一九 便血

黄连汤寒百四 湿热下血

地榆丸寒一七四 血痢下血

小乌沉汤和二一八 气逆便血

四生丸寒八八 血热吐衄

小蓟饮子寒百二 溲血

酒蒸黄连丸寒一七九 便血

阿胶丸寒一七六 肠风

生地黄散寒八三 尿血

四味地榆散寒九六 热邪下血

枳壳散寒百一 肝火便血

二神散寒八七 吐崩下血

乌梅丸固六十 便血如神

尿血方固六六

椿皮散固五五 肠风

人参五味子汤外一五三 虚劳咳血

桃花汤外九四 逐瘀血

当归丸外一百 行血利便

外科槐花散外一六九 肠风

寸金散因百十四 舌血

劫劳散妇一二四 唾红

景岳全书卷之三十终

卷之三十一 贯集

杂证谟

痰饮

经义

《气交变大论》曰：岁土太过，饮发中满，食减。

《五常政大论》曰：太阳司天，湿气变物，水饮内蓄，中满不食。

《六元正纪大论》曰：少阴司天，四之气，民病饮发。太阴所至为积饮，痞隔。土郁之发，为饮发注下。

《至真要大论》曰：岁太阴在泉，民病饮积。岁阳明在泉，民病喜呕，呕有苦。太阴之胜，饮发于中。太阴之复，饮发于中，唾吐清液。太阳之复，唾出清水，及为哕噫。诸病水液，澄澈清冷，皆属于寒。

论证 共六条

痰饮一证，其在《内经》，止有积饮之说，本无痰证之名，此《内经》之不重痰证，概可知矣。及考痰之为名，虽起自仲景，今后世相传，无论是痰非痰，开口便言痰火，有云怪病之为痰者，有云痰为百病母者，似乎痰之关系，不为不重，而何《内经》之忽之也。不知痰之为病，必有所以致之者，如因风因火而生痰者，但治其风火，风火息而痰自清也；因虚因实而生痰者，但治其虚实，虚实愈而痰自平也；未闻治其痰而风火可自散，虚实可自调者，此所以痰必因病而生，非病之因痰而致也。故《内经》之不言痰者，正以痰非病之本，而痰惟病之标耳。今举世医流，但知百计攻痰，便是治病，竟不知所以为痰，而痰因何而起，是何异引指以使臂，灌叶以救根者乎？标本误认，而主见失真，欲求愈病，难矣难矣。

——痰之与饮，虽曰同类，而实有不同也。盖饮为水液之属，凡呕吐清水，及胸腹膨满，吞酸嗳腐，渥渥有声等证，此皆水谷之余，停积不行，是即所谓饮也。若痰有不同于饮者，饮清澈而痰稠浊，饮惟停积肠胃，而痰则无处不到。水谷不化而停为饮者，其病全由脾胃；无处不到而化为痰者，凡五脏之伤皆能致之。故治此者，当知所辨，而不可不察其本也。

——痰即人之津液，无非水谷之所化，此痰亦既化之物，而非不化之属也，但化得其正，则形体强，营卫充，而痰涎本皆血气；若化失其正，则脏腑病，津液败，而血气即成痰涎。此亦犹乱世之盗贼，何孰非治世之良民，但盗贼之兴，必由国运之病，而痰涎之作，必由元气之病。尝闻之立斋先生曰：使血气俱盛，何痰之有？余于初年，颇疑此言，而谓岂无实痰乎？及今见定识多，始信其然也。何以见之？盖痰涎之化，本由水谷，使果脾强胃健如少壮者流，则随食随化、皆成血气，焉得留而为痰？惟其不能尽化，而十留一二，则一二为痰矣，十留三四，则三四为痰矣，甚至留其七八，则但见血气日削，而痰涎日多矣，此其故正以元气不能运化，愈虚则痰愈盛也。然则立斋之言，岂非出常之见乎。今见治痰者，必曰痰之为患，不攻如何得去？不知正气不行，而虚痰结聚，则虽竭力攻之，非惟痰不可去，而且益增其虚。故或有因攻而遽绝者，或偶尔暂苏而更甚于他日者，皆攻之之误也，又孰知痰之可攻者少而不可攻者多也。故凡将治痰者，不可不先察虚实。

——痰有虚实，不可不辨。夫痰则痰矣，皆若有余，又何有虚实之异？盖虚实二字，全以元气为言，凡可攻者，便是实痰，不可攻者，便是虚痰。何为可攻？以其年力犹盛，血气未伤，或以肥甘过度，或以湿热盛行，或风寒外闭皮毛，或逆气内连肝膈，皆能骤至痰饮，但察形气病气俱属有余者，即实痰也。实痰者何？谓其元气犹实也。此则宜行消伐，但去其痰，无不可也。何为不可攻？则或以形羸气弱，年及中衰者，即虚痰也。或以多病，或以劳倦，或以忧思酒色，致成劳损、非风、卒厥者，亦虚痰也。或脉见细数，脏无阳邪，时为呕恶泄泻，气短声喑等证，但察其形气病气本无有余者，皆虚痰也。虚痰者何？谓其元气已虚也。此则但宜调补，若或攻之，无不危矣。且凡实痰本不多，其来也骤，其去亦速，其病亦易治，何也？以病本不深也。虚痰反多甚，其来则渐，其去则迟，其病亦难治，何也？以病非一日也。是以实痰无足虑，而最可畏者，惟虚痰耳。总之，治痰之法无他，但能使元气日强，则痰必日少，即有微痰，亦自不能为害，而且亦充助胃气。若元气日衰，则水谷津液，无非痰耳，随去随生，有能攻之使尽，而且保元气无恙者，吾不信也。故善治痰者，惟能使之不生，方是补天之手。然则，治此者可不辨其虚实，而欲一概攻之，如王隐君所论，内外百病皆生于痰，悉用滚痰丸之类，其亦但知目前，而不知日后之害哉。

——五脏之病，虽俱能生痰，然无不由乎脾肾。盖脾主湿，湿动则为痰，肾主水，水泛亦为痰，故痰之化无不在脾，而痰之本无不在肾，所以凡是痰证，非此则彼，必与二脏有涉。但脾家之痰，则有虚有实，如湿滞太过者，脾之实也；土衰不能制水者，脾之虚也。若肾家之痰，则无非虚耳。盖火不生土者，即火不制水，阳不胜阴者，必水反侵脾，是皆阴中之火虚也；若火盛烁金，则精不守舍，津枯液涸，则金水相残，是皆阴中之水虚也。此脾肾虚实之有不同者，所当辨也。又若古人所云湿痰、郁痰、寒痰、热痰之类，虽其在上在下，或寒或热，各有不同，然其化生之源，又安能外此二脏？如寒痰湿痰，本脾家之病，而寒湿之生，果无干于肾乎？木郁生风，本肝家之痰，而木强制土，能无涉于脾乎？火盛克金，其痰在肺，而火邪炎上，有不从中下二焦者乎？故凡欲治痰，而不知所源者，总惟猜摸而已耳。

非风门有痰论三篇，所当互阅。

论治 共七条

——脾胃之痰，有虚有实，凡脾土湿胜，或饮食过度，别无虚证而生痰者，此乃脾家本病，但去其湿滞而痰自清，宜二陈汤为主治，或六安煎、橘皮半夏汤、平胃散、润下丸、滚痰丸之类，皆可择而用之。若胃寒生痰而兼胀满者，宜和胃二陈煎，或兼呕吐而痛者，宜神香散，或为饮食所致，宜加麦芽、神曲、山楂、枳实之类。然脾胃不虚，则虽生痰饮，不过微有留滞，亦必不多，且无大害，惟脾虚饮食不能消化而作痰者，其变最多，但当调理脾胃，使其气强，则自无食积之患，而痰饮即皆血气矣。若脾气微虚，不能制湿，或不能运化而为痰者，其证必食减神倦，或兼痞闷等证，宜六君子汤或五味异功散之类主之，金水六君煎亦妙。若微虚兼寒者，宜苓术二陈煎主之。若脾气大虚，或兼胃寒，呕恶而多痰者，宜六味异功煎、温胃饮、理中汤、圣术煎之类主之。又有劳倦本以伤脾，而疲极又伤肝肾，脾气伤则饮食减少，或见恶心；肝肾伤则水液妄行，或痰饮起自脐下，直冲而上，此脾肾俱伤，命门土母之病也。虽八味地黄丸乃其正治，然无如理阴煎，其效更如神也，或加白术、陈皮亦可。

——肾经之痰，水泛为痰者也，无非虚证。有以肿胀而生痰者，此水入脾经，谓之反克。脏平者，宜六味地黄丸、左归饮之类主之；脏寒者，宜理阴煎、加减《金匮》肾气丸、八味地黄丸之类主之。其或但宜温燥者，则单助脾经，亦能化湿，惟六味异功煎及理中汤、圣术煎俱可酌用。有以虚损而生痰者，此水亏金涸，精不化气，气不化精而然，使不养阴以济阳，则水气不充，痰终不化，水不归源，痰必不宁，宜以左归、右归、六味、八味等丸，酌其寒热而用之。若阴火乘肺，津液干枯，或喉痛，或烦热，或喜冷，或便实，必察其真有火邪而痰嗽不已者，宜四阴煎、一阴煎之类加减主之；若火本非真，则但宜纯补，庶保万全也。

——风寒之痰，以邪自皮毛内袭于肺，肺气不清，乃致生痰，是即伤寒之类，但从辛散，其痰自愈，宜六安煎、二陈汤，甚者小青龙汤之类主之。其有风寒外袭，内兼火邪者，亦可兼用黄芩。若血气兼虚者，不得单用消耗，宜金水六君煎主之。若伤寒见风而兼发热嗽痰者，宜柴陈煎主之，或金水六君煎加柴胡亦妙。

——中风之痰，本非外感，悉由脾肾虚败所致，治痰之法，详载非风门，当与此互察之。

——治痰当分缓急。凡非风等证，其有痰涎壅盛，闭塞上焦而药食不能进者，此不得不先治其痰，以开清道，若痰之甚者，惟用吐法为最妙。若痰气不甚，食饮可进，便当从缓，求其本而治之，不宜妄行攻击，或但以六安煎、二陈汤、润下丸、橘皮半夏汤之类调之为宜。若火盛生痰者，宜清膈煎、抽薪饮之类主之。若类风等证，但察其上焦无滞，或见其神昏困倦，而胸喉之间，气清息平，本不见痰者，切不可疑其为痰而妄用克伐消痰等剂，则无有不败者矣。若杂证势已至剧，而喉中痰声漉漉，随息渐甚者，此垂危之候，不可治也。诸吐痰治痰之法，俱详载非风门痰治条中。

——治痰当知求本，则痰无不清，若但知治痰，其谬甚矣。故凡痰因火动者，宜治火为先；痰因寒生者，宜温中为主；风痰宜散之，非辛温不可也；湿痰宜燥之，非渗利不除也。郁痰有虚实：郁兼怒者，宜抑肝邪；郁兼忧者，宜培肝肺。饮食之痰，亦自不同，有因寒者，有因热者，有因肥甘过度者，有因酒湿伤脾者，此皆能生痰，而其中各有虚实，辨之不可不真也。又如脾虚不能制湿，肾虚不能约水，皆能为痰，此即寒痰之属也；或以脾阴干烁，而液化为胶，或以金水偏枯，而痰本乎血，此即热痰之属也。凡此二者，于痰证中十居八九，是皆虚痰之不可攻者也。又或有过用峻利，以致痰反日甚者，亦皆脾肾受伤之候，治不求本，济者鲜矣。

——诸家治痰之法，多有治其标者，虽不可执，亦不可废也，详列如下：痰因表者汗之法，因里者下之，挟湿者分利之。痰在膈上，必用吐法，泻亦不去。胶固稠浊之痰，必用吐。痰在经络中，非吐不可，吐中就有发散之义。痰在肠胃间，可下而愈，痰在四肢，非竹沥不能达。痰在胁下，非白芥子不能除。痰在皮里膜外，非姜汁、竹沥不能达。热痰火痰，宜青黛、黄芩、天花粉、连翘、石膏，火炎上者，用流金膏。老痰，宜海石、栝蒌、贝母，兼火盛胶固者，节斋化痰丸。实痰火痰，滚痰丸最效，但不宜多用。风痰，用南星、白附子。湿痰，用苍术、白术、半夏、茯苓、泽泻。食积痰，用神曲、山楂、麦芽。酒痰，用天花粉、黄连、白术、神曲，或五苓散、四苓散分利之。痰结核在咽喉，咯唾不出，化痰药中加咸药以软其坚，栝蒌仁、杏仁、海石、朴硝、海藻，佐以姜汁。竹沥导痰，非姜汁不能行经络。荆沥治痰速效，能食者用之。二沥佐以姜汁，治经络之痰最效。痰中带血者，宜加韭汁。海粉，热痰能清，湿痰能燥，坚痰能软，顽痰能消，可入丸药，亦可入煎药。南星、半夏，治风痰、湿痰。石膏坠痰火极效。黄芩治热痰，假其下行也。枳实治痰，有冲墙倒壁之功。五倍子能治老痰，佐以他药，大治顽痰，人鲜知也。天花粉治热痰、酒痰最效。又云：大治膈上热痰。玄明粉治热痰、老痰速效，能降火软坚故也。硝石、礞石，大能消痰结，降痰火。研细末，和白糖，置手心中，以舌舐服，甚效。苍术治痰饮成窠囊，行痰极效；又治痰挟瘀血成窠囊者，即神术丸之类。润下丸降痰最妙，可常服。小胃丹，治实痰积饮必用之药，不过二三服而已，虚者不可用之。中气不足之痰，须用参、术；内伤挟痰，必用参、芪、白术之属，多用姜汁传送，或加半夏、茯苓。中焦有痰，胃气亦赖所养，卒不可用峻攻，攻尽则大虚矣。

先君吐法记

先君寿峰公，少壮时，素称善饮，后年及四旬而酒病起，遂得痰饮之疾，多见呕酸胀满，饮食日减，眩晕不支，惊惕恍惚，疾疟等证，相继迭出，百方治痰，弗获寸效。因慕张子和吐法之妙，遂遵而用之。初用独圣散、茶调散及齑汁之类，一吐而稍效，再吐而再效，自此屡用不止，虽诸痰渐退。而元气弗复也。如此年余，渐觉纯熟，忽悟其理，遂全不用药，但于五鼓食消之后，徐徐咽气，因气而提，提不数口而清涎先至，再提之，则胶浊后随。自后凡遇诸疾，无论表里虚实，虽变出百端，绝不服药，但一行吐法，无不即日尽却。后至六旬之外，则一月或半月必行一次，全不惮烦，而鹤发童颜，日增矍铄。

斯时也，宾将弱冠，渐已有知，恐其吐伤，因微谏曰：吐本除痰，岂诸病皆可吐耶？且吐伤元气，人所共知，矧以衰年，能无虑乎？先君曰：吐以治痰，尔所知也，吐治百病，尔知之乎？吐能伤气，尔所知也，吐能生气，尔亦知乎？余当为尔细谈之。夫先哲中之善治痰积者，无如子和之三法，及丹溪之倒仓，在倒仓之法不易行，亦未敢有用之者，惟子和之法，则为人所常用，而取效不为不速，亦不为不多也。今以余法言之，则有不同者矣。盖子和之吐，用药而吐也，药必苦劣，吐必勇猛，势不我由，不能无伤也；余之吐，不用药而吐者也，痰随气行，气因痰至，徐疾自如，有益无损也。子和之法，其用在急，故但攻有余之实痰；余之法，其用在缓，故可兼不足之百病。

夫百病所因，本自不一，何以皆宜于吐？如痰涎壅盛，格塞胃脘，而清道不通者，不得不吐也；积聚痛急，不易行散者，不得不吐也；胶固稠浊，非药所能消者，不得不吐也；痰在经络膜窍，及隐伏难状等痰，其藏深，其蓄远，药所难及者，不得不吐也，此皆人所易知者也。又若风寒外感者，吐能散之；食饮内伤者，吐能清之；火郁者，吐能发越热邪；寒盛者，吐能鼓动阳气；诸邪下陷者，吐有升举之功；诸邪结聚者，吐有解散之力。且人之百病，无非治节不行，吐能达气，气从则无所不从，而何有于病。故凡有奇怪难治之病，医家竭尽其技而不能取效者，必用吐法，方见神功，此又人所罕知者也。

再如生气之说，则不惟人不知，而且必不信，兹余力行身受，始悟其微。盖天地不息之机，总惟升降二气，升本乎阳，生长之道也；降本乎阴，消亡之道也。余之用气，借此升权，可疾可徐，吐纳自然之生意，无残无暴，全收弗药之神功。故凡吐之后，神气必倍王，尔之所见也；阳道必勃然，我之常验也，使非吐能生气，而有能如是乎。盖道家用督，余则用任，所用不同，所归一也，不惟却病，而且延年，余言非谬，尔切识焉。宾奉此教，常习用之，无不效如响应，第不及先君之神妙耳。

忆自轩岐之后，善用吐法者，惟子和一人，若以先君法较之，则其难易优劣，奚啻霄壤？而所谓亘古一人者，当不在子和矣。倘智者见同，则必有踵而行之，而蒙惠将来者，自应不少。第恐百世之下，泯此心传妙道，故详录语训，以为之记，并列其详法于下：

先君行吐之法，每于五鼓睡醒之时，仰卧，用嗳提气，气有不充，则咽气为嗳，随咽随提，痰涎必随气而至，虽以最深之痰，无不可取，但最后出者，其形色臭味，甚有紫黑酸恶不堪言者，所以每吐之后，或至唇肿咽痛，但以凉水一二口漱咽解之。吐毕早膳，悉屏五味，但用淡粥一二碗，以养胃中清气。自四旬之后，绝不用酒，行吐法者，四十余年，所以愈老愈健，寿至八旬之外，独能登山，及灯下抄录古书。后以无病，忽一旦含笑而辟谷，时年八旬二矣。

述古论 共八条

仲景《金匮》曰：夫饮有四，何谓也？师曰：有痰饮，有悬饮，有溢饮。有支饮。其人素盛今瘦，水在肠间，沥沥有声，谓之痰饮；饮后水流在胁下，咳唾引痛，谓之悬饮；饮水流行，归于四肢，当汗出而不汗出，身体疼痛，谓之溢饮；咳逆倚息，气短不得卧，其形如肿，谓之支饮。水在心，心下坚筑，短气，恶水不欲饮；水在肺，吐涎沫，欲饮水；水在脾，少气身重；水在肝，胁下支满，嚏而痛；水在肾，心下悸。夫心有留饮，其人背恶寒如掌大。留饮者，胁下痛引缺盆，咳嗽则转甚。胸中有留饮，其人短气而渴，四肢历节痛，脉沉者，有留饮。膈上病痰，满喘咳吐，发则寒热，背痛腰疼，目泣自出，其人振振身瞤剧，必有伏饮。病人饮水多，必暴喘满。凡食少饮多，水停心下，甚者则悸，微者短气。脉双弦者寒也，皆大下后善虚。脉偏弦者，饮也。肺饮不弦，但苦喘气短。支饮亦喘而不能卧，加短气，其脉平也。病痰饮者，当以温药和之。

陈无择曰：病人百药不效，关上脉伏而大者，痰也。眼皮及眼下如灰烟黑者，痰也。

《活人书》云：中脘有痰，亦令人憎寒发热，恶风自汗，胸膈痞满，有类伤寒者，但头不痛、项不强为异。

《原病式》曰：积饮留饮，积蓄而不散也。水得燥则消散，得湿则不消，以为积饮，土湿主病故也。大略要分湿热、寒湿之因。

张子和曰：凡人病痰证有五：一曰风痰，二曰热痰，三曰湿痰，四曰酒痰，五曰食痰。如新暴风痰者，形寒饮冷；热痰者，火盛制金；湿痰者，停饮不散；酒痰食痰者，饮食过度也。

王节斋曰：津液者血之余，行乎脉外，流通一身，如天之清露，若血浊气浊，则凝聚而为痰。痰乃津液之变，如天之露也。故云痰遍身上下，无处不到，盖即津液之在周身者。津液生于脾胃，水谷所成，浊则为痰，故痰生于脾土也。

薛立斋曰：凡痰火证，有因脾气不足者，有因脾气郁滞者，有因脾肺之气亏损者，有因肾阴虚不能摄水，泛而为痰者，有因脾气虚不能摄涎，上溢而似痰者，有因热而生痰者，有因痰而生热者，有因风寒暑湿而得者，有因惊而得者，有因气而得者，有因酒而得者，有因食积而得者，有脾虚不能运化而生者，有胸中痰郁而似鬼附者，各审其源而治之。

徐东皋曰：脾胃为仓廪，所以纳谷，因脾弱不能运行，致血气失于滋养，故不周流，气道壅滞，中焦不能腐谷，遂停滞而为痰为饮。其变为寒为热，为喘为咳，为呕吐，为反胃，为肿满，为眩运，为风痫，为嗳气，为吞酸嘈杂，为噎膈，为怔忡，为疼痛之类，不可尽状，是皆痰之变病，而其源则出脾湿不流，水谷津液停滞之所致也。

述古治 共七条

庞安常云：有阴水不足，阴火上升，肺受火邪，不得清肃下行，由是津液凝浊，生痰不生血者，此当以润剂，如麦门冬、地黄、枸杞之属滋其阴，使上逆之火，得返其宅，则痰自清矣，投以二陈，立见其殆。有肾虚不能纳气归原，原出而不纳则积，积不散则痰生焉，八味丸主之。

吴茭山《诸证辨疑》云：八味丸，治痰之本也。

许学士用苍术治痰成窠囊一边行，极妙。痰挟瘀血，遂成窠囊。

朱丹溪曰：脾虚者，宜清中气以运痰降下，二陈汤加白术之类，兼用升麻提起。二陈汤，一身之痰都治管。如要下行，加引下药，在上加引上药。凡人身上中下有块者多是痰，问其平日好食何物，吐下后方用药。

王节斋曰：痰生于脾胃，宜实脾燥湿。又随气而升，宜顺气为先，分导次之。又气升属火，顺气在于降火。热痰则清之，湿痰则燥之，风痰则散之，郁痰则开之，顽痰则软之，食痰则消之，在上者吐之，在中者下之。又中气虚者，宜固中气以运痰，若攻之太重，则胃气虚而痰愈甚矣。

薛立斋曰：凡痰证饮食少思，或胸膈不利者，此中气虚弱也，宜用补中益气为主，中气既健，其痰自运化。若肾气亏损，津液难降，败浊为痰者，乃真脏之病，宜用六味地黄丸为主。肾气既壮，津液清化，而何痰之有哉？亦有因脾胃亏损，中焦气虚，不能运化而为痰者；亦有因峻厉过度，脾气愈虚，不能运化津液，凝滞而为痰者，凡此皆当健脾胃为主。

又曰：痰者，脾胃之津液，或为饮食所伤，或为七情六淫所扰，故气壅痰聚。盖脾为统血行气之经，气血俱盛，何痰之有？皆由过思与饮食所伤，损其经络，脾血既虚，胃气独盛，是以湿因气化，故多痰也，游行周身，无所不至。痰气既盛，客必胜主，或夺于脾之大络之气，则倏然仆地者，此痰厥也；升于肺，则喘急咳嗽；迷于心，则怔忡恍惚；走于肝，则眩晕不仁，胁肋胀痛；关于肾，不哈而多痰唾；留于胃脘，则呕泻而作寒热；注于胸，则咽痛不利，眉棱骨痛；入于肠，则漉漉有声，散则有声，聚则不利。若脾气虚弱，不能消湿，宜用补中益气汤加茯苓、半夏。若因脾气虚弱，湿热所致，宜用东垣清燥汤。若胃气虚弱，寒痰凝滞者，宜用人参理中汤。若脾胃虚寒而痰凝滞者，宜用理中化痰丸。若脾虚不能运化而痰滞气逆，宜用六君子加木香。若脾胃虚弱而肝木乘侮，宜用六君子加柴胡。若肺气虚弱，不能清化而有痰者，宜六君子加桔梗。头痛，宜用半夏白术天麻汤。若脾肾虚弱，寒邪所乘，以致头痛，宜用附子细辛汤。

又曰：凡治风痰，若肺经风热而生痰者，宜用金沸草散。若风火相搏，肝经风热炽盛而生痰者，宜用牛黄抱龙丸或牛黄清心丸。若肝经血燥而生痰者，宜六味地黄丸。若热盛制金，不能平木而生痰者，宜柴胡栀子散。若中气虚弱，不能运化而生痰者，宜六君、柴胡、钩藤。若肾虚阴火炎上，宜六味丸。

又曰：凡治痰结，有因脾经郁结而伤阴血者，有因肾水亏损而阴火上炎者，有因脾肺火郁而生痰者。治法：若因七情郁结，痰涎滞于喉间者，先用《局方》四七汤调和滞气，后用归脾汤调补脾血。脾火伤血，用加味归脾汤。肾水亏损，用六味地黄丸。肺经郁火，用知母茯苓汤。若妇人患此而兼带下，皆由郁结伤损肝脾，当佐以四七汤，送青州白丸子。此等证候，属脾胃气虚为本，而气滞痰结为末也。古方用十枣汤、控涎丹、神佑丸、滚痰丸、木香、枳实，利膈涤痰，透罗破饮，降气化痰等汤，苏合丸之类，皆形气充实之药也，西北人用之，或有效验，其属虚弱者，必致肚腹胀满而殁。

又曰：痰之为病，若热痰则多烦热，风痰多成瘫痪奇证，冷痰多成骨痹，湿痰多怠惰软弱，惊痰多成心痛癫疾，饮痰多胁痛臂痛，食积痰多成癖块痞满，其为病种种难名。窃谓前证若因肾水虚弱，阴亏难降，使邪水上溢，故多痰唾，宜滋其化源，其痰自消。若因肝木侮脾土而风痰壅滞者，先用南星、半夏清其痰，后用六君子之类调胃气，痰自不至。若概用风药，耗其阳气而绝阴血之源，适足以成其风，益其病也。

又曰：若因脾气亏损，痰客中焦，闭塞清道，以致四肢百骸发为诸病者，理宜壮脾气为主，兼佐以治痰，则中气健而痰涎自化。若倒仓之后而痰反甚，此脾气愈虚，则津液反为痰者，理宜补中益气，非参、术、二陈之类不能治，最忌行气化痰及倒仓之法。

徐东皋曰：严氏云：人之气顺则津液通流，决无痰患。古方治痰，多用汗下温利之法，不若以顺气为先，分导次之。气顺则津液流通，痰饮运下，自小便中出矣。此则严氏亦有所见而然也。《玉机微义》云：顺气特一法耳，要观痰之深浅，有痰积胶固，气道因之而不得顺，宜先逐去积痰，然后气可得顺，岂可专主理气一法？愚谓有理气而痰自顺者，治其微也；有逐痰而气方畅者，治其甚也。二者皆治痰之要也，不可偏废者也。但看痰与气孰轻而孰重，施治有可急而可缓，故曰逐痰理气，有所先后。

痰饮论列方

二陈汤和一
六安煎新和二
加味归脾汤补三三
平胃散和十七
温胃饮新热五
六君子汤补五
理中汤热一
圣术煎新热二五
小青龙汤散八
理阴煎新热三
金沸草散散八一
五苓散和一八二
四苓散和一八七
苏合香丸和三七一
归脾汤补三二
清燥汤寒一三二
和胃二陈煎新和三
一阴煎新补八
四阴煎新补十二
补中益气汤补三十
柴陈煎新散九
十枣汤攻二八
金水六君煎新和一
流金膏攻四五
润下丸和百十六
五味异功散补四

左归饮新补二
滚痰丸攻七七
六味异功煎新热七
左归丸新补四
右归丸新补五
苓术二陈煎新和四
六味丸补百二十
八味丸补一二一
理中化痰丸热九
清膈煎新寒九
抽薪饮新寒三
控涎丹攻八二
神佑丸攻四八
橘皮半夏汤和十三
小胃丹攻七三
抱龙丸小八五
《金匮》肾气丸补一二四
神香散新和二十
节斋化痰丸攻八十
《局方》四七汤和九七
知母茯苓汤外一六一
附子细辛汤散三
柴胡栀子散散二十
牛黄清心丸和三六五
青州白丸子和百十二
半夏白术天麻汤和十五

论外备用方

吐法新攻一
四君子汤补一
八物定志丸补百十七 安神清痰
术附汤补四一 寒痰
小半夏汤和八
小半夏茯苓汤和九 饮
大半夏汤和十一
温胆汤和一五二 郁痰
十味温胆汤和一五三 虚痰
四磨饮和五二
小降气汤和四二 气滞
苓桂术甘汤和三六 脾气虚寒
星香汤和二四三 痰逆
星香丸和百二十 气嗽痰
苏子降气汤和四一 温中消痰
白术汤和二七 湿痰
茯苓饮和九三 吐水
黄芩二陈汤和五 热痰
千缗汤和九五 痰喘
茯苓丸和百十四 化顽痰
加味四七汤和九八 郁痰
黄瓜蒌丸和百十八 痰喘
泽泻汤和九九 支饮眩冒
不换金正气散和二一 湿痰
导痰汤和九一 留痰
消饮丸和百一 寒痰水
丹溪润下丸和百十六 热痰
五饮汤和九二 五饮

清心散和二四九　风痰不开

半夏丁香丸和百三十　冷气停痰

玉壶丸和百五　风痰

神术散和百九十　湿痰

茯苓半夏汤和十二　水饮

玉液丸和百六　痰火嗽

祛痰丸和百三　风痰眩

朱砂消痰饮和一百　痰迷心窍

玉液汤和九六　气郁痰

玉粉丸和百七　气滞痰

琥珀寿星丸和百十三　风痰

吐痰方攻八四　痰癖

青礞石丸攻七九　食积痰

清气化痰丸攻七四、七五、七六

茶调散攻百七　吐

犀角丸攻九十　火痰

辰砂化痰丸攻八一　化痰止嗽

独圣散攻百六　吐

参苏饮散三四　风痰

芎芷香苏散散八八　风痰

双玉散寒七一　热痰烦喘

桑白皮散寒五二　热痰喘

清膈导痰汤寒七六　胃火痰

三生饮热九四　风痰

强中丸热九三　寒痰

半夏干姜散热五三　寒痰呕

安脾散热六七　寒痰

倍术丸热一百　四饮

胡椒理中汤热六　胃寒

养正丹热一八八　上壅不降

黑锡丹热一八九　寒痰上壅

温胃化痰丸热九八　脾寒气弱

温中化痰丸热九七　行滞

丁香半夏丸热一百　冷痰

丁香茯苓汤热六三　温中行滞

苓桂术甘汤热八七　支饮

丁香五套丸热百一　温中

九还金液丹小八八　风痰

湿　证

经　义

《至真要大论》说：诸湿肿满，皆属于脾。诸痉项强，皆属于湿。太阴司天，其化以湿。湿气大来，土之胜也，寒水受邪，肾病生焉。风气大来，木之胜也，土湿受邪，脾病生焉。湿淫于内，治以苦热，佐以酸淡，以苦燥之，以淡泄之。

《生气通天论》曰：因于湿，首如裹。湿热不攘，大筋软短，小筋弛长，软短为拘，弛长为痿。汗出见湿，乃生痤疿。秋伤于湿，上逆而咳，发为痿厥。

《痹论》曰：风寒湿三气杂至，合而为痹也。湿气胜者，为着痹也。不与风寒湿气合，故不为痹。其多汗而濡者，此其逢湿甚也，阳气少，阴气盛，两气相感，故汗出而濡也。

《百病始生篇》曰：风雨则伤上，清湿则伤下。

《邪气脏腑病形篇》曰：身半已上者，邪中之也；身半已下者，湿中之也。

《太阴阳明论》曰：故阳受风气，阴受湿气。伤于风者，上先受之；伤于湿者，下先受之。

《调经论》曰：寒湿之中人也，皮肤不收，肌肉坚紧，营血泣，卫气去，故曰虚。虚者，聂辟气不足，按之则气足以温之，故快然而不痛。

《刺志论》曰：谷入多而气少者，得之有所脱血，湿居下也。

《脏气法时论》曰：脾苦湿，急食苦以燥之，禁湿地濡衣。

《宣明五气篇》曰：脾恶湿。

《五癃津液别篇》曰：天寒则腠理闭，气湿不行，水下流于膀胱，则为尿与气。

《阴阳应象大论》曰：湿胜则濡泻。秋伤于湿，冬生咳嗽。地之湿气，感则害人皮肉筋脉。

《九宫八风篇》曰：两实一虚，犯其两湿之地，则为痿。

《五常政大论》曰：敦阜之纪，大雨时行，湿气乃用。太阳司天，湿气变物。太阴司天，湿气下临。

《六元正纪大论》曰：辰戌年，太阳司天之政，水土合德，寒湿之气，持于气交，民病寒湿，发肌肉萎，足萎不收，濡泻，血溢。丑未年，太阴司天之政，湿寒合德，黄黑埃昏，民病寒湿，腹满，身䐜愤，胕肿。太阴所至为湿生，终为注雨。

《痿论》曰：肉痿者，得之湿地也。

《脉要精微论》曰：中盛脏满，气胜伤恐者，声如从室中言，是中气之湿也。

《五运行大论》曰：湿伤肉，风胜湿。

《通评虚实论》曰：蹠跛，寒风湿之病也。

《五色篇》曰：厥逆者，寒湿之起也。

《长刺节论》曰：肌肤尽痛，名曰肌痹，伤于寒湿。

论　证

湿之为病，有出于天气者，雨雾之属是也，多伤人脏气；有出于地气者，泥水之属是也，多伤人皮肉筋脉；有由于饮食者，酒酪之属是也，多伤人六腑；有由于汗液者，以大汗沾衣，不皇解换之属是也，多伤人肤腠；有湿从内生者，以水不化气，阴不从阳而然也，悉由乎脾肾之亏败。其为证也，在肌表则为发热，为恶寒，为自汗；在经络则为痹，为重，为筋骨疼痛，为腰痛不能转侧，为四肢痿弱酸痛；在肌肉则为麻木，为跗肿，为黄疸，为按肉如泥不起；在脏腑则为呕恶，为胀满，为小水秘涩，为黄赤，为大便泄泻，为腹痛，为后重、脱肛、癞疝等证。凡肌表经络之病，湿由外而入者也；饮食血气之病，湿由内而生者也。此其在外者为轻，在内者为甚，是固然矣。然及其甚也，则未有表湿而不连脏者，里湿不连经者。此其湿病之变，不为不多，故凡治此者，必当辨表里，察虚实，而必求其本也。

然湿证虽多，而辨治之法，其要惟二，则一曰湿热，一曰寒湿，而尽之矣。盖湿从土化，而分王四季，故土近东南，则火土合气，而湿以化热；土在西北，则水土合德，而湿以化寒。此土性之可以热，可以寒，故病热者谓之湿热，病寒者谓之寒湿。湿热之病，宜清宜利，热去湿亦去也；寒湿之病，宜燥宜温，非温不能燥也，知斯二者，而湿无余义矣。何今之医家，动辄便言火多成热，而未闻知有寒多生湿者，其果何也？岂寒热之偏胜，原当如是耶？抑阴阳之显晦，察有易难也。且夫阴阳之理，本无轩轾，犹权衡也，此而不知，乌云明慧？创一偏之说，以遗患后人，则金元诸公，有不得辞其责者矣。

论治 共七条

——湿热证，必其证多烦渴，小水赤涩，大便秘结，脉见洪滑实数者，方是热证，治宜清利。如热甚者，宜以清火为主，而佐以分利；热微者，宜以分利为主，而佐以清火，如四苓散、小分清饮，或大分清饮、茵陈饮之类，皆可择而用之。如果湿热之甚，或元气无损而兼秘结不通者，方可或行推荡，若无实结等证，则不宜妄行攻击。

——寒湿证，凡诸病湿而全无热脉热证者，便多寒湿之属。盖水之流湿，本缘同气，惟湿中有火，则湿热熏蒸，而停郁为热；湿中无火，则湿气不化，而流聚为寒。故凡病内湿等证者，多属气虚之人，气属阳，阳虚则寒从中生，寒生则湿气留之，此阴阳之性，理出自然，有不必外中于湿而后为之湿也。此之变病，惟肿胀、泄泻、痰饮、呕吐等证多有之。病之微者，宜温、宜利、宜燥，如五苓散、平胃散、渗湿汤、六味地黄丸之类是也；病之甚者，必用温补，俟阳气渐复，则阴邪始退，如八味丸、理中汤、圣术煎，或佐关煎、胃关煎、薛氏加减《金匮》肾气汤之类，皆当随证加减用之。

——寒湿之气中于外者，此与内生之湿自有不同，宜温而兼散，如五积散、平胃散、加味五苓散、不换金正气散之类主之。

——寒湿之证，凡气令阴寒，及阳气不足之人，多有其证。而丹溪谓六气之中，湿热为病者十居八九，亦言之过矣。

——治湿之法，凡湿从外入者，汗散之；湿在上者，亦宜微汗之；湿在中下二焦，宜疏利二便，或单用淡渗以利小便。

——治湿之法，古人云宜理脾、清热、利小便为上，故曰治湿不利小便，非其治也，此固然矣。然湿热之证，多宜清利，寒湿之证，多不宜利也。何也？盖凡湿而兼寒者，未有不由阳气之虚，而利多伤气，则阳必更虚，能无害乎？但微寒微虚者，即温而利之，自无不可，若大寒大虚者，则必不宜利，此寒湿之证，有所当忌者也。再若湿热之证，亦有忌利者，以湿热伤阴者也。阴气既伤而复利之，则邪湿未清，而精血已耗，如汗多而渴，热燥而烦，小水干赤，中气不足，溲便如膏之类，切勿利之，以致重损津液，害必甚矣。故凡治阳虚者，只宜补阳，阳胜则燥，而阴湿自退；阴虚者，只宜壮水，真水既行，则邪湿自无所容矣。此阴阳二证，俱有不宜利者，不可不察。

——湿证之见，凡黄疸、肿胀、泄泻、痰饮、呕吐、痹痛、淋秘之类，皆有湿证，当于各门详察治之。

述古 共二条

《金匮要略》曰：太阳病，关节疼痛而烦，脉沉而细缓者，此名湿痹。湿痹之候，小便不利，大便反快，但当利其小便。湿家之为病，一身尽疼，发热，身色如熏黄也。湿家但头汗出，背强，欲得被覆向火，若下之早则哕，或胸满，小便不利，舌上如胎者，以丹田有热，胸上有寒，渴欲得饮而不能饮，则口燥烦也。湿家下之，额上汗出，微喘，小便不利者死，若下利不止者，亦死。风湿相搏，一身尽疼痛，法当汗出而解，值天阴雨不止，医云此可发汗，汗之病不愈者，何也？盖发其汗，汗大出者，但风气去，湿气在，是故不愈也。若治风湿者，发其汗，但微微似欲出汗者，风湿俱去也。

治法曰：湿家身烦疼，可与麻黄加术汤发其汗为宜，慎不可以火攻之。病者一身尽疼，发热，日晡所剧者，名风湿。此病伤于汗出当风，或久伤取冷所致也，可与麻黄杏仁薏苡甘草汤。风湿脉浮身重，汗出恶风者，防己黄芪汤主之。伤寒八九日，风湿相搏，身体疼痛，不能自转侧，不呕不渴，脉浮虚而涩者，桂枝附子汤主之；若大便坚，小便自利者，白术附子汤主之。风湿相搏，骨节疼烦，掣痛不得屈伸，近之则痛剧，汗出短气，小便不利，恶风不欲去衣，或身微肿者，甘草附子汤主之。

陈无择曰：脾虚多病湿，内因酒面积多，过饮汤液，停滞腻物，烧炙膏粱过度，气热熏蒸，浊液不行，涌溢于中，此湿从内作。外因坐卧湿地，雾露阴雨所客，澡浴为风所闭，涉水为湿所郁，郁于表腠则发黄。故经云：地之湿气，感则害人皮肤筋脉，此湿从外生。可见内外所感，皆由脾气虚弱，而湿邪乘而袭之。故曰：壮者气行则愈，怯者着而为病。

湿证论列方

五苓散和一八二
四苓散和一八七
麻黄加术汤散二
平胃散和十七
茵陈饮新寒八
桂枝附子汤热三十
五积散散三九
六味丸补百二十
防己黄芪汤和一七六
胃关煎新热九
佐关煎新热十
白术附子汤热二九
圣术煎新热二五
渗湿汤和一七四
大分清饮新寒五
《金匮》肾气丸补一二四
理中汤热一
小分清饮新和十
甘草附子汤热三十
八味丸补一二一
加味五苓散和一八四
不换金正气散和二一
麻黄杏仁薏苡甘草汤散四

论外备用方

除湿汤和一七七 身重痛
神术汤和三九 风湿脉紧

调中益气汤补三一 湿陷

湿郁汤和二六六 风湿

败毒散散三六 风湿

参附渗湿汤热一二二 寒湿痹

胃苓汤和百九十

活络饮和二七七 风湿痛

羌活胜湿汤和一七八 身尽痛

白术汤和二六 风湿脉缓

肾着汤热一二九 寒湿腰重

清热渗湿汤寒百十一 湿热

圣散子散四三 风湿

黄　疸

经　义

《经脉篇》曰：肾所生病为黄疸。

《玉机真脏论》曰：风者，百病之长也。今风寒客于人，使人毫毛毕直，皮肤闭而为热，当是之时，可汗而发也；或痹不止，肿痛，当是之时，可汤熨及火灸刺而去。弗治，肝传之脾，病曰脾风，发瘅，腹中热，烦心出黄。

《平人气象论》曰：溺黄赤，安卧者，黄疸。已食如饥者，胃疸。目黄者曰黄疸。

《论疾诊尺篇》曰：身痛而色微黄，齿垢黄，爪甲上黄，黄疸也。安卧，小便黄赤，脉小而涩者，不嗜食。宾按：此二条，凡已食如饥者，即阳黄之证；安卧，脉小，不嗜食者，即阴黄之证也。

《通评虚实论》曰：黄疸、暴痛、癫疾、厥狂，久逆之所生也。

论证 共七条

黄疸一证，古人多言为湿热，及有五疸之分者，皆未足以尽之，而不知黄之大要有四：曰阳黄，曰阴黄，曰表邪发黄，曰胆黄也。知此四者，则黄疸之证无余义矣。丹溪曰：疸不必分五种，同是湿热，如罨曲相似。岂果皆如罨曲可谓之湿热耶？弗足凭也，愚列如下：

——阳黄证，因湿多成热，热则生黄，此即所谓湿热证也。然其证必有身热，有烦渴，或躁扰不宁，或消谷善饥，或小水热痛赤涩，或大便秘结，其脉必洪滑有力。此证不拘表里，或风湿外感，或酒食内伤，皆能致之。但察其元气尚强，脾胃无损，而湿热果盛者，直宜清火邪，利小便，湿热去而黄自退，治此者本无难也。

——阴黄证，则全非湿热，而总由血气之败，盖气不生血，所以血败，血不华色，所以色败。凡病黄疸而绝无阳证阳脉者，便是阴黄。阴黄之病，何以致然？盖必以七情伤脏，或劳倦伤形，因致中气大伤，脾不化血，故脾土之色，自见于外。其为病也，必喜静而恶动，喜暗而畏明，凡神思困倦，言语轻微，或怔忡眩晕，畏寒少食，四肢无力，或大便不实，小水如膏及脉息无力等证，悉皆阳虚之候。此与湿热发黄者，反如冰炭，使非速救元气，大补脾肾，则终无复元之理。且此证最多，若或但见色黄，不察脉证，遂云黄疸同是湿热，而治以茵陈、栀子泻火利水等剂，则无有不随药而毙者。

——表邪发黄，即伤寒证也。凡伤寒汗不能透，而风湿在表者，有黄证；或表邪不解，自表传里，而湿热郁于阳明者，亦有黄证。表邪未解者，必发热身痛，脉浮少汗，宜从汗散；湿热内郁者，必烦热，脉缓滑，多汗，宜从分消清利。若阳明实邪内郁而痞结胀满者，宜先下之，然后清其余热，则自无不愈。

——胆黄证，凡大惊大恐，及斗殴伤者皆有之。尝见有虎狼之惊，突然丧胆而病黄者，其病则骤；有酷吏之遭，或祸害之虑，恐怖不已而病黄者，其病则徐。如南北朝齐永明十一年，有太学生魏准者，因惶惧而死，举体皆青，时人以为胆破，即此之类。又尝见有斗殴之后，日渐病黄者，因伤胆而然，其证则无火无湿，其人则昏沉困倦，其色则正黄如染。凡此数证，皆因伤胆，盖胆伤则胆气败而胆液泄，故为此证。经曰：胆液泄则口苦，胃气逆则呕苦，故曰呕胆，义犹此也。且胆附于肝，主少阳春生之气，有生则生，无生则死，故经曰：凡十一脏，皆取决于胆者，正以胆中生气，为万化之元也。若此诸证，皆以胆伤，胆伤则生气败，生气既败，其能生乎？所以凡患此者，多致不救。然当察其伤之微甚，速救其本，犹可挽回，而炼石补天之权，则操之医之明者。

——黄疸大法，古有五疸之辨，曰黄汗，曰黄疸，曰谷疸，曰酒疸，曰女劳疸。总之，汗出染衣，色如柏汁者，曰黄汗；身面眼目黄如金色，小便黄而无汗者，曰黄疸；因饮食伤脾而得者，曰谷疸；因酒后伤湿而得者，曰酒疸；因色欲伤阴而得者，曰女劳疸。虽其名目如此，然总不出阴阳二证，大多阳证多实，阴证多虚，虚实弗失，得其要矣。

——黄疸难治证：凡寸口无脉，鼻出冷汗，腹膨，形如烟熏，摇头直视，环口黎黑，油汗发黄，久之变黑者，皆难治。

论治 共五条

——阳黄证，多以脾湿不流，郁热所致，必须清火邪，利小水，火清则溺自清，溺清则黄自退。轻者宜茵陈饮、大分清饮、栀子柏皮汤之类主之。若闭结热甚，小便不利，腹满者，宜茵陈蒿汤、栀子大黄汤之类主之。

——阴黄证，多由内伤不足，不可以黄为意，专用清利，但宜调补心脾肾之虚，以培血气，血气复则黄必尽退，如四君子汤、五君子煎、寿脾煎、温胃饮之类，皆心脾之要药也。若六味丸、八味丸、五福饮、理阴煎，及左归、右归、六味回阳等饮，皆阴中之阳虚者所宜也。若元气虚不至甚，而兼多寒湿者，则以五苓散、四苓散，或茵陈五苓散之属加减用之，亦可。

——伤寒发黄，凡表邪未清，而湿热又盛者，其证必表里兼见，治宜双解，以柴苓汤或茵陈五苓散主之。若内热甚而表邪仍在者，宜柴苓煎主之。若但有湿热内实胀闭等证，而外无表邪者，宜茵陈蒿汤主之。若因内伤劳倦，致染伤寒者，亦多有发黄之证，但察其本无湿热实邪等证，即当以阴黄之法调补治之，或用后韩祇和法亦可。若但知攻邪，则未有不败。故孙真人曰：黄疸脉浮者，当以汗解之，宜桂枝加黄芪汤，此即补虚散邪之法也。外伤寒门别有正条，所当并察。

——胆黄证，皆因伤胆而然，胆既受伤，则脏气之损败可知，使非修缉培补，则必至决裂，故凡遇此等证候，务宜大用甘温，速救元气。然必察其所因之本，或兼酸以收其散亡，或兼涩以固其虚脱，或兼重以镇其失守之神魂，或与开道利害以释其不解之疑畏。凡诸用药，大都宜同阴黄证治法，当必有得生者。若治此证而再加克伐分利，则真如压卵矣。

——治黄之法，本当清湿利小便，然亦多有不宜利者，说详湿证门论治条中。

述古 共五条

《金匮要略》曰：趺阳脉紧而数，数则为热，热则消谷；紧则为寒，食即为满。尺脉浮为伤肾，趺阳脉紧为伤脾，风寒相搏，食谷即眩，谷气不消，胃中苦浊，浊气下流，小便不通，阴被其寒，热流膀胱，身体尽黄，名曰谷疸。额上黑，微汗出，手足中热，薄暮即发，膀胱急，小便自利，名曰女劳疸。腹如水状不治。心中懊憹而热，不能食，时欲吐，名曰酒疸。阳明病，脉迟者，食难用饱，饱则发烦，头眩，小便必难，此欲作谷疸，虽下之，腹满如故，所以然者，脉迟故也。夫病酒黄疸，必小便不利，其候心中热，足下热，是其证也。酒黄疸者，腹满欲吐，鼻燥，其脉浮者，先吐之，脉沉者，先下之。酒疸，心中热，欲吐者，吐之愈。师曰：病黄疸，发热烦喘，胸满口燥者，以病发时火劫其汗，两热所得。然黄家所得，从湿得之，一身尽发热，面黄，肚热，热在里，当下之。脉沉，渴欲饮水，小便不利者，皆发黄。黄疸之病，当以十八日为期，治之十日以上瘥，反剧为难治。疸而渴者，其疸难治；疸而不渴者，其疸可治。发于阴部，其人必呕；阳部，其人振寒而发热也。谷疸之为病，寒热不食，食即头眩，心不安，久久发黄为谷疸，茵陈蒿汤主之。酒黄疸，心中懊侬，或热痛，栀子大黄汤主之。诸病黄家，但利其小便，假令脉浮，当以汗解之，宜桂枝加黄芪汤主之。黄疸病，茵陈五苓散主之。黄疸腹满，小便不利而赤，自汗出，此为表和里实，当下之，宜大黄硝石汤。黄疸病，小便色不变，欲自利，腹满而喘，不可除热，热除必哕。哕者，小半夏汤主之。男子黄，小便自利，当与虚劳小建中汤。

韩祗和云：病人三五日，服下药太过，虚其脾胃，亡其津液，渴饮水浆，脾土为阴湿所加，与邪热相会发黄，此阴黄也，当以温药治之。如两手脉沉细迟，肢体逆冷，皮肤有粟起，或呕吐，舌上有胎，遍身发黄，烦躁，欲于泥水中卧，小便赤少，皆阴候也。故阴黄多以热汤温之，或汤渍布搭其胸腹，或以汤盛瓢中，坐于脐下熨之。其病愈者，曾治赵显宗病伤寒至六七日，因服下药太过致发黄，其脉沉细迟无力，皮肤凉，发躁，欲于泥中卧，喘呕，小便赤涩，先投茵陈橘皮汤，喘呕止；次服小茵陈汤半剂，脉微出，不欲于泥中卧；次日又吸茵陈附子汤半剂，四肢发热，小便二三升，当日中大汗而愈。似此治愈者，不一一录。凡伤寒病黄，每遇太阳或太阴司天岁，若下之太过，往往变成阴黄。盖辰戌太阳寒水司天，水来犯土；丑未太阴湿土司天，土气不足，即脾胃虚弱，亦水来侵犯，多变此证也。

《略例》云：内伤劳役，饮食失节，中州变寒之病生黄者，非伤寒坏之而得，只用建中、理中、大建中足矣，不必用茵陈也。

刘宗厚曰：按一身尽痛而黄者，湿胜在表也；不痛者，病在里也；干燥者，热胜也，故后证皆有表里之分。东垣云：伤寒当汗不汗，即生黄，邪在表者，宜急汗之；在表之里，宜渗利之；在半表里，宜和解之；在里者，宜急下之。若以上诸证，及《略例》云男黄小便自利，当与虚劳小建中汤；若黄色不变，欲自利，腹满而喘，不可除热，除热必哕，宜小半夏汤，皆不必拘于茵陈也。

徐东皋曰：疸证服解利之药，久而不愈，及口淡，怔忡，耳鸣，脚软，憎寒发热，小便浊，皆为虚甚，宜四君子汤吞八味丸，不可强服凉药通利，以致脾气虚弱，肾水枯涸，必至危笃。

黄疸论列方

四苓散和一八七
五苓散和一八二
小建中汤补二二
五福饮新补六
茵陈饮新寒八
大建中汤补二四
左归饮新补二
右归饮新补三
茵陈五苓散和一八五
理中汤热一
理阴煎新热三
茵陈橘皮汤热一三二
温胃饮新热五
寿脾煎新热十六
茵陈附子汤热百三十

六味丸补百二十
八味丸补一二一
六味回阳饮新热二
柴苓汤和一九二
柴芩散新散十
栀子柏皮汤寒二三
大分清饮新寒五
茵陈蒿汤攻三一
栀子大黄汤攻十五
小半夏汤和八
四君子汤补一
大黄硝石汤攻十四
小茵陈汤热一三一
五君子煎新热六
桂枝加黄芪汤散十

论外备用方

养劳汤和三五四 虚劳疸

加减五苓散和一八三

茵陈四逆汤热十九 阴黄汗

绿矾丸和三五五 黄胖

甘露饮寒十 湿热

犀角地黄汤寒七九 血热

茵陈汤寒一二八 湿热

火府丹寒百二十 消渴

茯苓渗湿汤寒一二九 湿热

柴胡茵陈五苓散和一八六 伤寒、湿热

景岳全书卷之三十一终

卷之三十二 贯集

杂证谟

脚　气

经　义

《太阴阳明论》曰：阳受风气，阴受湿气。伤于风者，上先受之；伤于湿者，下先受之。清湿袭虚，则病起于下；风雨袭虚，则病起于上。

《邪气脏腑病形篇》曰：身半已上者，邪中之也；身半已下者，湿中之也。

《阴阳应象大论》曰：地之湿气，感则害人皮肉筋脉。

《通评虚实论》曰：蹠跛，寒风湿之病也。

《脏气法时论》曰：脾苦湿，急食苦以燥之，禁湿地濡衣。

《调经论》曰：寒湿之中人也，皮肤不收，肌肉坚紧，营血泣，卫气去，故曰虚。虚者聂辟气不足，按之则气足以温之，故快然而不痛。

《五常政大论》曰：太阴司天，湿气下临。

《六元正纪大论》曰：太阳司天之政，民病寒湿，发肌肉萎，足萎不收。太阴司天之政，民病寒湿，腹满，身腹愤，胕肿。太阴所至为重，胕肿。

《生气通天论》曰：因于气，为肿，四维相代，阳气乃竭。

《经脉篇》曰：胃病则大腹水肿，膝膑肿痛。足阳明实则狂颠，虚则足不收，胫枯。

《平人气象论》曰：足胫肿曰水。

论证 共五条

脚气之说，古所无也，自晋苏敬始有此名。然其肿痛麻顽，即经之所谓痹也；其纵缓不收，即《经》之所谓痿也；其甚而上冲，即《经》之所谓厥逆也。逮夫后世，则有类伤寒四证，而以脚气居其一。谓凡头痛发热，身痛便闭，而但见脚膝屈弱无力者，便是脚气。此说太混，予不然之。夫脚气本水湿下壅之病，而实非阳邪外感证也，若诸证之兼见者，则或有之，若以外感之脚软者，便认作脚气，则淆乱意见，大不通也。兹予删诸繁琐，述其节要，法既无遗，庶便理会。

——脚气之证，其初甚微，饮食动作，无不如故，或无他疾而忽得之，或因病后而渐得之，及其病也，则自膝至足，或见麻痹，或见冷痛，或见痿弱，或见挛急，或肿，或不肿，或日渐枯细，或蒸蒸恶热，或洒洒恶寒，或如冰冷，或如火热，或到底能食，或不能食，或有物如指，发自腨肠，而气上冲心，是皆脚气之正病也。其有为发热头痛，寒热往来，或腹内作痛，或见饮食则呕吐，或恶闻食气，或不欲见明，或语言错乱，精神昏愦，是皆脚气之兼证也。大抵此证有缓急，缓者其来渐，或二三月而日甚；急者其来速，或一二日而即起，治之若缓，恐其气上冲心，亦能杀人。

——脚气之因有二：一则自外而感，一则自内而致也。自外而感者，以阴寒水湿雨雾之气，或坐卧湿地，致令湿邪袭人皮肉筋脉，而凡清湿袭虚，则病始于下，致为腿足之病，此外因也；自内而致者，以肥甘过度酒醴无节，或多食奶酪湿热等物，致令热壅下焦，走注足胫，而日渐肿痛，或上连手节者，此内因也。然在古人，谓南方卑湿，病多外因；北方嗜酒酪，病多内因，此固一说。然北方亦有寒湿，南方岂少酒湿，此固不必分南北。其或内或外，凡受邪气，有病始于足而渐致他证者，即脚气之谓也，必察其因而治之，则自无失矣。

——方书以肿为湿脚气，不肿者为干脚气，湿者宜除湿，干者宜行气。

——陈无择曰：脚气不专主一气，亦不专在一经，兼有杂生诸病，未易分别，须寻经络之阴阳，再察脉息之虚实，以为治也。凡自汗、走注者为风胜，无汗、挛急、掣痛者为寒胜，肿满重着为湿胜，烦渴燥热为暑胜。若四气兼中者，但察其多者为胜，分其表里，以施治也。

论治 共八条

脚气之病，实三气之所为也，然亦有虚实之异。又脚气本为壅疾，古云忌用补剂，然必下元不足及阳明之气有亏者，而后邪气得以犯之，此其中亦有虚证。总之，凡治此者，只因证施治，则万全也。但察其因于表者，以发散为主；因于里者，以疏利为主。外因者多寒湿，宜用温热；内因者多湿热，宜用清凉。若元气本虚，及病久致虚者，必当培补下元，不得以忌补之说为拘也。

——脚气初起，无非湿滞，如无他证兼见而身体重著者，单宜治湿，以分利为主。凡脚膝中湿，或腰腿酸疼，重着肿痛者，宜除湿汤，不问久近干湿，并可用。若脚膝酸软重着，而胃气不清，或见噫气吞酸胀满者，平胃散。若脚气浮肿而兼泄泻者，宜五苓散或胃苓汤。

——寒湿外侵致成脚气者，十居六七，其证疼痛拘挛，恶寒清厥，脉多弦细，治宜以温经除湿为主。是以古人治此之法，大抵热药多，寒药少，故每用麻黄、川乌、桂、附、干姜之属。《内经》曰：湿淫于内，治以苦热。正以乌、附、麻黄走而不守，故能通行经络，干姜、官挂辛甘大热，故能助阳退阴，清湿既除，病无不愈。凡感寒湿雨水，或四气流注，致成脚气，肿痛不可忍者，宜鸡鸣散，如神。若寒湿内侵，阳虚阴盛，胃气不强，经气不行，顽木浮肿，或疼痛不用者，独活汤。若寒邪入腹，喘急疼痛，或筋急上冲闷乱，危急欲绝者，茱萸丸或茱萸木瓜汤。若寒湿在经，血脉不和，腰脚筋骨酸软无力，或拘挛疼痛，脉弱而涩者，酒浸牛膝丸。若寒湿壅肿，气滞不行，或冷或痛者，立效散。若寒湿兼风者，如五积散、小续命汤皆宜用，详具后条。

——湿热内蒸，致成脚气者，多因酒食不节，其证必烦热多渴，脉见滑数，二便或多不利，治宜利湿清火为主。若湿热下壅，足胫肿痛不消者，防己饮加减治之，或苍术黄柏丸，或二妙散，或加味二妙丸，俱妙。若湿热气壅，上冲胸腹，烦渴闷乱，头痛口干者，《活人》犀角散。若湿热流注经络，肢节烦痛，肩背沉重，手足遍身疼痛热肿者，当归拈痛汤。若感冒暑湿，肢节疼痛，身热口渴，小便赤涩，气虚气促者，清暑益气汤。若肝肾阴虚血热，脚瘠疼痛，行止艰难，小水不利者，续断丸。

——脚气有壅滞气逆者，其证必喘满气急，上攻心腹，甚至危急可畏，治宜行滞降气为主。凡脚气上冲心腹，喘急不得眠卧者，紫苏散、槟榔汤，或加减槟榔汤，甚者四磨饮。若脚气喘急，腹满脚肿者，桑白皮散或木通散。若脚气脐下气升，冲心烦闷者，木香散或槟榔散。若脚气心胸壅闷，呕逆多痰不食者，半夏散或紫苏汤。若浮肿，心腹痞闷，小水不利，大腹皮散。

——风湿合邪而为脚气者，其证必兼外感，而或为寒热往来，或为喘咳气急，或流走无常，或筋骨疼痛，治宜以散风除湿，通行经络为主。若感四时风疫风湿，或处阴湿之地，致为脚气痿弱，筋骨疼痛，或寒热往来者，败毒散。若寒热如疟，赤肿疼痛者，加味败毒散。若脚气以风寒湿邪客于经络，而骨髓酸痛不可忍，或遍身疼痛，恶寒呕逆者，五积散，一法加全蝎三个，入酒煎服。若脚气以风湿留滞，而阴寒外闭，表邪不解，或咳嗽喘满寒热者，小青龙汤。若风湿留滞，肢节烦痛，心神壅闭者，大腹子散。《千金》云：若脚气脉大而缓，宜服小续命汤二剂，立瘥。《活人》云：脚气属冷者，以小续命汤，煎成入生姜自然汁服之，最快。若脚气风湿胜，而兼发热咳嗽，肢体疼痛者，芎芷香苏散。若脚气风湿流注，憎寒发热，无汗恶寒者，麻黄左经汤。

——脚气有虚证。凡脾胃肝肾之脉，皆出于足，邪之易入，多有乘虚，故肝虚则筋病，肾虚则骨病，脾虚则肌肉病，胃虚则宗筋病。或以劳欲不节，或以酒湿太过，或以病后失调，凡内有亏损而外有脚气者，无非虚证。此当以调补为主，而兼察四气以治之。若肝肾阴虚，感触四气，而瘫痪顽木，半身不遂，脚膝无力，遍体疼痛者，神应养真丹，或《三因》四斤丸，或虎骨酒，或八味地黄汤。若脾胃大虚，阴寒在下，阳气不行而病脚气者，独活汤、附子八味汤。若精血不足，阴虚于下，气不归精，而脚气上逆冲心者，地黄汤。若脾胃虚寒，兼风湿外邪而成脚气者，风引独活汤，或追毒汤。若脚气以脾肾虚寒而兼咳嗽气逆呕吐者，兼补厚朴汤。

——脚气有实邪。凡壅盛肿痛，而或为闭结，或为胀满者，治宜以疏导通利为主。若风湿壅盛，脚气肿痛，便结腹满者，羌活导滞汤或枳实大黄汤。若四气流注，阳明风热，腰脚肿痛，大小便秘，喘满腹痛者，大黄左经汤。若脚气饮食不消，心下痞闷，腿脚肿痛者，开结导饮丸。

敷熨淋洗

凡脚气肿痛之甚者，可用敷药以散之，或用椒艾囊以温之，或用香散之药煎汤以洗之，如百草煎，及防风、荆芥、威灵仙、艾叶、苍术、蛇床子、当归、乌药之类，皆可用；或单用紫苏，或忍冬藤煎汤淋洗之，俱妙。

禁忌 共三条

观《活人》等书云，凡脚气服补药，及用汤淋洗者，皆医之所禁也。此亦一偏之说耳。盖补有宜禁者，以邪壅气实者也；淋洗有宜禁者，以水湿汤气之宜避者也。如果下部虚寒，或以病后，或以克伐太过，而脚气不愈者，岂尚堪禁补乎？又若寒邪湿热，壅结不散而为肿为痛者，最宜以辛香疏散之药煎汤蒸洗，则退邪极速，岂禁洗乎？惟是湿热气逆而上冲心腹者，不可骤洗，恐助湿气上升也。此必先降其气，俟其毒止在脚，再行熏洗，自无不利。盖补以补其弱也，洗以逐其滞也，夫何禁之有？

有当禁于未发之先者，如《外台秘要》云：第一忌嗔。嗔则心烦，烦则脚气发。又禁大语，大语则伤气，气伤病亦发。又不得露足当风入水，以冷水洗足，两足胫尤不宜冷，虽暑月当着帛裤，至冬寒加绵，常令两胫及腿温暖，微汗尤佳，依此将息，脚气自消，而无邪气留连之患。夏月腠理开，不宜当风取凉，凉处坐卧，须得劳动关节，令其气畅，此拒邪之法，养生之要也。每食后宜行三五百步，疲倦便止，则脚中恶气随即下散，虽有浮肿，气亦不上也。

孙真人云：古人少有此疾，自永嘉南渡，衣冠之人多有之。此皆湿郁于内所致也。故凡四时之中，皆不得久坐久立湿冷之地，亦不得因酒醉汗出脱衣洗足，当风取凉，皆成脚气。暑月久坐久立湿地，则湿热之气蒸人经络，病发必热，而四肢酸疼，烦闷胕肿寒热，此又山野农夫多有之，以久湿伤于外也。

述　古

杨大受曰：脚气是壅疾，当用宣通之剂，使气不能成壅也，如羌活导滞汤之类，所宜通用。又如苍白术、防己、南星以去湿，羌活、独活、木瓜、槟榔，行气利关节以去壅，佐木通、牛膝以引经，当归、生地黄以和血，此必用之药也。又如东垣拈痛汤之类亦甚捷，余因证之虚实而辨治之，此即通变活法也。

附　案

薛氏治一男子，素有脚气，胁下作痛，发热，头晕呕吐，腿痹不仁，服消毒、护心等药不应，左关脉紧，右关脉弦，此亦脚气也，以半夏左经汤治之而愈。一男子脚软肿痛，发热饮冷，大小便秘，右关脉数，乃足阳明经湿热流注也，以大黄左经汤治之而愈。一妇人肢节肿痛，胫足尤甚，时或自汗，或头痛，此太阳经湿热所致，用麻黄左经汤二剂而愈。一男子两腿肿痛，脉滑而数，此湿痰所致也，先以五苓散加苍术、黄柏，二剂少愈，更以二陈、二术、槟榔、紫苏、羌活、独活、牛膝、黄柏而瘥。夫湿痰之证，必先以行气利湿健中为主，若中气和则痰自消，而湿亦无所容矣。一男子右腿赤肿焮痛，脉沉数，用当归拈痛汤，四肢反痛，乃湿毒壅遏，又况下部药不易达，非药不对证也。遂砭患处，去毒血；仍用前药，一剂顿减，又四剂而消。一妇人患脚气，或时腿肿筋挛，腹作痛，诸药不应，渐至危笃。诸书云：八味丸治足少阴脚气入腹，疼痛上气，喘促欲死者，遂投，一服顿退，又服而愈。凡肾经虚寒之人，多有此患，乃肾乘心，水克火之证，少缓则死不旋踵，宜急服之。一妇人患腿痛不能伸屈，遇风寒痛益甚，诸药不应，甚苦。先以活络丹一丸，顿退，又服而瘳。次年复痛，仍服一丸，亦退大半，更以独活寄生汤，四剂而愈。一男子素有脚气，又患附骨痈作痛，服活络丹一丸，二证并瘥。上舍俞鲁月，素有疝不能愈，因患腿痛，亦用活络丹一丸，不惟腿患有效，而疝亦得愈矣。留都金二守女，患惊风甚危，诸医皆不能救，遂自用活络丹，一丸即愈，且不再作。夫病邪深伏在内，非此药莫能通达，但近代有云此药引风入骨，如油面之说，故后人多不肯服，大抵有是病宜用是药，岂可泥于此言，致病难瘥。

针　　灸

凡脚气初觉，即灸患处二三十壮，或用雷火针以导引湿气外出，及饮醪醴以通经散邪，其要法也。若壅既成而邪盛者，必肿痛热甚，一时药饵难散，宜砭去恶血，以消热肿，砭刺之后，以药继之。

脚气论列方

平胃散和十七
五苓散和一八二
当归拈痛散寒百三十
立效散和二八七
茱萸丸和百九
茱萸木瓜汤和二八六
鸡鸣散和二八五
二妙散寒一三四
加味二妙丸寒一三五
除湿汤和一七七
胃苓汤和百九十
苍术黄柏丸寒一三六
五积散散三九
败毒散散三六
加味败毒散外四一
紫苏汤和二百九十
清暑益气汤和一六八
紫苏散和二八九
半夏散和二九九
橘皮汤和二九八
人参散和二九七
芎芷香苏散散八八
槟榔散和二九三
槟榔汤和二九一
防己饮和二八八
加减槟榔汤和二九二
酒浸牛膝丸和三百八
续断丸和三百六
活络丹和二七七
地黄汤和三百二

八味丸补一二一
活人犀角散寒一三一
四磨饮和五二
独活寄生汤和二百七十
风引独活汤散百二
独活汤散八三
小青龙汤散八
虎骨酒和三一五
木通散和二九六
木香散和二九五
《三因》四斤丸补一六一
小续命汤散五二
神应养真丹和三一三
追毒汤散百四
大腹皮散和三百
附子八味汤热三七
椒艾囊和三一七
大腹子散和三百一
兼补厚朴汤散百一
百草煎新因三七
桑白皮散和二九四
麻黄左经汤散九六
开结导饮丸和二七八
羌活导滞汤攻三四
半夏左经汤散九七
枳实大黄汤攻三三
大黄左经汤散九八

论外备用方

鹿茸丸补一三一 生疮
豨莶丸和二五六
加味四斤丸补百六十 阴气不足
活络饮和二五六 风湿
愈风丹和二七四 养血去风
加减四斤丸补一六一 肾虚
薏仁酒和三一六 补阴去湿
换腿丸和二百八十 风湿
虎骨四斤丸补一五九 滋阴
胜骏丸和三一二 养气去邪
降椒酒和二三八 风湿
易老天麻丸和二七五 血虚受邪
续断丸和三百六 凉血去风
沉香汤和三百四 脚气攻心
神应养真丹和三一三 滋阴行经
木瓜汤和三百三 行气
槟苏散外一八八 风湿流注
史国公浸酒方和二八一
透骨散和三一四 行经
敷脚气方和三一八
羌活胜湿汤和一七八 风湿
调元健步丸和三一一 阴虚湿热
《济生》槟榔汤和二九一 疏壅
第一麻黄汤散九九 恶风
第二独活汤散一百 散风
六物附子汤外三五 四气流注

痿　证

经　义

《痿论》帝曰：五脏使人痿，何也？岐伯曰：肺主身之皮毛，心主身之血脉，肝主身之筋膜，脾主身之肌肉，肾主身之骨髓，故肺热叶焦，则皮毛虚弱急薄，着则生痿躄也。心气热，则下脉厥而上，上则下脉虚，虚则生脉痿，枢折挈，胫纵而不任地也。肝气热，则胆泄口苦，筋膜干，筋膜干则筋急而变，发为筋痿。脾气热，则胃干而渴，肌肉不仁，发为肉痿。肾气热，则腰脊不举，骨枯而髓减，发为骨痿。

帝曰：何以得之？曰：肺者，脏之长也，为心之盖也，有所失亡，所求不得，则发肺鸣，鸣则肺热叶焦，故曰五脏因肺热叶焦，发为痿躄，此之谓也。悲哀太甚则胞络绝，胞络绝则阳气内动，发则心下崩，数溲血也。故《本病》曰：大经空虚，发为肌痹，传为脉痿。思想无穷，所愿不得，意淫于外，入房太甚，宗筋弛纵，发为筋痿，及为白淫，故《下经》曰：筋痿者，生于肝，使内也。有渐于湿，以水为事，若有所留，居处相湿，肌肉濡渍，痹而不仁，发为肉痿。故《下经》曰：肉痿者，得之湿地也。有所远行、劳倦，逢大热而渴，渴则阳气内伐，内伐则热舍于肾，肾者水脏也，今水不胜火，则骨枯而髓虚，故足不任身，发为骨痿。故《下经》曰：骨痿者，生于大热也。

帝曰：何以别之？曰：肺热者，色白而毛败。心热者，色赤而络脉溢。肝热者，色苍而爪枯。脾热者，色黄而肉蠕动。肾热者，色黑而齿槁。

帝曰：论言治痿者独取阳明，何也？曰：阳明者，五脏六腑之海，主润宗筋，宗筋主束骨而利机关也。冲脉者，经脉之海也，主渗灌溪谷，与阳明合于宗筋。阴阳总宗筋之会，会于气街，而阳明为之长，皆属于带脉，而络于督脉。故阳明虚则宗筋纵，带脉不引，故足痿不用也。

帝曰：治之奈何？曰：各补其荥而通其俞，调其虚实，和其逆顺，筋脉骨肉，各以其时受月，则病已矣。帝曰：善。

《生气通天论》曰：因于湿，首如裹，湿热不攘，大筋软短，小筋弛长，软短为拘，弛长为痿。

《本神篇》曰：精伤则骨酸痿厥，精时自下。

《根结篇》曰：阳明为阖，阖折则气无所止息，而痿疾起矣。故痿疾者，取之阳明，视有余不足。无所止息者，真气稽留，邪气居之也。

《邪气脏腑病形篇》曰：肺脉微缓为痿瘘偏风。脾脉缓甚为痿厥，微缓为风痿，四肢不用，心慧然若无病。肾脉微滑为骨痿，坐不能起，起则目无所见。

论证 共二条

痿证之义，《内经》言之详矣。观所列五脏之证，皆言为热，而五脏之证，又总于肺热叶焦，以致金燥水亏，乃成痿证，如丹溪之论治，诚得之矣。然细察经文，又曰悲哀太甚则胞络绝，传为脉痿；思想无穷，所愿不得，发为筋痿；有渐于湿，以水为事，发为肉痿之类，则又非尽为火证，此其有余不尽之意，犹有可知。故因此而生火者有之，因此而败伤元气者亦有之。元气败伤，则精虚不能灌溉，血虚不能营养者，亦不少矣。若概从火论，则恐真阳亏败，及土衰水涸者，有不能堪，故当酌寒热之浅深，审虚实之缓急，以施治疗，庶得治痿之全矣。

经曰：湿热不攘，则大筋软短，小筋弛长，软短为拘，弛长为痿。此《内经》言筋病之概，乃举隅之谈，以启人之自反耳，非谓大筋必无弛长，小筋必无软短也。即如痿弱必由于弛长，岂大筋果无涉乎？此经言之意，从可知矣。故于痿证之外，凡遇瘛疭等病，当知拘挛者必由软短，瘫弱者必由弛长，斯得《内经》之意，而于寒热燥湿之辨，亦可得其据矣。

论治 共二条

——凡痿由湿热，脉洪滑而证多烦热者，必当先去其火，宜二妙散随证加减用之。若阴虚兼热者，宜《正传》加味四物汤、虎胫骨丸，或丹溪补阴丹、滋阴八味丸之类主之。若绝无火证而止因水亏于肾，血亏于肝者，则不宜兼用凉药，以伐生气，惟鹿角胶丸为最善，或加味四斤丸、八味地黄丸、金刚丸之类，俱可择用。若阴虚无湿，或多汗者，俱不宜轻用苍术，盖痿证最忌散表，亦恐伤阴也。

——东垣取黄柏为君，黄芪等补药辅佐，以治诸痿，无一定之方，有兼痰积者，有湿多热多者，有湿热相半者，有挟气者，临病制方，其亦治痿之良法也。

述古 共四条

丹溪曰：《内经》谓诸痿起于肺热，又谓治痿独取阳明。盖肺金体燥，居上而主气，畏火者也；脾土性湿，居中而主四肢，畏木者也。火能炎上，若嗜欲无节，则水失所养，火寡于畏，而侮所胜，肺得火邪而热矣。木性刚急，肺受热则不能管摄一身，脾伤则四肢不能为用而诸痿作矣。泻南方则肺金清，而东方不实，何脾伤之有？补北方则心火降，而西方不虚，何肺热之有？故阳明实则宗筋润，能束骨而利机关矣。治痿之法，无出于此。虽然天产作阳，厚味发热，凡病痿者，若不淡薄食味，必不能保其全安也。

《纂要》云：湿热，东垣健步丸加燥湿降火之剂：黄柏、黄芩、苍术。湿痰，二陈汤加苍术、白术、黄芩、黄柏之类，入竹沥、姜汁。血虚，四物加苍术、黄柏，下补阴丸。气虚，四君子加苍术、黄芩、黄柏。黄柏、苍术，治痿要药也。已上方治，虽所主有不同，而降火清金，所谓治法之大要，无不同也。

薛立斋曰：痿证多因足三阴虚损，若脾肾不足而无力者，用还少丹；肝肾虚热而足无力者，六味丸，如不应，急用八味丸。

陈无择曰：人身有皮毛、血脉、筋膜、肌肉、骨髓，以成其形，内则有肝、心、脾、肺、肾以主之，若随情妄用，喜怒劳佚，以致内脏精血虚耗，使血脉、筋骨、肌肉痿弱无力以运动，故致痿躄，状与柔风脚气相类。柔风脚气，皆外因风寒，正气与邪气相搏，故作肿苦痛，为邪实；痿由内脏不足之所致，但不任用，亦无痛楚，此血气之虚也。

痿证论列方

二妙散寒一三四

四物汤补八

东垣健步丸和三百十

二陈汤和一

金刚丸补一六二

加味四物汤补十

还少丹补一三五

四君子汤补一

加味四斤丸补百六十

鹿角胶丸补百三十

虎胫骨丸寒一三七

八味地黄丸补一二一

丹溪补阴丸寒百六十

滋阴八味丸新寒十七

六味地黄丸补百二十

论外备用方

煨肾丸补一四六 骨痿

败毒散散三六 风湿

地黄饮子补九九

鹿茸丸补一三一 阴虚弱

清燥汤寒一三二 湿热

加减四斤丸补一六一

胜骏丸和三一二 养阴祛邪

虎骨酒和三一五 强筋骨

滋阴大补丸补一二五 阴虚

续断丸和三百六 凉血强筋

牛膝丸和三百七 肝肾虚

虎骨四斤丸补一五九 强阴

小续命汤散五二 风湿

追毒汤散百四 风湿

酒浸牛膝丸和三百八 壮筋骨

小安肾丸热一六七 痿弱

大防风汤补九八 风湿

加味二妙丸寒一三五 湿热

石刻安肾丸热一六八 痿弱

加味四君汤补二

调元健步丸和三一一

阳痿

经义

《阴阳别论》曰：二阳之病发心脾，有不得隐曲，女子不月。

《厥论》曰：厥阴之厥，则少腹肿痛，腹胀，泾溲不利，好卧屈膝，阴缩肿。

《痿论》曰：思想无穷，所愿不得，意淫于外，入房太甚，宗筋弛纵，发为筋痿，及为白淫。阳明虚则宗筋纵。

《邪气脏腑病形篇》曰：肾脉大甚为阴痿。微涩为不月，沉痔。

《经筋篇》曰；足太阴之筋病，阴器纽痛，下引脐。足厥阴之筋病，阴器不用，伤于内，则不起；伤于寒，则阴缩入；伤于热，则纵挺不收。

《经脉篇》曰：足厥阴结于茎，气逆则睾肿卒疝，实则挺长，虚则暴痒。

《至真要大论》曰：太阳之胜，隐曲不利，互引阴股。

《本神篇》曰：肝悲哀动中则伤魂，魂伤则狂忘不精，当人阴缩而挛筋，两胁骨不举。恐惧而不解则伤精，精伤则骨酸痿厥，精时自下。

《生气通天论》曰：湿热不攘，大筋软短，小筋弛长，软短为拘，弛长为痿。

《疏五过论》帝曰：凡未诊病者，必问尝贵后贱，虽不中邪，病从内生，名曰脱营。尝富后贫，名曰失精。身体日减，气虚无精，病深无气，洒洒然时惊。病深者，以其外耗于卫，内夺于营，良工所失，不知病情，此治之一过也。凡欲诊病者，必问饮食居处，暴乐暴苦，始乐后苦，皆伤精气，精气竭绝，形体毁沮，暴怒伤阴，暴喜伤阳，厥气上行，满脉去形，愚医治之，不知补泻，不知病情，精华日脱，邪气乃并，此治之二过也。

《阴阳应象大论》曰：北方生寒，在志为恐，恐伤肾，思胜恐。

《宣明五气篇》曰：精气并于肾则恐。

《调经论》曰：血有余则怒，不足则恐。

论证 共三条

凡男子阳痿不起，多由命门火衰，精气虚冷，或以七情劳倦，损伤生阳之气，多致此证。亦有湿热炽盛，以致宗筋弛缓，而为痿弱者，譬以暑热之极，则诸物绵萎，经云壮火食气，亦此谓也。然有火无火，脉证可别，但火衰者十居七八，而火盛者仅有之耳。

——凡思虑、焦劳、忧郁太过者，多致阳痿。盖阴阳总宗筋之会，会于气街，而阳明为之长。此宗筋为精血之孔道，而精血实宗筋之化源，若以忧思太过，抑损心脾，则病及阳明冲脉，而水谷气血之海，必有所亏，气血亏而阳道斯不振矣。经曰：二阳之病发心脾，有不得隐曲，及女子不月者，即此之谓。

——凡惊恐不释者，亦致阳痿。经曰：恐伤肾，即此谓也。故凡遇大惊卒恐，能令人遗失小便，即伤肾之验。又或于阳旺之时，忽有惊恐，则阳道立痿，亦其验也。余尝治一强壮少年，遭酷吏之恐，病似胀非胀，似热非热，绝食而困。众谓痰火，宜清中焦。余诊之曰：此恐惧内伤，少阳气索，而病及心肾，大亏证也。遂峻加温补，兼治心脾，一月而起，愈后形气虽健如初，而阳寂不举。余告之曰：根蒂若斯，肾伤已甚，非少壮所宜之兆，宜培养心肾，庶免他虞。彼反以恐吓为疑，全不知信，未及半载，竟复病而殁。可见恐惧之害，其不小者如此。新案

论治 共三条

——命门火衰，精气虚寒而阳痿者，宜右归丸、赞育丹、石刻安肾丸之类主之。若火不甚衰，而止因血气薄弱者，宜左归丸、斑龙丸、全鹿丸之类主之。

——凡因思虑惊恐，以致脾肾亏损而阳道痿者，必须培养心脾，使胃气渐充，则冲任始振，而元可复也，宜七福饮、归脾汤之类主之。然必大释怀抱，以舒神气，庶能奏效，否则徒资药力无益也。其有忧思恐惧太过者，每多损抑阳气，若不益火，终无生意，宜七福饮加桂附枸杞之类主之。

——凡肝肾湿热，以致宗筋弛纵者，亦为阳痿，治宜清火以坚肾，然必有火证火脉，内外相符者，方是其证。宜滋阴八味丸，或丹溪大补阴丸、虎潜丸之类主之。火之甚者，如滋肾丸、大补丸之类俱可用。

述　古

薛立斋曰：按阴茎属肝之经络，肝者木也，如木得湛露则森立，遇酷暑则萎悴。若因肝经湿热而患者，用龙胆泻肝汤以清肝火，导湿热；若因肝经燥热而患者，用六味丸以滋肾水、养肝血而自安。又曰：琼玉膏、固本丸、坎离丸，此辈俱是沉寒泻火之剂，非肠胃有燥热者不宜服。若足三阴经阴虚发热者，久而服之，令人无子。盖损其阳气，则阴血无所生故也，屡验。

简易方

一方　治阳事不起，用蛇床子、五味子、菟丝子等分为末，蜜丸，梧子大，每服三五十丸，温酒下，日三服。

阳痿论列方

左归丸新补四

右归丸新补五

金鹿丸补一二七

赞育丹新因十四

七福饮新补七

归脾汤补三二

石刻安肾丸热一六八

虎潜丸寒一六四

琼玉膏补六十

滋阴八味丸新寒十七

固本丸补百六

六味丸补百二十

龙胆泻肝汤寒六三

坎离丸寒一六五

滋肾丸寒一六三

丹溪大补阴丸寒一五七

斑龙丸补一二八

大补丸寒一五五

景岳全书卷之三十二终

卷之三十三贯集

杂证谟

疝气

经义

《骨空论》曰：任脉为病，男子内结七疝，女子带下瘕聚；督脉生病，从少腹上冲心而痛，不得前后，为冲疝。

《长刺节论》曰：病在少腹，腹痛不得大小便，病名曰疝，得之寒。刺少腹两股间，刺腰髁骨间，刺而多之，尽炅病已。

《经脉篇》曰：足厥阴肝病，丈夫㿗疝，妇人少腹肿。肝所生病，为飧泄、狐疝。足厥阴之别，循胫上睾，结于茎，其气逆则睾肿卒疝，实则挺长，虚则暴痒，取之所别也。

《缪刺论》曰：邪客于足厥阴之络，令人卒疝暴痛；刺足大指爪甲上，与肉交者各一痏，左取右，右取左。

《脉解篇》曰：厥阴所谓癞疝，妇人少腹肿也。阴亦盛而脉胀不通，故曰癞隆疝也。

《阴阳别论》曰：三阳为病，发寒热，其传为癞疝。

《经筋篇》曰：足阳明之筋，病㿗疝，腹筋急。足太阴经之筋，病阴器纽痛，下引脐两胁痛。足厥阴之筋，病阴器不用。伤于内则不起，伤于寒则阴缩入，伤于热则纵挺不收。

《邪气脏腑病形篇》曰：小肠病者，小腹痛，腰脊控睾而痛，时窘之后。

《四时气篇》曰：小腹控睾，引腰脊，上冲心，邪在小肠者，连睾系，属于脊，贯肝肺，络心系。气盛则厥逆，上冲肠胃，熏肝，散于肓，结于脐。

《玉机真脏论》曰：是故风者，百病之长也，弗治，脾传之肾，病名曰疝瘕，少腹冤热而痛，出白，一名曰蛊。

《本脏篇》曰：肾下则腰尻痛，不可以俯仰，为狐疝。

《平人气象论》曰：寸口脉沉而弱，曰寒热及疝瘕少腹痛。脉急者，疝瘕少腹痛。

《脉要精微论》曰：诊得心脉而急，病名心疝，少腹当有形也。

《邪气脏腑病形篇》曰：心脉微滑为心疝引脐，小腹鸣。肝脉滑甚为㿗疝。脾脉微大为疝气，滑甚为㿗癃，涩甚为肠㿗；微涩为内㿗，多下脓血。肾脉滑甚为癃㿗。

《大奇论》曰：肾脉大急沉，肝脉大急沉，皆为疝。心脉搏滑急为心疝。肺脉沉搏为肺疝。三阳急为瘕，三阴急为疝。

《五脏生成论》曰：青脉之至也，长而左右弹，有积气在心下支胠，名曰肝痹，得之寒，与疝同法。黄脉之至也，大而虚，有积气在腹中，有厥气，名曰厥疝，女子同法。

《四时刺逆从论》曰：厥阴滑则病狐疝风。少阴滑则病肺风疝。太阴滑则病脾风疝。阳明滑则病心风疝。太阳滑则病肾风疝。少阳滑则病肝风疝。

《至真要大论》曰：阳明司天，丈夫癞疝，妇人少腹痛。阳明之胜，外发癞疝。太阳在泉，民病少腹控睾，引腰脊，上冲心痛。太阳之复，少腹控睾，引腰脊，上冲心。太阴在泉，主胜，甚则为疝。

论证 共三条

疝气病者，凡小腹睾丸为肿为痛，止作无时者，皆是也。但疝证不一，如《内经》所谓狐疝者，以其出入不常也。有言㿉疝者，以其顽肿不仁也。有冲疝者，以其自少腹上冲而痛也。有厥疝者，以结气在阴而气逆为疝也。有疝瘕者，以少腹冤热而痛出白，一名曰蛊也。有六经风疝者，如《四时刺逆从论》所言者是也。有小肠疝者，如《邪气脏腑病形篇》所言者是也。凡此七者，总皆疝之为义。然疝之为病，不独男子有之，而妇人亦有之，经曰：有积气在腹中，有厥气，名曰厥疝，女子同法。又曰：厥阴所谓㿉疝，妇人少腹肿也。至若冲疝、瘕之属，亦皆男妇之所同病者。然惟睾丸之病，独在男子，而他则均当详察也。观张子和曰：夫遗尿、闭癃、阴痿、脬痹、精滑、白淫，皆男子之病也。若血涸不月，月罢腰膝上热，足躄，嗌干，癃闭，少腹有块，或定或移，前阴突出，后阴痔核，皆女子之病也，但女子不谓之疝，而谓之瘕。若年少而得之，不计男子妇人，皆无子。此说诚非谬也。然今人但言男子之疝，而全不知妇人之疝，殊失之矣。

——疝气所属，本非一经。如《内经》所云：任脉为病，男子内结七疝，女子带下瘕聚。督脉生病，从少腹上冲心而痛，不得前后，为冲疝。又曰：脾传之肾，病名曰疝瘕。又曰：三阳为病，发寒热，其传为㿉疝。又曰：邪在小肠者，连睾系，属于脊。又曰：邪客于足厥阴之络；令人卒疝暴痛。又如心肝脾肺肾五疝之脉，各有所辨，此《素问》言诸经之疝也。又《经筋》等篇言足阳明之筋，病㿗疝腹筋急。足太阴之筋，病阴器纽痛，下引脐，两胁痛。足厥阴之筋，病阴器不用等义，此《灵枢》言诸经之疝也。自张子和云疝有七，前人论者甚多，其非《灵枢》《素问》《铜人》之言，予皆不取。乃引

《灵枢》之论曰：足厥阴之筋，聚于阴器。故阳明与太阴之筋，皆会于阴器，惟厥阴主筋，故为疝者，必本之厥阴。此子和之意，以疝为筋病，而筋主于肝，故谓疝必厥阴，似亦有理，而实则不然。观《内经》诸论之如前者，谓非《灵》《素》之言，而子和皆不可取乎？且筋虽主于厥阴，然散见诸经，即为诸经之筋矣，若病在诸经，固可因筋而废经乎？矧如《厥论》曰：前阴者，宗筋之所聚，太阴阳明之合也。又《痿论》曰：阴阳总宗筋之会，会于气衔，而阳明为之长。此亦可以不取乎？然则小腹前阴之经，则厥阴、少阴、太阴、阳明、少阳、太阳，以至冲、任、督脉皆有涉，今考《铜人经》治疝之法，则诸经皆有俞穴，若谓止属厥阴，则诸经皆可废矣。即子和亦历指诸经之穴，谓诸穴虽亦治疝，然终非受疝之地，此说何也？自后丹溪遂因子和之言，谓经有七疝，寒、水、筋、血、气、狐、㿗也，专主肝经，与肾经无相干。再至戴原礼，又因丹溪之说，云疝本属厥阴之一经，余尝见俗说小肠、膀胱下部气者，皆妄言也。呜呼！此等议论，皆后学逞亿之见，果堪信乎？果堪法乎？医失真传，类多如此，故非《灵》《素》《铜人》之言，余诚不敢取也。今录《铜人》治疝穴法，条列后章，以便后人用证。

——疝气之病，有寒证，亦有热证，然必因先受寒湿，或犯生冷，以致邪聚阴分，此其肇端之始，则未有不因寒湿而致然者。及其病郁既久，则郁而成热者有之，或以阳脏之人，火因邪聚，而湿热相资者亦有之，故在《内经》言疝，则寒热皆有所论。如曰：病在少腹，腹痛，不得大小便，病名曰疝，得之寒。曰：阴亦盛而脉胀不通，故曰㿗癃疝也。曰：肝痹得之寒湿，与疝同法。曰：太阳、太阴、阳明之胜复，皆有疝气，是皆言疝之寒也。又如曰：脾风传肾，名曰疝瘕，少腹冤热而痛，出白，一名曰蛊。曰：足厥阴之筋，病阴器不用，伤于寒则阴缩入，伤于热则纵挺不收，是皆言疝之热也。此《内经》

之言寒言热，未尝偏废者如此。

观丹溪曰：自《素问》而下，皆以为寒，盖寒主收引，经络得寒则引而不行，所以作痛者。然亦有踢冰涉水终身不病此者，无热在内故也。大抵此证始于湿热在经，郁而至久，又得寒气外来，不得疏散，所以作痛，若只作寒论，恐未为备。此丹溪之论如此，故其治多从火而倍用山栀、黄柏之属，余则不能无言也。观《内经》之言疝者如前，原非只作寒论，第言寒者较多于热，亦自疝家之正理，不可易也。矧疝以寒邪入经，所以为痛，及其久也，方为郁热，使其始不受寒，何由致疝，此寒为本而热为标也。若谓始于湿热在经，又得邪气外来，所以作痛，则反以热为本，而寒为标矣，岂其然乎？至若踢冰涉水终身不痛者，此虽有贵贱之分、久暂之异，然必以阳气内实而寒不能犯者有之，若谓无热在内，故寒自不入，又岂其然乎？此致病之因，有不得不辨也。是以《内经》之论，凡至切至当者，胡可弗遵，后世之谈，其多凿多偏者，安庸尽信？

再若治此之法，固不可必其为寒，又不可必其为热，但治初受之邪，必当以温经散寒，行气除湿为主，切不可早用寒凉，致留邪气，则遗害非浅。及其久也，则有始终以寒者，有因寒郁热者，有元阳受伤而虚陷日甚者，但当察其形气病气，因病制方。若果有热证热脉显然外见者，方可治以寒凉。如无热证可据，而执云大抵疝由湿热，则无者生之，有者甚之矣。此习俗之通弊，有不可不鉴也。

论治 共十一条

凡治疝之法，当察所由，此虽以受寒受湿，因而成疝，然或以色欲，或以劳损，或以郁怒，或以饮食酒湿之后，不知戒慎，致受寒邪，则以阴求阴，流结于冲任血气之海，而下归阴分，遂成诸疝。故其为病，则有遇寒而发者；有郁久成热，遇热而发者；有郁则气逆，遇郁怒而发者；有湿因寒滞，遇湿而发者；有疲极则伤筋，遇劳苦而发者；有虚邪在少阴、厥阴，遇色欲而发者；有饮食之湿在阳明、太阴，遇酒酪而发者，至其久也，则正气陷而不举，邪气留而不去，而为癞、为木，难于愈矣。故治此者，必当因其所因，辨而治之，则无不随手可愈，若茫然混然，徒执一偏之见，而至老不瘖者，即与之谈，终无益也。

——治疝必先治气，故病名亦曰疝气，非无谓也。盖寒有寒气，热有热气，湿有湿气，逆有逆气，气在阳分则有气中之气，气在阴分则有血中之气。凡气实者，必须破气；气虚者，必须补气。故治疝者，必于诸证之中，俱当兼用气药。

——疝之暴痛或痛甚者，必以气逆，宜先用荔香散。气实多滞者，宜《宝鉴》川楝散，或天台乌药散。非有实邪而寒胜者，宜暖肝煎主之。

——寒疝最能作痛，多因触冒寒邪，或犯生冷所致，凡喜暖畏寒，脉弦细，鼻尖手足多冷，大小便无热之类，皆是也。寒微者，宜荔香散、暖肝煎、肾气丸、神应散、丁香楝实丸之类主之。寒甚者，宜《医林》四神丸、《百一选方》十补丸、胡芦巴丸、沉香桂附丸之类主之。一法以五积散加盐炒吴茱萸、小茴香各一钱，姜五片，葱白五寸同煎，空心热服，大治气痛不可忍。

——热疝大能作痛，凡火邪聚于阴分而为痛者，必有热证热脉，或大便秘结，或小水热闭不通，或为胀为满而烦热喜冷者是也，宜大分清饮，或茵陈饮加茴香、川楝子之类，或以加味通心饮、葵子汤之类主之。又有肾本不虚而肝经湿热火旺，茎中作痛，筋急缩，或痛，或痒，或肿，或挺纵不收，白物如精，随尿而下者，此筋疝也，宜龙胆泻肝汤主之。

——湿疝多为重坠胀满，然亦有痛者，宜以前寒热证参而治之。有不痛而久坠不愈者，是即癞疝之属，单宜治湿理气，以加味五苓散，或《局方》守效丸，或苍术散，或三层茴香丸之属主之。一云凡治㿗疝，非断房事厚味，不能取效。

——疝病遇酒而发者，多因湿热，当先去其湿。湿而热者，大分清饮加茴香、川楝之属。湿兼寒者，宜加味五苓散主之，或以葛花解酲汤加减用之。

——血结少腹间者，是为血疝，但察其非气非食，小腹硬而有形，大便秘结而黑，小水利者，必血积血疝之属，宜桃仁膏，或桃仁煎，或玉烛散之类下之。

——疝遇色欲而发者，是必阴虚之属。若阴虚兼动相火者，宜以六味地黄汤加黄柏、知母、山栀、茴香、川楝之类主之。若阴虚无火，或兼寒痛精虚者，宜理阴煎，或八味地黄汤加茴香、枸杞之类，或用暖肝煎主之。

——疝久者必多虚证，或以元气本虚而偶患者，亦有虚证，或不耐劳苦而微劳即发者，亦有虚证，当以脉证辨之。凡治虚疝，当察其虚在阴分，或在阳分。阴虚者，轻则暖肝煎、八味地黄汤，甚则理阴煎、补阴益气煎之类，酌而用之。阳虚者，宜温胃饮、归脾汤、补中益气汤之类主之。若阳虚至甚者，必用桂、附、椒、姜，或以六味回阳饮之类主之。若虚中挟滞者，宜以前法为主，而加以疏导之药，如川楝、茴香、枳实、山楂、栀子之属，酌其宜而佐用之。

——疝有邪实当下者，详后条张子和论中。

述古 共八条

《巢氏病源》曰：诸疝者，阴气积于内，复为寒气所加，使营卫不调，气血虚弱，故风冷入其腹内而成疝也。疝者痛也，或小腹痛，不得大小便；或手足厥冷，绕脐痛，自汗；或冷气逆上抢心腹，令心痛；或里急而腹痛，此诸候非一，故云诸疝也。

许学士云：大抵此疾虽因虚得之，不可以虚而骤补。经云：邪之所凑，其气必虚，留而不去，其病则实，故必先涤所蓄之热，然后补之。是以诸方多借巴豆气者，盖谓此也。

刘宗厚云：谨按：疝证虽始为因虚而得，必邪实迫痛而未下者，故当先泻而后补也。至有虚甚迫痛，上为呕逆，或下有遗精者，此邪实正虚之甚矣，此欲不补可乎？但恐补之则无益，泻之则气转陷，幸而获生者鲜矣。

陈无择曰：经说七疝，诸疝等义，更不见名状，但有寒疝、癞疝、狐疝而已，唯《大奇论》列五脏脉为五疝者如前。大抵血因寒泣则为瘕，气因寒聚则为疝，但五脏脉理不同，不可不辨。且肾脉本沉，心脉本滑，受寒则急，于理乃是。肝脉本弦，肺脉本涩，并谓之沉，未为了义。又脾不出本脉，但云急为疝，亦文义之缺也。凡云急者，紧也，紧为寒，亦可类推。且贼风入腹亦为疝，冒暑履湿皆能为疝，当随四气改易急字，风则浮弦，暑则洪数，湿则缓细，于理始明。要知疝虽兼脏气，皆外所因也，寒泣、风散、暑郁、湿著、绞刺击搏，无有定处，仓卒之际，痛不堪忍，世人称为横弦、竖弦、膀胱小肠气、贼风入腹等，名义不同，证状则一。

张子和曰：《内经》曰：木郁则达之。达谓吐也，令条达其气也。肝之积，本当吐者，然观其病之上下，以顺为贵，仲景所谓上宜吐，下宜泻者，此也。敢列七疝图于下，以示后之君子，庶几有所凭藉者焉。

寒疝：其状囊冷，结硬如石，阴茎不举，或控睾丸而痛。得于坐卧湿地，或寒月涉水，或冒雨雪，或坐卧砖石，或风冷处使内过劳，宜以温剂下之。久而无子。

水疝：其状肾囊肿痛，阴汗时出，或囊肿而状如水晶，或囊痒而搔出黄水，或少腹中按之作水声。得于饮水醉酒，使内过劳，汗出而遇风寒湿之气，聚于囊中，故水多，令人为卒疝，宜以逐水之剂下之。有漏针去水者，人多不得其法。

筋疝：其状阴茎肿胀，或溃或脓，或痛而里急筋缩，或茎中痛，痛极则痒，或挺纵不收，或白物如精，随溲而下。久而得于房室劳伤及邪术所使，宜以降心之剂下之。

血疝：其状如黄瓜，在少腹两旁，横骨两端约中，俗云便痈。得于重感春夏大燠，劳动使内，气血流溢，渗入脬囊，留而不去，结成痈肿，肿少血多，宜以和血之剂下之。

气疝：其状上连肾区，下及阴囊，或因号哭忿怒，则气郁之而胀，怒哭号罢，则气散者是也。有一治法，以针出气而愈者。然针有得失，宜以散气之药下之。或小儿亦有此疾，俗曰偏气。得于父已年老，或年少多病，阴痿精怯，强力入房，因而有子，胎中病也。此疝不治，惟筑宾一穴灸之。

狐疝：其状如瓦，卧则入小腹，行立则出小腹入囊中。狐昼则出穴而尿，夜则入穴而不尿，此疝出入上下往来，正与狐相类也。亦与气疝大同小异，今人带钩钤是也。宜以逐气流经之药下之。

㿗疝：其状阴囊肿缒，如升如斗，不痒不痛者是也。得之地气卑湿所生，故江淮之间，湫塘之处，多感此疾，宜以去湿之药下之。女子阴户突出，虽似此类，乃热则不禁固也，不可便谓虚寒而涩之、燥之、补之。本名曰瘕，宜以苦下之，以苦坚之。王太仆曰：阳气下坠，阴气上争，上争则寒多，下坠则筋缓，故睾垂纵缓，因作㿗疝也。已上七疝，下去其病之后，可调则调，可补则补，各量病势，勿拘俗法。经所谓阴盛而腹胀不通者，㿗癃疝也，不可不下。

刘宗厚曰：按子和所论，病本经络之原，至为详尽，但七疝名固不同，治法当异；然俱用攻下之法，愚切疑焉。虽钱仲阳亦曰：肝为相火，有泻无补。丹溪有曰：肝只是有余，肾只是不足。夫厥阴一经受疝，宜通勿塞固宜，亦当视其浅深而行之可也，况有邪气客于膀胱、小肠之经者，若干于少阴肾经，则宜通勿塞之法，可例用乎？

愚谓子和七疝之治虽各有不同，然无非用下，则不能无偏。故刘宗厚、徐用诚皆疑而议之，亦谓其太过耳，非谓尽不可用也。再观丹溪之法，则曰治疝大不宜下，是又相左之甚矣。余因考子和治案，如治蔡参军，因坐湿地，疝痛不堪，用导水丸下之而愈。又治一人因疟渴，过饮浆水病疝，医进姜、附，为燥热所壅，以致阴囊重坠，大如升斗，乃先以导水丸，后用猪肤散大下之而愈。又治一夫病卒疝，赤肿大痛，数日不止，诸药如石投水，遂以导水丸，次以通经散，大下之而愈。若此类者，岂皆不可下乎？故但宜酌其虚实缓急，如或为邪热所闭，或以少年暴疾，或以肿硬赤痛之极者，则如导水丸、三花神佑丸、禹功散之类，皆所当用。盖邪盛而急，势不可当，有非行气利水等剂所能及者，则不得不攻，此子和之法，亦自有必不可废者，是不可不察也。

《辨疑录》云：治疝者，每用五苓散内加行气之药，获效者多。按药性，猪苓、泽泻分理阴阳，以和心与小肠之气，白术调脾，并利脐腰间湿及死血，茯苓利膀胱水，桂能伐肝邪，茴香善治小肠之气，金铃子、橘核去膀胱之气，槟榔下气，少加木通以导引小肠之邪，屡用屡验。

诸经治疝灸法

足阳明经：气冲　归来　水道　阴市　大巨　陷谷

足太阴经：冲门　府舍　阴陵泉　三阴交

足少阴经：肓俞　四满　阴谷　筑宾　治小儿胎病　交信　太溪　照海　然谷

足厥阴经：急脉　曲泉　中都　蠡沟　中封　太冲　行间　大敦

足太阳经：肝俞　次髎　合阳　承山　金门

足少阳经：五枢　肩井　丘墟

督脉：命门　长强

任脉：曲骨　中极　关元　石门　气海　阴交

一法：于关元两旁相去各三寸青脉上，灸七壮即愈。左灸左，右灸右，用验。

一法：令病者合口，以草横量两口角为一折，照此再加二折，共为三折，屈成三角如△样，将上角安脐中心，两角安脐下两旁，当下两角处是穴，左患灸右，右患灸左，左右俱患，即两灸之。艾柱如麦粒，灸十四壮或二十一壮即安。

——阑门穴　在阴茎根两旁各开三寸是穴，针一寸半，灸七壮，治木肾偏坠。按：此即奇俞中泉阴穴。《千金翼》云：在横骨旁三寸，治癞卵偏大，灸百壮，三报之。

——外陵穴　在脐左右各开一寸半，灸疝立效，永不再发，屡用屡验。

——风市穴　在膝上七寸外侧两筋间。又取法：令正身平立，直垂两手著腿，当中指尽处陷中是也。针五分，灸七壮。《千金》云：灸百壮，重者五六百壮。治疝气，外肾肿，小肠气痛，腹内虚鸣，此风痹疼痛之要穴。

熨治法

严氏云：用食盐半斤，炒极热，以故帛包熨痛处。

一法用泥葱白一握，置脐中，上用熨斗熨之，或上置艾灼之，妙。或以葱白为一束，去须叶，切为寸厚葱饼，烘热置脐上，仍以熨斗熨之，尤便而妙。

疝论列方

荔香散新因二八
川楝散和三二六
加味通心饮寒三三
暖肝煎新热十五
理阴煎新热三
龙胆泻肝汤寒六三
六味丸补百二十
八味丸补一二一
葛花解酲汤和一二四
温胃饮新热五

肾气丸热一七七
归脾汤补三二
加味五苓散和一八四
玉烛散攻二四
五积散散三九
丁香楝实丸热一七九
苍术散和三二八
葵子汤寒一二四
天台乌药散和三二九
桃仁煎攻三九
桃仁膏和三百三十
茵陈饮新寒八
《百选》十补丸热一七四
神应散热一七五
守效丸和三三一
《医林》四神丸热一五三
神佑丸攻四八
禹功散攻四一
三层茴香丸热一八一
导水丸攻七一
胡芦巴丸热一七八
六味回阳饮新热二
大分清饮新寒五
沉香桂附丸热百十一
补中益气汤补三十
补阴益气煎新补十六

论外备用方

荔核散和三二七 气疝
祛痛散和七一 气逆
木香导气丸因二七六
降椒酒和二三八 风湿
苦楝丸热百八十 奔豚
加减柴苓汤和一九三 湿疝寒热
蟠葱散热百一十 寒滞
羊肉汤热一七六 寒疝
疝气神方因二七二、二七四
去铃丸因二七七
夺命丹热一八二 阴寒
当归羊肉汤热一七六 寒疝
川楝丸因二七五 寒滞
固元丹固三一 虚寒
湿疝阴丸作痛因二七九

脱 肛

论 证

大肠与肺为表里，肺热则大肠燥结，肺虚则大肠滑脱，此其要也。故有因久泻久痢，脾肾气陷而脱者；有因中气虚寒，不能收摄而脱者；有因劳役吐泻，伤肝脾而脱者；有因酒湿伤脾，色欲伤肾而脱者；有因肾气本虚，关门不固而脱者；有因过用寒凉，降多亡阳而脱者；有因湿热下坠而脱者。然热者必有热证，如无热证，便是虚证。且气虚即阳虚，非用温补多不能效。凡小儿元气不实者，常有此证。故陈自明曰：大肠虚寒，其气下陷，则肛门翻出；或因产努力，其肛亦然，是诚确见之论。

论　治

《内经》曰下者举之，徐之才曰涩可去脱，皆治脱肛之法也。故古人之治此者，多用参、芪、归、术、川芎、甘草、升麻之类以升之补之，或兼用北五味、乌梅之类以固之涩之，仍外用熏洗收涩之药，则无有不愈。凡中气微虚而脱者，宜四君子汤或五味异功散。中寒吐泻而脱者，五君子煎或温胃饮。泻痢不止而滑脱者，胃关煎，或加乌梅、北五味、文蛤、木香之属以佐之。脾虚下陷而脱者，补中益气汤或举元煎。阴虚肝肾不足而下陷者，补阴益气煎。阴中阳虚而脱者，理阴煎或大补元煎。以上诸证，凡虚中挟火，或热赤，或肿痛，宜用补中益气汤加黄连、黄芩、槐花之类加减治之。然必真有火证火脉，方可酌用寒凉，若非实火，则大忌苦寒，以防其沉降败脾也。若妇人产后用力太过，肛门脱出者，宜六物煎加升麻，或用殿胞煎加人参，仍须用温热汤洗而收之。若湿热下坠，疼痛脱肛，甚者，抽薪饮、大分清饮；微者，约营煎。

述　古

薛立斋曰：脱肛属大肠气血虚而兼湿热。凡湿热胜者，升阳除湿汤。血热者，四物加条芩、槐花。血虚者，四物加白术、茯苓。兼痔而痛者，四物加槐花、黄连、升麻。久痢者，补中益气汤加酒炒芍药。中气虚陷者，前汤加半夏、炮姜、五味、茯苓。肾虚者六味丸。虚寒者，八味丸。

简易方

一方　用五倍子末三钱，明矾末二钱，水二碗，煎沸热洗，立收。

一方　治脱肛三五寸者，先用五倍矾汤洗过，次用赤石脂为末，以油纸托上，四围皆掺之，妙。

一方　用桑叶、桃叶煎汤，入矾末，洗之则愈。或以蓖麻子捣膏药贴顶心，则不下脱。

一方　用石灰炒热，以帛包裹，令患人坐其上，冷即易之。

灸脱肛法

长强穴灸三壮，愈　脐中随年壮　百会灸三壮，治小儿脱肛

脱肛论列方

四君子汤补一
举元煎新补十七
五君子煎新热六
六味丸补百二十
大补元煎新补一
五味异功散补四
温胃饮新热五
理阴煎新热三
四物汤补八
殿胞煎新因十
大分清饮新寒五
八味丸补一二一
补中益气汤补三十
补阴益气煎新补十六
胃关煎新热九
抽薪饮新寒三
六物煎新因二十
约营煎新寒二十
升阳除湿汤和一七九

论外备用方

缩砂散因二八四　伏热

伏龙肝散因二八八　擦敷

真人养脏汤和一九四

蟠龙散因二八七　擦敷

熏洗熨法因二百八十、二八一

参术芎归汤因二八二　气虚

凉血清肠散因二八三　血热

诃子人参汤因二八五　虚陷

景岳全书卷之三十三终

卷之三十四 天集

杂证谟

癫狂痴呆

经义

《宣明五气篇》曰：邪入于阳则狂，邪入于阴则痹。搏阳则癫疾，搏阴则为喑。《生气通天论》曰：阴不胜其阳，则脉流薄疾，并乃狂。阳不胜其阴，则五脏气争，九窍不通。

《调经论》曰：血并于阴，气并于阳，故为惊狂。

《通天篇》曰：太阳之人，多阳而少阴，必谨调之，无脱其阴，而泻其阳。阳重脱者易狂，阴阳皆脱者，暴死不知人也。《本神篇》曰：肝悲哀动中则伤魂，魂伤则狂忘不精。肺喜乐无极则伤魄，魄伤则狂，狂者意不存人。

《脉解篇》曰：太阳所谓甚则狂癫疾者，阳尽在上而阴气从下，下虚上实，故狂癫疾也。阳明所谓病至则欲乘高而歌，弃衣而走者，阴阳复争而外并于阳，故弃衣而走也。

《阳明脉解篇》：帝曰：足阳明之脉病，甚则弃衣而走，登高而歌，或至不食数日，逾垣上屋，所上之处，皆非其素所能也，病反能者何也？岐伯曰：四肢者，诸阳之本也。阳盛则四肢实，实则能登高也。热盛于身，故弃衣欲走也。阳盛则使人妄言骂詈，不避亲疏而不欲食，故妄走也。

《病能论》：帝曰：有病怒狂者，此病安生？岐伯曰：生于阳也。阳气者，因暴折而难决，故善怒也，病名曰阳厥。帝曰：何以知之？岐伯曰：阳明者常动，巨阳少阳不动，不动而动大疾，此其候也。帝曰：治之奈何？曰：夺其食即已。夫食入于阴，长气于阳，故夺其食即已。使之服以生铁落为饮，夫生铁落者，下气疾也。

《通评虚实论》帝曰：癫疾何如？岐伯曰：脉搏大滑，久自已；脉小坚急，死不治。帝曰：癫疾之脉，虚实何如？岐伯曰：虚则可治，实则死。

《大奇论》曰：心脉满大，痫瘛筋挛。肝脉小急，痫瘛筋挛。二阴急为痫厥。

《邪气脏腑病形篇》曰：心脉缓甚为狂笑，微涩为癫疾。肺脉急甚为癫疾。肾脉急甚为骨癫疾。

《奇病论》曰：帝曰：人生而有病癫疾者，病名曰何？安所得之？岐伯曰：病名为胎病。此得之在母腹中时，其母有所大惊，气上而不下，精气并居，故令子发为癫疾也。

《寒热病篇》曰：暴挛痫眩，足不任身，取天柱。

《癫狂篇》曰：癫疾始生，先不乐，头重痛，视举目赤，甚作极已而烦心，候之于颜。取手太阳、阳明、太阴，血变而止。癫疾始作，先反僵，因而脊痛，候之足太阳、阳明、太阴、手太阳，血变而止。癫疾始作，而引口啼呼喘悸者，候之手阳明、太阳，左强者攻其右，右强者攻其左，血变而止。治癫疾者，常与之居，察其所当取之处。病至，视之有过者泻之，置其血于瓠壶之中，至其发时，血独动矣。不动，灸穷骨二十壮。穷骨者，骶骨也。骨癫疾者，顑齿诸腧分肉皆满，而骨居，汗出烦悗，呕多沃沫，气下泄，不治。筋癫疾者，身倦挛急大，刺项大经之大杼脉。呕多沃沫，气下泄者，不治。脉癫疾者，暴仆，四肢脉皆胀而纵。脉满，尽刺之出血；不满，灸之挟项太阳，灸带脉于腰相去三寸，诸分肉本输。呕多沃沫，气下泄者，不治。癫疾者，疾发如狂者，死不治。以上俱言癫疾。

狂始生，先自悲也，喜忘苦怒善恐者，得之忧饥，治之取手太阴、阳明，血变而止，及取足太阴、阳明。狂始生少卧不饥，自高贤也，自辩智也，自尊贵也，善骂詈，日夜不休，治之取手阳明、太阳、太阴、舌下少阴，视之盛者，皆取之，不盛，释之也。狂言、惊、善笑、好歌乐、妄行不休者，得之大恐，治之取手阳明、太阳、太阴。狂、目妄见、耳妄闻、善呼者，少气之所生也，治之取手太阳、太阴、阳明，足太阴、头两颇。狂者多食，善见鬼神，善笑而不发于外者，得之有所大喜，治之取足太阴、太阳、阳明，后取手太阴、太阳、阳明。狂而新发，未应如此者，先取曲泉左右动脉，及盛者见血，有顷已；不已，以法取之，灸骨骶二十壮。以上俱言狂证。

《长刺节论》曰：病在诸阳脉，且寒且热，诸分且寒且热，名曰狂，刺之虚脉，视分尽热病已止。病初发岁一发，不治，月一发，不治，月四五发，名曰癫病，刺诸分诸脉，其无寒者以针调之，病已止。

《二十难》曰：重阳者狂，重阴者癫；脱阳者见鬼，脱阴者目盲。

《五十九难》曰：狂癫之病，何以别之？然，狂疾之始发，少卧而不饥，自高贤也，自倨贵也，妄笑，好歌乐，妄行不休是也。癫疾始发，意不乐，僵仆直视，其脉三部俱盛是也。

论证 共二条

癫狂之病，病本不同。狂病之来，狂妄之渐而经久难已；癫病之至，忽然僵仆而时作时止。狂病常醒，多怒而暴；癫病常昏，多倦而静。由此观之，则其阴阳寒热，自有冰炭之异。故《难经》曰：重阳者狂，重阴者癫。义可知也。后世诸家，有谓癫狂之病，大概是热，此则未必然也。此其形气脉气自亦有据，不可不辨察阴阳，分而治之。

——癫即痫也，观《内经》所言癫证甚详，而痫则无辨，即此可知。后世有癫痫、风痫、风癫等名，所指不一，则徒滋惑乱，不必然也。又如《别录》所载五痫，曰马痫、牛痫、猪痫、羊痫、鸡痫者，即今人之谓羊痫、猪痫也，此不过因其声之相似，遂立此名。可见癫痫无二，而诸家于癫证之外，又有痫证，诚属牵强，无足凭也。又《千金方》有风痫、惊痫、食痫，及阴痫、阳痫之说，皆所当辨，并列后条。

论治 共五条

凡狂病多因于火。此或以谋为失志，或以思虑郁结，屈无所伸，怒无所泄，以致肝胆气逆，木火合邪，是诚东方实证也。此其邪乘于心，则为神魂不守；邪乘于胃，则为暴横刚强。故治此者，当以治火为先，而或痰或气，察其甚而兼治之。若止因火邪，而无胀闭热结者，但当清火，宜抽薪饮、黄连解毒汤、三补丸之类主之。若水不制火而兼心肾微虚者，宜朱砂安神丸，或服蛮煎、二阴煎主之。若阳明火盛者，宜白虎汤、玉泉散之类主之。若心脾受热，叫骂失常，而微兼闭结者，宜清心汤、凉膈散、三黄丸、当归龙荟丸之类主之。若因火致痰者，宜清膈饮、抱龙丸、生铁落饮主之，甚者宜滚痰丸。若三焦邪实热甚者，宜大承气汤下之。若痰饮壅闭，气道不通者，必须先用吐法，并当清其饮食。此治狂之要也。

——癫病多由痰气。凡气有所逆，痰有所滞，皆能壅闭经络，格塞心窍，故发则旋晕僵仆，口眼相引，目睛上视，手足搐搦，腰脊强直，食顷乃苏。此其倏病倏已者，正由气之倏逆倏顺也。故治此者，当察痰察气，因其甚者而先之；至若火之有无，又当审其脉证而兼为之治也。气滞者，宜排气饮、大和中饮、四磨饮，或牛黄丸、苏合丸、《集成》润下丸之类主之。痰盛者，宜清膈饮、六安煎、二陈汤、橘皮半夏汤，或抱龙丸、朱砂滚涎丸之类主之。兼痰兼火者，宜清膈饮、朱砂安神丸、丹溪润下丸之类主之。痰逆气滞之甚者，必用吐法，吐后随证调理之。

——癫痫证无火者多。若无火邪，不得妄用凉药，恐伤脾气，以致变生他证。且复有阴盛阳衰及气血暴脱，而绝无痰火气逆等病者，则凡四君、四物、八珍、十全大补等汤，或干姜、桂、附之类，皆所必用，不得谓癫痫尽属实邪而概禁补剂也。若真阴大损，气不归根，而时作时止，昏沉难愈者，必用紫河车丸，方可效。其有虚中挟奏实，微兼痰火不清而病久不愈者，《集验》龙脑安神丸最得其宜，随证增减，可为法也。

——痴呆证，凡平素无痰，而或以郁结，或以不遂，或以思虑，或以疑贰，或以惊恐，而渐致痴呆，言辞颠倒，举动不经，或多汗，或善愁，其证则千奇万怪，无所不至，脉必或弦或数，或大或小，变易不常，此其逆气在心或肝胆二经，气有不清而然。但察其形体强壮，饮食不减，别无虚脱等证，则悉宜服蛮煎治之，最稳最妙。然此证有可愈者，有不可愈者，亦在乎胃气、元气之强弱，待时而复，非可急也。凡此诸证，若以大惊猝恐，一时偶伤心胆而致失神昏乱者，此当以速扶正气为主，宜七福饮或大补元煎主之。

——小儿无狂证，惟病癫者常有之。凡小儿之病，有从胎气而得者，有从生后受惊而得者，盖小儿神气尚弱，惊则肝胆夺气而神不守舍，舍空则正气不能主，而痰邪足以乱之。故凡治小儿之惊痫，必须先审正气，然后察其病邪，酌宜治之。诸法俱载小儿门，所当详究。

述古 共四条

《千金方》云：小儿之痫有三，风痫、惊痫、食痫也。风痫缘衣暖汗出，风因入也。初时先屈指如数，乃作。惊痫起于惊悸，大啼乃作。食痫其先不哺乳，而变热后发，或先寒后热者，皆食痫也。又云：病先身热，掣纵，惊啼叫唤，而后发痫，脉浮者为阳痫，病在六腑外，在肌肉，犹易治也；病先身冷，不惊掣，不啼叫，而病发时脉沉者，为阴痫，病在五脏内，在骨髓，难治也。

陈无择云：夫癫痫病，皆由惊动，使脏气不平，郁而生涎，闭塞诸经，厥而乃成。或在母胎中受惊，或幼小感风寒暑湿，或饮食不节，逆于脏气而成。盖忤气得之外，惊恐得之内，饮食属不内外，三因不同，忤气则一。

愚谓此二家之说，虽若切当，然风寒外感，自有表证，饮食内伤，是有里证，俱未必乱神。若此而癫痫为病，则忽尔昏厥，此其病则专在心经，以及肝胆二脏，又非风寒饮食所能顿病若此者。且风痫之义，本以木邪所属为言，亦非外感之谓，即有外感，或有饮食，亦无非因惊因恐相兼为病耳，若以三因并列之，则有未必然也。

张子和曰：肝屡谋，胆屡不决，屈无所伸，怒无所泄，肝木胆火随炎入心，心火炽亢，神不守舍，久逆而成癫狂，一因也；有思虑过多，脾伤失职；心之官亦主思，甚则火炽，心血日涸，脾液不行，痰迷心窍，以致癫狂，二因也。

丹溪曰：大法行痰为主，黄连、南星、瓜蒌、半夏，寻火寻痰，分多少而治，无不愈。有热者，以凉药清其心。有痰者，必用吐法，吐后用东垣安神丸及平肝之药，青黛、柴胡、川芎之类。

简易方

一方：治狂，邪触发无时，披头大叫，但欲杀人，不避水火者，用苦参为末，蜜丸，桐子大，每服五七十丸，白滚汤或清茶送下。

灸法

间使五壮　人中用小炷灸之　骨骶二十壮　两手足大拇指，以二指并缚一处，灸爪甲角七壮。须于甲肉之半，令其四处着火。

癫狂论列方

抽薪饮新寒三
当归龙荟丸寒一六七
白虎汤寒二
八珍汤补十九
四君子汤补一
四物汤补八
清心汤寒三四
朱砂安神丸寒一四二
清膈煎新寒九
七福饮新补七
大补元煎新补一
玉泉散新寒十五
排气饮新和六
朱砂滚涎丸攻七八
六安煎新和二
二阴煎新补十
大和中饮新和七
凉膈散攻十九
抱龙丸小八五
橘皮半夏汤和十三
滚痰丸攻七七
三补丸寒一六二
紫河车丸小百七
四磨饮和五二
二陈汤和一
丹溪润下丸和百十六
三黄丸攻六八
服蛮煎新寒十九
十全大补汤补二十
吐法新攻一
苏合丸和三七一
《集成》润下丸和百十七
牛黄丸和三六五
生铁落饮寒七七

大承气汤攻一
黄连解毒汤寒一
《集验》龙脑安神丸和一四七

论外备用方

正心汤补八一 心虚主热
宁心丸补百十四 养心神
辰砂妙香散固十五
抱胆丸和三五七 惊气结
宁志丸和三百六十 心风养神
人参琥珀丸和三六一 养心安神
归神丸和三五九 神不守舍
神应丹和三六三 镇惊痰
五痫神应丸和三六四 风痰
《秘方》半夏丸和三六二 风痰
辰砂丸和三五八 痰气结
琥珀寿星丸和百十三 痰痫
五生丸热九六 寒痰
犀角丸攻九一 风痰
牛黄清心丸攻三五 实热

癃　闭

经　义

《灵兰秘典论》曰：小肠者，受盛之官，化物出焉。三焦者，决渎之官，水道出焉。膀胱者，州都之官，津液藏焉，气化则能出矣。

《宣明五气篇》曰：膀胱不利为癃，不约为遗尿。

《生气通天论》曰：阳不胜其阴，则五脏气争，九窍不通。

《口问篇》曰：中气不足，溲便为之变。

《本输篇》曰：三焦者，足少阴太阳之所将，太阳之别也，并太阳之正，入络膀胱，约下焦，实则闭癃，虚则遗尿。

《奇病论》曰：有癃者，一日数十溲，此不足也。详《死生门》八。

《玉机真脏论》：帝曰：夫子言脾为孤脏，中央土以灌四傍，其太过与不及，其病皆何如？岐伯曰：太过则令人四肢不举，其不及则令人九窍不通，名曰重强。

《气厥论》曰：胞移热于膀胱，则癃，尿血；膀胱移热于小肠，鬲肠不便，上为口糜。

《经脉篇》曰：肝所生病者，遗尿闭癃。足少阴实则闭癃。

《骨空论》曰：督脉为病，癃痔遗尿。

《厥论》曰：厥阴之厥，则少腹肿痛，腹胀泾溲不利，好卧屈膝，阴缩肿，胻内热。

《邪气脏腑病形篇》曰：肾脉微急为沉厥奔豚，足不收，不得前后。

《痹论》曰：肠痹者，数饮而出不得，中气喘争，时发飧泄。胞痹者，少腹膀胱按之内痛，若沃以汤，涩于小便，上为清涕。

《经脉篇》曰：足少阴之别，名曰大蛊。实则闭癃，虚则腰痛。

《阴阳类论》曰：二阴一阳，病出于肾，阴气客游于心脘，下空窍，堤闭塞不通，四肢别离。

《至真要大论》曰：太阳之胜，隐曲不利，互引阴股。岁太阴在泉，少腹痛肿，不得小便。

《五常政大论》曰：涸流之纪，其病癃闭，邪伤肾也。

《六元正纪大论》曰：阳明司天之政，民病癃闭。

《标本病传》曰：大小不利者，治其标。

《热病篇》曰：癃，取之阴跷及三毛上及血络出血。

《癫狂篇》曰：内闭不得溲，刺足少阴、太阳与骶上以长针。

论证 共三条

小水不通，是为癃闭，此最危最急证也。水道不通，则上侵脾胃而为胀，外侵肌肉而为肿，泛及中焦则为呕，再及上焦则为喘，数日不通则奔迫难堪，必致危殆。今人一见此证，但知利水，或用田螺罨脐之法，而不辨其所致之本，无怪其多不治也。

凡癃闭之证，其因有四，最当辨其虚实：有因火邪结聚小肠膀胱者，此以水泉干涸，而气门热闭不通也。有因热居肝肾者，则或以败精，或以槁血，阻塞水道而不通也。若此者，本非无水之证，不过壅闭而然，病因有余，可清可利，或用法以通之，是皆癃闭之轻证也。惟是气闭之证，则尤为危候。然气闭之义有二焉：有气实而闭者，有气虚而闭者。夫膀胱为藏水之腑，而水之入也，由气以化水，故有气斯有水；水之出也，由水以达气，故有水始有尿。经曰：气化则能出矣。盖有化而入，而后有化而出；无化而出，必其无化而入，是以其入其出，皆由气化，此即本经气化之义，非单以出者言气化也。然则水中有气，气即水也；气中有水，水即气也。今凡病气虚而闭者，必以真阳下竭，元海无根，水火不交，阴阳否隔，所以气自气，而气不化水，水自水，而水蓄不行。气不化水，则水腑枯竭者有之；水蓄不行，则浸渍腐败者有之。气既不能化，而欲强为通利，果能行乎？阴中已无阳，而再用苦寒之剂，能无甚乎？理本甚明，何知之者之不多见也？至若气实而闭者，不过肝强气逆，移碍膀胱，或破其气，或通其滞，或提其陷，而壅者自无不去。此治实者无难，而治虚者必得其化，为不易也。故凡临此证，不可不详辨其虚实。

——仲景曰：在尺为关，在寸为格。关则不得小便，格则吐逆。此误认关格之义也，详见关格门。

论治 共七条

——火在下焦，而膀胱热闭不通者，必有火证火脉及尿管疼痛等证，宜大分清饮、抽薪饮、益元散、玉泉散，及绿豆饮之类以利之。若肝肾实火不清，或遗浊，或见血者，大都清去其火，水必自通，前法俱可通用。

——气闭证，当分虚实寒热而治之。凡气实者，气结于小肠膀胱之间而壅闭不通，多属肝强气逆之证，惟暴怒郁结者多有之，宜以破气行气为主，如香附、枳壳、乌药、沉香、茴香之属，兼四苓散而用之。若气陷于下，药力不能骤及者，当即以此药多服，探吐以提其气，使气升则水自降也。有痰气逆滞不通者，即以二陈汤、六安煎之类探吐之。有热闭气逆者，及以大分清饮探吐之。有气实血虚而闭者，用四物汤探吐之。凡气实等证，无如吐之妙者，譬之滴水之器，闭其上窍，则下窍不通，开其上窍，则下窍必利。盖有升则有降，无升则无降，此理势之使然也。

凡气虚而小便闭者，必以素多斫丧，或年衰气竭者，方有此证，正以气有不化，最为危候，不易治也。然凡病此者，必其有渐，但觉小便短少，或便时费力，便当留心速治，若待其剧，恐无及也。但治此者，亦当辨其脏气之寒热。若素无内热之气者，是必阳虚无疑也。或病未至甚，须常用左归、右归、六味、八味等汤丸，或壮水以分清，或益火以化气，随宜用之，自可渐杜其源。若病已至甚，则必用八味丸料，或加减《金匮》肾气汤大剂煎服，庶可挽回。或疑桂、附辛热，不敢轻用，岂知下元阳气亏甚，得寒则凝，得热则行，舍此二者，更有何物可以直达膀胱而使水因气化也？若气虚下陷，升降不利者，宜补中益气汤主之，或即用此汤探吐之，最妙。若素禀阳脏内热，不堪温补，而小便闭绝者，此必真阴败绝，无阴则阳无以化，水亏证也，治宜补阴抑阳，以化阴煎之类主之。或偏于阳亢而水不制火者，如东垣之用滋肾丸亦可，但此即火证之属耳。

——大小便俱不通者，必先通其大便，小便自通矣，宜八正散之类主之。

——久服桂附之属，以致水亏阳亢而小便不通者，宜解毒壮水，以化阴煎之类主之。甚者，以黄连解毒汤加分利滋阴等药亦可，然尤惟绿豆饮为解毒之神剂。其有因久服阳药，作用过多，火本不盛，单由水亏者，非六味地黄汤大剂滋之不可也。

——服分利既多，而小水愈不通者，此必下竭之证。察其水亏者，必须大补真阴；火虚者，必须峻补阳气，气达水行，其便自调。不可见其假实，恣意疏通，此与榨干汁、沸枯油者何异？致令竭者愈竭，鲜不危矣。

——膀胱无水等证，有因泄泻，水归大肠而小水不通者，此当但治泄泻，泄泻止而水自利也。有因大汗多汗，气从汗泄而小水不利者，此当调治营卫，表气收而小便自利也。有虚劳亡血伤精，水随液去，五内枯燥而小水不利者，此当调补真阴，血气渐充而小水渐利也。凡此数者，皆膀胱无水枯涸之证，水泉既涸，故不可再加分利；内惟泄泻证亦有可分利者，然亦不过十之三耳。诸如此者，当于各门详察治之，皆非有水不通而为癃闭之类也。

——怀妊之妇，每有小便不通者，此以胎气下陷，尿孔被压而然，多以气虚不能举胎所致，宜八珍汤、补中益气汤之类主之。若临盆之际，胎压膀胱而小便不通者，宜以手指托起其胎，则小水自出。

通闭方法

凡治小水闭塞不通，危急之甚，诸药不效者，速寻白菊花根捣烂，用生白酒冲和，取酒汁温而饮之，神效。按：此方或白花者一时难得，即不拘何色，但以家菊根代之，亦必无不效。一法：治膀胱有尿，或因气闭，或因结滞阻塞，不能通达，诸药不效，危困将死者，用猪溲胞一个，穿一底窍，两头俱用鹅翎筒穿透，以线扎定，并缚住下口根下出气者一头，乃将溲胞吹满，缚住上窍，却将鹅翎尖插入马口，解去根下所缚，手捻其胞，使气从尿管透入膀胱，气透则塞开，塞开则小水自出，大妙法也。

——通塞法：凡败精干血，或尿孔结垢，阻塞水道，小便胀急不能出者，令病人仰卧，亦用鹅翎筒插入马口，乃以水银一二钱徐徐灌入，以手逐段轻轻导之，则堵塞皆通，路通而水自出，水出则水银亦从而喷出，毫无伤碍，亦最妙法也。

——熏洗通便法：凡偶有气闭，小水不通，胀急危困之极者，速用皂角、葱头、王不留行各数两，煎汤一盆，令病者坐浸其中，熏洗小腹下体，久之热气内达，壅塞自开，便即通矣。若系妇人，亦可用葱数茎塞阴户中，外加熏洗，其通尤速。

述古 共三条

易老云：寒在胞中，遏塞不入，热在下焦，填塞不便，须用感北方寒水之化，气味俱阴之药，以除其热，泄其闭塞。

东垣治一人，病小便不利，目睛突出，腹胀如鼓，膝已上坚硬，皮肤欲裂，饮食不下，服甘淡渗利之药皆不效。予曰：疾急矣，非精思不能处。思至半夜，曰：吾得之矣！经曰：膀胱者，津液之腑，必气化而能出焉。多服渗利之药而痛益甚，是气不化也。启玄子云：无阳则阴无以生，无阴则阳无以化。甘淡气薄者皆阳药，独阳无阴，欲化得乎？遂以滋肾丸群阴之剂投之，再服愈。

丹溪曰：小便不通，有气虚，有血虚，有实热，有痰，有湿，有气结下焦。血气干者死。

癃闭论列方

抽薪饮新寒三

玉泉散新寒十五

四苓散和一八七

大分清饮新寒五

八正散寒百十五

化阴煎新寒七

益元散寒百十二

滋肾丸寒一六三

二陈汤和一
六味汤补百二十
八味汤补一二一
补中益气汤补三十
左归饮新补二
右归饮新补三
黄连解毒汤寒一
六安煎新和二
四物汤补八
《金匮》肾气汤补一二四
绿豆饮新寒十四
八味丸补一二一

论外备用方

地髓汤和三四五　闭痛
疏凿饮和五三　水闭
人参固本丸补百六　阴虚
五苓散和一八二
葱白汤和三百五十　气闭欲死
万全木通汤和三四九　利便
导赤散寒一二二
七正散寒百十六　火闭
导水茯苓汤和六二　闭而肿
葱熨法因二九一
清肺饮子寒四十　气分热
黄芩清肺饮寒三八　气热
葵子汤寒一二四　膀胱热
赤茯苓汤寒一二三　膀胱热
《直指》黄芩汤寒百七　心肺热
猪苓汤和一八八　伤寒下后小便不通
独蒜通便方因二八九
龙胆泻肝汤寒六三　肝火
十全大补汤补二十
三味牛膝汤寒一二六　茎痛闭
加味龙胆泻肝汤寒六四
加味逍遥散补九三　虚热
加味通心饮寒三三　疝闭
《良方》龙胆泻肝汤寒六二
大连翘饮寒七八　风热
小便不通方因二百九十

秘　　结

经　　义

《金匮真言论》曰：北方黑色，入通于肾，开窍于二阴。

《气厥论》曰：膀胱移热于小肠，膈肠不便。

《脉解篇》曰：太阴所谓病胀者，得后与气，则快然如衰也。

《邪气脏腑病形篇》曰：肾脉微急，为不得前后。小肠病者，小腹痛，腰脊控睾而痛，时窘之后。

《五常政大论》曰：涸流之纪，其病痿厥坚下。其病癃闭，邪伤肾也。

《六元政纪大论》曰：不远热则热至，淋闭之病生矣。太阳所至为流泄禁止。燥胜则干。

《至真要大论》曰：太阴司天，病阴痹，大便难，阴气不用，病本于肾。太阳之胜，隐曲不利，互引阴股。少阴之复，隔肠不便。

《宣明五气篇》曰：肾恶燥。

《脏气法时论》曰：肾苦燥，急食以润之，开腠理，致津液通气也。

《杂病篇》曰：厥气走喉而不能言，手足清，大便不利，取足少阴。

论证 共二条

秘结一证，在古方书有虚秘、风秘、气秘、热秘、寒秘、湿秘等说，而东垣又有热燥、风燥、阳结、阴结之说，此其立名太烦，又无确据，不得其要，而徒滋疑惑，不无为临证之害也。不知此证之当辨者惟二，则曰阴结、阳结而尽之矣。盖阳结者，邪有余，宜攻宜泻者也；阴结者，正不足，宜补宜滋者也，知斯二者，即知秘结之纲领矣。若或疑余之说，而欲必究其详，则凡云风秘者，盖风未必秘，但风胜则燥，而燥必由火，热则生风，即阳结也，岂谓因风而宜散乎？有云气秘者，盖气有虚实，气实者阳有余，阳结也；气虚者阳不足，阴结也，岂谓气结而尽宜破散乎？至若热秘、寒秘，亦不过阴阳之别名耳。再若湿秘之说，则湿岂能秘，但湿之不化，由气之不行耳，气之不行，即虚秘也，亦阴结也。总之，有火者便是阳结，无火者便是阴结，以此辨之，岂不了然？余故曰：凡斯二者，即秘结之纲领也。

——秘结之由，除阳明热结之外，则悉由乎肾。盖肾主二阴而司开阖，故大小便不禁者，其责在肾，然则不通者，独非肾乎？故肾热者宜凉而滋之，肾寒者宜温而滋之，肾虚者宜补而滋之，肾干燥者宜润而滋之。经曰：肾苦燥，急食辛以润之，开腠理，致津液通气也，正此之谓。

论治 共七条

——阳结证，必因邪火有余，以致津液干燥。此或以饮食之火起于脾，或以酒色之火炽于肾，或以时令之火蓄于脏，凡因暴病，或以年壮气实之人，方有此证。然必有火证火脉，内外相符者，方是阳结。治此者，又当察其微甚。邪结甚者，非攻不可，宜诸承气汤、神佑丸、百顺丸之类主之。邪结微者，宜清凉饮子、《元戎》四物汤，或黄龙汤、玉烛散之类主之。火盛不解者，宜凉膈散、大黄硝石汤、八正散、大分清饮、大金花丸之类主之。火盛水亏，阴虚而燥者，宜丹溪补阴丸、人参固本丸，或六味地黄加黄柏、知母、麻仁之类主之。

——阴结证，但察其既无火证，又无火脉，或其人喜热恶冷，则非阳证可知。然既无邪，何以便结不通？此证有二，则一以阳虚，一以阴虚也。凡下焦阳虚则阳气不行，阳气不行则不能传送而阴凝于下，此阳虚而阴结也。下焦阴虚则精血枯燥，精血枯燥，则津液不至而肠脏干槁，此阴虚而阴结也。故治阳虚而阴结者，但益其火，则阴凝自化，宜右归饮、大补元煎、大营煎之类主之，或以人参、当归数钱煎汤，送右归、八味等丸俱妙。治阴虚而阴结者，但壮其水，则泾渭自通，宜左归饮、左归丸、当归地黄饮、五福饮、六味地黄丸之类主之。二者欲其速行，宜于前法中各加肉苁蓉二三钱，以酒洗去咸，同煎服之，其效尤速。然此等证候，其来有渐，但初觉时，便当加意调理，自无不愈。若待气血俱败，则最难为力，而徒归罪于药之不效，亦何其不智也。以上阴结一证，虽气血之分自当如此，然血虚者，亦必气有不行；气虚者，岂曰血本无恙？大都虚而兼热者，当责其血分；虚而兼寒者，当责其气分，此要法也。第今之世人，但知有热秘，而不知有冷秘，所以《局方》有半硫丸，海藏有已寒丸之类，皆治此之良剂，所当察也。若欲兼温兼补，似不若八味地黄丸及理阴煎之属为更妙。

——大便本无结燥，但连日或旬日欲解不解，或解止些须而不能通畅，及其既解，则仍无干硬，凡此数者，皆非火证，总由七情、劳倦、色欲，以致阳气内亏不能化行，亦阴结之属也。此当详察脾肾，辨而治之。病在脾者宜治中焦，以理中汤、温胃饮、五君子煎、归脾汤、补中益气汤之类主之；病在肾者宜治下焦，以右归饮、大补元煎、八味地黄汤之类主之。

——老人便结，大都皆属血燥。盖人年四十而阴气自半，则阴虚之渐也，此外则愈老愈衰，精血日耗，故多有干结之证。治此之法无他，惟虚者补之，燥者润之而尽之矣。然亦当辨其虚实微甚及有火无火，因其人而调理之可也，凡润燥等剂，如导滞通幽汤、苁蓉润肠丸、搜风顺气丸、东垣润肠丸、《卫生》润肠丸、《元戎》四物汤、三仁丸、百顺丸之类，皆可选用。又豕膏为润燥之神剂，最当随宜用之。其有大虚大热者，宜用前阴阳结治法。许学士治年老虚人便秘，只用火麻仁、苏子仁各半，研取汁服之，更煮粥食之，不必服药而秘愈。

——便闭有不得不通者，凡伤寒杂证等病，但属阳明实热可攻之类，皆宜以热结治法，通而去之。若察其元气已虚，既不可泻，而下焦胀闭又通不宜缓者，但用济川煎主之，则无有不达。

——元气薄弱之人，凡患伤寒杂证，病气不足等病，而有大便不行者，但察其胸腹下焦，若绝无胀实痞塞、急坠欲解等患，此其中本无实邪，即虽十日二十日不解，亦自无妨，切不可因其不便，强为疏导。盖其胃口未开，食饮未进，则全赖中气以为捍御之本，但俟邪气渐退，胃气渐和，则自然通达，无足虑也。若肠脏本无滞碍，而强为通利以泄胃气，遂至主不胜客者有之，邪因而陷者亦有之，此其害受于冥冥之中，而人多不知也。识之！慎之！

——秘结证，凡属老人、虚人、阴脏人，及产后、病后、多汗后，或小水过多，或亡血失血、大吐大泻之后，多有病为燥结者，盖此非气血之亏，即津液之耗。凡此之类，皆须详察虚实，不可轻用芒硝、大黄、巴豆、牵牛、芫花、大戟等药，及承气、神芎等剂，虽今日暂得通快，而重虚其虚，以致根本日竭，则明日之结必将更甚，愈无可用之药矣。况虚弱之辈，幸得后门坚固，最是寿征，虽有涩滞，亦须缓治，但以养阴等剂，渐加调理，则无有不润。故病家医家凡遇此类，切不可性急欲速，以自取其败而致悔无及也。

述古 共四条

东垣曰：《金匮真言论》云：北方黑色，入通于肾，开窍于二阴。又云：大便难者，取足少阴。夫肾主五液，津液润则大便如常；若饥饱失节，劳役过度，损伤胃气，及食辛热味厚之物而助火邪，耗散真阴，津液亏少，故大便结燥。然结燥之病不一，有热燥，有风燥，有阳结，有阴结，又有老年气虚，津液不足而结燥者。治法云：肾恶燥，急食辛以润之。结者散之。如少阴不得大便，以辛润之，太阴不得大便，以苦泄之。阳结者散之，阴结者温之。仲景曰：小便利而大便硬，不可攻下，以脾约丸润之。食伤太阴，腹满而食不化，腹响然不能大便者，以苦药泄之。如血燥而不能大便者，以桃仁、酒制大黄通之。风结燥而大便不行者，以麻子仁加大黄利之。如气涩而大便不通者，以郁李仁、枳实、皂角仁润之。大抵治病必究其源，不可一概用巴豆、牵牛之类下之，损其津液，燥结愈甚，复下复结，极则以致导引于下而不通，遂成不救。噫！可不慎哉？又曰：凡脏腑之秘，不可一例治，有虚秘，有实秘。实秘者，能饮食，小便赤，麻仁丸、七宣丸之类主之；胃虚而秘者，不能饮食，小便清，厚朴汤主之。盖实秘者，物也；虚秘者，气也。

予观此东垣之法，多从治标。虽未有虚实之辨，而用厚朴汤者，此但以有物无物言虚实，谓有物者当下之，无物者当行其气耳。而于真阴亏损，邪正之虚实，则所未及。此其法固不可废，亦不可泥也。

丹溪曰：古方有脾约证，制脾约丸，谓胃强脾弱，约束津液不得四布，但输膀胱，故小便数而大便难者，曰脾约，与此丸以下脾之结燥，肠润结化，津液入胃而愈。然既曰脾约，必阴血枯槁，内火燔灼，热伤元气。故肺受火邪而津竭，必窃母气以自救；金耗则土受木伤，脾失转输，肺失传送，宜大便秘而难，小便数而无藏蓄也。理宜滋养阴血，使阳火不炽，金行清化，脾土清健，津液入胃，则肠润而通矣。今此丸用之热甚而气实，与西北方人禀之壮实者无有不安；若用之东南方人，与热虽盛而气血不实者，虽得暂通，将见脾愈弱而肠愈燥矣，须知在西北以开结为主，在东南以润燥为主。

王节斋曰：若年高人脾虚血燥，易饥易饱，大便燥难，用白芍药、当归各一两，人参七钱，升麻、炙甘草各四钱，山楂、大麦芽、桃仁去皮尖，另研，各五钱，此老人常服药也。

薛立斋曰：前证属形气病气俱不足，脾胃虚弱，津血枯涸而大便难耳，法当滋补化源。又有脾约证，成无己曰：胃强脾弱，约束津液不得四布，但输膀胱，小便数而大便难者是也，宜用脾约丸。阴血枯槁，内火燔灼，肺金受邪，土受木克，脾肺失传，大便秘而小便数者，宜用润肠丸。此乃病气有余之治法也。经云：脾为至阴己土而主阴。然老弱之人，当补中益气以生阴血。又曰：肾开窍于二阴，大小便也。若肾经津涸者，用六味丸，脾肺气虚者，补中益气汤。脾经郁结者，加味归脾汤。气血虚者，八珍汤。若发热作渴饮冷，用竹叶黄芪汤。若膏粱厚味积热者，加味清胃散。

阳结新案

余尝治一少年，素好火酒，适于夏月，醉则露卧，不畏风寒，此其食性脏气，皆有大过人者，因致热结三焦，二便俱闭。余先以大承气汤，用大黄五七钱，如石投水。又用神佑丸及导法，俱不能通，且前后俱闭，危剧益甚。遂仍以大承气汤加生黄二两，芒硝三钱，加牙皂二钱，煎服。黄昏进药，四鼓始通，大便通而后小便渐利。此所谓盘根错节，有非斧斤不可者，即此之类，若优柔不断，鲜不害矣。

阴结新案

朱翰林太夫人，年近七旬，于五月时，偶因一跌，即致寒热。群医为之滋阴清火，用生地、芍药、丹皮、黄芩、知母之属，其势日甚。及余诊之，见其六脉无力，虽头面、上身有热，而口则不渴，且足冷至股。余曰：此阴虚受邪，非跌之为病，实阴证也。遂以理阴煎加人参、柴胡，二剂而热退，日进粥食二三碗；而大便以半月不通，腹且渐胀，咸以为虑，群议燥结为火，复欲用清凉等剂。余坚执不从，谓其如此之脉，如此之年，如此之足冷，若再一清火，其原必败，不可为矣。经曰：肾恶燥，急食辛以润之，正此谓也。乃以前药更加姜、附，倍用人参、当归，数剂而便即通，胀即退，日渐复原矣。病起之后，众始服其定见。

秘结论列方

承气汤攻一　　黄龙汤攻二一

五君子煎新热六
厚朴汤和三三六
八正散寒百十五
大补元煎新补一
凉膈散攻十九
大营煎新补十四
补中益气汤补三十
理中汤热一
理阴煎新热三
当归地黄饮新补二十
温胃饮新热五
归脾汤补三二
加味归脾汤补三三
左归饮新补二
右归饮新补三
加味清胃饮寒五五
左归丸新补四
五福饮新补六
人参固本丸补百六
济川煎新补二一
豕膏新因二九
《元戎》四物汤攻二六
六味丸补百二十
八味丸补一二一
丹溪补阴丸寒百六十
麻仁丸攻九二
玉烛散攻二四
竹叶黄芪汤寒七
脾约丸攻九三
八珍汤补十九
东垣润肠丸和三百四十
三仁丸和三三八
百顺丸新攻六
大分清饮新寒五
《卫生》润肠汤和三三三
七宣丸攻九四
清凉饮子攻二五
苁蓉润肠丸和三四一
神佑丸攻四八
大金花丸攻五五
导滞通幽汤和三三五
大黄硝石汤攻十四
搜风顺气丸和三四三

论外备用方

三和散和百五十 气秘
益血丹补一五七 亡血久虚
人参固本丸补百六 阴虚
润肠汤和三三三 血燥
通幽汤和三三四 燥结痛
半硫丸热一八七 虚冷秘
皂角散和三三七 通秘
当归承气汤攻六
十全大补汤补二十 虚秘
犀角丸攻九十 痰火秘

益血润肠汤和三四二 老人便秘
调营活络饮和二八三
大己寒丸热一七一 寒秘
木香槟榔丸攻五十 积热秘
芍药清肝散寒六一
当归龙荟丸寒一六七
桃仁承气汤攻四
《圣惠》搜风顺气丸和三四四 血燥热

诈　　病

论　　证

夫病非人之所好，而何以有诈病？盖或以争讼，或以斗殴，或以妻妾相妒，或以名利相关，则人情诈伪出乎其间，使不有以烛之，则未有不为其欺者。其治之之法，亦惟借其欺而反欺之，则真情自露而假病自瘳矣，此亦医家所必不可少者。

仲景曰：病者向壁卧，闻师到不惊起而盻视，若三言三止，脉之咽唾者，此诈病也。设见脉自和处，或师持其脉病人欠者，皆无病也。但言此病大重，当须服吐下药，针灸数十百处，乃愈。

新案 共三条

予向同数友游寓榆关，客邸内一友，素耽风月，忽于仲冬一日，谯鼓初闻，其友急叩予户，启而问之，则张皇求救。云：所狎之妓，忽得急证，势在垂危，倘遭其厄，祸不可解。予随往视之，见其口吐白沫，僵仆于地，以手摸之，则口鼻四肢俱冷，气息如绝。陡见其状，殊为惊骇，因拽手诊之，则气口和平，脉不应证。予意其脉和如此，而何以证危如是？第以初未经识，犹不知其为诈也。然沉思久之，则将信将疑，而复诊其脉，则安然如故，如豁然省悟，岂即仲景之说也。遂大声于病妓之傍曰：此病危矣，使非火攻，必不可活；非用如枣如栗之艾，亦不可活；又非连灸眉心、人中、小腹数处，亦不可活。余寓有艾，宜速取来灸之。然火灸尚迟，姑先与一药，使其能咽，咽后少有声息，则生意已复，即不灸亦可。若口不能咽，或咽后无声，当速灸可也。即与一药，嘱其服后即来报我。彼狡奴闻予之言，窃已惊怖，惟恐大艾着身，药到即咽，咽后少顷，即哼声出而徐动徐起矣。予次日问其所以，乃知为吃醯而发也。予闻之大笑，始知姊妹行中奸狡之况有如此。

又予在都中时，一相契金吾公，蓄二妾，其一则燕姬也，有母随之。一日二妾相竞，燕妾理屈，其母助恶，叫跳撒赖，遂至气厥若死。乃令一婢抱持而坐，自暮及旦，绝无苏意。清晨延予疗之。予初入室，见其肉厚色黑，面青目瞑，手撒息微，及诊其脉，则伏渺如脱，亦意其真危也。斯时也，欲施温补，则虑其大怒之后，逆气或有未散；欲加开导，则虑其脉之似绝，虚极有不能胜。踌躇未决，乃请复诊。及入室再见，则不若前次之撒手，而十指交叉，抱腹仰坦于婢者之怀。因疑其前番撒手，今既能叉手，岂他人之所为乎？及著手再诊，则似有相嫌不容之意，而拽之不能动，此更可疑也。因出其不意，卒猛一扯，则顿脱有声，力强且劲。由是前疑始释，谓其将死之人，岂犹力有如是乎？乃思其脉之若此者，或以肉厚气滞，此北人禀赋多有之也。或以两腋夹紧，此奸人狡诈亦有之也。若其面青息微，则怒气使然，自不足怪。识见既定，因声言其危，使闻灸法，以恐胜之。遂先投一剂，到咽即活。次日会公，因询予曰：日昨之病，固料其势必危矣。然谓其为真邪，则何以药甫其唇，而效之峻速有如此？谓其为假耶，则何以能终夜做作，而形证之肖似有如此？昨公所用之药，果亦有何玄秘否？是皆不能无疑也。予曰：予之玄秘，秘在言耳。但使彼惧，敢不速活。经曰：忧可胜怒，正此谓也。是可见人情之巧，其有最难测者皆如此，使昨非再诊而再察之，则予亦几为所诳矣。是以凡遇此类，不可不加之详审。

又一姻戚士子，为宦家所殴，遂卧病旬日，吐血盈盆，因喧传人命，连及多人。延医数辈，见其危剧之状，皆束手远避，防为所累也。最后予往视之，察其色，则绝无窘苦之意，诊其脉，则总皆和缓如常。予始疑之，而继则悟之，因潜语之曰：他可欺也，予亦可欺耶？此尔之血也，抑家禽之血耶？其人愕然，浼予无言。遂为调和，而相衔感而散。又一邻妇，以妒妾作闹，诟夫反目，因而病剧，则咬牙瞪眼，僵厥不苏，若命在呼吸间者。其夫惊惶无措，其妾连遭不堪，浼予救之。则脉非其病，遂用前法治之，愈后其夫感谢，而不知为其所愚也。若此二人，则又人事中之常态，使不有悬朗之鉴，则此中变幻，有以假病而延成真病者，有以小忿而延成大祸者。兹予拂之若振埃，但为人造福，而且可防人之欺，故亦纪之，以资仓卒之急用。

疠　　风

经　　义

《风论》曰：风气与太阳俱入，行诸脉俞，散于分肉之间，与卫气相干，其道不利，故使肌肉愤䐜而有疡。卫气有所凝而不行，故其肉有不行也。疠者，有营气热胕，其气不清，故使鼻柱坏而色败，皮肤疡溃，风寒客于脉而不去，名曰疠风。或名曰寒热。

《长刺节论》曰：病大风，骨节重，须眉堕，名曰大风。刺肌肉为故，汗出百日。刺骨髓，汗出百日，凡二百日须眉生而止针。疠风者，素刺其肿上，已刺，以锐针针其处，按出其恶气，肿尽乃止。常食方食，无食他食。

《脉要精微论》曰：脉风成为疠。

论　证

疠风，即大风也。又谓之癞风。俗又名为大麻风。此病虽名为风，而实非外感之风也。实以天地间阴厉浊恶之邪，或受风木之化而风热化虫，或受湿毒于皮毛而后及营卫，或犯不洁，或因传染，皆得生虫。盖虫者，厥阴主之，厥阴为风木，主生五虫也。虫之生也，初不为意，而渐久渐多，遂致不可解救，诚最恶最危最丑证也。又《千金》云：自作不仁极恶之业也，所以最为难治。观孙真人云：尝治数百人，终无一人免于死者。盖无一人能守禁忌故耳。惟一妇人，病愈后又服加减四物汤百余剂，半年之上，方得经行，十分全愈。又，丹溪治五人，亦惟一妇人得免，以贫甚且寡，无物可吃也。外三四人者，越二三年皆复作而死。由此观之，可见此证非得出奇秘方，鲜能取效。故予逢此证，不敢强以为知，而妄施治疗，亦不敢强言治法，以惑后人。至若古人论治之法，亦甚详悉，用之得宜，虽病根未必可拔，而延保余年，夭枉自亦可免。由是遍求诸说，则惟薛立斋《疠疡机要》论列已全，今择其要，并诸论之得理者，详述于下，以为证治之纲领云。

述古论 共三条

立斋曰：大抵此证，多由劳伤气血，腠理不密，或醉后房劳沐浴，或登山涉水，外邪所乘，卫气相搏，湿热相火，血随火化而致。故淮扬闽广间多患之。近代先哲云，感天地肃杀恶气所致。其上体先见或多者，毒在上也；下体先见或多者，毒在下也。盖气分受邪则上多，血分受邪则下多，气血俱受则上下齐见。凡眉毛先落者，毒在肺；面发紫泡者，毒在肝；脚底先痛或穿者，毒在肾；遍身如癣者，毒在脾；目先损者，毒在心，此五脏受病之重者也。又一曰皮死，麻木不仁；二曰肉死，针刺不痛；三曰血死，溃烂；四曰筋死，指脱；五曰骨死，鼻柱坏。此五脏受伤之不可治者也。若声哑目盲，尤为难治。又治法当辨本证、兼证、变证、类证、阴阳虚实而斟酌焉。若妄投燥热之剂，脓水淋漓则肝血愈燥，肾水愈枯，相火愈旺，反成败证矣。

——疠疡所患，非止一脏。然其气血无有弗伤，兼证无有弗见，况积岁而发见于外，须分经络之上下，病势之虚实，不可概施攻毒之药，当先助胃壮气，使根本坚固，而后治其疮可也。经云：真气夺则虚，邪气胜则实。凡云病属有余者，当察其元气不足。

《耆婆恶病论》曰：疾风有四百四种，总而言之不出五种，即是五风：一曰黄风，二曰青风，三曰白风，四曰赤风，五曰黑风，其风合五脏，故曰五风。五风生五虫：黄风生黄虫，青风生青虫，白风生白虫，赤风生赤虫，黑风生黑虫，食人五脏。若食人脾，语变声散。食人肝，眉睫堕落。食人心，遍身生疮。食人肺，鼻柱崩倒，鼻中生息肉。食人肾，耳鸣啾啾，或如车行雷鼓之声。若食人皮，皮肤顽痹。食人筋，肢节堕落。五风合五脏，虫生致多，入于骨髓，往来无碍，坏于人身，名曰疾风。疾风者，是疠风之根本也。病之初起，或如针锥所刺，名曰刺风。或如虫走，名曰游风。遍身掣动，名曰瞤风。不觉痛痒，名曰顽风。肉起如桃李小枣核，从头面起者，名曰顺风。从两脚起者，名曰逆风。如连钱团圆，赤白青乌斑驳，名曰痦风。或遍体生疮，或如疥癣，或如鱼鳞，或如榆荚，或痒或痛，黄汁流出，肢节坏烂，为脓为血，或不痒不痛，或起或灭，青黄赤白黑，变易不定。病起之由，皆因冷热不调，流于五脏，通彻骨髓，用力过度，饮食杂秽，房室不节，虚劳动极，汗流遍体，因兹积热于五脏，致生多虫，食人五脏、骨髓、皮肉、筋节，久久败坏，名曰疠风。惟见黑虫者，最为难治，人得此疾，速宜弃家室财物，离妻妾，入山静养疗治，无有不瘥。

述古治法 共八条

薛立斋曰：凡疠疡，当知有变有类之不同，而治法有汗有下，有砭刺攻补之不一。盖兼证当审轻重，变证当察先后，类证当详真伪，而汗、下、砭刺、攻补之法，又当量其人之虚实，究其病之原委而施治之。盖虚者，形气虚也；实者病气实，而形气未必实也。

——疠疡砭刺之法，子和张先生谓：一汗抵千针。盖以砭血不如发汗之周遍也。然发汗即出血，出血即发汗，二者一律。若恶血凝滞在肌表经络者，宜刺宜汗，取委中出血则效。若恶毒蕴结于脏腑，非荡涤其内则不能痊。若毒在外者，非砭刺遍身患处及两臂腿腕，两手足指缝各出血，其毒必不能散。若表里俱受毒者，非外砭内泄，其毒决不能退。若上体多，宜用醉仙散，取其内蓄恶血从齿缝中出，乃刺手指缝并臂腕，以去肌表毒血。若下体多，宜用再造散，令恶血陈虫从谷道中出，仍针指足缝并腿腕，隔一二日更刺之，以血赤为度。如有寒热头痛等证，当大补气血为主。

——疠疡服轻粉之剂，若腹痛去后，兼有脓秽之物，不可用药止之。若口舌肿痛，秽水时流，作渴、发热喜冷，此为上焦热毒，宜用泻黄散。若寒热往来，宜用小柴胡汤加知母。若口齿缝出血，发热而大便秘结，此为热毒内淫，宜用黄连解毒汤。若大便调和，用《局方》犀角地黄汤。若秽水虽尽，口舌不愈，或发热作渴而不饮冷，此虚热也，宜七味白术散。

——疠疡手足腿臂或各指拳挛者，由阴火炽盛，亏损气血，当用加味逍遥散加生地黄，及换肌散兼服。

——疠疡生虫者，以五方风邪翕合，相火制金，金衰不能平木，所以化虫。内食五脏，而证则见于外也。宜用升麻汤送泻青丸，或桦皮散以清肺肝之邪。外灸承浆，以疏阳明、任脉，则风热息而虫不生矣。若肝经虚热者，佐以加味逍遥散、六味地黄丸。

徐东皋曰：经云：汗之则疮已。况癞之为风，尤疮之最恶者。故曰：疠风诸疮热久，热则生风，且疠风尤染肃杀之气而成者，若非汗法，何以去其毒风？所以汗之一法，乃治疠之最要者。其余诸方，次第用之可也。凡患人身上痒甚，盖以风邪气郁，血不荣敷而然，宜四物汤加黄芩、白芷调浮萍末服，发汗而愈。

——疠风灸法。先服桦皮散，自少至多，服五七日，灸承浆穴七壮。灸疮愈后，再灸之。凡三灸之后，服二圣散泄热，祛血中之风邪，时更以升麻汤送下泻清丸为佳。倘年深日久，即以愈风丹、换骨丹等方，详而用之。

——凡大风初起，头面搔痒，更有红紫疹块起者，即可服防风通圣散加苦参、天麻、蝉蜕数十帖，外用七珍汤浴洗，发汗则易愈。大忌五辛荤腥厚味半年，必不再发。

述古变证治法 共三条

立斋曰：一身起疙瘩，搔破脓水淋漓，若寒热往来者，肝经气血虚而有火也。用八珍汤加丹皮、柴胡。寒热内热者，血气弱而虚热也。八珍汤倍加参、术。若恶寒形寒者，阳气虚寒也，用十全大补汤。若肌肤搔如帛隔者，气血不能外荣也，人参养营汤；若面部抓之麻木，气血不能上荣也，补中益气汤；若痿弱筋挛者，血气不能滋养也。补中益气汤佐以六味地黄丸。

——遍身疙瘩，或隐疹搔痒，此风热伤血，用羌活当归散。气虚者，佐以补中益气汤加山栀、钩藤钩。血虚者，佐以加味逍遥散加钩藤钩。若手足皴裂，不问黯白，或于手足腿腕搔起白皮，此风热燥涩也。用清胃散加芍药。

——面赤搔痒，或眉毛脱落，此属肺经风热。用人参消风散、桦皮散。气虚用补中益气汤加天麻、僵蚕。血虚用加味逍遥散加钩藤钩。若面发紫泡，或成块，或眉毛脱落，属肝经风热，先用小柴胡汤加山栀、丹皮、钩藤钩，后用加味逍遥散。凡证属肝经血燥生风者，但宜滋肾水生肝血，则火自息，风自定，痒自止。

兼证治法

——疠疡之有兼证变证，凡如表里脏腑诸病，无不有之，其各治法亦已具悉各门。但有所值，即宜随证参用之，左右逢源，无弗善也，重录资繁，兹不赘及。

解诸毒

——敷砒霜，患处作痛或腐溃者，用湿泥频涂换之。若毒气入腹，胸膈苦楚，或作吐泻，饮冷米醋一二杯即止，多亦不妨。生绿豆末、芝麻油俱可。敷贴雄黄药，闷乱或吐泻，用防己煎汤解之。服辛热药而眉发脱落者，乃肝经血伤而火动，非风也，用四物汤、六味丸，以滋肝血生肾水。服川乌、草乌等药，闷乱流涎，或昏愦呕吐，或出血、吐血，用大豆、远志、防风、甘草，任用一味煎汤解之。大凡服风药过多，皆宜用之，如未应，急用甘草、生姜汁。敷贴巴豆之药，患处作痛，肌肉溃烂，以生黄连为末，水调敷之。若毒入内，吐泻等证，更以水调服一二钱，或大小豆、菖蒲汁，皆可。敷贴藜芦，毒入内，煎葱汤解之。服祛风克伐之药，呕吐少食，胸膈不利，或形气倦怠等证，用六君子汤以补阳气。若烦热作渴，饮食不思，或晡热内热，面赤发热。用四物汤加参、术以生阴血。余从各门治之。

禁忌

人之患斯疾者，多由嗜欲不谨所致。治斯疾者，速当断戒荤腥盐酱，一切厚味。只宜清心寡欲，绝色忘虑，幽陷林泉，屏弃世务，早早救疗，庶几可活。稍不守禁，每见愈而复作，及致危剧，莫能再救，总以其不守禁忌也。

疠风论列方

醉仙散外二百七十
再造散外二七三
黄连解毒汤寒一
换肌散外二七二
换骨丹和二七九
七味白术散小七
七珍汤外二八三
八珍汤补十九
六味地黄丸补百二十
四物汤补八
二圣散外二六七
十全大补汤补二十
愈风丹外二六六
泻黄散寒五七
补中益气汤补三十
桦皮散外二六八
六君子汤补五
人参消风散散四七
清胃散寒五四
小柴胡汤散十九
人参养营汤补二一
泻青丸寒一五一
防风通圣散攻十六
加味逍遥散补九四三
《局方》犀角地黄汤寒七九

论外备用方

升麻汤外二六九
浮萍散外二七一
白花蛇丸外二七四
皂角散外二七八
雷丸散外二七九
白花蛇膏外二七五
行药方外二七七
硫黄酒外二八二
防风天麻丸外二七六
苦参酒外二八一
乌头汤外二八四
洗疠方外二八六
敷疠方外二八五
黑虎丹外二百八十

景岳全书卷之三十四终

卷之三十五 天集

杂证谟

诸虫

经义

《厥病篇》曰：肠中有虫瘕及蛟蛔，皆不可取以小针。心肠痛，侬作痛肿聚，往来上下行，痛有休止，腹热喜渴，涎出者，是蛟蛔也。以手按聚而坚持之，无令得移，以大针刺之，久持之，虫不动，乃出针也。恲腹侬痛，形中上者。

《口问篇》帝曰：人之涎下者，何气使然？岐伯曰：饮食者，皆入于胃，胃中有热则虫动，虫动则胃缓，胃缓则廉泉开，故涎下。补足少阴。

《五癃津液别篇》曰：中热则胃中消谷，消谷则虫上下作，肠胃充郭，故胃缓。胃缓则气逆，故唾出。

《上膈篇》曰：气为上膈者，食饮入而还出。虫为下膈，下膈者，食晬时乃出。详噎膈门

《气交变大论》曰：岁木不及，收杀气行，寒雨害物，虫食甘黄，脾土受邪。岁土不及，复则收政严峻，名木苍凋，虫食甘黄，气客于脾。

《论疾诊尺篇》曰：肘后粗以下三四寸热者，肠中有虫。

《邪气脏腑病形篇》曰：脾脉微滑为虫毒蛔蝎腹热。

论证 共三条

虫之为病，人多有之，由于化生，诚为莫测。在古方书虽曰由湿、由热、由口腹不节、由食饮停积而生，是固皆有之矣。然以常见验之，则凡脏强气盛者，未闻其有虫。正以随食随化，虫自难存；而虫能为患者，终是脏气之弱，行化之迟，所以停聚而渐致生虫耳。然则或由湿热，或由生冷，或由肥甘，或由滞腻，皆可生虫，非独湿热已也。然以上数者之中，又惟生冷生虫为最。即如收藏诸物，但着生水，或近阴湿，则最易蛀腐，非其义乎？故凡欲爱养小儿，即当节其水果，以防败脾，此实紧要之一端也。至若治虫之法，虽当去虫，而欲治生虫之本以杜其源，犹当以温养脾肾元气为主，但使脏气阳强，非惟虫不能留，亦自不能生也。余制有温脏丸方，最所宜也。

——虫之为病，其类不一，或由渐而甚，或由少而多，及其久而为害，则为腹痛食减，渐至羸瘠而危者有之。凡虫痛证，必时作时止，来去无定，或呕吐青黄绿水，或吐出虫，或痛而坐卧不安，或大痛不可忍，面色或青或黄或白，而唇则红，然痛定则能饮食者，便是虫积之证，速宜逐之。《本事方》云：心虫曰蛔，脾虫曰寸白，肾虫如寸截丝缕，肝虫如烂杏，肺虫如蚕，皆能杀人，惟肺虫为急。肺虫居叶之内，蚀人肺系，故成瘵疾。咯血声嘶，药所不到，治之为难。

论治 共四条

治虫之剂，凡虫势骤急，上攻心腹作痛者，宜扫虫煎先治其标。若虫积坚固者，宜猎虫丸、遇仙丹、木香槟榔丸、百顺丸之类主之。或稍缓而质弱者，宜芜荑散、化虫散之类主之。

丹溪云：打虫方用楝树根、槟榔、鹤虱，夏取汁，冬浓煎饮之。又万应丸最妙。

——治虫之法，按丹溪云：上半月虫头向上，易治，下半月虫头向下，难治，先以肉汁或糖蜜引虫头向上，然后用药。此皆法之善者，然此惟缓治之法耳。然虫证甚急，又安能必待其时乎？且以望前望后辨虫头，亦若渺茫无据。惟先用香饵而虫头可引，岂非望后之治，亦自有法，又何虑其难治也。

徐东皋云：治虫之方固多，而用之者不知其法，则亦不能下虫。如丹溪云虫头向下之时，必须俟其向上，法当行于月半之前也。若虫得食，则不食药，亦不能下虫，而徒泻其虚也。故虽有方，不知其法，则方亦不效。凡欲下虫，必先一日不食，而使虫饥，次早五更用油煎肉，嚼之良久，腹内虫闻肉香，头皆向上而欲食，乃以鸡蛋煎饼和药，嚼而食之，须臾服葱汤或白水，少少以助药力下行，不逾时而虫俱下，甚至数升。然后以白粥补之，随服补剂调理脾胃，而疾可悉愈。

——验治法。昔一人患心腹大痛，或止或作，痛不可忍，凡用去积行气等药，百方不效。但于痛极时须用拳捶之，痛得少止，而旋止旋作，久不能愈，日加困弊，莫测其故。忽一胡僧见之，曰余能治也。遂令病者，先食香饵，继进一丸，打下一硬嘴异虫，遂愈。此因虫啮肠脏，所以痛极，捶之，则五内震动，虫亦畏而敛伏。不捶而虫得自由，所以复作。此亦验虫奇法。故凡见心腹痛证，但用揉按重捻而痛得暂止者，多有因虫而然也。

蛔虫 共五条

凡诸虫之中，惟蛔虫最多，其逐治之法总若前条。然旋逐旋生，终非善策，欲杜其源，必须温养脾胃，脾胃气强，虫自不生矣。故凡逐虫之后，或于未逐之先，若欲调补脾肾，则如归脾汤、温胃饮、五君子煎、理中汤，或理阴煎之属，皆所宜也。若欲兼虫而治之，则惟温脏丸为最善。凡治虫之法，或攻或补，自有缓急先后之宜，所当详辨，不可任意忽略也。

《巢氏病源》曰：凡腹中痛，其脉法当沉弱，今脉反洪大者，是蛔虫也。

《医余》曰：蛔虫亦九虫之数，人腹中皆有之。小儿失乳而哺早，或食甜食过多，胃虚而热，生虫，令人腹痛恶心，口吐清水，腹上青筋，用火煨使君子与食，以壳煎汤送下，甚妙。然世人多于临卧服之，又无日分，多不验。惟月初四五里五更而服之，至日午前虫尽下，可用温平和胃药调理一二日。凡虫在腹中，月上旬头向上，中旬横之，下旬头向下。故中旬下旬用药则不入虫口，所以不验也。牛马之生子，上旬生者，行在母前，中旬生者，并肩而行，下旬生者，后随之。猫之食鼠亦然。天地自然之理，物皆由之而莫知之。

伤寒门有吐蛔、蛔厥证治。呕吐门有吐蛔治法，并吐蛔治按。肿胀门有孙一奎蛔虫按，俱当参阅。

《外台》用苦楝汤治蛔虫。

寸白虫 共三条

此虫长寸许，色白，其状如蛆，母子相生，有独行者，有个个相接不断者，故能长至一二丈。治寸白虫无如榧子煎，其效如神。

《本事方》云：用《良方》锡灰、芜荑、槟榔者极佳。五更服则虫尽下。以此为末，用石榴根煎汁送下三钱，或丸服亦可。

《庚志》云：赵子山，字景高，寓居邵武军天王寺，苦寸白虫为患。医者咸云：是疾当止酒。然以素所耽嗜，欲罢不能。一夕醉于外舍，至夜半口干舌燥，仓卒无汤饮，适见廊庑下有瓮水，月色下照，莹然可掬，即酌而饮之，甚甘如饴，连饮数酌，乃就寝。迨晓虫出盈席，觉心腹顿宽，宿疾遂愈。一家皆惊异，验其所饮，盖寺仆日织草履浸红藤根水也。

小儿疳虫 名曰疳䘌

小儿疳䘌，亦由饮食过伤，致成疳积，身热腹大，面黄，四肢无力，昏睡，鼻头蚀烂汁臭，齿龈生疮，或下痢黑血，皆腹中有虫故也，宜九味芦荟丸、追虫丸、四味肥儿丸、七味肥儿丸、蟾蜍丸之类主之。虫去之后，仍当调补气血。

应声虫 共二条

《泊宅编》云：水州通判听军员毛景得奇疾，每语喉中必有物作声相应。有道人教令诵本草药名，至蓝而默然。遂取蓝捣汁饮之，少顷吐出肉块长一寸余，人形悉具，自后无声。

范正敏《遁斋闲览》载杨勔中年得异病，每发言应答，腹中有小声效之，数年间其声渐大。有道人见而惊曰：此应声虫也，久不治，延及妻子。宜读本草，遇虫不应者，当取服之。勔如言，读至雷丸，虫无声，乃顿服之，遂愈。后正敏至长沙，遇一丐者亦有是疾，环而观之者甚众。因教服雷丸，丐者亦愈。

九　虫

《千金要方》云：人腹中生虫，大率有九，皆能食人脏腑。一曰伏虫，长四分，群虫之主也。二曰蛔虫，长一尺，生发多则贯心而杀人。三曰白虫，长一寸，子孙相生，其母转大，长至四五丈，亦能杀人。四曰内虫，状如烂杏，令人烦满。五曰肺虫，状如蚕，令人咳嗽。六曰胃虫，状如虾蟆，令人呕吐胃逆喜哕。七曰弱虫，又名膈虫，状如瓜瓣，令人多唾。八曰赤虫，状如生肉，令人肠鸣。九曰蛲虫，致细微，形如菜虫，居广肠之间，多则为痔，剧则为癞，因人疮痍，即生诸痈疽癣瘘、㾦疥龋虫，无所不为，其害匪细。凡此诸虫，大则依附脏腑之间，小则侵蚀肌肤之内。若元气尚实，未为大害，稍有虚损，遂肆其毒，甚至如劳瘵杀人，及传尸疰怪，或应声、溪鼠之类，而非理之可测者多矣。业医者，不可不究其所致之本，及治之之法也。

狐惑 共二条

仲景曰：狐惑之为病，状如伤寒，默默欲眠，目不得闭，起卧不安，蚀于喉为惑，蚀于阴为狐，不欲饮食，恶闻食臭，其面目乍赤、乍白、乍黑。蚀于上部则声哑，甘草泻心汤主之。蚀于下部则咽干，苦参汤洗之。蚀于肛者，雄黄熏之。愚按：此仲景云狐惑之为病，状如伤寒，则可见本非伤寒也。而后世即以狐惑为伤寒者，岂非误乎！

《千金要方》曰：凡得伤寒及天行热病，腹中有热。又食少，肠胃空虚，三虫行作求食，蚀人五脏及下部。若齿龈无色，舌上尽白，甚者唇里有疮，四肢沉重，忽忽喜眠，当数看其上唇内，有疮唾血，唇内如粟疮者，心内懊侬痛闷，此虫在上蚀其五脏；下唇内生疮者，其人喜眠，此虫在下，蚀其下部。人不能知，可服此蚀虫药，不尔，𧏾虫杀人。又曰：凡患湿𧏾者，多是热病后，或久泻不止，或有客热结在腹中，或易水土，温凉气着，多生此病。亦有干𧏾，不甚泻痢，而下部疮痒。不问干湿，久则杀人。凡湿得冷则苦痢，单煮黄连及艾叶、苦参之属，皆可用之。若病人齿龈无色，舌上白者，或喜眠烦愦，不知痛痒处，或下痢，急治下部。不晓此者，但攻其上，不以下部为意，下部生虫，虫蚀其肛，肛烂见五脏便死，烧艾于竹筒熏之。

诸虫方

——传尸劳瘵未甚者，宜早用神授散因二五五。

——𧏾虫内蚀，下部生疮，宜雄黄兑散主之因二五七。

——大孔虫痒方因二五八。

——银朱烟，用治肤腠诸虫，无不神妙新因五三。

诸虫论列方

扫虫煎新和十四

猎虫丸新攻五

芜荑散和三一九

追虫丸攻九七

化虫散攻九八

五君子煎新热六

百顺丸新攻六

苦楝汤攻四七

榧子煎和三二一

甘草泻心汤寒二八

温脏丸新热二四

蟾蜍丸小一二三

四味肥儿丸小百十一

理中汤热一

理阴煎新热三

七味肥儿丸小百十三

温胃饮新热五

归脾汤补三二

九味芦荟丸小百十五

万应丸攻九九

遇仙丹攻五一

木香槟榔丸攻四九

论外备用方

圣效方和三二二 寸白虫

妙应丸攻一百 杀虫

《直指》芜荑散和三百二十 取虫

仲景乌梅丸和三二二 胃寒吐蛔

诸毒 附蛊毒

论饮食诸毒

《风俗通》曰：禽兽自死者，俱有毒，不可食。鱼无腮者，有毒，腮大者亦有毒。鳖肚下有红藻纹者，有毒。蟹腹下有毛者，有毒。煮酒初出火者，有毒，江南谓之火头酒，饮之则生痔、溢血。夏月饮食但过宿者，即有毒。夏月酒在铜锡器中过夜，即有毒。铜器盖热食，气上蒸成汗，滴下食中，即有毒。

炊汤过宿，饮之有毒，盥洗则生疥。桃、杏仁，双仁者毒，能杀人。果未成核者，俱有毒，令人发疮疖。夏秋果熟落地，虫缘者，有毒，人食之作漏。屋漏水有毒，人食之有胀而死者。用之沐手，则生浸淫之疥，屡验。泽中死水有毒，饮之令人生瘕。汤池中温泉水不可饮，令人胀闷，惟澡浴可以疏风，愈疥癣。盖其泉自硫黄中出，故温也。患疥者，宜饱食入浴之，连日数次，汗透而愈；体虚者，不可轻浴。

解一切饮食诸毒

芝麻油总能解一切饮食诸毒，不可不知。凡造肴馔，必先用真麻油于净锅熬熟，却下肉炒过，然后入清水煮之，则并不犯毒。今徽州、池州地方食牛肉，不论春夏，无日不食，惟制之有方，所以鲜有中毒。但犯一切饮食毒者，即用麻油一二杯饮之，得吐即毒释而无不愈者。

解饮食中毒共有十五方，俱载古方因阵中，自二百七起至二二一止。

善解毒者无如火，盖火能革物之性。

凡解诸药毒者，宜以荠苨汁、白扁豆汁、绿豆汁、甘草汁、饧糖汁、米糖汁、蚕退纸烧灰，随便用之，俱可解。

凡解毒药汤剂，不可热服，宜凉饮之，盖毒得热而势愈盛也。虽然，此特以热毒为言耳，若解木鳖、菌蕈、黄连、石膏之类以中阴毒者，岂仍避热而犹堪以寒饮乎？此有医案在呕吐门，当兼察之。

解毒药共十四方，俱载古方因阵中，自二二二起至二三五止。

解诸毒通用简易方

一方　雄黄、青黛等分为末，新汲水调服。

一方　拣净土地掘窟，用井水倾入，搅，澄清，多饮则愈。

一方　晋矾、建茶等分为末，新汲水调服三钱，吐即效，不吐再服。

一方　黄连、甘草节二味水煎，凉服，不拘多少。

一方　荠苨、黑豆、甘草㕮咀，每用一两，水二盏，煎一盏，温服，未效再服。

一方　白扁豆生为末，水调服二三钱。

一方　伏龙肝为细末，凉水调三四钱，搅动服之，吐者，再一服。即灶心土。

解一切虫兽毒

凡虎伤、犬伤、蛇蝎蜈蚣、水蛭之类皆是也，共二十三方，俱载古方因阵中，自二三六起至二五八止。

蛊毒 共三条

蛊之为毒，中土少见之，世传广奥深山之人，于端午日以毒蛇、蜈蚣、虾蟆三物同器盛之，任其互相吞食，俟一物独存者，则以为蛊，又谓之挑生。凡欲害人，密置其蛊于饮食中，人中其毒，必心腹疞痛如有虫啮，吐下皆如烂絮。若不即治，食人五脏而死，亦有十余日而死者。更有缓者，待以数月，气血羸惫，食尽五脏而后死。

一说两广山谷间有草曰胡蔓草，又名断肠草。若人以急水吞之则急死，以缓水吞之则缓死。今见荆楚之地，有曰鼠莽草者，人食之则毒死，意即胡蔓草也。

一说岭南人取毒蛇杀之，以草覆之，以水洒之，数日菌生，取菌为末，酒调以毒人。始亦无患，再后饮酒则毒作而死。其俗淫妇多自合北人，日久情好，又不肯逐人归，乃阴以毒投饮食中，北人归则戒之曰：子去几时还。若从其言，则复以药解之。若过期不往则死矣，名曰定年蛊。北人至彼，宜预防之，须备解毒丹之类，随身勿忘。凡稍觉饮食之后，四大不调，宜即服解药。若不预识其机，备有药饵，恐一时仓卒不救，所谓有备无患，重生者，不可忽也。

验蛊毒法

《遯斋闲览》云：海南鱼有石首，盖鱼枕也。取其石为器，可盛饮食，如遇蛊毒，器必爆裂，其效甚著。闽人制作最精，人但玩其色而鲜有识其用者。

验蛊之法，唾津在净水中，沉则是，浮则非。

又法：口含大豆，中蛊者，豆即胀而皮脱。无蛊者，豆不胀脱。又法：煮鸡蛋一枚，去壳，以银簪一双插入其中，并含入口内，一饮之顷，取视簪卵俱黑，即为中蛊。孙真人曰：凡中蛊者，嚼生黑豆不腥，噙白矾而味反甘者，皆中蛊也。

蛊　证

《直指》云：中蛊之候，面目青黄，力乏身痛，唇口焦干，眉须脱落，烦躁闷瞀，胸腹痞满，肚胀皮坚，腹中切痛如虫啮，又如虫行，唾吐鲜血，小便淋沥，大便脓血，病人所食之物，皆变而为虫，侵蚀脏腑，伤甚则死。死则毒气流注，复染他人，所谓蛊疰。

蛊　脉

脉紧数如钗股弦直而吐甚者，此中蛊毒也，急治之。中蛊脉洪大者，生。微细者，死。

防　蛊

凡入有蛊之乡，所用饮食，但以犀角搅试，有毒则白沫竦起，无沫即无毒也。若自幼时食猫肉者，则毒不能为害。

知禁忌

凡中蛊者，但能记何物之中中毒，须终身再不食此物，犯之则毒作。若用药而愈，自后饮食永不可吃冷，吃冷则蛊毒复生，竟不能救。

反蛊及主法

《卫生》云：凡入蛊乡，见人家门限屋梁绝无灰尘洁净者，其家必蓄蛊，当用心防之。如不得已吃其饮食，即潜于初下箸时，收藏一片在手，尽吃不妨。少顷，却将手藏之物潜埋于人行十字路下，则蛊神反于本家作闹，蛊主必反来恳求。或食时让主人先动箸，或明问主人云：莫有蛊么？以箸筑桌而后食，如是则蛊皆不能为害。此皆验于蛊乡云。

治蛊大法有二

胸膈痛胀，则毒在上焦，宜吐之。法以热水半盏，投入胆矾末五分，通口服，少顷，以鹅翎探吐，毒物出尽自愈。或服升麻汤探而吐之，亦妙。

腹痛胀，为毒在下焦，宜泻之。法以郁金末二钱，米汤调下，空腹取泻，恶毒尽为妙。泻后，以四君子汤，服二三剂调理，慎忌口。

咒语破蛊法

《大藏经》云：治蛊毒、挑生毒有咒法。凡人在外饮食，先默诵咒七遍，其毒自不为害。咒曰：姑苏琢，磨耶琢，吾知蛊毒生四角，父是穹窿穹，母是舍耶女，眷属百千万，吾今悉知汝，摩诃萨，摩诃萨。凡见饮食上有蛛丝便莫吃。又法，每遇所到处，念药王万福七遍，亦可避。

灸蛊毒法

凡灸一切蛊毒，于两足小指尽处，各灸三壮，即有物出。酒中者，随酒出，饮食中者，随饮食出，屡验。

解一切中恶邪鬼祟毒

凡卒时中恶垂死者，宜朱砂丸急服之。方在攻阵百三。

凡遭一切鬼祟、鬼疰等毒者，急与八毒赤丸攻之。方在攻阵百四。

凡中恶心腹胀痛，大便不通，及飞尸鬼击等急证，惟《外台》走马汤最捷最妙。方在攻阵百十三。

治蛊毒方

丹砂丸因二百六十

雄麝散因二五九

万病解毒丹因二百二

七宝丸因二六一

蜜髓煎因二六二

挑生蛊毒简易方因二六五

解毒散因二四四

归魂散因二六三

《三因》解毒丸因二百三

麦面散因二六四

景岳全书卷之三十五终

卷之三十六 天集

杂证谟

诸气

经义

天地气一

《本神篇》曰：天之在我者德也，地之在我者气也，德流气薄而生者也。详二十九卷遗精门。

《天元纪大论》曰：在天为气，在地成形，形气相感而化生万物矣。

《生气通天论》帝曰：夫自古通天者生之本，本于阴阳。天地之间，六合之内，其气九州九窍、五脏、十二节，皆通于天气。其生五，其气三，数犯此者，则邪气伤人，此寿命之本也。苍天之气，清净则志意治，顺之则阳气固，虽有贼邪，勿能害也，此因时之序。故圣人传精神，服天气，而通神明。失之则内闭九窍，外壅肌肉，卫气解散，此谓自伤，气之削也。

《阴阳应象大论》曰：清阳为天，浊阴为地；地气上为云，天气下为雨；雨出地气，云出天气。故清阳出上窍，浊阴出下窍；清阳发腠理，浊阴走五脏；清阳实四肢，浊阴归六腑。惟贤人上配天以养头，下象地以养足，中傍人事以养五脏。天气通于肺，地气通于嗌，风气通于肝，雷气通于心，谷气通于脾，雨气通于肾。六经为川，肠胃为海，九窍为水注之气。以天地为之阴阳，阳之汗，以天地之雨名之；阳之气，以天地之疾风名之。暴气象雷，逆气象阳，故治不法天之纪，不用地之理，则灾害至矣。

《四气调神论》曰：天气，清净光明者也，藏德不止，故不下也。天明则日月不明，邪害空窍，阳气者闭塞，地气者冒明，云雾不精，则上应白露不下。交通不表万物命，故不施，不施则名木多死。恶气不发，风雨不节，白露不下，则菀槁不荣。贼风数至，暴雨数起，天地四时不相保，与道相失，则未央绝灭。惟圣人从之，故身无奇病，万物不失，生气不竭。

《六元正纪大论》帝曰：天地之气，盈虚如何？岐伯曰：天气不足，地气随之。地气不足，天气从之。运居其中而常先也。故上胜则天气降而下，下胜则地气迁而上，多少而差其分。微者，小差；甚者，大差。甚则位易气交易，则大变生而病作矣。

《五常政大论》帝曰：天不足西北，左寒而右凉，地不满东南，右热而左温。故其何也？岐伯曰：阴阳之气，高下之理，大小之异也。东南方，阳也。阳者，其精降于下，故右热而左温。西北方，阴也。阴者，其精奉于上，故左寒而右凉。是以地有高下，气有温凉，高者气寒，下者气热。故适寒凉者胀，适温热者疮。下之则胀已，汗之则疮已，此腠理开闭之常，大小之异耳。

《五运行大论》帝曰：地之为下，否乎？岐伯曰：地为人之下，太虚之中者也。帝曰：凭乎？曰：大气举之也。燥以干之，暑以蒸之，风以动之，湿以润之，寒以坚之，火以温之。故风寒在下，燥热在上，湿气在中，火游行其间，寒暑六入，故令虚而化生也。

《方盛衰论》曰：至阴虚，天气绝；至阳盛，地气不足。阴阳并交，至人之所行。阴阳并交者，阳气先至，阴气后至，是以圣人持诊之道，先后阴阳而持之。

《太阴阳明论》曰：喉主天气，咽主地气。

阴阳气二

《至真要大论》帝曰：愿闻阴阳之三也，何谓？岐伯曰：气有多少，异用也。帝曰：阳明，何谓也？曰：两阳合明也。帝曰：厥阴何也？曰：两阴交尽也。气之相守司也，如权衡之不得相失也。夫阴阳之气，清静则生化治，动则苛疾起，此之谓也。

《生气通天论》曰：阳气者，若天与日，失其所则折寿而不彰。故天运当以日光明。是故阳因而上，卫外者也。阳气者，烦劳则张，精绝，辟积于夏，使人煎厥，目盲不可以视，耳闭不可以听，溃溃乎若坏都，汩汩乎不可止。阳气者，大怒则形气绝而血菀于上，使人薄厥。阳气者，精则养神，柔则养筋。开阖不得，寒气从之，乃生大偻。阴者，藏精而起亟也；阳者，卫外而为固也。阴不胜其阳，则脉流薄疾，并乃狂。阳不胜其阴，则五脏气争，九窍不通。是以圣人陈阴阳，筋脉和同，骨髓坚固，气血皆从。如是则内外调和，邪不能害，耳目聪明，气立如故。故阳强不能密，阴气乃绝。阴平阳秘，精神乃治。阴阳离决，精气乃绝。

《阴阳应象大论》曰：阳化气，阴成形。寒极生热，热极生寒。寒气生浊，热气生清。清气在下，则生飧泄；浊气在上，则生䐜胀。壮火之气衰，少火之气壮。壮火食气，气食少火。壮火散气，少火生气。阴胜则阳病，阳胜则阴病。阳胜则热，阴胜则寒。重寒则热，重热则寒。寒伤形，热伤气。气伤痛，形伤肿。故先痛而后肿者，气伤形也；先肿而后痛者，形伤气也。年四十，而阴气自半也，起居衰矣。年五十，体重，耳目不聪明矣。年六十，阴痿，气大衰，九窍不利，下虚上实，涕泣俱出矣。故曰：知之则强，不知则老。

《太阴阳明论》曰：阳者，天气也，主外；阴者，地气也，主内。故阳道实，阴道虚。阴气从足上行至头，而下行循臂至指端；阳气从手上行至头，而下行至足。故曰：阳病者，上行极而下；阴病者，下行极而上。详《脾胃门》。

《终始篇》曰：阴者，主脏；阳者，主腑。阳受气于四末，阴受气于五脏。

《痹论》岐伯曰：阴气者，静则神藏，躁则消亡，饮食自倍，肠胃乃伤。

《阴阳别论》曰：刚与刚，阳气破散，阴气乃消亡。淖则刚柔不和，经气乃绝。

《寒热病篇》曰：足太阳入脑乃别。阴跷、阳跷，阴阳相交。阳入阴，阴出阳，交于目锐眦。阳气盛则瞋目，阴气盛则瞑目。

《口问篇》曰：阳气尽，阴气盛，则目瞑；阴气尽而阳气盛，则寤矣。

《大惑论》曰：夫卫气者，昼日行于阳，夜行于阴，故阳气尽则卧，阴气尽则寤。

《方盛衰论》曰：雷公请问，气之多少，何者为逆？何者为从？帝曰：阳从左，阴从右，老从上，少从下。

时　气 三

《六元正纪大论》帝曰：四时之气至，有早晏高下左右，其候何如？岐伯曰：行有逆顺，至有迟速。故太过者化先天，不及者化后天。帝曰：愿闻其行何谓也？曰：春气西行，夏气北行，秋气东行，冬气南行。故春气始于下，秋气始于上，夏气始于中，冬气始于标。春气始于左，秋气始于右，冬气始于后，夏气始于前，此四时正化之常。故至高之地，冬气常在，至下之地，春气常在，必谨察之。帝曰：愿闻同化何如？岐伯曰：风温春化同，热曛昏火夏化同，胜与复同，燥清烟露秋化同，云雨昏暝埃长夏化同，寒气霜雪冰冬化同。此天地五运六气之化，更用之盛衰也。

《四气调神论》曰：春三月，此谓发陈，天地俱生，万物以荣，此春气之应，养生之道也。逆之则伤肝，夏为寒变，奉长者少。夏三月，此谓蕃莠，天地气交，万物华实，此夏气之应，养长之道也。逆之则伤心，秋为痎疟，奉收者少。秋三月，此谓容平，天气以急，地气以明。此秋气之应，养收之道也。逆之则伤肺，冬为飧泄，奉藏者少。冬三月，此谓闭藏，水冰地坼，无扰乎阳。此冬气之应，养藏之道也。逆之则伤肾，春为痿厥，奉生者少。逆春气，则少阳不生，肝气内变；逆夏气，则太阳不长，心气内洞；逆秋气，则太阴不收，肺气焦满；逆冬气，则少阴不藏，肾气独沉。夫四时阴阳者，万物之根本也。所以圣人春夏养阳，秋冬养阴，以从其根。故与万物浮沉于生长之门。逆其根，则伐其本，坏其真矣。

《生气通天论》曰：阳气者，一日而主外，平旦人气生，日中而阳气隆，日西而阳气已虚，气门乃闭。是故暮而收拒，无扰筋骨，无见雾露，反此三时，形乃困薄。

《至真要大论》帝曰：分至何如？岐伯曰：气至谓之至，气分谓之分，至则气同，分则气异。所谓天地之正纪也。

《脉要精微论》曰：冬至四十五日，阳气微上，阴气微下；夏至四十五日，阴气微上，阳气微下。阴阳有时，与脉为期，期而相失，如脉所分，分之有期，故知死时。

《顺气一日分为四时篇》帝曰：夫百病者，多以旦慧昼安，夕加夜甚者，何也？岐伯曰：四时之气使然。春生夏长，秋收冬藏，人亦应之。以一日分为四时，朝则为春，日中为夏，日入为秋，夜半为冬。朝则人气始生，病气始衰，故旦慧；日中人气长，长则胜邪，故安；夕则人气始衰，邪气始生，故加；夜半人气入脏，邪气独居于身，故甚也。帝曰：其时有反者何也？曰：是不应四时之气，脏独主其病者，是必以脏气之所不胜时者甚，以其所胜时者起也。

《四时刺逆从论》曰：春气在经脉，夏气在孙络，长夏气在肌肉，秋气在皮肤，冬气在骨髓中。帝曰：敢问其故。岐伯曰：春者，天气始开，地气始泄，冻解冰释，水行经通，故人气在脉。夏者，经满气溢，入孙络受血，皮肤充实。长夏者，经络皆盛，内溢肌中。秋者，天气始收，腠理闭塞，皮肤引急。冬者盖藏，血气在中，内著骨髓，通于五脏。是故邪气者，常随四时之气血而入客也。至其变化，不可为度，然必从其经气，辟除其邪，除其邪则乱气不生。

《金匮真言论》曰：春气者，病在头。夏气者，病在脏。秋气者，病在肩背。冬气者，病在四肢。故春，善病鼽衄。仲夏，善病胸胁。长夏，善病洞泄寒中。秋，善病风疟。冬，善病痹厥。

《营卫生会篇》曰：卫气行于阴二十五度，行于阳二十五度，分为昼夜。故气至阳而起，至阴而止。夜半为阴陇，夜半后而为阴衰，平旦阴尽而阳受气矣。日中为阳陇，日西而阳衰，日入阳尽而阴受气矣。夜半而大会，万民皆卧，命曰合阴。平旦阴尽而阳受气，如是无已，与天地同纪。

运　气 四

《天元纪大论》曰：所以欲知天地之阴阳者，应天之气，动而不息，故五岁而右迁；应地之气，静而守位，故六期而环会。动静相召，上下相临，阴阳相错，而变由生也。天以六为节，地以五为制，五六相合而七百二十气为一纪，凡三十岁；千四百四十气，凡六十岁为一周，不及太过，斯皆见矣。

《六节藏象论》曰：天度者，所以制日月之行也。气数者，所以纪化生之用也。五日谓之候，三候谓之气，六气谓之时，四时谓之岁。五气更立，各有所胜，盛虚之变，此其常也。故春胜长夏，长夏胜冬，冬胜夏，夏胜秋，秋胜春。所谓得五行时之胜，各以气命其脏。帝曰：何以知其胜？岐伯曰：求其至也。皆归始春，未至而至，此谓太过。则薄所不胜而乘所胜也，命曰气淫。至而不至，此谓不及。则所胜妄行而所生受病，所不胜薄之也，命曰气迫。所谓求其至者，气至之时也。谨候其时，气可与期，失时反候，五治不分，邪僻内生，工不能禁也。

《五运行大论》曰：丹天之气经于牛女戊分，黅天之气经于心尾己分，苍天之气经于危室柳鬼，素天之气经于亢氐昴毕，玄天之气经于张翼娄胃。所谓戊己分者，奎壁角轸，则天地之门户也。上下相遘，寒暑相临，气相得则和，不相得则病。东方生风，在气为柔。南方生火，在气为息。中央生湿，在气为充。西方生燥，在气为成。北方生寒，在气为坚。气有余，则制己所胜而侮所不胜；其不及，则己所不胜侮而乘之。己所胜轻而侮之。侮反受邪，侮而受邪，寡于畏也。

《五常政大论》帝曰：太虚廖廓，五运回薄，衰盛不同，损益相从。愿闻平气何如而名？何如而纪也？岐伯曰：木曰敷和，火曰升明，土曰备化，金曰审平，水曰静顺。帝曰：其不及奈何？曰：木曰委和，火曰伏明，土曰卑监，金曰从革，水曰涸流。帝曰：太过何谓？曰：木曰发生，火曰赫曦，土曰敦阜，金曰坚成，水曰流衍。帝曰：其岁有不病，而脏气不应不用者，何也？岐伯曰：天气制之，气有所从也。少阳司天，火气下临，肺气上从，白起金用，草木苏。阳明司天，燥气下临，肝气上从，苍起木用而立，土乃苏。太阳司天，寒气下临，心气上从，而火且明，丹起金乃苏。厥阴司天，风气下临，脾气上从，而土且隆，黄起水乃苏。少阴司天，热气下临，肺气上从，白起金用，草木苏。太阴司天，湿气下临，肾气上从，黑起水变。

《至真要大论》帝曰：五气交合，盈虚更作，余知之矣。六气分治，司天地者，其至何如？岐伯曰：天地之大纪，人神之通应也。厥阴司天，其化以风；少阴司天，其化以热；太阴司天，其化以湿；少阳司天，其化以火；阳明司天，其化以燥；太阳司天，其化以寒。

帝曰：地化奈何？曰：司天同候，间气皆然。帝曰：间气何谓？曰：司左右者，是谓间气也。主岁者，纪岁。间气者，纪步也。帝曰：岁主奈何？曰：厥阴司天为风化，在泉为酸化，司气为苍化，间气为动化。少阴司天为热化，在泉为苦化。不司气化，居气为灼化。太阴司天为湿化，在泉为甘化，司气为黅化，间气为柔化。少阳司天为火化，在泉为苦化，司气为丹化，间气为明化。阳明司天为燥化，在泉为辛化，司气为素化，间气为清化。太阳司天为寒化，在泉为咸化，司气为玄化，间气为藏化。故治病者，必明六化分治，五味五色所生，五脏所宜，乃可以言盈虚病生之绪也。本乎天者，天之气也。本乎地者，地之气也。天地合气，六节分而万物化生矣。故曰：谨候气宜，无失病机，此之谓也。帝曰：气之上下何谓也？岐伯曰：身半以上，其气三矣，天之分也，天气主之。身半以下，其气三矣，地之分也，地气主之。以名命气，以气命处，而言其病。半，所谓天枢也。帝曰：胜复之动，时有常乎？气有必乎？岐伯曰：时有常位，而气无必也。初气终三气，天气主之，胜之常也。四气尽终气，地气主之，复之常也。有胜则复，无胜则否。帝曰：六气之胜，何以候之？岐伯曰：清气大来，燥之胜也。风木受邪，肝病生焉。热气大来，火之胜也。金燥受邪，肺病生焉。寒气大来，水之胜也。火热受邪，心病生焉。湿气大来，土之胜也。寒水受邪，肾病生焉。风气大来，木之胜也。土湿受邪，脾病生焉。所谓感邪而生病也。乘年之虚，则邪甚也。失时之和，亦邪甚也。遇月之空，亦邪甚也。重感于邪，则病危矣。

《六微旨大论》曰：至而至者和。至而不至，来气不及也。未至而至，来气有余也。应则顺，否则逆，逆则变生，变生则病。帝曰：请言其应。岐伯曰：物生其应也。气脉其应也。相火之下，水气承之；水位之下，土气承之；土位之下，风气承之；风位之下，金气承之；金位之下，火气承之；君火之下，阴精承之。帝曰：何也？岐伯曰：亢则害，承乃制，制则生化，外列盛衰，害则败乱，生化大病。帝曰：六气应五行之变何如？岐伯曰：位有始终，气有初中，上下不同，求之亦异也。天气始于甲，地气始于子，子甲相合，命曰岁立。谨候其时，气可与期。岐伯曰：言天者，求之本。言地者，求之位。言人者，求之气交。帝曰：何谓气交？曰：上下之位，气交之中，人之居也。故曰：天枢之上，天气主之；天枢之下，地气主之；气交之分，人气从之，万物由之。帝曰：何谓初中？岐伯曰：初凡三十度而有奇，中气同法。帝曰：初中何也？曰：所以分天地也。初者，地气也。中者，天气也。帝曰：其升降何如？岐伯曰：气之升降，天地之更用也。帝曰：其用何如？曰：升已而降，降者谓天；降已而升，升者谓地。天气下降，气流于地；地气上升，气腾于天。故高下相召，升降相因，而变作矣。岐伯曰：出入废则神机化灭，升降息则气立孤危。故非出入，则无以生长壮老已；非升降，则无以生长化收藏。是以升降出入，无器不有。

《六元正纪大论》帝曰：气至而先后者何？岐伯曰：运太过，则其至先；运不及，则气至后；非太过非不及，则至当时，非是者苏也。岐伯曰：数之始，起于上而终于下，岁半之前，天气主之，岁半之后，地气主之，上下交互，气交主之，岁纪毕矣。故曰：位明气月可知乎。所谓气也，风胜则动，热胜则肿，燥胜则干，寒胜则浮，湿胜则濡泄，甚则水闭胕肿，随气所在，以言其变耳。帝曰：水发而雹雪，土发而飘骤，木发而毁折，金发而清明，火发而曛昧，何气使然？岐伯曰：气有多少，发有微甚。微者当其气，甚者兼其下，征其下气而见可知也。帝曰：五气之发，不当位者，何也？曰：命其差。帝曰：差有数乎？曰：后皆三十度而有奇也。

《气交变大论》岐伯曰：德化者，气之祥。政令者，气之章。变易者，复之纪。灾苏者，伤之始。气相胜者，和。不相胜者，病。重感于邪则甚也。帝曰：善言天者，必应于人。善言古者，必验于今。善言气者，必彰于物。善言应者，同天地之化。善言化言变者，通神明之理。非夫子孰能言至道欤！

经气脏气 五

《天元纪大论》曰：天有五行御五位，以生寒暑燥湿风。人有五脏化五气，以生喜怒思忧恐。

《阴阳应象大论》曰：人有五脏化五气，以生喜怒悲忧恐。故喜怒伤气，寒暑伤形，暴怒伤阴，暴喜伤阳。厥气上行，满脉去形。喜怒不节，寒暑过度，生乃不固。

《本脏篇》曰：五脏者，所以藏精神血气魂魄者也；六腑者，所以化水谷而行津液者也。此人之所以具受于天者也。

《六节藏象论》曰：心者，生之本，神之变也，为阳中之太阳，通于夏气。肺者，气之本，魄之处也，为阳中之太阴，通于秋气。肾者主蛰，封藏之本，精之处也。为阴中之少阴，通于冬气。肝者，罢极之本，魂之居也。为阳中之少阳，通于春气。脾、胃、大肠、小肠、三焦、膀胱者，仓廪之本，营之居也。此至阴之类，通于土气。凡十一脏，皆取决于胆也。

《金匮真言论》曰：东方青色，入通于肝。其味酸，其臭臊。南方赤色，入通于心。其味苦，其臭焦。中央黄色，入通于脾。其味甘，其臭香。西方白色，入通于肺。其味辛，其臭腥。北方黑色，入通于肾。其味咸，其臭腐。

《天年篇》曰：人生十岁，五脏始定，血气已通，其气在下，故好走。二十岁，血气始盛，肌肉方长，故好趋。三十岁，五脏大定，肌肉坚固，血脉盛满，故好步。四十岁，五脏六腑十二经脉皆大盛以平定，腠理始疏，荣华颓落，发颇斑白，平盛不摇，故好坐。五十岁，肝气始衰，肝叶始薄，胆汁始减，目始不明。六十岁，心气始衰，苦忧悲，血气懈惰，故好卧。七十岁，脾气虚，皮肤枯。八十岁，肺气衰，魄离，故言善误。九十岁，肾气焦，四脏经脉虚空。百岁，五脏皆虚，神气皆去，形骸独居而终矣。

《上古天真论》曰：女子七岁，肾气盛，齿更发长。二七而天癸至，任脉通，太冲脉盛，月事以时下，故有子。丈夫八岁，肾气实，发长齿更。二八，肾气盛，天癸至，精气溢泻，阴阳和，故能有子。

《脉度篇》曰：肺气通于鼻，肺和则鼻能知香臭矣。心气通于舌，心和则舌能知五味矣。肝气通于目，肝和则目能辨五色矣。脾气通于口，脾和则口能知五谷矣。肾气通于耳，肾和则耳能闻五音矣。

《五脏生成篇》曰：诸脉者，皆属于目。诸髓者，皆属于脑。诸筋者，皆属于节。诸血者，皆属于心。诸气者，皆属于肺。此四肢八谿之朝夕也。

《海论》曰：人有髓海，有血海，有气海，有水谷之海。胃为水谷之海，冲脉为十二经之海，膻中为气之海，脑为髓之海。得顺者生，得逆者败；知调者和，不知调者害。

《五味篇》曰：胃者，五脏六腑之海也，水谷皆入于胃，五脏六腑皆禀气于胃。其大气之抟而不行者，积于胸中，命曰气海。出于肺，循喉咽，故呼则出，吸则入。

《大惑论》曰：五脏六腑之精气，皆上注于目而为之精。目者，五脏六腑之精也，营卫魂魄之所常营也，神气之所生也。详《眼目门》

《卫气篇》曰：请言气街：胸气有街，腹气有街，头气有街。故气在头者，止之于脑。气在胸者，止之膺与背腧。气在腹者，止之背腧，与冲脉于脐左右之动脉者。气在胫者，止之于气街，与承山踝上以下。

《动输篇》曰：夫四末阴阳之会者，此气之大络也。四街者，气之径路也。故络绝则径通，四末解则气从合，相输如环，莫知其纪，终而复始。

《平人气象论》曰：胃之大络，名曰虚里，脉宗气也。详脾胃门。

《邪客篇》帝曰：人有八虚，各何以候？岐伯曰：以候五脏。心肺有邪，其气留于两肘；肝有邪，其气留于两腋；脾有邪，其气流于两髀；肾有邪，其气流于两腘。凡此八虚者，皆机关之室，真气之所过，血络之所游，邪气恶血，固不得住留，住留则伤经络骨节机关，不得屈伸。故病挛也。

《太阴阳明论》曰：四肢皆禀于胃，而不得至经，必因于脾，乃得禀也。详脾胃门。

《五脏别论》曰：脑髓、骨、脉、胆、女子胞，此六者，地气之所生也。皆藏于阴而象于地。故藏而不泻，名曰奇恒之府。夫胃、大肠、小肠、三焦、膀胱，此五者，天气之所生也，其气象天，故泻而不藏。此受五脏浊气，名曰传化之府，此不能久留，输泻者也。魄门亦为五脏使，水谷不得久藏。所谓五脏者，藏精气而不泻也，故满而不能实。六腑者，传化物而不藏，故实而不能满也。所以然者，水谷入口，则胃实而肠虚；食下，则肠实而胃虚。故曰实而不满，满而不能实也。

《平人绝谷篇》曰：平人胃满则肠虚，肠满则胃虚，更实更虚。故气得上下，五脏安定，血脉和则精神乃居。

《邪气脏腑病形篇》帝曰：天寒地冰，而其面不衣何也？岐伯曰：十二经脉，三百六十五络，其血气皆上于面而走空窍。详《面病门》。

《灵兰秘典论》曰：膀胱者，州都之宫，津液藏焉，气化则能出矣。

《忧恚无言篇》帝曰：人之卒然忧恚而言无音者，何道之塞，何气出行，使音不彰？愿闻其方。少师曰：咽喉者，水谷之道也。喉咙者，气之所以上下者也。详声喑门。

脉气六

《五脏别论》帝曰：气口何以独为五脏主？岐伯曰：胃者，水谷之海，五脏六腑之大源也。五味入口藏于胃，以养五脏气，气口亦太阴也，是以五脏六腑之气味，皆出于胃，变见于气口。故五气入鼻，藏于心肺，心肺有病而鼻为之不利也。

《动输篇》曰：胃为五脏六腑之海，其清气上注于肺，肺脉从太阴而行之，其行也以息往来。详脾胃门。

《五十营篇》曰：人一呼，脉再动，气行三寸；一吸，脉亦再动，气行三寸，呼吸定息，气行六寸。详脉神章。

《根结篇》曰：一日一夜五十营，以营五脏之精。所谓五十营者，五脏皆受气。持其脉口，数其至也，五十动而不一代者，五脏皆受气。四十动一代者，一脏无气。三十动一代者，二脏无气。二十动一代者，三脏无气。十动一代者，四脏无气。不满十动一代者，五脏无气，予之短期。所谓五十动而不一代者，以为常也，以知五脏之期。予之短期者，乍数乍疏也。

《玉机真藏论》曰：春脉如弦。春脉者，肝也。东方木也，万物之所以始生也。故其气来软弱轻虚而滑。端直以长，故曰弦，反此者病。其气来实而强，此谓太过，病在外。其气来不实而微，此谓不及，病在中。夏脉如钩。详脉神章。

《脉要精微论》曰：夫脉者，血之府也，长则气治，短则气病，数则烦心，大则病进，上盛则气高，下盛则气胀，代则气衰，细则气少。详脉神章。

《平人气象论》曰：人一呼脉一动，一吸脉一动，曰少气。

平人之常气禀于胃，人无胃气曰逆，逆者死。脉无胃气亦死。详脾胃门。

形 气 七

《阴阳清浊篇》帝曰：愿闻人气之清浊。岐伯曰：受谷者浊。受气者清。清者注阴，浊者注阳。浊而清者，上出于咽；清而浊者，则下行。清浊相干，命曰乱气。帝曰：夫阴清而阳浊，浊者有清，清者有浊，别之奈何？岐伯曰：气之大别，清者上注于肺；浊者下走于胃。胃之清气，上出于口；肺之浊气，下注于经，内积于海。清者其气滑；浊者其气涩。此气之常也。

《决气篇》帝曰：余闻人有精、气、津、液、血、脉，余意为一气耳，今乃辨为六名，余不知其所以然。岐伯曰：两神相搏，合而成形，常先身生，是谓精。何谓气？曰：上焦开发，宣五谷味，熏肤、充身、泽毛，若雾露之溉，是谓气。何谓津？曰：腠理发泄，汗出溱溱，是谓津。何谓液？曰：谷入气满，淖泽注于骨，骨属屈伸，泄泽，补益脑髓，皮肤润泽，是谓液。何谓血？曰：中焦受气取汁，变化而赤，是谓血。何谓脉？曰：壅遏营气，令无所避，是谓脉。精脱者，耳聋；气脱者，目不明；津脱者，腠理开，汗大泄；液脱者，骨属屈伸不利，色夭，脑髓消，胫酸，耳数鸣；血脱者，色白，夭然不泽，其脉空虚，此其候也。

《卫气失常篇》曰：人有肥、有膏、有肉。膏者多气，多气者热，热者耐寒。肉者多血则充形，充形则平。脂者其血清，气滑少，故不能大。此别于众人者也。

《寿夭刚柔篇》曰：形与气相任则寿，不相任则夭。详生死门。

血　气八

《营卫生会篇》：曰：夫血之与气，异名同类，何谓也？详血证门。

《五音五味篇》曰：今妇人之生，有余于气，不足于血，以其数脱血也。冲任之脉，不荣口唇，故须不生焉。是故圣人视其颜色，黄赤者，多热气。青白者，少热气。黑色者，多血少气。夫人之常数，太阳，常多血少气。少阳，常多气少血。阳明，常多血多气。厥阴，常多气少血。少阴，常多血少气。太阴，常多血少气。此天数之常也。

《八正神明论》曰：故养神者，必知形之肥瘦，营卫血气之盛衰。血气者，人之神，不可不谨养。

营卫气九

《本脏篇》曰：经脉者，所以行血气而营阴阳，濡筋骨，利关节者也。卫气者，所以温分肉，充皮肤，肥腠理，司关阖者也。

《营卫生会篇》帝曰：人受气于谷，谷入于胃，以传于肺，五脏六腑，皆以受气，其清者为营，浊者为卫，营行脉中，卫行脉外。

《卫气行篇》曰：卫气之行，一日一夜五十周于身，昼日行于阳二十五周，夜行于阴二十五周。是以平旦阴尽，阳气出于目，目张则气上行于头。

《痹论》曰：营者，水谷之精气也，和调于五脏，洒陈于六腑，乃能入于脉也，故循脉上下，贯五脏，络六腑也。卫者，水谷之悍气也，其气剽疾滑利，不能入于脉也。故循皮肤之中，分肉之间，熏于肓膜，散于胸腹。

《禁服篇》曰：审察卫气，为百病母。

《逆调论》曰：营气虚则不仁，卫气虚则不用，营卫俱虚，则不仁且不用。

《生气通天论》曰：营气不从，逆于肉理，乃生痈肿。营行脉中，卫行脉外。

谷　气 十

《营气篇》曰：营气之道，内谷为宝。谷入于胃，乃传之肺，流溢于中，布散于外。精专者行于经隧，常营无已，终而复始，是谓天地之纪。

《邪客篇》曰：五谷入于胃也，其糟粕、津液、宗气，分为三隧。故宗气积于胸中。详脾胃门。

《经脉篇》曰：谷入于胃，脉道以通，血气乃行。

《玉版篇》曰：人之所受气者，谷也。谷之所注者，胃也。胃者，水谷气血之海也。详脾胃门。

《五味篇》曰：天地之精气，其大数常出三入一。故谷不入，半日则气衰，一日则气少矣。

《平人绝谷篇》曰：神者，水谷之精气也。详死生门。

《终始篇》曰：邪气来也，紧而疾；谷气来也，徐而和。

《平人气象论》曰：人以水谷为本。故人绝水谷则死，脉无胃气亦死。详饮食门。

《病能论》曰：食入于阴，长气于阳。

《阴阳清浊篇》帝曰：愿闻人气之清浊。岐伯曰：受谷者浊，受气者清。清者注阴，浊者注阳。

气味 十一

《六节藏象论》曰：天食人以五气，地食人以五味。详脾胃门。

《阴阳应象大论》曰：水为阴，火为阳，阳为气，阴为味。味归形，形归气，气归精，精归化，精食气，形食味，化生精，气化形。味伤形，气伤精，精化为气，气伤于味。阴味出下窍，阳气出上窍。味厚者为阴，薄为阴之阳。气厚者为阳，薄为阳之阴。味厚则泄，薄则通。气薄则发泄，厚则发热。气味，辛甘发散为阳，酸苦涌泄为阴。形不足者，温之以气；精不足者，补之以味。

《经脉别论》曰：食气入胃，散精于肝。详脾胃门。

《生气通天论》曰：阴之所生，本在五味，阴之五官，伤在五味。是故味过于酸，肝气以津，脾气乃绝；味过于咸，大骨气劳，短肌，心气抑；味过于甘，心气喘满，色黑，肾气不衡；味过于苦，脾气不濡，胃气乃厚；味过于辛，筋脉沮弛，精神乃央。是故骨正筋柔，气血以流，腠理以密，如是则骨气以精，谨道如法，长有天命。

《宣明五气篇》曰：五味所禁，辛走气，气病无多食辛。详饮食门。

酒气 十二

《经脉篇》曰：饮酒者，卫气先行皮肤，先充络脉，络脉先盛。故卫气已平，营气乃满，而经脉大盛。

《厥论》曰：酒入于胃，则络脉满而经脉虚。夫酒气盛而慓悍，肾气日衰，阳气独胜。故手脚为之热也。

《营卫生会篇》帝曰：人饮酒，酒亦入胃，谷未熟而小便独先下者，何也？岐伯曰：酒者，熟谷之液也。其气悍以清，故后谷而入，先谷而液出焉。

《论勇篇》帝曰：怯士之得酒，怒不避勇士者，何脏使然？少俞曰：酒者，水谷之精，熟谷之液也。其气慓悍，其入于胃中，则胃胀，气上逆，满于胸中，肝浮胆横。当是之时，固比于勇士，气衰则悔。与勇士同类，不知避之，名曰酒悖也。

邪气 十三

《刺节真邪论》帝曰：有一脉生数十病者，或痛，或痈，或热，或寒，或痒，或痹，或不仁，变化无穷，其故何也？岐伯曰：此皆邪气之所生也。帝曰：余闻气者，有真气，有正气，有邪气。何谓真气？岐伯曰：真气者，所受于天，与谷气并而充身也。正气者，正风也，从一方来，非实风，又非虚风也。邪气者，虚风之贼伤人也，其中人也深，不能自去。正风者，其中人也浅，合而自去，其气来柔弱，不能胜真气，故自去。虚邪之中人也，洒淅动形，起毫毛而发腠理。其入深，内搏于骨，则为骨痹。搏于筋，则为筋挛。搏于脉中，则为血闭不通，则为痈。搏于肉，与卫气相搏。阳胜者，则为热；阴胜者，则为寒。寒则真气去，去则虚，虚则寒。搏于皮肤之间，其气外发，腠理开，毫毛摇，气往来行，则为痒。留而不去，则为痹。卫气不行，则为不仁。余义详《本经》。

《通评虚实论》曰：邪气盛则实，精气夺则虚。帝曰：虚实如何？岐伯曰：气虚者，肺虚也。气逆者，足寒也。非其时则生，当其时则死。余脏皆如此。

《评热病论》曰：邪之所凑，其气必虚。

《小针解》曰：夫气之在脉也，邪气在上者，言邪气之中人也高，故邪气在上也。浊气在中者，言水谷皆入于胃，其精气上注于肺，浊溜于肠胃。言寒温不适，饮食不节，而病生肠胃，故曰浊气在中也。清湿在下者，言清湿地气之中人也，必从足始。故曰清气在下也。

《阴阳应象大论》曰：天之邪气，感则害人五脏；水谷之寒热，感则害于六腑；地之湿气，感则害皮肉筋脉。

病气 十四

《寿夭刚柔篇》曰：风寒伤形，忧恐忿怒伤气。气伤脏，乃病脏；寒伤形，乃应形；风寒伤筋，筋脉乃应，此形气外内之相应也。

《脉要精微论》曰：阳气有余，为身热无汗。阴气有余，为多汗身寒。阴阳有余，则无汗而寒。言而微，终日乃复言者，此夺气也。

《刺志论》曰：气实形实，气虚形虚，此其常也。反此者，病。谷盛气盛，谷虚气虚，此其常也。反此者，病。脉实血实，脉虚血虚，此其常也。反此者，病。气虚身热，此谓反也。谷入多而气少，此谓反也。谷不入而气多，此谓反也。脉盛血少，此谓反也。脉少血多，此谓反也。气盛身寒，得之伤寒。气虚身热，得之伤暑。谷入多而气少者，得之有所脱血，湿居下也。谷入少而气多者，邪在胃及与肺也。脉小血多者，饮中热也。脉大血少者，脉有风气，水浆不入，此之谓也。夫实者，气入也。虚者，气出也。气实者，热也。气虚者，寒也。

《宣明五气篇》曰：五气所病：心为噫，肺为咳，肝为语，脾为吞，肾为欠、为嚏，胃为气逆、为哕、为恐，大肠小肠为泄，膀胱不利为癃，不约为遗溺，胆为怒，是谓五病。五积所并：精气并于心则喜，并于肺则悲，并于肝则忧，并于脾则畏，并于肾则恐，是谓五并。虚而相并者也。五劳所伤：久视伤血，久卧伤气，久坐伤肉，久立伤骨，久行伤筋，是为五劳所伤。

《举痛论》帝曰：余知百病生于气也。怒则气上，喜则气缓，悲则气消，恐则气下，寒则气收，炅则气泄，惊则气乱，劳则气耗，思则气结，九气不同，何病之生？岐伯曰：怒则气逆，甚则呕血及飧泄，故气上矣。喜则气和志达，营卫通利，故气缓矣。悲则心系急，肺布叶举，而上焦不通，营卫不散，热气在中，故气消矣。恐则气却，却则上焦闭，闭则气还，还则下焦胀，故气不行矣。寒则腠理闭，气不行，故气收矣。炅则腠理开，营卫通，汗大泄，故气泄矣。惊则心无所倚，神无所归，虑无所定，故气乱矣。劳则喘息汗出，外内皆越，故气耗矣。思则心有所存，神有所归，正气留而不行，故气结矣。

《举痛论》曰：寒气客于脉外则脉寒，脉寒则缩蜷，缩蜷则脉绌急，绌急则外引小络，故卒然而痛。得炅则痛立止，因重中于寒，则痛久矣。诸寒气等义详心腹痛门。

《本神篇》曰：肝气虚则恐，实则怒。脾气虚则四肢不用，五脏不安，实则腹胀泾溲不利。心气虚则悲，实则笑不休。肺气虚则鼻塞不利少气，实则喘喝胸盈仰息。肾气虚则厥，实则胀，五脏不安。必审五脏之病形，以知其气之虚实，谨而调之也。忧愁者，气闭塞而不行。

《口问篇》曰：上气不足，脑为之不满。详虚损门。

《生气通天论》曰：因于气，为肿，四维相代，阳气乃竭。俞气化薄，传为善畏，及为惊骇。

《厥论》曰：阳气衰于下，则为寒厥；阴气衰于下，则为热厥。详厥逆门。

《逆调论》帝曰：人身非常温也，非常热也，为之热而烦满者，何也？详寒热门。

《痹论》曰：风寒湿三气杂至，合而为痹也。详风痹门。

《痿论》帝曰：五脏使人痿何也？岐伯曰：肺热叶焦，则皮毛虚弱急薄者，则生痿躄也。心气热，则下脉厥而上，上则下脉虚，虚则生脉痿，枢折挈，胫纵不任地也。详痿证门。

《百病始生篇》帝曰：积之始生，至其已成奈何？岐伯曰：积之始生，得寒乃生，厥乃成积也。详积聚门。

《评热病论》曰：诸有水气者，微肿先见于目下也。月事不来者，胞脉闭也。胞脉者，属心而络于胞中。今气上迫肺，心气不得下通，故月事不来也。

《至真要大论》曰：诸气膹郁，皆属于肺。

《病能论》曰：有病怒狂者，生于阳也。阳气者，因暴折而难决，故善怒也。详癫狂门。

《阴阳别论》曰：一阳发病，少气善咳善泄，其传为心掣，其传为隔。

治气 十五

《五常政大论》曰：必先岁气，无伐天和，无盛盛，无虚虚，而遗人夭殃；无致邪，无失正，绝人长命。

《上古天真论》曰：夫上古圣人之教下也，皆谓之虚邪贼风，避之有时，恬惔虚无，真气从之，病安从来。上古有真人者，提挈天地，把握阴阳，呼吸精气，独立守神，肌肉若一。

《玉机真脏论》曰：凡治病，察其形气色泽，脉之盛衰，病之新故，乃治之。无后其时。形气相得，谓之可治；色泽以浮，谓之易已；脉从四时，谓之可治；脉弱以滑，是有胃气，命曰易治，取之以时。形气相失，谓之难治；色夭不泽，谓之难已；脉实以坚，谓之益甚；脉逆四时，为不可治。必察四难，而明告之。

《疏五过论》曰：凡欲诊病者，必问饮食居处，暴乐暴苦，始乐后苦，皆伤精气，精气竭绝，形体毁沮。治病之道，气内为宝，循求其理，求之不得，过在表里。

《六元正纪大论》曰：司气以热，用热无犯。司气以寒，用寒无犯。司气以凉，用凉无犯。司气以温，用温无犯。间气同其主无犯。异其主则小犯之，是谓四畏。必谨察之。故曰：无失天信，无逆气宜，无翼其胜，无赞其复，是谓至治。

《至真要大论》帝曰：服寒而反热，服热而反寒。其故何也？岐伯曰：治其王气，是以反也。帝曰：不治王气而然者，何也？曰：不治五味属也。夫五味入胃，各归所喜攻。酸先入肝，苦先入心，甘先入脾，辛先入肺，咸先入肾。久而增气，物化之常也；气增而久，夭之由也。审察病机，无失气宜，此之谓也。补上治上制以缓，补下治下制以急。急则气味厚，缓则气味薄。适其至所，此之谓也。

《根结篇》曰：形气不足，病气有余，是邪胜也，急泻之。形气有余，病气不足，急补之。形气不足，病气不足，此阴阳气俱不足也，不可刺之，刺之则重不足，重不足则阴阳俱竭，血气皆尽，五脏空虚，筋骨髓枯，老者绝灭，壮者不复矣。形气有余，病气有余，此阴阳俱有余也，急泻其邪，调其虚实。故曰有余者泻之，不足者补之，此之谓也。

《刺法论》帝曰：五疫之至，皆相染易，如何可得不相移易者？岐伯曰：不相染者，正气存内，邪不可干，避其毒气，天牝从来，复得其往，气出于脑，即不干邪。以上俱经旨。

总论气理 十六

夫人之有生，无非受天地之气化耳。及其成形，虽有五行五志，五脏六腑之辨，而总惟血气为之用。然血无气不行。血非气不化，故经曰：血者，神气也。然则血之与气，诚异名而同类，而实惟气为之主。是以天地间阴阳变迁，运数治乱，凡神神奇奇，作于杳冥莫测之乡者，无非气化之所为。使能知此而气得其正，则何用弗臧。一有违和，而气失其正，则何往弗否？故帝曰：百病生于气也。又近见应震王氏曰：行医不识气，治病从何据？堪笑道中人，未到知音处。旨哉斯言！是实治身治病第一大纲，而后学鲜有知者。且轩岐言气，既已靡遗，奈何久未发明，终将冥讳。故余摭其精微，类述一十五条，详列如前。俾后学得明造化之大源，则因理触机，而拯济无穷，斯见轩岐赞育之恩，与地同矣。时崇祯丙子，后学介宾谨识。

论调气 十七

夫百病皆生于气，正以气之为用，无所不至，一有不调，则无所不病。故其在外则有六气之侵，在内则有九气之乱。而凡病之为虚为实，为热为寒，至其变态，莫可名状。欲求其本，则止一气字足以尽之。盖气有不调之处，即病本所在之处也。是为明哲不凡者，乃能独见其处。撮而调之，调得其妙，则犹之解结也，犹之雪污也。污去结解，而活人于举指之间，诚非难也。然而人多难能者，在不知气之理，并不知调之法。即自河间相传以来，咸谓木香槟榔可以调气，陋亦甚矣。夫所谓调者，调其不调之谓也。凡气有不正，皆赖调和。如邪气在表，散即调也；邪气在里，行即调也；实邪壅滞，泻即调也；虚羸困惫，补即调也。由是类推，则凡寒之、热之，温之、清之，升之、降之，抑之、举之，发之、达之，劫之、夺之，坚之、削之，泄之、利之，润之、燥之，收之、涩之，缓之、峻之，和之、安之。正者，正之。假者，反之。必清必静，各安其气，则无病不除。是皆调气之大法也。

此外有如按摩导引、针灸熨洗，可以调经络之气。又如喜能胜忧，悲能胜怒，怒能胜思，思能胜恐，恐能胜喜，可以调情志之气。又如五谷、五果、五菜、五畜可以调化育之气。又春夏养阳，秋冬养阴，避风寒，节饮食，慎起居，和喜怒，可以调卫生之气。及其至也，则精气有互根之用，阴阳有颠倒之施。或以塞之而实以通之，或以启之而实以封之，或人见其有而我见其无，或病若在此反以治彼。惟智者能见事之未然，惟仁人能惜人之固有。若此者，何莫非调之之谓。人能知此，岂惟却病。而凡内而身心，外而庶政，皆可因之而无弗调矣。甚矣，调之为义，其道圆矣！其用广矣！有神有据，无方无隅，有不可以言宣者，言难尽意也。有不可迹拘者，迹难求全也。故余于本门，但援经悉理，不敢执方。盖亦恐一曲之谈，有不可应无穷之变也。倘有所须，则各门具列论治，所当互证酌宜，而无负调和之手，斯于斯道可无愧矣。

述古 十八，共二条

张子和说：九气之气，如天地之气，常则安，变则病。而况人禀天地之气，五运迭侵于外，七情交战于中。是以圣人啬气，如持至宝。庸人役物，反伤太和。此轩岐之所以谓诸痛皆因于气，百病皆生于气，遂有九气不同之说。气本一也，因所触而为九。怒、喜、悲、恐、寒、炅、惊、思、劳也。怒气所致，为呕血，为飧泄，为煎厥，为薄厥，为阳厥，为胸满胁痛。食则气逆而不下，为喘喝烦心，为消瘅，为肥气，为目盲，为耳闭筋缓；发于外，为痈疽。喜气所致，为笑不休，为毛革焦，为肉病；为阳气不收，甚则为狂。悲气所致，为阴缩，为筋挛，为肌痹，为肺痿；男为溲血，女为血崩；为酸鼻辛頞，为目昏，为少气不能接息，为泣则臂麻。恐气所致，为破䐃脱肉，为骨酸痿厥，为暴下清水，为面热肤急，为阴痿，为惧而脱颐。惊气所致，为潮涎，为目睘，为口噤，为痴痫，为不省人事，为僵仆，久则为痛痹。思气所致，为不眠，为嗜卧，为昏瞀，为中痞，三焦闭塞，为咽嗌不利，为胆瘅呕苦，为筋痿，为白淫，为得后与气则快然而衰，为不嗜食。寒气所致，为上下所出水液澄澈清冷，下利青白。炅气所致，为喘呕吐酸，暴注下迫。

丹溪曰：气无补法，世俗之误也。气实而壅盛者不必补。内伤劳役，正气虚者，不补而何？若正气虚而不补，是虚而益虚，则脾胃运化纳受皆失其职，阴不升而阳不降，所谓天地不交之否也。经曰：虚者补之，人参、黄芪之属是也。若不审虚实，悉以破气行气之药与之，以天真元气耗绝而死者，医杀之耳。

景岳全书卷之三十六终

卷之三十七 天集

杂证谟

死生

经义

寿夭一

《上古天真论》黄帝问于天师曰：余闻上古之人，春秋皆度百岁，而动作不衰。今时之人，年半百而动作皆衰者，时势异耶？人将失之耶？岐伯曰：上古之人，其知道者，法于阴阳，和于术数，食饮有节，起居有常，不妄作劳，故能形与神俱，而尽终其天年，度百岁乃去。今时之人不然也，以酒为浆，以妄为常，醉以入房，以欲竭其精，以耗散其真，不知持满，不时御神，务快其心，逆于生乐，起居无节，故半百而衰也。

《阴阳应象大论》曰：是以圣人为无为之事，乐恬憺之能，从欲快志于虚无之守。故寿命无穷，与天地终，此圣人之治身也。

《天年篇》帝曰：愿闻人之始生，何气筑为基，何立而为楯，何失而死，何得而生？岐伯曰：以母为基，以父为楯，失神者死，得神者生也。帝曰：人之寿夭各不同，或卒死、或病久，愿闻其道。岐伯曰：五脏坚固，血脉和调，肌肉解利，皮肤致密、营卫之行，不失其常，呼吸微徐，气以度行，六腑化谷，津液布扬，各如其常，故能久长。帝曰：人之寿百岁而死，何以致之？岐伯曰：使道隧以长，基墙高以方，通调营卫，三部三里起，骨高肉满，百岁乃得终。帝曰：其不能终寿而死者，何如？岐伯曰：其五脏皆不坚，使道不长，空外以张，喘息暴疾，又卑基墙，薄脉少血，其肉不石，数中风寒，血气虚，脉不通，真邪相攻，乱而相引，故中寿而尽也。

《五阅五使篇》曰：脉出于气口，色见于明堂。详面病门。

《五色篇》曰：明堂者，鼻也。阙者，眉间也。庭者，颜也。蕃者，颊侧也。蔽者，耳门也。其间欲方大，去之十步皆见于外，如是者寿必中百岁。详面病门。

《寿夭刚柔篇》曰：形与气相任则寿，不相任则夭。皮与肉相果则寿，不相果则夭。血气经络胜形则寿，不胜形则夭。形充而皮肤缓者则寿，形充而皮肤急者则夭。形充而脉坚大者顺也，形充而脉小以弱者气衰，气衰则危矣。形充而颧不起者骨小，骨小则夭矣。形充而大肉，坚而有分者肉坚，肉坚则寿矣；形充而大肉无分理不坚者肉脆，肉脆则夭矣。墙基卑，高不及其地者，不满三十而死，其有因加疾者，不满二十而死。平人而气胜形者寿，病而形肉脱，气胜形者死，形胜气者危矣。

《五常政大论》曰：阴精所奉其人寿，阳精所降其人夭。帝曰：一州之气，生化寿夭不同，其故何也？岐伯曰：高下之理，地势使然也。崇高则阴气治之，污下则阳气治之。阳胜者先天，阴胜者后天，此地理之常，生化之道也。帝曰：其有寿夭乎？曰：高者，其气寿；下者，其气夭。地之小大异也，小者小异，大者大异。故治病者，必明天道地理，阴阳更胜，气之先后，人之寿夭，生化之期，乃可以知人之形气矣。

神气死证 二

《五常政大论》曰：根于中者，命曰神机，神去则机息。根于外者，命曰气立，气止则化绝。《移精变气论》帝曰：余欲临病人，观死生，决嫌疑，欲知其要，如日月光，可得闻乎？岐伯曰：色脉者，上帝之所贵也，先师之所传也。色以应日，脉以应月，常求其要，则其要也。治之要极，无失色脉，用之不惑，治之大则。得神者昌，失神者亡。帝曰：善。

《邪客篇》曰：心者，五脏六腑之大主也，精神之所舍也，其脏坚固，邪弗能容也。容之则心伤，心伤则神去，神去则死矣。

《营卫生会篇》曰：营卫者，精气也；血者，神气也。血之与气，异名同类焉。故夺血者无汗，夺汗者无血。故人生有两死，而无两生。

《疏五过论》曰：故贵脱势，虽不中邪，精神内伤，身必败亡。

《汤液醪醴论》帝曰：形弊血尽而功不立者何？岐伯曰：神不使也。帝曰：何谓神不使？曰：针石，道也。精神不进，志意不治，故病不可愈。今精坏神去，营卫不可复收。何者？嗜欲无穷，而忧患不止，精神弛坏，营涩卫除，故神去之而病不愈也。病成名曰逆，则针石不能治，良药不能及也。

《逆调论》曰：人生与志不相有，曰死。

阴阳死证 三

《四气调神论》曰：夫四时阴阳者，万物之根本也。所以圣人春夏养阳，秋冬养阴，以从其根，故与万物浮沉于生长之门。逆其根，则伐其本，坏其真矣。故阴阳四时者，万物之终始也，死生之本也。逆之则灾害生，从之则苛疾不起，是谓得道。道者，圣人行之，愚者佩之。从阴阳则生，逆之则死；从之则治，逆之则乱。反顺为逆，是谓内格。

《阴阳应象大论》曰：阳胜则身热，腠理闭，喘粗为之俯仰，汗不出，齿乾以烦冤腹满死，能冬不能夏；阴胜则身寒，汗出身常清，数栗而寒，寒则厥，厥则腹满死，能夏不能冬。

《寿夭刚柔篇》曰：阴阳俱动，乍有形，乍无形，加以烦心，命曰阴胜其阳，此谓不表不里，其形不久。

《阴阳别论》曰：二阳之病发心脾，有不得隐曲，女子不月。其传为风消，其传为息贲者，死不治。

《通天篇》曰：太阳之人，多阳而少阴，必谨调之，无脱其阴而泻其阳。阳重脱者，易狂；阴阳皆脱者，暴死不知人也。

《阴阳二十五人篇》曰：火形之人，似于赤帝，好颜急心，不寿暴死；能春夏不能秋冬。水形之人，似于黑帝，善欺绐人，戮死；能秋冬不能春夏。

《至真要大论》帝曰：六气之复何如？岐伯曰：厥阴之复，甚则入脾。冲阳绝，死不治。少阴之复，甚则入肺，咳而鼻渊。天府绝，死不治。太阴之复，甚则入肾，窍泻无度。太溪绝，死不治。少阳之复，甚则入肺，咳而血泄。尺泽绝，死不治。阳明之复，甚则入肝，惊骇筋挛。太冲绝，死不治。太阳之复，甚则入心，善忘善悲。神门绝，死不治。阳明司天，清复内余，咳不止而白血出者死。乘年之虚，则邪甚也。失时之和，亦邪甚也。遇月之空，亦邪甚也。重感于邪，则病危矣。至而和则平，至而甚则病，至而反者病，至而不至者病，未至而至者病，阴阳易者危，反者死。

《五运行大论》曰：从其气则和，违其气则病，不当其位者病，迭移其位者病，失守其位者危，尺寸反者死，阴阳交者死。先立其年，以知其气，左右应见，然后乃可以言死生之逆顺。

脉色死证 四

《平人气象论》曰：人一呼，脉四动以上曰死，脉绝不至曰死，乍疏乍数曰死。春胃微弦曰平，弦多胃少曰肝病，但弦无胃曰死。人以水谷为本，故人绝水谷则死，脉无胃气亦死。上二条详四卷脉神章。死心脉来，前曲后居，如操带钩，曰心死。死肺脉来，如物之浮，如风吹毛，曰肺死。死肝脉来，急益劲，如新张弓弦，曰肝死。死脾脉来，锐坚如鸟之喙，如鸟之距，如屋之漏，如水之流，曰脾死。死肾脉来，发如夺索，辟辟如弹石，曰肾死。

《三部九候论》曰：五脏已败，其色必夭，夭必死矣。形盛脉细，少气不足以息者危。形瘦脉大，胸中多气者死。参伍不调者病。三部九候皆相失者死。上下左右相失不可数者死。中部之候虽独调，与众脏相失者死。中部之候相减者死。目内陷者死。脱肉身不去者死。中部乍疏乍数者死。真脏脉见者胜死。足太阳气绝者，其足不可屈伸，死必戴眼。九候之脉，皆沉细悬绝者为阴，主冬，故以夜半死。躁盛喘数者为阳，主夏，故以日中死。其脉乍数乍疏乍迟乍疾者，日乘四季死。形肉已脱，九候虽调，犹死。若有七诊之病，其脉候亦败者死矣，必发哕噫。脉不往来者死。皮肤著者死。瞳子高者太阳不足，戴眼者太阳已绝，此决死生之要，不可不察也。

《方盛衰论》曰：形弱气虚死。形气有余，脉气不足死；脉气有余，形气不足生。

《玉机真脏论》曰：形气相失，谓之难治；色夭不泽，谓之难已；脉实以坚，谓之益甚；脉逆四时，为不可治。所谓逆四时者，春得肺脉，夏得肾脉，秋得心脉，冬得脾脉，其至皆悬绝沉涩者，命曰逆四时。

《大奇论》曰：胃脉沉鼓涩，胃外鼓大，心脉小坚急，皆鬲偏枯，男子发左，女子发右，不喑舌转，可治，三十日起，其从者喑，三岁起，年不满二十者，二岁死。脉至而搏，血衄身热者死。脉至浮合，浮合如数，一息十至以上，是经气予不足也。微见九十日死。脉至如火薪然，是心精之予夺也，草干而死。脉至如散叶，是肝气予虚也，木叶落而死。脉至如省客，省客者脉塞而鼓，是肾气予不足也，悬去枣华而死。脉至如丸泥，是胃精予不足也，榆荚落而死。脉至如横格，是胆气予不足也，禾熟而死。脉至如弦缕，是胞精予不足也，病善言，下霜而死；不言，可治。脉至如交漆，交漆者左右傍至也，微见三十日死。脉至如涌泉，浮鼓肌中，太阳气予不足也，少气味，韭英而死。脉至如颓土之状，按之不得，是肌气予不足也，五色先见黑白，垒发死。脉至如悬雍，悬雍者浮揣切之益大，是十二俞之予不足也，水凝而死。脉至如偃刀，偃刀者浮之小急，按之坚大急，五脏菀热，寒热独并于肾也，如此其人不得坐，立春而死。脉至如丸滑不直手，不直手者，按之不可得也，是大肠气予不足也，枣叶生而死。脉至如华者，令人善恐，不欲坐卧，行立常听，是小肠气予不足也，季秋而死。

《宣明五气篇》曰：五邪所见，春得秋脉，夏得冬脉，长夏得春脉，秋得夏脉，冬得长夏脉，名曰阴出之阳，病善怒不治，是谓五邪，皆同命，死不治。

《玉版论要篇》曰：色夭面脱，不治，百日尽已。脉短气绝死。病温虚甚死。女子右为逆，左为从；男子左为逆，右为从。易，重阳死，重阴死。

《通评虚实论》曰：气虚者，肺虚也；气逆者，足寒也。非其时则生，当其时则死。帝曰：何谓重虚？岐伯曰：脉气上虚尺虚，是谓重虚。帝曰：何以治之？曰：所谓气虚者，言无常也。尺虚者，行步恇然。脉虚者，不象阴也。如此者，滑则生，涩则死也。帝曰：寒气暴上，脉满而实何如？曰：实而滑则生，实而逆则死。帝曰：脉实满，手足寒，头热，何如？

曰：春秋则生，冬夏则死。脉浮而涩，涩而身有热者死。帝曰：其形尽满何如？曰：其形尽满者，脉急大坚，尺涩而不应也。如是者，从则生，逆则死。所谓从者，手足温也；所谓逆者，手足寒也。

《阴阳别论》曰：所谓阴者，真脏也，见则为败，败必死也。所谓阳者，胃脘之阳也。别于阳者，知病处也；别于阴者，知死生之期。三阴俱搏，二十日夜半死；二阴俱搏，十三日夕时死；一阴俱搏，十日平旦死。三阳俱搏且鼓，三日死；三阴三阳俱搏，心腹满，发尽不得隐曲，五日死；二阳俱搏，其病温，死不治，不过十日死。凡持真脉之脏脉者，肝至悬绝急，十八日死；心至悬绝，九日死；肺至悬绝，十二日死；肾至悬绝，七日死；脾至悬绝，四日死。

《玉机真脏论》曰：真肝脉至，中外急，如循刀刃责责然，如按琴瑟弦，色青白不泽，毛折乃死。五脏脉详《脉神章·真脏》条。

《终始篇》曰：脉口四盛，且大且数者，名曰溢阴。溢阴为内关，内关不通，死不治。诸脉俱详关格门。

《五脏生成篇》曰：凡相五色之奇脉，面黄目青，面黄目赤，面黄目白，面黄目黑者，皆不死也。面青目赤，面赤目白，面青目黑，面黑目白，面赤目青，皆死也。故色见青如草兹者死，黄如枳实者死，黑如炲者死，赤如衃血者死，白如枯骨者死，此五色之见死也。青如翠羽者生，赤如鸡冠者生，黄如蟹腹者生，白如豕膏者生，黑如乌羽者生，此五色之见生也。

《论疾诊尺篇》曰：诊寒热，赤脉上下至瞳子，见一脉一岁死，见一脉半一岁半死，见二脉二岁死，见二脉半二岁半死，见三脉三岁死。

病传死期 五

《玉机真脏论》曰：五脏受气于其所生，传之于其所胜，气舍于其所生，死于其所不胜，病之且死，必先传行至其所不胜，病乃死。此言气之逆行也，故死。肝受气于心，传之于脾，气舍于肾，至肺而死。脾受气于肺，传之于肾，气舍于心，至肝而死。肺受气于肾，传之于肝，气舍于脾，至心而死。肾受气于肝，传之于心，气舍于肺，至脾而死。此皆逆死也。一日一夜五分之，此所以言死生之旦暮也。帝曰：五脏相通，移皆有次，五脏有病，则各传其所胜。不治，法三月若六月，若三日若六日，传五脏而当死，是顺传所胜之次也。故曰：别于阳者，知病从来；别于阴者，知死生之期。言知至其所困而死。风者，百病之长也。肾传之心，病筋脉相引而急，病名曰瘛，当此之时，可灸可药。弗治，满十日，法当死。肾因传之心，心即复反传而行之肺，发寒热，法当三岁死。

《标本病传论》曰：夫病传者，心病先心痛，一日而咳，三日胁支痛，五日闭塞不通，身痛体重，三日不已死，冬夜半，夏日中。肺病喘咳，三日而胁支满痛，一日身重体痛，五日而胀，十日不已死，冬日入，夏日出。肝病头目眩，胁支满，三日体重身痛，五日而胀，三日腰脊少腹痛胫酸，三日不已死，冬日入，夏早食。脾病身痛体重，一日而胀，二日少腹腰脊痛胫酸，三日背胆筋痛小便闭，十日不已死，冬人定，夏晏食。肾病少腹腰脊痛胫酸，三日背胆筋痛小便闭，三日腹胀，三日两胁支痛，三日不已死，冬大晨，夏晏晡。胃病胀满，五日少腹腰脊痛胻酸，三日背胆筋痛小便闭，五日身体重，六日不已死，冬夜半后，夏日昳。膀胱病小便闭，五日少腹胀腰脊痛胻酸，一日腹胀，一日身体痛，二日不已死，冬鸡鸣，夏下晡。诸病以次相传，如是者，皆有死期，不可刺。间一脏止，及至三四脏者，乃可刺也。

《病传论》曰：大气入脏，腹痛下淫，可以致死，不可以致生。帝曰：大气入脏奈何？岐伯曰：病先发于心，一日而之肺，五日而之脾，三日不已，死，冬夜半，夏日中。病先发于肺，三日而之肝，一日而之脾，五日而之胃，十日不已，死，冬日入，夏日出。病先发于肝，三日而之脾，五日而之胃，三日而之肾，三日不已，死，冬日入，夏早食。病先发于脾，一日而之胃，二日而之肾，三日而之膂膀胱，十日不已，死，冬人定，夏晏食。病先发于胃，五日而之肾，三日而之膂膀胱，五日而上之心，二日不已，死，冬夜半，夏日昳。病先发于肾，三日而之膂膀胱，三日而上之心，三日而之小肠，三日不已，死，冬大晨，夏晏晡。病先发膀胱，五日而之肾，一日而之小肠，一日而之心，二日不已，死，冬鸡鸣，夏下晡。

《气厥论》曰：心移寒于肺，肺消，肺消者饮一溲二，死不治。肝移热于心则死。肾移热于脾，传为虚，肠澼死，不可治。

《阴阳别论》曰：死阴之属，不过三日而死；生阳之属，不过四日而已。所谓生阳死阴者，肝之心谓之生阳，心之肺谓之死阴，肺之肾谓之重阴，肾之肝谓之辟阴，死不治。

岁时死证 六

《九宫八风篇》曰：太一移日，天必应之以风雨，以其日风雨则吉，岁美民安少病矣。因视风所从来而占之：风从其所居之乡来为实风，主生，长养万物；从其冲后来为虚风，主杀主害者。谨候虚风而避之。故圣人日避虚邪之道，如避矢石然，邪弗能害，此之谓也。风从西北方来，名曰折风，其伤人也，内舍于小肠，外在于手太阳脉，脉绝则溢，脉闭则结不通，善暴死。三虚相搏，则为暴病卒死。

《岁露论》帝曰：其有卒然暴病暴死者何也？少师曰：三虚者，其死暴疾也。得三实者，邪不能伤人也。帝曰：愿闻三虚。曰：乘年之衰，逢月之空，失时之和，因为贼风所伤，是为三虚。故论不知三虚，工反为粗。帝曰：愿闻三实。曰：逢年之盛，遇月之满，得时之和，虽有贼风邪气，不能危之也。故诸逢其风而遇其雨者，命曰遇岁露焉。因岁之和，而少贼风者，民少病而少死；岁多贼风邪气，寒温不和，则民多病而死矣。帝曰：虚邪之风，其所伤贵贱何如？候之奈何？曰：正月朔日，太一居天留之宫，其日西北风，不雨，人多死矣。正月朔日，平旦北风，春，民多死。正月朔日，平旦北风行，民病多者，十有三也。正月朔日，日中北风，夏，民多死。正月朔日，夕时北风，秋，民多死。终日北风，大病死者十有六。正月朔日，风从南方来，命曰旱乡，从西方来，命曰白骨，将国有殃，人多死亡。正月朔日，风从东方来，发屋，扬沙石，国有大灾也。正月朔日，风从东南方行，春有死亡。正月朔日，天和温不风，籴贱，民不病；天寒而风，籴贵，民多病。此所以候岁之风，残伤人者也。二月丑不风，民多心腹病。三月戌不温，民多寒热。四月巳不暑，民多瘅病。十月申不寒，民多暴死。诸所谓风者，皆发屋，折树木，扬砂石，起毫毛，发腠理者也。

《本神篇》曰：心怵惕思虑则伤神，神伤则恐惧自失，破䐃脱肉，毛悴色夭，死于冬。脾忧愁而不解则伤意，意伤则悗乱，四肢不举，毛悴色夭，死于春。肝悲哀动中则伤魂，魂伤则狂忘不精，不精则不正当人，阴缩而挛筋，两胁骨不举，毛悴色夭，死于秋。肺喜乐无极则伤魄，魄伤则狂，狂者意不存人，皮革焦，毛悴色夭，死于夏。肾盛怒而不止则伤志，志伤则喜忘其前言，腰脊不可以俯仰屈伸，毛悴色夭，死于季夏。恐惧而不解则伤精，精伤则骨酸痿厥，精时自下。是故五脏主藏精者也，不可伤，伤则失守而阴虚，阴虚则无气，无气则死矣。是故用针者，察观病人之态，以知精神魂魄之存亡得失之意，五者以伤，针不可以治之也。

《玉机真脏论》曰：大骨枯槁，大肉陷下，胸中气满，喘息不便，其气动形，期六月死，真脏脉见，乃予之期日。大骨枯槁，大肉陷下，胸中气满，喘息不便，内痛引肩项，期一月死，真脏脉见，乃予之期日。大骨枯槁，大肉陷下，胸中气满，喘息不便，内痛引肩项，身热脱肉破䐃，真脏见，十月之内死。大骨枯槁，大肉陷下，肩髓内消，动作益衰，真脏来见，期一岁死，见其真脏，乃予之期日。大骨枯槁，大肉陷下，胸中气满，腹内痛，心中不便，肩项痛身热，破䐃脱肉，目眶陷，真脏见，目不见人，立死；其见人者，至其所不胜之时则死。急虚身中卒至，五脏绝闭，脉道不通，气不往来，譬于堕溺，不可为期。其脉绝不来，若人一呼五六至，其形肉不脱，真脏虽不见，犹死也。

《三部九候论》曰：寒热病者，以平旦死。热中及热病者，以日中死。病风者，以日夕死。病水者，以夜半死。

《平人气象论》曰：肝见庚辛死。心见壬癸死。脾见甲乙死。肺见丙丁死。肾见戊己死。是谓真脏见皆死。

《气交变大论》曰：岁木太过，风气流行，脾土受邪，上应岁星，冲阳绝者，死不治。岁火太过，炎暑流行，肺金受邪，上应荧惑星，太渊绝者，死不治。岁土太过，雨湿流行，上应镇星，太溪绝者，死不治。岁金太过，燥气流行，肝木受邪，上应太白星，太冲绝者，死不治。岁水太过，寒气流行，邪害心火，上应辰星，神门绝者，死不治。

《六元正纪大论》帝曰：六位之气，盈虚何如？岐伯曰：太少异也。太者之至徐而常，少者暴而亡。木郁之发，甚则耳鸣眩转，目不识人，善暴僵仆。火郁之发，甚则瞀闷懊憹，善暴死。

《六微旨大论》曰：天符为执法，岁位为行令，太一天符为贵人。帝曰：邪之中也奈何？岐伯曰：中执法者，其病速而危；中行令者，其病徐而持；中贵人者，其病暴而死。帝曰：

位之易也何如？曰：君位臣则顺，臣位君则逆。逆则其病近，其害速；顺则其病远，其害微。所谓二火也。

《本病论》帝曰：人气不足，天气如虚，人神失守，神光不聚，邪鬼外干，致有夭亡，可得闻乎？岐伯曰：人之五脏，一脏不足，又会天虚，感邪之至也。人忧愁思虑即伤心，又或遇少阴司天，天数不及，此即天气人气同虚也。又遇惊而夺精，汗出于心，因而三虚，神明失守，却遇火不及之岁，有黑尸鬼见之，令人暴亡。人饮食劳倦即伤脾，又或遇太阴司天，天数不及，此即人虚而天虚也。又遇饮食饱甚，汗出于胃，醉饱行房，汗出于脾，因而三虚，脾神失守，却遇土不及之年，即有青尸鬼见之，令人卒亡。人久坐湿地，强力入水即伤肾，因而三虚，肾神失守，却遇水不及之年，有黄尸鬼至，令人暴亡。人或恚怒，气逆上而不下即伤肝，又遇厥阴司天，天数不及，此谓天虚人虚也。又遇疾走恐惧，汗出于肝，神位失守，神光不聚，又遇木不及之年，有白尸鬼见之，令人暴亡也。以上五失守者，天虚而人虚也，神游失守其位，即有五尸鬼干人，令人暴亡也，谓之曰尸厥。此谓得守者生，失守者死；得神者昌，失神者亡。

诸经死证 七

《经脉篇》曰：手太阴气绝则皮毛焦。太阴者，行气温于皮毛者也，故气不荣则皮毛焦，皮毛焦则津液去皮节，津液去皮节则爪枯毛折，毛折者则毛先死，丙笃丁死，火胜金也。手少阴气绝则脉不通，脉不通则血不流，血不流则髦色不泽，故其面黑如漆柴者，血先死，壬笃癸死，水胜火也。足太阴气绝者，则脉不荣肌肉。唇舌者，肌肉之本也。脉不荣则肌肉软，肌肉软则舌萎人中满，人中满则唇反，唇反者肉先死，甲笃乙死，木胜土也。足少阴气绝则骨枯。少阴者，冬脉也，伏行而濡骨髓者也。故骨不濡则肉不能著也，骨肉不相亲则肉软却，肉软却故齿长而垢，发无泽，发无泽者骨先死，戊笃己死，土胜水也。足厥阴气绝则筋绝。厥阴者，肝脉也，肝者筋之合也，筋者聚于阴器而脉络于舌本也。故脉弗荣则筋急，筋急则引舌与卵，故唇青舌卷卵缩则筋先死，庚笃辛死，金胜木也。五阴气俱绝则目系转，转则目运，目运者为志先死，志先死则远一日半死矣。六阳气绝则阴与阳相离，离则腠理发泄，绝汗乃出，故旦占夕死，夕占旦死。

《诊要经终论》帝曰：愿闻十二经脉之终奈何？岐伯曰：太阳之脉，其终也戴眼反折瘛疭，其色白，绝汗乃出，出则死矣。少阳终者，耳聋百节皆纵，目睘绝系，绝系一日半死，其死也色先青白，乃死矣。阳明终者，口目动作，善惊妄言，色黄，其上下经盛，不仁则终矣。少阴终者，面黑齿长而垢，腹胀闭，上下不通而终矣。太阴终者，腹胀闭不得息，善噫善呕，呕则逆，逆则面赤，不逆则上下不通，不通则面黑皮毛焦而终矣。厥阴终者，中热嗌干，善溺心烦，甚则舌卷卵上缩而终矣。此十二经之所败也。

诸病死证 八

《脉要精微论》曰：五脏者，中之守也。言而微，终日乃复言者，此夺气也。衣被不敛，言语善恶不避亲疏者，此神明之乱也。仓廪不藏者，是门户不要也。水泉不止者，是膀胱不藏也。得守者生，失守者死。夫五脏者，身之强也。头者精明之府，头倾视深，精神将夺矣。背者胸中之府，背曲肩垂，府将坏矣。腰者肾之府，转摇不能，肾将惫矣。膝者筋之府，屈伸不能，行则偻附，筋将惫矣。骨者髓之府，不能久立，行则振掉，骨将惫矣。得强则生，失强则死。

《玉版篇》帝曰：诸病皆有逆顺，可得闻乎？岐伯曰：腹胀，身热，脉大，是一逆也。腹鸣而满，四肢清，泄，其脉大，是二逆也。衄而不止，脉大，是三逆也。咳且溲血脱形，其脉小劲，是四逆也。咳，脱形身热，脉小以疾，是五逆也。如是者，不过十五日而死矣。其腹大胀，四末清，脱形，泄甚，是一逆也。腹胀便血，其脉大，时绝，是二逆也。咳溲血，形肉脱，脉搏，是三逆也。呕血，胸满引背，脉小而疾，是四逆也。咳呕腹胀，且飧泄，其脉绝，是五逆也。如是者，不过一时而死矣。

《五禁篇》帝曰：何谓五逆？岐伯曰：热病脉静，汗已出，脉躁盛，是一逆也。病泄，脉洪大，是二逆也。著痹不移，肉破，身热，脉偏绝，是三逆也。淫而夺形，身热，色夭然白，及后下血衃，血衃笃重，是四逆也。寒热夺形，脉坚搏，是谓五逆也。

《玉机真脏论》曰：五实死，五虚死。帝曰：愿闻五实五虚。岐伯曰：脉盛，皮热，腹胀，前后不通，闷瞀，此谓五实；脉细，皮寒，气少，泄利前后，饮食不入，此谓五虚。帝曰：其时有生者何也？岐伯曰：浆粥入胃，注泄止，则虚者活；身汗得后利，则实者活。此其候也。

《宝命全形论》曰：夫盐之味咸者，其气令器津泄；弦绝者，其音嘶败；木敷者，其叶发；病深者，其声哕。人有此三者，是谓坏府，毒药无治，短针无取。

《五色篇》雷公曰：人不病卒死，何以知之？帝曰：大气入于脏腑者，不病而卒死矣。雷公曰：病小愈而卒死者，何以知之？帝曰：赤色出两颧，大如母指者，病虽小愈，必卒死。黑色出于庭，大如母指者，必不病而卒死。

《奇病论》帝曰：有癃者，一日数十溲，此不足也。身热如炭，颈膺如格，人迎躁盛，喘息气逆，此有余也。太阴脉细微如发者，此不足也，其病安在？名为何病？岐伯曰：病在太阴，其盛在胃，颇在肺，病名曰厥，死不治，此所谓五有余二不足也。帝曰：何谓五有余二不足？曰：所谓五有余者，五病之气有余也；二不足者，亦病气之不足也。今外得五有余，内得二不足，此其身不表不里，亦正死明矣。

《阳明脉解篇》曰：阳明厥则喘而惋，惋则恶人。帝曰：或喘而死者，或喘而生者何也？岐伯曰：厥逆连脏则死，连经则生。

《厥论》曰：三阴俱逆，不得前后，使人手足寒，三日死。少阳厥逆，机关不利，腰不可以行，项不可以顾，发肠痈不可治，惊者死。手心主少阴厥逆，心痛引喉，身热，死不可治。详《厥逆门》。

《通评虚实论》帝曰：消瘅虚实何如？岐伯曰：脉实大，病久可治；脉悬小坚，病久不可治。帝曰：癫疾何如？曰：脉搏大滑，久自已；脉小坚急，死不治。帝曰：癫疾之脉，虚实何如？曰：虚则可治，实则死。帝曰：肠澼便血何如？曰：身热则死，寒则生。肠澼下白沫何如？曰：脉沉则生，脉浮则死。帝曰：肠澼下脓血何如？曰：脉悬绝则死，滑大则生。

《癫狂篇》曰：癫疾者，癫发如狂者，死不治。

《厥病篇》曰：风痹淫泺，病不可已者，足如履冰，时如入汤中，股胫淫泺，烦心头痛，时呕时悗，眩已汗出，久则目眩，悲以喜恐，短气不乐，不出三年死也。真心痛，手足清至节，心痛甚，旦发夕死，夕发旦死。真头痛，头痛甚，脑尽痛，手足寒至节，死不治。

《痹论》帝曰：痹，其时有死者，或疼久者，或易已者，其故何也？岐伯曰：其入脏者死，其留连筋骨间者疼久，其留皮肤间者易已。

伤寒死证 九 俱详列伤寒瘟疫二门

《热论篇》曰：三阴三阳，五脏六腑皆受病，营卫不行，五脏不通，则死矣。

误治死证 十

《六元正纪大论》曰：大积大聚，其可犯也，衰其大半而止，过者死。

《诊要经终论》曰：凡刺胸腹者，必避五脏。中心者环死，中脾者五日死，中肾者七日死，中肺者五日死，中膈者皆为伤中，其病虽愈，不过一岁死。

《刺禁论》曰：脏有要害，不可不察，肝生于左，肺藏于右，心部于表，肾治于里，脾为之使，胃为之市。膈肓之上，中有父母，七节之傍，中有小心，从之有福，逆之有咎。刺中心，一日死，其动为噫。刺中肝，五日死，其动为语。刺中肾，六日死，其动为嚏。刺中肺，三日死，其动为咳。刺中脾，十日死，其动为吞。刺中胆，一日半死，其动为呕。刺跗上中大脉，血出不止死。刺面中溜脉，不幸为盲。刺头中脑户，入脑立死。刺阴股中大脉，血出不止死。刺臂太阴脉，出血多立死。

《小针解》曰：取五脉者死，言病在中，气不足，但用针尽大泻其诸阴之脉也。取三阳之脉者，唯言尽泻三阳之气，令病人恇然不复也。夺阴者死，言取尺之五里五往者也。夺阳者狂，正言也。所谓五脏之气已绝于内者，脉口气内绝不至，反取其外之病处与阳经之合，有留针以致阳气，阳气至则内重竭，重竭则死矣。其死也无气以动，故静。所谓五脏之气已绝于外者，脉口气外绝不至，反取其四末之输，有留针以致其阴气，阴气至则阳气反入，入则逆，逆则死矣。其死也阴气有余，故躁。

《玉版篇》曰：夫针之与五兵，其孰小乎？能杀生人，不能起死者也。帝曰：愿卒闻之。岐伯曰：经隧者，五脏六腑之大络也，迎而夺之而已矣。帝曰：上下有数乎？曰：迎之五里，中道而止，五至而已，五往而藏之气尽矣，故五五二十五而竭其输矣。此所谓夺其天气者也。帝曰：愿卒闻之。曰：窥门而刺之者，死于家中；入门而刺之者，死于堂上。

痈疽死证 十一

《痈疽篇》《玉版篇》等义，俱详列外科。

绝谷死证 十二

《平人绝谷篇》帝曰：愿闻人之不食，七日而死何也？伯高曰：神者，水谷之精气也。故肠胃之中，常留谷二斗，水一斗五升。故平人日再后，后二升半，一日中五升，七日五七三斗五升，而留水谷尽矣。故平人不食饮七日而死者，水谷精气津液皆尽故也。

乳子死证 十三

《通评虚实论》帝曰：乳子而病热，脉悬小者何如？岐伯曰：手足温则生，寒则死。帝曰：乳子中风热，喘鸣肩息者，脉何如？岐伯曰：喘鸣肩息者，脉实大也，缓则生，急则死。

《论疾诊尺篇》曰：婴儿病，其头毛皆逆上者，必死。

《热病篇》曰：老人婴儿，热而腹满者死。

述 古 十四

华元化曰：不病而五行绝者死。不病而性变者死。不病而暴语妄者死。不病而暴不语者死。不病而喘息者死。不病而强中者死。不病而暴目盲者死。不病而暴肿满者死。不病而大便结者死。不病而暴无脉者死。不病而暴昏冒如醉者死。此内外先尽故也。逆者即死，顺者二年无有生者也。

景岳全书卷之三十七终